Caffey 儿科影像诊断学

Caffey's Pediatric Diagnostic Imaging

第 12 版

下 卷

主　编　Brian D. Coley

副主编　D. Gregory Bates　　Eric N. Faerber
　　　　Marta Hernanz-Schulman　　J. Herman Kan
　　　　Edward Y. Lee　　Ashok Panigrahy　　Cynthia K. Rigsby

主　译　袁新宇

主　审　朱　铭　李　欣　邵剑波

副主译　闫淯淳　杨　洋

人民卫生出版社

图书在版编目（CIP）数据

Caffey 儿科影像诊断学/（美）布莱恩·D.科利
（Brian D. Coley）主编；袁新宇译. —北京：人民卫
生出版社,2019

ISBN 978-7-117-27991-8

Ⅰ.①C… Ⅱ.①布…②袁… Ⅲ.①小儿疾病-影象
诊断 Ⅳ.①R720.4

中国版本图书馆 CIP 数据核字(2019)第 019592 号

| 人卫智网 | www.ipmph.com | 医学教育、学术、考试、健康，购书智慧智能综合服务平台 |
| 人卫官网 | www.pmph.com | 人卫官方资讯发布平台 |

Caffey 儿科影像诊断学

（上、下卷）

主　　译：袁新宇

出版发行：人民卫生出版社(中继线 010-59780011)

地　　址：北京市朝阳区潘家园南里 19 号

邮　　编：100021

E - mail：pmph @ pmph.com

购书热线：010-59787592　010-59787584　010-65264830

印　　刷：北京顶佳世纪印刷有限公司

经　　销：新华书店

开　　本：889×1194　1/16　总印张：100

总 字 数：3238 千字

版　　次：2019 年 6 月第 1 版　2019 年 6 月第 1 版第 1 次印刷

标准书号：ISBN 978-7-117-27991-8

定价(上、下卷)：980.00 元

打击盗版举报电话：010-59787491　E-mail：WQ @ pmph.com

（凡属印装质量问题请与本社市场营销中心联系退换）

Caffey 儿科影像诊断学

Caffey's Pediatric Diagnostic Imaging

第 12 版

下 卷

主　编　Brian D. Coley

副主编　D. Gregory Bates　　Eric N. Faerber

　　　　Marta Hernanz-Schulman　　J. Herman Kan

　　　　Edward Y. Lee　　Ashok Panigrahy　　Cynthia K. Rigsby

主　译　袁新宇

主　审　朱　铭　李　欣　邵剑波

副主译　闫淯淳　杨　洋

译　者（以姓氏汉语拼音为序）

　　　　白凤森　李素荣　马　帅　孙海林　孙雪峰　陶　然

　　　　吴朔春　闫淯淳　杨　梅　杨　洋　仪晓立　袁新宇

人民卫生出版社

ELSEVIER

Elsevier（Singapore）Pte Ltd.

3 Killiney Road

#08-01 Winsland House I

Singapore 239519

Tel：（65）6349-0200

Fax：（65）6733-1817

This translation of Caffey's Pediatric Diagnostic Imaging, 12th edition by Brian D. Coley, D. Gregory Bates, Eric N. Faerber, Marta Hernanz-Schulman, J. Herman Kan, Edward Y. Lee, Ashok Panigrahy, and Cynthia K. Rigsby was undertaken by People's Medical Publishing House and is published by arrangement with Elsevier (Singapore) Pte Ltd.

Caffey's Pediatric Diagnostic Imaging, 12th edition by Brian D. Coley, D. Gregory Bates, Eric N. Faerber, Marta Hernanz-Schulman, J. Herman Kan, Edward Y. Lee, Ashok Panigrahy, and Cynthia K. Rigsby 由人民卫生出版社进行翻译，并根据人民卫生出版社与爱思唯尔（新加坡）私人有限公司的协议约定出版。

《Caffey 儿科影像诊断学》（第 12 版）（袁新宇 主译）

ISBN：978-7-117-27991-8

Sami Abedin, MD Department of Radiology, University of Missouri–Kansas City, Kansas City, Missouri

Brent Adler, MD Associate Clinical Professor, Department of Radiology, The Ohio State University, Nationwide Children's Hospital, Columbus, Ohio

Prachi P. Agarwal, MD Clinical Associate Professor, Department of Radiology, Division of Cardiothoracic Radiology, University of Michigan, Ann Arbor, Michigan

Kimberly E. Applegate, MD Professor of Radiology and Pediatrics, Director of Practice Quality Improvement, Department of Radiology and Imaging Sciences, Emory University School of Medicine, Atlanta, Georgia

E. Michel Azouz, MD Pediatric Radiologist, Medical Imaging, Montreal Children's Hospital; Pediatric Radiologist, Shriners Hospital for Children, Montreal, QC, Canada

Paul Babyn, MDCM Radiologist-in-Chief, Hospital for Sick Children, Toronto, ON, Canada; Head of University of Saskatchewan and Saskatoon, Health Region, Royal University Hospital; Professor of Medical Imaging, University of Saskatchewan, Canada

D. Gregory Bates, MD Clinical Associate Professor of Radiology, Ohio State University College of Medicine and Public Health; Assistant Chief, Clinical Operations and Section Chief Fluoroscopy, Nationwide Children's Hospital, Columbus, Ohio

Mary P. Bedard, MD Associate Neonatologist, Neonatal-Perinatal Medicine, Children's Hospital of Michigan, Detroit, Michigan

Gerald G. Behr, MD Department of Radiology, Morgan Stanley Children's Hospital of New York-Presbyterian and Columbia University, New York, New York

Sadaf T. Bhutta, MBBS Associate Professor, Department of Radiology, University of Arkansas for Medical Sciences, Little Rock, Arkansas

Larry A. Binkovitz, MD Associate Professor, Department of Diagnostic Radiology, Mayo Clinic, Rochester, Minnesota

Susan Blaser, MD Department of Diagnostic Imaging, The Hospital for Sick Children, Toronto, ON, Canada

Stefan Bluml, MD Associate Professor of Research Radiology; Director, New Imaging Technologies; Departments of Radiology and Pediatrics, Children's Hospital, Keck School of Medicine, University of Southern California, Los Angeles, California

Danielle K.B. Boal, MD Professor of Radiology and Pediatrics, Department of Radiology, Pennsylvania State University College of Medicine; Professor of Radiology and Pediatrics, Department of Radiology, Milton S. Hershey Medical Center, Hershey, Pennsylvania

Phillip M. Boiselle, MD Department of Radiology, Beth Israel Deaconess Medical Center and Harvard Medical School, Boston, Massachusetts

Timothy N. Booth, MD Professor, Department of Radiology, Children's Medical Center, University of Texas Southwestern Medical Center, Dallas, Texas

Emma E. Boylan, BA Department of Medical Imaging, Ann and Robert H. Lurie Children's Hospital of Chicago, Chicago, Illinois

Dorothy Bulas, MD Professor of Pediatrics and Radiology, Department of Diagnostic Imaging and Radiology, Children's National Medical Center, Washington, DC

Angela Byrne, MD Department of Radiology, Children's Hospital of British Columbia, Vancouver, BC, Canada

Alicia M. Casey, MD Department of Medicine, Division of Respiratory Diseases, Boston Children's Hospital and Harvard Medical School, Boston, Massachusetts

Christopher I. Cassady, MD Clinical Associate Professor, Department of Radiology, Baylor College of Medicine; Chief of Fetal Imaging, Pediatric Radiology, Texas Children's Hospital, Houston, Texas

Kim M. Cecil, PhD Departments of Radiology, Pediatrics, Neuroscience and Environmental Health, Cincinnati Children's Hospital Medical Center, University of Cincinnati College of Medicine, Cincinnati, Ohio

Rafael C. Ceschin, MD Department of Radiology, Children's Hospital of Pittsburgh of UPMC; Department of Biomedical Informatics, University of Pittsburgh, Pittsburgh, Pennsylvania

Frandics P. Chan, MD, PhD Associate Professor, Department of Radiology, Stanford University Medical Center, Stanford, California

Teresa Chapman, MD Staff Radiologist, Seattle Children's Hospital; Assistant Professor, Department of Radiology, University of Washington, Seattle, Washington

Grace R. Choi, MD Assistant Professor, Department of Pediatrics, Northwestern University Feinberg School of Medicine; Attending Physician, Pediatrics, Division of Cardiology, Ann and Robert H. Lurie Children's Hospital of Chicago, Chicago, Illinois

Winnie C.W. Chu, MB ChB Department of Imaging and Interventional Radiology, Prince of Wales Hospital and The Chinese Univerisity of Hong Kong, Hong Kong SAR, China

Harris L. Cohen, MD Professor and Chairman, Department of Radiology; Professor, Pediatrics and Obstetrics & Gynecology, University of Tennessee Health Science Center; Medical Director, Radiology, LeBonheur Children's Hospital, Memphis, Tennessee

Brian D. Coley, MD Professor, Departments of Radiology and Pediatrics, University of Cincinnati College of Medicine; Radiologist-in-Chief, Department of Radiology, Cincinnati Children's Hospital Medical Center, Cincinnati, Ohio

Moira L. Cooper, MD Associate Clinical Professor, University of Victoria, Victoria, BC, Canada

Hannah Crowley, MD Department of Radiology, Children's Hospital of Pittsburgh of UPMC, Pittsburgh, Pennsylvania

J.A. Gordon Culham, MD Professor, Department of Radiology, University of British Columbia; Pediatric Radiologist, Department of Radiology, British Columbia's Children's Hospital, Vancouver, BC, Canada

Pedro Daltro, MD Clinica de DiagnOstico Por Imagem, Rio de Janeiro, Brazil

Amy R. Danehy, MD Division of Pediatric Neuroradiology, Boston Children's Hospital; Instructor in Radiology, Harvard Medical School, Boston, Massachusetts

Alan Daneman, MB BCh Radiologist, Department of Diagnostic Imaging; Division Head of General Radiology and Body Imaging, The Hospital for Sick Children; Professor, Medical Imaging, University of Toronto, Toronto, ON, Canada

Karunamoy Das, MD King Fahad Hospital, Dammam, Saudi Arabia

Andrew deFreitas, MD Assistant Professor of Pediatrics, Northwestern University Feinberg School of Medicine; Director, Adult Congenital Heart Disease, Ann and Robert H. Lurie Children's Hospital of Chicago, Chicago, Illinois

Katyucia de Macedo Rodrigues, MD Research Fellow, Radiology, Boston Children's Hospital; Research Fellow, Radiology, A.A. Martinos Center/Massachusetts General Hospital, Boston, Massachusetts

Jonathan R. Dillman, MD Assistant Professor, Department of Radiology, Section of Pediatric Radiology, University of Michigan Health System, Ann Arbor, Michigan

Lincoln O. Diniz, MD Department of Radiology, Cincinnati Children's Hospital Medical Center, Cincinnati, Ohio

Mary T. Donofrio, MD Associate Professor of Pediatrics, George Washington University; Director of the Fetal Heart Program, Children's National Heart Institute, Children's National Medical Center, Washington, DC

Andrea Schwarz Doria, MD, PhD, MSc Staff Radiologist/Clinician-Scientist, Department of Diagnostic Imaging; Scientist, Research Institute, The Hospital for Sick Children; Associate Professor, Faculty of Medicine, University of Toronto, Toronto, ON, Canada

Adam L. Dorfman, MD Clinical Associate Professor, Departments of Pediatrics and Radiology, University of Michigan, Ann Arbor, Michigan

Laura A. Drubach, MD Department of Radiology, Division of Nuclear Medicine, Boston Children's Hospital and Harvard Medical School, Boston, Massachusetts

Josée Dubois, MD, MSc Professor, Department of Radiology, Radio-Oncology, and Nuclear Medicine, University of Montreal; Chief, Department of Medical Imaging, CHU Sainte-Justine, Montreal, QC, Canada

Jerry Dwek, MD Clinical Adjunct Assistant Professor of Radiology, University of California at San Diego; Department of Radiology, Rady Children's Hospital and Health Center, San Diego Imaging, San Diego, California

Eric L. Effmann, MD Professor of Radiology, Department of Radiology, University of Washington; Division Chief, General Diagnosis, Department of Radiology, Seattle Children's Hospital, Seattle, Washington

Wendy D. Ellis, MD Assistant Professor, Department of Radiology, Vanderbilt University, Nashville, Tennessee

Monica Epelman, MD Department of Radiology, The Children's Hospital of Philadelphia, Philadelphia, Pennsylvania

Eric N. Faerber, MD Professor of Radiology and Pediatrics, Drexel University College of Medicine; Director, Department of Radiology, St. Christopher's Hospital for Children, Philadelphia, Pennsylvania

Nancy R. Fefferman, MD Assistant Professor of Radiology, Department of Radiology; Section Chief, Pediatric Radiology, NYU School of Medicine, New York, New York

Kate A. Feinstein, MD Professor of Radiology and Surgery; Section Chief, Pediatric Radiology, Comer Children's Hospital at University of Chicago, Chicago, Illinois

Celia M. Ferrari, MD Department of Radiology, Hospital de Ninos Sor Maria Ludovic, La Plata, Argentina

Tamara Feygin, MD Assistant Professor of Radiology, University of Pennsylvania School of Medicine, Neuroradiology, The Children's Hospital of Philadelphia, Philadelphia, Pennsylvania

Kristin Fickenscher, MD Assistant Professor and Fellowship Program Director, Radiology and Pediatrics, University of Missouri-Kansas City; Pediatric Radiologist, Children's Mercy Hospital and Clinics, Kansas City, Missouri

A. Michelle Fink, MD Department of Medical Imaging, The Royal Children's Hospital, Melbourne, Australia

Martha P. Fishman, MD Department of Medicine, Division of Respiratory Diseases, Boston Children's Hospital and Harvard Medical School, Boston, Massachusetts

Donald P. Frush, MD Chief of Pediatric Radiology, Duke University, Durham, North Carolina

Andre D. Furtado, MD Department of Pediatric Radiology, Department of Pediatrics, Division of Neurology, Children's Hospital of Pittsburgh of UPMC, Pittsburgh, Pennsylvania

Ana Maria Gaca, MD Assistant Professor, Department of Radiology, Duke University Medical Center, Durham, North Carolina

Asvin M. Ganapathi, MD Department of Surgery, Duke University Medical Center, Durham, North Carolina

Seth Gibson, DO Department of Radiology, University of Missouri-Kansas City; Radiology Fellow, Children's Mercy Hospitals and Clinics, Kansas City, Missouri

Hyun Woo Goo, MD Department of Radiology and Research Institute of Radiology, Asan Medical Center, University of Ulsan College of Medicine, Seoul, Korea

P. Ellen Grant, MD Associate Professor, Department of Radiology; Director, Fetal-Neonatal Neuroimaging and Developmental Science Center, Boston Children's Hospital, Boston, Massachusetts

J. Damien Grattan-Smith, MBBS Department of Radiology, Children's Healthcare of Atlanta, Atlanta, Georgia

S. Bruce Greenberg, MD Professor of Radiology and Pediatrics, Department of Radiology, University of Arkansas for Medical Sciences, Little Rock, Arkansas

John P. Grimm, MD Assistant Professor, Children's Hospital Los Angeles, Keck School of Medicine, University of Southern California, Los Angeles, California

R. Paul Guillerman, MD Associate Professor of Radiology, Baylor College of Medicine, Edward B. Singelton Department of Pediatric Radiology, Texas Children's Hospital, Baylor College of Medicine, Houston, Texas

Stephen M. Henesch, DO Director of Pediatric Radiology, Radiology Consulting of Long Island; Imaging Services Department, Good Samaritan Hospital Medical Center, West Islip, New York

James René Herlong, MD Associate Clinical Professor of Pediatrics, University of North Carolina School of Medicine; Division Chief, Pediatric Cardiology, Sanger Heart and Vascular Institute, Charlotte, North Carolina

Marta Hernanz-Schulman, MD Professor of Radiology and Pediatrics, Vanderbilt University Medical Center; Medical Director, Diagnostic Imaging, Monroe Carell, Jr. Children's Hospital at Vanderbilt, Nashville, Tennessee

Melissa A. Hilmes, MD Assistant Professor, Department of Radiology & Radiological Sciences, Vanderbilt University School of Medicine, Nashville, Tennessee

Hollie A. Jackson, MD Associate Professor, Department of Radiology, Children's Hospital Los Angeles, Keck School of Medicine, University of Southern California, Los Angeles, California

J. Herman Kan, MD Associate Professor, Baylor College of Medicine; Section Chief, Musculoskeletal Imaging, E.B. Singleton Pediatric Radiology, Texas Children's Hospital, Houston, Texas

Ronald J. Kanter, MD Professor, Departments of Pediatrics & Medicine; Director, Pediatric Electrophysiology, Duke University Medical Center, Durham, North Carolina

Sue Creviston Kaste, DO Professor of Radiology, University of Tennessee Health Science Center; Member, Radiological Sciences, St. Jude Children's Research Hospital, Memphis, Tennessee

Paritosh C. Khanna, MD Department of Radiology, Seattle Children's Hospital, Seattle, Washington

Stanley T. Kim, MD Assistant Professor, Department of Radiology, Northwestern University Feinberg School of Medicine, Chicago, Illinois

Sunhee Kim, MD Assistant Professor, Department of Diagnostic Radiology, University of Pittsburgh, Children's Hospital of Pittsburgh of UPMC, Pittsburgh, Pennsylvania

Joshua Q. Knowlton, MD, MPH Pediatric Radiologist, Department of Radiology, Children's Mercy Hospital, Kansas City, Missouri

Amy B. Kolbe, MD Pediatric Radiology Fellow, Department of Radiology, Mayo Clinic, Rochester, Minnesota

Korgün Koral, MD Associate Professor, Department of Radiology, University of Texas Southwestern Medical Center; Department of Radiology, Children's Medical Center, Dallas, Texas

Rajesh Krishnamurthy, MD Director of Cardiovascular Imaging, EB Singleton Department of Pediatric Radiology, Texas Children's Hospital; Associate Professor of Radiology and Pediatrics, Baylor College of Medicine, Houston, Texas

Anita Krishnan, MD Pediatric Cardiologist, Children's National Medical Center, Washington, DC

Ralph Lachman, MD Emeritus Professor, Radiology & Pediatrics, UCLA School of Medicine; International Skeletal Dysplasia Registry, Medical Genetics Institute, Cedars-Sinai Medical Center, Los Angeles, California; Consulting Clinical Professor, Stanford University, Stanford, California

Tal Laor, MD Professor of Radiology and Pediatrics, University of Cincinnati College of Medicine; Co-Section Chief, Musculoskeletal Imaging, Department of Radiology, Cincinnati Children's Hospital Medical Center, Cincinnati, Ohio

Bernard F. Laya, MD, DO Associate Professor of Radiology; Director, Institute of Radiology, St. Luke's Medical Center, Global City, Taguig City, The Philippines

James Leach, MD Associate Professor, Department of Radiology, Cincinnati Children's Hospital Medical Center; Associate Professor, Department of Radiology, University of Cincinnati College of Medicine, Cincinnati, Ohio

Henrique M. Lederman, MD Professor of Radiology, Department of Diagnostic Imaging, Federal University of Sao Paulo; Chief, Center of Diagnostic Imaging, Pediatric Oncology Institute, Sao Paulo, Brazil

Edward Y. Lee, MD, MPH Associate Professor of Radiology and Chief, Division of Thoracic Imaging; Director, Magnetic Resonance Imaging, Departments of Radiology and Medicine, Pulmonary Division, Boston Children's Hospital and Harvard Medical School, Boston, Massachusetts

Craig W. Lillehei, MD Department of Surgery, Boston Children's Hospital and Harvard Medical School, Boston, Massachusetts

Andrew J. Lodge, MD Assistant Professor, Department of Surgery; Assistant Professor, Department of Pediatrics, Duke University Medical Center, Durham, North Carolina

Lisa H. Lowe, MD Professor, Department of Pediatrics, Children's Mercy Hospitals and Clinics; Professor, Academic Chair and Residency Program Director, Department of Radiology, University of Missouri-Kansas City, Kansas City, Missouri

Jimmy C. Lu, MD Clinical Assistant Professor, Departments of Pediatrics and Radiology, University of Michigan, Ann Arbor, Michigan

Cathy MacDonald, MD Assistant Professor, Department of Medical Imaging, University of Toronto; Staff Radiologist, Department of Diagnostic Imaging, The Hospital for Sick Children, Toronto, ON, Canada

Maryam Ghadimi Mahani, MD Clinical Assistant Professor, Department of Radiology, University of Michigan, Ann Arbor, Michigan

Diana V. Marin, MD Pediatric Radiologist, Department of Radiology, Miami Children's Hospital, Miami, Florida

John B. Mawson, MB, CHB (NZ) Assistant Professor, Department of Radiology, University of British Columbia; Pediatric Radiologist, Department of Radiology, British Columbia's Children's Hospital, Vancouver, BC, Canada

Charles M. Maxfield, MD Associate Professor of Radiology and Pediatrics, Duke University Medical Center, Durham, North Carolina

William H. McAlister, MD Professor of Radiology and Pediatrics, Department of Pediatric Radiology, Washington University Medical School, St. Louis, Missouri

M. Beth McCarville, MD Associate Member, Department of Radiological Sciences, St. Jude Children's Research Hospital, Memphis, Tennessee

James S. Meyer, MD Associate Professor of Radiology, University of Pennsylvania School of Medicine; Associate Radiologist-in-Chief, Department of Radiology, Children's Hospital of Philadelphia, Philadelphia, Pennsylvania

Sarah S. Milla, MD Assistant Professor, Department of Radiology, New York University Langone Medical Center, New York, New York

Elka Miller, MD Chief/Medical Director and Research Director, Diagnostic Imaging Department, Children's Hospital of Eastern Ontario; Assistant Professor, Department of Radiology, University of Ottawa, ON, Canada

David M. Mirsky, MD Pediatric Neuroradiology Fellow, The Children's Hospital of Philadelphia, Philadelphia, Pennsylvania

David A. Mong, MD Department of Radiology, The Children's Hospital of Philadelphia, Philadelphia, Pennsylvania

Kevin R. Moore, MD Vice Chair of Radiology; Director of MR Imaging, Department of Medical Imaging, Primary Children's Medical Center; Adjunct Associate, Professor of Radiology, Department of Radiology, University of Utah, Salt Lake City, Utah

Oscar Navarro, MD Assistant Professor, Department of Medical Imaging, University of Toronto; Staff Radiologist, Department of Diagnostic Imaging, The Hospital for Sick Children, Toronto, ON, Canada

Marvin D. Nelson Jr, MD, MBA Chairman, Department of Radiology, Children's Hospital Los Angeles; Professor, Department of Radiology, Keck School of Medicine, University of Southern California, Los Angeles, California

Beverley Newman, BSc, MB BCh Associate Professor, Department of Radiology, Lucile Packard Children's Hospital at Stanford University, Stanford, California

Julie Currie O'Donovan, MD Pediatric Radiologist, Department of Radiology, Nationwide Children's Hospital; Clinical Assistant Professor of Radiology, The Ohio State University Medical Center, Columbus, Ohio

Robert C. Orth, MD, PhD Assistant Professor of Radiology, Baylor College of Medicine, Edward B. Singleton Department of Pediatric Radiology, Texas Children's Hospital, Houston, Texas

Deepa R. Pai, MHSA, MD Assistant Clinical Professor, Department of Radiology, Section of Pediatric Radiology, University of Michigan, Ann Arbor, Michigan

Michael J. Painter, MD Department of Pediatric Radiology, Department of Pediatrics, Division of Neurology, Children's Hospital of Pittsburgh of UPMC, Pittsburgh, Pennsylvania

Harriet J. Paltiel, MD Radiologist, Boston Children's Hospital; Associate Professor of Radiology, Harvard Medical School, Boston, Massachusetts

Ajaya R. Pande, MD Department of Radiology, Children's Hospital of Pittsburgh of UPMC, Pittsburgh, Pennsylvania

Ashok Panigrahy, MD Radiologist-in-Chief, Associate Professor of Radiology, Children's Hospital of Pittsburgh of UPMC, Pittsburgh, Pennsylvania

Angira Patel, MD, MPH Assistant Professor of Pediatrics, Department of Pediatric Cardiology, Northwestern University Feinberg School of Medicine; Attending Physician, Pediatric Cardiology, Ann and Robert H. Lurie Children's Hospital of Chicago, Chicago, Illinois

Grace S. Phillips, MD Assistant Professor, Department of Radiology, University of Washington School of Medicine; Division Chief, Computed Tomography, Department of Radiology, Seattle Children's Hospital, Seattle, Washington

Avrum N. Pollock, MD Associate Professor of Radiology, Department of Radiology, Division of Neuroradiology, The Children's Hospital of Philadelphia, Philadelphia, Pennsylvania

Andrada R. Popescu, MD Radiology Fellow, Ann and Robert H. Lurie Children's Hospital of Chicago, Chicago, Illinois

Tina Young Poussaint, MD Professor of Radiology, Harvard Medical School; Attending Neuroradiologist, Department of Radiology, Boston Children's Hospital, Boston, Massachusetts

Sanjay P. Prabhu, MBBS Instructor in Radiology, Harvard Medical School; Attending Neuroradiologist, Department of Radiology, Boston Children's Hospital, Boston, Massachusetts

Sumit Pruthi, MD Assistant Professor, Department of Radiology & Radiological Sciences, Vanderbilt University, Memphis, Tennessee

Anand Dorai Raju, MD Department of Radiology, LeBonheur Children's Hospital, Memphis, Tennessee

Brenton D. Reading, MD Assistant Professor of Radiology, Department of Pediatric Radiology, University of Missouri-Kansas City, Kansas City, Missouri

Brian Reilly, RT(R) 3D Imaging Specialist, Department of Medical Imaging, Ann and Robert H. Lurie Children's Hospital of Chicago, Chicago, Illinois

Ricardo Restrepo, MD Department of Radiology, Miami Children's Hospital, Miami, Florida

John F. Rhodes, MD Associate Professor, Departments of Pediatrics & Medicine; Chief, Duke Children's Heart Center; Director, Pediatric & Adult Congenital Cardiac Catheterization Laboratory, Duke University Medical Center, Durham, North Carolina

Michael Riccabona, MD University Professor, Department of Radiology, Division of Pediatric Radiology, Universitätsklinikum-LKH Graz, Auenbruggenplatz, Graz, Australia

Cynthia K. Rigsby, MD Professor of Radiology and Pediatrics, Northwestern University Feinberg School of Medicine; Division Head, Body Imaging and Vice Chair, Medical Imaging, Ann and Robert H. Lurie Children's Hospital of Chicago, Chicago, Illinois

Douglas C. Rivard, DO Assistant Professor, Department of Radiology, Children's Mercy Hospital and Clinics, Kansas City, Missouri

Richard L. Robertson, MD Radiologist-in-Chief, Division of Pediatric Neuroradiology, Boston Children's Hospital; Associate Professor of Radiology, Harvard Medical School, Boston, Massachusetts

Ashley J. Robinson, MD Department of Radiology, Children's Hospital of British Columbia, Vancouver, BC; Department of Diagnostic Imaging, The Hospital for Sick Children, Toronto, ON, Canada

Joshua D. Robinson, MD Division of Cardiology, Children's Memorial Hospital, Department of Pediatrics, Northwestern University Feinberg School of Medicine, Chicago, Illinois

Caroline D. Robson, MB ChB Operations Vice Chair and Division Chief of Neuroradiology, Department of Radiology, Boston Children's Hospital; Associate Professor, Department of Radiology, Harvard Medical School, Boston, Massachusetts

Diana P. Rodriguez, MD Radiologist, Boston Children's Hospital, Boston, Massachusetts

Nancy Rollins, MD Medical Director, Department of Radiology, Children's Medical Center; Professor, Department of Radiology, University Texas Southwestern Medical Center, Dallas, Texas

Lucy B. Rorke-Adams, MD Senior Neuropathologist, Division of Neuropathology; Clinical Professor, Pathology and Laboratory Medicine, Perelman School of Medicine at the University of Pennsylvania, Philadelphia, Pennsylvania

Arlene A. Rozzelle, MD Associate Professor, Department of Surgery, Wayne State University School of Medicine; Chief, Plastic & Reconstructive Surgery, Children's Hospital of Michigan; Director, CHM Cleft/Craniofacial Anomalies Program Director, CHM Vascular Anomalies Team, Children's Hospital of Michigan, Detroit, Michigan

Gauravi Sabharwal, MBBS Section Head, Pediatric Radiology, Henry Ford Hospital and Health Network; Clinical Assistant Professor of Radiology, Wayne State University School of Medicine, Detroit, Michigan

Vincent J. Schmithorst, PhD Department of Radiology, Children's Hospital of Pittsburgh of UPMC, Pittsburgh, Pennsylvania

Erin Simon Schwartz, MD Associate Professor of Radiology, Perelman School of Medicine at the University of Pennsylvania; Clinical Director, The Lurie Family Foundation's Magnetoencephalography Imaging Center, Department of Radiology, Division of Neuroradiology, The Children's Hospital of Philadelphia, Philadelphia, Pennsylvania

Jayne M. Seekins, DO Instructor, Department of Radiology and Radiological Sciences, Vanderbilt University, Nashville, Tennessee

Sabah Servaes, MD Assistant Professor, Department of Radiology, The Children's Hospital of Philadelphia, Philadelphia, Pennsylvania

Virendersingh K. Sheorain, MD Radiology Fellow, University of Tennessee Health Science Center, Memphis, Tennessee

Richard M. Shore, MD Divison Head, General Radiology and Nuclear Medicine, Medical Imaging, Ann & Robert H. Lurie Children's Hospital of Chicago; Professor, Radiology, Northwestern University Feinberg School of Medicine, Chicago, Illinois

Sudha P. Singh, MBBS, MD Assistant Professor, Department of Radiology and Radiological Sciences, Vanderbilt University, Nashville, Tennessee

Carlos J. Sivit, MD Professor of Radiology and Pediatrics, Case Western Reserve School of Medicine; Vice Chairman, Clinical Operations, University Hospitals Case Medical Center, Cleveland, Ohio

Thomas L. Slovis, MD Professor, Department of Pediatric Imaging, Wayne State University School of Medicine; Emeritus Chief, Pediatric Imaging, Children's Hospital of Michigan, Detroit, Michigan

Christopher J. Smith, MD University of Missouri-Kansas City School of Medicine, Kansas City, Missouri

Gloria Soto, MD Department of Radiology, Clinica Alemana de Santiago, Santiago, Chile

Vera R. Sperling, MD Assistant Clinical Professor, Department of Radiology, Children's Hospital of Pittsburgh of UPMC, Pittsburgh, Pennsylvania

Stephanie E. Spottswood, MD, MSPH Associate Professor of Radiology, Department of Diagnostic Imaging, Monroe Carell, Jr. Children's Hospital at Vanderbilt University, Nashville, Tennessee

Gayathri Sreedher, MD Department of Pediatric Radiology, Children's Hospital of Pittsburgh of UPMC, Pittsburgh, Pennsylvania

Jan Stauss, MD Medical X-Ray Consultants, Eau Claire, Wisconsin

Peter J. Strouse, MD Professor and Director, Section of Pediatric Radiology, Department of Radiology, University of Michigan Health System, Ann Arbor, Michigan

George A. Taylor, MD Radiologist-in-Chief Emeritus, Department of Radiology, Boston Children's Hospital; John A. Kirkpatrick Professor of Radiology (Pediatrics), Department of Radiology, Harvard Medical School, Boston, Massachusetts

Paul Thacker, MD Instructor, Pediatric Radiology, Children's Mercy Hospitals and Clinics, Kansas City, Missouri

Darshit Thakrar, MD Advanced Pediatric Radiology Fellow, Department of Medical Imaging, Children's Memorial Hospital, Northwestern University Feinberg School of Medicine, Chicago, Illinois

Mahesh M. Thapa, MD Program Director, Radiology Medical Education, Seattle Children's Hospital; Associate Professor, Department of Radiology, UW Medicine, Seattle, Washington

Jean A. Tkach, PhD Associate Professor, Department of Radiology, Imaging Research Center, Cincinnati Children's Hospital Medical Center, Cincinnati, Ohio

Alexander J. Towbin, MD Assistant Professor of Radiology, Department of Radiology, Cincinnati Children's Hospital Medical Center, Cincinnati, Ohio

Donald A. Tracy, MD Assistant Professor of Radiology, Tufts University School of Medicine; Chief of Pediatric Radiology, Tufts Medical Center and Floating Hospital for Children, Boston, Massachusetts

Jeffrey Traubici, MD Assistant Professor, Medical Imaging, University of Toronto; Radiologist, The Hospital for Sick Children, Toronto, ON, Canada

S. Ted Treves, MD Chief, Division of Nuclear Medicine and Molecular Imaging, Radiology, Boston Children's Hospital; Professor of Radiology and Director of the Joint Program in Nuclear Medicine Radiology, Harvard Medical School, Boston, Massachusetts

Shreyas S. Vasanawala, MD, PhD Assistant Professor, Department of Radiology, Stanford University, Stanford, California

Arastoo Vossough, PhD, MD Assistant Professor of Radiology, University of Pennsylvania; Department of Radiology, Children's Hospital of Philadelphia, Philadelphia, Pennsylvania

Robert G. Wells, MD Associate Professor of Radiology and Pediatrics, Medical College of Wisconsin; Pediatric Radiologist, Pediatric Diagnostic Imaging, Milwaukee, Wisconsin; Director, Pediatric Radiology, Northwestern Lake Forest Hospital, Lake Forest, Illinois

Sjirk J. Westra, MD Associate Professor of Radiology, Department of Radiology, Massachusetts General Hospital and Harvard Medical School, Boston, Massachusetts

Elysa Widjaja, MBBS, MRCP, MD, MPH Neuroradiologist, Department of Diagnostic Imaging, The Hospital for Sick Children; Associate Professor, Medical Imaging, University of Toronto, Toronto, ON, Canada

Sally Wildman, DO Pediatric Radiologist, Department of Radiology, Nationwide Children's Hospital; Assistant Professor, Department of Radiology, The Ohio State University Medical Center, Columbus, Ohio

Peter Winningham, MD Department of Radiology, University of Missouri–Kansas City, Kansas City, Missouri

Jessica L. Wisnowski, PhD Department of Pediatric Radiology, Department of Pediatrics, Division of Neurology, Children's Hospital of Pittsburgh of UPMC, Pittsburgh, Pennsylvania; Department of Radiology, Children's Hospital Los Angeles; Brain and Creativity Institute, University of Southern California, Los Angeles, California

Ali Yikilmaz, MD Associate Professor of Radiology, Department of Pediatric Radiology, Erciyes University Medical Center, Erciyes University; Department of Pediatric Radiology, Children's Hospital, Kayseri, Turkey

Adam Zarchan, MD Assistant Clinical Professor, Department of Diagnostic Radiology, University of Kansas-Wichita; Pediatric Radiologist, Wesley Medical Center, Wichita, Kansas

Giulio Zuccoli, MD Radiology Department, Children's Hospital of Pittsburgh of UPMC, Pittsburgh, Pennsylvania

Evan J. Zucker, MD Radiology Resident, Tufts Medical Center and Floating Hospital for Children; Clinical Associate in Radiology, Tufts University School of Medicine, Boston, Massachusetts

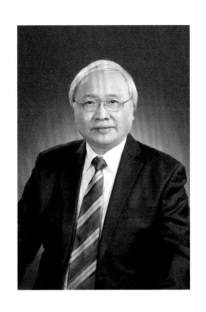

我国儿科影像诊断在近30年来取得了飞速发展，随着各种先进检查技术在儿科中的不断应用，广大影像工作者，特别是对儿科疾病影像诊断感兴趣的同行，正在面临着重大挑战。如何在技术不断拓展，知识持续更新的今天，与时俱进地增加医生和技术人员对儿科疾病影像检查及诊断的了解和认识，是我们需要共同探讨的问题。

儿童不是成人的缩小版，无论是组织器官发育状况，还是疾病流行病学、病理生理学以及临床和影像表现，与成人均存在较大不同。将儿科疾病作为一组或一类独立疾病看待，日益成为业内的共识。只有更加深入地学习胚胎学和解剖发育以及儿童常见或特有疾病的病理、病理生理及临床知识，才能更好地为儿童疾病诊疗提供帮助。

本书源于1945年由John Caffey教授首次主编和出版的 *Pediatric X-Ray Diagnosis*。60多年来，本书在众多世界知名的儿科影像和临床专家的支持下不断再版，对书中内容进行不断丰富和更新，并于1993年第9版时，为纪念Caffey教授对儿科影像诊断领域作出的杰出贡献，将本书书名更新为 *Caffey's Pediatric Diagnostic Imaging*，至今为本书第12版。

虽然伟大的John Caffey教授已于1978年离开了我们，但他所带给我们的知识及其对儿科影像诊断事业的极大热忱仍然不断地激励着我们。国内最先引进该书的是我国儿科影像诊断界鼻祖、上海瑞金医院的朱大成教授，他将本书第4版翻译并出版，弥补了当时国内在该领域的空白，成为当时及以后相当一段时间内儿科影像医生的工作宝典和教材。

现在，首都儿科研究所放射科袁新宇教授团队翻译出版了本书的第12版，奉献给国内的同行们。一方面延续了老一辈专家学者的工作，另一方面也有助于国内同行了解国际儿科影像发展的前沿知识，为中国儿科影像事业做出了有益的工作。祝愿本书成为国内儿科影像界有价值的参考书。

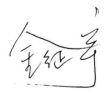

主任医师、教授、博士研究生导师　博士后导师
中国医学科学院北京协和医院　放射科主任
北京协和医学院　影像医学与核医学系　系主任
中华放射学会　主任委员
中国医师协会放射医师分会　候任会长

译者前言

最终完成本书的翻译工作，将译稿交付给出版社时，心情非常复杂。一则以喜，因为我至今仍坚信，这是我所阅读过的最好的儿科影像诊断专著，能够将其翻译出版，奉献给国内同行，特别是对儿科疾病影像诊断感兴趣的同行们，我感到非常兴奋和满足；一则以悲，由于各种原因，该书的出版耽搁了太长的时间。但无论怎样，它终于要面世了。

回忆起我在 20 多年前开始接触儿科影像诊断工作时，国内尚无相关专著，前辈老师（关立夫教授）给了我一本朱大成教授翻译出版的《儿科 X 线诊断学》（Pediatric X Ray Diagnosis，1965 Caffey），为本书第 4 版中译本。我当时奉若圣经，反复阅读，从中学到了很多知识，这本书陪伴我度过了整个住院医师培训阶段。以后，随着我国儿科影像事业的发展，在各位专家的共同努力下，陆续出版了许多优秀的儿科影像专著，成为我们的助手和老师。但同时，为了纪念首著者 Caffey 教授，而以其命名的这本书则在全世界众多著名儿科影像和临床专家的呵护和扶植下，继续再版，不断更新，与时俱进，从仅包括常规 X 线平片、造影检查，到目前成为囊括了 CT、磁共振、核医学和超声等所有先进检查技术的儿科影像全书，其生命力和影响力之深远，仍为世界范围内儿科影像诊断的最高经典之作。本书为该书第 12 版，书名也改为《Caffey 儿科影像诊断学》（Caffey's Pediatric Diagnostic Imaging），主编为现在辛辛那提儿童医院工作的 Brain D. Coley 教授。我有幸在美国进修时与其相识，并曾在其指导下工作学习过一段时间。与 Coley 教授的交流，加深了我对本书的认识和内容编排的理解。而在整个翻译和校对过程中，更加深入理解了儿科影像领域中的前沿知识和成就，也领略了各位专家作者的才华和功力。本书从辐射原理、辐射防护以及检查技术开篇，之后按系统分别介绍了胚胎发育、解剖、适宜检查技术，以及各种疾病的临床和影像学表现、鉴别诊断及治疗原则。内容丰富全面，几乎包括了儿科的所有疾病，但叙述并未给人繁杂之感，而是条理清晰，循序渐进，使读者的阅读犹如进入一个多彩的探险乐园，通过自己的学习和思考，最终找到知识的宝藏，其过程非常愉快和享受。

我和我的团队竭尽所能，将本书翻译奉献给广大同行，希望你们能喜欢。在此，我要感谢 Elsevier 出版公司答应我们将此书翻译为中文在国内出版，使国内儿科影像工作者认识和了解该著作。同时，我非常感谢高爱英老师，可以说，没有她的执着和督促，该书几近夭折。她对待工作的严谨和热情成为该书面世的基石。我还要感谢我们翻译团队的所有译者和三位审校专家对本书作出的卓越贡献。我还应该感谢辛紫薇、孟念和赵妍三位年轻同事对我的帮助。最终，我应该深深的感谢本书的主编 Coley 教授和所有原著作者，正是站在他们的肩膀上，才使我们看得更远。

由于我们的英文和专业知识所限，文中难免疏漏和错误，请读者见谅并给我们指出。希望本书的出版有助于国内儿科影像诊断水平的提高。

袁新宇

致我的家人：
Elizabeth，Ian，Connor，以及 Kate；

致我的老师：
Gordon，Rosengard，Halasz，Mattrey，Olson，
Talner，Leopold，Forrest，Shultz，Patterson，Johnson，
Babcock，Siegel，Slovis，等人；

致我有幸教导的学生、住院医师和住院总医师

致曾教导和引导我的同事

还有孩子们
希望对他们有所帮助：

谢谢你们！

原著致敬

献给 John P. Caffey，Frederic N. Silverman 和 Thomas L. Slovis

《Caffey 儿科影像诊断学》（其前 9 版名为《Caffey 儿科 X 线诊断学》）为本亚专业持续出版最久的综合性教科书，于 1945 年首版发行，为继 Thomas Morgan Rotch 在 1910 年出版《儿科 X 线学》（*The Roentgen Ray in Pediatrics*）后的首部英文教材。

在一个没有计算机、数字化图像和互联网文献检索的时代，John Caffey 无怨无悔地投入到本书的编写中。其中每一章节都经历了细心口述、打字、修改，再次打字的过程。每一幅图片都是 Caffey 医生从其所在的纽约婴儿医院教学资料中精心挑选出来的。Caffey 最初为儿科医生，作为一名聪明睿智的临床医师，他意识到，放射学表现为诊断过程中不可缺少的步骤，对患儿正确的诊断和治疗依赖于病史、体检、实验室资料和影像检查结果的整合。他付出了巨大努力，并成为本书前 4 版的唯一编者。

1967 年，Caffey 以前的同事，就职于辛辛那提儿童医院的 Frederic N. Silverman 医生加入到本书第 5 版的准备工作中，并成为第 6 和第 7 版的共同编者。1978 年，Caffey 医生去世后，Silverman 便成为 1985 年第 8 版的唯一编者。同样，作为一名儿科医生，Silverman 也强调体检及准确的临床信息对影像检查结果解读的重要性。

随着时间的推移，Silverman 增加了编者并扩充了章节。由于信息量的迅猛增长，他在 1989 年编写了一本名为《Caffey 儿科 X 线诊断学基础》的单卷本著作，

作为实习医生的读物，并使我得以第一次接触该书。1993 年本书发行第 9 版时，Jerald P. Kuhn 医生加入成为共同编者。2003 年第 10 版，Kuhn 又邀请 Jack O. Haller 和 Thomas L. Slovis 两位在儿科放射领域中的著名医生加入并成为共同编者。Slovis（最初也是儿科医生）成为本书第 11 版的领导者，该版使本书文字和图片更趋现代化。此时，本书由 8 位副主编对各个章节进行审阅，反映出儿科影像的专业和综合进展。

在一个可以很容易获得信息的年代，人们较易忘掉 Caffey 的著作在教育和培训过程中所起到的重要作用。几十年来，儿科影像专家们将他们对文献的理解和在实践中积累的经验精心编写成书，并献给对此有兴趣的读者们，成为当时获得儿科影像知识的重要来源。Caffey 和 Silverman 花费了他们大半生的精力利用打字机、碳纸、胶片和暗室，编写了这本当时最好的教材。该书持续的生命力证实了他们工作的价值。Slovis 继续了这项工作并使其进一步反映出现代儿科影像的发展，在强调体检重要性的同时，还强调了"以患儿为中心"的理念。Caffey、Silverman 和 Slovis 对既往几代儿科影像人的影响不仅不应被忽视，而且还会在将来得到进一步发扬光大。

Brian D. Coley
第 12 版主编
2013 年

《Caffey 儿科影像诊断学》第 12 版反映出一个优秀教育手段的进步。作为书籍，它仿佛变短了，但结合其在线的图像和文字内容，则是更充实了。

1945 年本书第 1 版出版以来，本书中的题目及其内容经历了从单纯解剖学到器官系统和疾病的变化。1972 年第 6 版将新生儿有关内容纳入本书，并一直延续至今。1985 年 Frederic Silverman 医生成为第 8 版主编时，将检查方法独立成章。2003 年，Jerald Kuhn、Thomas Slovis 和 Jack Haller 共同担任本书主编时，在"新生儿影像"前增加了"辐射效应"章节以强调该部分知识在我们临床实践中的重要性。本版则正式将产前影像列为单独章节。

经历了数十年，编者从 John Caffey 个人到 Caffey 和 Silverman，再到现在超过 100 位专家，更重要的是，其中不仅有儿科放射学家，还包括了儿科各亚专业临床专家和多种影像技术方面的科学家。这个由多个专业专家组成的团队将我们带回到临床工作的本源和初心。

《Caffey 儿科影像诊断学》不仅仅为一部影像教材，第 12 版反映了儿科放射学和儿科学的发展。起始章节"辐射效应及安全性"表达了我们对患儿在辐射环境中的安全、磁共振的使用及对比效应的关注。

将新生儿和产前影像并入器官系统章节中则强调了畸形在患儿一生中的延续性。"最佳检查"的概念使检查程序减少，本书对每一种检查所适合的疾病状态进行了充分讨论。当某些疾病需要介入放射学时，则将其相关内容纳入。

Brian Coley 医生及其团队的工作使我们的教学经验得以升华。我们在本书各版中所见到的持续变化不仅反映了在学科中需要坚持东西，还使"什么是患儿的最佳选择"得以强化。

Brian，祝贺你！

Thomas L. Slovis，MD

韦恩州医学院放射学系名誉教授

密西根儿童医院影像科名誉主任

原著前言

今天,我们获取信息的途径和方法与 1945 年首版《儿科 X 线诊断学》出版时存在巨大差异。那时没有互联网、Google 或 PubMed,只能翻拍文献而无法复印,因为复印机尚未问世。杂志包含着最新研究成果,而教材则为成熟知识与实践经验的整合。在历史中,里程碑式的教材均为业内最具影响力的领导者所撰写,并具有独特效果(我们猜想,部分原因在于作者个人,或当时进行合作较为困难)。在众多作者和编辑的共同努力下,少数具有重要价值和影响力的著作存世时间已经超过其首创者的寿命。William Osler 爵士的《医学原理与实践》自 1892 年首次出版以来,一直延续再版至 2001 年;Vincent Zachary Cope 爵士的《急腹症的早期诊断》首次出版于 1921 年,当前则为第 22 版。仍在不断出版的其他著作还包括 Harrison 的《内科原理》(1950)、Nelson 的《儿科学》(1945)和 Goodman 与 Gilman 的《治疗学的药理学基础》(1941)。同样,《Caffey 儿科影像诊断学》在近 60 年中不断再版,证明了它的价值和重要性。

但是,我们收集、存储和评估信息的方式发生了改变。即使我们中间的"技术恐惧症者"(指排斥技术发展的人),也会通过电子方式不断获得所需信息。我们依靠电脑和移动设备随时随地都可获得大量信息,找到信息并回答专业问题的能力特别有益于医疗服务和教育。但有时我们并不能保证从网络中所获知识的质量,而且,免费的互联网信息常需压缩和删减才能适应读者减短的注意力。一个屏幕页面中的总结或重点列表在多大程度上可被细致整合后传递给读者?当我们学习更多教育科学时,什么才是向任何年龄读者传送知识的最佳方法?

本书的出版还有意义吗?很明显,我有一些个人见解。我相信,每一位作者依据其专业知识和在真实世界中的实践经验所撰写的结构合理的篇章,辅以例证图片和图表,可以成为有力而高效的传播知识和促进学习的途径。仅罗列事实和要点并不能表达更复杂的概念和整合。无论介质、内容目录如何,本书都具有大量有价值的内容。

即便如此,关于何为传播复杂而综合内容的最好介质,一直存在争论。书籍应该便于使用和掌握,读者很容易从前翻到后,在返回来寻找前面内容时,也不必放弃现在所找到的页面,你还可以在页边做笔迹。但书籍也很厚重,出版成本较高。电子版格式也有两面性。一方面,轻便、可随身携带的笔记本电脑或平板电脑可存储几千本书籍的内容,可以像实际工作中一样操作图像,视频和动画还可加强读者的学习体验。人们在互联网状态下可随处阅读网上书籍,内容长度也不受纸质篇幅的限制。但是,电子设备屏幕的大小在一定程度上限制了信息显示的方法和数量,在前后章节中移动也给阅读造成麻烦。

本书的第 12 版反映了出版发行的矛盾和状态。这是一本纸质书籍,含有更多的例证图表和彩图,我努力沿用了 Dr. Slovis 所更新和改进的图表。同时本版增加了在线内容,所增加的在线图像等内容。可以作为纸质版的补充,为读者提供另一种学习途径。

编委和每位作者都努力对有关影像方法、疾病认识、影像检查适应证和减少辐射损伤方面的知识进行了更新。作为最新的版本,本书还邀请了许多临床专家加入编写,他们对儿童医疗中影像的重要性提供了独特见解。我衷心感谢所有作者和编委。

我还应该感谢 Elsevier。Rebecca Gaertner 和 Kristina Oberle 帮助我进行的准备工作。Maureen Iannuzzi 和 Don Scholz 则是我在这本书编写中的主要合作伙伴。我特别感谢 Maureen 的辛苦工作以及她的幽默风趣,督促我完成了这项任务。Carrie Stetz 全程跟踪了本书的制作和出版,使其成为非常时尚的作品。

我希望,本书有助于你的工作和你所服务的患儿。

Brian D. Coley,MD

Shadows are but dark holes in radiant streams, twisted rifts beyond the substance, meaningless in themselves.

He who would comprehend Röntgen's pallid shades need always to know well the solid matrix whence they spring. The physician needs to know intimately each living patient through whom the racing black light darts, and flashing the hidden depths reveals them in a glowing mirage of thin images, each cast delicately in its own halo, but all veiled and blended endlessly.

Man—warm, lively, fleshy man—and his story are both root and key to his shadows; shadows cold, silent and empty.

JOHN CAFFEY

在伦琴于 1895 年 12 月宣布他在这个世界上的新发现后数周内,X 线检查方法就开始应用于婴儿和儿童中。次年 2 月 29 日的维也纳之信(M. Rec. 49:312,1896)已经含有一张由 Kreidl 在维也纳拍摄的婴儿前臂 X 线片:美国文献中可见该照片的二次复制图像。在美国首次对婴儿进行 X 线检查的记录无疑是由 E. P. Davis 医生在纽约完成的,他在 1896 年先后对活体婴儿的体部和死亡胎儿的头颅进行了 X 线检查,在其卓越的文章中("婴儿体部和妊娠子宫 X 线研究",Am. J. M. Sc. 111:263,1896),Davis 医生还绘制了三幅在 X 线透镜下观察到的投影图——活体婴儿的足、肘和眼眶。1896 年 5 月,Feilchenfeld 对骨气鼓的讨论可能为伦琴射线首次被用于显示儿童病理解剖的记录(Berlin. Klin. Wchdschr. 33:403,1896)。1896 年仅有 2 篇关于儿科 X 线拍片的报道;而在 1897 年,该数量增至 14 篇。

1898 年,奥地利格拉茨的 Escherich 凭其对儿科 X 线检查的丰富经验撰写了一篇有关该方法优劣性的综述(La valeur diagnostique de la radiographie chez les enfants, Rev. d. mal. de l'enf. 16:233, May 1898)。Escherich 在这篇引起高度关注和启蒙性的文献中指出,对年幼患者的 X 线检查并非如成人那样常见。他宣称,1897 年在格拉茨设立了针对儿童的 X 线检查室,这也是该领域中的首次创举。该检查室完成了单张 X 线片——佝偻病患儿的手和前臂图像。Escherich 充分认识到纵隔阴影的不确定性(至今仍困扰着我们),他对于这个令人手足无措的"其中包含许多婴儿的重要病变"的结构感到十分沮丧。他还热衷于通过 X 线密度评估腹泻婴儿软组织含水情况。

1908 年 Reyher 发表的德文专著(Reyher, P.: Die roentgenology Diagnostik in der Kinderheikunde, Ergebn. d. inn. Med. U. Kinderh. 2:613,1908)是我能找到的最早的有关儿科 X 线摄影的国际性文献,其中有 276 篇参考文献发表于伦琴发现 X 射线后的 12 年内,为该领域早期论文写作提供了很好的线索。附录中包含了 40 幅小而清晰的 X 光图片。

1910 年,Rotch 的《儿科 X 线学》出版了,我至今仍认为,该书为有关儿科 X 线诊断方面的独一无二的、第一本英文专著。Thomas Morgan Rotch 医生为儿科学教授,就职于哈佛大学,是他那个时期的杰出儿科医生。在这本先进的专著中,他强调了在试图认识和解读病变前,了解正常结构影像表现的重要性,并通过实例指出,要将临床所见和 X 线表现紧密结合起来;在 264 幅图像中,有 42 幅为婴儿和儿童正常活体解剖结构的 X 线图像。撰写资料绝大多数来源于波士顿儿童医院。作者宣称,他拥有 2300 例以上的病例可用于研究,说明在其临床工作中,X 线检查已经被经常使用。Rotch 医生很早就注意使用 X 线对婴儿和儿童进行检查,并在年幼儿中应用该方法解决特殊疾病,对 X 线解剖的悉心研究及其著作,成为那个时代的不朽之功,所有人均称其为"美国儿科 X 线摄影之父"。

2 年(1912)以后,第一本德文著作——Reyher 的 *Das Roentgenverfahren in der Kinderheilkunde*——出版了。随后,更多的相关著作不断出版,包括 Gralka 的 *Roentgendiagnostik im Kindesalter*(1927)、Becker 的 *Roentgendiagnostik und Strahlentherapie in der Kinderheilkunde*(1931)和 Engel 与 Schall 合著的 *Handbuch der Roentgendiagnostik und Therapie im Kindesalter*(1933)。就我所知,自 1910 年 Rotch 出版了唯一的英文版专著以后 35 年中,没有关于儿科 X 线诊断方面的英文书籍面世。在 30 多年中,缺乏儿科 X 线医学诊断学书籍与美国和英语地区其他医学诊断领域中的成就

非常不相称,希望"儿科 X 线诊断学"可以弥补这方面的缺憾。

本书的资料源于过去 20 年内在婴儿医院每半月举行一次的 X 线讨论会。此处所有图像均精选于我们自己的非常有意义的教学病例。作者的目的在于两点:阐述正常和病理组织的影像表现,以及影像所见在儿科诊断中的临床价值。X 线物理学、技术和治疗的相关内容被省略。参考文献和致谢都表明了作者对文献作者以及众多对插图和资料做出贡献的人士的无尽的感谢。我衷心祝福所有人。就儿科诊断领域的广度和深度而言,绝大多数资料的选择都面临过许多困境。总的来说,入选的都是被证实为有助于解决和说明最常见和重要的诊断问题的资料,而这些诊断问题则是在一所规模巨大且繁忙的儿科医院和门诊 20 年中所发现的问题。

篇幅的限制使我们不能将所有应该写入本书的内容加入。如果没有众多羸弱而痛苦的患儿的协助,不可能完成 X 线检查;对于所有患儿,我在此也表示深深的谢意。同时,我也与临床同事们保持着紧密的合作,包括内外科主治医师、住院医师和护士。在此,我还要深深地感谢 Rustin McIntosh 医生,他阅读了全部书稿,并作出敏锐的评价和极具价值的建议,提高了本书的权威性。Ross Golden 医生对我们早期的支持和鼓励及其友善而高明的建议将永远被我铭记。我们还经常受益于尸检所得,这些知识则源于 Martha Wollstein 医生、Beryl Paige 医生和 Dorothy Anderson 医生。

无论怎样,我都非常感激工作在婴儿医院 X 线科里忠实的伙伴们——Edgar Watts, Cecelia Peck、Moira Shannon、Mary Fennell 和 Mary Jean Cadman——感激他们对患儿轻柔的摆位,使设备永远保持最佳状态以及娴熟的摄影技巧。Cadman 女士打印了书稿,我非常感谢她快速完成了如此纷繁困难的工作。Alfred Feinberg 负责的插图反映出其对绘制医学插图的丰富经验。

在本书的最后准备阶段,噩耗传来,出版公司的老板 H. A. Simons 先生突然去世,在战火纷飞的这几年中,他的热忱激励和慷慨是本书得以完成的不可缺少的基石。他的故去是一个巨大的损失。出版任务从此由 Paul Perles 先生和 Anabel Ireland Janssen 先生担负起来。

John Caffey
婴儿医院
纽约 32
1945 年 6 月 10 日

目　录

上　卷

下 卷

第六篇

胃肠系统

第 84 章

胚胎学,解剖学及正常表现

MARY P. BEDARD

本章概述腹壁、腹膜腔以及实性和中空脏器的胚胎学及正常解剖表现。

腹壁和腹膜腔

妊娠第 3 周,胚胎内中胚层分化,形成侧板。在第 6 周,中胚层自椎旁肌节侵入侧板。侧板前缘将分化为左、右腹直肌。中胚层的主体部分分为三层,形成腹外斜肌、腹内斜肌和腹横肌。在第 12 周,除脐环外,左右两侧的腹直肌近似完整。

腹外斜肌腱膜形成腹直肌前缘及后缘的包鞘。包鞘在中线交合形成白线。腱膜的最下部止于腹股沟韧带。腹股沟外环开口于腹股沟韧带下方和上方腱部之间的腱膜。男性精索和女性圆韧带于腹股沟管内穿行。

头、尾以及外侧褶皱的闭合形成胚内体腔。中胚层包绕体腔分为两层,体壁中胚层和脏壁中胚层。体壁层形成腹膜壁层,勾勒出腹壁内层;脏壁层形成脏层腹膜,包被腹部器官。壁层腹膜和脏层腹膜之间的空间为腹膜腔。

肝脏和胆道系统

发育第 4 周早期,肝脏、胆囊、胆管系统起源于前肠尾端腹侧突起(图 84-1)。此突起称为肝憩室,延伸至原始横膈,也就是未来的横膈。肝憩室生长迅速,并分为头端和尾端两部分。较大的头端部分形成肝实质原基。增殖层细胞发育成肝细胞束和胆道系统上皮层。结缔组织、造血细胞和库普弗细胞来源于中胚层的横膈。尾侧部延伸形成胆囊,它的柄形成胆囊管。两个主要的肝内胆管汇合形成肝总管。柄连接肝和胆囊管指向十二指肠形成胆总管。

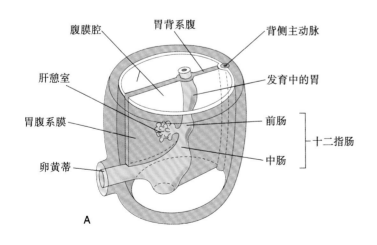

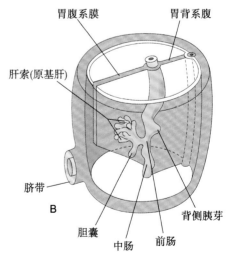

图 84-1 肝胚胎学示意图。A,4 周时肝胚胎学。B 和 C,5 周时肝胚胎学。D,6 周时肝胚胎学。注意肝憩室延伸到腹肠系膜,分成颅(肝原基)和尾(胆囊和胆总管)芽。还请注意,胆管进入十二指肠后逐渐转移到入口的位置,这就解释了为什么胆管进入十二指肠后方(From Moore KL,Persaud TVN. The digestive system. In:Moore KL,Persaud TVN,eds. *The developing human:clinically oriented embryology*. 8th ed. Philadelphia:WB Saunders;2007.)

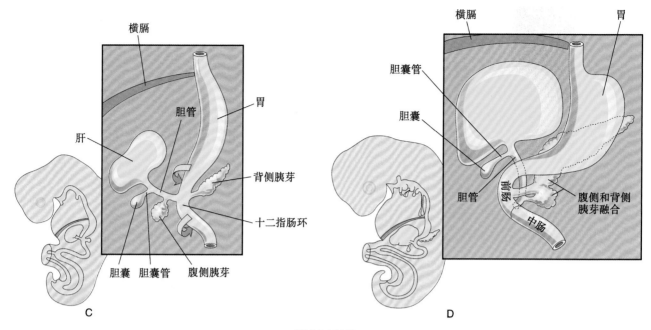

图 84-1(续)

肝脏生长迅速,右叶比左叶增长更快。肝内胆管出现在肝门区并向外周生长。该导管系统在第10周完成,胆汁则在第12周出现。肝外胆管树最初为实性条索,妊娠第10至第12周时空腔化。胆汁经胆总管分泌进入十二指肠,导致胎粪特征性的深绿色。

肝脏为最大的腹部器官,右叶大于左叶。它几乎占据整个右上腹,并越过中线。与年长儿及成人比较,婴儿的肝脏相对较大。肝脏的上缘部分与膈肌直接接触,被称为裸区,因其无腹膜覆盖。肝后缘毗邻下腔静脉、右侧肾上腺和远端食管。肝脏下缘与结肠、胆囊及右肾相邻。肝左叶与胃相触。肝的脏面包含肝门,其内为血管和胆管。

传统上,美国将肝划分为5段。然而,Couinaud 描述的肝段解剖在确定手术切除肝段时更有价值(图84-2)。Couinaud 系统,肝中静脉和正中裂将肝分为左、右两叶,正中裂为腔静脉和胆囊窝连线。尾状叶是Ⅰ段,Ⅱ~Ⅳ段在左叶,Ⅴ~Ⅷ段在右叶。肝左静脉将左叶分为后段(Ⅱ段)和前段(Ⅲ和Ⅳ段);Ⅲ和Ⅳ段由脐裂隙和镰状韧带分离。肝右静脉分右叶为后段(Ⅵ和Ⅶ段)和前段(Ⅴ和Ⅷ段)。门静脉右支将上段(Ⅶ及Ⅷ段)与下段分开(Ⅴ和Ⅵ段)。

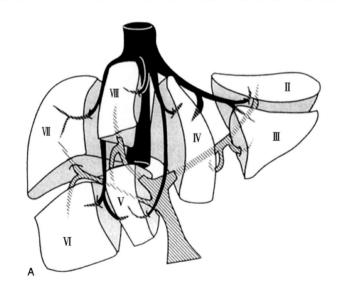

图 84-2 **A**,按 Couinaud 分段,肝的肝段解剖示意图。对角阴影表明门静脉血管供应各分部。肝静脉是黑色的。不显示胆管引流,其在门静脉三联管中与门静脉系统和肝动脉伴行

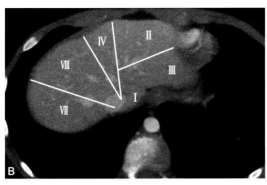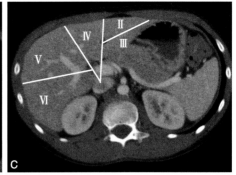

图 84-2(续)　B 和 C,CT 上看到段的解剖(A,From Gazelle GS,Lee MJ,Mueller PR. Cholangiographic segmental anatomy of the liver. *Radiographics*. 1994;14;1005. Reprinted with permission.)

脾脏

妊娠第 5 周时,脾脏开始发育。来自背侧胃系膜内的大量间叶细胞融合形成脾脏。若细胞未能完全融合,则形成副脾,此表现很常见。由于胃大弯转动至左侧,脾被其带入左上腹。脾脏位于由隔膜、胃、左肾和肾上腺、横结肠韧带以及胸壁构成的间隙内(图 84-3)。脾门内缘表面凹陷,有脾动脉、静脉和神经通过。保持脾脏位置需靠两个主要韧带,即脾胃韧带和脾肾韧带。其他支持脾的韧带包括脾膈韧带、脾结肠韧带、脾胰韧带、膈结肠韧带以及胰结肠韧带。

某些哺乳动物中,如啮齿类动物,胚胎期脾脏有造血作用。但目前证据表明,人胎儿不发生脾脏造血。脾脏为重要的淋巴器官,对荚膜微生物引起的感染起到重要的保护作用。妊娠 11 周左右,脾脏开始出现淋巴细胞。同时,脾脏也过滤损坏的红血细胞和异物颗粒,是血小板的贮存库。

胰腺

胰腺的发育与十二指肠发育密切相关。背侧胰芽起源于十二指肠背侧,腹侧胰芽起源自肝憩室(图 84-4)。较大的背侧胰芽首先出现,起源于较小的腹侧胰芽的头侧。背侧胰芽将形成胰尾,体部和部分胰头。腹侧胰芽在胆总管入口处发育,形成部分胰头及钩突。由于十二指肠曲转动,腹侧胰芽向背侧移动,位于背侧胰芽的后部,并与背侧胰芽融合。胰芽融合后,管道系统吻合。主胰管近端由腹芽形成,远端由背侧胰芽形成。由背侧胰芽形成胰管的近端则消失或形成副胰管。胰岛细胞在妊娠第二月底出现,腺泡细胞在妊娠第三个月时发育。胰岛细胞分泌胰岛素、胰高血糖素、生长抑素和胰多肽。腺泡细胞产生消化酶分泌到十二指肠第二段。

胰腺水平横卧于腹膜后。胰腺的头部位于中线右侧,十二指肠曲内。钩突为腺体实质的延伸交界,连接胰头的左下缘。胰头前缘毗邻横结肠、胃十二指肠动脉和数个小肠袢。后缘毗邻下腔静脉、胆总管、肾静脉和腹主动脉。钩突前缘与肠系膜上动、静脉相接。

胰体部与胃前缘、腹主动脉部分后缘、脾静脉、左肾与肾上腺、肠系膜上动脉起始部相邻。小肠位于胰体的前方。胰尾与脾脏的胃侧面以及结肠脾曲相邻。在儿童中,胰尾略呈球形,而成人则相对狭长。

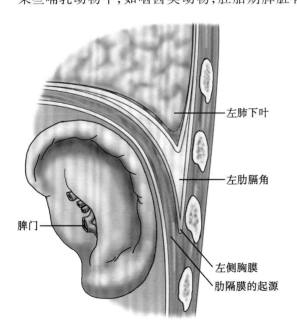

左肺下叶
左肋膈角
左侧胸膜
肋隔膜的起源
脾门

图 84-3　脾脏位置(From Skandalis JE,Gray SW, eds. *Embryology for surgeons*. 2nd ed. Baltimore:Williams & Wilkins;1994.)

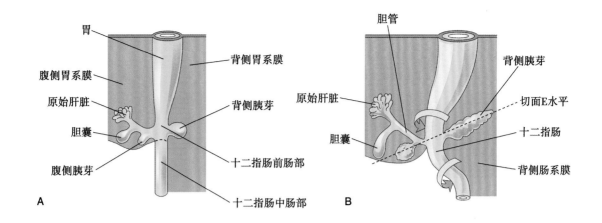

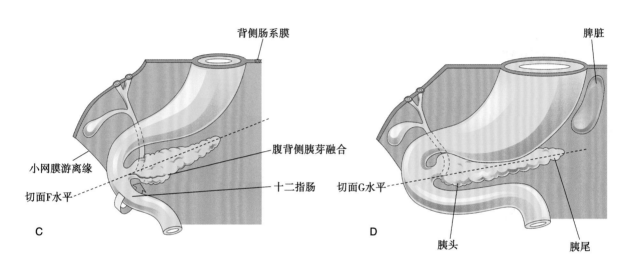

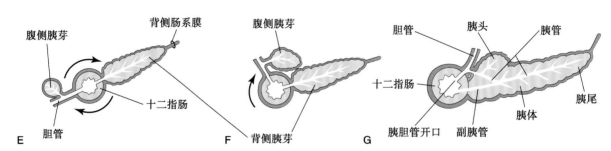

图 84-4　A~D,妊娠第 5~8 周,胰腺连续的发展阶段的插图。E~G,通过横截面显示十二指肠生长和旋转(箭),使得腹侧胰芽朝向背侧胰芽,随后两者融合。注意,胆管初始位于十二指肠的腹面,随十二指肠旋转,位置变为背侧。胰管是背侧远端胰管(圣托里尼管)和整个腹侧胰管(Wirsung 管)的结合。背侧胰管近端部分常闭塞,但它开放可能被作为副胰管(From Moore KL, Persaud TVN. The alimentary or digestive system. In: Moore KL, Persaud TVN, eds. *Before we are born: essentials of embryology and birth defects*. 7th ed. Philadelphia: Saunders Elsevier; 2008.)

胃肠道

妊娠第 3~4 周形成原始胃肠道。它上起颅侧口咽膜,止于尾端泄殖腔膜(图 84-5)。它分为三个部分:前肠、中肠和后肠。前肠包括食管、胃和十二指肠近端,供血动脉大部分来自腹腔干,而位于下段食管括约肌附近的食管除外。中肠由肠系膜上动脉供血,包括远端十二指肠、空肠、回肠、盲肠、阑尾、升结肠以及约三分之二的横结肠。后肠由肠系膜下动脉供血,包括横结肠的其余部分、降结肠及乙状结肠及直肠的上三分之二。

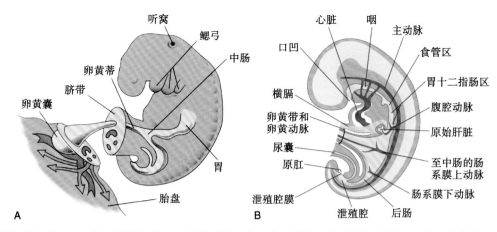

图 84-5　早期消化道。A,妊娠 4 周的胚胎显示原始消化道与卵黄囊的相对关系的侧视图。B,胚胎中位截面图显示早期的消化系统及其血液供应。原始的肠道是胚胎长度的延伸。它的血供来自卵黄囊的血供血管(A,Modified from Moore KL,Persaud TVN. The digestive system. In:Moore KL,Persaud TVN,eds. *Before we are born:essentials of embryology and birth defects.* 5th ed. Philadelphia:WB Saunders;1998. B,From Moore KL,Persaud TVN,eds. *Before we are born:essentials of embryology and birth defects.* 7th ed. Philadelphia:Saunders Elsevier;2007.)

食管

　　食管以腹侧憩室形式从原始前肠开始发育,会形成气管和食管。此憩室变长,形成分隔,即气管食管隔,在妊娠 34~36 天最终导致气管与食管分离。食管的伸长最初发生于头侧,于妊娠第 7 周时达到相对的最终长度。随后,上皮细胞增殖,并出现管腔逐渐闭塞,正常情况下于妊娠第 10 周发生管腔再通。食管肌膜来自周围内脏间质。食管上三分之一出现横纹肌,受迷走神经支配,而下三分之一的平滑肌由内脏神经支配。

　　食管起始于 C7 水平,在食管胃交界处结束,通常位于 T10~T11 椎体水平(图 84-6)。食管管径随蠕动而变化,其首尾两端比胸内走行的食管管径稍窄。可造成食管外在压迫的结构包括主动脉、左主支气管及横膈(图 84-7)。

　　食管黏膜通常薄而光滑,呈纵向皱褶,当气体或钡剂填充扩张时,可使其平坦。当食管充分扩张时,食管远端扩张呈梭形,通常被称为食管前庭或膈壶腹。前庭的上缘在拍片时由短暂性收缩区勾勒出来,表现为双边、半月形的压痕,被称为 A 环、食管下括约肌或 Wolf 环。前庭下缘被收缩区下缘勾勒出来,称为 B 环、横向黏膜皱襞、下段食管环、Schatzki 环或下段食管横膈。在婴幼儿,食管前庭跨越膈肌裂孔,使其上段位于胸腔,而下段位于腹腔。

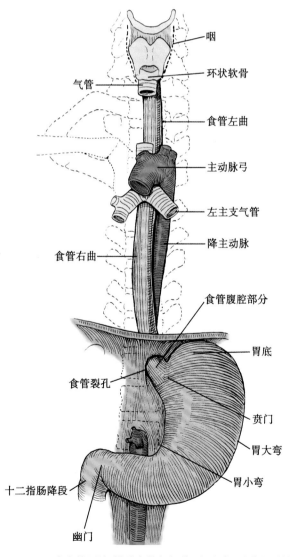

图 84-6　正常食管图绘,描绘食管与气管,主动脉,隔膜和胃的关系(Modified from Schaegger JP. *Morris'human anatomy.* 10th ed. New York:McGraw-Hill;1943. Reprinted with permission.)

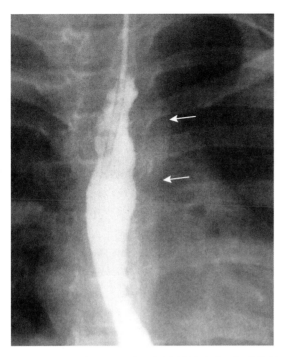

图 84-7　吞钡检查显示在钡剂充填的食管,主动脉结的压迹(上箭头)和左主支气管(下箭头)压迹。这些压迹是正常的,不应与纵隔异常混淆

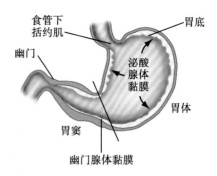

图 84-8　胃的解剖(From Redel CA, Zwiener RJ. Anatomy and anomalies of the stomach and duodenum. In: Feldman L, Sleisenger MH, Scharschmidt BF, eds. *Gastrointestinal and liver disease*. 6th ed. Philadelphia: WB Saunders; 1998.)

十二指肠

十二指肠起源于前肠尾部和中肠的头部。此两部分的连接处为胆总管远端。十二指肠段生长迅速,形成一个 C 形环。由于胃的转动,十二指肠环转向右侧,导致腹后壁压迫十二指肠,进而引起融合和腹膜层的再吸收,使十二指肠成为腹膜后结构。由于十二指肠起源自前肠和中肠,故其血液供应来自腹腔动脉及肠系膜上动脉。在发育的第 5 至第 6 周,十二指肠管腔由于上皮细胞增殖而暂时性闭塞。然后,在第 10 周发生再通。与其他中肠结构不同,十二指肠不疝入胚外体腔。

十二指肠为小肠的近端部分。十二指肠的第一段起始于幽门,止于胆囊颈部。通过小网膜肝十二指肠部松散地附着于肝。第二、第三和第四段均位于腹膜后。第二段或降段从胆囊颈部延伸,与胰头相接。胆总管自其中间部进入其中。第三段为水平段,跨越中线走行于左侧,位于脊柱、主动脉和下腔静脉前方。第三段前缘由腹膜覆盖,与肠系膜上动、静脉相交。第四段为升段,沿主动脉左侧上升,并向腹侧前行,在十二指肠空肠曲水平成为空肠。十二指肠空肠曲在腹膜后,由屈氏韧带固定。

中肠

中肠为腹侧开口进入卵黄囊部分的肠管。它延伸迅速,在妊娠第 6 周时,形成 U 形腹环,植入胚外体腔,形成一个"生理性"脐带疝。位于腹环顶端的茎为脐肠系膜管(图 84-9)。位于肠襻顶端的中肠为小肠,远离顶点的中肠为结肠。在妊娠第 6 周,中肠远端位于系膜对侧的部位形成憩室,未来形成盲肠和阑尾。Meckel 憩室为残存的脐肠系膜管近端部分。如果此

胃

妊娠第 4~5 周,胃起源于前肠远端,呈管状膨大。背侧生长速度大于腹侧,导致其沿长轴顺时针旋转 90°。其结果为,背侧旋转至左侧形成胃大弯,而腹侧缘向右旋转形成胃小弯。此过程解释了为什么右迷走神经支配胃后壁,左迷走神经支配胃前壁。

胃位于左侧膈肌下方,其长轴垂直于身体长轴。胃的位置相对固定,近端依靠胃食管交界处,远端依靠十二指肠第一段固定于腹膜后。四个主要的腹膜皱襞或韧带将胃固定于邻近结构,分别为胃膈、肝胃、胃脾和胃结肠韧带。

胃分为四个区域(图 84-8)。贲门区小且边界不甚明确,其位置直接与胃食管交界处相邻,位于正中线左侧。胃底是胃的球形部分。其位置靠上,在贲门和胃食管交界处连线上方,并与左膈肌、脾相邻。胃体为胃的最大部分,由胃大弯和胃小弯组成。角切迹为尖锐的压痕,位于胃小弯下三分之二的部分,为胃窦起始的标志。胃窦部延伸至幽门与十二指肠结合部。胃的正常大小、形状以及胃的位置,会因胃内容物的体积与个体年龄的不同而差异很大。在婴儿期,胃的位置较高且横置,而年长儿和成人的胃多为纵向型和 J 形。

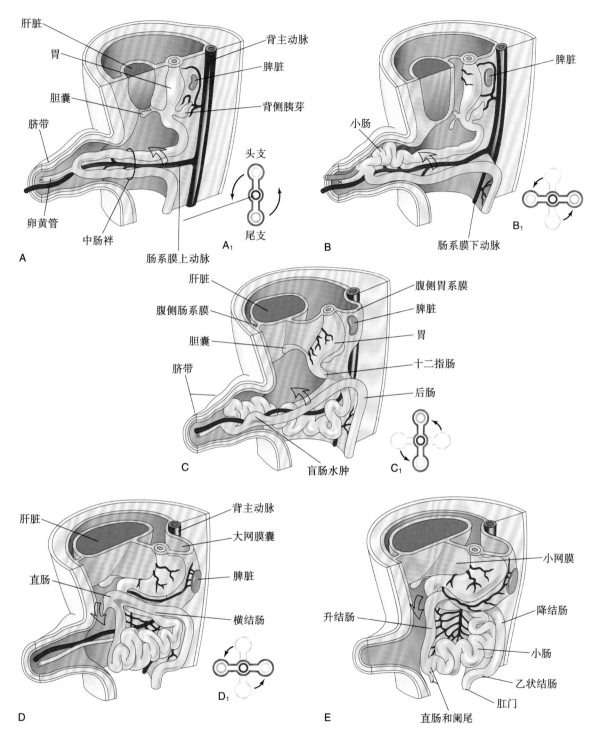

图 84-9 中肠旋转的插图,从左边看。A,在妊娠第 6 周,中肠袢位于脐带近端部分。A₁,横截面通过中肠袢,显示中肠袢四肢对肠系膜上动脉的初始关系。B,后一阶段,中肠旋转开始,显示。B₁,90°逆时针旋转,中肠颅侧肢到右侧。C,在妊娠大约 10 周,肠返回到腹部。C₁,进一步 90°旋转。D,约 11 周,所有的肠管返回到腹部。D₁,肠管进一步旋转 90°,共为 270°。E,以后的胎儿期显示盲肠旋转到正常位置,在腹部右下象限(From Moore KL,Persaud TVN. The alimentary or digestive system. In:Moore KL,Persaud TVN,eds. *Before we are born:essentials of embryology and birth defects*. 7th ed. Philadelphia:Saunders Elsevier;2008.)

连接仍然开放,则被称为脐肠瘘。

当肠管位于胚外体腔时,它围绕肠系膜上动脉进行一次 90°的逆时针旋转(图 84-9B)。在旋转过程中,空肠和回肠的生长速度快于结肠,此次旋转使近

端中肠(空肠、回肠)位于右侧而远端部分(大肠)位于左侧。妊娠第 10 周,肠管突然还纳入腹腔(图 84-9C和 D)。导致这种突然还纳的动力尚不知晓。小肠首先还纳,通过肠系膜上动脉后方,最终占据腹部的中心部分。当大肠还纳入腹时,逆时针旋转了 180°,使盲肠最终位于肝下。升结肠进一步生长,迫使盲肠降入右下腹(图 84-9E)。

中肠的固定开始与妊娠第 12 周。升、降结肠的肠系膜与后腹壁融合,位于腹膜后。由于升、降结肠的肠系膜的融合和十二指肠位于腹膜后,导致小肠系膜成扇形,并伴有从左上至右下腹延伸的广泛附着(图84-10)。这种广泛的附着限制了肠系膜的移动,防止中肠围绕肠系膜上动脉扭转。旋转未完成(旋转不良)导致一肠系膜蒂狭窄,可引起肠系膜附着缺乏,继而导致中肠扭转。

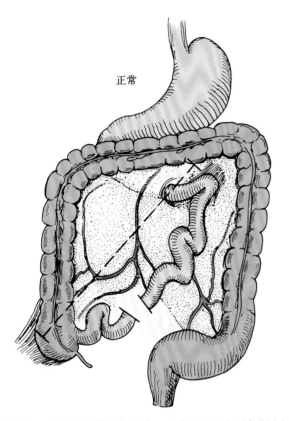

正常

图 84-10 中肠的正常转动,固定。注意左上和右下象限之间广泛的固定,固定肠系膜上动脉,因此它不能扭转(From Ross AJ Ⅲ. Organogenesis, innervation, and histologic development of the gastrointestinal tract. In: Polin RA, Fox WW, eds. *Fetal and neonatal physiology*. 2nd ed. Philadelphia: WB Saunders; 1998.)

后肠

后肠始于横结肠中远段,止于结肠泄殖腔。后肠由肠系膜下动脉供血。肠系膜上、下动脉的分水岭区位于横结肠中到远段。

在妊娠 13 天前后,后肠腹侧憩室即尿囊形成。在妊娠第 6 周,后肠的尿囊远端消失(图 84-11)。尿囊茎和后肠的交界处即为泄殖腔。泄殖腔,内衬内胚层,直接接触外胚层原肛(肛窝)。两个表面之间的接触面为泄殖腔膜。在尿囊和后肠夹角之间的楔形间质形成尿直肠隔(图 84-11C 和 D)。因为尿直肠隔向泄殖腔膜生

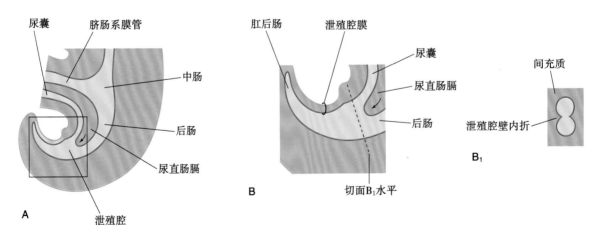

图 84-11　泄殖腔被尿直肠隔膜成功分隔为尿生殖腔和直肠的阶段图解。A、C 和 E 分别为妊娠第 4、6 和 7 周泄殖腔左侧观。B、D 和 F 分别为相应图中泄殖腔区域的放大图像,B₁、D₁ 和 F₁ 分别为 B、D 和 F 中相应水平的横断位示意图。注意,肛后肠道,或称"尾肠"(见于 B);该结构在直肠从泄殖腔背侧分化出来时退化病消失(见于图 C);箭号标示了尿直肠隔膜的生长过程。(From Moore KL, Persaud TVN. The alimentary or digestive system. In: Moore KL, Persaud TVN, eds. *Before we are born: essentials of embryology and birth defects*. 7th ed. Philadelphia: Saunders Elsevier; 2008.)

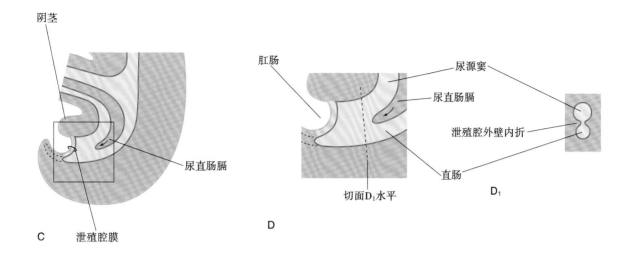

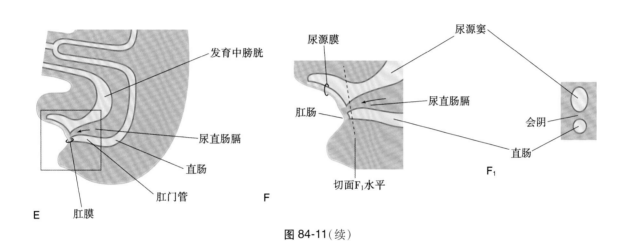

图 84-11(续)

长,使得泄殖腔外侧壁产生内褶。这些褶皱生长并彼此融合,将泄殖腔分为两部分:直肠和上部肛管,以及腹侧的泌尿生殖窦。泄殖腔膜与尿直肠隔融合区形成会阴体。妊娠第 8 周末肛膜破裂,使肠道与羊膜腔沟通。结肠的一过性闭塞发生于妊娠第 5~8 周。肠道返回腹腔后,降结肠肠系膜与左腹后壁融合。

小肠的正常解剖

小肠为腹腔内的管状结构,位于胃和结肠间,包括十二指肠、空肠和回肠。小肠的长度从出生约200cm 增加至成人的6m。

十二指肠的解剖在本章已有论述。小肠的近五分之二为空肠;其余为回肠,两段之间不存在形态划分。空肠和回肠是悬浮的,由一个具有广泛基础的肠系膜附着于后腹膜壁,尽管两端固定,但也可在腹腔内自由移动。小肠的近三分之一居左上腹,中间三分之一位于中腹及右上腹,远端三分之一位于右侧腹部和骨盆。小肠的管径呈锥体,向远端逐渐变细。末段回肠的管径比空肠起始部管径小三分之一。小肠外表面光滑,内表面有横向和螺旋褶皱,被覆绒毛。空肠比回肠有更明显的褶皱(图 84-12)。

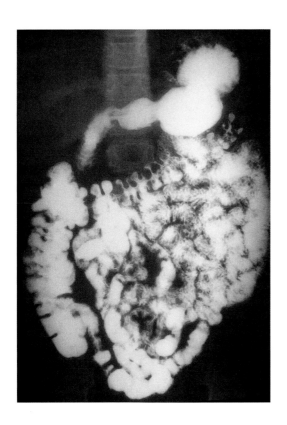

图 84-12 正常小肠。全消化道造影后的前后位摄片，可见对比剂充盈胃、十二指肠、空肠、回肠和升结肠。空肠黏膜呈羽毛状位于左上腹部，回肠则特点不明显

结肠的正常解剖

　　结肠从回盲瓣延伸至肛门，分为升结肠、横结肠、降结肠、乙状结肠和肛门（图84-13）。在新生儿，长约30~40cm，成人达到1.5m。盲肠为升结肠的起始部位；位于右下腹，但在婴儿中，其位置往往更高，可位于髂嵴上。阑尾是盲肠的盲端。

　　升结肠位于腹膜后，沿腹膜腔右侧向上延伸至肝脏下方。结肠肝曲向内侧转弯，进入腹膜腔为横结肠。从右向左走行，在左上腹脾曲达到最高点。横结肠由于系膜可以悬浮和自由移动。结肠脾曲在腹膜后，向尾侧转向成为降结肠，沿左侧腹壁走行至骨盆边缘。此时，它位于腹膜腔，成为乙状结肠。乙状结肠呈S形，长度变化差异很大。结肠最狭窄部分位于乙状结肠。小儿的乙状结肠趋于向上延伸，乙状结肠顶端延伸至右上腹是异常的。直肠起始于腹膜反折处，并沿骶骨曲线走行，止于肛管末端。直肠远端三分之一位于腹膜后。

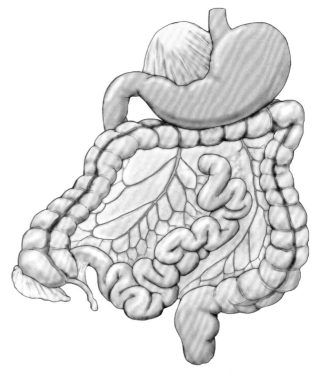

图 84-13 正常结肠与小肠和腹膜腔的架构示意图。从右下腹的盲肠，经肝、脾曲至乙状结肠。（From Hernanz-Schulman M. Imaging of neonatal gastrointestinal obstruction. *Radiol Clin North Am.* 1999；37：1163-1186. ）

关键点

肝脏为腹部最大器官。

在人类胎儿中, 胚胎脾不是造血器官。

胃肠道开始形成于妊娠第 3 周。

前肠的血供来自腹腔干, 中肠来自肠系膜上动脉, 后肠来自肠系膜下动脉。

中肠从胚外体腔还纳入腹的时间为妊娠第 10~11 周。

肠管正常的旋转导致宽基底系膜和近远两侧的广泛附着。旋转不完整(旋转不良)导致肠系膜狭窄, 缺乏附着, 因此易形成中肠扭转。

推荐阅读

Moore KL, Persaud TVN. *Before we are born: essentials of embryology and birth defects.* 7th ed. Philadelphia: Saunders; 2008.

O'Rahilly R, Müller F. *Human embryology & teratology.* 2nd ed. New York: Wiley-Liss; 1996.

Polin RA, Fox WW, Abman SG, eds. *Fetal and neonatal physiology.* 3rd ed. Philadelphia: Saunders; 2004.

Sadler TW. *Langman's medical embryology.* 8th ed. Philadelphia: Lippincott Williams & Wilkins; 2000.

Skandalis JE, Gray SW, eds. *Embryology for surgeons.* 2nd ed. Baltimore: Williams & Wilkins; 1994.

参考文献

Full references for this chapter can be found on www.expertconsult.com.

第 85 章

影像技术

MARTA HERNANZ-SCHULMAN, STEPHANIE E. SPOTTSWOOD, and SHREYAS S. VASANAWALA

当 1945 年第 1 版, Caffey 儿科影像学出版发行时, 书名为《Caffey 儿科 X 线诊断学》, 那时只有单纯的一种检查方式。在此后的近 70 年中, 又出版发行了第 11 版, 书名也改为《Caffey 儿科影像诊断学》, 反射出目前儿科影像工作者所应用影像工具的多样性。确实, 当今的影像仪器成像速度越来越快, 同时影像检查的手段与能力也大大提高。膨胀式发展的同时, 伴随而来的是对放射安全以及随机性效应的关注, 使得儿科影像的优化选择越来越复杂。本章通过简短篇幅对儿童胃肠道影像诊断等多种检查方式的选择予以概述。

平片及透视

概述

评价胃肠系统应包括空腔脏器(从食管到直肠)、实质性脏器(肝脏、脾脏及胰腺)、腹腔及腹膜后间隙及其所含结构, 尽管平片显示的是重叠影像, 但它仍是评价胃肠系统的原始影像手段。

胸片可显示部分食管异常, 如典型的贲门失弛缓及食管闭锁, 无需进一步影像检查即可诊断。腹部平片可显示钙化, 可见于胎粪性腹膜炎、部分腹部肿瘤如肝母细胞瘤, 阑尾炎等。腹部平片可明确显示腹壁内气体、腹腔游离气体、门静脉积气、十二指肠闭锁的双泡征, 结合临床可作出正确诊断。炎症性疾病如克罗恩病可通过气体的分布模式来判断。肠祥扩张可提示放射科医生考虑是否存在肠梗阻。对于此类患者, 平卧位或俯卧侧位片观察直肠, 可帮助区别并指导进一步的影像检查诊断。

气体为腹平片诊断中的天然对比剂, 腹平片系列的诊断就是基于气体的分布和移动。腹平片的基本检查包括仰卧位及水平位。左侧卧位及立位片用于评价腹腔游离气体及气液平面。左侧卧位可使气体移向右半结肠以评价右下腹, 以及移向直肠以便评价

肠梗阻。当考虑肠梗阻时, 俯卧位片可使气体移动到直肠以评估其腔径。直肠俯卧位片及水平侧位片对诊断此类疾病很有帮助。

对于空腔脏器, 进一步评估疑似病理改变的检查方法为透视检查, 超声、CT、核素闪烁摄影及磁共振成像 MRI 的使用越来越普遍, 我们将在本章后文加以讨论。受限于辐射剂量, 透视检查应为间断性, 脉冲透视技术可在不减少临床信息的基础上大幅减少辐射剂量。透视检查的图像采集与存储方便(如观察扩张的空腔脏器、造影剂走行、肠蠕动), 可随时拍片以显示对诊断有所帮助的病变细节(如黏膜异常与造影剂外溢的穿孔等)。

典型的胃肠透视检查需使用肠溶性造影剂。钡剂作为不被人体吸收的惰性物质, 是胃肠造影检查的主要造影剂。无论口服观察食管及上消化道, 还是直肠灌入均可。多种钡剂可供选择, 硫酸钡粉剂(96% wt/wt)可溶于无菌水, 稀释到 40%~60% wt/vol, 用于婴幼儿上消化道造影检查。预先配好的混悬液(60% wt/vol)可用于年长儿、青少年及成人。灌肠装备含 97% wt/wt 钡剂, 用水稀释至 15%~33% wt/vol, 可用于婴幼儿、年长儿及青少年的检查。尽管钡剂的副作用罕见, 据报道每百万人群中小于等于 2 人, 但确可出现皮疹、意识丧失及与其中的添加剂(如对羟基苯甲酸甲酯及羧甲基纤维素)有关的过敏性反应。吸入少量钡剂可耐受, 但吸入大量钡剂可致命。

疑似脏器穿孔的患者, 钡剂为禁忌。此类患者应使用低渗、非离子型含碘造影剂, 如碘海醇(表 85-1)。高渗性造影剂[如离子型或高渗透压造影(如泛影葡胺、异泛影葡胺)]不能口服, 这点很重要, 因为误吸后会引起肺水肿。

胃肠造影剂(泛影葡胺、泛影酸钠)为离子型、高渗透压的碘造影剂。其渗透压浓度约为 1600(mOsm/kg), 五分之一倍稀释后, 血浆渗透压约为 285(mOsm/kg), 然而其碘浓度亦被稀释。高渗性离子型造影剂可被胃肠道吸收, 对碘过敏患者及甲状腺疾病患者的

表 85-1　胃肠道造影常用对比剂

对比剂	含碘量(mg/ml)	渗透压(mOsm/kg)	黏稠度(37°)	介绍
高渗透压，离子型				
泛影葡胺(普甲酸泛影酸钠和三唑酸钠)	367	1600		可能引起呼吸困难、脱水、电解质紊乱；如患儿存在既往肠损伤，则可能导致病变
葡胺30(碘他拉葡胺)	141	600	1.5	下消化道
第渗透压，非离子型				
欧奈派克				
140	140	322	1.5	小婴儿
180	180	408	2	婴幼儿
240	240	520	3.4	幼儿或造瘘口评估
300	300	672	6.3	未使用过
350	350	844	10.4	未使用过

Data from package inserts.

危险性增高。若误吸高渗性造影剂，可引起严重的肺水肿及肺炎，将体内水分转移至肠腔内，从而导致血容量减少，血浆渗透压增高，心输出量减少。若患者有肠道基础病，可引起额外损伤。

欧乃派克(碘海醇)为水溶性非离子型含碘造影剂，其碘浓度可分为 140、180、240、300 和 350mg。该造影剂基本不被整个胃肠道所吸收。肾排泄约为服用剂量的 0.1% 到 0.5%。尽管碘帕醇(碘必乐)也早已应用在儿科胃肠道造影中，但目前只有欧乃派克被正式批准用于儿科胃肠道造影。必须强调的是：上述造影剂的渗透压均高于血液。对于支气管树来说，没有任何一种造影剂是安全的。因此，对于可引起误吸的所有患者在透视时均应认真、仔细观察。

钡剂为评估结肠的标准造影剂。然而，在出现潜在穿孔的情况下，可使用水溶性造影剂，并将之稀释至近似血清张力浓度。对于单纯的胎粪性肠梗阻，在使用低血浆渗透浓度造影剂诊断后，出于治疗目的，可使用高血浆渗透浓度造影剂经直肠给药。胃肠造影剂(泛影葡胺、泛影酸钠)最初即被形容用于此目的。然而，此造影剂可引起重症患儿体液的大量转移及全身并发症。30%纯碘他拉葡胺亦可用于此检查。应密切注意患儿的水和电解质平衡，并强制性要求外科医生陪护。

空气也可应用于造影检查。例如，造影中，气体可使脏器膨胀，经幽门插管可清晰显示腔壁及相邻肠祥。在肠套叠复位术中，气体灌肠为首选方法。

具体检查程序、适应证和成像标准将在后文中加以讨论。

适应证及检查方案

食管与上消化道造影

食管与上消化道造影通常一起完成，包括评估吞咽功能、食管、胃、十二指肠至十二指肠空肠曲。常见适应证包括：评估食管病变，如食管闭锁修补术后并发症、食管术后狭窄或术后急性食管瘘、射线可穿透的异物定位如食物嵌顿、蠕动波的程度及效果。绝大多数情况下，本检查不用于诊断食管闭锁。因为胸片结合胃管卷褶即可诊断，而造影检查可导致不必要的误吸。婴幼儿的胃评价包括观察胃排空、胃黏膜及局灶性病变，如胃重复畸形。儿科患者评价十二指肠尤为重要，可证实肠旋转有无异常。全小肠钡剂造影在诊断及监测炎性肠病方面很大程度上已被横断面影像取代，因此，在过去的几年中，其检查已经很少。

检查应从侧位投影开始，患儿应左侧卧位，以确保咽下的造影剂存于胃底。食管的影像应从鼻咽部包含至胃食管交界部，重点观察鼻咽部误吸、气管误吸、肿块、瘘管、食管蠕动及扩张。然后患儿处仰卧位，进行食管前后位投影检查。当食管观察完成后，将患儿改为俯卧右前斜位，使胃底的钡剂流入十二指肠中。观察胃排空，以及胃窦、幽门、十二指肠球部、降部的膨胀性。一旦造影剂到达十二指肠二、三段交接部，迅速将患儿改为仰卧位，通过气体填充观察十二指肠空肠交界部。十二指肠空肠交界部应位于脊柱左侧，与十二指肠球部处于相同的水平。上述部位观察完毕后，将患儿快速翻身，侧位投影记录正常旋

转的位于腹膜后的十二指肠升部及降部。如需观察
反流,可在本检查完成此步骤后进行。如有需要,也

可通过其他检查如闪烁扫描法或食管探针等。最终
的图像应为胃排空像(图85-1)。

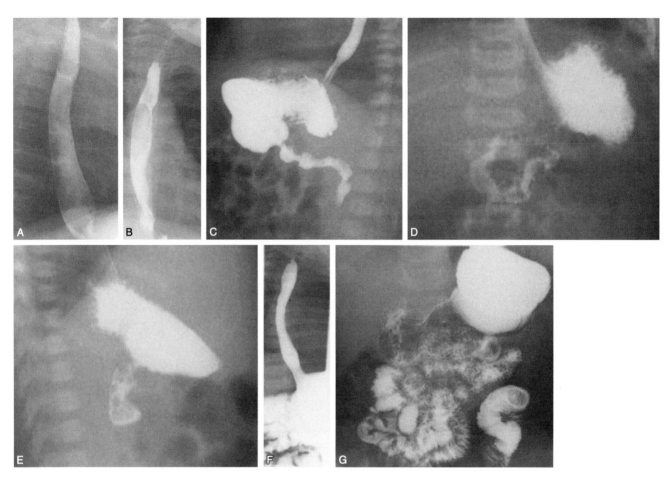

图85-1　典型的上消化道造影在健康婴儿显示的反流。A和B,吞咽造影剂时侧位及前后位显示食管扩张良好,没
有腔内外的占位性病变。C,斜位摄片(右前斜位),指导吞下造影剂显示胃流出道及排空,正常的幽门及十二指肠
的第一及第二部。D,紧接着C后立即前后位摄片,显示造影剂在胃十二指肠内的进展,至Treitz韧带。E,随后是
十二指肠的侧位观察,显示的是并行的十二指肠升部及降部。F,在更多的喝入造影剂及胃充盈的情况下,记录下
胃食管反流入颈段食管。胃食管交接部的明显扩张是典型的反流表现。G,该图像记录了完成检查时,显示了造影
剂在小肠良好的通过及分布

　　全小肠造影通常需要摄入大量造影剂,通常为钡
剂,早产儿可使用非离子型水溶性造影剂。根据对比剂
通过肠袢的过程,进行透视观察及规律的间隔拍摄。当
造影剂到达盲肠时,应对回肠末端进行压迫器压迫或不
予压迫并拍摄图像。新生儿重症监护室内患儿,如无需
显示屈氏韧带,则可进行"便携式"小肠造影,床旁服用
造影剂后,在适当的间隔,进行床旁摄片。

灌肠

　　尽管灌肠在早期病变(如息肉)的诊断已经被其
他检查(如内镜)所取代,但在儿科临床中仍保留极大
的应用价值,如评价新生儿远端肠梗阻、外科手术并
发症如坏死性小肠结肠炎、还纳回肠结肠型肠套叠等。

　　正如前所述,灌肠检查的造影剂及检查技术的选
择随适应证的不同而有所变化。除非疑似穿孔,否则
通常选用钡作为造影剂。疑似穿孔时,应选用等渗透
压水溶性造影剂。疑似远端肠梗阻的新生儿,应选用
等渗透压水溶性造影剂,胎粪性肠梗阻患儿,可选用
高渗透压造影剂进行治疗。空气可作为造影剂用于
透视下整复肠套叠。

　　将前端略尖的导管置于直肠,并用胶带固定于两
侧臀部,然后手动加压。通常无需使用球囊导管。我
们认为,球囊导管不适用于婴幼儿,因其可引起直肠
损伤。透视可任意拍摄图像,观察造影剂的行进。在
重点部位应点片拍摄图像,如遇到黏膜异常或微细
穿孔。

超声

概述

对于评价胃肠道,超声的作用极为重要。除使用各种频谱以及频移振幅彩色多普勒成像以外,最新的设备还可进行动态电影成像、谐波成像、扩展视野成像以及和三维(3D)成像。

适应证及方案

超声在儿科中具有广泛的有效性和实用性。与CT相比,超声的主要优势在于不存在电离辐射,其他重要优点还包括无需镇静,以及多平面成像能力。一般来说,高频传感器可穿透受检组织进行扫描,并得到最佳空间分辨率。在检查窗允许的情况下,首选线性传感器。曲面阵列传感器视野更广泛。体型较大的患者,当检查窗有限或进行深层结构成像时,可使用扇形传感器。

超声作为诊断幽门狭窄的主要手段已被牢固确立。尽管众所周知的是超声检查具有操作者依赖性,但对于临床表现疑似阑尾炎的患者,超声亦具有重要作用,有报道其敏感性为40%至100%。超声同样有助于观察肠系膜淋巴结炎,可详细观察肠壁细节(图85-4)。超声还可用于观察小肠和结肠肠套叠,配合使用多普勒,还可有效评估克罗恩病患者的疾病活动性。

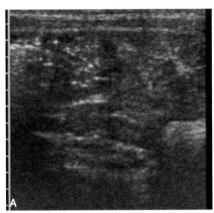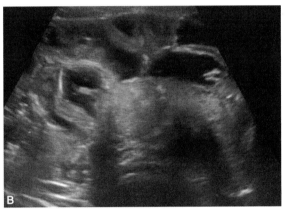

图85-4 超声显示正常及异常的肠管。A,右下腹横断面图像显示正常并紧缩的肠管。B,14个月大的男孩,与胃肠炎表现一致的呕吐及腹泻,中腹部横断面图像显示多个扩张并充满液体的肠管

在实质脏器病变的诊断方面,超声的应用同样广泛,甚至可作为诸多病变的确诊方法。在幼儿中,超声对细节的显示更佳,因为在此年龄段,高频和线性传感器可用于观察腹内深部结构。适应证包括:评价胆道异常,如胆总管囊肿,根据具体临床情况可加做MR检查。对于疑似肝脏占位病变,超声可作为初始的筛查手段,并以超声发现为基础,后续制订CT或MRI扫描方案。

尽管增强CT扫描可轻易观察血管结构,但超声多普勒可评估血流的方向及流速。分析波形模式可识别门脉高压患者侧支血管的离肝血流,以及血管狭窄或血栓。内脏异位患者,腹部超声有助于观察脾脏位置(位于胃大弯)和相关血管异常(如下腔静脉中断、十二指肠前门静脉以及膈下肺静脉异位引流)。

CT

概述

腹部CT在儿科中极为重要。随着扫描仪多通道技术与容积数据采集的应用,检查速度大大加快,多平面重建图像可做到各向同性,并降低了镇静需求。这些新功能的使用需要新的扫描方案,以适应复杂而精密的诊断要求。设定增强扫描的时机和对比剂用药速率,可扫描特定期相,观察对比剂的分布。在阅片时应注重这些新技术新方法的使用细节。随着对儿童辐射暴露潜在风险认识的提高,对于儿科放射医生来说,进一步的挑战为需要平衡图像细节与辐射剂量,践行ALARA原则,即"合理降低"的理念。设备层面的改进旨在减少辐射,包括改进和创新准直器,发明迭代重建算法等。尽管挑战持续存在,但通过科普

教育、社会宣传［如辐射安全联盟在儿科影像领域发起的 Image Gently Campaign（www. imagegently. org）等活动］，已取得很大进步。

适应证和方案

与超声检查不同，CT 为连续的、标准化成像，对操作者依赖性较小。因此，CT 可用于多器官系统受累的复杂疾病。因为在疾病的治疗及随访中，可提供可靠的监测以了解病变的变化程度。CT 也助于解决少见的多器官病变。CT 可观察腹腔内外多器官的病理改变，并可得到丰富的解剖细节。一次扫描可快速得到实质脏器、空腔脏器以及腹腔病理改变的解剖细节和生理信息。对于阑尾炎的诊断，CT 不存在操作者依赖，并具有高敏感性、特异性，文献报道当临床诊断不确定时，CT 的应用逐渐增加，可降低误诊阑尾炎而导致手术。然而，这也导致了 CT 在腹痛患者中的过度使用。大多数儿科放射学者认为，当查体后临床诊断不确定时，应进行超声检查，应将 CT 检查保留给诊断更加困难的病例。MRI 在某些疾病中可作为 CT 的替代检查，并逐渐受到关注，如炎性肠病的诊断。

CT 扫描方案会随新程序和新设备的改变而改变，常规儿童扫描方案可在 http://www. imagegently. org 网站下载。遵循基本原则可保证儿科检查的成功。静脉对比剂的应用尤为重要，特别是在儿科患者，由于儿童缺乏腹部脂肪，从而减少了腹内的天然对比。CT 血管造影需快速团注造影剂，这在儿科检查中极具挑战，因为儿科的静脉注射针管口径有限。在具有良好的组织对比时，应尽量降低 kVp，如血管造影或骨骼检查。新生儿 kVp 可降至 80，并通过调整 mAs 获得可接受的图像质量。增强前平扫多无必要，只会徒增辐射剂量而未得到更多诊断信息。如果需要（如确定腹部肿块是否伴有钙化），增强前平扫可显著降低 mAs，并限制特定区域扫描（如只扫描肿块，而非全腹）。对于某些腹腔内病变，口服对比剂对病变的显示较为重要。如腹腔胀肿或肿块等。但在其他情况下，其使用颇具争议。阳性口服对比剂可掩盖黏膜强化，此情况下使用水性密度口服对比剂为宜。

尽管存在辐射问题，CT 仍为儿科诊断的重要检查。与任何其他检查手段一样，应明智审慎地使用，其原则为适宜性、正当性，最优化及培训化。

磁共振成像

概述

磁共振成像被越来越多的应用于小儿胃肠道。3T 磁共振的引进及应用、磁共振并行成像技术和线圈设计的进步扩大了儿童的应用范围。除了先天及后天肝胆异常病变外，MRI 的适应证越来越多，包括肠道病变，如炎症性肠病和阑尾炎。

病人准备和设备要求

患者的充分准备至关重要，因为 MRI 检查耗时且需要大量医院资源。注意事项包括镇静要求、禁食要求以及口服造影剂的要求。

准备环节从评估是否需要镇静或麻醉开始。一般情况，6 岁以下不能屏住呼吸 20 秒的儿童需镇静或麻醉。对于 MR 肠造影检查的患儿，可不予镇静，因其需要口服造影剂。

患者应在检查 4 小时前停止进食，以确保检查时胆囊、胆管树的扩张，以及减小肠道蠕动产生伪影。对需要评估血管的患者，应基于年龄设定适当的对比剂注射方案对病变静脉通路进行评估。最后，一旦患者处于检查床上，应小心放置呼吸监测枕或监测带。

口服造影剂对磁共振肠造影检查至关重要。选择方案很多，大多数方案由两种造影剂组成，可以延长肠腔的 T2 和 T1 弛豫时间。造影剂包括 VoLumen（E-Z-Em 公司，纽约，纽约州）、甘露醇、聚乙二醇 1、长角豆胶（一种半乳甘露聚糖）。尽管患者的耐受性各有不同，但这些质剂的功效性差异很小。最重要的是，应快速饮用大量造影剂，1 小时内摄入每公斤体重 25 毫升的造影剂即可。检查前 15 分钟将患儿置于右侧卧位，有助于胃的排空。

磁共振肠造影中，应使用抑制蠕动的药物。胰高血糖素多用于静脉注射，有两种方法：①检查开始时注入一半剂量，另一半在静脉注射对比剂前注入；②整个剂量均在静脉注射对比剂之前注入。不同院际间用量不同，多为 0.5～1mg。尽管胰高血糖素可引起恶心和呕吐，但缓慢注射超过 1 分钟时，大多数患者均可耐受。如果不能耐受，在注药之前，应告知患者会出现短暂的恶心，使其有所准备。

因为患儿的体型较小，因此设备的参数调整十分重要，可改善信噪比，加快采集时间，减少镇静时间。尽管对于 3T MRI 在小儿腹部成像的报道较少，但越来越多的经验表明,大多数患儿均可从更高的场强中受益。相控阵表面线圈目前为标配,通常使用 8 至 32 通道。在以下情形中,1.5T 可较 3T 获得更好的图像质量:受检者体型大、伴有腹水、磁共振肠造影检查(1.5T 稳态成像中条带伪影更少)以及肝脏铁定量检查。

适应证和方案

与 CT 相比,MRI 评价肝脏肿瘤更具优势。其成像目的为观察肿瘤特点、分期及评价是否可被切除。明确 T2 加权信号和增强特点,对病变特征的把握至关重要。肿瘤(如肝母细胞瘤)分期和可切除性需界定解剖边界、淋巴结受累、血管侵犯、胆管树的观察,并依据肿瘤分期系统进行分析,如国际儿童肝脏肿瘤策略组提出的 PRETEXT 系统(PRETreatment tumor EXTension)。MRI 也可评估胆道及胰腺病变。常见的适应证包括胆石病、胰腺炎、硬化性胆管炎、导管板畸形与胆总管囊肿以及肝移植胆管并发症。在肝脏移植中,血管并发症的评估尤为重要。磁共振可定量检查弥漫性肝病,如纤维化、脂肪变性以及铁沉积。纤维化可通过 T2 加权成像以及延迟增强进行定性评估,也可经弹性成像定量评估。虽然波普法可评价脂肪变性,但通常情况下,脂肪变性以及铁沉积可通过梯度回波成像进行观察。MR 肠造影常用以评价炎性肠病。MR 的目的在于发现肠道炎症、鉴别炎症的急慢性、发现及描述瘘管或脓肿。瘘管造影,尤其位于肛门的瘘管,MRI 的表现优异。检查目的包括:发现瘘管、分型(如内括约肌、经括约肌、括约肌上或括约肌外)以及发现脓肿。

相关扫描方案请见表 85-2,示例图见图 85-9 和图 85-10。相关细节在后文加以讨论。总之,应依据受检者体型调整矩阵、视野及层厚,在随后的章节中将不再予以强调。

定位

在 1.5T 磁共振扫描仪中,采用单次激发快速自旋回波低带宽(20kHz)、矩阵和重复时间作为三平面定位像。如有诊断需要,单次激发快速自旋回波图像可调整为矩阵(320×256)、层厚(4~5mm)、回波时间(TE)(200 毫秒),图像获取可采用呼吸触发。在 3T 磁共振扫描仪中,应用平衡稳态成像作为定位像,以减少 SAR 值(specific absorption rate),并更有效率,对小患者尤为重要。所有定位序列均应使用平行成像。

表 85-2 肝胆和肠管磁共振常用脉冲序列							
脉冲序列	扫描时间	肿瘤	MRCP	显示移植物	肝铁/脂比	肠成像	瘘管造影
定位(1.5T:SSFSE,HASTE,SSH-TSE;3 T:FIEST A,TrueFISP,Balanced FFE)	20 秒~3 分钟	×	×	×	×	×	×
二维 T2(FSE,TSE,TSE)	3~4 分钟	×	×	×	最优	×	两向
容积 T2(CUBE,SPACE,VISTA)	4~5 分钟	最优	×	×			×
单次激发(SSFSE,HASTE,SSH-TSE)	2~3 分钟		×		×	×	
稳态(FIESTA,True-FISP,balanced FFE)						×	
弥散	1~3 分钟	×		最优	最优		最优
双回波(LAVA-Flex,VIBE-Dixon)	30 秒	×			×	×	
多回波梯度回波	30 秒				×		
非增强 MRA	4~5 分钟			×			
SPGR(LAVA,VIBE,THRIVE)	30 秒	全回波	使用"钆塞酸"最优	部分回波	×		×

CUBE,采用不同翻转角的三维快速自旋回波(TSE)(GE Healthcare);FFE,快速梯度回波;FIESTA,稳态采集快速成像;FSE,fast spin echo;快速自旋回波;HASTE,半傅里叶采集单发快速自旋 hi 波;LAVA,卷插值梯度重聚焦回波(GE Healthcare);MRA,磁共振血管成像;MRCP,磁共振胰胆管成像;SPACE,采用不同翻转角的三维快速自旋回波(TSE)(Siemens);SPGR,扰相梯度 SSFSE,单发快速自旋回波;SSH-TSE,单发 TSE;True FISP,稳态进动真实快速成像;TSE,快速自旋回波;VIBE,容积扰相 GRE(Siemens)

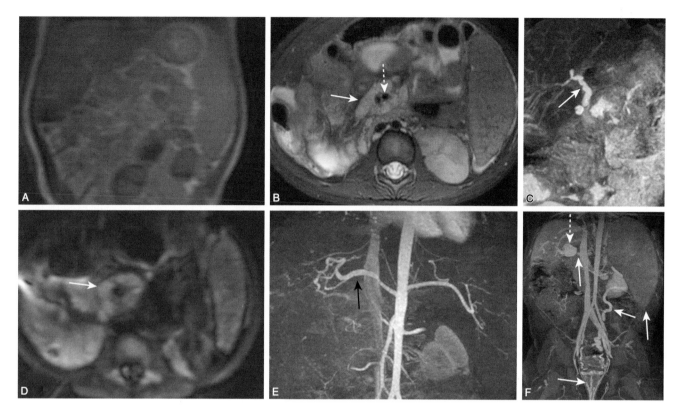

图85-9　一个一岁女孩,肝左叶外侧段肝移植手术后,进行体积、扩散和血管造影成像。A,快速定位器。B,轴位脂肪抑制T2加权成像显示淋巴结(实心箭号)和其包绕的肠系膜血管(虚线箭号),提示移植术后淋巴组织增生紊乱。C,最大信号强度投影技术容积T2加权图像显示胆管通畅(箭头所指)。D,轴位弥散图像再次显示淋巴结(箭号所指)。E,对比增强血管造影(脂肪抑制扰相梯度回波)的动脉期阶段,显示通畅的肝动脉(黑色箭号)。F,静脉期图像显示了近端门静脉(小箭号),狭窄后扩张的肝内门静脉(虚线箭号),直肠及肛门的静脉曲张(中箭号)和脾肿大(大箭号)

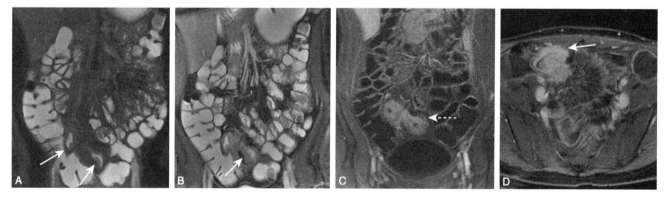

图85-10　磁共振小肠成像检查,20岁,女性,克罗恩病的典型表现。A,单次激发成像显示末端回肠增厚、黏膜下水肿(箭号)。B,平衡稳定状态成像显示壁增厚(箭号所指)。C,增强扫描,充血和早期透壁的强化,"梳子征"(虚线箭号)。D,延迟成像显示持续增强的回肠末端(箭号所指)

传统 T2 加权成像

传统 T2 加权像可通过快速自旋回波序列获得。在此不建议平行采集,因为此时的重点应放在组织特性的高信号/噪声比(信噪比)。应至少完成轴位扫描,呼吸触发或导航有助于提高图像质量。1.5T 扫描仪的多数回波时间为 80~90 毫秒,3T 为 70~80 毫秒。

快速恢复可用于提高信噪比。目前的文献多将单次激发的 T2 加权像混合其中,相对于传统序列,提供了一个等效替代方案。因此扫描方案中几乎总是包括传统 T2 加权像。

容积 T2 加权成像

容积 T2 加权序列主要用于肌肉骨骼与神经系

统。此脉冲序列与快速自旋回波相似,需进行 90°脉冲激励,其激励范围为厚板状而非层状。此序列允许薄层扫描(1~2mm)并可进行任意平面重建。平行成像技术可将扫描时间控制在可接受的 4~5 分钟内。通过宽带宽(如 62kHz)的呼吸触发或导航技术有助于优化图像质量。对于磁共振胰胆管检查,应设定高 TE(>500 毫秒),使得胆管树及胰管形成良好的高信号。对于其他检查,依据相应解剖结构,可将 TE 设定为70~90 毫秒。

单次激发成像

尽管容积成像可清晰显示胆道系统,但受检者无论有意还是无意的运动均可导致图像质量下降,如呼吸运动或肠蠕动等。因此,单次激发图像将成为胆道系统成像的必要补充,并在肠道成像中扮演重要角色。当受检者呼吸频率不规律时,扫描技师可通过呼吸压迫带监测并进行人工触发采集图像。这对难以配合检查的患者来说,有助于观察其胆道表现。

T1 加权成像

双回波成像(同相位及反相位扰相梯度回波)可提供脂-水抑制以及较高空间分辨率的容积图像。此序列可在受检者屏气时扫描,一次采集可获得四组图像:水相图、同相位图、反相位图、脂肪相图。其参数设定通常为宽带宽(100kHz)、层厚 4mm,翻转角为12°~15°。

动态增强

目前可选择的对比剂较多,应关注大环类药物,如钆布醇(Gadavist),可提高增强安全性,避免出现肾功能不全。如果临床主要关注血管结构,则建议使用钆贝葡胺(莫迪司),因其具有更高的弛豫效能,血管内存留时间更长。5%钆贝葡胺经肝胆系统代谢。钆磷维塞三钠(Ablavar)目前被美国食物与药品管理局批准用于观察成人主动脉与髂动脉病变。因此,当检查目的仅为观察血管病变时,可考虑使用该药。最后,钆塞酸二钠(Eovist)可用于以观察胆道为主的检查。肝肾功能正常情况下,该药物 50%经肝胆系统排泄,因此在胰胆管造影观察解剖结构的同时,还可提供功能信息。该药也推荐用于疑似肝局灶性结节样增生的诊断。尽管相关文献较少,但钆塞酸二钠对其他肝脏肿瘤的显示亦有帮助。尽管钆塞酸二钠的剂量为 0.025mmol/kg,仅为钆喷酸葡胺的四分之一,但其具有优异的增加 T1 弛豫的能力,保证肝脏首过图

像的获取。对所有的对比剂来说,单次注射剂量为1ml/s,并以盐水冲管即可。

对于动态增强检查,可使用 3D 扰相梯度回波伴间断脂肪抑制技术。总的来说,如果受检者可屏住呼吸,则可通过调整矩阵及扫描层数等参数,以配合患者的屏气时长进行扫描。如果受检者无法屏气,则需平静呼吸状态扫描约 30 秒。应快速扫描三期,并在注药 3 分钟后进行延迟扫描。

根据检查目的的不同,如观察肿瘤或血管,延迟扫描的时间及回波时间的选择差异很大。如果以肿瘤评价或观察肠壁强化为首要目的,延迟扫描的设定应确保对比剂的一半注入后 30 秒时开始 k 空间中心部采集即可:

$$延迟扫描时间 = 30 秒 - (扫描持续时间 + 团注持续时间)/2$$

对于评估肿瘤的检查,最小全回波时间值应可接近 SNR 最大值。

如果以血管评价为首要目的,则可使用透视下触发和中心 k 空间获取或顺序 k 空间获取以计算扫描延迟时间。使用腹主动脉增强峰值时间代替上述公式中的 30 秒。对于血管或肠管增强检查,应使用最小回波时间(如部分回波)以最大程度地减少血液产生的自旋去相位伪影,以及肠内气体导致的肠壁周围不均匀性伪影。同时也可减少扫描时间。

非增强磁共振血管造影

虽然对比剂增强磁共振血管造影(MR angiography,MRA)已成为评价血管的主要方法。但在某些肾功能不全的患者中,禁止使用钆对比剂。此外,该技术的容错性较小,因为受检者只能注射一次药物。一旦注药与扫描时间匹配失误,或者受检者出现扭动等情况时,导致检查失败,这在需要镇静的患儿中更为棘手。因此,非增强技术改善了作为 MRI 腹部血管评价的可靠性。

尽管基于时间飞跃技术的检查也在应用,但在腹部检查中,该序列的图像质量有限。非增强基于平衡稳态技术,目前已获得广泛认同。该方法基于覆盖成像范围及其下方区域内的呼吸触发的反转脉冲,随后施以平衡稳态回波链。因此,血流由上方至反转区域内的信号变亮,形成 MRA 一样的效果。上述序列产生的伪影与时间飞跃技术相似,包括流量移相、慢血流相关性信号衰落以及固有 T1 加权高信号。但总体来说,该技术为增强 MRA 的有效补充。

铁/脂肪定量

尽管肝脏铁定量分析基于 T2 加权信号以及其他复合信号(质子加权、T2 加权、T2* 加权以及 T1 加权),但最常见的方法仍以独立的 T2* 加权像为基础。尽管需要通过专用的脉冲序列以及图像后处理才能完成整个检查,但 T2* 的测量可用于任何设备。此项检查多用于 1.5T 设备,因为 T2* 加权值依赖于磁场强度,大多数文献报道也是基于 1.5T 设备。

将梯度回波序列重复时间固定为 150ms 左右,然后经多次不同 TE 值扫描即可计算出 T2*。通常 TE 范围设定为 1 至 20ms,技术人员应避免序列间预扫描(或避免改变传输与接收信息)。在肝脏图像相同范围内设定感兴趣区。不同 TE 值的平均信号已知,并出现指数衰减表现(信号 $= Ae^{-R2^* \cdot TE} + B$,$R2^* = 1/T2^*$)。很多软件包通过各种算法以及线性回归方法可计算出 R2* 以及 T2*。

T2* 的计算比较耗时,因为数据采集时需让受检者在每个 TE 值扫描时屏住呼吸。作为替代方法,可使用多回波梯度回波序列,因为在每次激励之后,不同的梯度回波包括了各种不同 TE 值。多回波序列可使用二维(2D)肝脏但层面采集或 3D 容积数据采集。无论 2D 或 3D,只需要受检者屏住呼吸一次即可,此优点在于避免信号错误匹配的问题,同时受检者体验较好,检查效率增高。对图像经过重建计算 R2* 后,可以得到与匹配的数据图。虽然脉冲序列以及重建程序并未广泛运用,但主要的 MRI 厂商正在积极解决这一问题。

对于儿童肝脏铁定量分析来说,其挑战在于 T2* 加权值范围太大,需在实践中逐步检验。当范围过大时,计算准确的 T2* 加权值较为困难。长 TE 经多次回波扫描且为短 T2* 时,平均信号会将感兴趣区内的噪声计算在内,因此 T2* 会被高估。与此相反,当短 TE 经多次回波扫描时,长 T2* 会产生最小信号衰减,导致 T2* 过低。因此,使用 TE 最大值计算 T2* 只能真实地反映部分 T2*。另一方法为采集两次数据(一次长 TE,一次短 TE),最后选择恰当的一组。

对于脂肪变性的评价,可通过双回波图像(正/反相位梯度回波)进行定量分析。定量分析应使用小翻转角伴多回波图像,或使用波谱检查。总体来说,梯度回波法更快捷简便,但一定注意其定量精度。

核医学

概述

核素显像在评价儿童肝胆功能异常以及胃肠道病变中具有重要作用。部分病例可获得特有的诊断信息,其他病例可提供功能学信息,与超声、CT、MRI以及透视结果相互补充。胃肠道放射性核素成像分为两类:肝胆系统、脾脏成像(表 85-3)以及胃肠道成像(表 85-4)。

表 85-3　肝胆和脾脏系统的放射性核素成像

检查	放射性药物	适应证
肝胆检查	Tc-99m IDA	肝炎、胆管闭锁、胆总管囊肿、急性胆囊炎、胆栓综合征、Caroli 病、创伤性胆汁漏、肝脏移植评估血管、评估肝实质功能、观察胆管引流、观察可能存在的胆汁漏,观察可能存在的梗阻
肝-脾检查	Tc-99m 硫胶体	肝炎、肝脏包块(如局限性结节样增生)、弥漫性肝病、异常 LFTs 肝炎、先天畸形、横膈隔疝、脾睾丸融合、游走脾、异位/副脾和功能性无脾
血管瘤检查	Tc-99m 标记红细胞	肝脏血管瘤
脾隔离症检查	Tc-99m 标记的、热损伤红细胞	脾机能亢进

FNH,肝局灶性结节增生;IDA,亚氨基二酸衍生物;LFT,肝功能检测;RBC,红细胞;TC,锝

表 85-4　胃肠道放射性核素成像

检查	放射性药物	适应证
胃食管反流	TcSC,锝-99m 硫胶体	胃反流早期、反复肺炎、肺吸入、术前检查:Nissen 胃底折叠术;胃造口术置管
唾液腺成像	TcSC,锝-99m 硫胶体	肺吸入
梅克尔憩室	锝-99m 高锝酸盐	胃肠道出血
胃肠道出血(标记红细胞)	锝-99m 高锝酸盐	胃肠道出血、无脾
感染(标记红细胞)	Tc-99m HMPAO	炎性肠道疾病、阑尾炎、脓肿

HMPAO,美葡胺双三唑酸钠

肝胆核素显像可提供解剖学以及胆道动态生理功能学的信息。脾脏核素显像可用于脾脏隔离、副脾、脾外伤、脾脏术后残存以及游走脾扭转等诊断。胃肠道核素显像可动态观察吞咽、胃排空、胃食管反

覆盖全肺以明确有无误吸。

正常情况下,胃内应出现放射性同位素药物而不应在食管与肺内。如发现反流,应记录检查时间内反流的次数,并观察反流近端的范围(图 85-15)。

胃排空核素显像

胃排空成像对评价早期饱腹感、腹胀或腹痛很有帮助,还可评价早期胃排空,为进行 Nissen 胃折叠术以及胃管植入的反流患儿进行术前评估。胃排空检查可以使用液体或固体食物。液体胃排空检查可与胃食管反流检查同时进行。与传统透视相比,胃排空检查的优势在于使用真实的食物而非钡餐检查,同时可对液体或固体食物进行定量分析。但其缺点在于胃排空检查的餐食内容、摄入量以及成像技术尚无严格统一的标准。尽管如此,胃排空成像检查仍被认为是评价胃排空的金标准。

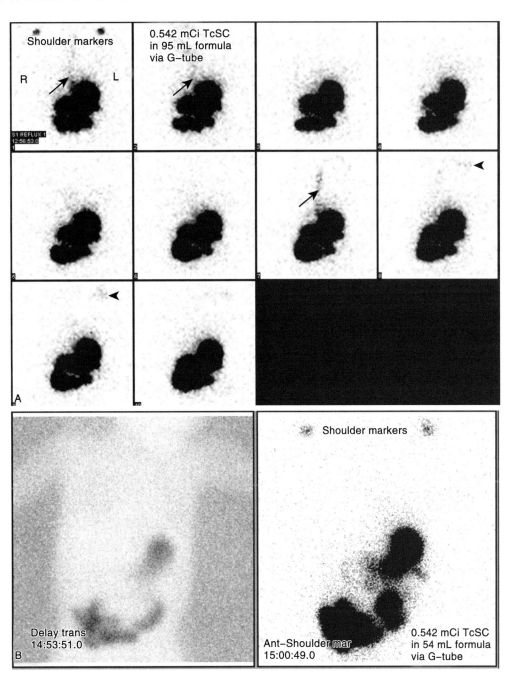

图 85-15 1 岁持续呕吐患儿,食管胃反流及胃排空影像。A,胸腹初次影像显示,3 次反流发生(在第 1、2、7 幅图像中的箭号所示),还可见患儿口内的残存放射性药物(第 8、9 幅图像中的箭头所示)。B,延迟 3 小时后,胸部和上腹部常规仰卧位图像显示,肺吸入

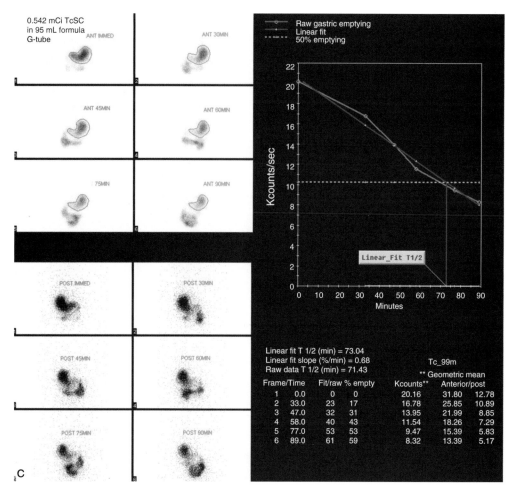

图 85-15（续）　C，进行性胃排空。胃周围划定的感兴趣区时间-活性曲线显示，37 分钟时胃排空一半，这在正常范围内。TcSC，锝-99m 硫胶体

影像检查技术方法很多，对于检查食物的成分、摄入量并无统一标准。患者检查前应禁食 2~4 小时。随后患者进食由 ^{99m}Tc 硫胶标记的液体或固体食物，检查方法与上文胃食管反流检查方法类似。

液体胃排空检查可以与胃食管反流检查同时进行。当分别检查时，应保持左前斜位观察 90~120 分钟。若与胃食管反流检查同时进行，则需要使用双探头前、后位投影观察，仅保持仰卧位即可。患儿可在图像采集间隙移动，但不建议走动。

正常表现为首张图像胃内出现放射示踪，随后逐渐排出（图 85-15）。沿胃周围选取感兴趣区及时间点，由计算机计算胃排空分数。然后使用前后计数的几何平均值计算产生时间活动曲线。排空一半时间（$T_{1/2}$）计算方法为首次计数下降 50% 所持续的时间。正常情况下，时间活动曲线在时间推移过程中，表现为持续性活动性下降。

有关正常值的报道很多。Seibert 及其同事发现，胃排空 60 分钟时（粗略计算每组 $T_{1/2}$ 为 60 分钟），引用经放射性同位素标记配方奶的婴儿排空胃率为 48%±16%，幼儿为 51%±7%。而另一项关于喂养放射性同位素标记牛奶的正常婴儿，其胃排空 $T_{1/2}$ 为 87±29 分钟。Singh 等人制作了标准固体食物（^{99m}Tc 标记的"加料"酥饼），固定容量（30g），前瞻性的建立正常儿童胃排空值，并被核医学实验室或影像科作为标准。

食管通过性核素显像

食管通过性核素显像主要用于评价食管动力异常性病变，如贲门失弛缓、弥漫性食管痉挛以及食管炎与食管闭锁/气管食管瘘导致的运动能力受损。

患者需进行 2~4 小时的禁食。患儿处仰卧位，以口部为视野起点，以胃部为视野终点。可将小块放射性标记物置于甲状软骨水平以便作为解剖参考。患儿大量吞咽 ^{99m}Tc 硫胶标记液体（水或牛奶），并进行图像采集。推荐事先吞咽 5ml 未标记液体作为练习。随后进行从口至胃的图像采集，每帧 5 秒持续 1~3 分钟。将感兴趣区设定为食管上、中、下三段以及胃部，同时计算时间活动曲线。正常情况下，食管通过时间应小于 10 秒。

结肠通过性核素显像

结肠通过性有助于评价慢性便秘患者寻找病因，明确结肠通过性较慢亦或是功能性粪便存留。对于二者的鉴别尤为重要，因为其治疗原则完全不同。

患者检查前 5 天应停止使用腹泻药物，建议检查前 4 小时禁食。食用^{99m}Tc 硫胶标记的液体或固体食物。于 0、2、6、24、30 及 48 小时仰卧位拍照前位及后位片。于六个部位测量放射活性（回盲部、升结肠、横结肠、降结肠、乙状结肠以及排便）。正常情况下，直肠于 6 小时出现放射活性，30~58 小时排出。48 小时仍存留于近端结肠考虑为结肠通过慢，而 48 小时分辨存留于直肠提示功能性分辨存留。可通过几何中心分析进行定量评价。

唾液吸入显像

唾液吸入显像可对疑似喂养误吸的患儿进行吞咽动能的动态观察。

患儿无需禁食。患儿处仰卧位，将小计量^{99m}Tc 硫胶混于 0.1~0.5ml 水或生理盐水，置于患儿舌前部，并与口腔分泌物混合并吞咽。随后对颈、胸、上腹进行快速动态成像，后前位投照，每 60 秒拍摄一张，连续拍摄 1 小时。随后于 1 小时、3 小时分别拍摄静态像。当气管支气管树出现放射性同位素即为异常（图 85-16）。

梅克尔憩室核素显像

梅克尔憩室为先天性异常，系脐肠系膜管闭合不全所致，可见于 2% 的人群。大多数病例无症状，憩室内衬回肠黏膜。但当憩室内壁出现异位的胃黏膜时，由于可分泌盐酸及胃蛋白酶，因此可导致黏膜溃疡。在儿童中，胃溃疡可导致急性消化道出血，多见于 2 岁以内。解剖学成像很难将梅克尔憩室与正常肠管相鉴别。梅克尔憩室检查用于临床无法解释的消化道出血患儿。梅克尔憩室伴异位胃黏膜的可通过核检查发现病灶，因为异位胃黏膜可蓄积放射性同位素药物。此检查也可发现其他出血性肠重复畸形。

不推荐使用药物预处理进行检查。当疑似出假阴性结果时，可随后使用五肽胃泌素或 H2 阻滞剂以增加检查的敏感性。五肽胃泌素可刺激胃分泌，增加胃黏膜对高锝酸盐的摄取。同时也可刺激高锝酸盐的分泌以及促进胃肠道动力。组胺 H2 阻滞剂（如西咪替丁、雷尼替丁以及法莫替丁）可阻止细胞分泌，并增加胃黏膜摄取。胰高血糖素可减少肠管蠕动。

患儿处仰卧位，位于伽马相机下方，静脉注入^{99m}Tc 高锝酸盐。腹部多组静态成像 30 分钟，动态成像每 60 秒获取一幅图像。处理图像得到动态电影以及 5 分钟的静态图像。

正常情况下，胃及膀胱可见示踪剂，肾脏少量摄取显影。通常注药后 6~10 分钟，异位的胃黏膜即可蓄积示踪剂。常见病变为右下腹小圆形放射性同位素摄取病灶。单光子发射断层扫描（SPECT）同时伴以低剂量 CT 成像（SPECT/CT）有助于辨别梅克尔憩室与泌尿系伪影或其他情况。

胃肠道出血核素显像

婴幼儿与儿童的下消化道出血，其病因具有很强的年龄特异性。处肠扭转及肠套叠以外，核素显像对明确出血部位很有价值。红细胞放射示踪可用于慢性出血或间断出血患儿。

检查前患儿无需准备。将患儿血标本（1~3ml）抗凝处理后，予以^{99m}Tc 标记。将制备好的自体示踪细胞再次注入患儿体内。患儿处仰卧位，将摄像头置于腹部前方。团注示踪红细胞后，进行动态流体检查持续 1 分钟，随后进行静态成像，每 5 分钟成像一次，持续 30 分钟。若检查未发现出血灶，于 45 分钟及 60 分钟进行延迟成像，注药 24 小时后可再次成像。发现出血灶后可进行电影成像。检查结果为阳性的可揭示病变的位置及活动性，并随时间推移，展现病灶进展及在胃肠道内通过的情况。

胃肠道炎性或感染病变的核素显像

白细胞同位素示踪药物可用于腹内感染如阑尾炎以及炎性肠病（如 Crohn 病及溃疡性结肠炎）的病变定位、程度以及范围的评价。

数据表明，^{99m}Tc 六甲基丙二基胺肟标记的白细胞成像在观察炎性肠病的活动性以及受累范围方面由于 CT[98]，相关技术的综述已于近期发表。白细胞标记成像可作为筛查，为患儿是否进行侵入性检查做出评估。此项检查也可用于拒绝内镜检查、拒绝增强影像检查或那些因管腔狭窄而无法进行内镜检查的患儿。

本检查使用的放射性同位素药物为^{99m}Tc 六甲基丙二基胺肟。儿童所需的最小血液量为 10~15ml，取决于儿童的体型以及循环中的白细胞计数。注入标记白细胞后 30 分钟以及 2~3 小时采集图像。每次采集图像前，患儿应排尿。平面采集图像后应采集 SPECT 图像以提高病变的定位精度。正常情况下，放射性同位素标记的白细胞被肝脏、脾脏、骨髓、肾脏以

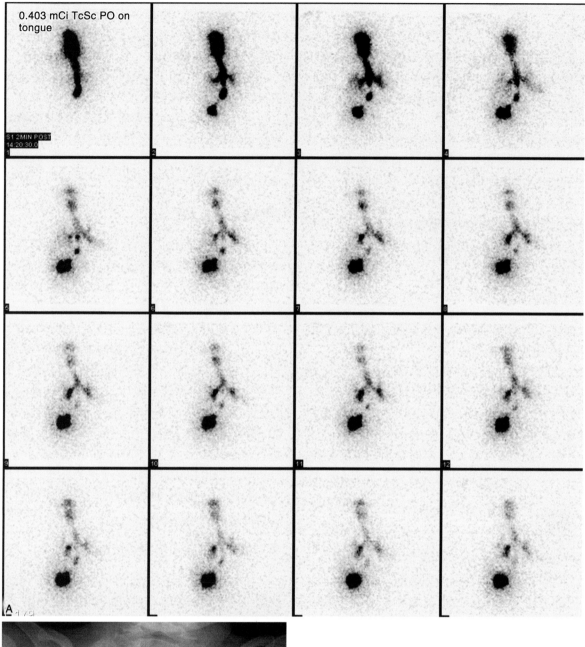

0.403 mCi TcSc PO on tongue

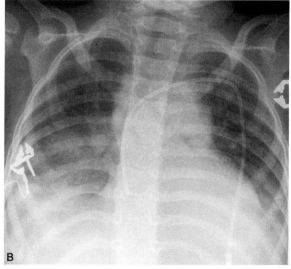

图 85-16　唾液腺成像。A,反复肺炎及神经肌肉协调紊乱患儿的放射性核素唾液腺成像显示,锝-99m 硫胶体勾勒出气管支气管树。在胃中还可见吞咽下的放射性药物。B,同一天获得的胸片可见双侧基底部肺内片影,与吸入性肺炎相符

及膀胱摄取。检查 1 小时后, 20%~30% 儿童可见正常肝胆分泌以及肠管活动。异常情况下, 15~30 分钟时即可见到异常肠管活动, 并在 2 至 3 小时后逐渐加强。

正电子发射断层成像

对儿童肠道炎性肠病以及感染性病变的发现以及定位, 正电子发射断层成像 (PET) 使用的氟-18 (^{18}F) 氟脱氧葡萄糖与传统检查相比, 具有无侵入性、更敏感等特点。可通过 (^{18}F) 氟脱氧葡萄糖 PET 成像的特异性炎性病变包括炎性肠病、慢性肉芽肿病、阑尾炎以及无明原因的发热。

(^{18}F) 氟脱氧葡萄糖 PET 成像用于鉴别婴幼儿高胰岛素血症系弥漫性胰腺病变还是灶性病变。灶性病变的患儿可接受手术切除, 而弥漫性病变可通过奥曲肽或部分胰腺切除术治疗。PET 成像技术内容超出本章范围。

分子影像学

分子影像学使用微量放射性示踪剂作为动物模型或人体组织标本的探针, 在细胞或分子水平观察、测量以及治疗疾病。这些技术在炎性肠病患者的前临床研究方面展现出巨大价值, 但是否可转化为临床常规应用还有待进一步研究。

参考文献

Full references for this chapter can be found on www.expertconsult.com.

第 86 章

胎儿胃肠道及肝胆影像

CHRISTOPHER I. CASSADY

胃肠道器官和腹膜腔器官解剖筛查为产前超声检查的标准内容。当超声不能精确探查病变的范围或性质时,胎儿磁共振成像(MRI)具有重要作用。所需序列包括标准的单次激发快速自旋回波T2加权(standard single-shot fast spin echo,SSFSE)序列,图像层厚3~5mm;以及稳态自由进动(steady-state freepre-cession imaging,SSFP)序列,使用间隔重叠成像。回波时间长度范围从80至250毫秒;长回波时间有利于显示囊性病灶。T1加权快速梯度回波(GRE)序列可应用于胎儿腹部,尤其用于肝脏的显示,因为胎儿肝脏呈轻度高信号,胎便呈显著高信号。电离辐射成像检查不用于胎儿胃肠道(gastrointesti-nal,GI)病变的评价。胎儿胃肠道病变可分为:梗阻、腹壁缺损、占位与实质器官病变、肠道回声增强以及腹膜病变。

肠梗阻

病因学 胎儿胃肠道中断可发生于食管至肛门间的任意部位,每个部位连续性中断的病因均有所不同。引起食管闭锁(esophageal atresia,EA)伴或不伴瘘(气管与食管远端至闭锁水平存在交通)的原因尚不明确,目前认为系原始前肠正常发育气管芽失败所致(见第97章)。EA发生率约为每4000位存活新生儿中出现1例,胎儿可合并其他异常病变。最常见病变包括:VACTERL综合征(脊椎、肛门、心脏、食管气管、肾脏以及四肢异常);以及见于唐氏综合征的病变,如共同房室通道、鼻骨发育不良或缺如、颈项背部增厚。EA合并远端瘘最为常见(84%)。

胃闭锁极为罕见,多见于幽门部伴近端胃扩张。本病可能为胎儿发育过程中血管损害所致,与大疱性表皮松解症相关。

与幽门闭锁相比,十二指肠闭锁(duodenal atre-sia,DA)较为常见,可同时伴有与唐氏综合征相关的食管闭锁。DA的病因较特别,被认为系近端小肠的

胚胎再度腔化紊乱所致(见第103章)。

十二指肠远端闭锁被认为系局部缺血或小肠局灶性损害所致,闭锁可为多发性。因此,不要轻易做出近端梗阻是病变唯一部位的结论。小肠闭锁为胎儿与新生儿肠梗阻的最常见病因,结肠部位闭锁较罕见(占所有闭锁病变的10%)。虽然大多数闭锁病变为散发,但部分人群倾向于多发闭锁综合征。囊性纤维化的患者出现胎粪性肠梗阻时,也可合并小肠闭锁。先天性巨结肠患者中亦可见结肠闭锁。肛门闭锁/畸形需加以特别关注,因其往往合并其他畸形,如VACTERL综合征,尾部退化综合征,泄殖腔畸形或Currarino综合征。

食管影像 尽管远端瘘口可使液体通过并流入肠道,但超声诊断食管闭锁的线索为持续性胃腔体积小与羊水过多。闭锁近端的食管囊袋呈间歇性扩张,因此,超声或MRI所见并不可靠。产前诊断对极少数病例尤为重要,因此,可使用MRI矢状位SSFP电影序列检查(图86-1)。

胃部影像 胃观察不清,此征象与食管闭锁伴或

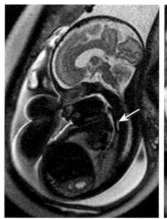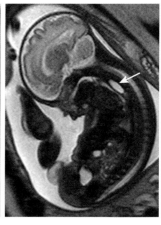

图86-1 食管闭锁。连续成像可以显示间歇性现象:颈胸部矢状位单次激发快速自旋回波成像显示:食管近段少量液体,在之后的序列显示为扩张的盲袋(箭号)。稳态自由旋进序列电影的快速采集时间对于连续成像特别有用

不伴远端瘘的表现最为相似。胎儿成像中,小胃的鉴别诊断包括:先天性小胃畸形、羊水过少/无羊水、缺乏液体吞咽导致胃未扩张、减弱吞咽功能(如关节挛缩,几乎无胎动);或正常吞咽受阻,包括胸腔内压力增高(图 86-2)。另一方面,胃显著扩张,应考虑流出道梗阻,如幽门闭锁。宫内胃扭转罕有报道,当胃的位置异常时,其风险增高。检查时一旦明确胎儿与母亲的相对位置,则很容易确定内脏反转,此时胃位于右侧(图 86-3)。

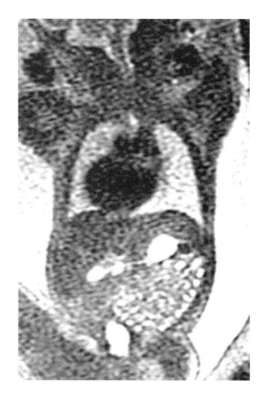

图 86-3 内脏异位。磁共振冠状位单次激发快速自旋回波 T2 加权图像显示右位心。腹部脏器位置正常,可见脾的存在

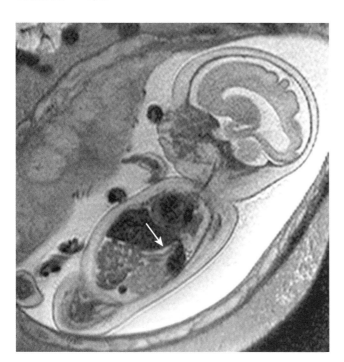

图 86-2 一个胎儿小的塌陷胃(箭号),伴有水肿,张力减退,吞咽受限。注意羊水中缺乏任何运动伪影

十二指肠影像 十二指肠闭锁的典型表现为双泡征,代表扩张的胃及十二指肠球(图 86-4)。通过近端十二指肠蠕动加剧可鉴别十二指肠狭窄及十二指肠闭锁,十二指肠闭锁时,不会出现肠蠕动。约 29% 的十二指肠闭锁患儿与肠旋转不良有关。引起近端梗阻的其他原因包括:原发中肠旋转不良伴 Ladd 索带粘连或环状胰腺。与其他空肠远端以上水平的梗阻一样,典型的胎儿十二指肠梗阻表现为羊水过多。闭锁端位置约高,羊水异常增多的表现出现就越早、越频繁。

小肠影像 小肠扩张的标准为管径大于 7mm,妊娠末期,结肠宽径可到 15mm,正常直肠应为最膨大一段,其宽径可更大(图 86-5)。近端空肠闭锁可见更多肠袢扩张,而不仅是十二指肠闭锁表现的双泡征("三泡征"见于极高位空肠闭锁)(图 86-

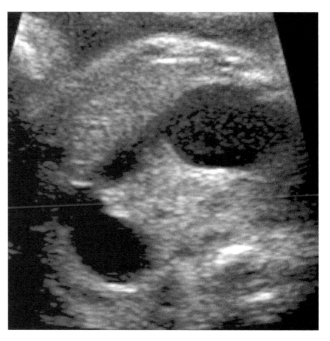

图 86-4 十二指肠闭锁。轴位超声显示胃、幽门及扩张的十二指肠(双泡征)

6)。另一方面,远端空肠及回肠闭锁难以鉴别,因为这两种病变均会出现多个肠袢的扩张,而羊水量正常。新生儿影像中,引起远端肠梗阻的其他因素还包括在囊性纤维化并发胎粪性肠梗阻、中肠扭

转、围绕残存脐肠系膜管的肠扭转以及全结肠无神经节细胞症（先天性巨结肠）。超声诊断胎粪性肠梗阻的一个征象为近梗阻点远端小肠内填充高回声碎片影，MRI 显示肠内容物为 T1 加权高信号，T2 加权中等信号，符合胎粪表现。回肠闭锁的肠腔内为单纯的腔内液，T2 加权呈低信号。肠蠕动剧烈增强提示存在梗阻（图 86-7）。宫内肠扭转病例，虽然少见，但已可明确诊断，表现为缺血段肠管扩张厚壁、无蠕动伴出血回声反应。

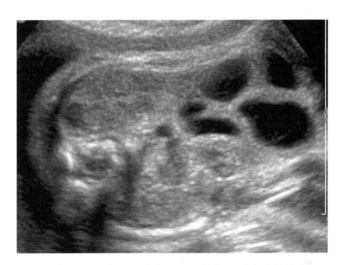

图 86-5　回肠闭锁。腹部超声冠状位显示多发扩张的小肠袢

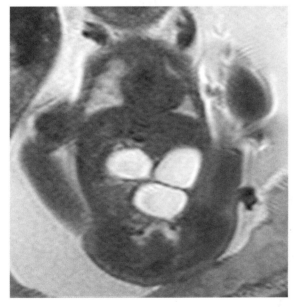

图 86-6　空肠近段闭锁。单次激发快速自旋回波冠状位图像显示扩张的胃，十二指肠和空肠近端（三泡征）

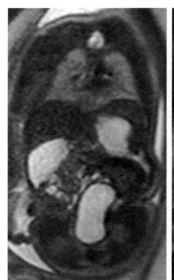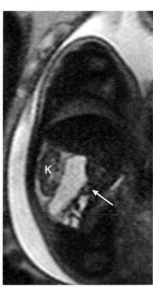

图 86-7　由于在肠旋转不良拉德索带（十二指肠旁索带）所致十二指肠梗阻。单次激发快速自旋回波冠状位（左）和矢状位（右）图像显示：在左上象限（胃）和在右上象限扩张的肠段（箭号），在右肾（K）的腹侧

左半结肠，31 周出现于右半结肠，但此表现随病理改变而变化。FSE T2 加权序列中，胎粪呈显著低信号，而 T1 加权序列呈高信号。

一般情况下，发现肠袢扩张时，超声检查足以判断梗阻近端与远端位置，并以此做出鉴别诊断。胎儿 MRI 用于复杂情况，在疑似病变或经其他影像检查确认病变的病例中。MRI 的优势为大视野和可重复多平面成像，显示相关的解剖标志。这些优势可在多平面单次激发 T2 加权序列得以体现。GRE T1 加权可显示高信号胎粪的分布，以提供更多额外信息（图 86-8）。需要明确的是，胎粪不仅仅见于结肠，正常情况下回肠末段甚至梗阻远端附近扩张的肠袢内也可见到胎粪（图 86-9）。框 86-1 列出结肠内无胎粪显影的原因。

框 86-1　胎儿磁共振成像结肠无胎粪信号
肠梗阻
肠穿孔（胎粪性腹膜炎、假囊肿）
巨膀胱-小结肠-蠕动不良综合征
泄殖腔外翻
泄殖腔畸形
先天性腹泻综合征

结肠影像　结肠闭锁的诊断较为困难，除非在结肠疑似部位确定梗阻存在，或超声可区分环状襞和结肠袋。妊娠 20 周即可在直肠出现胎粪，24 周出现于

尽管有人可能认为肛门直肠闭锁会引起肠管扩张，但此表现并不常见。诊断肛门直肠闭锁往往基于其他征象。在超声和 MRI 中，如果肛门肌肉特

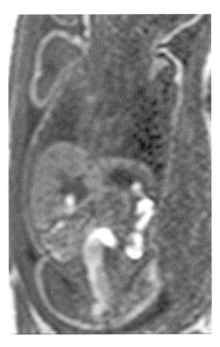

图 86-8 胎粪。冠状位 T1 加权梯度回波影像显示结肠内高信号的胎粪

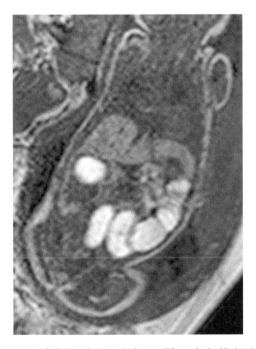

图 86-9 胎粪性肠梗阻。妊娠 32 周 T1 加权梯度回波图像显示扩张小肠内含有高信号胎粪

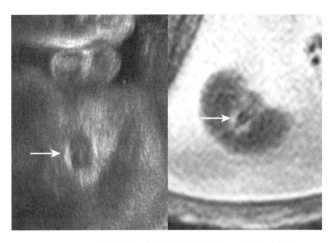

图 86-10 会阴部超声和磁共振轴向 T2 加权单次激发快速自旋回波显示正常的低回声结构的肛门肌肉组织(箭号)

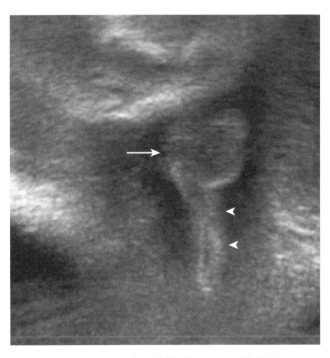

图 86-11 会阴线的典型结构(箭头),这可能是从生殖器向肛门闭锁的水平观察。箭表示这个男性胎儿的阴囊

征性低回声或信号消失,(图 86-10)应考虑本病。同时,超声或 MRI 检查可见会阴区束样或脊样纤维异常组织(图 86-11)。如果结肠与泌尿系统间存在瘘管,则会出现胎粪和尿液混合,以及腔内钙化沉淀物(图 86-12)。

有报道,先天性腹泻综合征可表现为结肠至直肠扩张,但 T1 加权像无胎粪信号,提示正常胎粪缺失。

因此,结肠缺乏胎粪并非机械性小肠梗阻所独有。鉴别诊断包括分泌性钠或氯化物腹泻、巨膀胱-小结肠-蠕动不良综合征、假性梗阻以及全结肠无神经节细胞症(先天性巨结肠)。

治疗及随访 目前,除羊水过多而施行羊水减量治疗以外,对于胎儿与腹壁缺陷无关性肠梗阻的干预标准尚未建立。部分患者应进行羊膜穿刺以评价是否存在染色体异常或囊性纤维化。随后,应由儿科医生有计划地进新生儿超声随访。

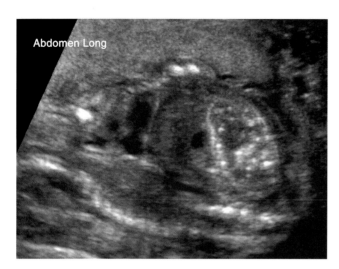

图 86-12 泄殖腔畸形。斜冠状面超声显示左腹部在扩张的结肠多个小的强回声钙化阳粒子,胎粪和尿液混合产生

腹壁缺损

病因学 在妊娠第 8 周,中肠正常疝入近端脐带内,进行 270°旋转后,于第 12 周末,还纳入腹腔并固定。因此,在妊娠 12 周后,脐带内无论见到肝脏还是

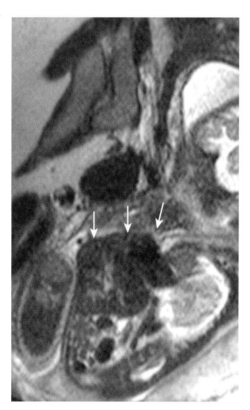

图 86-13 Cantrell 五联症。通过胸部矢状位单次激发快速自旋回波影像显示,通过腹壁缺损形成疝的低信号肝脏,以及低信号的心脏(箭号)

肠管均视为异常。腹壁缺损包括胎儿期腹腔内结构位于腹腔和(或)骨盆之外的所有病变。总的来说,上述病变目前认为系胚盘正常的折叠和融合失败所致。如果头向折叠失败,则引起腹壁和下胸部缺损,导致 Cantrell 五联症(脐膨出、胸骨缺损、腹侧纵隔膈疝、心包缺损以及心脏异位)(图 86-13)。侧褶缺损导致脐膨出,为最常见的孤立性腹壁缺损,除非破裂(图 86-14),否则由隔膜覆盖(壁层腹膜和羊膜)。尾褶失败导致膀胱或泄殖腔外翻,主要影响生殖道。膀胱外翻的病例中,膀胱腹侧壁、下直肌肌肉组织以及皮肤缺损,膀胱残余背侧壁与腹壁相连续。泄殖腔外翻更为复杂,认为脐下泄殖腔膜残留阻止前腹壁的正常闭合以及泌尿生殖系统与直肠的分离,导致两个半侧膀胱被肠管相隔分开。也可出现闭合性脊柱缺损、肾脏与生殖道畸形以及内翻足畸形。膀胱与泄殖腔外翻均可见耻骨联合分离以及合并更复杂的骨盆畸形(图 86-15)。OEIS 复合体即脐膨出、膀胱外翻、肛门闭锁和脊柱异常,但有人认为此复合病变即为泄殖腔外翻的同义词。

体蒂异常为重度腹壁缺损,由多平面折叠失败所致,无法在宫外存活(图 86-16)。

腹裂为腹壁缺损的一型,可能与胚胎盘折叠无关而与血管受损有关。缺损贯通脐周腹壁,疝出的肠管

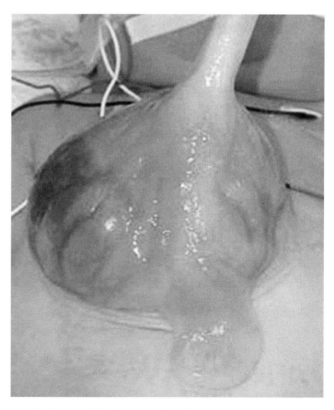

图 86-14 脐膨出。这张新生儿的照片显示了一个大的前壁缺损,周围膜包绕。脐带嵌在前端

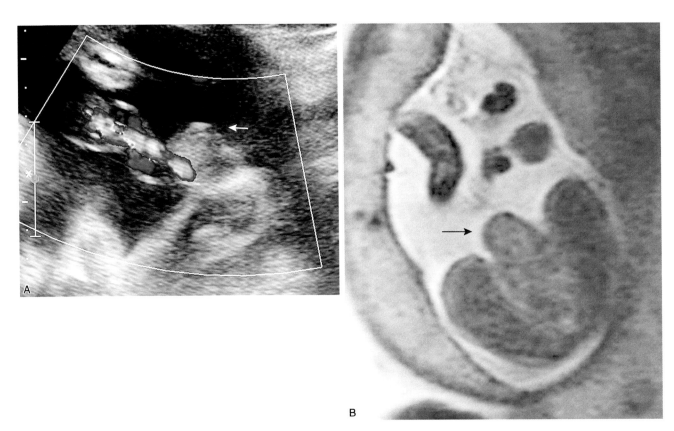

图 86-15　A,前骨盆纵向声像图显示,恰位于脐带附着凹陷下方小的外翻(箭号)。未见膀胱。B,磁共振骨盆轴向 T2 加权单次激发快速自旋回波图像证实了脐带附着下方的软组织的外翻(箭号)。未见膀胱

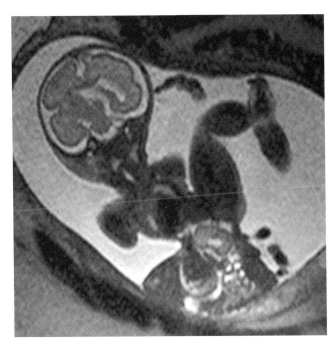

图 86-16　肢体壁综合畸形。肢体壁综合畸形中所有腹部内容物脱出。通常脐带很短,胎儿明显扭曲

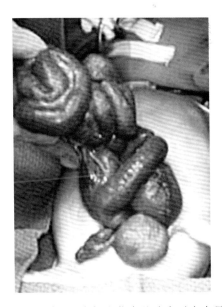

图 86-17　腹裂。这个新生儿在肚脐水平有大量的扩张肠管脱出腹腔外。没有膜的覆盖

无隔膜覆盖,且几乎均见于右侧。此外还有其他假说,但病因均尚不明确(图 86-17)。有报道年轻初产妇分娩腹裂胎儿的风险有增高、同时,致血管收缩类

物质(如烟草和水杨酸盐),亦可导致腹裂。

由于本组病变的病变区无皮肤覆盖,且母体甲胎蛋白水平升高,因此可通过后续超声检查予以产前诊断。

影像　妊娠第 12 周后,脐带内可见肝脏或肠管为

诊断脐膨出的证据。巨型脐膨出定义为肝脏超过50%脱出体外,或缺损宽度大于 5cm。Wharton 胶状假性囊肿可与缺陷有关,脐膨出时位于脐带插入部周围。当缺陷较小时,脐膨出与具有皮肤覆盖的小脐疝很难鉴别。通常超声检查可明确诊断,并准确判断脱出成分的解剖结构(图 86-18)。当超声无法提供病变细节时,可进行 MRI 检查,标准单次激发 FSE T2 加权像即可。在 T1 加权像,肝脏比其他腹部结构的信号更高,因此对部分疑似肝脏位置异常的病例可予以明确。当胎儿脐膨出进行 MRI 检查时,目的在于评价其他畸形或用于计算肺的容积。新生儿巨型脐膨出可能出现肺发育不良,需要长期通气支持。因为 50% 脐膨出胎儿患有先天性心脏病,因此需要超声心动检查。胎儿可出现腹水,但在妊娠过程中减少。需要注意的是,当多次检查或相隔长时间检查均未见正常膀胱时,应考虑膀胱外翻。

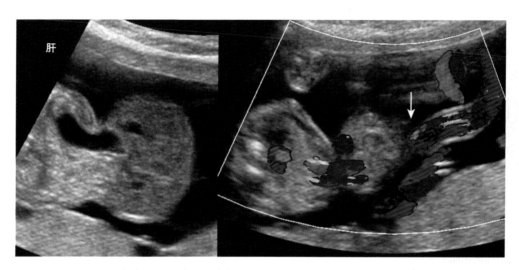

图 86-18　含有肝和远端胃的脐膨出。脐带插入脐膨出囊(箭号),脊柱在左边

腹裂与脐膨出的区别在于内脏缺乏隔膜覆盖,以及腹壁脐血管嵌入位置正常(图 86-19)。对于腹裂的诊断,MRI 作用不大,因为腹裂几乎均为孤立存在,无其他胎儿畸形或肺发育不良。有报道宫内腹壁缺损闭合后对肠管挤压切割,从而导致广泛闭锁/先天性短肠综合征。此外,极少数情况下,覆盖脐膨出的腹膜可破裂,导致肠管呈自由浮动状,影像表现类似腹裂。可通过明确脐血管与脱出肠管的关系加以鉴别。如伴有肝脏脱出,则为脐膨出(图 86-20)。

治疗与随访　确诊为脐膨出的胎儿可进行染色体异常检查,因为异倍体的发生率为 40% ~ 60%,尤其在仅为肠管脱出的病例中。脐膨出患者的治疗结果通常取决于其他畸形的严重程度,包括心脏缺陷等。新生儿期进行脐膨出修复术的成功率较高,特别当外科在方案上强调大病灶应逐步修复时。

尽管肠外畸形发生率大约为 6%,但腹裂与脐膨出仍不同,前者与染色体异常无关。腹裂胎儿在妊娠期间,部分肠管直接暴露于羊水中可产生并发症,发生穿孔或闭锁的病例高达 20%。虽然突出肠袢肠管的扩张与病变预后不相关,但应予以腹腔内肠管持续扩张足够关注。出生后,患儿可能需要切除部分肠

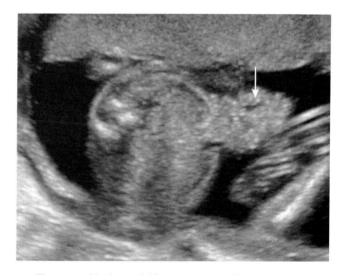

图 86-19　腹裂。超声横切面显示右脐旁腹壁缺陷,小肠畔突出(箭号)到羊膜腔,周围没有腹膜

管,随后发展为短肠综合征。这些患儿存在坏死性小肠结肠炎和穿孔的危险,甚至可在修补术后数月后发生。

无论胎儿脐膨出或腹裂,均不会发生肠旋转。因此,此类患儿依照定义,均会出现中肠旋转不良。

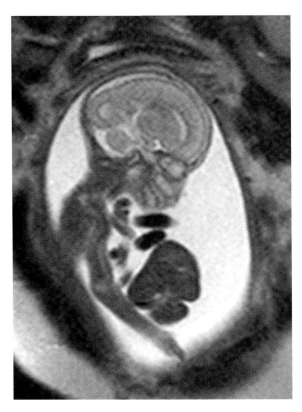

图 86-20 脐疝破裂。磁共振腹部矢状位单次激发快速自旋回波图像显示胎儿体外肝无腹膜覆盖

肠管回声增强和腹膜病变

病因学 胎儿肠回声增强为一种不应被忽视的非特异性超声表现。尽管大多数情况下,不会出现后续胎儿或新生儿病变,但在部分病例中,此征象为异常表现。引起此征象的病因很多,包括感染(如巨细胞病毒或细小病毒)、宫内发育迟滞或异倍体(如 21-三体综合征)。肠道回声增强的直接原因尚不明确。在其他病例中,引起肠回声增强的病因很明确,如囊性纤维化患儿,胎粪更黏稠,可表现为肠腔内容物呈高回声。如果羊水或胃肠道内出血,吞咽的腔内液也超声呈明亮高回声。

胎儿腹膜病变包括腹水和钙化。胎儿腹水的病因可分五大类,包括浆液性、乳糜、出血、胆汁以及泌尿系相关(框 86-2)。

影像 当胎儿肠管回声与骨骼相似时,为异常表现(图 86-21)。有人建议,探测器的频率应为 5 或低于 5 兆赫,因为更高的频率,可使肠道出现不必要的高回声。尽管大多数胎儿是健康的,但胎儿肠管异常明亮时,超声应仔细探查以发现其他异常,如疑似感染,应进一步 MRI 检查评价神经轴索。

框 86-2 胎儿腹水的原因

浆液性
- 肠穿孔(液体可能是复杂的)
- 水肿:免疫和非免疫(最常见的原因)
- 卵巢囊肿破裂或扭转
- 心功能失代偿
- 低蛋白血症
- 肝功能障碍(储存障碍,占位,感染)

胆汁性
- 胆总管囊肿穿孔

乳糜
- 胸导管阻塞,胸内压增加
- 淋巴管畸形(例如,Klippel-Trenaunay 综合征)
- 肠系膜淋巴管瘤

出血性
- 血管瘤破裂
- 创伤

肾
- 收集系统或膀胱穿孔
- 泄殖腔畸形,泌尿生殖窦

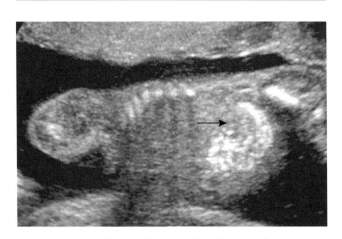

图 86-21 肠管回声增强。20 周胎儿纵向声像图显示肠管回声增强(箭),与相邻骨骼回声相似。诊断胎儿宫内发育迟缓

胎儿腹水的成像目的为确定液体与哪个特定器官系统相关。无论超声还是 MRI,均应仔细观察解剖结构,以发现泌尿系统或生殖道、胆道系统、胸部或肠道异常。分隔或腔室的存在可提示血液制品蛋白污染、肠道病变或腹部淋巴管瘤。某些情况下,腹水可能为某些病变后的生理性改变(如低蛋白血症、水肿或感染),与解剖异常无直接关系。发现腹膜钙化的证据很重要,尤其为沿肝包膜的钙化,提示胎粪性腹膜炎,并暗示着肠完整性的中断,如梗阻或缺血继发穿孔。肝脏或脾脏实质内钙化提示异倍体或感染,亦可为罕见的门静脉栓子。肠腔内钙化提示胃肠泌尿生殖道瘘(图 86-12)。

治疗与随访 根据不同病因进行治疗和随访,包括宫内干预(如宫内输血)和产后手术。孤立性腹水合并正常核型或无感染表现的胎儿,预后良好。

肿块和其他器官病变

病因学 胎儿腹部肿块可与以下病因有关:内脏异常增大或浸润、腹内出现异常结构。

内脏肿大包括肝脾肿大,其病因包括病毒感染、胎儿水肿、糖原或溶酶体贮积症、Beckwith-Wiedemann 综合征或宫内贫血或血液系统恶性病变(特别为 21-三体综合征),因此有必要进行羊水检测。孤立性肝脏肿大应考虑右心压力增加。如果肝脏横向置于腹部,也可表现为肝脏增大,内脏异位亦如此。肿瘤病变也可出现内脏肥大,内脏器官既可为转移性病变的发生地,如神经母细胞瘤细胞弥漫性肝转移,也可称为腹腔肿瘤的原发部位,最常见于胎儿肝脏(图 86-22)。宫内扭转也可表现为水肿引起的内脏肥大。应特别注意的是巨膀胱-小结肠-肠蠕动不良综合征,多见于女性,可见膀胱扩大,MRI T1 加权像结肠内无胎粪(图 86-23)。

异常结构表现为肿块的病变包括腹腔囊肿或积液,如肠穿孔导致的胎粪性腹膜炎,还包括近期报道的泄殖

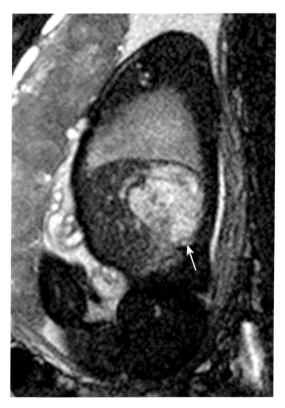

图 86-22 快速消退型先天性血管瘤。矢状 T2 加权图像肝右后叶的高信号肿块(箭)

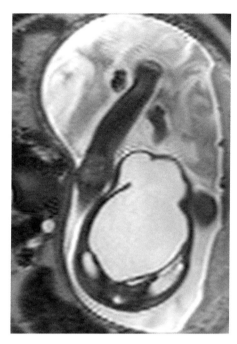

图 86-23 巨膀胱-小结肠-肠蠕动不良综合征。女性胎儿轴向单次激发快速自旋回波图像,肾盂积水,明显的膀胱膨胀。正常羊水容量存在。T1 加权成像可确定肠道无胎粪

腔畸形,胎粪经子宫回流至腹内(图 86-24 和图 86-25)。框 86-3 列表列出腹部及盆腔囊性肿块的起源,框 86-4 列出已报道的实性肿块。有时于肠腔内出现"假包块",如胃,此情况应考虑为血制品或介入操作(如羊膜穿刺)后出现的碎屑。需要注意的是,胎儿腹部肿块通常与泌尿生殖道有关,此内容将于第 113 章详加论述。

某些病变与正常结构缺如有关,如脾脏缺如、胆囊可异位或缺如。这些征象提示内脏异位,因此应仔细评估心脏轴线和结构以及其他血管、内脏结构。连续超声检查可发现胆囊,并与 MRI 检查鉴定一致。胆囊缺如提示胆道闭锁,内脏异位综合征则可见到多脾征象。囊性纤维化胎儿的胆囊难以辨别。

框 86-3 胎儿腹腔囊性肿块*
胃肠道:重复畸形,胎粪假性囊肿,节段回肠扩张(回肠发育不全)
胆:胆总管囊肿
肝:上皮性囊肿,错构瘤,血管畸形
脾:先天性上皮囊肿,皮样囊肿
淋巴结:肠系膜囊肿,肠系膜淋巴管瘤
卵巢†:滤泡囊肿,扭转(晚期),畸胎瘤
*在胎儿最常见的腹部囊性肿块是与泌尿生殖系统有关的   †严格意义上腹膜后,但似乎表现为腹腔内肿块。请注意,其他腹膜后肿块,如肾上腺神经母细胞瘤,似乎是根据大小在腹腔内

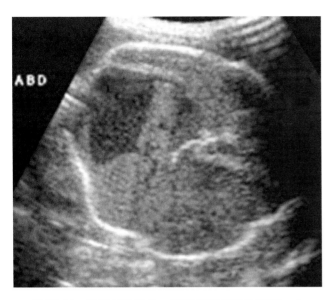

图86-24 胎粪假性囊肿。超声横切面显示腹部一个大的、分房的异质成分汇集的结构，边缘钙化。引流后确定为乙状结肠穿孔

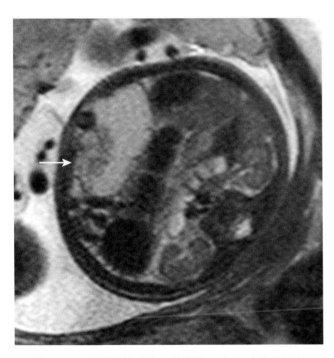

图86-25 胎粪假性囊肿。磁共振 T2 加权成像显示中等到轻度高信号的碎屑内容（箭号），胎粪混合物

框86-4 胎儿腹腔内实性肿块

肝：肝母细胞瘤，血管内皮细胞瘤，迅速消退型先天性血管瘤，副叶扭转，间叶性错构瘤，畸胎瘤，梗死

脾：扭转

卵巢*：扭转（早期），畸胎瘤

肺*：膈下隔离肺

*严格意义上腹膜后，但似乎表现为腹腔内肿块

胆囊内钙化和（或）碎屑可为胎儿溶血的征象，但大多数为偶然发现，不引起并发症。小的结石通常可溶解，无需干预治疗。最后，脾睾丸融合症患儿，器官可出现位置异常，即游走脾。膈疝患儿也会出现脏器位置异常。

影像 仔细分辨受累器官以及相关解剖的边界对正确诊断具有提示作用（图86-26）。当明确出现钙化时，应考虑感染。在适合的患者中使用高分辨线性传感器，对于细节的显示非常有利，比如细小钙化，大囊中存在子囊提示卵巢起源或重复畸形中典型肠管征象等。对所有病变来说，除确定病变器官来源以外，还应进行多普勒评估，此举有助于明确原发血管病变（流量增加）或扭转/缺血（血流下降），在鉴别诊断中具有重要作用（图86-27）。

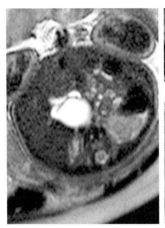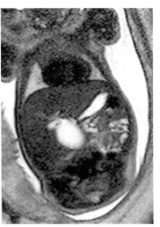

图86-26 先天性胆总管囊肿。轴位和冠状位 T2 加权单次激发快速自旋回波图像显示，肝脏边缘与胆道系统连接处囊性肿块

超声对观察实质脏器起源的病变具有良好的显示作用。当超声检查对肿块的器官来源及累及程度显示不清时，可进行 MRI 检查。除 GRE 序列以外，还可使用 T1 加权、FSE T2 加权序列。SSFP T2 加权序列由于能够清晰显示毗邻结构，且血流呈高信号，因此也具有应用价值。上述表现在辨别原发血管病变还是增粗的肿瘤供血血管中具有重要辅助作用（图86-28）。此外，胎儿 MRI 可评价潜在肝脏铁过载，表现为肝脏异常低信号。

脐静脉曲张为血管性病变，与子宫并发症有关。其他静脉系统血管病变还包括静脉导管缺如、门静脉未发育。应通过超声多普勒或 MRI 亮血序列（SSFP）仔细观察门体分流的途径以获得精确诊断。

治疗与随访 应根据不同的诊断调整规划分娩过程，控制分娩时机。可考虑羊膜穿刺术和宫内治疗（如胎儿贫血的宫内输血）。一般情况下，治疗目的在

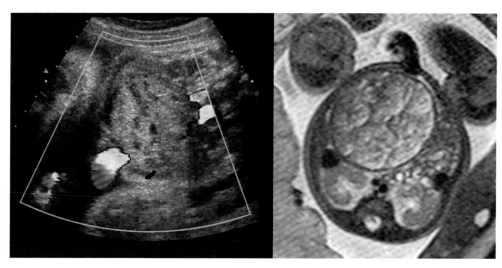

图86-27　卵巢扭转。超声和磁共振成像显示女性胎儿一个实性的缺血的肿块

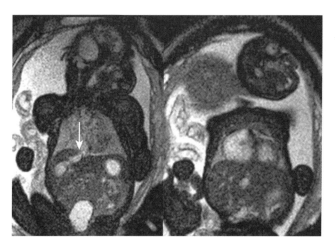

图86-28　肝血管畸形。冠状位平衡稳态自由进动扫描显示一个增粗的引流静脉（箭，左）和由于先天性肝脏血管畸形导致的右心房肥大（右）

于提供安全的环境，以便对胎儿或新生儿进行适当治疗。虽然影像评价可改变分娩时机和分娩方式，但到目前为止，对胃肠道病变尚无明确的胎儿外科手术适应证。开放式胎儿手术应用于以下情况，决定终止妊娠、不经干预治疗无法存活的胎儿，并限制用于胸部、头颈部以及尾椎部的肿瘤切除（如骶尾部畸胎瘤）。

✔ 临床医生须知

- 肠管扩张或肠管回声增强
- 梗阻的预期水平
- 肿块、钙化及腹水的表现
- 血管的评估情况
- 相关和(或)其他异常

关键点

超声检查用于胎儿肠道畸形筛查，并可几乎解决所有问题。MRI用于超声未能明确的病例，包括评价小结肠和胎粪信号异常分布。

腹壁缺损的鉴别包括胎儿腹部何种结构疝出、存在腹膜覆盖、脐血管与疝出脏器的关系。

出现胎儿腹水时，应仔细探查有心脏、肺、胆道、泌尿生殖系统以及胃肠道系统有无解剖学异常。

精确胎儿腹部肿块的起源器官，有助于作出适当的鉴别诊断。

推荐阅读

Brugger PC. MRI of the fetal abdomen. In: Prayer D, ed. *Fetal MRI*. Berlin: Springer-Verlag; 2011.

Dubois J, Grignon A. Abdomen (digestive tract, wall and peritoneum). In: Avni FE, ed. *Perinatal imaging: from ultrasound to MR imaging*. Berlin: Springer-Verlag; 2002.

Hertberg BS, Nyberg DA, Neilsen IR. Ventral wall defects. In: Nyberg D, McGahan JP, Pretorius DH, et al, eds. *Diagnostic imaging of fetal anomalies*. Philadelphia: Lippincott, Williams and Wilkins; 2003.

Nyberg DA, Neilsen IR. Abdomen and gastrointestinal tract. In: Nyberg D, McGahan JP, Pretorius DH, et al, eds. *Diagnostic imaging of fetal anomalies*. Philadelphia: Lippincott, Williams and Wilkins; 2003.

Samuel N, Dicker D, Feldberg D, et al. Ultrasound diagnosis and management of fetal intestinal obstruction and volvulus in utero. *J Perinat Med*. 1984;12(6):333-337.

参考文献

Full references for this chapter can be found on www.expertconsult.com.

第 87 章

腹壁和腹膜腔

SUMIT PRUTHI, SUDHA P. SINGH, and MELISSA A. HILMES

腹膜腔

概述 腹膜为一层菲薄的浆膜,起源于中胚层,由被覆于基底膜上的单层间皮细胞组成。腹膜分为脏层和壁层,两层之间的空隙构成腹膜腔。覆盖于腹腔脏器、网膜以及肠系膜上的为脏层腹膜,而覆盖于腹壁、膈下、腹膜后脏器前缘以及骨盆的为壁层腹膜。男性的腹膜是连续的,而女性输卵管开口处的腹膜则不连续,导致腹膜腔与腹膜外盆腔相连通。

腹膜包含血管、淋巴管、神经、脂肪组织及结缔组织,于腹部及盆腔形成各种韧带、网膜和肠系膜。韧带通常支持腔内结构,而肠系膜通常将其悬挂于腹腔后壁。网膜为特殊的韧带,将胃与其他结构连接起来。这些韧带与系膜不仅悬挂、支持内脏器官,同时也将腹膜腔分成多个区域,使恶性肿瘤与感染的位置及传播途径呈现一定规律。

在腹膜腔内,间皮细胞产生少量的无菌液体,通过横膈与肠管的蠕动进行循环,这些液体光滑了表面,使脏器运动减少摩擦、提供液体运输场所,同时对细菌形成局部防御。腹膜液主要经右侧结肠旁沟进入右结肠系膜上的隔室,90%的液体经膈下淋巴进入隔上淋巴结,相对静止的区域包括:①女性直肠子宫陷凹或道格拉斯窝;②男性直肠膀胱区;③右下腹小肠系膜末端;④左下腹乙状结肠系膜;⑤右侧结肠旁沟;⑥右肝下/膈下间隙(Morison 袋)。

累及腹膜的病变

气腹

概述 气腹为腹腔内出现游离空气。术后良性气腹为特殊情况,指腹部手术后游离气体的积聚。儿童腹腔游离气体的清除通常快于成人,但吸收时间变化很大,常取决于腹部手术后最初滞留的空气量,大

多数病例与病人的体型有关,肥胖患者腹内积气的量少于体型较瘦的患者。一些研究证明,68%～90%的儿童术后游离气体的清除时间小于 24 小时,但 2%～3%的病例,游离气体可于术后 6～7 天内持续出现。

病因学 导致腹腔游离气体最常见的原因为胃肠道穿孔。新生儿腹腔游离气体通常由肠梗阻、坏死性肠炎或自发性胃或肠穿孔所致,多位于回盲部(框 87-1)。坏死性小肠结肠炎为新生儿 ICU 气腹的最常见原因。

框 87-1　新生儿气腹原因

胃肠道穿孔
- 胃穿孔,自发或医源性(鼻饲管)
- 十二指肠溃疡穿孔
- 孤立的小肠或结肠穿孔,无相关的异常
- 梅克尔憩室穿孔(异位胃黏膜溃疡)
- 坏死性小肠结肠炎
- 结肠穿孔(继发于使用仪器,灌肠,温度计)
- 继发于肠梗阻穿孔(闭锁,胎粪肠梗阻,先天性巨结肠症,新生儿小左结肠)
- 继发于术后吻合口瘘

无胃肠道穿孔
- 肺漏气(纵隔气肿),伴或不伴其他肺泡泄漏表现
- 特发性(非常罕见)

有时,新生儿机械通气可经纵隔延伸进入腹腔形成游离气体。鼻胃管或鼻十二指肠管可导致肠穿孔,但较罕见。插管的位置可提供穿孔的线索。

除新生儿期以外的儿童,消化道溃疡穿孔与炎症性肠病为造成气腹的其他原因。值得注意的是,阑尾穿孔极少出现气腹,这是由于网膜很快将穿孔密封。创伤,无论意外或非意外,均可导致气腹。

临床表现 当患者具有诱发肠穿孔基础病,急性腹胀时体检鼓音增加,临床表现恶化,以及胸或腹部影像检查偶然发现病变时,应考虑气腹可能。

影像 对于疑似腹部病变的病例,影像检查通常采用单张卧位腹平片。仰卧位成像发现腹腔游离气

体的总体检出率范围为 56%～59%,腹平片的游离气体检出率为 80.4%,仰卧位胸片的检出率为 78.7%。应熟悉仰卧位 X 线片腹腔游离气体的各种征象,因为这可能是患者初诊的唯一的检查。

一旦怀疑本病,水平 X 线束检查可予以确诊。立位片可见右侧气体聚积于膈肌和肝脏之间,左侧气体聚积于肝脏、膈肌、脾脏,胃以及结肠之间(图 87-2 和图 87-3)。幼儿以及因病重无法坐或站立的患儿可卧位检查。采用左侧卧位,使右侧身体抬高,以便于肝脏远离腹膜腔壁,此时游离气体聚集于肝脏和腹壁之

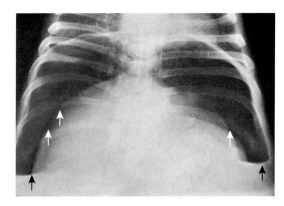

图 87-3　脓气腹。腹部直立位片检查,腹部膈下见大量游离气体(白箭号)与气液平(黑箭号)

间,使病变显示更清晰。上述方法均同样有效,具体选择常取决于患者的年龄、临床状态以及放射科医生的习惯。

如果无法拍摄卧位或直立片,可利用水平 X 束进行仰卧位投照。水平侧位片上,腹腔游离空气可聚集于肝脏前缘与前腹壁之间(图 87-4)。但是少量的游离空气可能难以发现,特别是位于肠袢上的积气。

张力性纵隔积气可撕裂后腹膜与肠系膜血管外层,破裂后可自由进入腹膜腔。后者多见于具有辅助通气史以及胸片发现纵隔气肿的患者。当内脏破裂时,空气和液体可进入腹腔,导致出现腔外气液平面

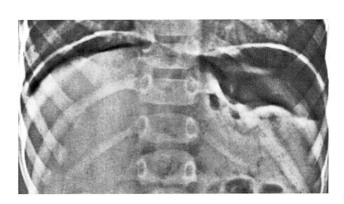

图 87-2　腹腔游离气体。2 岁男孩,胃溃疡穿孔,腹部直立位片检查。空气很容易在右侧膈肌和肝间、左侧膈肌、脾和胃之间积聚显示

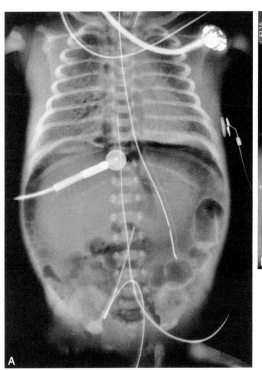
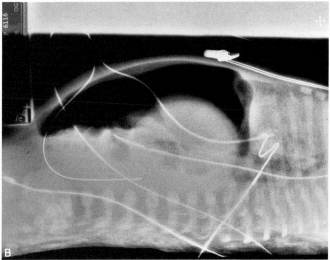

图 87-4　气腹。A,胸部和腹部前后位平片,新生儿肺间质气肿,纵隔气肿,气腹。腹腔中大量气体,瑞格勒征阳性,肝脏密度与腹膜外软组织相比密度下降。由于脐静脉导管遮蔽,镰状韧带本身不能显示。B,同一病人水平侧位片显示大量气腹,没有气液平,这表明空气从胸部进入腹腔

（比较图 87-3 和图 87-4）。由于纵隔气肿仅为气体进入腹腔，因此水平线束检查不会出现明显的气液平面。对于患有腹水的患者，病变的鉴别较困难，因此可能需要与胸片、临床病史以及体格检查进行对比以兹鉴别。

平片上依据病变的部位、气体量以及与相邻结构的关系可形成多种征象（表 87-1）。由于游离空气处于腹部前方，覆盖于肝上且容易辨认，因此投影时可见右上腹形成透亮区。影像上，正常肝脏的密度均匀且较心脏更为致密。当卧位片气体覆盖于肝脏上，因此气体覆盖区域的肝脏密度会下降。

表 87-1　气腹 X 线征象			
肠相关征象	右上腹征象	腹膜韧带相关征象	其他征象
Rigler 征	透明肝征	镰状韧带征	橄榄球征
三角征	前上椭圆征	反 V 征	圆顶征
	肝圆韧带裂征	脐尿管征	左前上椭圆征
	总督帽征		膈下透亮
	肝边缘征		局灶性病灶
	海豚征		

仰卧位片中，少量的游离气体可仅表现为右上腹少量局部聚积。线状聚积提示气体位于右侧肝下间隙，又称为肝脏边缘征。而位于 Morison 陷窝内的三角形积气，因其形似威尼斯总督佩戴的帽子，因此又称为总督帽征。肝圆韧带裂内亦可见线状气体聚积。

Rigler 征为腹壁两侧存在空气，导致肠壁外缘显

影。腹部水平侧位片可见气体聚积于腹膜腔的最高点，即前腹壁内侧、相邻肠袢上方，聚积形成三角形，又称为"三角征"。

当腹内大量游离气体时，呈透亮的卵圆形覆盖于腹部脏器之上（图 87-7）。仰卧位时，肝脏远离腹膜前缘，腹腔游离空气可分布于镰状韧带两侧。镰状韧带将肝脏固定于前腹壁，当气体位于其两侧，勾勒出韧带形态，为菲薄、垂直的不透明的线影。由于腹腔游离气体扩张镰状韧带的两翼，将其夹于中心，形似橄榄球，因此又称为"橄榄球征"。镰状韧带代表橄榄球的中心线（图 87-7）。气腹相对少见的征象为"倒 V 征"，为骨盆内空气勾勒出脐内侧皱襞所致。

除普放以外，超声可通过检查肝脏上方是否存在气体判断气腹与否，有报道其敏感性为 93%，特异性为 64%，准确率为 90%。然而，我们认为超声在诊断或排除气腹方面并无广泛经验。因此，超声不应成为气腹的确定性检查，应通过适当的放射学检查予以确认。

虽然 CT 通常不用来评估气腹，但它对腹膜内或腹膜外以及腹腔内气液平面极为敏感。在显示腹腔游离气体方面，CT 优于腹部立位片。通过肺窗回顾腹部图像，可清晰显示游离气体（图 87-10）。

假象

当两个充气扩张肠袢相互毗邻时，可出现假 Rigler 征。假 Rigler 征中的线状影较腹腔游离空气为厚，是肠壁厚度的两倍（来自两个相邻的肠袢）。而真性腹腔游离气体，即真性 Rigler 征时，其线影代表 1 个

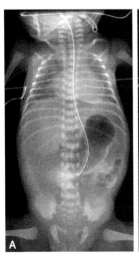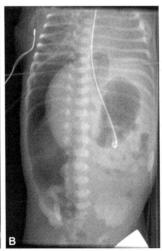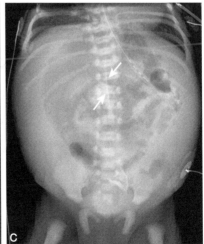

图 87-7　气腹伴有"橄榄球征。A，孕 30 周 5 天的早产儿仰卧位 X 线片显示整个腹部透亮度增加。B，相同的婴儿卧位证实大量气腹。手术发现多发性肠穿孔。C，另一例气腹在腹部成像显示了经典的橄榄球征。气体勾勒出镰状韧带（箭号），大量气体覆盖上腹部中央，为气体积聚在前方。在手术中，病人被发现结肠穿孔

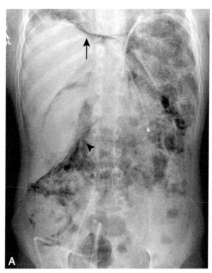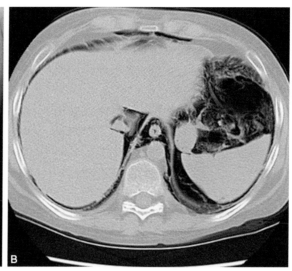

图 87-10 肠壁积气。A,患者接受骨髓移植治疗难治复发性神经母细胞瘤的腹部和骨盆的 X 线片。大量的肠壁积气造成后腹腔气腹(箭)和腹膜后积气(箭头)。B,通过上腹部层面的计算机断层肺窗图像证实气腹,腹膜后积气,纵隔气肿。注意没有气液平面

肠壁的厚度。然而,仅凭此点进行鉴别并非万无一失,当基础病引发穿孔时亦可导致肠壁增厚。因此,当征象模棱两可时,应进行卧位平片检查以兹鉴别。

腹水

概述 正常情况下,腹腔内存在少量液体,女性更常见,横断影像检查时可偶然发现。腹水指异常或病理性腹膜腔内液体蓄积。

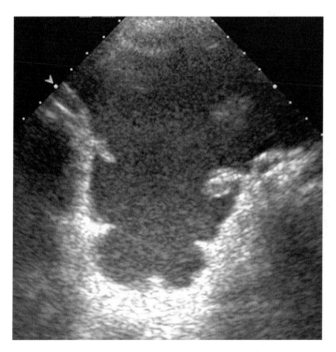

图 87-11 复杂的腹水。6 岁患儿,上皮样肉瘤,深部盆腔横向超声图像显示大量的复杂腹水。侧腹膜表面增厚表明腹膜疾病

病因学 导致病理性腹腔积液的因素很多,最常见的为液体从内脏血管床内游离。其他病理性腹腔积液的原因包括:腹腔积血、尿性腹水、胆汁、胰液、乳糜液以及脑脊液。漏出性腹水最常见于肝胆疾病患者,尤其是肝硬化、心力衰竭、低钠血症、肾衰竭、腹膜炎及布-加综合征。渗出性腹水可继发于腹腔感染和腹腔转移瘤。消化道穿孔导致空气和液体进入腹腔。儿童腹水最常见的原因为肝病、肾病以及心脏病。

小网膜囊、Morison 袋、结肠旁沟、骨盆以及大量腹膜韧带形成的隐窝均可积聚液体(图 87-11)。通常情况下,仰卧时少量腹水聚积于盆腔。当腹水量增加时,可沿结肠旁沟向头侧走行进入肝下间隙和 Morison 袋,有时会出现于圆韧带陷窝。腹水最终蔓延至腹腔和肠系膜隐窝(图 87-13)。炎症病例可形成分隔。脑

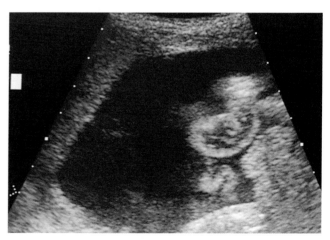

图 87-13 腹水。骨髓移植病人,移植物抗宿主病,通过左下腹横切面的超声图像显示大量腹水,肠壁增厚

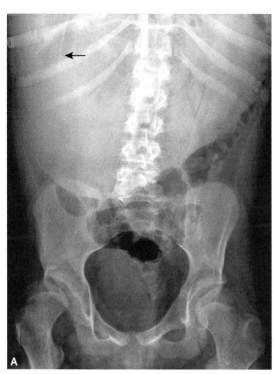

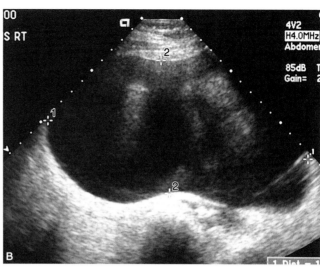

图 87-14　脑脊液假性囊肿。A,腹部 X 线片显示一个大的软组织肿块,占据了整个上腹部,尤其是右腹部。右上象限见脑室腹腔分流管的顶端(箭)。B,上腹部横向图像证实一个围绕在分流管尖端的大的囊性肿块

室-腹腔分流管末端周围可见包裹性脑脊液(脑脊液假性囊肿),通常为分流管末端周围炎症反应所致(图 87-14)。

临床表现　腹水的临床表现为腹胀,症状本身为非特异性。临床症状部分由基础病决定。随腹腔内积液的增加,可出现易饱胀及呼吸困难。

腹腔室隔综合征较少见,为大量腹水急性蓄积的后遗症,可继发于任何性质的积液。本病导致腹腔高压。密闭空间内压力逐渐增加,会导致器官进行性衰竭,导致死亡率显著增高。本病最常见于创伤后,但也可发生于手术及其他疾病,如胰腺炎。床旁测量膀胱内压可诊断本病。腹腔室隔综合征的诊断标准包括:腹内压为 20mmHg 或更高,同时伴有至少一个器官功能受损,通常情况累及呼吸或肾功能。CT 可测量腹部前后径与左右径的比值,当超过 0.81 时,可提示本病(图 87-15)。但是,仅通过一次腹部 CT 检查进行测量并不特异,因为腹部前后径增加亦可见于慢性腹水。其他影像征象包括:横膈抬高、腹腔积血、连续检查出现腹围增大,下腔静脉与肾静脉密度减低以及肠休克。尽管征象不特异,但结合多种征象,临床发作表现以及影像表现逐渐恶化等信息,可提高诊断腹腔室隔综合征的可能性。

影像　腹水的诊断通常应根据临床病史、体格检查或腹水穿刺。影像检查常用以证实临床诊断,估计

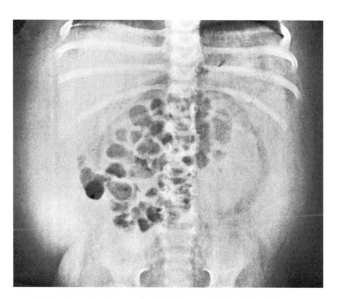

图 87-15　腹水。16 个月婴儿,严重的肾病综合征,腹部前后位片显示,腹胀,含气肠管漂浮在腹部的中心

腹水容量,确定有无分房、分隔及内部信号特点,并协助进行标本采集或引流。

腹部 X 线片只对大量腹腔积液敏感。在此情况下,充气肠祥位于腹部中央。腹水也可导致肠祥分离,但此征象亦可肠腔内大量积液或肠壁增厚。

超声检查对于腹水极为敏感。单纯性腹水通常无回声,可见于各种腹膜隐窝。出现分隔、分房或内部回声时,常提示液体成分复杂,可见于血液、乳糜、

炎性细胞或腹膜转移。腹水可偶尔经食管裂孔或胸腹管进入胸腔形成胸腔积液。

CT对腹水同样敏感，但它无法显示内部分隔，而超声却很容易发现。由于存在电离辐射，因此CT并非评价腹水的一线检查。根据基础病因不同，可发现其他与腹水有关的其他表现。

治疗　腹水的病程、预后及治疗完全取决于病因。腹水引流通常可缓解症状。但是大多数病例的治疗目的应针对基础病。腹腔室隔综合征的治疗包括紧急引流或开腹减压。本病的病死率很高，约为60%~70%。

腹膜炎

概述　腹膜炎为累及腹膜的局灶或弥漫性炎性过程。急性弥漫性腹膜炎的多为感染性，可进一步分为原发性及继发性。原发性腹膜炎又称为自发性细菌性腹膜炎，为腹膜腔的原发感染，而并非由腹内病变所致。继发性腹膜炎由腹膜继发感染所致，多来源于泌尿生殖道或消化道，尤其是穿孔。在液体聚积的部位可形成局部脓肿，有时可远离穿孔部位，形成部位较远脓肿，常见于肝下和膈下。

病因学　原发性腹膜炎可自发形成，而无其他潜在病理改变。本病常合并坏死后肝硬化以及肾病综合征。推测病原体经输卵管进入腹膜腔为本病的另一病因，放置宫内节育器的人群发生原发性腹膜炎的几率有所增加支持了此项观点。

儿童继发性腹膜炎最常见的原因为阑尾穿孔。其他可引起肠穿孔导致继发性腹膜炎的原因包括：炎性肠病、嵌钝疝、梅克尔憩室并发症、肠扭转、肠套叠、溶血性尿毒综合征、坏死性小肠结肠炎、阑尾炎以及外伤性穿孔。引起儿童腹膜炎的另一病因为腹膜透析，也是导致透析失败的最常见原因。

肉芽肿性腹膜炎通常与感染性病变相关，如结核、组织胞浆菌或肺孢子虫，最常见于免疫抑制的宿主。肺结核患者中，4%可累及腹膜，但有报道小于10岁的儿童患者中，10%可出现腹膜受累。肉芽肿性腹膜炎的非感染性病因包括：异物（如滑石粉和钡）、胎粪、肠内容物、胆汁或胆结石。胎粪性腹膜炎为无菌性腹膜炎，由产前肠穿孔所致，详细论述请见第103章。

临床表现　患者通常因发热（≥39.5℃）、弥漫性腹痛、恶心、呕吐就诊。体格检查可发现腹腔炎症征象，包括反跳痛、腹壁僵硬以及由麻痹性肠梗阻肠导致的肠鸣音减弱或消失。继发组织胞浆菌病或肺囊虫病的感染性肉芽肿性腹膜炎患者，几乎均表现为免疫功能低下。

影像　腹膜炎的腹部X片表现无特异，可见麻痹性肠梗阻肠管扩张，肠管腔内多发气液平面以及腹水表现。此外，腹膜外脂肪层消失。超声可见腹腔液体内回声和分隔。脓肿表现为灶性积液伴回声混杂。

CT可见腹水及腹膜线样强化（图87-20）。脓肿表现为局灶性积液，密度相对增高并可见壁强化（图87-21）。位于腹膜后脓肿的MRI与其他部位病变的征象类似，可见T2高信号及周边强化。枸橼酸镓和铟标记白细胞可作为核素药物诊断脓肿，但多无必要。

如上文所述，肉芽肿性腹膜炎为一组继发性病变。结核性腹膜炎可分为三型：腹水型、粘连型及干酪型，各型表现有重叠。三型的腹水量依次减少，软组织成分逐渐增多。腹水型最常见，以腹水为特点，CT多为高密度（并非总是），伴游离或局部积液。粘连型及干酪型的特点为腹水相对减少，可见大量数目不等的腹膜和网膜结节、肿块、腹膜粘连，以小肠及肠系膜纤维化固定为主要特征。网膜受累多表现为弥漫性浸润，病变强化边界不清，呈模糊样改变（图87-

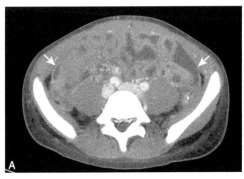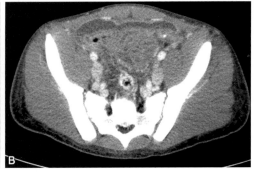

图87-20　腹膜炎。A，14岁男孩，Heller肌切开术后，严重呕吐后穿孔，CT增强图像显示骨盆内和肠袢之间的低密度液体。腹膜强化（箭号），与临床诊断腹膜炎表现一致。B，图像A层面下的图像显示了类似的征象

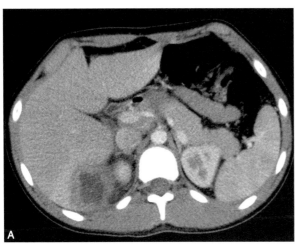
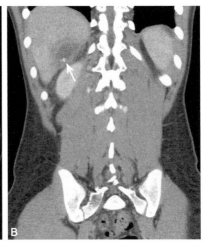

图 87-21　阑尾炎穿孔,腹腔脓肿。A,穿孔性阑尾炎患者增强 CT 扫描在显示邻近肝右叶的不规则,壁厚,边缘强化的脓肿。B,冠状位重建图像显示脓肿位置,在肝下/肝旁。此外,两个高密度病灶(箭号)出现在肿块内,最符合的是阑尾粪石

22)。结核性腹膜炎表现与组织胞浆菌病无法鉴别。虽然不能仅凭一次 CT 检查诊断结核性腹膜炎,但其他影像征象有助于诊断本病,包括中央低密度的肿大淋巴结,肝脏或脾脏出现粟粒状脓疡,脾或淋巴结钙化,累及末端回肠和盲肠的炎症。

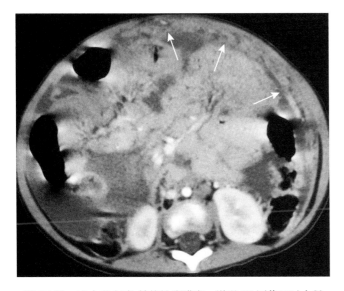

图 87-22　14 个月女孩,结核性腹膜炎。增强 CT 图像显示大量的腹水将肠管向中心推移,注意腹膜表面的显示(箭号)

治疗　腹膜炎的治疗包括纠正基础病因及支持疗法。一般性支持措施包括积极静脉补液、纠正电解质紊乱及控制感染。早期的感染控制可采用药物、手术及影像引导的经皮介入。

腹壁和腹膜钙化

概述　婴儿和儿童的腹壁钙化较少见。病因决定钙化位置,无论皮肤、肌肉、软组织亦或腹膜。病因亦同时取决于病人的年龄。大部分腹腔内钙化见于特定器官,详细内容可见相应章节。

病因学　脂肪坏死为新生儿与婴儿腹壁钙化的一大病因。虽然引起脂肪坏死的原因很多,但主要与新生儿窒息、脓毒症、妊娠期糖尿病以及低温有关。年长儿体温降低、肝衰竭、肾衰竭亦可出现皮下脂肪坏死。

腹壁钙化可见于进行性骨化性纤维发育不良和骨化性肌炎,但与腹壁相比,上述病变更多见于胸壁。继发于皮肌炎的钙化,四肢较躯干更常见,但钙化亦可见于腹壁。皮下血管瘤可出现静脉石。婴儿腹壁钙化可继发于皮下气肿及梅干腹综合征。

引起新生儿腹膜钙化的最常见原因为胎粪性腹膜炎,详细介绍请见第 103 章。年长儿的腹膜钙化较罕见。继发于肠穿孔的腹膜炎可形成钙化,如肉芽肿性结核性腹膜炎。其他原因包括腹膜透析、沿手术瘢痕的钙化、甲状旁腺功能亢进以及腹膜恶性肿瘤,如卵巢腺癌。

临床表现　皮下脂肪坏死在临床上表现为质地坚硬的红斑。除基础病因以外,患者可出现高钙血症,尤其见于病变广泛累及的病例。

影像　大多数腹壁和腹膜钙化因临床其他问题而进行平片和(或)CT 检查时偶然发现。结合疾病的易感性,以及钙化的位置与形状,有助于确定基础病因。腹膜钙化合并淋巴结钙化时,多提示为恶性病变,薄片状腹膜钙化多提示良性病变。

前腹壁病变

概述 前腹壁缺损包括多种疾病,以脐膨出及腹裂最常见。脐膨出的缺损大于4cm,发生于中线,常包含肠管和肝脏,可包括或不包括其他腹部器官。病变可覆盖双层包膜,内层为腹膜,两层之间填充脐带Wharton胶质。脐带疝较少见,与前者不同,本病缺损小于4cm,疝内容物不包含肝脏,腹壁正常,极少合并其他畸形。腹裂畸形无包膜覆盖,只包含肠管,但偶见性腺经缺损伸出,位于脐带旁,通常见于右侧。脐疝与上述缺损不同,可见皮肤覆盖,且多见于生后数周,与肠旋转不良无关。

脐膨出

概述 脐膨出为第二常见的腹壁缺损,患病率约为每10 000位活产儿中1~5个,多见于男性。

病因学 脐膨出由体内壁侧褶壁融合失败所致,腹直肌未能于中线相接,疝出的肠管未能还纳入腹膜腔,同时脐带插入覆盖包膜(图87-23)。疝出内脏的包膜,外层为羊膜,中间为脐带Wharton胶质,内层为壁层腹膜。头侧褶壁受累导致Cantrell五联征/心脏异位:肚脐上方中线腹壁缺损、心包及膈肌缺损、心脏或心室憩室经缺损形成疝、先天性心脏病以及胸骨裂(图87-25)。尾侧褶壁发育失败导致泄殖腔外翻。

临床表现 50%~70%的病例可合并其他畸形。染色体异常,尤其为三体畸形可见于40%~60%的病例。囊内肝脏缺如,缺损较小以及羊水量异常与其他畸形的发生率增加有关,50%的病例可患有先天性心脏病。脐膨出可合并Beckwith-Wiedemann综合征,以及脐膨出-膀胱外翻-无肛-脊髓缺陷联合畸形。常合并胎儿宫内发育迟缓及早产。

影像 产前超声通常即可诊断。产前评估包括脐带插入、是否存在覆盖包膜、脐膨出内容物以及合

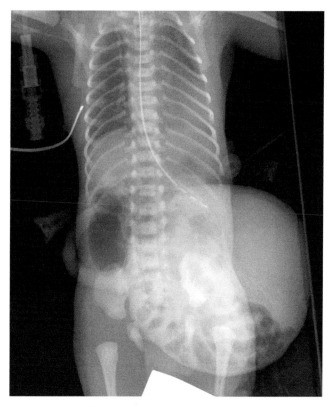

图87-23 脐膨出。新生儿胸部和腹部正面视图显示一个大的前壁缺损,被覆膜,内含有肝,清楚显示相邻的充气和轻度扩张的肠管。脐带插入脐疝

并畸形。多种合并征象可提示预后不佳,如羊水过少、羊水过多。

治疗 本病最终疗法为手术,包括闭合或分期手术。如无法进行闭合手术,可以用非粘附性敷料覆盖囊以防止对其创伤以及防止下方肠管外露,直至延迟闭合。

腹裂

概述 在过去的30年中,腹裂畸形的发病率逐渐上升,为每10 000位活产儿中2~5个,尤其见于年轻母亲分娩的婴儿。本病病因尚不明确。腹裂通常不

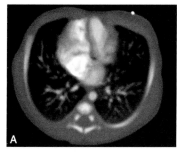
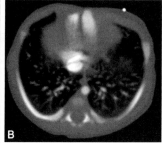
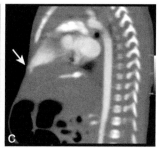

图87-25 Cantrell五联症。新生儿,胸骨下段缺陷和上腹部腹壁肌肉不足,前腹壁突出。A和B,增强CT扫描轴位图像显示左心室中线的心憩室。C,矢状面重建显示左心室憩室疝优势(箭号)

合并染色体异常或胃肠道以外的先天性畸形。当合并消化道畸形时,形成复杂性腹裂。

病因学　腹裂畸形的病因仍不清楚,推测为脐旁腹壁缺血所致。缺损常见于右侧,可能与右脐网膜动脉与右脐静脉退化时间错误有关。肠管可经缺损处疝出。据报道证实,母体使用血管活性化合物(如可卡因和香烟),可增加血管发生缺陷的几率。

临床表现　先天性腹裂婴儿通常为早产。出生时肠道可表现正常,但不久后,肠道由纤维蛋白渗出物覆盖。母体 α 甲胎蛋白水平升高,因为缺乏覆盖包膜的肠管直接浸泡于羊水中。合并畸形的发生率约为 10%~20%,常累及胃肠道,包括产前穿孔、坏死、闭锁及扭转,有时可导致先天性短肠。

影像　腹裂的产前超声特点为脐带插入正常,缺陷位于脐带旁,多见于右侧,同时覆盖囊缺如(图 87-27)。复杂性腹裂的产前成像可见肠管扩张,患儿预后差,病死率增加。

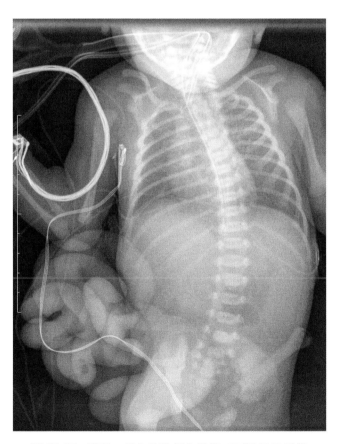

图 87-27　腹裂。新生儿胸部和腹部正面视图显示肠管在腹腔外。肠袢不被覆膜,脐带插入到前腹壁左侧缺陷

治疗　产后应即刻密切予以保温及液体平衡,此点尤为重要,因为暴露的肠表面积过大,可导致热量和液体流失。首先应迅速覆盖暴露的肠道,可使用硅胶筒仓袋覆盖。如果肠管存在血管损害的危险,缺损本身可能导致手术范围扩大。如有可能,应主张分娩后尽早手术。

脐肠系膜管和脐尿管残留

脐肠系膜管残留

概述　脐肠系膜管残留为包括从梅克尔憩室到韧带和脐带异常在内的一组病变(图 87-28)。

病因学　脐肠系膜管又称卵黄管,连接原始中肠、未来的回肠以及残留卵黄囊。正常情况下,它将于胚胎发育第 5 至第 7 周时消退。但如果此过程未能正常进行,可引起一系列异常。导管闭合伴退化失败,可导致韧带残余。畸形病变可大体分为三类。1 型为整个卵黄管开放(图 87-29)。2 型为卵黄管一侧开放,另一侧呈盲端,当开放位于回肠末端时,即为梅克尔憩室(见第 103 章)。3 型为沿卵黄管走行的局部开放。

临床表现　1 型畸形患者常因脐部有粪便排出而就医。只有沿脐带末端开放的卵黄管才可见脐带排泄物,由脐带内壁分泌物组成。3 型病变,或卵黄管囊肿,常无症状,但也可出现感染。在此情况下,可出现急性症状。卵黄管残留或附件也可导致机械性肠梗阻。

影像　1 型病变通过脐带注入对比剂可直接进入回肠。2 型病变注射对比剂后可见长度不同的盲端窦道。3 型病变,影像可见单纯或复杂性囊性肿块。无症状的患者可偶然发现。

治疗　本病的治疗取决于临床表现。最终疗法为手术切除残留的卵黄管。

脐尿管残留

概述　脐尿管连接膀胱和尿囊。当其正常消退时,成为脐正中韧带。类似于卵黄管,脐尿管亦可在膀胱至肚脐部皮肤表面的走行过程中开放。此外,脐尿管的一部分可开放呈为盲端窦腔。若开放于膀胱顶部,则形成膀胱脐尿管憩室。若开放于肚脐,则形成脐尿窦,可见于近 15% 的病例。如果只有中段保持开放,则称为脐尿管囊肿,见于近 30% 的病例。

病因学　脐尿管残余为部分或全部胚胎脐尿管消退失败所致。

临床表现　婴儿脐尿管完全开放时,通常于新生儿期即可发现漏尿。其他泌尿系统畸形,如尿道下裂、后尿道瓣膜或异位肾等少数病例可见本病。脐尿

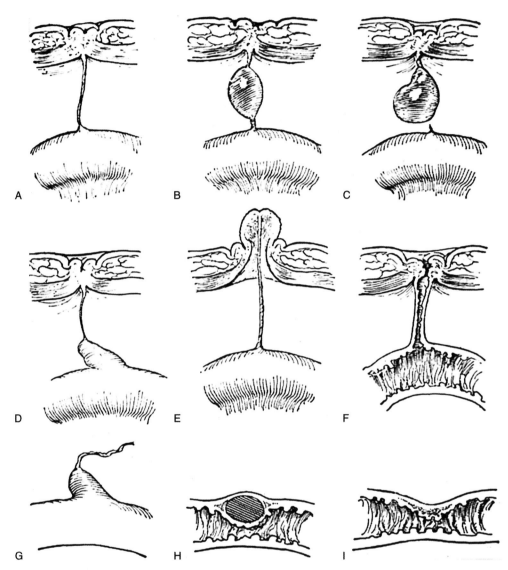

图 87-28 卵黄管残余的各种变异。A,条索位于肠壁和闭合脐之间。B,囊肿出现在条索部位。C,囊肿脐带端固定,但在回肠端自由。D,梅克尔憩室由一个封闭的条索连接到闭锁的脐带。E,脐部外翻的黏液囊肿,条索连接回肠壁。F,在脐和回肠端都开放的瘘。G,梅克尔憩室开口在回肠端,而在脐端为盲端,这是独立的。H,壁内的囊状憩室。I,在卵黄管开口处的回肠局部狭窄(From Cullen TS. *Embryology, anatomy and diseases of the umbilicus*. Philadelphia:Saunders;1916)

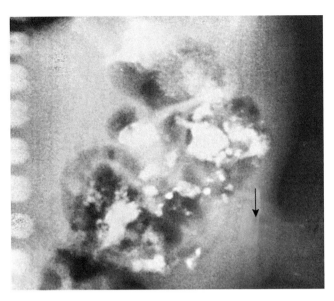

图 87-29 I 型卵黄管残留。上消化道检查的腹部侧位视图显示,钡剂从回肠通过卵黄管流动(箭号)至脐部和前腹壁

窦可能间歇排尿。膀胱脐尿管憩室通常无症状,但在成人期可形成结石或进展为恶性病变。

影像 超声或 CT 可见脐尿管为膀胱前上方至脐部的充满液体的管状结构。逆行膀胱造影可证明导管与脐部相通,或向脐窦道内注药亦可显示病变。膀胱脐尿管憩室表现为膀胱前上部的延伸,多见于梅干腹综合征患者。脐尿管囊肿的超声或 CT 表现为前腹壁边缘清晰的囊性结构,如并发感染,可见壁增厚及强化(图 87-30)。

治疗 本病最终疗法为手术,开放手术或腹腔镜手术均可,应完整切除参与脐尿管。如合并感染,应于术前抗感染治疗。

腹股沟及盆腔疝

概述 腹股沟疝可为直疝或斜疝,取决于病变与腹壁下血管的关系。腹股沟直疝,疝囊位于腹壁血管内侧,为获得性而非先天性,儿童较少见。腹股沟斜疝的疝囊位于腹壁血管外侧,为最常见的下腹壁疝。腹股沟疝的真实发病率很难确定,但在儿童中,其范围约为 0.8% 至 4.4%,多见于男孩。早产儿出现腹股沟疝的风险增加,发病率约为 30%。膀胱外翻、Ehlers-Danlos 综合征以及梅干腹综合征也会出现腹股沟疝发病率的增加。

病因学 鞘突的正常关闭时间为妊娠第 36 至 40 周。如果它仍然保持开放,在腹股沟斜疝中,男孩的腹内容可通过腹股沟环疝到阴囊(图 87-31)。女孩的腹内容物或卵巢可经 Nuck 管(鞘突)疝入大阴唇(图 87-32,见图 87-31)。

尽管股疝、闭孔疝、坐骨疝及会阴疝罕见于儿童,但上述病变也应成为盆腔肿块延伸至臀部或会阴区的鉴别诊断。

临床表现 大多数儿童腹股沟疝无症状,但可出现嵌顿及绞窄,导致肠梗阻。无症状的患儿通常因腹股沟、阴囊或阴唇间断性无痛凸起就诊,见于哭闹、使劲或咳嗽等腹压增高的情形。如果肠袢嵌顿于疝内,患儿可出现肠梗阻症状,如腹胀、呕吐。如疝囊无法还纳,被困肠管的血液供应可受到影响,导致肠坏死穿孔。嵌顿最常发生于生后 6 个月。

影像 腹股沟疝在平片中表现为阴囊内出现肠管(图 87-31A),但可被性腺防护罩遮挡,导致显示不清。疝出的肠管可偶见于小肠影像检查。小肠梗阻

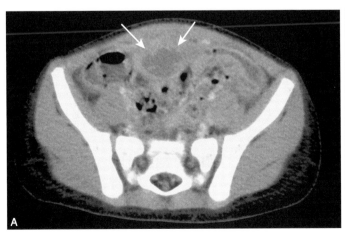
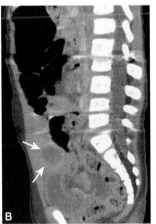

图 87-30 脐尿管囊肿感染。A,腹部和骨盆计算机断层增强扫描显示厚壁囊肿(箭号)与周围的炎症,恰恰高于膀胱层面。这种感染脐尿管囊肿后续行切除术。B,正中矢状重建显示相对于膀胱和脐的位置更好

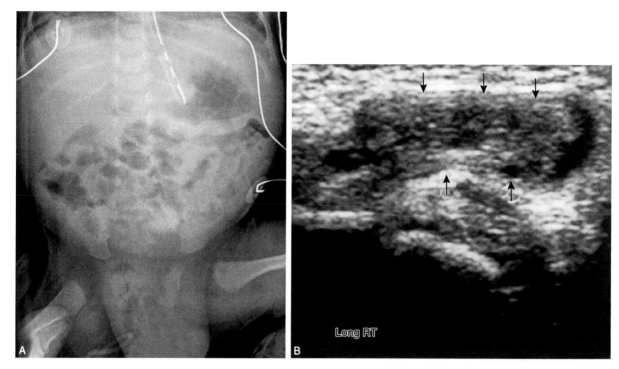

图87-31 腹股沟疝。A,在一个新生儿的腹部和骨盆正位视图显示肿大的阴囊,内见充满空气的肠管,右腹股沟斜疝。B,一女婴腹股沟区阴唇肿物,超声证实卵巢(箭号),子宫圆韧带

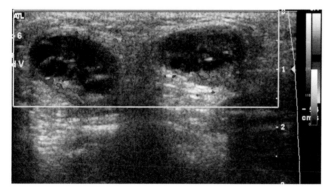

图87-32 子宫圆韧带疝。在新生儿双侧阴唇肿物,通过大阴唇横向超声图像显示卵巢通过子宫圆韧带

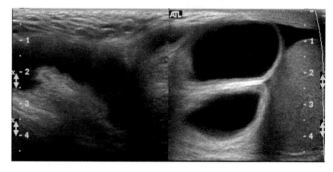

图87-34 腹股沟疝。沿腹股沟管复合斜位超声图像从阴囊切面显示腹股沟疝包含液体填充的适度扩张的肠管。实时成像过程中显示疝囊内肠管蠕动。正常右侧睾丸在阴囊下部

婴儿灌肠时可见造影剂反流至小肠,表现为腹股沟入口处肠祥中断。

对于临床表现不确切的病例,可进行超声检查,超声对腹股沟疝(图87-34,见图87-31B)的显示极为准确(95%)。如肠内充满液体,超声可分辨肠壁及周围液体,并可见气泡或肠蠕动。彩色多普勒超声可显示疝囊内肠壁的血流情况。上述征象有助于鉴别疝与鞘膜积液。

虽然CT(见图87-30)和MRI可显示疝,但极少作为诊断一线检查。通常,因其他病变检查时偶然发现。

治疗 腹股沟疝应外科治疗。可选择开放手术或腹腔镜技术。

良性和恶性肿瘤

囊性肿瘤

概述 腹部囊性病变包括淋巴管畸形;与肠管相关的病变,如重复囊肿;以及与泌尿生殖系统相关的病变,如脐尿管囊肿。既往使用肠系膜囊肿一词代表多种病理起源的囊肿。近期的分类将"肠系膜囊肿"建立于组织病理学特征的基础之上,如淋巴源性、间皮性、肠源性、泌尿生殖源性、皮样囊肿、囊性成熟性畸胎瘤以及假性囊肿。本节将讨论腹部淋巴源性和

间皮性病变。

淋巴管畸形

概述　淋巴管畸形既往称为淋巴管瘤,为最常见的侵及腹腔和肠系膜的脉管畸形。淋巴管畸形有内皮层,壁内含有平滑肌和淋巴间隙。

病因学　淋巴管畸形无明确起源,目前具有多种假说,包括发育性、先天性或肿瘤性。主流观点认为本病为异常淋巴管增殖所致,且不与全身淋巴管相通。

临床表现　淋巴管畸形可偶然发现,腹部可扪及肿块,当病变足够大时,可被误认为腹水。也可因其他原因行影像检查时发现本病。当出现症状时,囊肿急性增大或相邻肠袢扭转可继发形成小肠梗阻,症状包括腹胀、疼痛、呕吐、腹膜炎及脓毒性休克。

影像　淋巴管畸形的典型超声表现为薄壁、液性囊肿,可单发或多发,常见菲薄分隔。如合并出血或感染,可发现内部回声。也可出现腹水,常为乳糜性。尽管内部可见回声,但多普勒提示无内在血流,仅为囊性成分,此点可与实性肿块相鉴别。实时观察中,视频剪辑可见内部回声的运动过程并予以记录。

CT 表现为囊性或多囊性病变,壁薄或极薄,内部分隔可因血管结构存在而出现强化。囊肿内容物由于含有乳糜成分,其 CT 密度可能低于水,通常较均匀。

淋巴管畸形的典型 MRI 表现为 T1 加权低信号和 T2 加权序列高信号。囊内出血可表现为 T1 和 T2 加权序列信号增高,内部分隔呈线性结构,可强化。病变外周边缘及分隔可强化,但病灶大部分不强化,且不出现向心性强化。MRI 有助于鉴别较大淋巴管瘤的出血以及复杂性腹腔积液(图 87-35)。横断面成像有助于评价病变的范围,明确与邻近结构的关系。

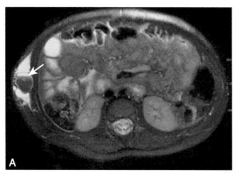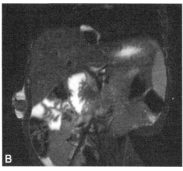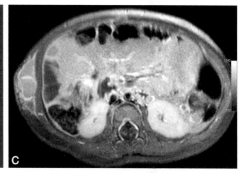

图 87-35　腹壁淋巴管畸形。A,16 个月大的女孩,右腹壁局部肿胀 2 周。A 和 B,轴位和冠状位 T2 加权脂肪饱和磁共振图像显示多房囊性病变,位于腹壁皮下组织,对周围肌肉有占位效应。大多数分房是 T2 高信号,可见大的 T2 低信号,内见液平面(箭),由红细胞构成。C,增强对比,T1 加权脂肪抑制图像显示,分隔强化,但内容物不强化,此为典型的淋巴管畸形。未见实性成分

治疗　淋巴管畸形可行硬化剂注射治疗或手术切除,很大程度上取决于病变的位置和大小。尤其当病变多发或延伸至腹膜后时,需要进行分期硬化和(或)手术切除。预后一般良好,复发率较低。

间皮源性囊肿

概述　间皮起源的囊肿包括单纯性间皮囊肿、良性囊性间皮瘤以及恶性囊性间皮瘤。单纯性囊肿为单房,大小一般 1～5cm。良性囊性间皮瘤多体积较大,且为多房病变。间皮囊肿内衬扁平立方细胞或柱状细胞,而无淋巴结结构。此点可与淋巴管畸形相鉴别。

良性囊性间皮瘤较罕见,为多房性腹膜病变,常起源自盆腔腹膜表面。本病名称较多,包括腹膜包涵囊肿、多房性囊肿以及良性多囊性间皮瘤。本病常见于中年女性,但亦可见于儿童。

病因学　间皮囊肿的病因尚不清楚,相关病因假说包括发育性、肿瘤性以及反应性。反应性假说认为刺激产生慢性反应,引起反应性和局灶性间皮细胞增生,导致间皮层聚积囊液。

临床表现　类似于淋巴管畸形,间皮囊肿可无症状,多为偶然发现。当出现急性腹部症状时与阑尾炎表现类似。

影像　因为本病与囊性淋巴管畸形仅存在组织学差异,因此其影像表现与淋巴管畸形非常相似。

治疗　本病应手术完整切除,因为 75% 的病例可复发。此外,有报道成人病例可出现恶变。

其他良性病变

脂肪母细胞瘤

概述　脂肪母细胞瘤为罕见的良性间叶性肿瘤,

富含脂肪,几乎仅见于婴儿和儿童。多组研究发现本病见于8岁以下儿童,3岁以下儿童占70%～90%,男性略多。常见好发部位包括颈部及四肢的皮下及浅表软组织。约7%的脂肪母细胞瘤发生于腹部。脂肪母细胞瘤与脂肪母细胞增生不同,前者病变局限,可见包膜,而后者为弥漫性、浸润性病变。

病因学　脂肪母细胞瘤起源于胚胎白色脂肪,与动脉瘤不同,后者起源于褐色脂肪。病变的病因尚不清楚,但脂肪母细胞瘤可见染色体缺失或序列异常。绝大部分病例出现特征性细胞遗传学异常,出现8q11-13克隆染色体重排而影响PLAG1。本病与脂肪肉瘤难以鉴别,尤其出现不同黏液成分时。组织学诊断标准为生长表现均匀统一,细胞核无异型性以及细胞遗传学特征。临床诊断标准包括患者年龄,因为小于10岁的儿童脂肪肉瘤极为罕见。

临床表现　临床表现取决于肿块的大小和位置,对邻近结构的占位效应。脂肪母细胞瘤常表现为快速增长的无痛性肿块。由腹部脂肪母细胞瘤引起的症状可包括呕吐、厌食、腹痛、腹泻以及继发于肿块对邻近结构的占位效应。

影像　脂肪母细胞瘤的影像表现反映其潜在病理改变,可因黏液基质与脂肪组织的成分变化而表现不同。腹部平片中病变可透X线。超声为首选检查,可明确肿块存在以及评估其特性与位置。脂肪母细胞瘤表现为均匀的高回声实性肿块,也可出现混杂回声及液性腔隙。脂肪母细胞瘤的CT和MRI表现为分叶状,富含脂肪的肿块,边界清晰,内部多有分隔(图87-36),脂肪量将取决于组成肿瘤的细胞成熟度。在CT和MRI上,成熟脂肪细胞的比例与CT密度及MRI信号表现呈正相关。如果脂肪占主要成分,脂肪母细胞瘤通常与脂肪瘤难以鉴别,可依据患者年龄做出诊断。如果黏液基质为主要组成部分,并发生于年幼

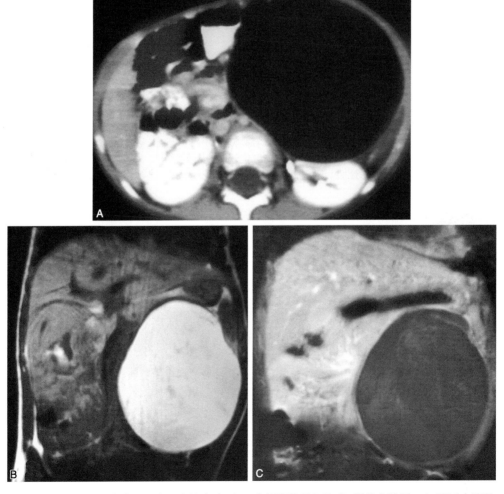

图87-36　脂肪母细胞瘤。一个2岁的女孩,左上腹部脂肪母细胞瘤,附着在胰尾。A,通过中腹的计算机断层对比增强图像显示一个大的脂肪占位。冠状面磁共振T1加权序列没有(B)和(C)脂肪饱和显示整个肿块的脂肪性质以及一些内部分隔

儿,影像表现为脂肪成分减少以及大量强化。

鉴别诊断包括脂肪肉瘤,仅根据影像表现难以鉴别。良性囊性畸胎瘤可包含脂肪,但还可出现钙化或骨化,可据此与脂肪瘤相鉴别。

治疗与随访 脂肪母细胞瘤的治疗主要为手术切除,但 9%~25% 的病例可见局部复发。脂肪母细胞增生症的复发更为常见,可能与切除不完全有关。目前不建议广泛手术以完整切除病变,因为病灶无恶变倾向,病变可自行消退,或成熟为脂肪瘤。

硬纤维瘤

概述 硬纤维瘤的组织学表现为良性,但可出现局部侵袭,无转移性,为一组纤维瘤病变。约 37%~50% 的硬纤维瘤发生于腹部。腹壁硬纤维瘤起源于筋膜腱膜和手术瘢痕附近。

此类肿瘤可散发,亦可见于家族性腺瘤性息肉病(familial adenomatous polyposis,FAP)以及 Gardner 综合征,约占总病例的 20%。本病可发生于 FAP 患者预防性结肠切除术后,为导致此类患者结肠切除术后死亡的主要原因之一。

病因学 硬纤维瘤的病因未知,认为其病因受多种因素影响。本病见于息肉综合征提示两者与遗传相关。硬纤维瘤倾向于创伤后出现,FAP 患者术后或化疗或放疗 6 至 30 个月后常会出现。也有证据表明本病受激素影响,部分肿瘤可表达雌激素受体。这些病变多见于女性,比例高达 4:1。

临床表现 腹壁硬纤维瘤可无症状。但当病变增大时,可浸润周围结构导致症状出现,包括肠管受压及血管受压,以及腹膜后其他结构受压。

影像 硬纤维瘤的影像表现多样,取决于胶原、增生的成纤维细胞、纤维化以及血管的数量。随病变的进展阶段不同,肿瘤的纤维和细胞成分也明显不同。

病变的超声表现为边缘模糊、不规则,回声表现多样。CT 密度和边缘同样变化多样。典型的硬纤维瘤 MR 表现为 T1 信号减低,T2 加权序列与肌肉相比,信号表现多样。T2 加权像的表现可提示肿瘤细胞的增加与肿瘤快速生长间的相关性。本病的强化表现多样(图 87-37)。MRI 对评价硬纤维瘤分期、活动性及复发等方面均很有帮助。

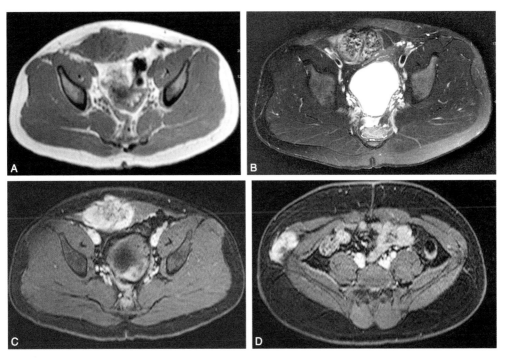

图 87-37 硬纤维瘤。16 岁女孩,腹壁肿块 1 年余。A,轴向 T1 加权磁共振图像显示在右侧直肌内相对清楚的圆形肿块。B,脂肪饱和 T2 加权图像显示肿物信号不均匀。C,T1 加权脂肪饱和增强后与相邻的肌肉相比,明显强化。D,一个成像特性类似的病变也确定在腹侧壁

治疗 手术切除为主要治疗方法。但多数腹部硬纤维瘤被发现时已无法轻易切除,特别要切除足够宽的边缘以防止复发,因此具有复发和死亡的风险。切除的目标为切缘阴性,切缘阳性或不完全切除需放疗。其他全身性治疗包括类固醇、抗雌激素药物如他莫昔芬、非类固醇抗炎药如舒林酸以及化疗药物如长

春碱和氨甲蝶呤。

腹膜假黏液瘤

概述 腹膜假黏液瘤发生于大网膜和腹膜表面，由大量的黏液或胶状物质纠结成块。

病因学 大多数腹膜假性黏液瘤由阑尾黏液腺瘤破裂进入腹膜腔而形成。大量黏液可包含或不包含上皮细胞，经腹膜播散，并于腔隙内聚积，如 Morison 袋与结肠旁沟。腹膜假黏液瘤也可起源卵巢，亦可继发累及卵巢。

临床表现 腹膜假黏液瘤多见于成人，女性多于男性。通常表现为腹痛，尽管腹部增大，但出现体重下降。

影像 影像表现与大量腹水类似。超声可见腹水内部回声不移动。偶见分隔和实性成分。CT 黏液性物质表现为低密度，并于上文提及区域内聚积。内脏表面呈扇贝状，尤其见于肝脏，此表现为腹膜假性黏液瘤与腹水的重要鉴别征象。影像检查很难鉴别良性腹膜假黏液瘤与腹膜黏液癌。淋巴结肿大、胸膜受累、肿块强化以及内脏器官受累提示病变呈恶性表现。

治疗 良性腹膜假性黏液瘤的治疗主要包括手术和开腹阑尾切除术，切除其他可能受侵及的脏器。恶性病变需其他治疗，如腹腔灌注化疗和放疗。

恶性病变

腹膜转移癌

概述 腹膜播散转移病变罕见于儿童。儿科患者中，生殖细胞瘤或结肠癌占腹膜转移癌的 47%。其他可引起弥漫性腹膜转移的肿瘤包括肾母细胞瘤、神经母细胞瘤、畸胎瘤、促结缔组织增生性小圆细胞肿瘤（desmoplastic small round cell tumor, DSRCT）以及非霍奇金淋巴瘤。

病因学 恶性肿瘤可通过种植、直接侵犯、血行播散或淋巴转移至腹膜。腹膜转移常伴有其他部位转移。种植转移可见于手术治疗，由肿瘤破裂或腹膜内溢出所致，颅内疾病经脑室腹腔分流播散于腹腔的病变较罕见。

恶性细胞可经腹膜液的正常循环而迁移。肿瘤细胞通过细胞间粘附分子的表达介导粘附于间皮细胞。当转移病灶影响腹膜间皮层的吸收能力时，即出现腹水。

临床表现 腹膜转移最初可无症状，随疾病进展，患者可出现腹部肿大、腹水、恶心、腹痛。约 20% 出现肠梗阻，50% 出现腹水。CT 可见单发或多发肿块，腹膜弥漫增厚伴强化，肿瘤突出于腹膜表面。弥漫性结节为横纹肌肉瘤、非霍奇金淋巴瘤以及生殖细胞肿瘤腹膜转移的特征表现。

由于固有组织对比与多平面观察，MRI 对腹膜种植的探查优于 CT。腹膜种植 T1 序列呈低信号，T2 加权序列呈高信号，增强表现多样。对比剂注入 10~15 分钟后延迟扫描可更好的显示病变，因为病变强化缓慢。但是，呼吸道与消化道的运动可影响腹膜浆膜病变的辨别。正电子发射断层扫描（PET）或 CT 扫描也有助于确定腹膜癌，取决于病变的大小。

治疗 外科肿瘤细胞减灭术旨在取出大体病灶，继之以高温腹腔化疗。但是，有报道本病的复发率可高达 70%。

促结缔组织增生性小圆细胞肿瘤

概述 促结缔组织增生性小圆细胞肿瘤（desmoplastic small round cell tumor, DSRCT）为罕见的侵袭性腹部恶性肿瘤，属于小圆形，蓝色细胞家族。腹膜受累最常见，少见的受累部位包括睾丸旁、胸膜、肺、卵巢、鼻窦、中枢神经系统、肾脏以及胃。

病因学 DSRCT 的病因未知。据推测肿瘤起源于间皮、间皮下或浆膜下间质。病理上，DSRCT 属蓝色小圆细胞家族，包括尤文肉瘤、神经母细胞瘤、肾母细胞瘤、横纹肌肉瘤以及原始神经外胚层肿瘤。细胞免疫组化染色通常需鉴别 DSRCT 与其他小圆细胞肿瘤。

临床表现 DSRCT 通常侵及青少年和青年，年龄范围 15~25 岁，男性好发，性别比范围从 3:1 至 9:1。患者通常因腹痛或腹胀就医，体检时腹部可扪及肿块。

影像 DSRCT 的 CT 表现为腹膜多发、散在肿块，无明显实质来源。肿块常为低密度灶，伴不同程度中央坏死、出血，轻度至中度强化。DSRCT 的超声和 MRI 表现多样，不具特异性。氟脱氧葡萄糖 PET/CT 目前仍用于评估转移和全身治疗效果。

肿瘤经腹膜直接种植形成大网膜和肠系膜多发肿块。多达 50% 的患者出现肝转移，包括肝内（血源性转移）和浆膜（图 87-41B）转移。其他血源性转移性病变较少见。此外，肿瘤占位效应可导致肾盂积水与肠梗阻。多项研究发现腹膜后淋巴结肿大与盆腔较大肿块伴腹水有关（见图 87-41）。尽管影像表现通常无特异，但结合盆腔明显包块、腹膜散在小肿块、腹膜后淋巴结肿大以及腹水等征

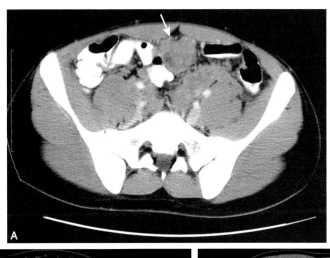

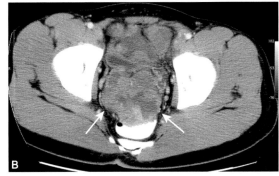
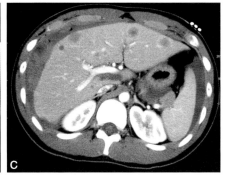

图 87-41　促结缔组织增生性小圆细胞肿瘤。17 岁男孩。A 和 B,计算机断层增强扫描图像,显示多个不均匀强化盆腔肿块(箭号),一个占主导地位的肿块位于直肠膀胱陷凹。C,转移和腹膜种植,肝内多个大的,有明显强化的异构结节,腹膜增厚

象,在某种程度上成为本病的特点。主要鉴别诊断包括腹膜转移癌、横纹肌肉瘤、淋巴瘤、神经母细胞瘤以及生殖细胞肿瘤。

治疗　通常需结合化疗与手术切除。术前化疗可减少肿瘤体积,有报道术前化疗可改善预后。但是,DSRCT 为恶性侵袭性肿瘤,尽管予以治疗,但预后差,报道其 3 年存活率为 29%。

其他肿瘤

横纹肌肉瘤约占儿童软组织肉瘤的一半,但发生于躯干部位的较少见(图 87-42)。与其他部位病变相比,腹壁和躯干的横纹肌肉瘤预后差。躯干病变胚胎型较滤泡型更常见,前者多进展快速,发现时多大于 5cm。能否完全切除可影响预后,因此完全除术应为治疗目标。

滑膜肉瘤为罕见恶性肿瘤,占儿童软组织肉瘤的 5%~6%,病变多起源于四肢大关节附近,但它也极少累及前腹壁。

平滑肌肉瘤常来源于腹膜后、泌尿系、胃肠道以及下肢。起源于网膜的病变较罕见(图 87-43 和图 87-44)。

脂肪肉瘤前文已有论述。出现脂肪成分有助于鉴别其他肉瘤。尽管本病常见于腹膜后,但在软组织肉瘤中,本病的儿童期发病率最低。

儿童纤维肉瘤分为两型:先天型或婴儿型见于 2 岁以内的幼儿,儿童型累及 10~15 岁的儿童(图 87-45)。两型的组织学表现相似,但婴儿型具有明显的染色体易位。

有报道婴儿型纤维肉瘤可累及儿童的躯干和腹膜后。手术完整切除后,先天型或婴儿型病变预后好于儿童型/成人型。

恶性间叶瘤为非常罕见的软组织肿瘤,主要见于成人。这些肿瘤至少含有两种完全不同组织学的肉瘤亚型,被认为是总体预后较差的高级别肿瘤。原发恶性间叶瘤最常见的部位包括腹膜后及大腿,但也有报告见于其他部位。CT 表现为混杂密度软组织肿块,内见坏死和钙化,不均匀强化,具有中度血供(图 87-46)。MRI 病变表现为 T2 加权像信号不均匀。治疗包括外科手术、放化疗相结合。

腹膜的恶性间皮瘤罕见于儿童。本病似乎与辐射或石棉暴露并无关联。腹膜恶性间皮瘤患儿多因腹水和沿腹膜表面多发肿瘤结节就诊。

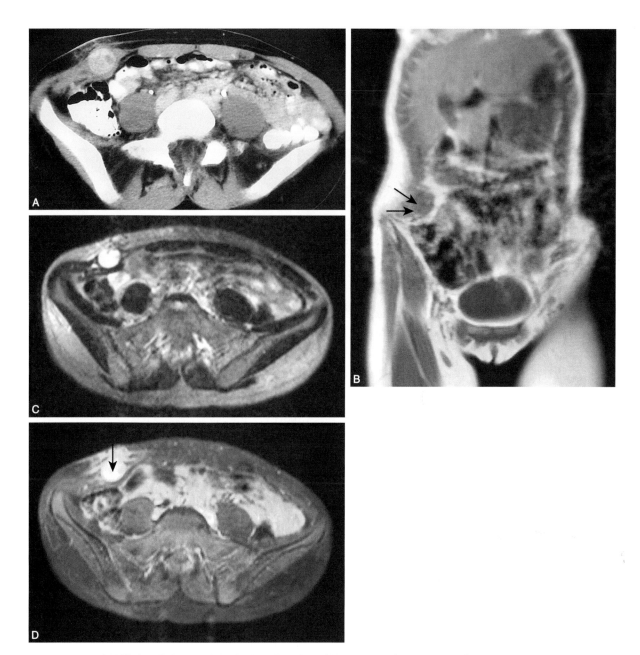

图 87-42 胚胎性横纹肌肉瘤。13 岁女孩,右下腹壁皮下肿块。A,下腹部增强 CT 图像显示肿块不均匀强化,右侧斜肌局部肿大。覆盖肿块的皮下脂肪水肿是显而易见的。在这幅图像肿瘤局部浸润不能排除。B,斜冠状位 T1 加权 MR 平扫图像显示在右侧斜肌 3 厘米的圆形组织肿块(箭号)。C,轴向 T2 加权磁共振图像,表现出高信号肿块(因为它是反转恢复序列,未显示)。D,明显强化见于软组织肿块和上覆的皮下脂肪(箭号)。这一发现是对肿瘤浸润的印证

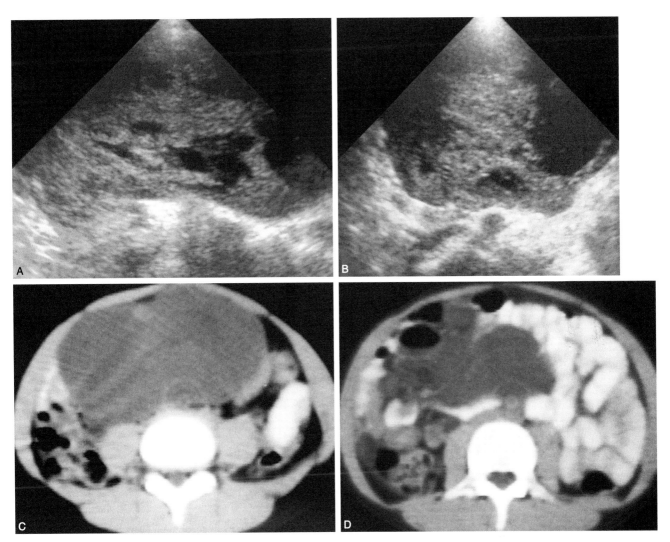

图 87-43　平滑肌肉瘤。10 岁男孩,中腹纵向(A)和横向(B)超声图像显示一个大的囊实性异质性肿块。C 和 D,CT 平扫显示大而均匀的低密度软组织肿块,位于中线,推移肠管

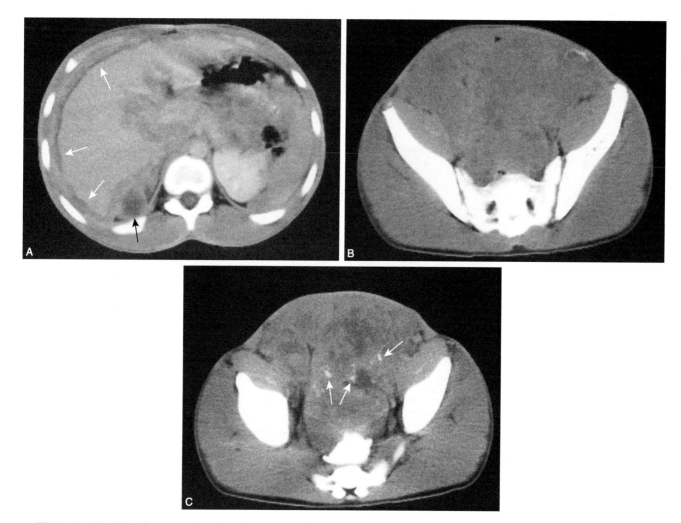

图87-44 平滑肌肉瘤。A,16岁男孩,计算机断层增强扫描图像显示出肝脏和胰腺周围广泛的腹膜转移灶(白箭号),见囊性腹膜转移(黑箭号)。B,骨盆上部较低的图像表明肿块占据下腹部和骨盆的大部。C,另一幅较低的骨盆图像中散在钙化(箭号)。直肠内见造影剂

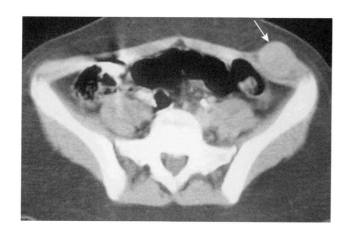

图87-45 纤维肉瘤。14岁女孩,通过骨盆上部的计算机断层增强图像显示在左腹前壁一个清楚的,圆形,3cm肿块。肿块膨胀,与左侧斜肌密度相当(箭号)

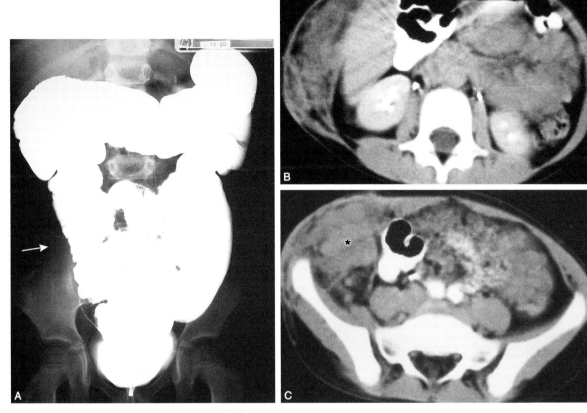

图87-46　5 岁小女孩,复发性间质瘤,最初的诊断是在 3 岁。A,钡剂灌肠腹部平片显示因相邻的腹壁间叶瘤,正常结肠失去原有位置(箭号)。B 和 C,轴位 CT 静脉注射和口服对比剂,显示腹前外侧壁软组织浸润扩张(星号)。从皮下位置扩展(B 和 C)浸润腹,对相邻结构有占位效应,尤其是右半结肠,如 A

关键点

立位与卧位腹片对发现腹腔游离气体具有相似的敏感性。

腹腔室隔综合征为临床诊断,包括腹内压为 20mmHg 或更高,外加至少一个器官功能受损。

脂肪坏死为婴儿与新生儿腹壁钙化的原因之一。此类钙化多与新生儿窒息、脓毒症、妊娠糖尿病以及低体温有关。

腹膜钙化合并腹腔淋巴结钙化更倾向为恶性病程。

脂肪母细胞瘤的脂肪含量多变,影像检查病变并不完全为脂肪。

由于固有组织对比及多平面成像功能,MRI 在发现腹膜种植方面具有优势。

内脏表面呈扇贝样,尤其见于肝脏,为区分腹水和腹膜假性黏液瘤的重要征象之一。

DSRCT 通常为腹膜多发、散在肿块,无明确实质来源。

推荐阅读

Agarwal A, et al. Peritoneal calcification: causes and distinguishing features on CT. *AJR Am J Roentgenol.* 2004;182(2):441-445.

Bellah R, et al. Desmoplastic small round cell tumor in the abdomen and pelvis: report of CT findings in 11 affected children and young adults. *AJR Am J Roentgenol.* 2005;184(6):1910-1914.

Chiu YH, et al. Reappraisal of radiographic signs of pneumoperitoneum at emergency department. *Am J Emerg Med.* 2009;27(3):320-327.

Ledbetter DJ. Gastroschisis and omphalocele. *Surg Clin North Am.* 2006;86(2):249-260, vii.

Patel A, et al. Abdominal compartment syndrome. *AJR Am J Roentgenol.* 2007;189(5):1037-1043.

参考文献

Full references for this chapter can be found on www.expertconsult.com.

第88章

先天性肝胆畸形

JOSHUA Q. KNOWLTON and LISA H. LOWE

　　肝脏纤维多囊性病变为胚胎胆管板畸形导致的一组肝脏先天性畸形(图88-1)。包括胆总管囊肿、Caroli病、肝纤维化、胆道错构瘤以及囊性肝脏疾病。肝脏纤维多囊性病变的具体类型取决于异常胚胎管发育的大小(表88-1)。

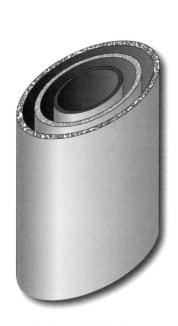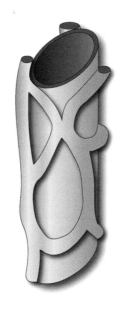

图88-1　图解导管板。双分子层的肝细胞(外面两层)环绕在门静脉周围结构(中央黑),形成的原始胆管腔(左)。组织再吸收过程在门静脉三联管中形成正常的胆道。这个过程的失败导致导管板畸形

表88-1　纤维多囊性肝脏疾病及其胚胎障碍性胆管大小

疾病	胆管大小
先天性肝脏纤维化	小
胆管错构瘤	小
多囊性肝脏病变	中等
总胆管囊肿	巨大,超出肝脏范围
Caroli病	巨大,在肝脏内部

胆总管囊肿

　　概述　胆总管囊肿为最常见的先天性肝胆畸形,表现为胆管的梭形或囊状扩张。常用的Todani分类依据不同的病因、发病机制、形态及表现将本病分为五型(及数个亚型)(图88-2)。

　　Todani Ⅰ型最常见,80%~90%的病例属于此型。本型胆总管扩张的长度及范围变化很大,可进一步分出亚型。Todani ⅠA、ⅠB、ⅠC分别为胆总管囊性扩张、胆囊管下段扩张以及梭形扩张。Todani Ⅱ型仅占胆总管囊肿的2%,由一个或多个胆总管憩室构成。Todani Ⅲ型见于1.5%~5%的病例,表现为胆总管十二指肠内段扩张,形成类囊性肿块,称为"胆总管囊肿",常见胆总管和胰管向病变内排空。Todani ⅣA型表现为肝内和肝外胆道多发扩张,见于10%的胆总管囊肿病例。Todani ⅣB较罕见,主要表现为肝外胆道的多发囊肿,而肝内胆管不受累。Todani Ⅴ型即Caroli病。Todani ⅣA型也被称为Ⅰ型胆总管囊肿伴肝内累及,同时也有争议认为其是否为Ⅴ型(Caroli病)囊肿合并胆总管扩张。

　　病因学　关于Ⅰ型胆总管囊肿存有数个发病机制。除前文提到的导管板畸形以外,其他理论认为囊肿的形成由远端胆管梗阻和(或)胰酶逆流进入胆管树所致,这是因为近端胰管异常汇入至胆总管(导管连接异常)。导管异常连接导致胰酶逆流进入胆总管,随后出现炎症和腔壁弱化,此病理机制见于近6成的患者。内镜逆行胆管造影(ERCP)(图88-3)可见到此表现。西方国家的Ⅰ型胆总管囊肿更常见于女孩,而亚洲国家的性别比例均等。约所有报道病例中的65%来自日本。

　　有假说认为Ⅱ型胆总管囊肿为胎儿期胆总管破裂及后期愈合所致。Ⅲ型胆总管囊肿可能为十二指

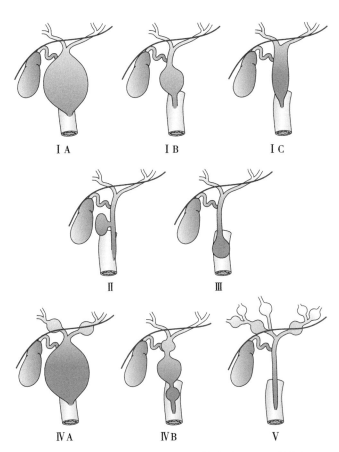

图 88-2 基于胆管造影术的胆总管囊肿 Todani 分类的示意图。Ⅰ A 型和 Ⅰ B 涉及胆总管的囊性膨胀，Ⅰ B 局限于胆囊管汇入胆总管以下的区域，Ⅰ C 是胆总管的梭形扩张。Ⅱ 型是从胆总管的囊状憩室，Ⅲ 型胆总管囊肿是位于肝胰管壶腹部的胆总管囊肿。类型 Ⅳ A 和 Ⅳ B 是胆道的多个囊性扩张，位于肝内和肝外胆道树，Ⅴ 型等于 Caroli 病，众多肝内胆汁湖，遍及胆道树和肝脏

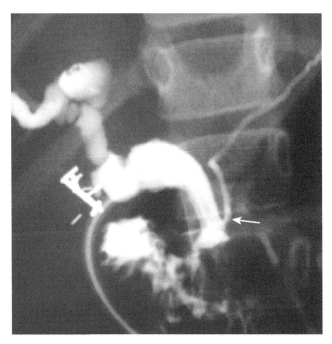

图 88-3 胆总管囊肿患儿行内镜逆行胰胆管造影，显示胆总管扩张和相对近端胰管的汇入（箭号）

肠壶腹梗阻后遗症或十二指肠壶腹的先天性重复畸形。肝内囊肿见于 Ⅳ 和 Ⅴ 型胆总管囊肿，认为主要由导管板畸形而引起的胆管扩张所致。

　　临床表现　　胆总管囊肿在婴儿期可表现为胆汁淤积性黄疸，临床上无法区分开新生儿肝炎或胆道闭锁。年长儿与青年人的临床表现多样。有报道其特征性三联症包括腹痛、阻塞性黄疸和发热。但三种典型症状均出现的患者极少。腹痛症状临床最典型，其次为阻塞性黄疸、发热、便色浅、脾肿大、肝肿大及可扪及肿块。胆总管囊肿的最常见并发症为上行性胆管炎。长期并发症包括肝硬化与随后出现的门静脉高压。胆总管囊肿患者罹患胆道癌的风险增高二十倍。此风险在第一个十年较低，但随年龄增加增长。有报道囊肿可出现自发性破裂。

　　影像　　当临床表现指向肝胆管异常时，通常使用超声作为首选检查。Ⅰ 型及 Ⅳ 型胆总管囊肿可清晰辨别胆总管扩张。通常于扩张的胆总管旁可见胆囊

（图 88-4）。大多数情况下肝内胆管无异常，但由于阻塞存在可使其出现不同程度的扩张。扩张的胆管内可见胆泥或结石。Ⅲ 型胆总管囊肿可于 Vater 壶腹形成占位效应（图 88-5A 和 B）。

　　腹部 MRI 及胰胆管成像（MRCP）用以明确解剖结构（图 88-6）。肝胆核素显像有助于诊断疑难病例，可观察胆总管囊肿和肝胆管的交通（图 88-7）。CT 无法像超声或 MRI 一样显示胆道解剖，但结合超声检查可引导脓肿引流以及评价肝脏解剖。

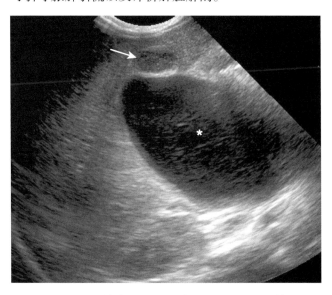

图 88-4 胆总管囊肿（Todani 类型 Ⅰ）8 天女孩，黄疸。横断面超声显示肝门的巨大梭形囊肿（星号），其下可见方小的，胆泥填充的萎缩胆囊（箭号所指）

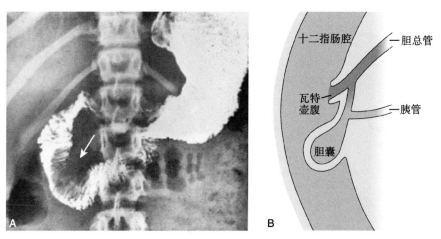

图 88-5 胆总管囊肿(Todani 类型Ⅲ),12 岁女孩,腹痛,**A,**上消化道造影图像显示一个大的充盈缺损(箭号),与肝胰管壶腹部位置的重合。**B,**图解手术的发现

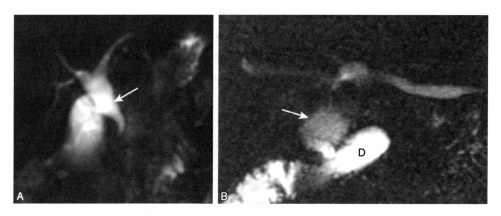

图 88-6 胆总管囊肿(Todani Ⅰ型),**A,**10 天大的男孩,黄疸,磁共振成像与磁共振胰胆管造影胆管成像(MRCP),展示了扩张的胆总管(箭号)。**B,**6 岁男孩,腹痛,胆总管囊肿(Todani Ⅰ型)。MRCP 展示了扩张的胆总管(箭号),排出胆汁进入十二指肠(D)

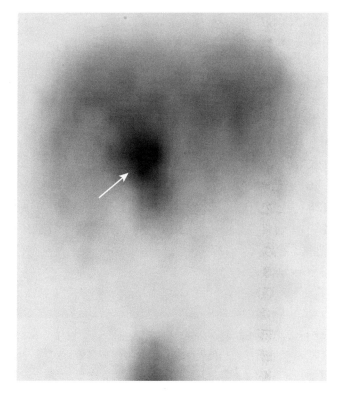

图 88-7 锝-99 标记的肝亚胺基二乙酸延迟图像证实了与胆道树相通,放射性示踪剂在囊肿的积累(箭号)。早期扫描这个区域放射性示踪剂稀疏(没有显示)

在放置经皮胆道引流方面,可选择经皮肝穿刺胆管造影术(percutaneous transhepatic cholangiography, PTC)和经皮胆道内镜逆行胰胆管造影(ERCP)(图 88-8)。与 ERCP 相比,部分医务人员更倾向使用 PTC,因为其引发医源性胆管炎的风险较低。

治疗　由于本病可引起长期后遗症,因此确定

外科手术切除和肝空肠吻合术为治疗方案。肝内囊肿的患者应密切监视胆管炎、胆汁淤积以及结石形成。急性胆管炎期应使用抗生素。药物治疗可减少胆汁淤积的风险并促进胆汁流动。但是,当出现肝脏广泛损伤及肝硬化时,应进行肝脏移植。

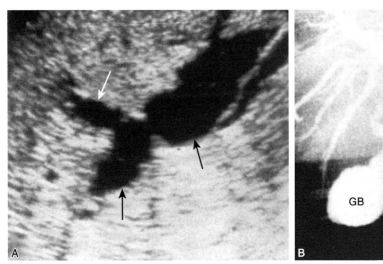
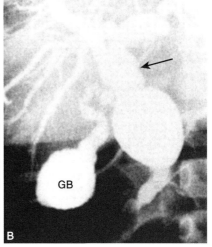

图 88-8　一岁男孩,胆总管囊肿(Todani Ⅳ型),A,纵向超声显示肝内及肝外胆管的明显囊状扩(箭号)。B,手术中的胆管造影证实扩张的肝内胆道树和胆总管(箭号)。同时注意到胆囊(GB)

Caroli 病和 Caroli 综合征

概述　Caroli 病又被称为 Todani Ⅴ 型胆总管囊肿,为肝内胆管节段性非梗阻性扩张。其特点为肝内多发囊肿并与胆道相通,代表肝内胆管扩张。可合并结石形成、胆管炎以及肝脓肿。Caroli 综合征还可出现肝纤维化。

病因学　有关 Caroli 病的主要形成理论为肝内大胆管板的畸形。其他假说包括新生儿期肝动脉阻塞致胆管缺血,胆道上皮生长率异常,以及支持结缔组织缺乏导管板的正常退化。上述过程导致门脉三联管周围出现扩张的胆管囊肿。Caroli 综合征包括大导管板和小导管板异常,可合并肝纤维化。如前文所述,Caroli 肝胆管扩张也可与肝外胆管板异常及胆总管囊肿(Todani Ⅳ A 型胆总管囊肿)有关。本病可合并肾脏疾病,包括常染色体隐性遗传性多囊性肾病、髓质海绵肾以及肾消耗病(NPHP)。尽管本病通常为弥漫性改变,但也有单叶受累的报道,88%的病例累及肝左叶。

临床表现　尽管 Caroli 病出生即可存在,但大多数病例直到晚年因胆管炎胆汁淤积引起腹痛就诊时才被发现。腹痛可与肝脓肿(胆管炎所致)或胆道结石(胆汁淤积所致)有关。肝纤维化患者可出现门脉

高压的症状与体征,此为本病的进展结果。

影像　大多数患者的超声可见胆管显著不规则扩张。应与肝囊肿进行鉴别,必须认识到 Caroli 病的扩张胆管彼此相通且与胆道系统相连(图 88-9)。围绕门静脉根部扩张胆管,形成中心点征,此征象为 Caroli 病的特异性表现。多普勒检查可见门静脉分支中的血液流动。扩张的胆管内常见胆汁淤渣和结石。如果形成脓肿,单个或多个囊肿可见混杂回声,与单纯囊肿的单一回声表现不同。

确诊 Caroli 病的患者应行肾脏检查。肾脏可正常或为多囊病变,或髓质回声增强伴皮髓质分界不清(图 88-10)。MRI 及 CT 检查可清晰显示病变的范围。可出现"中心点"强化,与超声门静脉根部的表现相对应。如果形成脓肿,受累囊肿的密度增高,与未受累的囊肿相比,可出现边缘强化。胆道开放 HIDA(肝亚氨基二乙酸)扫描可用以发现病变与胆道是否相通。PTC 亦可用于脓肿引流。

治疗　熊去氧胆酸可降低胆石病并发症的发生。广谱抗生素可用于预防和治疗胆管炎。脂溶性维生素的补充可以帮助缓解胆汁淤积的症状。此外,应进行血清学致癌抗原 CA19-9 以及癌胚抗原(carcinoembryogenic antigen,CEA)筛查。手术切除已成功应用于

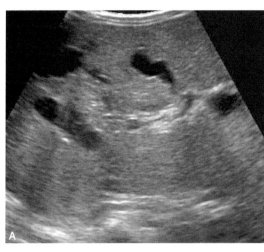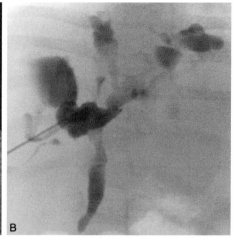

图 88-9 Caroli 病（Ⅴ型胆总管的囊肿）一个 6 个月大的女孩未能茁壮成长。A,轴位肝脏超声显示多个大,低回声,边界清楚的,形状不定地分散在肝脏内的胆汁湖。B,经皮穿刺胆管造影确认不定形胆汁湖与胆道树相通

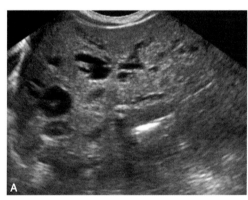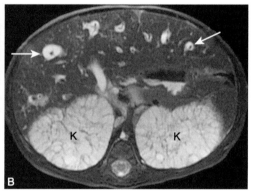

图 88-10 Caroli 病（Ⅴ型胆总管的囊肿）一个 3 天大女孩,患有器官肥大和相关的常染色体隐性多囊肾疾病。A,纵向通过肝脏声像图显示,遍及整个肝脏的局灶性胆管的扩张。B,磁共振成像胰胆管成像显示,中央点征象,可见许多 T2 高信号扩张的胆管各自围绕着门静脉或"点"（箭号）。相关的体积增大、多囊 T2 高信号的肾脏（K）亦可见

致癌抗原阳性的单叶病变的患者。病灶弥漫分布以及病情进展无法进行治疗的,应进行原位肝移植。

先天性肝纤维化

概述 先天性肝纤维化为进展性病变,可引起门脉高压。本病同时合并常染色体隐性遗传多囊性肾病。肝脏病变多见于中晚年,因此当肾脏病变相对较轻时,肝脏病变才能在预期寿命内出现临床症状。

病因学 先天性肝纤维化主要为累及小叶间导管的导管板畸形。与门静脉周围相邻的胆管及类似胆管的导管板残余结构出现瘢痕,继而形成纤维化。肝纤维化（肝内小胆管板畸形所致）可合并 Caroli 病,后者为大导管板的异常,此种联合病变被称为 Caroli 综合征。

临床表现 先天性肝纤维化临床表现不同,儿童晚期或成人期发病较轻,常伴有脾肿大及门静脉高压。先天性肝纤维化的主要并发症包括胆管炎、肝衰竭以及肝细胞癌风险的增高。先天性肝纤维化患者罹患肝细胞癌的发生率增高已被证实。

影像 超声为首要检查（图 88-11A）。可见肝脏回声增强,门静脉边界模糊以及门静脉三联管回声增强。如果合并 Caroli 综合征,可见不规则的门静脉根部周围环绕明显扩张的胆管囊肿。超声还可发现合并的肾脏病变。超声还可发现门脉高压、随后出现的脾肿大以及绕过肝血窦的多发侧支血管形成。上述征象于增强 CT 或 MRI 中更易发现。CT 和 MRI 在显示不均匀肝实质时,表现为 CT 密度不均匀（图 88-11B）以及肝实质 T1/T2 信号不均匀。MRA 可见门脉高压的血管后遗改变,MRCP 有助于明确胆道解剖。

治疗 肝纤维化和门脉高压的一线治疗药物为

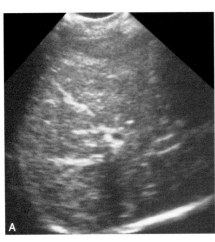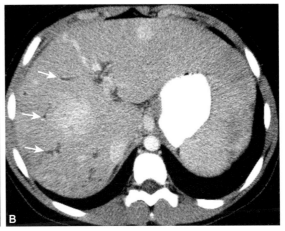

图 88-11　12 岁女孩,先天性肝纤维化并门脉高压 A,轴位超声显示肝脏不均匀回声,由于纤维化进展见条带样高回声。B,横轴位增强 CT 图像显示,肝脏不均匀强化,低密度线样分支状管状结构为稍扩张的胆管(箭号)。门静脉高压导致的广泛的侧支血管出现(没有显示)

利尿剂,用以减少腹水及增加肾小球过滤。当肝硬化和门脉高压进展恶化时,应进行原位肝移植。

胆管错构瘤

概述　胆管错构瘤又称微小错构瘤和 Von Meyenbury 综合征,本病较罕见。病灶通常边缘清楚,大小相仿,小于 15mm。病变大小相仿有助于鉴别转移性病变,但最终应进行组织活检。由于微小错构瘤病灶小,因此常无症状,需病理检查发现。本病具有较小的肝胆癌变风险。

病因学　胆管错构瘤由小胆管的胆管板畸形所致。本病常多发,很少伴发其他畸形,但有时也可伴发单纯性肝囊肿、多囊肾或肝脏疾病。

影像　超声可见胆管错构瘤,主要表现为伴有彗星尾的低回声,以及囊肿壁轻微不规则。常可见肝脏结构不均匀。CT 表现为低密度病变,MRI 表现为 T1 序列低信号,T2 序列高信号(图 88-12)。

治疗　大多数胆管错构瘤无症状,因此无需治疗。尽管其恶变的可能性很小,但也应进行随访。

胆道闭锁

概述　胆道闭锁为引起新生儿胆汁淤积的最常见原因,也是儿童肝移植的主要适应证。与美国相比,本病更常见于日本。

病因学　胆道闭锁的发病机理尚不明确。认为有可能与病毒感染、基因以及自身免疫有关。最近的理论认为胆道闭锁和肝炎为胆道炎症的两种结局。重度炎症引起胆道闭塞,继而发展为胆道闭锁。未到重度的炎性病变不引起胆道的闭塞,继而出现肝炎。鉴别胆道闭锁与肝炎十分重要,因为二者治疗方式不同。

临床表现　胆道闭锁通常于生后第一个月内出现黄疸,浅色大便,高直胆红素血症。如未经治疗,胆道闭锁进展为肝病末期,可在 3 年内死亡。

影像　超声为新生儿黄疸的初筛检查,用以排除外科病灶,如先天性胆总管囊肿。胆道闭锁的关键征象为胆囊缺如或体积减小(<15mm),可见三角条索征(肝门静脉后肝炎组织回声>4mm)(图 88-13A)。三角条索征对诊断胆道闭锁的准确性为 96%。与新生儿肝炎相比,胆囊体积减小(<15mm)或缺如对于诊断胆道闭锁的准确性为 73%。新生儿肝炎中,90% 的病例胆囊正常。当超声征象相互结合时,诊断的准确性可提至 98%。

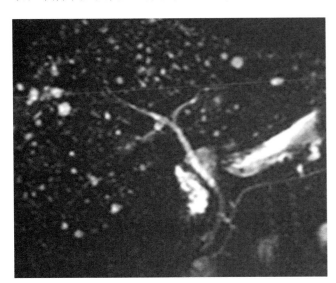

图 88-12　胆管性错构瘤 MRI 胰胆管造影显示不可计数小的、边缘清楚、局灶性亮点遍及整个肝脏。注意正常管径的胆道系统

锝-99m 亚氨基二乙酸和苯巴比妥标记胆汁核素显像可用以鉴别胆道闭锁和新生儿肝炎（图 88-13B）。如果可见放射性药物排泄进入肠道，则除外胆道闭锁，若放射性药物未进入肠道，则二者很难鉴别。目前推荐于肝门肠吻合（Kasai）术后进行核素显像以评估胆道引流恢复情况。婴儿术前以及超声检查后可行 MRCP 检查，以进一步描绘胆管树的解剖结构。ERCP 仅用于经皮介入治疗。尽管拥有上述所有成像技术，但明确确诊胆道闭锁仍是一项挑战。甚至部分病例穿刺活检都无法确诊，需术中胆管造影确诊。

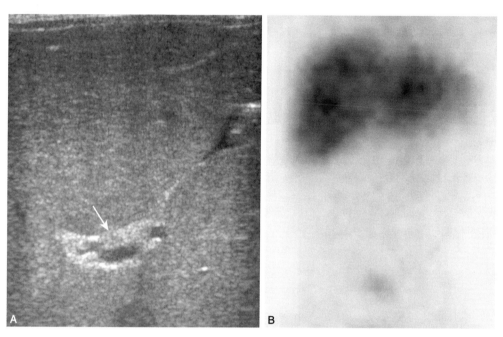

图 88-13　2 个月男孩，胆道闭锁并持续黄疸。A，肝门的横向图像显示沿着预期的胆总管和肝管道（箭号）回声增强。胆囊体积小（9mm）（没有显示）。B，锝-99m 标记的肝亚胺基二乙酸延迟图像显示正常肝脏放射性示踪剂吸收，但缺乏排泄到胆道树。这一征象表现在所有图像

　　治疗　胆道闭锁采用外科 Kasai 术式（肝门肠道吻合术）治疗，新生儿肝炎采用药物治疗。早期诊断胆道闭锁很重要，因为小于 3 个月内的婴儿经 Kasai 手术治疗的远期预后良好，而对于 3 个月以上的婴儿，则通常需要进行肝移植。

关键点
肝脏纤维多囊性病变为胚胎胆管板畸形导致的一组肝脏先天性畸形。它们包括胆道错构瘤、肝纤维化、囊性肝脏疾病、胆总管囊肿和 Caroli 病（或 Caroli 肝内导管扩张）。 　　Caroli 病（肝内胆管扩张）可能与下列疾病相关：胆总管囊肿、肝纤维化（Caroli 综合征）以及肾脏疾病，包括常染色体隐性遗传性多囊性肾病、髓质海绵肾以及肾消耗病（NPHP）。 　　断层影像检查的中心点征，由扩张胆管包绕门静脉所致，可诊断为 Caroli 肝内胆管扩张。

　　宫内胆汁性导管炎可引起一组胆管病变，病变范围从轻微、自限性肝炎至完全性胆管阻塞和胆道闭锁。

　　超声检查结合三角条索征与胆囊体积减小（小于 15mm）征象，诊断胆道闭锁的准确率可达 98%，其各自的诊断准确率分别为 96% 和 73%。

推荐阅读

Lowe LH. Imaging hepatobiliary disease in children. *Semin Roentgenol.* 2008;43:39–49.

Veigel MC, Prescott-Focht J, Rodriguez MG, et al. Fibropolycystic liver disease in children. *Pediatr Radiol.* 2009;39:317–327.

参考文献

Full references for this chapter can be found on www.expertconsult.com.

第 89 章

胆道获得性疾病

BRENTON D. READING and LISA H. LOWE

胆囊结石及胆管结石

概述 过去认为非溶血性贫血的儿童罕见胆囊结石,但随着超声检查的广泛应用,胆囊结石的诊断越来越多。甚至有报道称,胎儿超声检查即可发现胆结石,但此类胆结石大多可自行消退。

病因学 婴儿期胆结石可能与胆汁盐分泌的生理调节不成熟有关。慢性胆汁淤积在胆石症的病理生理学中起到一定作用。婴儿胆结石多为偶然发现,其诱发因素很多(框 89-1)。与胎儿期胆结石自行消退相比,婴儿期自行消退表现较少出现。此外,婴儿期结石极少并发胆道穿孔和腹膜炎。

框 89-1 与婴儿胆结石发展有关的条件
阻塞性胆道系统先天性异常
全静脉营养
利尿剂(呋喃苯胺酸)
胃肠功能障碍(短肠综合征或末端回肠病)
长时间的禁食
光疗
脱水
感染

尽管大多数年长儿的胆结石为特发性,但与胆结石有关的因素有很多(框 89-2)。其中,最突出的有镰状细胞病和干扰正常肝肠循环的肠道病变。镰状细胞病和其他溶血性贫血患者发生胆结石的概率随年龄增长而逐渐增加。有报道,胆结石亦可见于手术后和抗生素治疗。

临床表现 婴幼儿胆石症通常无临床症状,但年长儿出现症状的几率逐渐增高。年长儿及青少年的临床症状与成人类似,包括腹胀、恶心、呕吐以及餐后右上腹绞痛并向肩膀辐射。年幼儿的临床表现不具特异性(如易怒),因为幼儿言语表达能力差,或难以将右上腹不适与进食联系起来。

框 89-2 有关儿童胆结石发展条件
镰状细胞病
囊性纤维化或其他胰腺疾病
吸收不良
全胃肠外营养中的应用
炎症肠疾病(Crohn 病)
短肠综合征(肠切除术)
溶血性贫血
胆总管囊肿
抗生素

胆总管结石由胆囊结石进入胆总管所致。当结石通过胆囊管或胆总管时容易出现症状。儿童胆结石最常见的并发症为胰腺炎,虽然引起胰腺炎最常见

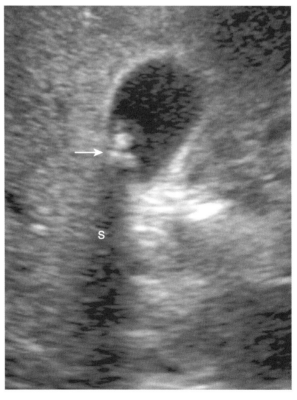

图 89-1 17 岁的女孩,胆结石伴腹痛。A,超声检查胆囊横切面显示结石(箭号)后伴声影(S)

的原因为特发性或外伤后。

影像　总的来说,最常见的胆结石类型为可透过X线的胆固醇结石,但罕见于儿童,因此大多数小儿的平片可见胆结石显影。即便如此,超声仍为评价胆石症的首要检查(图89-1)。超声诊断胆结石的三个主要标准为局灶性回声、声影以及重力依赖性。大多数结石会因患者体位改变而移动,因此应将其作为肝胆超声检查的常规操作(图89-2)。有关胆结石的超声表现有四种模式。第一种为回声、声影简单、可移动,可能为单一或多发结石。第二种模式为结石微小,呈

沙洋汇集,称为钙乳,与胆泥类似,只有当病变聚集时才可见声影(见图89-2)。第三种模式,胆囊内的胆汁呈高密度,偶见结石漂浮其上,表现为液-液平面。最后一种超声模式与结石及胆囊收缩有关,这此情况下,结石产生的双重回波称为囊壁-结石-声影三联征(wall echo shadow,WES 征)。此征象可见于胆囊慢性收缩或禁食不够的患者(图89-3)。当出现此征象时,应予以仔细辨别,以免 WES 征与气肿性胆囊炎(胆囊壁内出现气体)相混淆,后者在成人中远比儿童更常见。

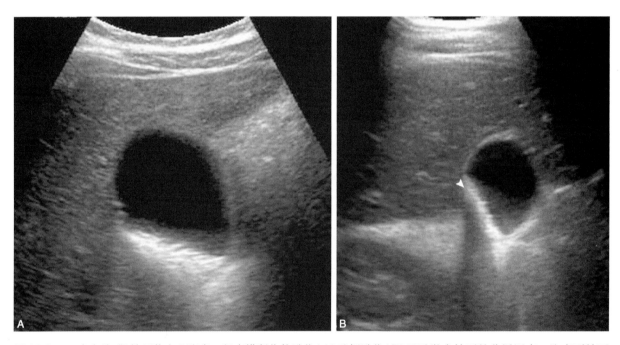

图 89-2　16 岁女孩,胆结石伴右上腹痛。超声横断位仰卧位(A)及侧卧位(B)显示微小结石的分层回声。注意到结石随病人的位置变化而改变,以及总体结石弥漫性的声影(图 B 中的箭头)

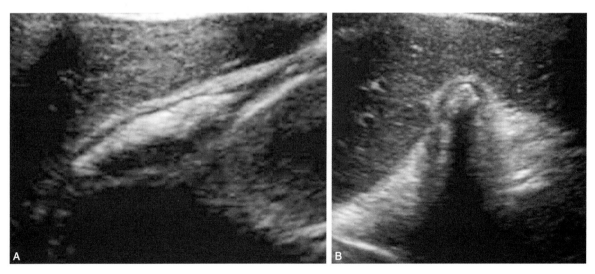

图 89-3　16 岁女孩,胆结石伴腹痛。纵向(A)和横向(B)的没有空腹的声像图显示:前胆囊壁、多个结石回波及结石后声阴影(囊壁结石声影三合征,WES 征)

对于胆总管结石的探查,超声的作用要小于探查胆囊结石,相邻肠道的气体会出现干扰。因此,对于远端结石梗阻来说,肝外胆管扩张(图 89-4)可能是唯一的超声征象。对于儿科胆道结石来说,如果临床怀疑本病,可行 CT 检查。CT 检查对结石显示不如超声,但它可清晰显示胆道扩张。如果超声未探查到结石征象,而胆道扩张确实存在,可进行磁共振胰胆管成像(MRCP)。在 MRCP 中,结石表现为胆囊及胆道系统内的低信号充盈缺损(图 89-5,图 89-6)。

治疗与随访　婴儿胆囊结石通常保守治疗即可,同时应明确基础病。对于有症状的患儿或胆总管结石患儿,可采用外科手术通常为腹腔镜治疗。

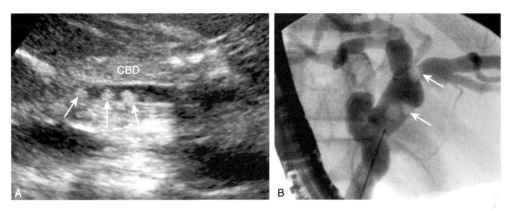

图 89-4　15 岁女孩,患有镰状细胞病,胆总管结石伴腹痛。**A**,胆总管(CBD)超声检查显示 3 粒结石(箭号)。**B**,随后逆行胰胆管造影显示胆道扩张,管腔内充盈缺损(箭号)

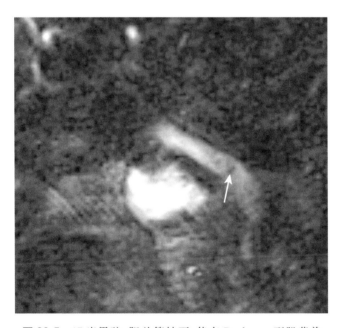

图 89-5　17 岁男孩,胆总管结石,伴有 Duchenne 型肌营养不良症和黄疸。T2 加权序列磁共振胰胆管造影三维重建显示在胆总管远端由结石组成的充盈缺损(箭号)。一个小的结石是在随后的内镜下逆行胰胆管造影去除的

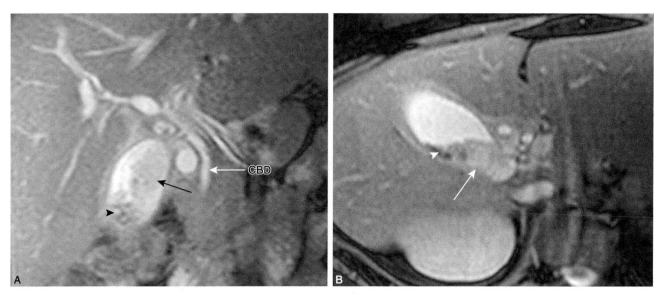

图 89-6 12 岁女孩,胆结石伴有腹痛。冠状位(A)及轴位(B)MRI 检查 T2 加权序列显示胆囊腔内低信号强度的结石(箭头)和等信号的胆泥(箭号)。注意到正常胆总管(CBD)(A 中白箭号)

胆泥

概述 胆泥,即胆汁淤积导致的胆管内颗粒物,其临床意义尚存有争议。大多数胆泥为一过性表现,尤其是与瞬间诱发条件相关时,但也可能演变成胆结石。

病因学 胆泥主要由胆红素钙颗粒组成,并取决于基础病以及胆固醇结晶。诱发胆汁淤积的条件包括胆汁流出道阻塞、静脉高营养、溶血和长时间禁食。

临床表现 胆泥通常无症状,但它与微石症相关

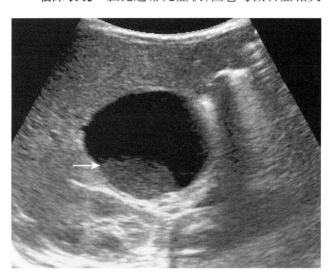

图 89-7 1 岁男孩,伴有胆总管囊肿,胆泥。超声横切面显示囊内物质回声分层;它的回声,低于结石并缺乏声影,是与微小结石的区别

或结石迁移入胆管时,可引起症状。当结石进入胆管,其症状与胆石病表现相似。

影像 在超声中,胆泥回声不伴声影。通常层状分布于胆囊或胆道其他部分(如胆总管囊肿),显示为液体-胆泥平面(图 89-7)。偶尔情况下,胆泥聚集于胆囊内,形成块状胆泥球。当其固定时,其表现类似息肉或占位。应与少见病进行鉴别,如胆道出血、胆汁粘液以及寄生虫感染。

治疗与随访 因为胆泥一般无症状,当基础病改善后可自行溶解,因此无需单独治疗。然而,对于基础病未缓解的患儿,尤其当患儿出现症状时,应予以随访以评估胆泥是否溶解或进展。

急性胆囊炎

概述 与成人相比,婴儿及儿童急性胆囊炎较少见。但是,其病死率至少为 30%,因为其伴发病可导致病情快速进展,超过 50% 的患儿可出现胆囊坏疽,10% 以上的病例出现穿孔。

病因学 少数儿童胆结石进展为胆囊炎,50%~70% 的儿童胆囊炎为急性无结石性胆囊炎。大多数急性胆囊炎的病理生理学包括胆囊管梗阻,导致胆囊扩张,继而出现胆囊壁水肿、缺血、坏死,严重情况下出现穿孔。无结石性胆囊炎的病理生理学涉及胆汁淤积、脱水、胆囊局部缺血、壶腹压力升高等影响因素。新生儿期的急性胆囊炎必须明确诊断,不能迟疑,否则会导致较高的死亡率。

临床表现 作出无结石性胆囊炎的诊断较为困难。当它发生于重症疾病时,病情危重,症状的进展以及实验室检查的异常(如发热与白细胞增多)可被基础病所掩盖。可能出现无结石性胆囊炎的患者包括败血症、术后、持续严重创伤以及烧伤患者。常见于儿科的病变为全身感染。症状包括黄疸、恶心、呕吐以及压痛。

影像 对于疑似的急性胆囊炎进行影像检查有助于明确诊断,确定疾病严重程度,同时还可发现导致腹痛的其他原因。超声可作为首选检查,以评估胆结石和胆道梗阻。

结石性和无结石性胆囊炎的超声表现除后者缺乏胆结石证据以外,其余全部相同。孤立的胆囊炎超声表现是非特异性的,只有将征象结合起来才可做出具体诊断。急性胆囊炎的最佳指征包括胆囊结石、超声墨菲氏征(压迫胆囊时有压痛)以及胆囊壁水肿并增厚大于 3.5mm(图 89-8)。与急性胆囊炎相关的壁内水肿通常呈条纹状,伴多个不连续的低回声带。此征象也可见于坏疽性胆囊炎。急性胆囊炎中断的壁内水肿带不应与均匀增厚的胆囊壁相混淆,后者为常见的非特异性征象,可见于其他疾病,如腹水、低白蛋白血症、充血性心力衰竭、肝炎、门脉高压和胆囊壁静脉曲张。其他急性胆囊炎的超声表现包括胆囊扩张、胆囊周围积液(尤其出现穿孔时)、相邻肝脏边缘低回声或血管增多、胆泥以及罕见的产气感染所致的污浊声影(最见于成人糖尿病患者)。绝大多数的儿科胆囊炎无需 CT 检查,但因其他原因行检查的,其表现类似(图 89-9)。

肝胆核素扫描应用锝 99m 标记的亚氨基二乙酸衍生物对于诊断成人和儿童急性胆囊炎高度敏感。正常情况下,检查 30 分钟时或静脉缓注吗啡

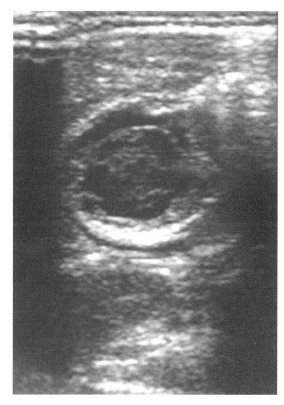

图 89-8 15 岁女孩,急性胆囊炎,既往胆结石病史。超声通过胆囊横切面显示明显增厚水肿的胆囊壁及胆囊腔内容物的回声。患者有慢性,复发性腹痛病史

的(增加 Oddi 括约肌压力)第一个小时内,胆囊充盈不透亮的放射性药物。然而当急性胆囊炎时,胆囊不透亮的征象消失。有时,胆囊周围的肝脏边缘活动性增强(边缘征),当出现穿孔时,腹膜可见活性(图 89-10)。

治疗与随访 治疗急性无结石性胆囊炎的方法因人而异,取决于患儿的临床状况和基础病。患儿可进行内科治疗和术前观察。微创的经皮胆囊造口术正日益成为新的选择。胆囊穿孔为外科急症,可见于 3%~15% 的胆囊炎患者。

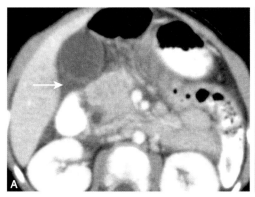
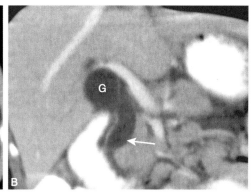

图 89-9 25 个月男孩,胆囊炎及胆管炎,随后证实结石的通道。A,腹部 CT 增强扫描轴位图像显示胆囊周围水肿(箭号)。B,冠状位重建图像显示扩张的胆囊(G)和胆总管扩张(箭号)

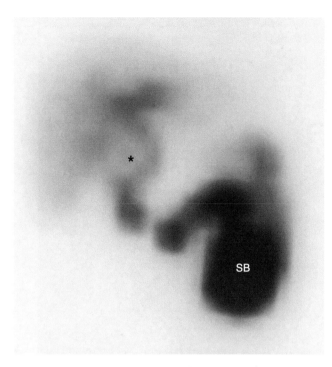

图 89-10 15 岁女孩,急性胆囊炎,胆结石病史(与图 89-8 同一例患者)。胆道开放 4 个小时的图像显示肝细胞摄取和排泄的锝-99m 标记的亚氨基二乙酸进入胆管和小肠(SB),无胆囊(星号)混浊,无放射性信号。围绕胆囊窝的环的活性增加被称为环征,提示充血

胆管炎

概述　胆管炎或上行性胆管炎为与胆管梗阻有关的胆道感染。原发性硬化性胆管炎(primary sclerosing cholangitis,PSC)为一种胆道非传染性特发性闭塞性炎性纤维化。

病因学　导致胆管炎的原因有很多,从肿瘤(良性和恶性)到感染(化脓性、非化脓性和人类免疫缺陷病毒)到自身免疫或化疗诱导性病变均可引起本病。

无论病变为先天或后天,适宜的治疗旨在缓解基础病引起的梗阻。

原发性硬化性胆管炎的为自身免疫性病变,但其组织损伤的病理生理学原因尚未明确。相关疾病包括炎性肠病,特别是溃疡性结肠炎(47%)、特发性原因(24%)、朗格汉斯细胞组织细胞增生症(15%)及其他免疫系统疾病(10%)。本病也与囊性纤维化有关。

胆管炎的鉴别诊断包括硬化性胆道胆管癌,儿童极为罕见。

临床表现　男孩较女孩常见,多见于 10 ~ 20 岁。症状包括黄疸、腹痛及肝大。碱性磷酸酶水平可正常。高达 81% 的患者可存在肠易激病变,临床症状可不明显。

影像　PSC 患者的超声表现可见非特异性胆道系统扩张、门脉三联管高回声、门静脉铸形、胆囊壁增厚及胆石症。CT 征象包括胆道系统局部扩张以及胆道壁炎性改变所致的异常强化。磁共振成像可见胆管扩张周围楔形 T2WI 高信号。同时还可见沿门静脉汇管区炎性改变所致的 T1 和 T2 信号缩短。胰胆管造影的关键征象包括胆道系统多发胆道狭窄与扩张交替,形成典型的"串珠"样外观。此外,还可见截枝样表现(扩张限于中央管)、鹅卵石外观(粗糙不规则)以及假憩室(图 89-11)。磁共振胰胆管成像诊断本病的敏感性和准确性为 84%。

虽然胆管炎偶为节段性改变,但它通常累及整个胆道,100% 的患者可见肝内胆管受累,肝外胆管受累的为 60%。胆囊受累极为罕见。

治疗与随访　硬化性胆管炎的并发症包括胆汁性肝硬化、门脉高压、继发性胆管炎以及胆管癌。治疗的目的在于缓解症状,包括药物治疗(如熊去氧胆酸促进胆汁流动),介入治疗扩张狭窄病变,引流阻塞

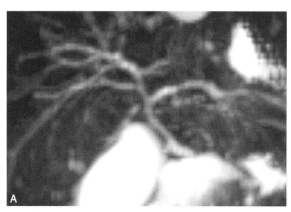
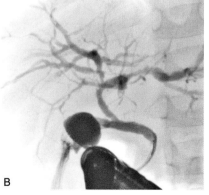

图 89-11　少年男子,硬化性胆管炎,A,磁共振胰胆管造影显示遍及胆道系统的不规则、狭窄,串珠样胆管。B,在另一个患者所行的内镜逆行胰胆管造影显示在胆道系统胆管异常扩张和狭窄,与硬化性胆管炎一致

感染的导管。据报道,自初诊到肝移植的中位时间约为 12.7 年。

胆囊积液

概述 胆囊积液为引起小儿右上腹部肿块的罕见原因。

病因学 胆囊积液被认为与暂时胆汁淤积与胆道梗阻有关,与躯体前驱感染病变亦有关(框 89-3),其中最常见的病变为黏膜与皮肤的淋巴结综合征(川崎病)和静脉高营养。

框 89-3 胆囊积液的原因
黏膜皮肤淋巴结综合征(川崎病)
梗阻
家族性地中海热
猩红热
钩端螺旋体病
蛔虫病
伤寒
脓毒症
全静脉营养

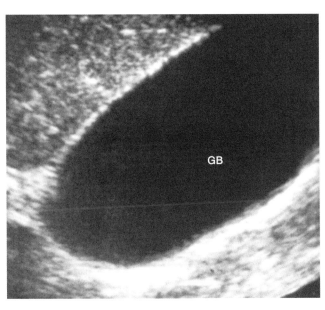

图 89-12 患有川崎病的小儿,胆囊积液。纵向声像图显示明显增大,胆囊(GB)呈气球状。病人病情好转,水肿自发缓解

临床表现 胆囊积液多见于男孩,通常于 17 个月至 7 岁时出现症状。症状包括黄疸、腹痛、右上腹压痛、呕吐或可扪及的包块。

影像 超声为疑似胆囊积液的首选检查。征象包括无胆囊壁增厚的胆囊扩张。胆囊可类似于气球,但边缘模糊消失(图 89-12)。婴儿期(<1 岁)的正常胆囊长度为 1.5~3cm,年长儿为 3~7cm。部分病例可见胆泥,剩余病例的胆道系统表现正常。连续超声检查可显示病情缓解。

治疗与随访 胆囊积液通常需保守治疗,有报道称川崎病患者可发生胆囊穿孔。

关键点
胆石症的超声诊断标准包括胆囊腔内病灶、伴有声影以及重力依赖性。 与成人相比,急性结石和无结石性胆囊炎病例少见于儿童,但死亡率较高,因为儿童病变进展快,易出现坏疽和穿孔。 硬化性胆管炎的 MRCP 表现包括胆道多发狭窄与扩张的交替,呈串珠样表现;中央管扩张不透明,呈截枝样外观;鹅卵石黏膜不规则以及假憩室。

推荐阅读

Albuquerque PA, Morales Ramos DA, Faingold R. Magnetic resonance imaging of the liver and biliary tree in children. *Curr Probl Diagn Radiol.* 2009;38(3):126-134.

Anupindi SA. Pancreatic and biliary anomalies: imaging in 2008. *Pediatr Radiol.* 2008;38(suppl 2):S267-S271.

Lowe LH. Hepatobiliary disease in children. *Semin Roentgenol.* 2008; 43(1):39-49.

参考文献

Full references for this chapter can be found on www.expertconsult.com.

第 90 章

肝脏实质疾病

ADAM ZARCHAN,KRISTIN FICKENSCHER,and LISA H. LOWE

肝脏脂肪变性

概述 肝脏脂肪变性(脂肪肝)为引起小儿慢性肝病的最常见原因。其涵盖范围从简单的脂肪变性到非酒精性脂肪肝炎,并可进展为肝硬化。肥胖和胰岛素抵抗为肝脂肪变性最常见的风险因素,但也可与诸多代谢过程有关(框 90-1)。一般人群的发生率为2.6%,肥胖儿童的比例更高。与幼儿相比,青少年受累更常见,且男孩患病率更高。根据肝脏脂肪替换的分布可分为弥漫性或局灶性。

框 90-1　引起肝脂肪变性的原因
代谢和遗传疾病
● 肥胖
● 极度营养不良
● 全静脉营养
● 囊性纤维化
类固醇(外源性和内源性;如库欣综合征)
● 家族性高脂蛋白血症
● 糖原累积病
● 威尔逊病,肝豆状核变性
● 半乳糖血症
● 瑞氏综合征
● 重型肝炎
● 控制不佳的糖尿病
● 慢性肺结核
● 慢性充血性心力衰竭
肝毒素(大部分是成年人)
● 酒精
● 化疗
● 碳毒素
● 磷
● 胺碘酮

临床表现 肝脂肪变性通常无症状,多由其他原因就诊而偶然发现,如非特异性腹痛。实验室检查可见肝酶升高(即丙氨酸转氨酶和天冬氨酸转氨酶)。

组织学上可见肝细胞内含有大量甘油三酯填充胞质的脂肪泡。当脂肪超过肝总重量的 5% 时,病理即可诊断肝脂肪变性。

影像 超声肝脂肪变性的表现包括肝大,与相邻肾实质相比肝脏回声增强,肝内血管结构显示稀少(图 90-1)。脂肪肝中未被脂肪浸润的区域表现为低回声,且无占位效应,因此不应将其误诊为肿块。超声诊断脂肪变性的敏感性随脂肪浸润程度的减低而减少。肥胖可降低超声的成像质量,因为肝外脂肪使超声声束进一步衰减,从而降低了超声对发现包括脂肪变性在内的肝脏异常的敏感性。

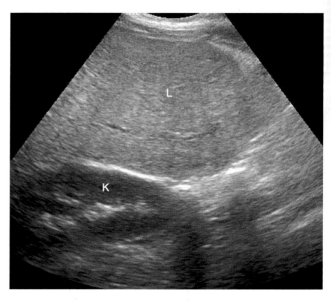

图 90-1 17 岁女孩,糖原累积病。肝右叶的纵向超声图像展示了肝实质与邻近肾脏(K)实质相比,弥漫的肝脏(L)回声增加。还要注意到门脉三联管欠清楚

CT 检查中,当肝脏密度减去脾脏密度的差值小于1HU 时,可诊断轻度肝脏脂肪变性。差值小于−10HU以上,或平扫肝脏实质密度 CT 值小于 40HU 时,诊断为中度到重度脂肪变性。

传统 MRI 自旋回波图像对脂肪变性的敏感性逊于 CT 和超声。影像表现包括 T1 序列呈高信号,脂肪

抑制序列及短时反转恢复序列可见信号减低。化学位移同反相位成像时，反相位信号的缺失，在诊断肝脂肪变性中具有高度特异性。因此，该检查在与表现类似的肿瘤鉴别方面极具价值，尤其是在局灶脂肪浸润或无浸润的病例鉴别中。

磁共振波谱为近期使用的技术当中可定量评估肝脂肪变性最准确的非侵入性检查。水和脂质峰下的区域可被测量，因此可计算肝脏的脂肪百分比，成人研究中，其准确性为 80% ~ 85%。

诊断的金标准为组织活检和组织学评估。然而此方法并非无风险，并且对于多数疑似肝脂肪变性的患儿来说并不实际。

治疗　重点为通过饮食和锻炼改善肥胖及胰岛素抵抗。使用药物的目的在于针对胰岛素抵抗，如正在探究二甲双胍在儿童脂肪变性治疗中的作用。

肝脏铁沉积

概述　约 80% 的铁（2 ~ 6g）以血红蛋白、肌红蛋白、含铁酶的形式存储，剩余 20% 的铁以铁蛋白和含铁血黄素的形式存储。正常情况下，可有微量铁存储于肝脏、脾脏和骨髓中。当体内出现铁过剩时，可沉积于肝脏、脾脏、淋巴结、胰腺、肾脏、垂体和胃肠道。躯体可代偿 10 ~ 20g 的过量铁，且不会引起组织损伤，此情况又称为含铁血黄素沉着症。当过量铁超过 50 ~ 60g 时，可造成器官功能和结构损伤，此时称为血色沉着症。

血色素沉着症分为原发及继发两型。原发型为遗传性疾病，由胃肠道吸收而导致铁过量所致。被吸收的铁与转铁蛋白结合，最终以结晶氧化铁的形式储存于门静脉周围的肝细胞胞质内。当病变进展时，胰腺、滑膜、心脏、垂体及甲状腺均可受累，但脾脏以及骨髓的库普弗细胞与网状内皮细胞不受累。

继发型为血色素沉着症的非遗传性类型，较原发型更常见，可能由骨髓增生异常综合征所致。无效红细胞生成、多次外源性输血、胃肠外铁的注入或摄入可导致贫血。继发性血色素沉着症中，完整红细胞的吞噬作用导致铁最初沉积于网状内皮系统（即肝脏、脾脏和骨髓）。一旦网状内皮系统的存储容量饱和，则铁可积累于器官的实质细胞中，包括肝细胞、胰腺以及心肌，与原发血色素沉着症的分布模式类似。

临床表现　原发型血色沉着病的患者常于 20 岁后出现症状。相关症状与多余的铁沉积导致的器官损伤有关，可包括色素沉着过度、肝肿大、关节痛、由

胰腺 β 细胞损伤引起的糖尿病、充血性心力衰竭和心律失常。其他由血色素沉着症造成的各种慢性并发症包括门静脉周围肝纤维化、肝硬化和肝细胞癌。如果病变得以早期诊断和治疗，患者的预期寿命可正常。原发血色沉着病的新生儿型可见于暴发性肝衰竭的新生儿（通常小于 12 小时），同时伴有胰腺和心脏受累。

影像　超声表现无特异性，对血色素沉着症的诊断无帮助。CT 对铁过载的诊断敏感性较低（63%），但特异性较高（96%）。CT 平扫可见肝脏密度均匀增高，CT 值大于 72HU。但是，合并脂肪变性可降低 HU 数值，导致假阴性结果。Wilson 病、金疗法或长期胺碘酮治疗可出现假阳性结果。

MR 为诊断血色素沉着症的首选检查，可明确病变严重程度并监测治疗。铁沉积导致 T1 和 T2 序列信号强度按比例减低，梯度回波序列最为明显。由于骨骼肌不受血色素沉着症的累及，因此可将其作为腹内器官与骨髓受累的参照，病变信号强度应低于骨骼肌信号。同反相位成像中，同相位图像可见受累器官信号减低（与脂肪变性表现相反）。原发血色素沉着症的关键征象为 T2 加权像肝脏和胰腺呈低信号（图 90-2）。以此作为对比，继发血色素沉着症的肝脏、脾脏和骨髓呈低信号（图 90-3），但胰腺不受累。

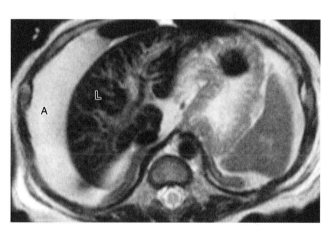

图 90-2　一个婴儿，原发血色素沉着症并多器官系统衰竭。轴向磁共振 T2 加权图像显示肝脏（L）周围大量腹水（A）的低信号强度

MR 可定量测量肝脏铁浓度（liver iron concentration，LIC）因此无需多次活检以监测血色素沉着症。推荐方案为多梯度回波序列（T1、PD、T2 及 T2*）。于肝右叶放置三个感兴趣区，骨骼肌放置两个感兴趣区，然后可利用测量值经在线算法估算 LIC。近期一项技术利用屏气多重回波 T2* 加权序列，将肝脏信号与回波时间（TE）的比取自然对数，并生成散点线图。

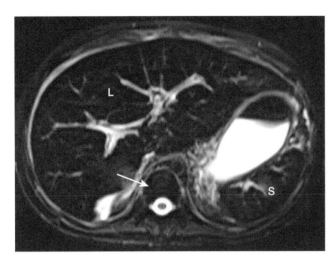

图90-3   10岁男孩,继发型含铁血黄素沉着症,急性髓系白血病病史并多次输血。由于铁沉积,磁共振T2加权轴位图像显示肝脏(左)和脾脏(S)低信号,还要注意骨髓信号强度(箭头所指)为低信号

所绘线的斜率为 $R2^*$,而 $1/R2^* = T2^*$ 。即可利用 $T2^*$ 值对 LIC 进行分级。

治疗   血色素沉着症的治疗包括定期放血及螯合疗法组成,目的为降低铁含量。如前文所述,MR 定量 LIC 技术可用以评估治疗效果而无肝脏活检。

糖原贮积症

概述   糖原贮积病为常染色体隐性遗传病,包括糖原的异常存储与合成,以及葡萄糖的分解代谢异常。本病可分为六种类型:von Gierke 病(Ⅰ型)、Pompe 病(Ⅱ型)、Cori 病(Ⅲ型)、Anderson 病(Ⅳ型)、McArdle 病(Ⅴ型)以及 Hers 病(Ⅵ型)。

临床表现   von Gierke 病(VGD)为临床最常见的累及肝脏的糖原贮积症,由葡萄糖-6-磷酸酶缺乏所致。VGD 的组织病理学表现为肝细胞和近端肾小管胞浆内的大量糖原和少量脂质蓄积。VGD 的临床表现包括发育停滞、肝大、低血糖、肾肥大、黄疸、高血脂及高尿酸血症。VGD 的并发症包括肝细胞癌和肝腺瘤(近40%的患者),病变数量以及体积可随年龄增加而增长。因此需长期监测以除外肿瘤形成。

影像   超声显示肝脏肿大,由于脂肪替代以及糖原贮积导致肝脏弥漫性回声增强。病变基础上合并肝腺瘤较常见。肝腺瘤边缘清晰,回声表现多样(依赖于肝内回声特性的变化),常表现为声速传导加快及边缘顽固性声影。由于肝糖原蓄积可使肝脏密度增高,而脂肪蓄积可使肝脏密度减低,因此 CT 表现多样,取决于何种因素起主导作用。当脂肪替代为主导

时,表现为肝脏弥漫性低密度。肝腺瘤同样依据肝脏的状态而出现不同表现。当肝脏密度正常时,肝腺瘤表现为低密度。当肝脂肪变性时,腺瘤则表现为高密度。

治疗   肝腺瘤应影像随访,以监测其是否为典型的缓慢增长表现。当肿块快速增长或密度增高时,应考虑为恶性肿瘤。

戈谢病

概述   戈谢病为罕见的常染色体隐性遗传病,是由 β-葡糖脑苷酯酶缺乏而引起的溶酶体贮积症。葡萄糖脑苷酯在大脑及网状内皮细胞内积聚而导致病变。本病全球范围内均可见,主要见于德系犹太人。

临床表现   戈谢病分为三型。1 型为慢性非神经病变型,儿童期可出现症状,但通常于三四十岁被确诊。2 型为急性神经性或婴儿型,病变进展迅速并致死亡,伴有重度肝脾肿大、进行性癫痫发作、精神发育迟滞、痉挛状态及斜视,极少出现骨骼表现。3 型为亚急性神经性或幼年型,为三种类型中最罕见的,于 2~6 岁出现临床症状,表现为肝脾肿大、轻度神经症状以及迟发性骨骼疾病。

骨髓的组织病理学可见戈谢细胞(Kerasin-Laden 组织细胞)。戈谢细胞显著取代肝实质导致肝脏肿大。疾病的病程包括再生结节和肝纤维化,进而导致肝硬化和门脉高压。脾脏的临床表现包括梗死和簇状葡糖神经酰胺细胞病灶。骨髓替换常导致骨组织出现并发症,包括病理性骨折、缺血性坏死以及骨髓炎。

影像   超声、CT 和 MRI 可见肝脏肿大,可伴有肝硬化。脾脏病变的超声回声表现多样。病灶 CT 平扫通常表现为低密度,MRI T1 加权像表现为等信号,T2 加权像表现为高信号。

治疗   可采用酶替代疗法治疗戈谢病。一般来说,肝脾肿大的程度与疾病的严重程度有关。因此,肝脾肿大的定量检查(即测量肝脏和脾脏的体积)已被用于确定治疗的反应。超声、CT 或 MRI 均可测量肝体积。预后随疾病的类型、累及范围以及严重程度而有所不同。

α₁-抗胰蛋白酶缺乏症

概述 α_1-抗胰蛋白酶缺乏症为罕见的常染色体隐性遗传病,是导致小儿慢性重度肝脏疾病的第二大常见疾病。α_1-抗胰蛋白酶通常由肝脏产生,但本病不

能正常分泌 α_1-抗胰蛋白酶。血清的 α_1-抗胰蛋白酶缺乏、肝细胞内异常蛋白质的形成导致炎症、肝纤维化和肝硬化。相关肺实质的损害被认为是由该蛋白酶抑制剂缺乏,导致的中性粒细胞弹性蛋白酶不受抑制地消耗胶原蛋白所致。

临床表现 尽管 α_1-抗胰蛋白酶缺乏症多于 20 岁后出现肺部病变(如腺泡性肺气肿、肺大疱以及支气管扩张),但也可见于新生儿期,表现为黄疸,类似胆道闭锁。其他与肝脏有关的症状包括喂养困难、发育停滞、腹水以及肝酶升高。儿童极少出现肝硬化的症状。

测量血清 α_1-抗胰蛋白酶水平及肝活检可确诊本病。

影像 新生儿生后数月内即可出现直接胆红素升高,应进行核素扫描以除外胆道闭锁。部分 α_1-抗胰蛋白酶缺乏症患儿的肝内小叶胆管稀少,使得核素检查表现为与胆道闭锁一致的肝细胞摄取良好而胆汁未见排泄,此种病例核素扫描无法鉴别 α_1-抗胰蛋白酶缺乏症与胆道闭锁。可利用超声作为对照,因为通常 α_1-抗胰蛋白酶缺乏症患儿的肝脏和胆囊超声表现正常。年长儿的腹部横断面成像可见非特异性肝硬化表现。

治疗 α_1-抗胰蛋白酶缺乏症无法治愈,其预后改变差异极大,主要取决于疾病的严重程度、诊断年龄和治疗干预措施。α_1-抗胰蛋白酶缺乏症为仅次于胆道闭锁的儿科肝移植适应证。

肝豆状核变性

概述 Wilson 病(肝豆状核变性)为常染色体隐性遗传病,位于 13 号染色体病变导致铜代谢异常,使肝脏不能将铜排泄进入胆道系统。通常情况下,人体内的铜有 95% 与血清蛋白结合成为血浆铜蓝蛋白。当铜中毒时,首先于肝内蓄积,超过铜结合的饱和度后,可累及基底节、肾小管、眼角膜、骨骼、关节以及甲状旁腺。

临床表现 肝豆状核变性最常见于 7 岁以上的儿童及青少年。临床症状包括黄疸、肝大或急性爆发性肝炎。年龄较大的青少年和成人可出现无法辨别的亚临床肝病变症状,表现为帕金森运动障碍(即震颤、僵化、构音障碍和吞咽困难)或精神症状。尿铜水平增高以及血浆铜蓝蛋白减低为肝豆状核变性的最佳筛查手段,但对于患有肝病的患者来说,并不能完全确诊。肝豆状核变性伴肝病的患者中,45% 的血清血浆铜蓝蛋白处于较低至正常水平。本病可进行活检,肝内铜含量可见升高($>250\mu g/g$ 净重)。

影像 典型的肝脏改变很难见到,因为肝内多种病变进程同时发生,包括铜积累、脂肪替代、肝炎、肝硬化和肝坏死。超声可见肝脏回声增强。铜的原子序数很高,因此导致肝脏 CT 值升高。但是,通常情况下肝脏的密度保持正常,这是因为同时存在脂肪变性使肝脏密度降低,从而抵消了铜的高密度效应。病变早期的肝脏 MRI 表现为 T1 加权像高信号,T2 加权图像低信号。但如果出现肝硬化,则上述表现可能被掩盖。

治疗 患者出现症状前为最佳的早期治疗时机,且十分重要,因为与青霉胺与锌的螯合作用可有效预防有毒的铜沉积于肝脏和大脑。有症状的患者,治疗后可快速改善。需进行终身螯合治疗,病情严重的患者可进行肝脏移植。

肝硬化

概述 肝硬化为慢性肝病的终末期,此时肝实质坏死、结节再生,肝实质纤维化活跃导致正常小叶和血管结构扭曲变形。

临床表现 儿童的肝硬化可由诸多不同疾病所致,包括胆道、坏死后以及代谢因素(框 90-2)。传统上将肝硬化分为三型:小结节型(Laënnec),直径小于 3mm 的大小一致的结节;大结节型(坏死后),直径 3mm～3cm 的大小不等的结节;混合型肝硬化。儿童小结节型肝硬化大多由胆道梗阻、血色沉着病及静脉流出道梗阻所致;大结节型肝硬化大多由病毒性肝炎、肝豆状核变性以及 α_1-抗胰蛋白酶缺乏症所致。

框 90-2　引起肝硬化的原因
病毒性肝炎
肝纤维化
胆道闭锁
原发性胆汁性肝硬化
囊性纤维化
Budd-Chiari 综合征
铁过载
慢性胆道梗阻
α_1-抗胰蛋白酶缺乏
糖原累积病
酪氨酸血症
威尔逊病,肝豆状核变性
半乳糖血症
常染色体隐性多囊性肾病(肝纤维化)
Osler-Weber-Rendu 综合征

影像 肝硬化的超声表现包括肝脏回声不均匀,

边缘不规则。其他征象包括再生结节,其回声可能相对减低,肝右叶较小,尾状叶和左叶外侧段代偿增大。常可见门脉高压表现,多普勒探查门静脉可见侧支血管及离肝血流。

CT 可见肝脏体积减小或正常,表面呈结节状,密度不均匀,增强扫描后更为明显,脂肪替代区密度减低,纤维化区密度正常,常见再生结节。CT 也可见门脉高压,侧支循环形成,包括胃冠状静脉到胃食管、脐旁、脾肾、胃肾以及直肠肛门静脉曲张。

MRI 有关形态改变的主要征象已在超声及CT中有所论述。再生结节通常于T2加权像表现为低信号,T1加权像信号表现多样。使用肝脏特异性造影剂增强扫描,动脉期无强化,但于延迟期可能强化(图90-10)。不典型增生结节的T1加权信号变化很大。低分级不典型增生结节T2加权像呈低信号,高分级不典型增生结节呈高信号。增强扫描无法鉴别低分级不典型增生结节与再生结节,高分级不典型增生结节与高分化肝细胞癌亦无法鉴别。肝细胞癌合并肝硬化的特点为T1加权像信号多样,T2加权像呈高信号。此外,对比剂注入后动脉期强化,门静脉期快速流出。

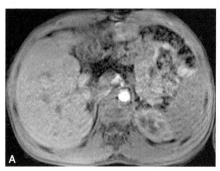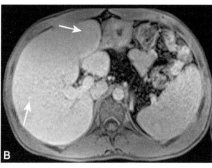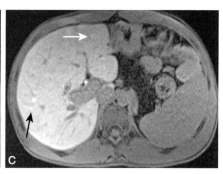

图90-10 17岁男孩,囊性纤维化,肝硬化再生结节或分化良好的不典型增生结节。磁共振增强扫描,注入肝脏特异性对比剂 Eovis(伽岛二钠)。A,动脉期显示肝脏结节状轮廓,没有异常增强。B,静脉期显示结节区域细微变化(箭号)。C,延迟阶段显示更明显的结节性增强(箭号)

治疗 肝硬化的并发症包括腹水、门脉高压和肝细胞癌。死亡率通常与食管静脉曲张出血、肝肾综合征、自发性细菌性腹膜炎、腹水以及治疗相关。应使用超声作为影像随访及观察手段。当结节增大或可疑结节和(或)甲胎蛋白升高时,应进一步增强磁共振检查。

关键点

肝脂肪变性为儿科最常见的慢性肝脏疾病,因儿童期肥胖越来越普遍。

原发血色素沉着症的过量铁存储于肝细胞、胰腺、心脏和垂体中。通常脾脏不受累,重度复杂病例出现肝硬化时除外。

继发血色素沉着症的过量铁存储于脾脏、骨髓和肝脏库普弗细胞中(网状内皮系统)。值得注意的是胰腺和心脏不受累及,重症病例除外。

再生和低度不典型增生结节于T2加权像表现为低信号,增强扫描动脉期不强化。应用肝胆特异

性对比剂如 Eovist(钆塞酸二钠)增强扫描可于延迟期强化。

高度不典型增生结节和肝癌于T2加权像表现为高信号,增强扫描动脉期显著强化。

推荐阅读

Boll DT, Merkle EM. Diffuse liver disease: strategies for hepatic CT and MR imaging. *Radiographics*. 2009;29:1591-1614.

Hanna RF, Aguirre DA, Kased N, et al. Cirrhosis-associated hepatocellular nodules: correlation of histopathologic and MR imaging features. *Radiographics*. 2008;28:747-769.

Lindback SM, Gabert C, Johnson BL, et al. Pediatric nonalcoholic fatty liver disease: a comprehensive review. *Adv Pediatr*. 2010;57:85-140.

Pariente D, Franchi-Abella S. Paediatric chronic liver diseases: how to investigate and follow up? Role of imaging in the diagnosis of fibrosis. *Pediatr Radiol*. 2010;40:906-919.

Queiroz-Andrade M, Blasbalg R, Ortego CD, et al. MR imaging findings of iron overload. *Radiographics*. 2009;29:1575-1589.

参考文献

Full references for this chapter can be found on www.expertconsult.com.

第 91 章

肝脏感染性疾病

BRENTON D. READING and LISA H. LOWE

病毒性肝炎为儿童最常见的肝脏弥漫性感染性疾病。尽管世界范围内寄生虫病更为常见,但它们通常累及胆道系统(如蛔虫症),或导致肝脏局灶性感染(如包虫病和阿米巴病)。对于免疫功能低下患者,其他感染(特别是真菌感染)更常见。

病毒性肝炎

概述 病毒性肝炎的临床严重程度表现不一,范围可以从亚临床感染到暴发性肝炎或进展为肝硬化。

病因学 新生儿期后,导致病毒性肝炎的最常见病原为甲型、乙型和丙型肝炎病毒。一些其他的病毒也与儿童期肝炎有关,包括流行性腮腺炎、麻疹、水痘-带状疱疹、单纯疱疹病毒、巨细胞病毒、腺病毒、柯萨奇病毒及 EB 病毒。大多数受感染患儿经历短暂的急性病程后可完全恢复。并发症包括亚急性及慢性活动性肝炎,可进展为肝硬化,并发展为肝细胞癌。

影像 临床诊断应基于实验室检查结果。如在疾病的急性期进行影像检查,肝脏体积可增大或正常。超声显示受累的肝脏实质回声增强且不均匀。门脉三联管增厚,与门脉周围水肿有关(图 91-1),可见"满天星"征象。胆囊壁可增厚。肝门处淋巴结可见肿大。CT 扫描有时可见密度不均匀,但更常见的是肝脏肿大、胆囊壁增厚及门静脉周围低密度(图 91-2)。继发于暴发性

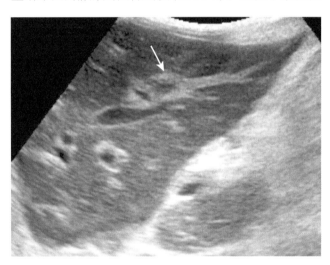

图 91-1 12 岁男孩,病毒性肝炎门静脉周围水肿。超声纵切面显示沿门脉三联管血管周围回声增加(箭号)

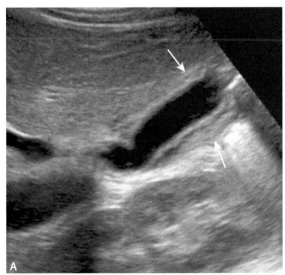

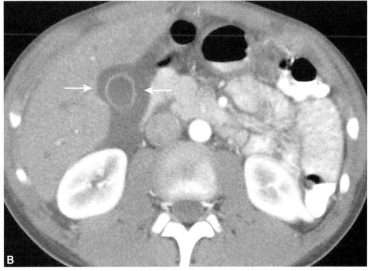

图 91-2 10 岁男孩,病毒性肝炎胆囊壁增厚。A,超声纵切面显示增厚、高回声胆囊壁(箭号),B,CT 增强扫描证实胆囊壁增厚(箭号)和门静脉周围水肿

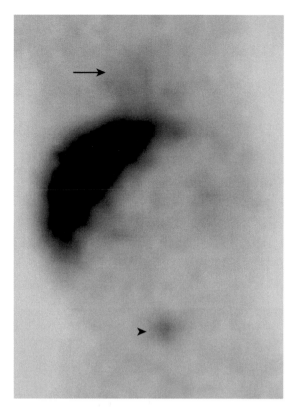

图91-3 7周男孩,肝炎伴持续黄疸。一个^{99m}锝标记的肝亚胺基二乙酸(HIDA)扫描显示出肝脏内摄取较差,心脏含有大量的活动性背景(箭号),通过泌尿系统替代排泄(箭头)

肝炎后的肝再生患儿,影像可区分坏死区和再生结节。与再生区相比,坏死区在CT平扫中呈中心低密度。静脉注射(IV)增强造影剂后,坏死区和再生区强化相似,难以辨别,或再生结节可轻度强化与肿瘤病变相似。同样,MRI T2加权像可见门脉周围非特异性高信号及肝脏肿大。再生结节的MRI T1加权像呈高信号,T2加权像相对于周围肝实质呈低信号。

核素扫描可用于疑似婴儿胆道闭锁或肝炎,但与过去相比已较少使用。由于肝功能受损,放射性药物摄取差,通过胆道排泄入小肠过程延迟,经肾脏替代排泄(图91-3)。

治疗与随访 根据疾病的类型和严重程度不同,病毒性肝炎的治疗方式可从对症治疗到抗病毒药物治疗甚至肝脏移植。暴发性肝炎若不行肝移植,则可致命。

化脓性肝脓肿

概述 化脓性感染引起的肝脓肿,多由微生物感染肝脏,随之出现炎性细胞反应和脓液积聚所致。死亡率为6%~14%。免疫功能低下伴且有慢性肉芽肿性疾病的患儿,或接受骨髓移植的患儿具有很高的风险罹患肝脓肿。其他易感状态包括化疗、先天性或获得性免疫缺陷及腹腔感染,如阑尾炎与炎性肠病。肝脓肿最常见于肝右叶,大多为单发病灶。

病因学 引起化脓性肝脓肿的最常见病原为葡萄球菌、链球菌及大肠杆菌。而肺炎克雷伯杆菌则更常见于亚洲国家,北美地区的发病率也在不断增加。

影像 肝脓肿通常较隐匿,因此多导致诊断延误。病变范围从单发、边界清晰、密度均匀的圆形病灶到密度不均匀、边缘模糊不清、多房分隔,含杂质或含气性病变(图91-4)。出现气液平面与产气微生物有关。低回声肿块穿透增强且超声多普勒病灶中央

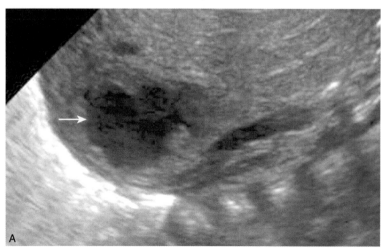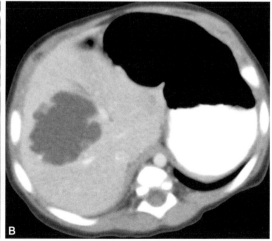

图91-4 2个月男孩,化脓性肝脓肿伴发热。A,肝右叶的纵切面显示低回声区,不规则边缘(箭号)和实质内低回声晕环。B,轴位增强CT图像证实了低密度区。后来经皮穿刺发现葡萄球菌

缺乏血流等表现有助于囊性病变而非实性病变的诊断。化脓性肝脓肿其他的超声表现包括：低回声或无回声肿块、周围包绕低回声水肿带、内部液体杂质平面及分隔。常见的 CT 表现包括增强后病变中心不强化,脓肿壁强化,周围包绕低密度水肿。慢性肉芽肿患者的肝脓肿可随肉芽肿的形成而治愈,且常伴有钙化。肝脓肿的 MRI 表现为 T1 加权像低或等信号,T2 加权像高信号,增强扫描可见外周环形强化。多发脓肿最常见于胆道疾病,胆道梗阻或肝外伤。化脓性病原的血行播散可造成多发脓肿(图 91-5)。影像上不能鉴别结核性脓肿或其他化脓性感染。结核治愈可形成肝内钙化。

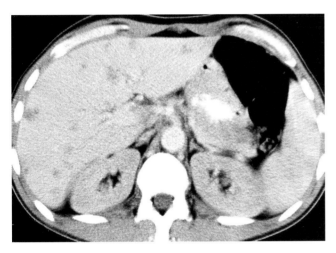

图 91-5 17 岁男孩,多发性肝脓肿,对炎症性肠病行类固醇激素治疗。轴位 CT 增强扫描显示多发低密度灶,边缘模糊,大小不等的病灶分布在整个肝脏

治疗与随访 化脓性脓肿的治疗范围很广,小病灶(一般<5cm)仅使用抗生素即可,大病灶可经皮穿刺引流。经皮脓肿引流的死亡率已从 40% 降至 2%。阿米巴脓肿的药物治疗效果极好,血清学或穿刺确诊本病,可避免引流治疗。儿童经皮穿刺引流技术与成人相似,但需要进行Ⅳ级镇静或全身麻醉。经皮穿刺引流后的少见并发症包括出血、腹膜炎、及更少见的败血症、气胸及脓胸。当导管引流失败或治疗引起脓肿的基础病时可予以外科手术引流。

真菌感染

概述 真菌感染多见于免疫状态低下时,如白血病和慢性肉芽肿性疾病。全身真菌感染的报告有所增加的原因可能与免疫功能低下的宿主存活期延长有关。

病因学 最常见的致病菌为白色念珠菌,其累及任何器官系统。此外,在免疫低下的人群中还可见其他常见真菌,如曲霉属、组织胞浆菌、球孢子菌属丝虫(地方性流行)及机会性细菌如诺卡菌。

影像 影像表现取决于宿主的免疫反应。中性粒细胞减少的患儿,病变处于微观层面,影像上很难见到异常。当中性粒细胞减少症恢复且产生免疫反应时,可见微小脓肿形成。肝脏念珠菌病的超声检查可见四种表现。所有四种表现均具有多发、微小(<3~4mm)、散在分布于肝实质的特点。病变早期,可见"环中环"征象,真菌坏死灶呈强回声表现,周围环绕炎性细胞回声,外周包绕纤维化区。在宿主出现免疫反应时,可见牛眼征或靶征,即中心回声伴周围包绕低回声环。最常见的征象随后出现,表现为全肝弥漫分布的均匀的微小低回声病灶,由微小肝脓肿(<4mm)和纤维化构成(图 91-6)。最后一个征象为钙化。见于真菌感染好转或治愈的患儿,病灶微小呈高回声(1~4mm)(图 91-7)。CT 可见大小不等(2~20mm)的多发低密度灶,伴或不伴有强化及钙化。已证实动脉期扫描更具敏感性。MRI T1 加权像可显示微小病灶,呈低信号,T2 加权成像呈高信号。T1 加权梯度回波序列比自旋回波序列更敏感。与超声相对显著的表现相比,CT 及 MRI 的影像表现非特异。

治疗与随访 应全身抗真菌治疗。

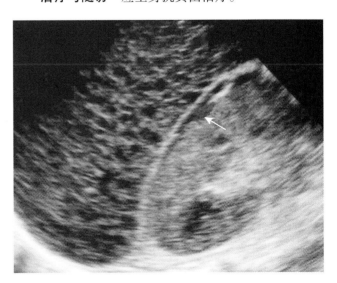

图 91-6 7 个月男孩,免疫缺陷伴肝念珠菌病。纵向声像图显示肝弥漫性,均匀的,低回声病灶与微小肝脓疡一致。注意到在 Morison 囊少量液体(箭号),与右肾相邻

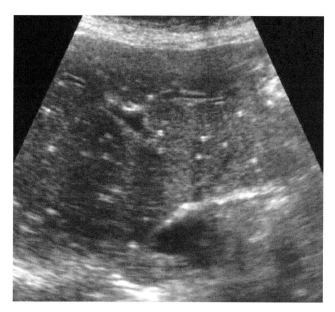

图91-7　17岁女孩,化疗治疗中伴肝念珠菌病。肝脏横切面显示了微小的点状弥漫性微小脓肿钙化,导致回声增强

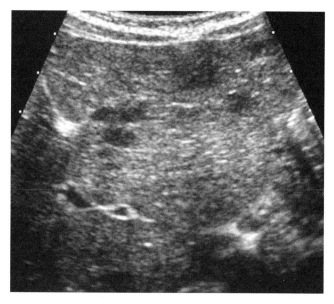

图91-8　2岁男孩,猫抓病伴腹痛。肝左叶横切面显示多发大小不等低回声病变

猫抓病

概述　猫抓病为自限性感染性疾病,常累及淋巴结。5%～10%的病例可见全身播散,不同程度累及肝脏、脾脏、骨骼,极少数情况下可累及中枢神经系统,导致脑膜脑炎或视神经视网膜炎。获得性免疫缺陷综合征的患儿可表现为杆菌性血管瘤病。患儿多见疼痛伴淋巴结肿大。全身播散病变多引起低热。患儿主诉繁多,与受累器官有关,本病几乎可累及所有器官系统。猫抓病典型的病程为肉芽肿的形成,可自行愈合并可出现钙化。

病因学　猫抓病由韩瑟勒巴通菌引起。患者被猫抓后经淋巴系统传播,偶尔可通过跳蚤或蜱传染至人类。明确有无成猫或幼猫接触史有助于本病的诊断。由于病原菌很难培养,因此临床通过抗-B韩瑟勒免疫球蛋白的酶学定量检查予以诊断。确诊需活检,以寻找病原的脱氧核糖核酸。但是临床中极少采用活检检查。

影像　猫抓病患者的超声检查表现为肝脏或脾脏内大量小的低回声灶,边界清晰,圆形的均质病灶,多数病例伴淋巴结肿大(图91-8)。CT平扫可见小的低密度病灶。增强扫描病变强化程度不一,通常可见边缘强化。

治疗与随访　猫抓病多为自限性疾病,无需抗生素治疗。如需进行抗生素治疗,阿奇霉素有效。

寄生虫感染

蛔虫病

概述　尽管北美地区罕见蛔虫病,但世界范围内约有十亿患者。本病好发于热带及亚热带,尤其见于卫生条件差的地区。

病因学　蛔虫病为蛔虫引起的肠道感染病。摄入虫卵后,在肠道内生长成幼虫,直至称为铅笔样的圆形蠕虫。幼虫穿透肠壁进入血液,可流入肝脏,也可继续迁移至肺。症状取决于受累器官。肠腔内的虫体团可导致肠梗阻和节段性肠扭转。虫体可阻塞胆道系统,导致扩张和疼痛,同时增加细菌双重感染的风险。

影像　影像可见小肠内特征性虫形缺损(图91-9),如果进行全小肠检查,蛔虫吞食造影剂,可勾勒出虫体本身的消化道。超声检查可见蛔虫虫体,位于肠腔内或胆道内。

治疗与随访　抗寄生虫药物治疗通常有效,可快速缓解症状。

包虫病

概述　包虫病或棘球蚴病为地方性寄生虫传染病,遍布世界各地。主要流行地区包括放牧羊的地中海、中东、南美及澳大利亚。人类患病最常累及肝脏,但也可累及其他器官,包括肺、腹膜、泌尿生殖系统、

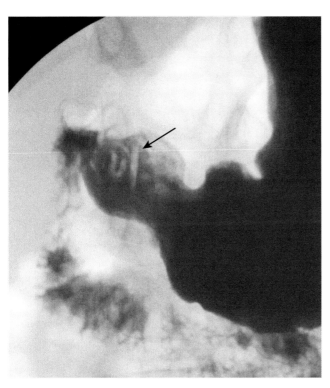

图91-9 8岁男孩,自从墨西哥度假以来,呕吐,蛔虫病。上消化道造影检查透视图像显示胃窦一个明确的,阑尾状盘绕的结构(箭号)

心脏及中枢神经系统。

病因学 包虫病为两种类型的棘球绦虫幼虫的侵染,即细粒棘球绦虫和多房棘球绦虫。细粒棘球绦虫更常见,而多房棘球绦虫更具侵袭性。最终宿主为特定的食肉动物,如狗或狼。反刍动物,尤其是羊,为中间宿主。人类为偶然性中间宿主。终宿主排泄物内的寄生虫卵污染水或食物,被人类摄入后继而被感染。摄入虫卵后,外周包绕的防护层被消化,释放出幼虫或六钩蚴,通过黏膜进入门静脉根部,滞留于肝内。在肝内中,虫体死亡或缓慢生长形生包虫囊肿。细粒棘球绦虫形成的囊肿组织学上具有三层。最外层为纤维囊壁,系宿主对寄生虫的反应形成的坚韧的胶原膜。中间层为非细胞性膜,允许营养物质通过。内层为生发层,分泌中间层和囊。生发层与中间层被称为内囊,有时中间层也被称为外囊。生发层由育囊、头节囊向囊液分泌而成,形成"棘球蚴砂"。育囊形成子囊沿内囊外周分布。多个子囊形成可导致囊肿营养不足并坏死。当囊肿破裂,自纤维囊壁与内囊分离,可形成浮动膜(水上浮莲征)。另一方面,连接通道的破裂,使得囊肿内容物溢出并进入胆道。直接破裂可进入腹膜腔,感染性头节和具有抗原性的囊液溢出,导致腹膜播种并可导致过敏反应。双重感染仅发生于囊肿破裂之后,因为完整的外囊可抗细菌的侵袭。

影像 细粒棘球绦虫与多房棘球绦虫的影像学表现不同。包虫囊肿可单发或多发,最常累及肝右叶。

包虫囊肿可分为三型,分别反映发展不同阶段的囊肿内容和征象。I型囊肿为单纯的液性囊肿,可含有棘球蚴砂和分隔,但无其他内部结构。超声检查为无回声表现,但当病人改变体位时,棘球蚴砂分散,形成"雪花飘落"征。I型囊肿在CT上表现为边界清楚的低密度病灶,增强扫描可见囊壁及内部分隔强化。MRI的信号强度与水接近,T2加权像囊肿可表现环形低信号。II型囊肿含有子囊或内部基质(图91-10)。超声可见浮动的膜或囊泡,多个子囊可形成"轮辐"样表现。CT上母囊内的液体密度高于子囊,表现为"玫瑰花结"状。病灶内可见散在钙化(图91-11)。MRI上,无论T1还是T2加权序列,膜均表现为低信号。III型囊肿完全钙化,提示囊肿死亡。

多房棘球绦虫(泡球蚴病),较细粒棘球绦虫少见,分布于北美、欧亚大陆中部和北部,狐狸与啮齿类动物为最终宿主和中间宿主。病变沿其周边延伸进展,侵入宿主组织形成多房囊肿,可见中央坏死和钙化。病变增长可看做肿瘤慢性生长,侵袭肝内胆管和静脉结构。多房棘球绦虫的影像学特征包括肝大,超声表现为多发不规则高回声病变,CT为低密度病灶,可见微小钙化灶和肝内胆管扩张,血管受累,直接血行扩散导致肝旁结构受累。

治疗与随访 一般情况下,治疗包虫病囊肿需整体切除囊肿及其内容物。部分切除的缺点在于复发风险增加。经皮穿刺引流、注射、针吸等操作结合抗包虫药物如阿苯达唑可有效治疗本病。包虫囊肿在经皮引流前,应进行血清学检查明确诊断,因为鉴别诊断还包括单纯性阿米巴肝脓肿和小的化脓性肝脓肿,上述病变仅药物治疗即可。阿苯达唑可用于不能手术的病例和播散性病例。

阿米巴脓肿

概述 阿米巴感染为导致人类死亡的主要寄生虫性感染,每年约感染5000万人,并导致10万人死亡。其流行区域包括非洲、印度、远东及南美。美国每年可见1200例。伴随治疗的有效进步,肝阿米巴脓肿的病死率已从2%逐步减至0.2%。

阿米巴脓肿常单发,多见于肝右叶。原发感染通常位于小肠,伴腹泻和痢疾。肝脏受累多为经门静脉播散所致。有研究表明,59%的病例无腹泻等前驱病史。病变可跨过横膈累及胸膜。其他肠外受累部位

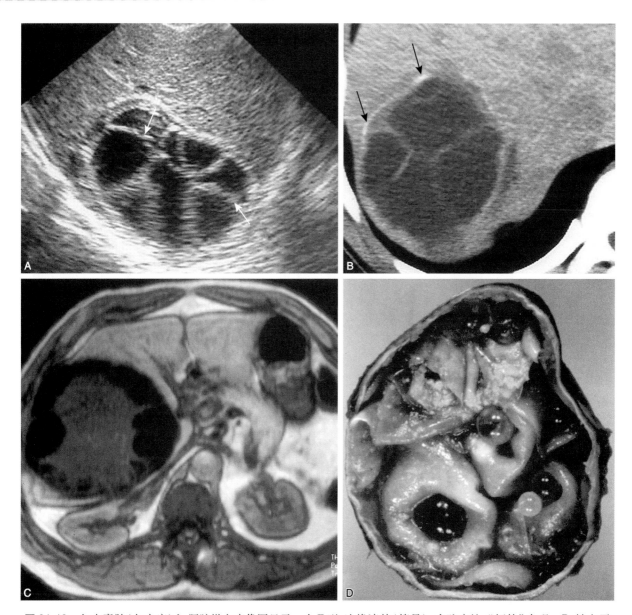

图 91-10　包虫囊肿（包虫病）A,肝脏纵向声像图显示一个 II 型,边缘清楚(箭号),多腔病灶,"辐轮"表现。B,轴向平扫 CT 图像证实了肿块含有多个分隔、子囊和外周钙化(箭号)。C,磁共振成像轴向 T1 加权梯度回波显示肝包虫囊肿低信号纤维性囊壁和大量的外周低信号子囊,围绕中央中等号强度基质,其在 T2 加权像呈高信号(未显示)。D,一例包虫囊肿的大体标本显示无数的子囊(From Mortele KJ,Segatto E,Ros PR. The infected liver:radiologic-pathologic correlation. *Radiographics*. 2004;24:937-955.)

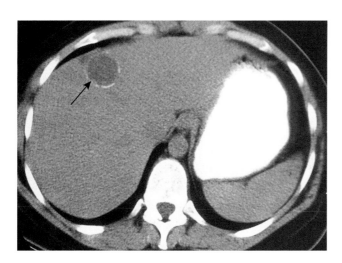

图 91-11　包虫囊肿(包虫病)。CT 平扫轴位图像显示肝包虫囊肿周围钙化(箭号)

可包括心包、脑、皮肤和生殖器,但罕见受累。病变穿孔可导致腹膜播散进入腹膜。

阿米巴脓肿可见于任何年龄,但3岁以下的幼儿最常见。表现为急性右上腹痛。收集至少三次不同时段的新鲜粪便查找病原即可诊断。出现侵袭性病变7日后,可于血清学发现病原抗体。

病因学 阿米巴脓肿由原虫生物溶组织内阿米巴所致。

影像 阿米巴脓肿的横截面图像表现多样,与化脓性脓肿的影像表现相似。超声为首选检查,表现为圆形或卵圆形的均质肿块,内有碎片。病变常见于肝右叶,多位于肝脏外围近包膜区,可见透过增强。CT表现为低密度区伴周围强化,可见环形或晕状水肿带,内部可见分隔(图91-12)。阿米巴脓肿的MRI T1加权像表现为不均匀低信号,T2加权像表现为双层腔壁的高信号,钆对比剂增强可见外周强化。

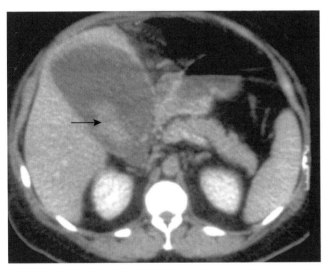

图91-12 阿米巴脓肿。CT平扫轴位图像显示一个大的,外生性低密度囊肿,其内中央见高密度的碎屑(箭号)

治疗与随访 与化脓性脓肿略有区别,阿米巴脓肿的药物治疗,还常需经皮穿刺或外科引流治疗。90%以上的患者长期应用抗生素治疗效果良好(通常为甲硝唑)。抗生素治疗很快即可见效,如果24~72小时对治疗仍无反应,则提示重复细菌性感染。在此情况下,经皮穿刺治疗会有所帮助。如果临床发现脓肿即将破裂,也可进行经皮穿刺。

血吸虫病

概述 全世界范围内感染血吸虫病的人数超过2.5亿,近6亿人口存在感染风险。本病主要流行于南美、非洲、中东及远东,北美地区罕见。

病因学 血吸虫病为寄生性血吸虫感染。感染人类的有三种类型:即日本血吸虫、曼氏血吸虫和埃及血吸虫。后者主要影响泌尿系统,本章不做详细介绍。中间宿主(蜗牛)释放尾蚴污染水源,人类(终宿主)在接触污染水源时,寄生虫可穿透皮肤进入人体。幼虫成熟并迁移至膀胱小静脉(埃及血吸虫)或胃肠道(曼氏血吸虫及日本血吸虫)并产卵。虫卵聚集于胃肠道,经肠系膜静脉播散至门静脉,并在该处引起炎性肉芽肿反应,导致纤维化和窦前性门静脉梗阻。

影像 对于去过流行地区的患儿,出现急性综合征又称为钉螺热时,可疑似本病。急性病变可见肝脾肿大,肝脏低回声病灶伴肝门淋巴结肿大。慢性血吸虫病表现为肝纤维化和门脉高压。日本血吸虫的虫卵小,聚积于肝外周的门脉蒂,而较大的曼氏血吸虫虫卵则沿肝门的门静脉主干分支聚积。因此,日本血吸虫患者的门静脉周围纤维化位于肝脏边缘,而曼氏血吸虫感染患者的病变位于中心。日本血吸虫患者的纤维化呈"多边网格"状,呈蜂窝状或龟背样改变,可出现钙化。曼氏血吸虫患者的纤维化通常不出现钙化,呈"干线状"(图91-13)。超声显示高回声间隔,勾勒出多边形区域,类似鱼鳞。日本血吸虫感染的CT表现为高密度纤维与钙化间隔以直角分布于肝表面,形成典型的CT"龟背样"钙化。MRI T1加权像门脉周围可见等信号条带,T2加权像呈高信号,增强扫描可见强化。

治疗与随访 吡喹酮用于治疗血吸虫感染。然而,约20%的患者尽管治疗有效,但仍会因为虫卵抗原物质存留而导致肝纤维化,并应将处于诱发肝纤维化最高危风险的患者识别出来。

关键点

肝脏感染的治疗取决于致病原,因此应尽快确诊以避免由误诊所致的发病率和病死率。

小的化脓性肝脓肿(<5cm)及阿米巴肝脓肿药物治疗即可。然而,较大的化脓性肝脓肿(>5cm)及肝内包虫脓肿可经皮引流。

肝包虫囊肿存在破裂风险(部分肝外或穿过横膈),为避免危及生命的过敏反应,需手术切除。

真菌性感染常见于免疫抑制儿童,如可能的话,除抗真菌药物治疗以外,还应治疗引起免疫抑制的病因。

猫抓病为自限性疾病,极少需要抗生素治疗,可累及皮肤、淋巴结、肝脏、脾脏、骨骼和中枢神经系统。

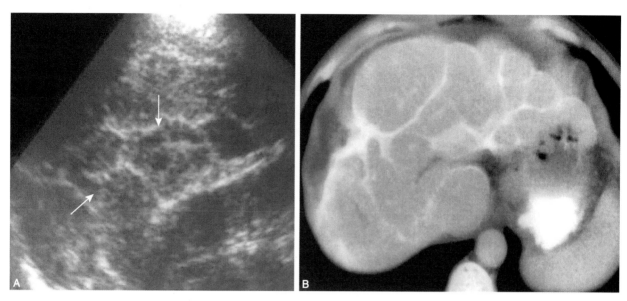

图 91-13 血吸虫病，日本血吸虫。**A**，超声肝右叶的纵切面显示肝实质的多边形区域之间强回声的分隔（箭号）。**B**，轴位 CT 图像证实因间隔纤维化、钙化引起的肝脏特征性的"龟背"或"乌龟壳"表现

推荐阅读

Balci NC, Sirvanci M. MR imaging of infective liver lesions. *Magn Reson Imaging Clin North Am.* 2002;10:121-135.

Doyle DJ, Hanbidge AE, O'Malley ME. Imaging of hepatic infections. *Clin Radiol.* 2006;61(9):737-748.

Oleszczuk-Raszke K, Cremin FJ, Fisher RM, et al. Ultrasonic features of pyogenic and amoebic hepatic abscesses. *Pediatr Radiol.* 1989;19:23.

Pedrosa I, Saiz A, Arrazola J, et al. Hydatid disease: radiologic and pathologic features and complications. *Radiographics.* 2000;20(3):795-817.

Restrepo RS, Raut AA, Riascos R, et al. Imaging manifestations of tropical parasitic infections. *Semin Roentgenol.* 2007;42:37-48.

参考文献

Full references for this chapter can be found on www.expertconsult.com.

第 92 章

肿瘤

JOSÉE DUBOIS and LISA H. LOWE

概述

肝脏肿瘤约占儿童期肿瘤的 2%，儿科腹部肿瘤的 6%。儿童肝脏肿瘤中，三分之二为恶性，仅次于肾母细胞瘤与神经母细胞瘤，成为儿童年龄组第三大腹部恶性肿瘤。按照发生率排序，最常见的肝脏恶性肿瘤分别是肝母细胞瘤、肝细胞癌（hepatocellular carcinomas，HCC）、未分化胚胎性肉瘤、血管肉瘤以及胚胎性横纹肌肉瘤。儿童肝脏良性肿瘤包括儿童特异性肿瘤，如血管性肿瘤和间叶性错构瘤，以及也见于成人的实性肿瘤，如局灶性结节增生（focal nodular hyperplasia，FNH）、肝细胞腺瘤、结节性再生性增生（nodular regenerative hyperplasia，NRH）。

肝脏肿瘤的鉴别诊断应基于以下内容：患者年龄、实验室检查，如血清甲胎蛋白（AFP）水平和影像学特点（表 92-1）。但是，血清 AFP 水平在出生时明显增高（25 000~50 000ng/ml），直到 6 个月时才达到成人水平（<25ng/ml）。

表 92-1　总结肝脏肿瘤的鉴别诊断

肿瘤	年龄组	临床特点	影像学特点
肝母细胞瘤	<5 岁	AFP 水平增高	钙化：粗大 实性肿块 侵犯静脉 强化：低于周围肝实质
肝细胞癌	10~14 岁	AFP 水平增高 潜在的肝脏疾病	孤立，局限，多灶性 不均匀，出现，坏死 侵犯静脉 局部转移
纤维板层细胞癌	青少年	AFP 水平正常 没有肝脏疾病	纤维瘢痕：T2 低信号，无强化 均匀 孤立肿块
未分化的胚胎性肉瘤	6~10 岁	AFP 水平正常	CT 和 MRI 上可见囊变 超声上孤立病变 增强：实性部分和分隔
胚胎性横纹肌肉瘤	<5 岁	AFP 水平正常	通常位于肝门胆管内生长型
肝脏血管瘤	<1 岁	AFP 水平正常 心衰 凝血障碍 甲状腺功能降低	钙化（50%）：颗粒状 增强：高于周围肝实质
间叶性错构瘤	<5 岁	AFP 水平正常	囊性病变 增强：分隔和实性部分强化 无钙化
局灶结节样增生	较小的儿童 青少年	AFP 水平正常 女孩好发	血管，黏液样瘢痕：T2 高信号 延迟强化

表 92-1　总结肝脏肿瘤的鉴别诊断（续）

肿瘤	年龄组	临床特点	影像学特点
腺瘤	>10 岁	AFP 水平正常	没有中心瘢痕
		口服避孕药或者	不均匀:脂肪或出血
		糖皮质激素的使用	反相位梯度回波脂肪抑制 T1 加权
		糖原贮积症	脂肪或者糖原的存在
转移			多灶性
棘球蚴囊肿		旅行的病史	囊性病变
单纯囊肿			无强化
胆总管囊肿			位于肝门及胆管系统

以下影像手段可用于评估肝脏肿块,包括平片、超声、CT、MRI 及放射性核素显像。平片的作用有限,但可揭示肝脏为病变起源,并可显示钙化及相邻结构的占位效应。超声应首要用于肝脏肿大体积儿童腹部肿块,以确定病变的起源以及病变特点。超声结果有助于初步鉴别诊断并决定后续影像方法及扫描方案。其他横断面成像检查,如 CT、MRI、核显像以及更少应用的血管造影可在活检及治疗前全面观察肝脏病变。

肝胆恶性肿瘤

肝母细胞瘤

概述　肝母细胞瘤为最常见的婴幼儿及儿童原发恶性肝肿瘤。68% 的病例见于生后第一年,90% 的病例见于 5 岁以内,男性好发,男女比例为 2:1。4% 的病例为先天性。

病因学　病变诱因包括 Beckwith-Wiedemann 综合征、家族性腺瘤息肉病、1A 型糖原贮积症、Gardner 综合征、胎儿酒精综合征、肾母细胞瘤以及 18 三体综合征。有报道本病还可见于早产儿、低出生体重婴儿以及母亲服用口服避孕药的婴儿。低出生体重与肝母细胞瘤之间存在显著相关性,因此提出了新生儿重症监护室(NICU)内各种医源性暴露等潜在贡献问题。

临床表现　肝母细胞瘤通常表现为右上腹部可扪及的肿块,可能与肝脏肿大相混淆。临床症状不特异,包括疼痛、体重减轻、易怒、呕吐以及少见的黄疸和性早熟(与绒毛膜促性腺激素的分泌相关)等症状。确诊时出现远处转移的病例不足 10%,最常见的转移部位为肺,其次为淋巴结、骨骼、脑、眼及卵巢。病变可压迫或侵犯肝脏血管系统和下腔静脉。约 90% 的肝母细胞瘤患者出现血清 AFP 水平显著升高,因此可用以监测治疗和复发。

肝母细胞瘤组织学分为两型:上皮细胞型(为本病主要类型)和混合上皮间质型。肝母细胞瘤通常为孤立性,但也可为多灶性,或更少见的弥漫浸润型。多灶性病变可由一个主要肿块与卫星结节或多个小肿块构成。如病变为孤立性,则肝母细胞瘤通常位于肝右叶(见于 60% 的病例)。

影像　平片可见肝脏肿大或肝脏肿块,可有钙化亦可无钙化。肝母细胞瘤的超声通常表现为边界清晰,较周围肝实质回声增高(图 92-1)。上皮细胞型肝母细胞瘤更均匀,而混合型肿瘤则不均匀,且通常含有高回声伴声影,提示钙化存在。低回声或无回声,代表坏死和出血。肿瘤血管内血栓可见于肝静脉或门静脉。彩色多普勒超声血栓内出现血流有助于鉴别肿瘤性血栓和非肿瘤性血栓。浸润型肝母细胞瘤表现为回声弥漫不均匀,正常肝实质结构消失。

典型的增强 CT 表现为边界清晰,密度较周围肝实质减低的肿块。超过一半的病例出现斑点或不规则钙化。增强 CT,肿瘤强化不均匀,动脉早期密度高于周围肝实质。延迟图像,病变密度等于或者低于周围肝实质。可见边缘强化。如果病变侵犯血管,CT 血管造影可予以鉴别,并可评估其能否切除。

上皮细胞型肝母细胞瘤的 MRI 表现为 T1 序列均匀等信号,T2 序列相对邻近肝实质为高信号,静脉注射钆对比剂后强化。混合型肿瘤表现为信号不均匀。然而钙化、坏死、出血和分隔均可影响信号强度。出血通常表现为 T1 加权高信号,纤维带或分隔表现为 T1 和 T2 加权低信号。血管浸润可见于梯度回波序列,瘤栓表现为 T1 加权高信号,梯度回波序列表现为信号缺失。钆增强动脉期和静脉期,分别表现为瘤栓强化和充盈缺损。MRA 有助于术前评价肿瘤与肝血管的关系。

目前在肝母细胞瘤患者中不进行肝核素扫描,但因延迟图像上肿瘤血管和光量减少,可能导致最初的造影阶段显示活性增加。极少情况下,延迟期图像可

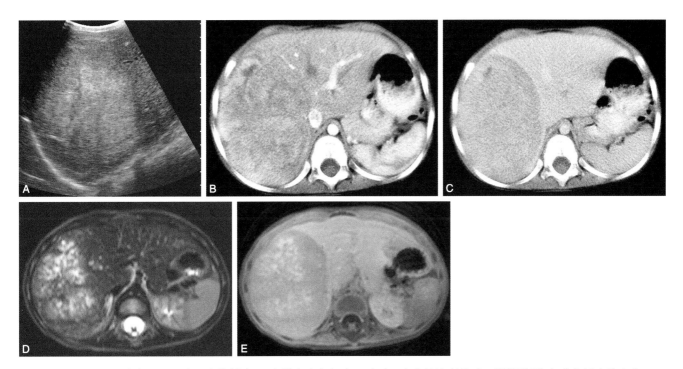

图 92-1　肝母细胞瘤。A,一个 3 岁的男孩,一个纵向腹部超声显示了一个边界清晰的,相对周围肝脏实质高回声的病变。B,计算机断层扫描(CT)扫描动脉增强早期显示了一个不均匀的肿块,较周围肝实质为高密度。C,CT 扫描在延迟期图像显示了一个低密度病变。D,一个轴向 T2-加权序列磁共振(MR)的图像显示一个高信号结节伴有低信号间隔。E,一个钆增强后轴位 T1 加权序列图像显示了间隔和被膜的强化

出现放射性药物摄取增加,而此征象为局灶结节性增生的典型表现。目前,极少使用导管造影,除坏死区无血管表现以外,通常可见肿瘤的血管增生。

治疗　肝母细胞瘤需手术切除。但在确诊病例中,约 40%~60%的病例无法切除。采用先化疗的方案可将其中的 85%变为可切除病例。有报道其整体存活率为 65%~70%。影像检查对评价肝母细胞瘤以及化疗后手术可切除性的评估至关重要。肿瘤播散可通过化疗和切除转移灶予以治疗。射频消融治疗复发病例较有前景。对于不可切除的肿瘤,可选择肝移植。肺转移不是肝移植的绝对禁忌证,因为肿瘤对化疗敏感。不良预后因素包括 AFP 水平低于 100ng/ml 或超过 1 000 000ng/ml、血管浸润以及核型为非整倍体。预后良好的相关因素包括:单叶受累、纯胎儿组织学构成、AFP 水平在 100 和 1 000 000ng/ml 之间。

肝细胞癌

概述　肝细胞癌为第二大儿童常见肝脏肿瘤,仅次于肝母细胞瘤,约占小儿肝脏恶性肿瘤的 35%。本病出现于儿童的两个年龄高峰:4~5 岁,以及 12~14 岁(更常见)。肝细胞癌与肝母细胞瘤一样,右叶较左叶好发,有血管浸润倾向,约见于 75%的病例。肿瘤细胞分化程度多样,可从分化良好到分化不良。区分

肝细胞癌和转移癌的最有帮助的组织学特性为存在胆小管或胆色素。也可出现库普弗细胞。

病因学　在世界非流行区,约一半的肝细胞癌患者伴有肝脏基础病。诱发因素包括:导致肝硬化的病变,如胆道闭锁、小儿胆汁郁积、Alagille 综合征、血色沉着病、遗传性酪氨酸血症、糖原贮积症、α1-抗胰蛋白酶缺陷、Wilson 病、半乳糖血症以及病毒性肝炎(乙肝和丙肝)。

临床表现　临床症状和表现与肝母细胞瘤类似,患者通常出现腹部肿块、腹痛、发烧及恶病质。70%的患者出现血清 AFP 水平显著升高。

影像　肝细胞癌具有三个主要生长类型:孤立型、多灶型以及弥漫型。超声表现多样。与肝实质相比,较小的病变可为等回声或高回声,大多数病灶多为低回声。较大的病变回声混杂。内部回声增强可提示急性出血、脂肪或钙化(与肝母细胞瘤相比较少见),而回声减低可能提示坏死。如果病变出现包囊,可表现为回声减低的薄层环。多普勒显示动脉高速血流,通过瘤栓物质内的血流可辨别有无血管浸润。

CT 平扫,肝细胞癌表现为孤立性肿块,或多发边界清晰或模糊的低密度到等密度肿块。静脉注射对比剂后,肿瘤不同程度强化,其内可包括低密度坏死区。肿瘤包膜在平扫时表现为低密度环,增强后于延

迟期强化（图92-3）。血管内瘤栓表现为腔内充盈缺损，边缘可见新月形对比剂，血管造影序列能更好显示。当肿瘤起源于肝硬化的肝脏时，与再生结节鉴别困难。

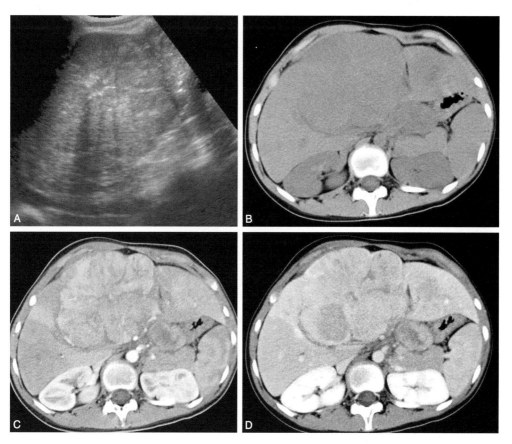

图92-3　肝细胞癌，在一个14岁的女孩，没有潜在的肝脏疾病。A，腹部超声显示了一个不均匀的肝脏病变。B，为增强的CT扫描显示肝脏肿块，较周围肝实质密度稍低。增强动脉期（C）和静脉期（D）图像显示在动脉期强化，其在静脉强化程度减低。经过静脉注射对比剂，肿瘤边缘更加明显

肿瘤MRI通常表现为T2加权高信号，T1加权低信号，且后者信号变化多样。T1加权可见脂肪或出血等高信号区。如果存在纤维假包膜，则表现为T1和T2加权低信号。增强扫描，动脉早期可见病变强化，门静脉期对比剂排出并表现为低信号。血管浸润表现为自旋回波序列信号缺失，动态增强可见血管内动脉期肿块，延迟表现为充盈缺损。

核显像极少用于肝细胞癌患者。通常表现为摄取减少。然而，镓扫描具有特征性，有助于区分肝癌和再生结节，前者具有镓亲和力，而后者不具有镓亲和力。氟脱氧葡萄糖（fluorodeoxyglucose，FDG）正电子发射断层扫描（positron emission tomography，PET）有助于评价肿瘤的分化程度。肝细胞癌中，FDG的摄取变化很大。高分化肿瘤的摄取可正常，低分化肿瘤的摄取显著增高。在肝细胞癌分期或鉴别肝硬化再生结节与肝细胞癌方面，FDG-PET具有应用价值。进行肿瘤分期时，结合FDG-PET和镓核素更具价值。比如，

低级别肿瘤通常表现为PET摄取正常而镓扫描摄取增加。然而，镓摄取亦可见于其他疾病，如转移性疾病（淋巴瘤）和肝腺瘤。

治疗　肝细胞癌的外科治疗应尽可能切除，但约三分之二的患儿无法切除肿瘤，主要为病变多灶、肝脏广泛受累、主要血管受累或转移。肝细胞癌对全身化疗不甚敏感。化疗的影响尚不清楚，没有证据表明为可切除的局限性肝细胞癌儿童提供了额外的益处。有报道对不可切除的肿瘤可进行肝移植，但仍有争议。据报道，射频消融术和血管内化疗有效，但其益处仍有待研究。本病的预后多样，与病变是否可切除以及细胞组织学直接相关。组织学良好的完整切除的肿瘤，2年生存率可超过97%。然而，肿瘤切除不完整且组织学不佳的病例，其2年生存率可不到20%。酪氨酸血症高发地区，常规新生儿筛查和阳性病例使用2-（2-硝基-4-3 三氟乙基甲酰氯）-环己二酮（NTBC）立即治疗，使人群中肝细胞癌的患病率显著下降。在

魁北克,酪氨酸血症患病率奇高,常规的新生儿筛查和阳性病例 NTBC 立即治疗,使得迄今为止生后治疗的患儿百分百的预防了后续肝细胞癌的发生。但是,若病人延误诊断,即使使用 NTBC 治疗,也存在进展为肝细胞癌的风险。

纤维板层癌

概述 纤维板层癌(fibrolamellar carcinoma,FLC)为肝细胞癌的变异型,发生于无肝脏基础病的患者。本病存在与众不同的临床和病理特点,约占肝细胞癌病例的 5% ~ 8%。纤维板层癌多见于年轻患者,高峰年龄位于青少年,纤维板层癌患者中,约 85% 小于 35 岁,儿童期约 10 岁即可诊断。男性和女性的发生率相似。

病因学 本病的病因尚不明确。有报道与综合征相关,包括 Wilms、Carney、Fanconi 贫血、家族性腺瘤息肉病等,这些综合征存在共享的分子途径。纤维板层癌也可合并局灶结节性增生,但目前的证据并不支持这一关联。

临床表现 患者表现为腹部症状或疼痛,有时可扪及包块。少见征象包括男性乳腺发育、黄疸、静脉压迫或血栓形成。70%的病例可见淋巴结转移。通常情况下 AFP 水平正常。80% ~ 90% 的患者,其大体病理为较大的,局限性无被膜肿块。其他类型可包括:卫星灶、多发弥漫肿块或双叶性肿块。病灶中央常见纤维组织(见于 30% 的病例),通常增强扫描不强化。35%~55%的肿瘤可见钙化,且仅局限于中央瘢痕内。

影像 平片可见肝脏肿大或钙化。超声表现为肿块边界清晰,伴不均匀回声结构,以及等回声或高回声区。如果中心瘢痕存在,则中央瘢痕表现为高回声,并且可能包含钙化高回声后声影。

肿块 CT 表现为低密度、边界清晰,呈分叶状,30%~55%的病例可见钙化,中央瘢痕见于 45%~60%的病例(图 92-4)。确诊时,肝门区常可见相邻的淋巴结肿大。静脉注射对比剂后,动脉早期,肿瘤密度高于邻近肝实质,而门静脉期密度多样。中央瘢痕为低密度,少许强化或不强化。

肿瘤 MRI 表现为 T1 加权低信号(86%)至等信号(14%),T2 加权稍高信号(85%)至等信号(15%)。纤维瘢痕表现为 T1 和 T2 低信号,通常增强后不强化。这些特点可用于鉴别纤维板层癌与局灶结节性增生,后者的中央瘢痕 T2 加权像表现为信号增加,增强扫描可见强化。

治疗 纤维板层癌的主要治疗手段为手术切除。

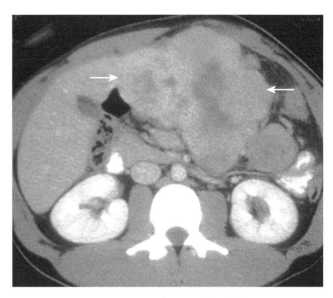

图 92-4 18 岁女孩,纤维板层细胞癌。轴位增强 CT 显示肝脏左叶一个分叶状的肿块(箭号),伴有中心低密度的瘢痕

手术的可切除性被认为是最重要的预后因素。当肿瘤不可切除时,可考虑原位肝移植、全身化疗或肝脏血管内化疗。近期文献报道,纤维板层癌与无肝脏基础病的肝细胞癌患者预后无显著差别。其他预后良好的指标还包括:肝功能正常、年龄较小、无血管浸润或血栓形成、无淋巴结肿大以及外科手术切缘阴性等。5 年存活率范围从 30%至 67%不等。

未分化胚胎性肉瘤

概述 未分化胚胎性肉瘤既往被称为恶性间质瘤、胚胎性肉瘤或纤维黏液肉瘤,为一种罕见的侵袭性间质来源肿瘤。通常情况下,肿瘤累及约 6 ~ 10 岁儿童,男性略占多数。一项综述研究认为,本病为第三大小儿肝脏恶性肿瘤,仅次于肝母细胞瘤和肝细胞癌。

病因学 未分化胚胎性肉瘤的病因尚不明确。其恶性成分与间叶性错构瘤相关。有报道部分肿瘤可起源于间叶性错构瘤。组织学上,未分化胚胎性肉瘤显示原始的纺锤形,肉瘤的卫星细胞密集成片或呈螺旋状,散在分布于疏松黏液样组织背景中,其中 50%的病例可包含造血灶。

临床表现 最常见的症状包括腹部肿块、疼痛和不适。当发现未分化胚胎性肉瘤时,体积通常已较大,为孤立性,累及肝右叶(见于 75%的病例),流体主要为实性,偶有囊变、坏死和出血。AFP 水平正常。

影像 平片可见较大且无钙化肿块。超声可见肿瘤为实性,与周围肝实质相比呈等回声或高回声,伴有小无回声区,提示坏死、出血或囊变。

　　肿瘤的 CT 主要表现为水样密度,与黏液基质相关(占肿瘤体积的 88%)。静脉注射对比剂后,可见与假包膜有关的边缘强化。异常的低密度区域可能为出血和钙化。

　　肿瘤的 MRI 主要表现为 T1 加权低信号,T2 加权高信号(图 92-6)。T1 及 T2 加权低信号环提示假包膜。T1 加权增高区域提示出血。T2 加权像可见液平面、内部碎片以及分隔。静脉注射钆对比剂后肿块不均匀强化。MRI 可极好的评价肿瘤的可切除性、血管和邻近淋巴结浸润。常见转移部位为肺和骨。

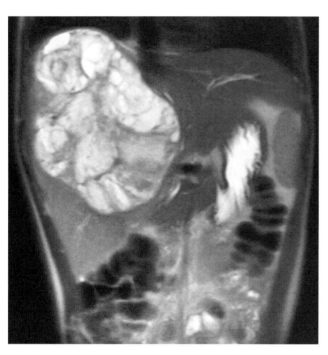

图 92-6　13 岁女孩,未分化胚胎性肉瘤。冠状位 T2 加权序列 MRI 图像显示一个多发分叶状非均匀肿块,但是主要表现为肝脏右叶的高信号病变

　　治疗　应完整切除肿瘤。直到 30 年前,本病的预后很差,多数病例于 12 个月内死亡。但是,随着今年来多模式治疗的进展,报道其存活率显著提高。无法切除肿瘤的患者对化疗无反应,可选择肝移植。

胆道系统横纹肌肉瘤

　　概述　虽然横纹肌肉瘤可发生于身体任何部位,但累及胆管,仍罕见于此类间叶性肿瘤。它几乎只发生于儿童年龄组,常见于 5 岁以下的儿童(75% 的病例)。

　　病因学　肿瘤起源自胆道上皮下方,肿瘤由此生长,进展为胆道息肉样肿块。只有横纹肌肉瘤的胚胎型起源于胆道。肿瘤通常累及胆总管,但可起源于肝内胆道、胆囊和胆囊管。组织学上,横纹肌肉瘤表现为未分化蓝色细胞,缺乏细胞浆,伴有原始的细胞核,形成坚硬的、分叶形肿块,伴有边缘浸润和清晰的假包膜。

　　临床表现　最常见的临床表现为黄疸,可伴有腹胀、疼痛、恶心、呕吐或发热。典型的实验室检查可见结合胆红素与碱性磷酸酶水平升高,AFP 水平正常。当确诊时,30% 的病例可出现转移。尽管肿瘤倾向于连续性浸润,但通常见于肺、四肢骨、颅骨和心包。临床表现可能与肝炎的临床表现类似,因此可导致诊断性检查的延误。

　　影像　多平面成像技术可见胆管内肿块。肿瘤最常累及胆总管或位于肝门附近。较大的病变可见坏死。超声表现为孤立性、回声不均匀或相对无回声肿块或多发低回声结节伴胆管扩张,并沿导管内生长。常伴有门静脉移位,但无血栓形成。CT 可见胆管内均匀或非均匀低密度或高密度肿块,增强后不同程度强化,伴胆管扩张(图 92-7)。MRI 通常表现为 T1 加权低信号,T2 加权高信号,静脉注射对比剂后显著不均匀强化。磁共振胆管造影通常可见胆总管内的部分囊性病变,以及相邻胆管肿块,导致胆管壁不规则。经皮胆管造影术可见管腔内息肉状肿块。镓摄取有助于定位转移灶。

　　治疗　多模式治疗方案包括手术切除、放疗和化疗,可改善预后。局灶性病例中,存活率为 78%。同时进行胆道内、外引流至关重要,因为部分化疗药物依靠肝胆进行排泄,无法排泄药物可能导致明显的全身中毒。

血管肉瘤

　　概述　血管肉瘤为罕见的、恶性侵袭性血管性肿瘤,通常见于生后第一年。组织学上,儿童多见梭形细胞。免疫组织化学研究表明,肿瘤细胞对Ⅷ因子相关抗原、CD31 和 CD34 有反应,由此确定肿瘤的血管特性。

　　病因学　血管肉瘤一般见于有二氧化钍(Thorotrast)、三氧化二砷以及氯乙烯接触史的成人。随着上述毒素的暴露日渐稀少,部分肿瘤开始出现于肝硬化、血色沉着症或服用合成类固醇的成人。因此,认为本病为"继发于环境暴露的恶性转化的典型案例"。在儿童,本病极为罕见,通常无暴露史。有报道起源于儿童病例先前被诊断为婴儿型血管内皮瘤。

　　临床表现　临床症状包括肝脏肿大伴疼痛、厌食、体重下降、血小板减少以及消耗性凝血障碍。在

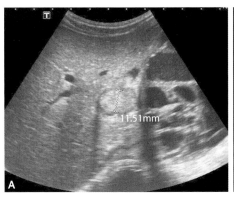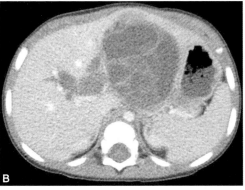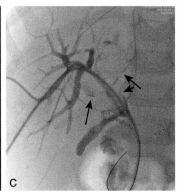

图 92-7　20 个月的男孩,胚胎性横纹肌肉瘤。A,一个横轴位超声显示一个胆道系统的多囊性病变。B,CT 扫描显示了胆总管的低密度肿块,扩展进入肝内和肝外胆管。C,经皮胆管造影术显示胆总管(短箭号)和延伸的肝内胆管(长箭号)的多发的充盈缺损

确诊时,60%的病例已出现转移,一般见于肺和脾。

影像　影像学表现多样,主要取决于病变的表现类型,例如病变为局限性肿块还是多灶或弥漫性改变。

超声下病变不均匀,回声因出血和坏死的数量而变化。CT 中结节密度低于正常肝脏。出血时可见高密度区。增强扫描表现多样,多表现为向心性强化,类似于肝静脉畸形(既往被不当的称为"海绵状血管瘤")。肿瘤 MRI 表现为 T1 加权像信号低于周围肝脏,伴有高信号区(与出血有关),以及 T2 加权混杂信号。动态 MRI 增强表现为不均匀强化。FDG-PET/CT 显示肿瘤显著摄取,并且有助于检测转移灶。

预后　本病预后不良,无论治疗与否,在确诊后 6 个月内迅速恶化。

胆管癌

胆管癌为罕见的肝脏肿瘤,所有肿瘤中,本病不到 1%。本肿瘤可使患儿的疾病变复杂,如胆总管囊肿、硬化性胆管炎,但通常发生于病变晚期,因此多见于成人。

肝转移

神经母细胞瘤、淋巴瘤、白血病以及肾母细胞瘤多可肝脏转移。肝转移性病变的表现多样,从单个或多个病灶到弥漫性浸润伴肝脏正常结构消失,最常见于儿童神经母细胞瘤。大多数肝脏转移为多发病灶,超声表现为低回声,CT 表现为低密度,有边缘强化倾向,MRI 表现为 T1 加权低信号,T2 加权高信号。

肾母细胞瘤转移最常见于肺和邻近的淋巴结。肾母细胞瘤血行转移至肝脏的,见于 15%的病例。但是,原发肾脏病变通常发现时体积巨大,起源于右肾

的肿瘤毗邻肝脏,因此很难确定原发肿瘤是否直接浸润肝脏。大多数肾母细胞瘤肝转移的病变为血行转移,并倾向于多发、强化不均匀、中心坏死、钙化或浸润血管(图 92-9)。

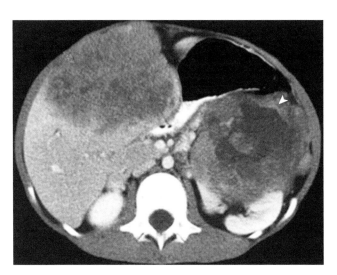

图 92-9　4 岁男孩,肾母细胞瘤转移,临床表现为肝脏肿大。CT 增强扫描图像显示一个不均匀强化的肝转移病变,来源于左肾的肾母细胞瘤(箭头)

神经母细胞瘤多出现骨、区域淋巴结、肝脏、脑和肺脏转移。神经母细胞瘤肝脏转移具有两种类型:①多发散在病变,回声、密度以及强化特点多样;②弥漫性病变伴正常肝脏结构扭曲,导致肝大(图 92-10)。后者更常见于神母 IV~S 期(原发灶局限于起源器官,或原发灶区域性播散但未跨越中线,伴有肝脏、皮肤或骨髓受累)。

尸检时经常发现白血病累及肝脏,但影像检查不可见。淋巴瘤可表现为病变散在多发,或类似于神经母细胞瘤的浸润表现。此外,淋巴瘤通常合并淋巴结肿大以及脾脏病变。

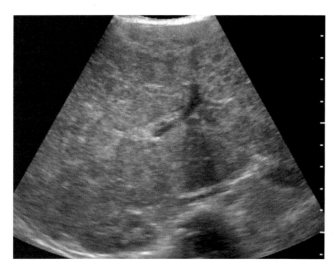

图92-10　8个月的男孩,表现为肝脏肿大;转移性浸润性成神经细胞瘤。一个横断面超声图像显示了肝脏正常结构消失,伴有多发的分散的不同的回声反射

肝脏良性肿瘤

肝血管瘤

概述　国际血管病变研究协会(The International Society for the Study of Vascular Anomalies,ISSVA)基于Mulliken 和 Glowacki 于 1982 年提出的分类,提出专业术语以解决血管病变的分类问题。在此分类中,血管病变分为血管肿瘤(表现为细胞增殖和增生)和血管畸形(病变起源于形态异常但表现为正常内皮的代谢)。

尽管对表述进行了修改,但目前仍存在使用错误术语的现象,使得影像征象描述不恰当,有时可导致血管病变的误诊。比如,成人仍错误的沿用"肝脏血管瘤"这一名词,而非"静脉畸形"。根据 ISSVA 的分类,儿童肝脏血管肿瘤的正确命名应为"肝血管瘤"。

肝血管瘤分为婴儿型和先天型。婴儿型血管瘤通常于生后即开始生长,有些出生时即可出现。病变通常于生后第一年内生长,于 1 至 7 岁进入退化期,8~12 岁进入消退期。婴儿型血管瘤的葡萄糖载体-1(Glut-1)蛋白呈阳性,为一种促进葡萄糖穿过红细胞膜转运的蛋白质。先天型血管瘤出生时已充分发育,且 Glut-1 为阴性。先天型血管瘤依次分为快速消退组,其消退远快于婴儿型血管瘤(通常于 12~14 个月内),以及不消退组,组间有重叠。婴儿期最常见的血管肿瘤为婴儿型肝血管瘤。初始诊断时无法鉴别上述肿瘤,因为:①在大多数病变并无活检以识别 Glut-1

标记物;②与皮肤病变相反,通常无法得知肝脏出生时是否出现病变并已充分发育。婴儿型血管瘤为最常见的儿科肿瘤,累及 4%~5% 的婴儿。其他儿童年龄组血管肿瘤包括血管内皮瘤、簇状血管瘤以及肉瘤。

肝血管瘤的讨论在无血管畸形作为参考时并不完整。血管畸形分为低流速病变和高流速病变。低流速病变包括毛细血管畸形、静脉畸形、淋巴管畸形、毛细血管-静脉畸形以及毛细血管-淋巴管-静脉畸形。高流速病变包括动静脉瘘和动静脉畸形。复杂的联合畸形见于以下综合征:Klippel-Trenaunay、Parkes-Weber、痣综合征、Proteus 及 Maffucci。

病因学　Folkman 等人提出血管瘤为一种血管再生模型的概念,其发展与促血管再生因子上调及抑制因子下调的作用有关。有假说认为病毒以及躯体突变与此有关,但导致异常血管再生触发机制尚不明确。

临床表现　婴儿型肝血管瘤多见于女孩,女性与男性的比例为 3∶1~5∶1,且更常见于皮肤白皙的个体。大多数肝血管瘤无临床症状,且未被发现。其他多因产前超声或产后因各种原因进行影像检查才得以发现。尽管大多数肝血管瘤可无症状,但本病亦可危及生命,尤其见于多发病灶、与病灶内分流相关的充血性心力衰竭、由于Ⅲ型碘甲腺原氨酸脱碘酶生产过度而导致的甲状腺功能减退、暴发性肝功能衰竭和(或)腹部间隔室综合征。某些肝血管瘤患者,由于病灶内血栓、出血和溶血可引起消耗性凝血功能障碍。

肝血管瘤可为局限性(图92-11)、多灶性或弥漫性改变。局灶病变经常见于临床无症状的患儿,可伴发血小板减少和贫血。患儿通常不伴有皮肤血管瘤。Glut-1 标志物为阴性。局限性肝血管瘤可能对应皮肤的快速消退性先天性血管瘤,典型病变于 12~14 个月内快速消退。

影像　超声表现为边界清晰的低回声或高回声病变。回声有时不均匀,与中心出血或坏死有关。彩色多普勒超声显示的血流模式各不相同,取决于是否存在微小分流、门体静脉分流或动静脉分流以及病变的阶段。当合并心衰时,临床上这些分流非常明显。

MRI 可见病变边界清晰、孤立,表现为 T1 加权低信号,T2 加权高信号,无周围水肿。静脉注射钆对比剂,肿瘤出现向心性强化以及可能出现内部血管流空。当出现出血、血栓和(或)坏死时,所有序列可见不均匀信号。约 16% 的病例可出现钙化。

多灶病变见于多发皮肤受累的婴儿型血管瘤,Glut-1 标记物呈阳性。多数病变无症状。但根据动静脉或门体静脉分流情况,可随后出现心力衰竭并需要

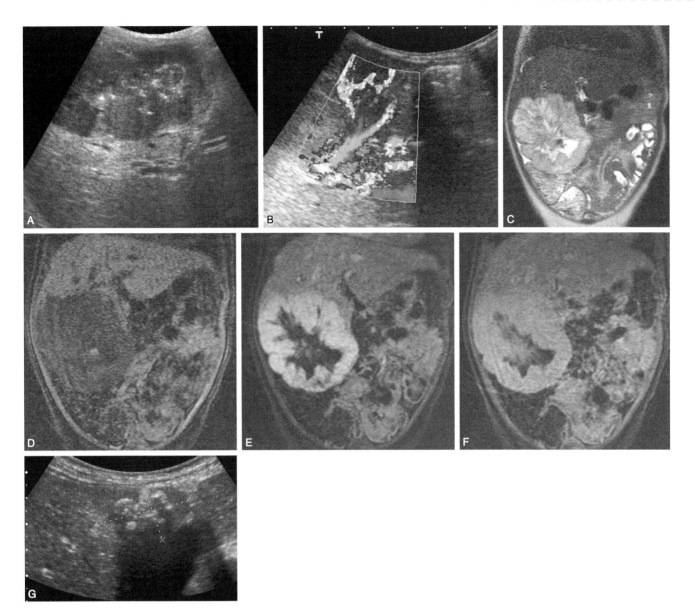

图 92-11 肝脏血管瘤。A,一个 2 个月的腹部肿块的女孩。超声成像显示了一个边界清晰的低回声病变,伴有高回声钙化。B,彩色多普勒超声显示一个富血管的病变。C,一个冠状位的 T2 加权序列磁共振(MRI)图像显示一个边界清晰和混杂回声的病变,没有周边的水肿。动态钆核磁成像,注射对比剂之前(D)和 1 分钟(E)和 10 分钟(F)显示了向心性增强伴有中央坏死和钙化。G,18 个月后,超声成像显示钙化,伴有病变明显的退化

治疗。

多发小病灶的超声表现为质地均匀,大部分为低回声,亦可见高回声结节。肝动脉和静脉通常扩张。血管肿瘤周围可见较大的供养动脉和引流静脉。可直接出现动静脉或门体静脉分流。

肿瘤多发结节的 MRI 表现为 T1 加权低信号,T2 加权高信号,静脉注射注入钆对比剂后均匀强化。病变内部或相邻区可见流空信号,由肝动脉或静脉较大所致。腹腔干远端的主动脉变细为评价肝脏血流增加的良好指标,相应也称为心脏过载的预测指标。

弥漫性病变表现为广泛的肝脏受累,肝内大量的小病变引起肝脏重度肿大、腹部间隔室综合征、Ⅲ型

碘甲腺原氨酸脱碘酶生产过度而导致的甲状腺功能减退使甲状腺激素无效、心衰和智力发育障碍。不管病变大小如何,大多数弥漫性肝血管瘤的分流不会引起心力衰竭。增大的受累肝脏可见大量低回声病变。MRI 表现与局限性及多灶性病变表现类似。

治疗 症状性肝血管瘤可用类固醇治疗,随后使用干扰素-α-2a 或长春新碱。最近,普萘洛尔已被证明非常有效,可作为一线药物治疗危及生命的软组织婴儿型血管瘤。对于肝脏血管瘤,需更多的时间来确定此药的有效性。由于动静脉或门体静脉的分流引起的心衰患者,推荐导管栓塞联合药物治疗。弥漫性病变推荐药物治疗,包括甲状腺功能减退的治疗。在

特定情况下,可考虑肝脏移植。

间叶性错构瘤

概述　间充质错构瘤为儿童第二大肝脏良性肿瘤,仅次于血管肿瘤。患者多数于 5 岁时发现。间充质错构瘤男性略多于女性,产前超声即可诊断。组织学上,病变由无序的、原始的、液体充盈的充间叶细胞、肝实质和胆管构成,此外还包括无被膜的、大小各异的基质囊。肝细胞组分采样可能与肝母细胞瘤相混淆。

病因学　假设认为间叶性错构瘤起源自原始间充质组织,由胚胎形成时期发育过度和不协调增殖所致。通常认为间叶性错构瘤是与发育畸形有关的先天性病变。但是,近期研究表明部分病例出现

19q13.4 平衡易位及异倍性,暗示间叶性错构瘤可能为真性肿瘤。

临床表现　最常见的临床表现为无痛性腹胀。AFP 水平正常。肿瘤可有蒂并附着于肝脏下缘。

影像　间叶性错构瘤的超声和 CT 为多发、囊性、不均匀性肿瘤,伴有不同厚度的间隔(图 92-13)。当囊很小时,病变为高回声,类似实性病变。液体内可见低回声,与胶状内容物和出血有关。间叶性错构瘤的 CT 表现为复杂性囊性肿块。其分隔与实性成分在静脉注射对比剂后强化。MRI 囊性区表现为 T1 加权低信号,T2 加权高信号。信号强度不同,取决于基质的内容、囊肿内蛋白质的含量以及囊肿内是否出血。病变的间隔和实性成分通常表现为 T1 和 T2 加权低信号,增强后可见强化。

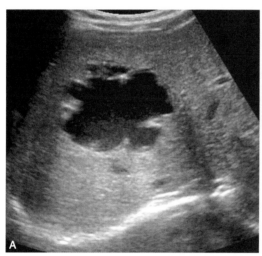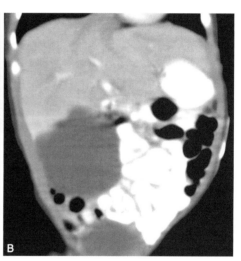

图 92-13　1 周的女孩,伴有可触及的腹部肿块,间叶性错构瘤。A,一个轴位超声图像显示一个边界清晰,分叶状的低回声肿块,伴有分层的内部碎片。B,一个冠状位重建的 CT 增强图像确认了这个边界清晰的液体密度病变

治疗　间叶性错构瘤的治疗为手术切除。不推荐保守观察间充质错构瘤,因为有少数报道间叶性错构瘤可恶变为未分化胚胎性肉瘤。报道即使在不完整切除的情况下,其远期生存率为 90%。

局灶性结节增生

概述　局灶性结节增生(focal nodular hyperplasia,FNH)为罕见的良性肝脏上皮肿瘤,多见于成年人,报道约 7% 的患者为儿童,发病高峰年龄为 2～5 岁。FNH 占从出生至 20 岁左右原发肝脏肿瘤的 2%,女性多见。组织学上,FNH 由肝细胞、库普弗细胞、放射状纤维间隔组成,伴有胆管上皮,与胆道系统不延续,中央可见血管瘢痕。与肝细胞腺瘤相比较,本病的局灶坏死和出血较罕见。

病因学　FNH 的病因尚不明确,但部分研究人员相信 FNH 可能为对血管畸形基础病出现的增生反应,中央瘢痕即为证据,可能与血管血栓形成、血管再通以及再灌注有关。最近有报道指出,肿瘤患者中 FNH 的出现被认为是放化疗导致血管内皮损伤的表现。口服避孕药以及妊娠不再认为是 FNH 发展的危险因素。FNH 常见于肝右叶,20% 的病例为多发。

临床表现　FNH 通常偶然发现。较大的病变可表现为腹部肿块,约见于 20% 的病例。患者还出现腹痛,罕见征象包括肿瘤破裂或出血,因为本病的并发出血的可能性较低。AFP 水平正常。

影像　FNH 病变单一且边界清晰,常为被膜下肿块,病变中心伴有特征性血管黏液瘤。但是,不典型征象很常见,因此需要多项检查以明确诊断(图 92-14)。

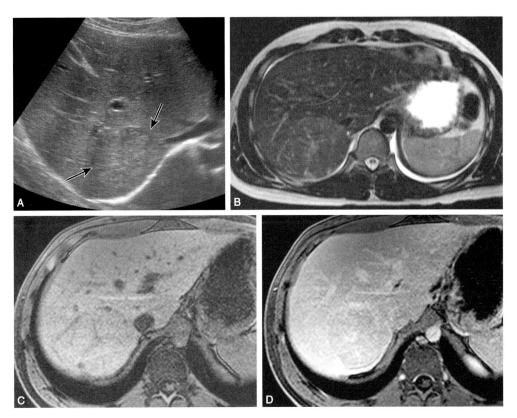

图 92-14　16 岁的男孩,局灶结节样增生。A,横轴位超声成像显示了一个均匀的稍高回声病变(箭头)。B,轴向 T2 加权序列磁共振(MR)成像演示了一个稍高信号病变,伴有中央高信号瘢痕。行动态钆核磁成像检查。C,注射钆之前的图像显示一个等信号的病变,伴有一个非常微妙的中央瘢痕。D,5 分钟后注入钆,病变接近等信号,中央瘢痕增强

FNH 的超声表现为边界清晰、质地均匀、回声多样的肿块。中央瘢痕见于约三分之一的病例,与肿瘤其他部分相比,呈高回声。彩色多普勒超声可见中心瘢痕血流增加,呈辐轮状延伸至外围。报道其血流为动脉,可与肝腺瘤相鉴别,后者肿瘤内见静脉血流。

CT 平扫,肿块和中央瘢痕密度低于周围肝实质。中心瘢痕可见于 60% 以上的病例。静脉注射对比剂后,肿块明显强化,中心瘢痕强化延迟,对比剂排出延迟。

FNH 的 MRI 表现为 T1 加权轻度低至等信号,T2 加权等至轻度高信号。中央瘢痕为 T1 加权低信号,T2 加权高信号。钆动态增强显示强化均匀,动脉期呈高信号,延迟图像为等至轻度高信号,随时间推移,中央瘢痕呈平行或辐射样强化。与之相比,纤维板层癌的中央瘢痕不强化。肝胆特异性对比剂,如 Eovist,也可见动脉期强化,并可持续一段时间,由病灶内肝细胞摄取和胆管畸形所致。

只有 FNH 含有大量库普弗细胞,导致 Tc-99m 硫胶体成像时摄取增加,此征象可明确诊断。硫胶体扫描可用以鉴别 FNH 和肝腺瘤。

治疗　FNH 无恶性潜能,罕见出血或破裂。建议超声监测,保守治疗无症状患者。对有症状的患者,推荐治疗包括终止口服避孕药、手术切除、射频消融或栓塞。

肝腺瘤

概述　肝腺瘤较罕见,当存在 4 个以上的良性肿瘤时,则称为"腺瘤病",此表现成人多于儿童。组织学上,肝腺瘤为孤立病变,肝细胞在假包膜内球状生长。肝细胞内脂肪和糖原含量增加,并沿薄血管壁片状生长,伴有功能异常的库普弗细胞。与 FNH 不同,本病不出现中央瘢痕或辐射状隔膜。

病因学　病变与类固醇的使用有关,并且使用口服避孕药的青少年是肝腺瘤最常见的儿科患者。肝腺瘤也与使用合成代谢类固醇相关,如治疗 Fanconi 贫血、糖原贮积症 I 和 III 型、半乳糖血症及家族性糖尿病。

临床表现　患者多无症状。富血管性肝肿瘤(如肝腺瘤和 FNH)与先天性或获得性肝血管异常(如门静脉缺损或者闭塞以及先天性门体静脉分流)患者之间的关联已有报道。肿瘤内出血见于约 10% 的患者,

并可导致腹痛。极少数情况下本病可引起腹腔出血以及低血容量性休克。肝功能正常,AFP 水平正常。

影像   约 80% 的肝腺瘤为孤立性,20% 为多发性。肝腺瘤的超声表现取决于肿瘤的内容物,如脂质或出

血。脂质或出血为高回声,伴低回声环,部分病变壁边界不清(图 92-15)。肝脏低回声病灶见于弥漫浸润性脂肪肝和(或)糖原贮积症。彩色多普勒超声可见中央静脉血流,与 FNH 内的动脉血流不同。

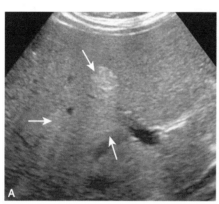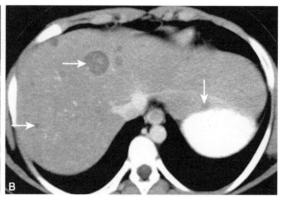

图 92-15   9 岁女孩,患有糖原贮积症,一个肝脏的腺瘤。A,轴位超声图像显示肝脏内一个高回声病变。B,轴位增强 CT 图像确认了多发边界清晰的低密度肿块,大小不同,遍布全肝(箭号)

CT 平扫,肝腺瘤通常为低密度,伴低密度包膜(25%),边界清晰。出血或脂肪可导致密度不均匀(7%)。增强扫描动脉期均匀强化,延迟 CT 图像表现为低密度。

大多数肝腺瘤 MRIT1 及 T2 加权像信号轻度高于肝脏。压脂序列或反相位图像,脂肪成分的信号减低。此征象并非腺瘤的特异改变,也可见于肝细胞癌患者。假包膜表现为 T1 加权低信号,T2 加权信号多样,且可强化。

肝腺瘤的镓摄取减少,病变通常不会摄取硫胶体,两项检查均表现为光子减少。肝腺瘤极少包含足够的库普弗细胞以摄取硫胶体,而此征象为 FNH 的特征。肝腺瘤通常较早摄取肝胆对比剂,并持续至延迟期。

治疗   治疗方案包括终止口服避孕药、糖原贮积症患者进行食物疗法以及手术。部分作者推荐手术,因为具有出血风险,且有报道孤立性或大于 4cm 的多发腺瘤可出现肝细胞癌。射频消融术可替代外科切除。

肝脏炎性假瘤

概述   炎性假瘤是指炎性肿块,通常由纤维组织浆细胞和单核粒细胞组成。它缺乏消退迹象,在组织学分析之前,很难与恶性肿瘤相鉴别。本病常见于肺部。儿童的肝脏炎性假瘤较少见。可表现为单个或多发边界清晰的肝脏肿块。单一病灶称为 I 型,多见

于肝脏中心,并可导致胆道梗阻、门静脉炎及门静脉高压。多发结节称为 II 型,病变累及两叶,与肝脏转移性病变难以鉴别,不会引起胆道梗阻,不会进展为门脉高压。

病因学   炎性假瘤的病因不明,可能与炎性自身免疫和感染性原因有关,包括 EB 病毒前驱感染。

临床表现   病变多见于男性。患者可出现发热、厌食和腹痛。实验室检查出现肝酶增高,表示胆道梗阻,白细胞增多,红细胞沉降率和 C-反应蛋白增高。AFP 水平正常。

影像   超声表现为实性,多为低回声或不均匀回声。CT 表现为低密度。较大的单个病灶,其中心为更低密度,与凝固性坏死有关。可见胆道梗阻或门静脉炎表现。CT 延迟期可见强化明显,密度高于周围肝实质。MRI 表现为 T1、T2 加权与周围肝实质信号相等,因此需增强予以评估。病变超声为低回声,CT 为低密度。影像学鉴别炎性假瘤和肝脏其他恶性肿瘤并不可靠。

治疗   在某些情况下,尽管经皮活检可明确诊断,但也可根据术前肿瘤概率高而切除病变。多发病灶多为静止性或消退性病变。尽管本病相对罕见,但临床医生、外科医生以及放射科医生应熟悉本病的诊断,并考虑予以适宜的临床治疗。

结节再生性增生

概述   肝脏结节再生性增生(nodular regenerative

hyperplasia，NRH）的特点为再生性结节周围包绕萎缩的肝脏组织，且不存在纤维化。儿童罕见。组织学上，再生性结节由支持性基质内类似于肝细胞的细胞局灶增殖组成。

病因学　病因尚不明确。本病合并小血管血管炎，随后的萎缩导致相邻组织代偿性增生。本病与其他几种疾病有关，如胶原血管病、血液病、心血管疾病、肿瘤、代谢紊乱、免疫抑制剂或化疗药物。

临床表现　病变可无症状，患者多偶然发现，也可见于肝硬化门脉高压患者，但无纤维化。有报道本病可恶变为肝细胞癌。

影像　影像上，NRH 可能与 FNH、腺瘤或转移瘤相混淆。影像表现多样，取决于结节的大小。

超声很难发现结节，因为它们由肝细胞样细胞组成。再生结节回声不均匀，可伴有正常结构的扭曲。当发现结节时，大部分为低回声，也可为高回声。结节可有血流，可能因门脉根部受压而出血或导致门静脉高压，肝脏可增大也可不增大。CT 上病变密度低于正常肝脏，增强扫描病变强化不明显。再生结节的 MRI 表现为 T1 加权轻度高信号，T2 加权信号多样。可见环形影，T1 加权为低信号或高信号，T2 加权为高信号。由于病变部位存在脂肪，脂肪抑制 T1 加权像上的信号强度降低。增强扫描于门脉期强化，病变信号类似于正常肝脏。

治疗　除停用与 NRH 有关的药物之外，无特别推荐的治疗。如存在门静脉高压，可能需要进行门腔分流。

关键点

　　进展为肝母细胞瘤（儿科最常见的原发性肝肿瘤）的危险因素包括：Beckwith-Wiedemann 综合征、家族性腺瘤性息肉病、糖原贮积症、Gardner 综合征、胎儿酒精综合征、肾母细胞瘤、18-三体及早熟。

肝细胞癌（儿童第二大肝脏肿瘤）的危险因素包括：胆道闭锁、婴儿胆汁淤积、Alagille 综合征、血色病、遗传性酪氨酸血症、糖原贮积症、α1-抗胰蛋白酶缺乏症、肝豆状核变性、半乳糖血症以及病毒性肝炎。

纤维板层癌中央纤维性瘢痕表现为 T1 加权低信号，T2 加权低信号，增强扫描不强化。与局灶性结节性增生中央瘢痕不同，后者 T2 加权信号增高，增强扫描可见强化。

儿童肝脏转移病变最常见于：神经母细胞瘤、淋巴瘤、白血病以及肾母细胞瘤。

根据 ISSVA 的分类，儿童血管性肿物分为血管肿瘤（细胞有丝分裂）及血管畸形（血管先天形态异常）。

间叶性错构瘤为囊性肿物伴多种增强扫描可强化的实性成分。大多数病变 5 岁前出现。

局灶性结节增生的中央瘢痕见于六成以上的病例，CT 表现为强化延迟，对比剂排出延迟。MRI 表现为 T2 加权高信号，增强扫描可见强化。

肝腺瘤见于口服避孕药物或合成类固醇药物的患者，以及糖原贮积症患者。

炎性假瘤通常见于肺部，肝脏病变可合并胆道梗阻及门静脉炎。

推荐阅读

Christison-Lagay ER, Burrows PE, Alomari A, et al. Hepatic hemangiomas: subtype classification and development of a clinical practice algorithm and registry. *J Pediatr Surg.* 2007;42:62-68.

Chung EM, Cube R, Lewis RB, et al. From the Archives of the AFIP. Pediatric liver masses: radiologic-pathologic correlation. Part 1. Benign tumors. *Radiographics.* 2010;30:801-826.

Chung EM, Lattin Jr GE, Cube R, et al. From the Archives of the AFIP. Pediatric liver masses: radiologic-pathologic correlation. Part 2. Malignant tumors. *Radiographics.* 2011;31:483-507.

参考文献

Full references for this chapter can be found on www.expertconsult.com.

第 93 章

肝脏血管病变

BOUGLAS C. RIVARD and LISA H. LOWE

本章将肝血管病变分为以下几类进行讨论:门脉高压症、肝肺综合征及肺动脉高压、Budd-Chiari综合征、肝静脉闭塞性疾病,以及肝脏先天性血管异常。

门脉高压症

概述 门静脉高压症指内脏静脉系统压力上升并大于 10mmHg 以上。压力增高可由肝静脉回流受阻(窦前或窦后)或流入压力增高(如动脉门静脉瘘)所致。门静脉高压症的病理生理和临床表现取决于肝脏基础病变。

病因学 肝硬化为导致门脉高压症的最常见病因,与慢性肝损伤引起的肝脏瘢痕形成及肝功能衰退有关。儿童肝硬化的病因很多,包括胆道闭锁、囊性纤维化、血色病以及肝豆状核变性(框 93-1)。Child-Turcotte-Pugh 分级系统为病变严重程度评分,在治疗决策方面起到重要作用。依据胆红素升高水平、白蛋白水平、凝血酶原时间、腹水以及脑病严重程度,将患者分为 A~C 级。窦前性门脉高压患者,如肝外门静脉闭塞,肝固有功能并无异常。肝外门静脉阻塞为小儿门静脉高压症常见原因。下列病变引起门脉高压的几率可有所增加,如脐静脉插管、败血症、脱水、高黏血症、休克、凝血障碍、门静脉血栓形成,高凝综合征(如抗凝血酶 Ⅲ 缺乏)以及先天性门静脉蹼。有时门脉高压的出现也可无明确病因。门静脉海绵样变性由门静脉周围侧支循环形成所致,可沿门静脉走行形成血栓,急性血栓发生后 1~3 周后即可出现。

窦后性阻塞包括原发性肝硬化或肝静脉阻塞性疾病,如 Budd-Chiari 综合征或肝静脉闭塞性疾病,常见于骨髓移植病人。

临床表现 儿童门静脉高压症可会出现系列症状,如消化道出血、原因不明的脾肿大、不伴黄疸的脾功能亢进腹水或胆汁淤积。

框 93-1 小儿门静脉高压症的原因

流入压力或体积增加
- 肝动脉门静脉瘘
- 膈下全肺静脉回流异常
- 肺隔离症伴门静脉引流

窦状隙前的静脉阻塞
- 脾静脉阻塞(左侧门静脉高压症)
- 肝外门静脉血栓形成/门静脉海绵样变性
- 移植后门静脉狭窄、血栓形成和闭塞
- 先天性肝纤维化
- 血吸虫病

窦状隙阻力增加
- 胆道闭锁
- 肝硬化
- 肝炎:C,非 A 非 B,自身免疫,新生儿
- 硬化性胆管炎

窦后阻塞
- Budd-Chiari 综合征
- Glenn,Fontan 综合征,肺静脉分流
- 药物:6-硫鸟嘌呤

特发性门静脉高压症

影像 脾脏肿大可能为门静脉高压症最早的影像表现。门静脉血流阻力增加,门静脉血流减慢,门静脉管径变小,并且随阻力升高,门静脉血流可逆转甚至动脉化。健康人的肝脏,门静脉横截面积大于脾静脉。如果出现门静脉小于脾静脉,则必须考虑侧支分流将肝脏门脉血流转移(图 93-1)。肠系膜上静脉及脾静脉血流逆行,也暗示侧支形成和自发性门体分流。当出现侧支循环或叶-叶分流时,门脉主干为入肝血流也不能除外重度门脉高压。离肝血流为门静脉高压症的晚期表现。

患者附脐静脉开放使门静脉血流经左门静脉减压,因此,在极重度门脉高压时,也可允许门脉主干血流呈入肝方向,因此会误认为门静脉主干血流模式正常。由于附脐静脉血流由左门静脉供应,因此肝内门静脉血流可直接流向其中,导致门静脉右支逆流,而

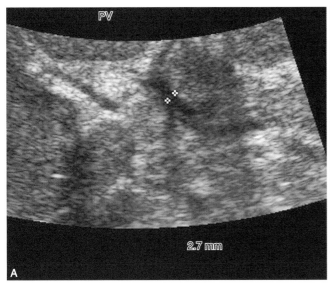

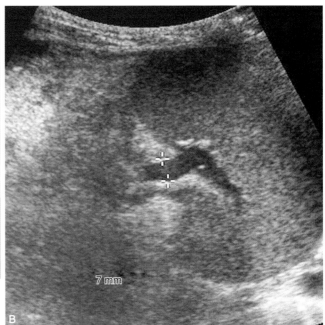

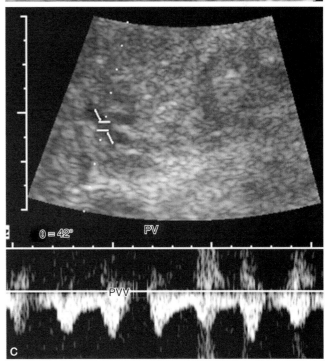

图 93-1　2 岁女孩患有胆道闭锁,Kasai 肝门肠吻合术后严重的门静脉高压症。行超声成像检查为肝移植做准备。A,门静脉主干非常纤细,测量直径 2.7mm(卡钳)。注意肝脏的不均质回声。B,脾静脉非常粗大,直径 7mm(卡钳)。这一组合警示侧支静脉和静脉曲张。C,频谱多普勒主门静脉成像(PV),逆行和动脉血化,反映了严重的肝脏疾病和血流的高阻力,导致肝动脉通过肝动脉门静脉交通支,使得门静脉成为引流静脉

此时门静脉主干血流方向是入肝的。CTA、MRA 以及彩色和能量多普勒均可较好地显示镰状窝内附脐旁静脉。通过这些静脉为肝脏减压可作为食管静脉曲张及其破裂出血的保护方式。

　　当门静脉高压症出现门静脉压力增加时,内脏静脉会找到连接门静脉循环和体循环的替代通路。胃左静脉及脾静脉分支可通过食管胃底静脉曲张流入奇静脉系统,因此可经左肾静脉注入下腔静脉。附脐静脉(图 93-2)连接腹壁下、胸廓内及腹壁静脉网,可

汇入下腔静脉和上腔静脉。横断成像可见到上述侧支循环。

　　门脉高压还可建立其他的侧支循环。腹膜后及胰周侧枝通过肾脏和性腺静脉流入下腔静脉和椎旁静脉,后者汇入奇静脉系统(图 93-3)。肠系膜下静脉分支流入为痔上、痔中、痔下静脉并汇入髂静脉。肠瘘及肠造口术也可形成门体侧支循环。手术吻合,如 Roux-en-Y 胆肠吻合,可作为门-门侧支(图 93-4)。最后,肋间静脉和膈静脉也可作为跨越横膈的门体连接路径。

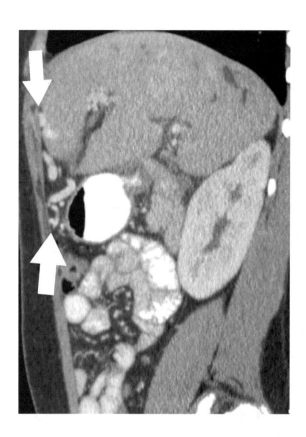

图 93-2　12 岁女孩,肝纤维化,肝硬化和门静脉高压症,脐旁侧支血管。增强 CT 矢状位图像显示强化的脐旁静脉侧支循环和肝前强化的内乳侧支血管(箭号)

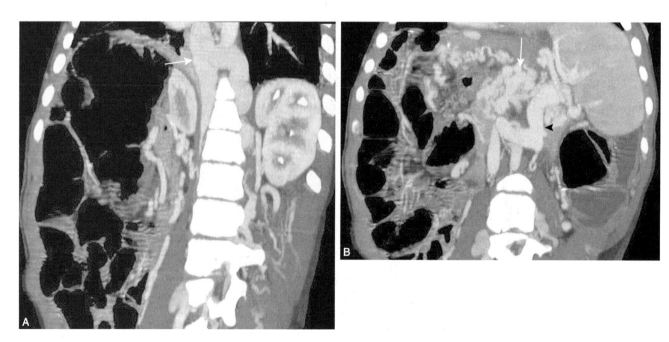

图 93-3　肝移植患者的门静脉与下腔静脉闭塞。A,腹膜后、椎旁和椎管内存在侧支静脉。奇静脉和半奇静脉(箭号)呈肿瘤样扩张。B,大量的胰腺(箭号)和脾周侧支血管,伴随着脾肾静脉分流(箭头)

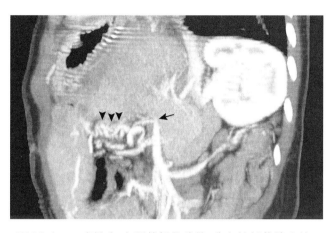

图 93-4　11 岁男孩,左肝外侧段移植,非急性门静脉血栓。增强 CT 斜矢状位重建显示:肝外门静脉闭塞(箭号),并从肠系膜上静脉空肠分支发出侧支静脉,见于用于胆道吻合的空肠 Roux-en-Y 循环(箭头)。重建后的中央静脉见于其他图像。被膜下的侧枝血管见于肝下缘

门静脉海绵样变性,横断影像的关键征象包括肝门处杂乱成团的静脉管道影,无明确的正常门静脉(图 93-5)。多数患者(76%),沿肝内门静脉属支形成距离不等的门-门侧支。重症病例可无门静脉属支显影(图 93-6)。保留的肝内门静脉属支可被识别,其中一些血管可为流向海绵状血管的离肝血流。侧支静脉可穿越肝实质进入肝静脉和包膜静脉(图 93-7)。多普勒超声成像可用于探查海绵样变性内侧支血管血流的特性,显示异常血流。

治疗及预后　儿童门静脉高压症的治疗选择颇为广泛,取决于基础病以及肝病的严重程度。治疗方法包括经皮经颈静脉肝内门体分流术、硬化治疗、静脉曲张结扎及外科门体手术分流。血管内介入治疗已变得更加精细,使用率日益增加。

外科门体分流术包括脾肾分流术、腔静脉分流以及门腔旁路(Rex)。脾肾静脉分流术中,脾静脉远端

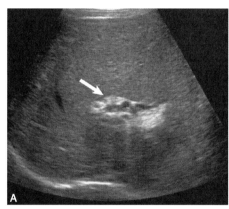
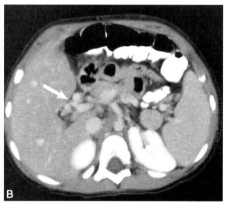

图 93-5　3 岁男孩,肝硬化,门静脉海绵样变性。A,超声横切面显示门静脉周围杂乱的一团血管影,没有可识别的正常门静脉(箭号)。B,轴向增强 CT 证实肝门(箭号)存在多发侧支血管

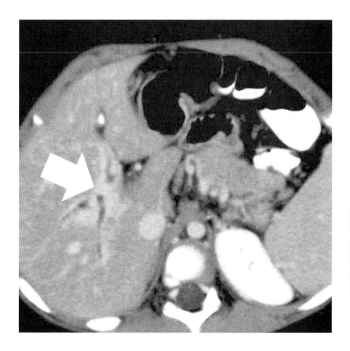

图 93-6　3 岁女孩,胆道闭锁和肝硬化,门静脉海绵样变。肝内任何部位均未见门静脉肝内分支。肝内杂乱成团的侧支血管(箭号)沿着肝内门脉系统的预期走行分布

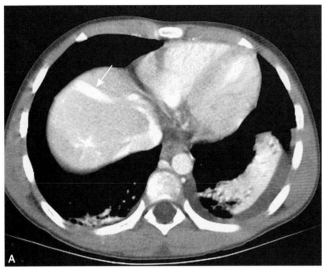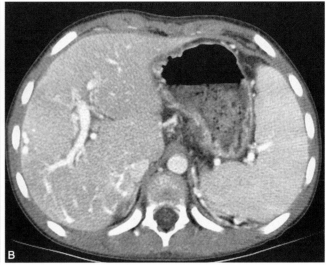

图 93-7　肝外门静脉梗阻患者,门静脉和横穿被膜的侧支循环。门静脉和横穿被膜的侧支连接穿越肝实质。A,肝脏圆顶较高的轴位图像显示:粗大的侧支静脉(箭号)与肝左静脉相通。B,肝脏较低位置的轴向 CT 显示:切面显示大量的被膜下侧支静脉与肝内门静脉分支相通

与左肾静脉端侧吻合(图 93-8),离断与肝相接的肠系膜上静脉。Rex 旁路由 Ville de Goyet 及其同事于 1992 年首先提出,用以治疗肝外门静脉梗阻。在此术式中,静脉移植物插入肠系膜上静脉(低于胰腺)以及门脉左支之间,以恢复门静脉入肝血流(图 93-9)。Rex 分流可能只限于儿童肝外门静脉梗阻的治疗。由于肝内侧枝丰富,主导门静脉血流,出现迅速扩张,并适应分流的较大流量,因此肝内门静脉系统塌陷,术前可能很难显像。血管成像可显示分流情况,应该表现为入肝血流。

　　由于 Rex 分流术为旁路移植术,因此门静脉血流

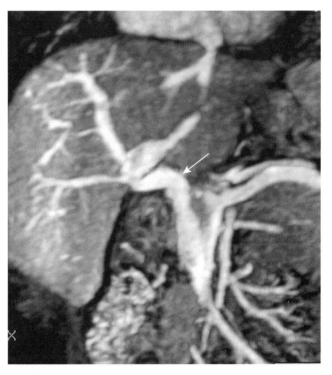

图 93-9　Rex(肠系膜上静脉到左门静脉)旁路。磁共振血管造影斜冠状位显示:获得的颈静脉(箭号)在胰腺下方连接肠系膜上静脉与左门静脉

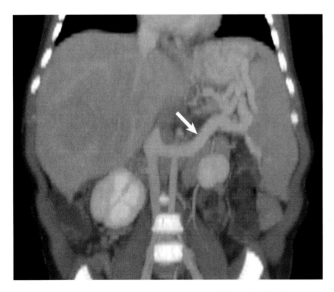

图 93-8　8 岁男孩,远端脾肾分流。计算机断层扫描血管造影冠状位重建显示:脾静脉端侧(箭号)连接左肾静脉,注入下腔静脉

是入肝的。门静脉血流在腔静脉分流和近端脾肾分流术时是离肝的。在超选择性远端脾肾分流术时血流可为入肝方向,其目的是为了缓解食管静脉曲张和保留部分门静脉血流。在儿童,上述分流可短期或长期缓解门脉高压,防止胃肠道出血,改善脾功能亢进。具有重度肝脏基础病的患儿,上述分流为肝移植前的姑息疗法。

肝肺综合征

概述　肝肺综合征指由于慢性肝病而导致的随年龄变化的肺泡动脉氧梯度升高,常导致低氧血症和肺血管扩张。

病因学　肝肺综合征与肝血管异常有关(如门静脉高压症),正常门体循环以及正常的肝静脉血液输送至肺部的过程改变,导致右向左的肺内分流以及肺动脉高压。肝肺综合征的病理生理机制尚未完全阐明,但大部分假设同意以下观点:肺内皮素受体 B 表达增加,导致由内皮素 1 和一氧化氮合成酶介导的一氧化氮生产过剩。内皮细胞和血管壁的变化导致:①血管舒张和动静脉分流导致通气-灌注不匹配或②肺动脉高压。

临床表现　范围可从相对无症状到发绀、杵状指。肺部症状可先于肝脏疾病症状出现,并可在症状首发后数月内迅速进展。

影像　平片可见血管纹理增多和心影增大(图 93-10)。CT 可见血管扩张影,主要位于肺底。超声心动图造影检查前静脉注入造影剂,由于肺内动静脉分流,将在肺静脉内和左心房内出现回声泡沫。

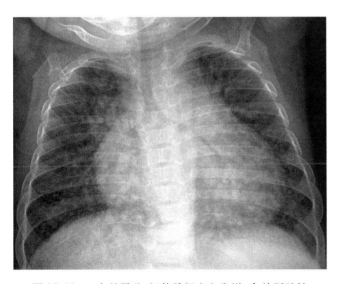

图 93-10　8 个月男孩,门静脉闭塞和发绀,合并肝肺综合征。胸片显示心脏扩大和广泛增加的肺血管,代表弥漫性肺动静脉分流

治疗及预后　肝肺综合征的治疗应针对基础病,后者可影响预后。肝肺综合征为门静脉分流所致,因此将分流闭塞可使肺内分流消退,症状缓解。

布-加综合征

概述　Budd-Chiari 综合征患者由于肝静脉和下腔静脉阻塞,导致出现重度肝淤血、腹水及门脉高压。肝窦压力增加,使门静脉系统与肝窦系统间的压力梯度反转,导致门静脉成为肝动脉的排出系统。完全型 Budd-Chiari 综合征,肝脏仅通过肝动脉获得血液供应。由于肝尾状叶有单独的引流静脉,因此大多数 Budd-Chiari 综合征病例中,尾叶不受累及。

病因学　布加综合征的原因包括下腔静脉蹼,高凝状态血栓形成(如肾病综合征),肝母细胞瘤或肾母细胞瘤肿瘤侵犯下腔静脉,外在压迫或肝移植。布加综合征也可为特发性。

临床表现　临床上,部分患者可出现侧支静脉引流,因此症状比较明显。其他患者可出现顽固性腹水、肝功能衰竭或胃肠道出血。儿童肝移植后,可能出现肝静脉或下腔静脉梗阻,并可出现复发性门静脉高压。

影像　横断面成像的影像特点为肝大伴腹水,肝静脉稀疏或无显影。完全型布加综合征病例可出现门静脉血逆流。然而,在部分性肝静脉闭塞病例中,血流可从高阻力段流向低阻力段,如尾状叶。肝内可经被膜静脉与附脐静脉形成门体侧枝,肝外则通过食管胃底静脉曲张形成侧支。上述血流动力学变化可通过多普勒超声、CT 血管造影以及 MRI 加以观察。

CT 和 CTA(图 93-11)可见斑片状肝实质异常,楔形密度减低区域,尖端指向下腔静脉。肝动脉期出现的不均匀、网状或马赛克表现可持续至门脉期。尾状叶形态保持正常,正常肝静脉不显影。由于肝内血流逆转,门静脉可在其分支充盈前充盈。MRI 及 MRA 可见类似表现。

治疗及预后　治疗包括控制腹水,必要时可行经皮血管成形术、外科分流手术、重度病例进行肝移植。布加综合征的预后差异很大,取决于诊断的及时性以及基础病的治疗情况。

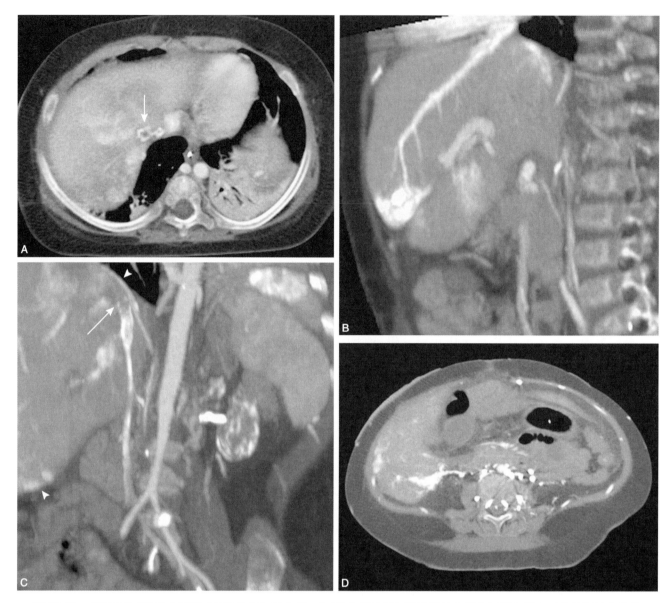

图93-11　下腔静脉(IVC)血栓形成导致的布加综合征。A,CT血管造影(CTA)的轴位图像显示在肝内下腔静脉的充盈缺损(箭号)。注意肝脏的片状不均匀增强。B,CTA矢状重建显示了阻塞的肝静脉和被膜下穿支血管周围区域明显的造影剂存留。C,冠状面重建见下腔静脉(箭号)内血栓。肝圆顶下、下外侧缘见被膜下侧支血管(箭头)。D,肝脏较低位置的CT轴位图像显示:广泛的腹膜后、椎旁和被膜下侧支明显强化

肝静脉闭塞性疾病

　　概述　肝静脉闭塞病(hepatic venoocclusive disease,VOD)指由于终末肝小静脉闭塞和纤维化,可继发出现重度血管内皮细胞和血管周围肝细胞损伤。

　　病因学　肝静脉闭塞病最常见于骨髓或干细胞移植后的骨髓移植性治疗期。据报道,在接受骨髓移植的患者中,肝静脉闭塞发病率从11%至31%不等,且恶性病变骨髓移植的发病率高于非恶性疾病。病变的危险因素包括既往存在肝脏疾病或其他疾病(如石骨症)、二次复发后重复清髓性治疗以及特定的化疗方案(如白消安的使用)。对于未进行骨髓移植的患者,肝脏放疗及放线菌素D治疗以及肝移植后,也可出现肝静脉闭塞。由于损害发生于肝小静脉的肝窦内皮细胞,因此建议使用"窦阻塞性疾病"更为确切。

　　临床表现　患者可见体液潴留、腹部疼痛以及肝大。在下列临床标准中,肝静脉闭塞的诊断需满足两条才能成立:黄疸、腹水或体液潴留、骨髓移植后20天内出现肝脏疼痛肿大。

　　影像　超声可见肝大、腹水、胆囊壁增厚等表现。多普勒成像可见门静脉血流减少或逆转,肝动脉阻力指数增加,并可出现附脐静脉离肝血流现象(图93-

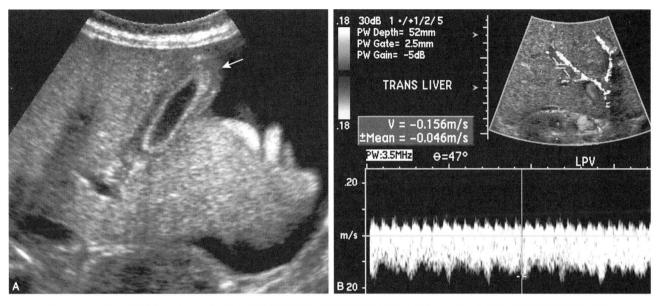

图 93-12　肝静脉闭塞性疾病。A,纵向超声图像显示胆囊壁增厚(箭号)和腹水。B,多普勒成像显示门静脉逆流

12)。部分病例早期出现局部血流动力学变化,导致只在门静脉一段或一叶出现分支血流逆转。所有征象完全存在的病例极少,大多数患者的超声检查可出现非特异性表现。

MRI 表现为肝大,门静脉周围袖套样异常改变,胆囊壁增厚,T2 加权像可见胆囊壁明显高,腹水以及胸腔积液。

治疗　治疗方案包括支持治疗、控制炎症和纤维蛋白的沉积。药物包括抗血栓药,如前列腺素 E₁ 和肝素,但其作用有限。更具有应用前景的药物为去纤苷,其来源于猪组织,具有抗血栓和抗局部缺血的特性。在一项无对照的临床试验中,35% ~ 55% 的患者可完全溶栓。

先天性肝脏血管异常

门静脉异常

十二指肠前门静脉

概述　十二指肠前门静脉较罕见,指门静脉走行于十二指肠和胰头的腹侧。

病因　其胚胎学基础为十二指肠前方连接两个卵黄静脉的尾端吻合静脉未退化,之后其所在部位形成门静脉。

临床表现　十二指肠前门静脉与内脏异位综合征密切相关,特别是多脾和肠旋转不良,以及脾脏、胰腺、心脏和十二指肠异常。约 50% 的患者存在十二指肠梗阻,如内源性十二指肠狭窄/膜或因 Ladd 带旋转不良。十二指肠前门静脉可无症状,多偶然发现,特别是在内脏异位或胆道闭锁患者的常规检查中,因为约 10% 的胆道闭锁患者与内脏异位/多脾有关。

影像　十二指肠前门静脉位于十二指肠和胰腺前,横截面成像中可显示,包括超声、CT、MRI,矢状位影像显示尤为清晰(图 93-13)。

治疗　治疗的重点在于是否存在十二指肠梗阻,应治疗基础病。注意此解剖异常很有必要,因为在其他肝胆外科或肠道近端外科手术过程中,该变异可导致手术危险,特别是在异位/多脾患者并发胆道闭锁时。

先天性肝外门体分流

概述　Abernethy 于 1793 年第一次描述肝外门体连接,此畸形被命名为 Abernethy 畸形。根据 Morgan 和 Superina 的研究,此畸形可分为 1 型或 2 型。1 型为一个完全性分流,无门脉血液到达肝脏,如先天性门静脉缺如。1A 型,肠系膜上静脉与脾静脉不汇合。1B 型,肠系膜上静脉与脾静脉汇入体循环前汇合。2 型涉及门静脉部分血流分流入肝静脉或下腔静脉。

病因学　腹部左、右卵黄静脉闭锁和协调保存不良导致肝外门腔分流。此发育不良也可继发出现,如内脏异位患者右向左顺序过程受到影响,引起门静脉系统发育不良;也可见于经肝外通道引起的门静脉发育不良致门脉血流方向变化。

临床表现　肝外门体分流合并其他疾病,如多脾、胆道闭锁、心脏和肾脏异常。本病还与肝脏病变的发展密切相关,包括局灶性结节样增生。恶性肿

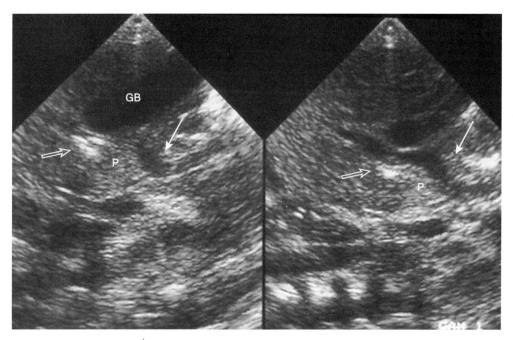

图93-13　十二指肠前门静脉。多脾症婴儿正中矢状切面超声显像。肠系膜上静脉（实心箭号）走行于胰腺（P）和十二指肠（空心箭号）前方，进入肝。GB，中线胆囊

瘤，包括肝母细胞瘤、肝细胞癌、肉瘤等患者中也有报告。随着肝旁路循环，可出现全身性高氨血症，尽管高氨血症性脑病主要发生于老年和成年患者，但还取决于分流量。循环中半乳糖和胆汁酸也可增加。

　　影像　胎儿期可见门静脉阙如，伴有先天性静脉导管未发育，脐静脉引流至下腔静脉或直接进入心脏。

　　当门静脉阙如时，相对于病人年龄及肝脏大小，肝动脉较预期更为粗大。当存在门静脉时，其管腔狭小（图93-14A）。超声可见分流血管连接，特别是彩色多普勒成像（图93-14B）。CTA和MRA可显示其完整的走行和解剖（图93-15）。所有横断面成像检查均可显示肝实质结节（图93-16）。

　　治疗及预后　对于有症状的患者，应通过外科手

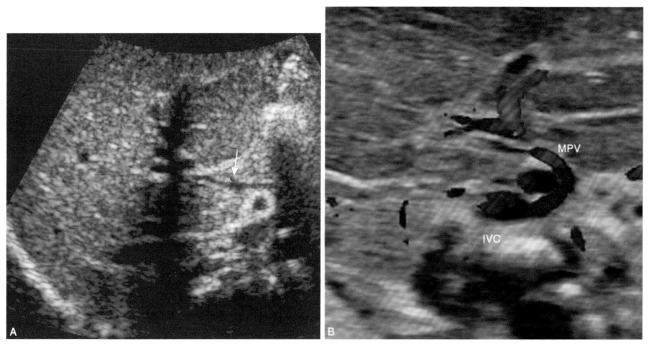

图93-14　先天性肝内门体分流。A，门静脉主干细小（箭号）。B，另一婴儿轴位超声多普勒成像技术显示门静脉主干（MPV）引流到下腔静脉（IVC）

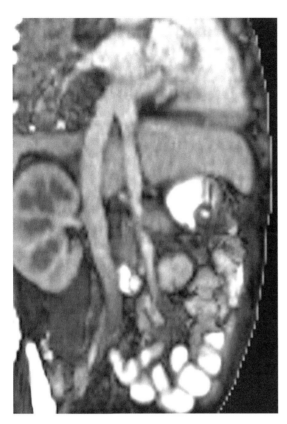

图 93-15 肝内门体分流术。CT 血管造影斜冠状位重建显示肠系膜上静脉与下腔静脉肝上段连接,绕过肝脏

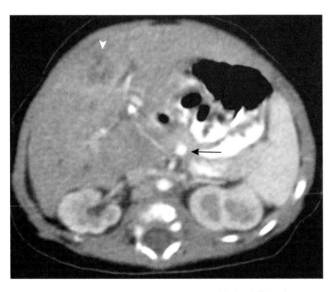

图 93-16 肝外门体分流和肝结节。轴位计算机断层扫描图像显示:在横截面上门体分流(箭号),向下腔静脉走行。也看到肝结节(箭头)

术或血管内介入闭塞异常连接,可恢复肝内血流,否则将出现肝外门脉高压。外科手术或血管内介入闭塞可分期完成,在完全闭塞之前将分流逐步缩小。对于门静脉及其属支未发育的症状性肝外分流患者应进行肝移植。

先天性肝内门体分流

概述　肝内先天性门体分流较为罕见,可存在一个或多个肝内门体静脉分流。PARK 等人将肝内门体分流分为四型。Ⅰ 型为单一的大静脉连接肝门静脉右支和肝静脉。Ⅱ 型为单一肝段外周单个或多个连接。Ⅲ 型为血管瘤连接外周门静脉和肝静脉属支。Ⅳ 型为多叶弥漫性连接。Ⅰ 型最常见。

病因学　肝内先天性门体分流指胚胎卵黄静脉衍生的门静脉与肝静脉间或卵黄静脉与心下静脉间存在持续性连接。静脉导管开放为门静脉左支汇入下腔静脉的门体静脉分流方式。

临床表现　分流可无症状,多偶然发现。当遇到新生儿病例时,部分分流可于生后 12~24 个月内自行缓解,但此类型的患儿比例尚不明确。

当分流临床症状明显时,可出现黄疸、高氨血症、高半乳糖血症、肝性脑病及肺动脉高压。Ⅳ 型分流可合并较大流量及心力衰竭。新生儿皮肤血管瘤合并肝内门体分流已有讲述。

影像　先天性肝内门体分流多由超声发现,常见于儿童皮肤血管瘤检查。门静脉和肝静脉属支大小不一致,可能为异常连接部位。门静脉的血流模式可与脾静脉相似,可见两相或三相模式,反映了肝实质旁路。CTA 与 MRA 可清晰显示肝内分流(图 93-17)。

治疗　无症状的轻度代谢异常患儿可通过饮食手段保守治疗和多普勒随访,因为部分分流可自行闭合。近期文献描述日益增多的各种手术技术和设备进行血管内介入治疗。

膈下异常肺静脉连接

概述　虽然肺静脉异位连接通常发生于横膈上,但膈下也可出现多发胚胎性连接,包括膈下部分或全部肺静脉异位引流。

病因学　肺静脉于妊娠第四周发育,最初呈丛状流入主静脉和脐带卵黄静脉系统。随着肺的逐渐发育,主肺静脉由四条肺静脉于左心房后壁汇合形成。如果此正常融合和引流入左心房的过程未出现,则胚胎性连接至内脏和脐带卵黄静脉系统将持续存在。全肺静脉膈下回流异常最常见的是回流入门静脉或静脉导管。

临床表现　膈下静脉回流均会出现阻塞伴重度肺水肿表现。梗阻可位于横膈水平,血流通过异常血管固有狭窄段、通过闭合的静脉导管或通过肝血管床进入门静脉。

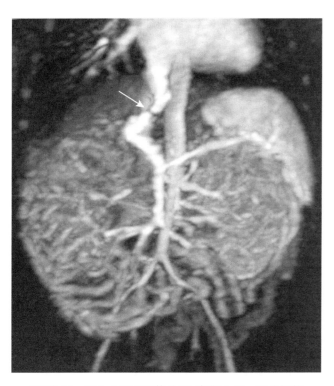

图 93-17　新生儿肝内门体分流,高氨血症。磁共振静脉造影显示肝内门静脉和下腔静脉之间异常连接(箭号)。在超声检查门静脉腔径大于正常

影像　超声可见异常的主肺静脉呈较大的血管通道进入膈肌裂孔,经食管前方进入门静脉左支或静脉导管。CT 和 MRI 表现相同(图 93-18)。

治疗及预后　需外科治疗(见第 72 章)。

肝动静脉畸形

概述　动静脉畸形指杂乱的非肿瘤性血管集合,与婴幼儿血管瘤相比较少见,有时两者很难区分。不同于血管瘤,本病不会退化,药物治疗无效。

肝动脉门静脉瘘为肝动脉与门静脉系统之间直接连接,可位于肝内或肝外。Norton 等人根据传入性血供将其进行分类:1 型由左或右肝动脉供血;2 型由左右肝动脉或其分支共同供血;3 型为复杂性病灶,供血血管包括肝外动脉。肝动脉和体循环肝静脉系统之间的瘘极其罕见,若为先天性,则多合并其他异常,如出血性毛细血管扩张症、肝细胞癌及血管瘤。

病因学　先天性动静脉瘘可单发或多发,可为独立病变,也可为综合征的一部分,如 Rendu-Osler-Weber 综合征(遗传性出血性毛细血管扩张症)和 Ehlers-

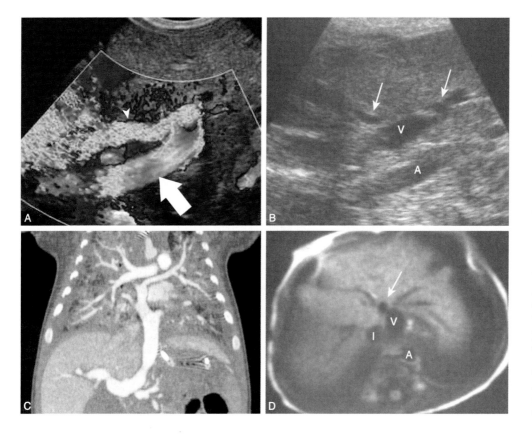

图 93-18　全肺静脉回流异常。A,2 周大男孩,自出生后肺水肿。轴位彩色多普勒超声图像显示粗大的主肺静脉(箭号),尾部向门静脉走行(箭头)。B,在不同孩子的矢状位灰阶超声图像显示异常的静脉(V)进入腹部和汇入静脉导管(箭号),部分位于视野外。注意异常静脉和静脉导管间连接部的狭窄。C,另一病人计算机断层扫描血管造影冠状位重建显示:几支肺静脉汇合成肺静脉总干,然后再汇入门静脉。注意严重的肺水肿。D,与 B 同一个婴儿,磁共振 T1 加权轴位图像显示:异常静脉(V)横断面,汇入前方的静脉导管(箭号)。A,主动脉;I,下腔静脉

Danlos综合征。胆汁性肝硬化(如儿童胆道闭锁)、钝器伤或穿透伤后(包括肝活检后)患者的病变大多数为获得性,而非先天性病变。

临床表现 动静脉畸形可出现充血性心脏衰竭、肝缺血以及门静脉高压。肝动脉门静脉瘘的临床表现为窦前性门静脉高压症,导致腹水、脾肿大和胃肠道出血,以及吸收不良和发育停滞。约50%的病例可于腹部右上象限探查到杂音和震颤。婴儿期可出现高输出型心脏衰竭,主要因为静脉导管呈开放状态。静脉导管急性闭塞可引起致命性胃肠道出血。若治疗不及时,肝门静脉性肝硬化导致的肝损害将进一步加重,使门脉高压进一步恶化。穿刺后获得性动静脉瘘较小且位于外周,通常无症状且具有自限性。

影像 超声、CT、MRI均可诊断肝脏先天性动静脉畸形和动静脉瘘。先天性动静脉畸形的超声表现为大小不等、杂乱的团状血管影。肝动脉的大小与分流的大小成正比。引流肝静脉扩张,主动脉可在肝动脉分出后逐渐变细。肝动脉显示出很高的收缩期多普勒频移和高舒张期血流,而肝静脉显示为搏动性或动脉性高血流速。

动静脉瘘患者的超声可见肝动脉扩张以及瘘管连接部位的门静脉扩张。多普勒超声可见肝动脉门静脉瘘引流静脉血流逆转,主门静脉也可出现逆转,取决于分流的大小以及脾脏和肠系膜上静脉。门静脉血流反转,多普勒频谱检查呈动脉化高流速。肝动脉或其分支进入瘘,显示高流速和阻力指数降低(图93-19)。可存在腹水及肠壁增厚。彩色和能量多普勒成像可清晰显示病变,并可见肝静脉振动伪影。CT及CTA可见病变显著强化,呈快速流出表现,动脉期即可出现门静脉显影,其强化程度与主动脉类似。CTA可清晰显示供血动脉扩张及引流静脉,引流静脉早期即可显影。快速序列的MRA凭借其优良的时间分辨率可显示病变,可发现动静脉畸形和瘘之间的快速清空。血管造影的表现类似(图93-20),可用于栓塞治疗前成像。

治疗及预后 先天性肝动静脉畸形和动静脉瘘对药物治疗无反应。治疗的目应以闭塞动静脉异常连接为主,治疗方法包括栓塞、手术结扎、肝叶切除、肝移植。供血血管栓塞可导致亚临床通道的扩张以及异常连接的复发,可能需要进一步栓塞治疗。栓塞后应予以肝素化,可防止栓塞后门静脉血栓。前文指出,婴儿胆道闭锁以及肝动脉门静脉分流较为特殊。他们不能耐受肝动脉血流中断,因此早期肝移植为可供选择的疗法。病变预后取决于基础病的严重程度以及其他治疗有效与否。

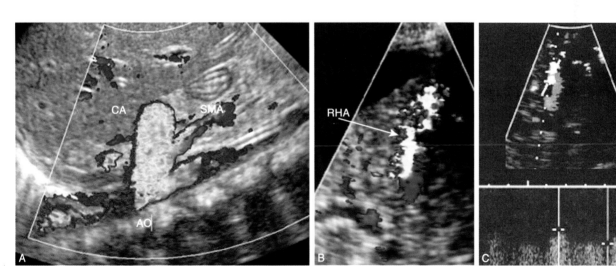

图93-19 先天性肝动脉门静脉瘘2例。A,4个月大女孩伴有心脏衰竭的彩色多普勒图像显示:相对于相邻的主动脉(AO)和肠系膜上动脉(SMA),腹腔动脉(CA)增宽,彩色混叠指示高流速。B,肝移植8岁的男孩,穿刺活检后动静脉瘘。彩色多普勒超声图像显示了在外围明显的高速度多普勒频移,小动静脉瘘来自肝右动脉(RHA)的分支(箭号),在以前的肝活检的部位。肝周围见腹水。C,彩色(灰度描述)和频谱多普勒图像显示一个非常高的心舒期血流、低阻力指数的肝动脉分支进入瘘

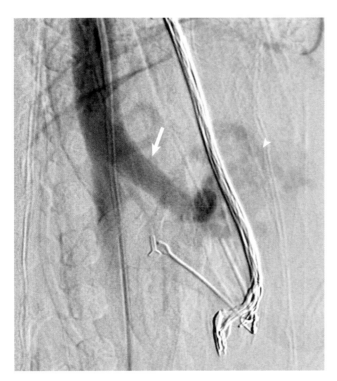

图 93-20 与图 93-19A 同一患者主动脉造影侧位显示，证实了腹腔干动脉（箭号）扩张，以及主动脉更远端口径减小。位于肝脏上方的分流血管早期充盈（箭头）

推荐阅读

Alonso-Gamarra E, Parron M, Perez A, et al. Clinical and radiologic manifestations of congenital extrahepatic portosystemic shunts: a comprehensive review. *Radiographics*. 2011;31:707-731.

Altuntas B, Erden A, Karakurt C, et al. Severe portal hypertension due to congenital hepatoportal arteriovenous fistula associated with intrahepatic portal vein aneurysm. *J Clin Ultrasound*. 1998;26(7):357-360.

Biyyam DR, Chapman T, Ferguson MR, et al. Congenital lung abnormalities: embryologic features, prenatal diagnosis, and postnatal radiologic-pathologic correlation. *Radiographics*. 2010;30(6):1721-1738.

Cool CD, Deutsch G. Pulmonary arterial hypertension from a pediatric perspective. *Pediatr Dev Pathol*. 2008;11(3):169-177.

Dehghani SM, Haghighat M, Imanieh MH, et al. Tacrolimus related hypertrophic cardiomyopathy in liver transplant recipients. *Arch Iran Med*. 2010;13(2):116-119.

Fink MA, Berry SR, Gow PJ, et al. Risk factors for liver transplantation waiting list mortality. *J Gastroenterol Hepatol*. 2007;22(1):119-124.

Glassman MS, Klein SA, Spivak W. Evaluation of cavernous transformation of the portal vein by magnetic resonance imaging. *Clin Pediatr (Phila)*. 1993;32(2):77-80.

Hammon Jr JW, Bender Jr HW, Graham Jr TP, et al. Total anomalous pulmonary venous connection in infancy. Ten years' experience including studies of postoperative ventricular function. *J Thorac Cardiovasc Surg*. 1980;80(4):544-551.

Hammon Jr JW. Total anomalous pulmonary connection: then and now. *Ann Thorac Surg*. 1993;55(4):1030-1032.

Lassau N, Leclère J, Auperin A, et al. Hepatic veno-occlusive disease after myeloablative treatment and bone marrow transplantation: value of gray-scale and Doppler US in 100 patients. *Radiology*. 1997;204(2):545-552.

Lee W, Chang S, Duddalwar VA, et al. Imaging assessment of congenital and acquired abnormalities of the portal venous system. *Radiographics*. 2011;31:905-926.

Mathieu D, Vasile N, Dibie C, et al. Portal cavernoma: dynamic CT features and transient differences in hepatic attenuation. *Radiology*. 1985; 154(3):743-748.

Park JH, Cha SH, Han JK, et al. Intrahepatic portosystemic venous shunt. *AJR Am J Roentgenol*. 1990;155(3):527-528.

参考文献

Full references for this chapter can be found on www.expertconsult.com.

第 94 章

儿童肝移植

DOUGLAS C. RIVARD and LISA H. LOWE

概述

1963 年完成首例肝移植,1968 年肝移植术后可存活 1 年。随后应用免疫抑制剂,如环孢霉素和他克莫司,加之手术技术的改进,使术后 1 年生存率超过 90%。减体积肝移植、两受体间器官共享以及亲属活体移植使得儿童器官捐赠库有所增加。

儿童肝移植用于肝脏不可逆疾病、肝衰竭、肝肿瘤无法切除、血管畸形以及部分代谢性疾病(框 94-1)。小于 5 岁的肝移植儿童中,60% 为胆道闭锁引起的肝硬化及门静脉高压行 Kasai 肝门肠吻合术后的患儿。超过三分之二的胆道闭锁患儿最终需肝移植治疗,其中约三分之一的患儿需在生后一年内进行移植手术。

其他胆汁淤积导致肝硬化的原因包括胆管发育不良综合征(如 Alagille 综合征)、囊性纤维化以及原发性硬化性胆管炎。与全肠外营养相关的胆汁淤积症患儿可出现短肠综合征,因此可能需要进行肝和小肠联合移植。

胆系外弥漫性肝脏疾病需肝移植的包括传染性和自身免疫性肝炎、新生儿血色素沉着症、移植物抗宿主病以及暴发性肝功能衰竭。先天性肝纤维化与常染色体隐性遗传性多囊肾相关,患有本病的患者可能需要进行肝肾联合移植。在代谢性疾病中,肝移植为确认的有效治疗,如糖原贮积症存在并发肝腺瘤和肝细胞癌的风险,酪氨酸血症和肝豆状核变性存在神经损害和肝硬化的风险。

年长儿肝移植多为整个尸肝(图 94-1),而大多数幼儿则使用减体积肝移植。依据肝脏阶段以及血管解剖定义各肝段。尽管肝右叶可以使用,但大多数活体捐赠者使用肝左叶外侧段或左叶用于移植。尸体肝可分开提供两个受体,但是由于肝蒂长度有限,因此血管和胆管连接皆存在挑战。

框 94-1　小儿肝移植适应证

- 胆汁淤积性肝病
- 胆道闭锁
- α_1-抗胰蛋白酶缺乏症
- 胆管发育不良综合征(例如,Alagille 综合征和 Byler 综合征)
- 由于长期全胃肠外营养肝硬化
- 由于囊性纤维化肝硬化
- 与朗格汉斯细胞组织细胞增生症相关的硬化性胆管炎
- 囊性纤维化
- 酪氨酸血症
- 尿素循环障碍
- 糖原贮积病
- 威尔逊病
- 枫糖尿症
- 原发性高草酸尿症
- Crigler-Najjar 综合征
- 线粒体疾病
- 高氨血症
- 病毒性肝炎
- 先天性肝纤维化
- 新生儿肝炎
- 新生儿血色病
- 自身免疫性肝炎
- 药物引起的肝衰竭
- 移植物抗宿主病
- 急性肝衰竭
- 特发性门静脉高压症
- 肿瘤(肝母细胞瘤,肝细胞癌,广泛的婴幼儿血管瘤,转移性神经内分泌肿瘤)
- 肝门炎症假瘤

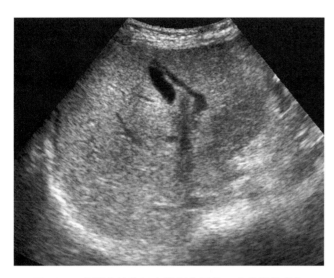

图 94-1 全肝移植的超声横断位图像。液体沿镰状韧带走行,其划定肝脏左外侧和内侧段。右叶亦可见

肝左叶、左外侧段肝门及其切割面均指向右侧;但是在肝左叶移植中,可通过镰状韧带将外侧 2、3 段与左叶内侧 4 段区分开,因为左叶内侧 4 段不包括在肝左外侧段移植中(图 94-2)。小肠、十二指肠、结肠以及右肾经常填充至空虚的肝床区,迁移的盲肠和右半结肠可与肠旋转不良表现类似。

门静脉通常与受体门静脉进行端端连接,因此在本体肝切除术中,应尽可能多的保留门静脉。使用大龄移植肝的儿童可能已经延长了血管,因此可用于不适合本体门静脉的患者。

供体肝动脉通常与受体肝动脉或腹腔干吻合。如技术上需要,肝动脉可连接至肾下腹主动脉。在此情况,本体肝动脉结扎,影像上不应与动脉闭塞相混淆。胆管通常行 Roux-en-Y 术连接至空肠(图 94-3)。

在减体积肝移植中,供体肝静脉连接至受体经修改过的肝静脉口。全肝移植中,供肝与肝内下腔静脉一并切除,然后插入受体心房下和远端下腔静脉之间。供体下腔静脉远端和近端背驮式缝合连接,以保留原生的下腔静脉。多脾症和胆道闭锁患者,由于经常出现下腔静脉肝段缺如、奇静脉延续、肠旋转不良、十二指肠前门静脉和其他畸形,因此可进行修改血管连接。

肝移植术后,受体可发生血管、胆管、感染和免疫抑制相关的并发症,包括移植后淋巴组织增殖性疾病(posttransplant lymphoproliferative disease,PTLD)。肝移植术后最常见的并发症为感染,但导致大多数移植失败的原因为血管血栓形成以及移植肝原发性无功能,需再次移植。引起大多数小儿肝移植患者死亡的原因为感染、神经系统并发症或多系统器官衰竭。肠道并发症包括肠穿孔和梗阻、消化道出血以及感染性肠炎。神经系统并发症包括脑出血和梗塞、感染以及药物中毒。免疫抑制药物引起的肾毒性较常见,但影像表现一般无特异性。

其他并发症包括肝实质缺陷、胸腔积液及脾梗死,可发生于脾动脉结扎后。右肾上腺出血、右膈神经损伤均为潜在并发症,可见于标准移植手术后,但极少见于不涉及腔静脉的手术。

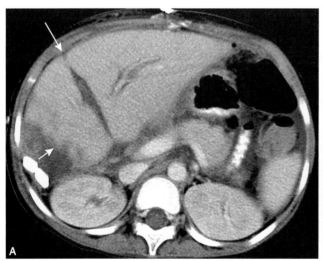
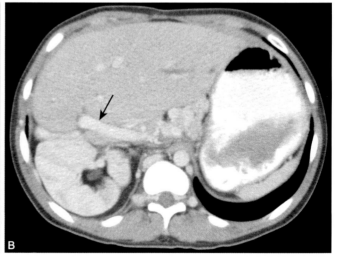

图 94-2 节段性肝移植。A,肝左叶移植计算机断层扫描(CT)。注意到边缘模糊,不规则的切缘与相邻的液体(短箭号)。液体沿镰状韧带走行(长箭号),其分隔肝脏左外侧段(二段和三段)和内侧段(四段)。B,肝脏左外侧段移植 CT。注意从右侧进入的门静脉的走行(箭号)和镰状韧带的缺失。还注意到,右肾的位置在上腹部

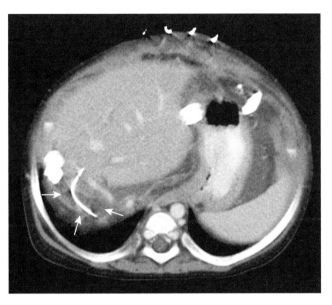

图 94-3 Roux-en-Y 胆道吻合,移植后早期肠袢由一个小的胆道支架标记(箭号)。作为从肝脏输出的肠袢,通常不能够被胆道造影剂填充,使得它很难与病理性积液相鉴别。注意到弥漫性肠系膜水肿和缝皮钉

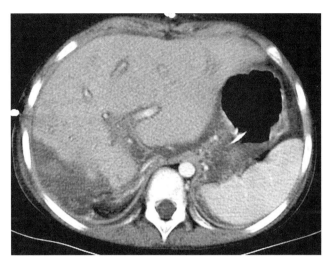

图 94-4 肝移植早期的计算机断层扫描征象。弥漫的门静脉周围密度降低,肝脏切缘表面不规则,相邻有液体存在

影像

术后影像检查应着重于评价血管及肠道并发症。因此,了解手术的具体术式尤为重要。

便携式超声可应用于术中,主要用于血管吻合困难或变动以及不能确定血管是否通畅时。移植后最初数日内,应每日使用多普勒超声评估血管开放情况,因为如果及早发现血管闭塞早期治疗,对移植成功与否会有极大助益。此后,基于个体情况及临床需要,所需超声检查的频率可降低。

术后早期超声声窗差,因敷料、开放式切口、腹腔内游离空气以及体壁水肿所致。术后早期,所有血管的血流变化具有差异,由吻合口及周围组织水肿以及移植血管床的血流动力学变化所致。血管通畅、流动方向、搏动的模式和速度可通过灰阶、频谱以及彩色多普勒超声技术进行评估。流速的色谱应针对每支血管进行调整,以避免与快速流动的血管相混淆,导致流动方向不明确。检查的重点还在于评价吻合口,最容易出现的表现为吻合口狭窄、血栓形成以及闭塞。

正常供肝的早期影像表现包括:门静脉周围回声增强(CT 低密度和水敏感 MR 序列信号增强),与短暂的淋巴充血肿胀有关(图 94-4);右侧胸腔积液;肝下积液;以及受体胆总管空肠吻合术后胆道积气。

应对肝移植患者进行强制性长期、定期超声筛查,因为血管并发症在临床上可无任何症状。CT、CT

血管造影(CTA)、磁共振胰胆管造影(MRCP)及磁共振血管造影(MRA)可用于明确特定患者是否需要进行胆道和血管介入治疗。CT 仍为评估许多腹腔内并发症的首选检查,如感染和 PTLD。新型磁共振成像(MRI)序列的应用增加了 MRI 在此类患者中的实用性,具有避免电离辐射显的明显优势。

移植前影像

术前影像检查用于评价患者的基础病和其他合并症。目的在于评价血管通畅、明确内脏和血管解剖、排除禁忌证并评估肝脏疾病的程度和门静脉高压症。

影响手术计划制定的相关解剖特点包括:门静脉细小、缺如或闭塞;下腔静脉血栓形成;胆道闭锁合并多脾综合征;肝内下腔静脉缺如;肝静脉回流入右心房;脾静脉的体静脉引流;先天性门体分流以及肠旋转不良。门静脉和肠系膜上静脉均闭塞以及无反应性肝母细胞瘤转移的病例无法进行肝移植。肝硬化患者发现肝细胞癌,使得移植的紧迫性有所改变,需进行肿瘤分期和移植术前治疗,均会影响移植的时机和可行性。

超声为儿科移植术前评估的最常用检查。多普勒超声评价血管通畅情况及血流动力学。CT 静脉造影由于不受肠气的干扰,可以非常良好的显示血管和内脏解剖结构。MRI 可提供血流动力学信息,优于超声对静脉曲张、侧支循环及自发性脾肾分流的观察。骨骼平片可发现佝偻病、骨质疏松、骨折,胸片可显示肝肺疾病导致的心脏扩大和血管突出(见第 93 章)。较少进行血管造影,但可用于需要获取额外信息的患者。

血管并发症

肝动脉

概述　肝动脉并发症包括血栓形成、闭塞、狭窄、外周动静脉瘘及动脉瘤。急性动脉血栓形成可导致灾难性后果,包括酸中毒、败血症和器官坏死。早期肝动脉血栓形成与移植失败高发相关。如果在移植最初的 2~3 天内诊断出动脉血栓,此时患者可无症状,大多数肝动脉血栓形成的移植肝脏可被挽救。但是,如果出现肝功能指标增高、胆漏、肝脓肿或脓毒症,移植失败率可高达 75%。

影像　由于肝动脉较门静脉细小,因此超声灰阶图像对其显示更为困难。最好使用彩色和能量多普勒超声进行评价。当肝动脉连接至受体肝动脉或腹腔干时,沿动脉走行很容易找到吻合口,若连接至肾下腹主动脉,因其大部分走行可能受肠道气体影响观察较为困难。CTA 和 MRA 均可显示肝动脉解剖结构、走行和并发症(图 94-5)。

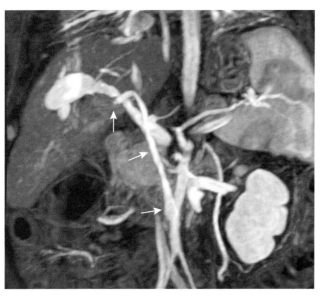

图 94-5　肝动脉闭塞。磁共振造影显示移植肝动脉起源于肾下腹主动脉(箭号)。它在近肝处闭塞

肝动脉血流模式可能在术后早期发生很大变化,可出现高和低阻力指数,但无明确的预后意义。

肝动脉血栓形成的诊断指彩色和频谱多普勒超声检查无法检测到肝动脉信号。急性动脉血栓形成的治疗包括血栓切除术、肝动脉重建,有时需要再移植。高度狭窄表现为湍流和肝内分支远段流速明显降低,吻合口远端见狭窄的收缩期峰和舒张期血流缺失。

由于胆道系统依靠肝动脉供血,因此肝动脉闭塞发病后可出现胆漏、狭窄以及感染,包括胆道周围脓肿和脓毒症。肝动脉长期闭塞,肝门区或经肝被膜的肝侧支血管可导致探测到动脉多普勒信号。

肝动脉狭窄可无症状或表现为胆道并发症或感染。狭窄部可见高流速和湍流。血流流动异常,表现为低振幅,细迟脉提示收缩期加速时间超过 0.08 秒,且阻力指数低于 0.5。高度狭窄病变表现为缩窄的低振幅收缩峰和舒张期血流缺失。狭窄本身通常位于肝外,且很难直接通过多普勒超声显示(图 94-6)。肝动脉狭窄的血流动力学变化可能较 CTA 或 MRA 表现更为显著。

肝动脉假性动脉瘤可发生于吻合口内或肝活检部位。肝活检也是导致肝内动静脉瘘的原因。

静脉系统

概述　门静脉、肝静脉和下腔静脉的阻塞性病变,可表现为进行性腹水、肝功能恶化、胃肠道出血、血小板计数减少及脾脏增大。可进展为肺动脉高压和肺内分流。肝内门静脉出现多普勒信号不能排除狭窄或阻塞,狭窄或阻塞可位于肝外段,肝内血流可由侧支循环血管重建。门静脉、肝静脉和下腔静脉狭窄导致血流在狭窄段加速,狭窄段后血流喷射,当标尺调整的速度低于狭窄的速度,显现为混叠导致的对比色。喷射速度与通过狭窄的压力梯度成正比。

影像

门静脉　移植门静脉超声应观察其完整走行。必须测量狭窄部任意部位的直径,并沿其肝外和肝门走行,应用频谱和彩色多普勒探查门静脉,以及主要的肝内分支。左肝和左外侧段门静脉弯曲走行及供受体二者血管径的差异,可引起血流动力改变,常导致近肝门处扩张(图 94-7),彩色多普勒显示"阴阳鱼"样旋涡图案。此模式的临床重要性尚未被证明。吻合术和门静脉周围水肿导致管腔相对缩小,在术后早期形成射流较常见,水肿常较短暂,但可进展或持续存在,应予以监测。并发症包括早期血栓形成、狭窄和晚期闭塞(图 94-8)。

灰阶超声可能不会发现低回声血栓,但彩色多普勒成像可见信号缺失。还可发现肠系膜上静脉或脾静脉血流逆转。早期血栓形成的治疗通常为手术取栓和血管重建。移植术后早期全部门静脉出现血流逆转可能提示广泛肝细胞坏死和动门静脉分流,通常为移植器官坏死的不祥之兆。

随后发生门静脉血栓或闭塞可无临床症状,表现为血浆肝酶水平增加、脾大和胃肠道出血。肝内门静脉血流通常重建,来自肠系膜上静脉的分支通过 Roux-en-Y 循环的静脉曲张以及经肝被膜的侧支血

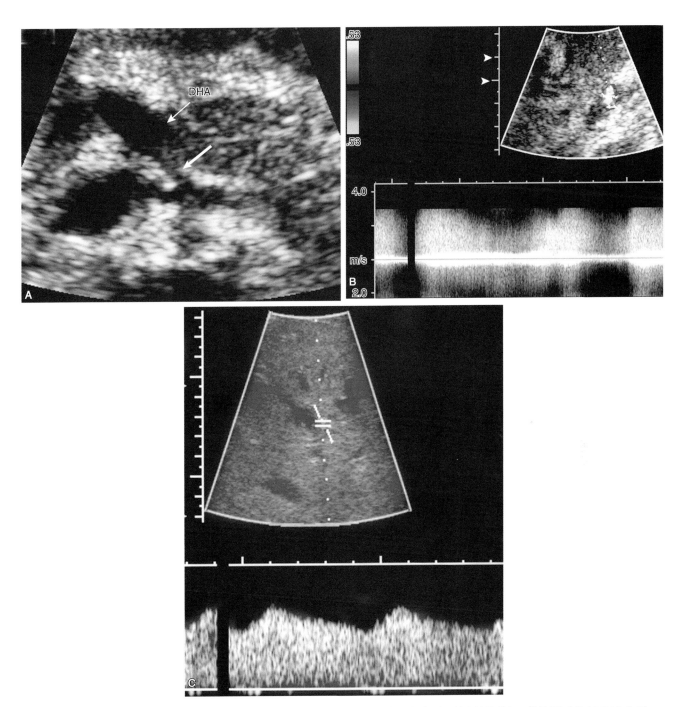

图 94-6　肝动脉狭窄的超声及多普勒特点。A, 超声横轴位显示狭窄接近腹腔干远端 (粗箭号)。供体肝动脉 (DHA) 位于吻合口狭窄远端, 由一个细箭号标记。B, 频谱及彩色多普勒在狭窄部位的极端湍流和高流速。正常动脉信号因为混叠是很难辨识的。C, 肝内肝动脉分支频谱及彩色多普勒显示慢收缩上升 (迟发的现象) 和相对较高的舒张末期血流。阻力指数也异常的低

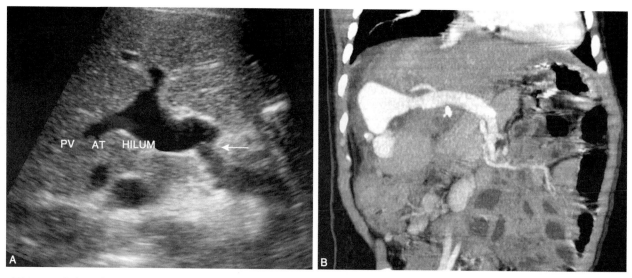

图94-7 节段肝移植的门静脉。A，超声图像显示受体和供体门静脉大小差异（箭号），扩张的供体门静脉（PV AT HI-LUM）。B，CT 血管造影冠状面重建显示肝外门静脉，从移植肝左缘到右缘，靠近右腹壁。门静脉在近肝门处扩张。注意在肝移植早期吻合口轻度狭窄

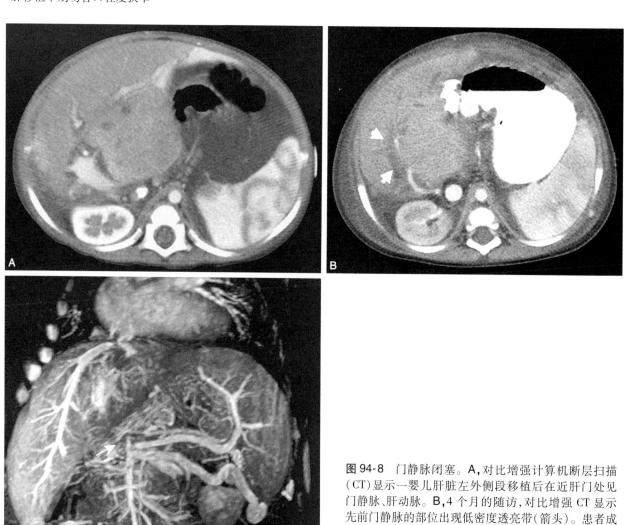

图94-8 门静脉闭塞。A，对比增强计算机断层扫描（CT）显示一婴儿肝脏左外侧段移植后在近肝门处见门静脉、肝动脉。B，4 个月的随访，对比增强 CT 显示先前门静脉的部位出现低密度透亮带（箭头）。患者成功接受了溶栓治疗。C，长期的门静脉闭塞。磁共振造影显示从脾静脉肠系膜静脉汇合处开始的整个门静脉闭塞（箭号）。大的侧支静脉从脾静脉肠系膜静脉汇合处左缘发出

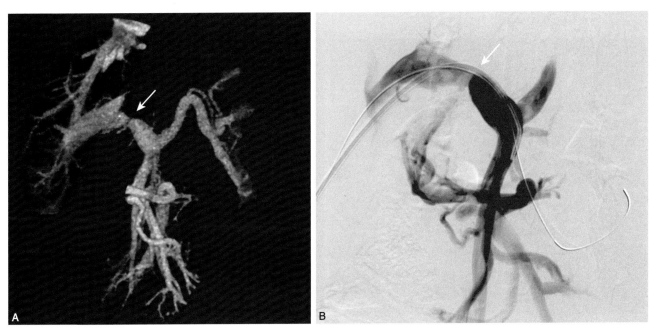

图 94-9 门静脉狭窄。A,全肝移植患者增强 CT 重建图像显示吻合口狭窄(箭号)。B,同一个病人门静脉造影证实的门静脉狭窄(箭号)

管。后一种情况,受体门静脉分支血流可能逆转伴段-段分流。

狭窄通常发生于吻合口和延长移植处(图 94-9)。由于门静脉肝外走行迂曲,超声难以显示狭窄。狭窄部产生的射流已消失。尽管门静脉近端的血流动力学明显,但通常肝门区血流速度正常。射流可夸大肝门区门静脉的扩张表现。血管成形术成功以后,射流速度降低,狭窄部位的直径增加(图 94-10)。CT 和 MRI 作为不依赖于操作人员的检查对评价门静脉闭塞和狭窄中具有重要作用,与超声相比具有更好的一致性。

肝静脉 肝静脉狭窄主要发生于减体积移植至受体的下腔静脉的吻合口处。移植后患者出现门静脉高压,如果未见门静脉并发症,则务必积极评价肝静脉和下腔静脉。由于狭窄处邻近横膈,使得超声诊断较为困难(图 94-11)。多普勒超声可见血流速度增加及三相血流缺失伴射流。三相血流可在无梗阻的情况下缺失,此现象为重要警示。CTA 和 MRA 可较好的发现或确诊病变。

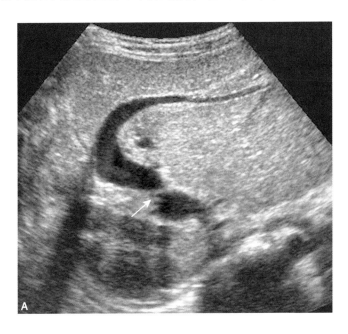

图 94-10 门静脉狭窄超声和多普勒特点。A,儿童肝左外侧段移植超声检查。狭窄(箭号)在肝门外,超出门静脉的曲度

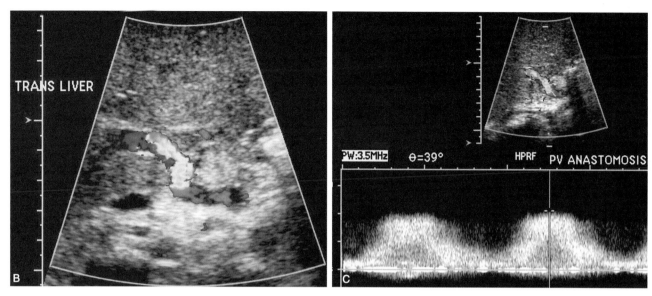

图 94-10（续）　B,彩色多普勒,调整速度比例尺,混叠显示更高的喷射速度,描绘出狭窄的部位。C,频谱和彩色多普勒在射流采样,得到最大流速评估狭窄对血流动力学的影响。最大的射流速度超过 2m/s

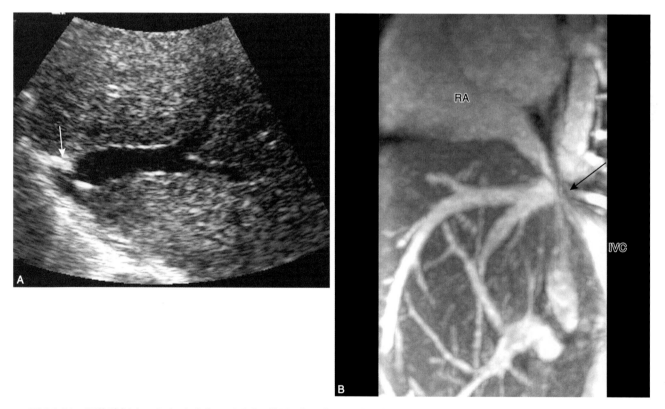

图 94-11　肝静脉闭塞。A,超声成像显示狭窄(箭号)位于典型的接近横膈的高位置,那里可能很难确定。B,矢状位磁共振静脉造影证实肝静脉和下腔静脉(IVC)严重狭窄(箭号)和收缩。RA,右心房

下腔静脉 下腔静脉狭窄和梗阻可见于吻合口。吻合口狭窄或梗阻可为短段或长段，可因受压或移植物扭转导致（图94-12）。下腔静脉狭窄或阻塞的临床表现取决于发生部位。如果病变位于肝静脉或以上水平，表现为腹水、门静脉高压。如果发生于较低水平，则可能无临床症状。

所有断层扫描检查均可诊断下腔静脉阻塞。但是，多普勒超声可能会出现伪影。如果下腔静脉阻塞位于插入部远端，则肝静脉血流可为正常三相（图94-13）。另一方面，若阻塞位于肝静脉插入部近端，肝静脉血流可进入下腔静脉，血流逆行至体循环侧支。在外科门体分流的患者中，下腔静脉阻塞可阻止压力减低，有时可逆转血流，并加重原有的静脉曲张。

胆道并发症

胆漏和狭窄发生于移植后早期，与手术技术有关。如吻合口瘘、狭窄或扭曲。胆道晚期并发症通常与缺血和感染有关，由于动脉狭窄或闭塞所致。与全肝移植相比，胆道狭窄更常见于减体积肝移植。胆汁浓缩、黏液囊肿或残余胆囊管压迫胆管也已有报道。慢性排斥反应可能与胆管缺失和慢性轻度扩张有关。

超声可识别胆管扩张，为首要筛查手段。发现胆管扩张后，应进一步影像学检查。MRCP已越来越多的应用于评价胆道梗阻和决定是否需要介入治疗。

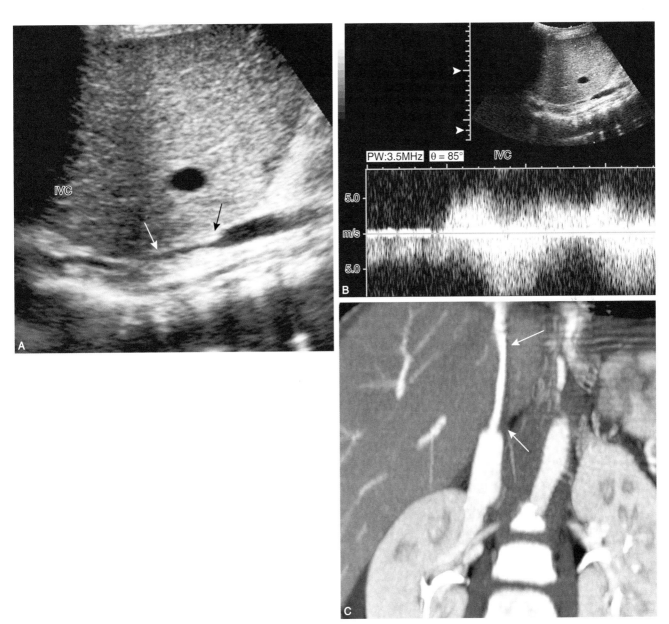

图94-12 长段下腔静脉（IVC）狭窄。**A**,超声纵向图像显示沿移植肝后方下腔静脉的长段狭窄（箭号）。**B**,频谱多普勒鉴别在狭窄的部位非常高的流速和湍流。**C**,CT血管造影矢状位重建显示下腔静脉长节段狭窄（箭号）

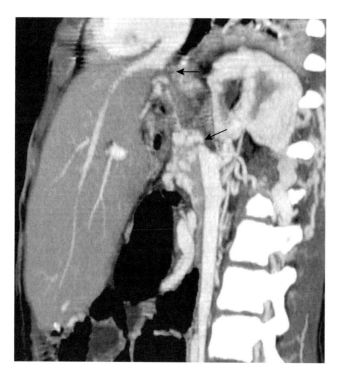

图 94-13　沿后方肝段走行的下腔静脉完全闭塞（箭号）。请注意，梗阻近肝静脉尾部，肝静脉仍保持原状流入近端下腔静脉和右心房

直接经肝穿刺的胆管造影通常为治疗的一部分（图 94-14）。

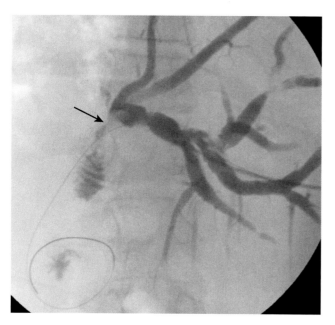

图 94-14　经皮胆管造影显示供体左肝管与受体 Roux-en-Y 肠袢间吻合口明显狭窄（箭号）

积液

术后早期的吻合漏出血或不充分止血可导致积液，见于 15% 的移植患者。上述患者中，高达一半需进行手术探查。大多数积液发生于切缘，含有浆液、血液或胆汁成分，多为暂时性，无临床意义。其他积液可能由吻合口胆漏、脓肿或肠穿孔所致。肝周积液的影像表现多无特异性，大多包含碎屑。具体的诊断需要穿刺或手术明确（图 94-15）。

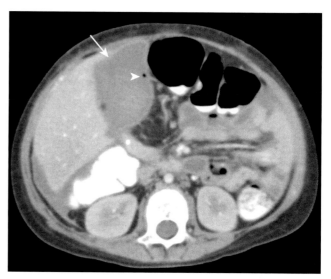

图 94-15　感染的胆汁积聚。CT 显示积液（箭号），内含一个小的气泡（箭头）。影像引导下穿刺证实了感染病因

当疑似液体积聚时，具备以下认知尤为重要。Roux-en-Y 肠袢的盲端可扩张，移植肝脏肝门区的正常肠袢在超声上与积液表现类似。CT 扫描时，可不被口服造影剂填充。吻合口的霉菌性假性动脉瘤可引起破裂，致突发出血。因此，动脉周围积液时，应予以仔细观察。

移植后腹水也很常见，通常为自限性。如果腹水量大或持续时间长，则需查找原因。

感染

大多数肝移植受者在术后一段时间内发生感染，但致死率小于 10%。术后 1 个月内，细菌和真菌感染最常见的。风险因素包括肝动脉闭塞、免疫抑制、中心静脉导管以及院内暴露。病毒感染以及机遇性感染通常见于移植后 30~180 天。超声和 CT 为评价腹腔感染尤其脓肿的主要手段。MRCP 或经皮肝穿刺胆道造影可及时评价胆管炎。

排斥反应

影像检查在诊断排斥反应中的作用相对较小，排斥反应主要由肝活检确定。排斥反应可能与轻度非梗阻性胆管扩张和肝动脉阻力指数增高有关。无论肝动脉波形还是肝静脉的流动模式均被证明可预测排斥反应。

移植后淋巴组织增殖性疾病

PTLD 代表一组疾病,包括与 EB 病毒(98% 的儿童患者)相关的淋巴增殖,以及从多克隆可逆 B 细胞增殖到侵袭性单克隆 B 细胞淋巴瘤等范围内的免疫细胞的增殖。T 细胞、Burkitt 淋巴瘤及霍奇金病相对少见。移植后进展为 PTLD 的风险因素包括 EB 病毒血清阴性、年龄较小、免疫抑制的强度和类型(尤其为抗淋巴细胞抗体)巨细胞病毒感染和移植类型。儿童 PTLD 的发病率约为成人的三倍,分别为 9.7% 和 2.9%。儿童移植后到产生 PTLD 的平均时间约为 8 个月,应用他克莫司治疗的患者时间更较短,可早在几周内发生。多克隆 PTLD 的患者以及局限性病变的患者存活率更高。多克隆病患者,PTLD 会随着免疫抑制的改变而完全扭转。

儿童受累及的部位包括淋巴组织(特别是咽淋巴环、心包和肠系膜淋巴结)、胃肠道、脾和移植肝(图 94-16)。儿童肝移植后新见扁桃体和腺样体增大应怀疑 PTLD。儿童 PTLD 中,尽管缺乏正常值标准用以诊断,但肠系膜淋巴结异常增大较常见。中枢神经系统受累较罕见。移植肝 PTLD 的征象由多个非特异性的局灶性病变组成。

关键点

术前影像检查应观察门静脉和下腔静脉通畅度及大小、腹部解剖异常、合并其他疾病以及有无肝肿瘤等信息。

移植后早期的血流模式可提示吻合口及周围组织水肿所致的血管狭窄。这些征象多可逆,但应予以监测。

尽管肝动脉和门静脉肝外段出现狭窄或阻塞,但由于侧支血管的出现,多普勒信号仍可见于肝动脉和门静脉肝内段。当评估移植血管时,超声筛查必须观察吻合口、最窄段以及使用彩色多普勒超声观察最大射流。

肝叶或段分支的门静脉血流逆转强烈提示门静脉主干闭塞。

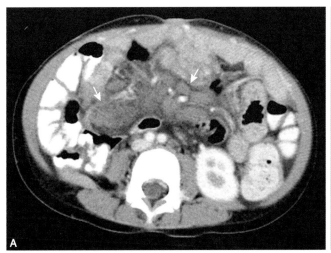

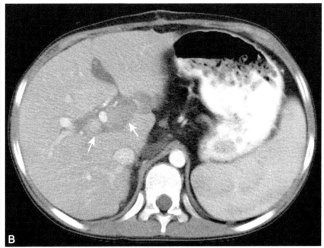

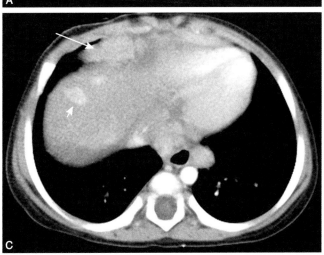

图 94-16　移植后淋巴组织增殖性疾病。A,腹部计算机断层扫描(CT)显示多个肿大的肠系膜淋巴结(箭号)。B,高层厚 CT 显示移植肝肝门淋巴结肿大(箭号)。C,CT 在横膈水平显示了一个强化的肝结节(短箭号)以及心包(长箭号)和后纵隔淋巴结肿大

推荐阅读

Bhargava P, Vaidya S, Dick AAS, et al. Imaging of orthotopic liver transplantation: review. *AJR Am J Roentgenol.* 2011;196(3 suppl): WS15-WS25.

Spada G, Riva S, Maggiore G, et al. Pediatric liver transplantation. *World J Gastroenterol.* 2009;15(6):648-674.

参考文献

Full references for this chapter can be found on www.expertconsult.com.

第 95 章

脾脏

STEPHANIE E. SPOTTSWOOD and MARTA HERNANZ-SCHULMAN

脾脏由腹膜皱襞形成的韧带维持其正常位置。两个主要韧带为胃脾韧带、脾肾韧带(图 95-1)。其他支持脾脏的韧带包括膈脾韧带、脾结肠韧带、胰脾韧带、膈结肠韧带以及胰结肠韧带。

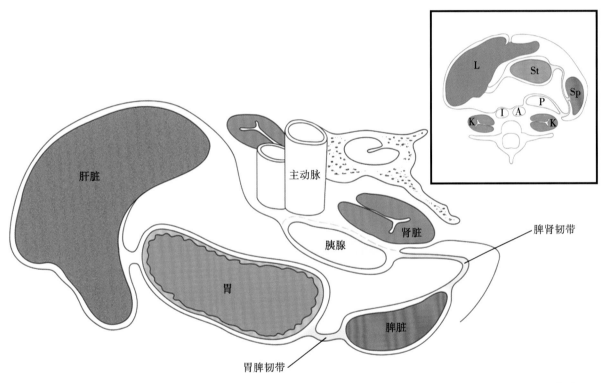

图 95-1 胎儿腹部斜轴二维图像显示胃脾韧带和脾隔韧带的位置,其来源于胃背系膜。L,肝;K,肾;I,下腔静脉;A,主动脉;P,胰;St,胃;Sp,脾

脾脏为人体最大的淋巴器官以及第二大网状内皮系统。脾实质由红髓(75%)和白髓(25%)共同构成,其外周由相对坚韧的包膜包绕。红髓由脾索和血窦组成,并含有大量的红细胞,而白髓由大量的淋巴细胞和巨噬细胞组成。脾脏独特的解剖结构与其功能密切相关,CT 与 MRI 可见其正常变异。胚胎脾的主要功能为生成红细胞,在妊娠中期的中段作用最大,随后逐渐减少。脾脏随后负责过滤老化或缺乏收缩的红细胞以及包裹抗原的细胞、细菌和异物。脾脏也是血小板的储存库,在肾上腺素的作用下释放血小板或在脾大的

情况下消耗血小板。小儿脾脏的功能性评估可使用核素扫描。

影像

腹部平片可见脾脏位于左上象限、胃外侧、结肠上方。当胃肠道存在大量气体或大便时,脾脏可显示不清。

腹部超声可轻易辨别脾脏。其回声均匀,略高于肾脏,与肝脏相比呈等回声或稍强回声。脾门血管可

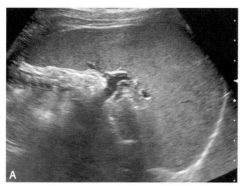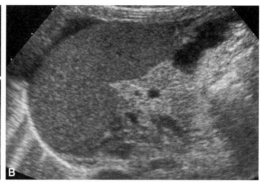

图 95-2　正常脾。A,15 岁的女孩的正常脾脏。横向超声图像显示正常脾实质回声均匀,脾门血管。B,3 个月大婴儿的正常脾,见腹水

清楚显示(图 95-2),但脾内血管通常需彩色多普勒成像加以观察。

　　CT 上,正常脾脏的密度高于肝脏。增强 CT 第一分钟内扫描可见脾脏短暂不均匀强化,尤其见于快速团注技术。此现象为正常表现,由通过脾脏红髓和白髓的血流量变化所致。此现象在 1 岁以上儿童、对比剂注射速率为 1ml/s 或更大时表现更为明显。常见不均匀强化的类型包括:①弓形,组成环形或斑马纹样密度交替;②局部低密度;③弥漫、斑点状不均匀密度区。注入对比剂约 70 秒时,强化更均匀。

　　MRI 上,脾脏信号随年龄而变化(表 95-1,图 95-4)。新生儿脾脏,T1 和 T2 相对于肝脏呈等至低信号。由于白髓未成熟,可导致 T2 呈低信号。8 个月后,

相对于肝脏,脾脏表现为 T2 高信号,由白髓成熟所致,并保持此表现直至成年。

　　锝-99m(^{99m}Tc)标记的胶体硫核素脾显像,由网状内皮系统从血液中摄取清除,对识别异位的脾脏及某些病变很有帮助,将于后文加以论述。对于内脏异位并不适用,因为当脾脏和肝脏的位置及形状不能辨别时,无法区分脾脏和肝脏组织。同理,当脾缺如时,进行选择性脾扫描可产生误判。

　　血管造影很少用于脾内疾病,CTA 与 MRA 可清晰显示脾脏及其血管。

副脾

　　概述　脾脏最常见的先天异常为一个或多个副脾。正常人群尸检发现,20% ~ 35% 可见副脾,通常尸检或影像检查时偶然发现。通常数目为 6 个或更少,位于脾门,与脾血管有联系,或位于胃脾韧带。实际上,副脾可见于腹部任意部位。其直径很少超过 2cm,易与脾门或胰周淋巴结混淆。

　　病因学　正常情况下,脾脏由多个小脾脏组织合

表 95-1　随年龄变化,脾脏相对于肝脏的磁共振信号强度

年龄	T1	T2
新生儿	等信号/低信号	等信号/低信号
新生儿后到婴儿	低信号	轻微的高信号
>8 个月	低信号	高信号
>1 岁	低信号	高信号

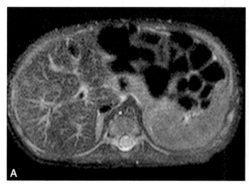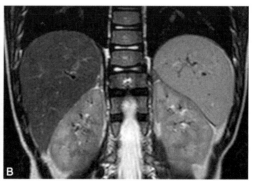

图 95-4　随年龄变化的脾脏 T2 信号。A,2 个月大的孩子,上腹部轴位 T2 加权脂肪抑制图像显示脾脏信号接近肝脏信号,呈等信号。B,4 岁的孩子上腹部轴向 T2 加权脂肪抑制图像显示脾脏信号相对于肝脏为高信号

并形成。因此副脾并不少见。

临床表现　副脾通常为偶然发现,见于因其他原因进行的影像检查中。

影像　超声、CT 及 MRI 均可辨别副脾,但存疑时,最终确定性影像检查为锝-99m 硫胶体肝脾扫描。

治疗　副脾为正常发育变异,无需治疗。

游走脾

概述　游走脾为先天异常,由脾悬韧带发育不良所致,包括胃脾韧带、脾肾韧带及膈结肠韧带。也有获得性病变的报道,可能由脾大、外伤或韧带松弛所致。

病因学　通常情况下,胃背系膜残留物在胚胎期与后腹膜融合,共同支持脾脏置于正常位置。当未发生融合时,胃背系膜可成为较长的系膜,使脾脏可移动,产生所谓的"游走脾"。异位脾最常见的位置为左

下象限。

临床表现　其临床表现多样,患者可无症状或体检发现可移动的肿块。更典型的表现为血管蒂扭转引起的急腹症,随后出现缺血、静脉回流障碍、急性肿大以及包膜张力痛。

影像　超声、CT 以及放射性核素显像可明确脾脏的异常位置和方向。密切关注脾脏的异常位置和方向尤为重要。典型表现为左上象限无明确脾组织,小的副脾可保持于正常解剖部位。如果脾脏发生扭转,脾蒂脾动脉呈螺纹状表现,为扭转的 CT 特异性征象(图 95-6A 和 B)。脾脏扭转在放射性核素显像中很少摄取核素,增强 CT 不强化(图 95-6C 和 D)。彩色多普勒超声显示脾门血管缺乏血流(图 95-6E),也可在脾门呈现螺纹状表现。由于支持韧带有缺陷,因此游走脾可合并胃扭转(图 95-6F)。

治疗　应予以手术治疗,如脾脏有活性,则行脾固定术,如脾脏不能存活,则行脾切除术。

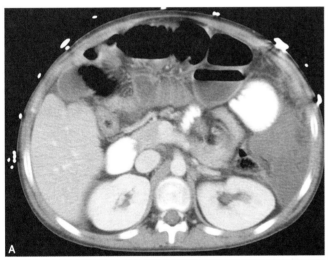

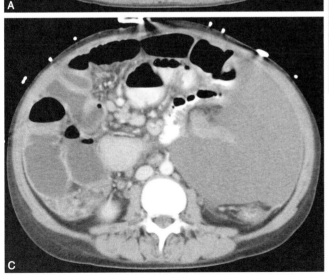

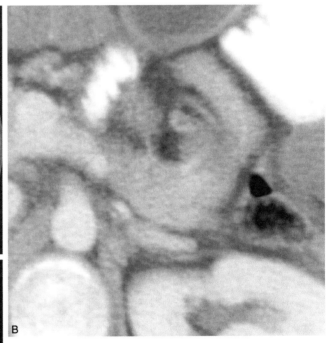

图 95-6　14 岁女孩,尼曼匹克病,急性发作腹痛,游走脾。A,腹部计算机断层扫描(CT)对比增强的图像显示脾血管呈"螺纹状"和胰尾出现在脾门预期的位置。脾脏由于无灌注显示低密度无增强。B,源自 A 图,脾门血管"螺纹状"和胰尾特写。C,低于 A 图的下一个平面,脾的尾部位置显示

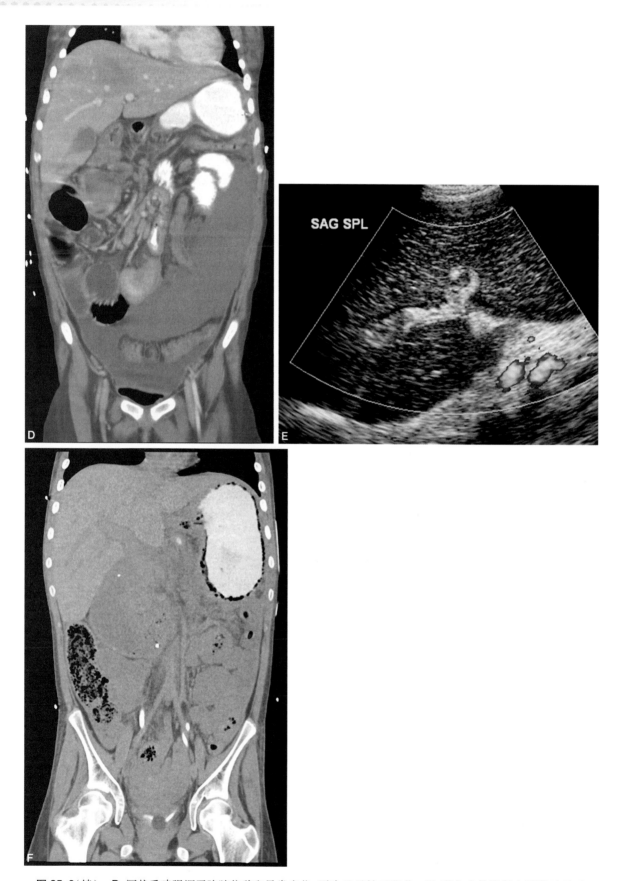

图 95-6(续) D,冠状重建强调了脾脏位移和异常定位,再次显示缺乏强化。E,彩色多普勒超声图像显示无血流入脾。还注意到脾脏的异常回声。Sag SPL,脾矢状位。F,行脾切除术后一年,孩子出现低血压和腹胀。腹部 CT 扫描冠状位重建,口服对比剂,显示胃底,胃出口一般关系颠倒,与胃扭转表现一致。注意胃壁积气

脾性腺融合综合征

概述　脾性腺融合综合征为罕见畸形,为部分脾脏与左侧性腺组织结合。虽然本先天畸形较罕见,但识别本病却很重要,因为由于担心出现睾丸外肿瘤,导致 30%~50% 的病例进行了不必要的睾丸切除术。

病因学　脾性腺融合发生于妊娠第 5~8 周,部分脾原基与左侧原始性腺组织产生融合。尽管脾组织发生融合,但正常脾脏仍位于左上象限。55% 的脾性腺融合病例可见脾索与异位脾组织相连,约 45% 的病例不相连。有报道脾性腺融合与睾丸横向异位有关。

临床表现　脾性腺融合更常见于男性,男女性别比为 16:1。可无临床症状,多偶然或尸检时发现。可合并左侧隐睾、腹股沟疝及睾丸扭转,尤其见于脾索相连的病例。本病可合并其他多种畸形,尤其见于脾索相连的类型。女性患者可见脾组织与左侧卵巢或卵巢系膜融合,但此融合不会导致卵巢异位。

影像　超声检查可明确显示阴囊内睾丸外可被触及肿块的位置。肿块通常为椭圆形或圆形,与相邻正常睾丸的回声类似,但其大小或结构稍有不同。彩色多普勒超声显示脾组织血供丰富。锝-99m 硫胶体核素检查可增加诊断的特异性,表现为左侧阴囊内或隐睾时左侧腹股沟管内异位脾组织的核素摄取。如果发现从左上腹至盆腔或阴囊的连续性线影,则提示为脾索连续型。

尽管并不建议选择增强 CT 检查,但其表现为左阴囊或左侧盆腔内圆形、边界清楚的强化软组织肿块,与脾脏头侧有或没有相连。MRI 有助于观察更多细节表现。

治疗　影像确诊但患儿无症状时,无需治疗。但应进行手术探查,脾组织可安全的与白膜剥离,睾丸可保存。

脾肾融合

概述　脾肾融合为罕见的发育异常,指脾脏与肾组织先天性融合。融合常见于左肾,极少累及右肾。与创伤后脾组织植入不同,先天性脾肾融合的患者表现为独立血供,且脾脏完整。识别本病较为重要,可预防因怀疑恶性肿瘤而进行不必要的肾脏切除。

病因学　对于本病的产生,一种理论阐述其机制为妊娠第 8 周胃系膜和左后腹膜融合,使得脾原基和左中肾脊极为接近,当它们向骨盆移位时,可导致两器官融合。还有理论认为脾细胞可向尾侧迁移到达后肾及后腹膜腔,该区域无障碍,可直接跨越中线。此理论可解释为何右侧出现异常融合。获得性脾肾融合也可见于创伤后或脾切除后脾组织植入,脾组织植入肾脏并再度生长。

临床表现　通常影像检查偶然发现,或因占位效应或脾功能亢进而出现症状,表现为贫血和血小板减少。

影像　常规影像检查,如超声、CT 及 MR 无法有效鉴别本病与腹膜后恶性肿瘤。当疑似本病时,可选择锝-99m 硫胶体成像作出准确诊断,或脾功能亢进病例中选择锝-99m 标记的热损伤红细胞成像。

治疗　当影像确诊且患儿无症状时,无需治疗。

心房内脏异位

概述　心房内脏异位为与心耳异构相关的一系列病变,通常涉及脾脏的异常。正常的心房内脏解剖被称为"正位",意味着"常见位置"。"内脏转位"指心房内脏解剖的镜像位置。内脏转位的患者通常无症状,虽然与内脏正位相比,具有略高的先天性心脏病发生率。"心房不定位"也被称为"心房内脏异位,"指心房内脏对称性紊乱。此类病变主要分为两种:倾向右侧对称以及倾向左侧对称。每位患者在如此繁杂分类中,可表现为单一独特的解剖学改变,因此必须针对个体进行评价与描述。辨别心房内脏异位谱与解剖学异常尤为重要,因为患儿出现其他疾病的风险增加,如先天性心脏病、肠旋转不良(可潜在发展为中肠扭转)以及无脾患者的免疫缺陷。

病因学　虽然人体的外部特征主要为对称性表现,但其内心房内脏结构不对称。内脏异位患者,尽管目前尚未完全理解其机制,但在分子水平上,出现胚胎左右识别的紊乱,导致纤毛运动异常、平面细胞极性紊乱、基因通路不对称以及为特定基因产物穿过胚胎中线而产生屏障的基因异常。潜在的致病机制包括致畸性暴露和遗传因素。

临床表现　右心房异构的患者通常伴有无脾,这与免疫缺陷和严重败血症相关,特别是肺炎链球菌引起的败血症。心房不定位类似于右心房,通常存在严重的先天性心脏病,常伴有肺血流减少,并伴或不伴有梗阻的完全性肺静脉回流异常。病人因此出现发绀和(或)肺水肿。尽管现代医学可予以缓解,但其死亡率仍较高,无论出生前后确诊,报道其 5 年生存率约为 20%。肠旋转不良较常见。

左心房异构的患者通常具有多个副脾,称为多脾症。常伴有先天性心脏病,部分多脾症患者无临床症状,多偶然诊断。在一组大样本左心房异构的研究中,近14%的患者心脏正常但可见心外畸形,多达10%的患者合并胆道闭锁。肠旋转不良是常见的。

影像 心房不定位患者,平片可见位置异常,心脏、胃、肝脏的位置不协调。右心房异构患者的胸片可见双侧右肺改变,叶间裂与支气管上动脉为右侧镜像。与之相反,左心房异构患者,可见双侧左肺门与支气管下动脉。然而,肺门解剖常因胸腺覆盖而观察不清。部分患者的平片表现不能区分正常或内脏异位。

超声、CT及MRI可证实绝大多数右心房异构患者的脾脏缺失,并可发现其他异常,如中线融合的马蹄肾上腺。可发现膈下完全性肺静脉异位引流,因为异常血管走行于食管前并延伸至腹部。几乎所有病例的下腔静脉均存在,走行于主动脉左侧或右侧,并在主动脉前方跨越中线进入心房。

左心房异构患者,由于脾组织在胃背系膜中发育,因此无论胃位于左侧还是右侧,超声、CT及MRI均可在胃大弯侧的胃背部发现副脾。副脾的外观多样,从团状到单独出现的孤立性脾脏肿块均可(图95-9)。50%的病例可见下腔静脉肝内段中断,伴有右侧或左侧奇静脉延续。当下腔静脉存在时,可位于主动脉的左侧或右侧。可见十二指肠前门静脉。胆道闭锁患者,评价下腔静脉的连续性和门静脉的走行很重要,因为对于之后的肝移植来说,这些紊乱血管对患者很重要。

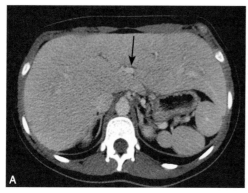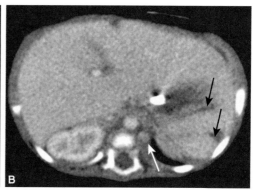

图95-9 多脾。A,多个副脾在左上象限,胃后。注意肝中线。下腔静脉(IVC)是完整的,位于主动脉的右侧。注意肝中线,位于中心的门静脉(箭号),在下一层面注意到位于十二指肠前。B,2个月大的婴儿,复杂先天性心脏病和单心室。注意两副脾(黑箭号)在左上象限,胃后,左奇静脉(白箭号)与中断的下腔静脉延续。左奇静脉汇入左上腔静脉

治疗 应在相关异常的基础上进行个体化治疗。无脾患者存在脓毒血症的风险,需对免疫缺陷进行治疗。先天性心脏病、胃肠道异常中肠旋转不良以及胆道闭锁的患者通常需要手术矫正。

巨脾

概述 巨脾指脾大,通常由异常血细胞破坏过多、过度抗原刺激、贮存或浸润性疾病以及门静脉阻塞所致。相反,脾功能亢进指脾隔离综合征,由肿大的脾脏隔离血液细胞,尤其是血小板。

病因学 部分遗传性疾病可导致脾脏增大(框95-1)。溶血性贫血经常引起脾大,遗传性球形红细胞增多症、遗传性椭圆形红细胞增多症以及地中海贫血最常见。镰状细胞性贫血开始引起脾大,其后为多发性梗死导致脾萎缩。病理生理学改变为脾脏隔离受损的红细胞,导致脾大、贫血以及血小板减少。

曾接受插管体外膜肺氧合技术的新生儿可出现脾大。其机制为脾脏隔离循环中因体外膜肺氧合受损的血细胞。

脾大也可见于各种获得性疾病,包括感染和肿瘤(以后章节中讨论)。获得性门静脉高压症,如门静脉海绵样变性或囊性纤维化患者肝硬化,也可出现脾大。

临床表现 脾大患者表现为基础病的体征和症状。急性脾隔离危象临床表现为脾脏突然增大和红细胞压积水平迅速下降。通常见于幼儿,76%发生于2岁之前。临床发作表现紧急,低血容量性休克可在数小时内进展死亡。由于脾纤维化的进展,8岁以上罕见此表现。患儿一旦出现隔离危象,复发风险较高。

影像 腹部平片可见显示左上象限脾大,向中间推移胃、向下推移结肠。

超声可快速探查脾脏以及肿大。通过脾门的冠状位平面可测量脾脏。15岁及以上的正常上限男性为13cm,女性为12cm。最近,部分学者在更大量的儿童

框 95-1　儿童脾大的原因

感染
- 细菌,病毒(如 Epstein-Barr),真菌,原生生物

门静脉高压症相关的充血状态
- 肝硬化
- 门静脉或脾静脉血栓形成
- 右心衰竭

淋巴造血疾病
- 霍奇金淋巴瘤
- 非霍奇金淋巴瘤
- 淋巴组织增生性疾病
- 溶血性贫血(例如,镰状细胞贫血的急性脾封存)
- 地中海贫血
- 髓外造血

贮积病
- 高雪症,尼曼匹克症,黏多糖

免疫性炎症
- 特发性血小板减少性紫癜
- 系统性红斑狼疮
- 幼年型类风湿性关节炎

囊肿
- 先天性
- 获得性

良性肿瘤或肿块
- 血管瘤
- 淋巴管瘤
- 错构瘤

其他
- 结节病
- 朗格汉斯细胞组织细胞增生症
- 胶原血管疾病

表 95-2　儿童和青少年脾长度*

组	数量	第 10 百分位	中位数	第 90 百分位	上限
0~3 个月	28	3.3	4.5	5.8	6.0
3~6 个月	13	4.9	5.3	6.4	6.5
6~12 个月	17	5.2	6.2	6.8	7.0
1~2 岁	12	5.4	6.9	7.5	8.0
2~4 岁	24	6.4	7.4	8.6	9.0
4~6 岁	39	6.9	7.8	8.8	9.5
6~8 岁	21	7.0	8.2	9.6	10.0
8~10 岁	16	7.9	9.2	10.5	11.0
10~12 岁	17	8.6	9.9	10.9	11.5
12~15 岁	26	8.7	10.1	11.4	12.0
15~20 岁(男)	5	9.0	10.0	11.7	12.0
15~20 岁(女)	12	10.1	11.2	12.6	13.0

*所有测量均以厘米为单位。上限是第 90 百分位数的下一个最高整数。

From Rosenberg HK, Markowitz RI, Kolberg H, et al. Normal splenic size in infants and children: sonographic measurements. *AJR Am J Roentgenol.* 1991;157:119-121.

表 95-3　小儿脾长度与身高和年龄

身高(cm)	数量	年龄范围	Mean±SD	范围	正常范围
48~64	52	1~3	53±7.8	33~71	30~70
54~73	39	4~6	59±6.3	45~71	40~75
65~78	18	7~8	63±7.6	50~77	45~80
71~92	18	12~30	70±9.6	54~86	54~85
85~109	27	36~59	75±8.4	60~91	55~95
100~130	30	60~83	84±9.0	61~100	60~105
110~131	36	84~107	85±10.5	65~102	65~105
125~149	29	108~131	86±10.7	64~114	65~110
137~153	17	132~155	97±9.7	72~100	75~115
143~168	21	156~179	101±11.7	84~120	80~120
152~175	12	180~200	101±10.3	88~120	85~120

From Konus OL, Ozdemir A, Akkaya A, et al. Normal splenic size in infants and children: sonographic measurements. *AJR Am J Roentgenol.* 1998;171:1693-1698.

人群进行超声测量脾脏的研究,得到类似结果。发现脾脏的长度与身高具有很强的相关性(表 95-2 和表 95-3)。在一项年龄从 7 到 15 岁的 712 名儿童的研究中,发现脾脏大小与年龄、性别、体重、身高、身体表面积体积 BMI 指数的关系。研究表明相关性最强的为体重,并给出下列公式预测脾脏长度:69.875+体重(kg)×0.371。另一项研究确定正常脾脏不应超过左肾长径的 1.25 倍。作为一般规则,脾脏下极不应延伸超过左肾下极。

CT 和 MRI 可以清晰显示脾大,允许标准化测量并可重复操作。CT 或 MRI 可测量脾脏体积。CT 测量小儿正常脾脏体积与体重存在线性相关。

影像表现为非特异性,除非有证据表明存在髓外造血、梗死或辅助结果,例如充血性脾大患者的静脉曲张(图 95-12)。髓外造血超声可见局部区域回声增强,而梗死超声可能表现为低回声区。贮积症通常导致脾脏非特异性肿大,但戈谢病可导致局灶性低回声病灶,提示高雪氏细胞贮积。局灶性贮积偶见高回声可由纤维化所致。

镰状细胞性贫血患者出现进行隔离危象时,超声可见脾脏外周呈回声,由出血或梗死所致(图 95-13)。增强 CT 表现为低密度,典型部位位于外周,伴有出血区。上述病变 MRI T2 加权像表现为显著高信号。

治疗　脾大的治疗应针对基础原因。儿童很少选择脾切除。通过腹腔镜可行部分脾切除或选择性动脉

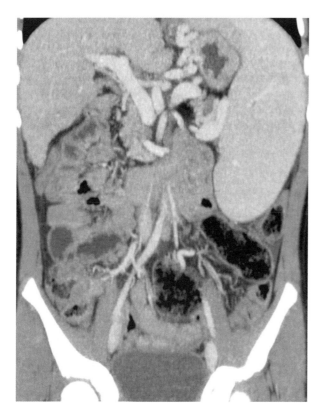

图95-12　11岁女孩,由于肝病导致门静脉高压症,脾大。腹部增强CT扫描冠状位重建显示脾向左下象限延伸。清晰显示多发静脉曲张

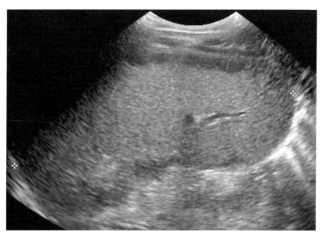

图95-13　脾封存危机。年幼儿急性脾隔离危机脾脏超声图像显示外围多发低回声病变

栓塞介入放射治疗。

　　隔离综合征患者的长期治疗应注重对症状(主要指贫血恶化)和体征(脾脏增大)的认识。部分病例短时长期输血,可能需要切除脾脏。在大多数镰状细胞病患者,因脾梗死脾功能减弱,经常于5~6岁时出现自体脾切除。输血可一过性反转脾功能降低,高灌注方案可使脾脏再生以及可使功能性脾脏功能降低反转。儿童镰状细胞病,骨髓移植可恢复脾功能。

感染性疾病

　　概述　脾脓肿为少见病,更罕见于儿童。全身性感染性病变累及脾脏,多见于免疫功能低下患者。由于越来越多的使用类固醇和化疗药物,其发病率越来越高。细菌、真菌和肉芽肿性病变均可出现。脾脏受累也见于免疫活性宿主反应如猫抓病;肉芽肿性疾病如组织胞浆菌病;寄生虫病如绦虫以及病毒感染。包括传染性单核细胞增多症在内的病毒感染可因脾脏网状内皮组织的反应性增生而导致非特异性脾大。

　　病因学　通过几个途径可引起细菌性脾脓肿,包括血源性传播,如亚急性细菌性心内膜炎或猫抓病;从邻近的感染播散,如胰腺炎或肾周脓肿;脾梗死或外伤。

　　临床表现　症状表现非特异,可能与全身性疾病或脾大相关。患者可出现发热、嗜睡和体重减轻。常见腹胀、压痛和白细胞增多。猫抓病为儿童较常见的感染,由巴通菌引起,常会出现发热和淋巴结肿大。

　　影像　影像检查在诊断中具有重要作用,因为临床表现和症状非特异。早期诊断,及时治疗为降低死亡率和发病率的关键。

　　脾脓肿可单发、多发或呈多房性,取决于感染源。微小脓肿最常见,尤其是真菌感染,如念珠菌病。如果病变足够大,超声、增强CT、MRI(图95-14)可发现微小脓肿。在观察念珠菌感染方面,CT较超声更敏感。念珠菌感染也可产生较大的孤立性脓肿。超声可表现为低回声区,CT低密度区和T2高信号,病灶周围无强化。罕见情况下,CT可见钙化。

　　MRI可用于评价微小脓肿,检查不产生电离辐射,但需患者镇静。MRI具有较高的肝脾真菌病诊断准确率,其检测小真菌病变的能力可优于CT。

　　猫抓病患者,超声表现为低回声病灶,范围从边缘清楚、信号均匀到病灶模糊、信号不均匀。增强CT可见低密度病灶或等密度病变,或病变边缘强化(图95-15)。MRI可见病变T1加权低信号,T2加权高信号。

　　包虫囊肿可有钙化,平片可见显示。虽然存在子囊和膜,可能出现分隔及内部回声表现,但囊肿一般无回声。CT表现为局灶性病变,密度低于周围脾组织,为显示环形钙化的最佳检查方法。

　　肺结核、组织胞浆菌病、球孢子菌病可形成多发脾肉芽肿,由血行播散所致,几乎均伴有弥漫性器官受累。儿童期慢性肉芽肿病也可发现脾肉芽肿。

　　治疗　当影像结果正常而疑似念珠菌感染,建议

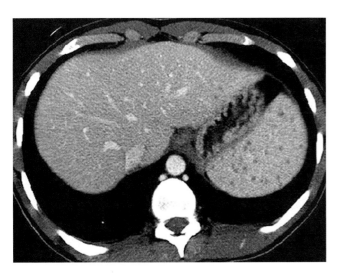

图 95-14　念珠菌病发生在免疫抑制的孩子。腹部增强 CT 扫描显示弥漫分布于脾内多个小的,低密度病变。肝内见两个病变灶

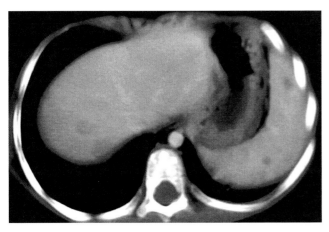

图 95-15　猫抓热的孩子发烧和腹痛。增强 CT 扫描显示脾脏内几个边界清楚,圆形或椭圆形,低密度灶。类似的较大的病灶在肝脏中看到

腹腔镜手术获得病理诊断。诊断不明确时使用腹腔镜手术是合理的,并可开始适当治疗,经验性两性霉素 B 治疗的潜在不良反应也可接受。真菌成分难以分离,针吸活检可得到假阴性结果。猫抓病通常为自限性,一般无需抗生素治疗。

良性囊肿和肿瘤

　　脾脏最常见的良性病变为囊肿。大部分脾囊肿为寄生虫感染的结果,多见于包虫病流行的国家。非寄生虫性脾囊肿较少,通常为良性。原发性脾囊肿可能为上皮源性,如表皮样囊肿、皮样囊肿或移行细胞囊肿,也可见内皮细胞起源,如淋巴管畸形和血管瘤。获得性囊肿可由创伤或感染所致。

　　多种分类法已经被提出用以反映病因、病理学和脾囊肿大体解剖形态。这些分类通常区分寄生虫性和非寄生虫性脾囊肿,非寄生虫性脾囊肿可进一步分为两类:基于是否存在上皮细胞,①"真性"(原发性)和②"假囊"(继发性)。在这些分类中,假性囊肿主要归因于前驱创伤史。最近针对儿童人群修改的分类提出,具有间皮、过渡或表皮样上皮内衬的非寄生虫性脾囊肿为先天起源,前驱创伤史仅偶然发生。这些作者认为,许多被标记为创伤后假性囊肿的病变实际上为先天性病变,在反复创伤、梗死或脾内出血而导致囊内出血之后,囊肿失去内衬上皮或上皮脱落。这种现象导致了"出血性内部毛糙,这与典型的非寄生虫性脾囊肿闪亮的白色内部完全不同"。鉴别外伤后假性囊肿及出血性先天性囊肿,需从它们的大体和微观特征进行区别。

表皮样囊肿

　　概述　表皮样囊肿为最常见的非感染性脾脏占位性病变,在世界范围内约占非寄生虫型脾囊肿的10%。有报道本病可家族性出现。

　　病因学　如前文所述,本病可为先天性或外伤后表现。

　　临床表现　脾囊肿常经体检或腹外伤影像检查中偶然发现。但是,体积较大的囊肿可表现为脾大、肾脏受压伴高血压、精索静脉曲张,并发症包括腹膜炎、囊内出血或破裂。部分患者可出现腹部或左肩疼痛。

　　影像　表皮样囊肿通常体积较大,导致平片可见脾脏增大。表现为左上腹肿块,压迫胃与结肠(图 95-17A)。可见边缘钙化。超声上囊肿典型表现为无回声,与周围正常脾组织界限清晰。然而,出血、炎症碎屑或内在脂滴可使囊肿出现内部回声,类似低回声实性肿块(图 95-17B)。实时扫描可见内部物质运动,多普勒检查显示无内部血流。肝脾核素显像可见局灶性光子缺损。CT 和 MRI 上,单纯性表皮样囊肿呈圆形,边界清楚,增强扫描无强化,呈囊性病变影像改变(图 95-17C 和 D)。如果合并出血,病变内部的 MRI 信号强度可反映其血红蛋白的化学状态。CT 可明确钙化。外伤后囊肿难以同其他囊肿难以区分,但它们可能出现不规则壁及内部碎片回声。

　　治疗　影像检查(尤指超声)可用来引导经皮穿刺引流。影像学随访显示囊肿减小,提示改善。有症状的囊肿可予以手术,方法包括全脾切除术、脾部分切除或囊肿全切术。

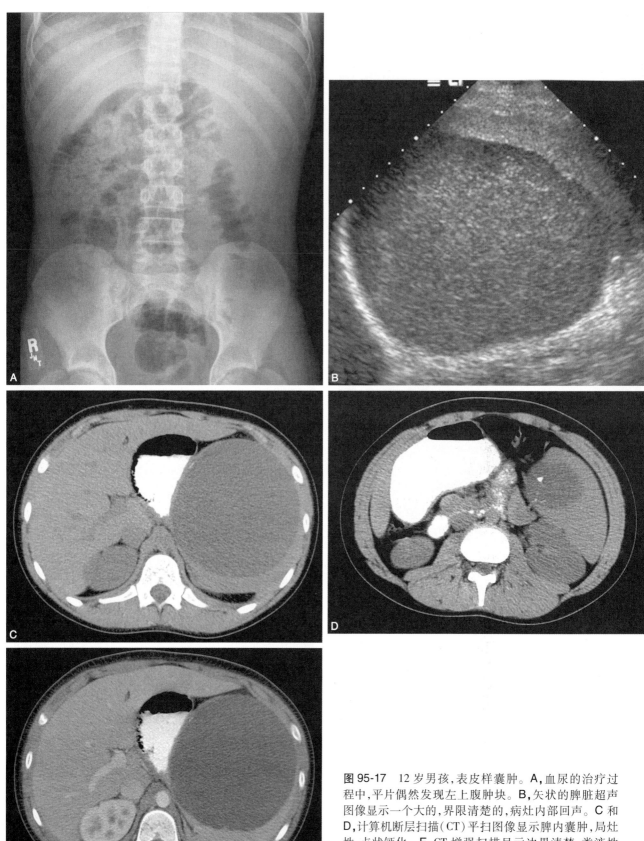

图 95-17 12 岁男孩,表皮样囊肿。A,血尿的治疗过程中,平片偶然发现左上腹肿块。B,矢状的脾脏超声图像显示一个大的,界限清楚的,病灶内部回声。C 和 D,计算机断层扫描(CT)平扫图像显示脾内囊肿,局灶性,点状钙化。E,CT 增强扫描显示边界清楚,类液性密度无强化肿块,使得脾脏增大,扭曲,胃向中线移位

血管瘤

概述　脾脏血管瘤为所有年龄段中最常见的脾脏原发性肿瘤。在儿童中,错构瘤较血管瘤略多见。

病因学　脾血管瘤来源于血窦上皮,可能为先天性。组织学上病变含有增殖的血管通道内衬单层上皮。病变可单发、多发、亦可能为广义血管瘤病的一部分。

临床表现　大多数儿童脾血管瘤无症状,较大的病变具有破裂或发展为脾功能亢进的可能。

影像　病变主要为实性,但也可见囊性成分。超声实性病变的典型表现为边界清楚、回声改变多样和内部血流,可见钙化。CT平扫血管瘤呈低密度,或增强扫描成等密度。脾血管瘤的表现为T1加权低信号到等信号,T2加权呈高信号。增强扫描可见病变强化。

治疗　对于有症状病变的可采取脾脏切除,其他方法如类固醇治疗,已经在一些案例中成功尝试。

错构瘤

概述　错构瘤又称为脾瘤或脾结节性增生,病变罕见,为非肿瘤性脾脏畸形,发生率为每200 000例脾脏切除中3例。

病因学　有理论认为脾脏错构瘤由"脾脏远期缺血或感染/炎症和修复损伤"所致。大体病理显示,病变呈鼓状,深红色组织球形包块类似邻近脾实质,无包膜。组织学上,脾错构瘤由脾窦组织组成,无淋巴滤泡(红髓),可见慢性巨噬细胞、淋巴细胞、浆细胞、髓外造血细胞、纤维化、含铁血黄素及钙化。

临床表现　大多数患者无症状,病变多偶然发现。如果病变较大,存在破裂及腹腔内出血的风险。许多患者可合并血液学异常,包括贫血、血小板减少以及全血细胞减少。错构瘤可能合并结节性硬化和其他部位错构瘤以及血液学病变,包括顽固性小红细胞性贫血、镰状细胞贫血、遗传性球形红细胞增多症以及红细胞生成性溶血性贫血。

影像　因为错构瘤由脾组织构成,因此超声无法检测,除非病变改变了脾脏的轮廓,产生局灶性隆起。超声明确的错构瘤,最常表现为边界清楚,均质实性或部分囊性和异质性。回声表现多样。形态不同可能来源于几种组织成分中的一种或某一种优势生长。通常多普勒检查可见血流量增加。

脾脏错构瘤的CT平扫表现为病变密度与脾脏类似或略低于脾脏,静脉注射造影剂后,可见显著、持续

强化。错构瘤MRI相较于正常脾实质,表现为T1加权呈等信号,T2加权不均匀高信号,增强扫描弥漫性不均匀强化,延迟图像显示均匀增强。锝-99m硫胶体显像,错构瘤对放射性药物的吸收可高于周围正常脾实质。

治疗　对于有症状或不能通过影像检查明确其良性诊断的,需切除治疗。

淋巴管畸形

概述　淋巴管畸形为罕见的良性肿瘤,儿童较成人更常见。病变可单发或多发,可引起脾大。脾脏淋巴管瘤通常合并其他部位淋巴管瘤。因此,如确诊脾脏淋巴管瘤,建议对脾外进行检查。

病因学　脾淋巴管畸形可能为与肿瘤相对的错构性病变或为先天性发育缺陷,为囊性水瘤疾病谱中的一部分。

临床表现　临床表现的范围可从无症状偶然发现到较大肿块,压迫邻近结构时可引起症状。具体包括左上腹疼痛、恶心、腹胀。较大病变可引起出血、消耗性凝血障碍、脾功能亢进以及门脉高压。诊断性评价应包括脾外脏器。多器官受累提示淋巴管瘤病,可能累及肝、心包、纵隔、肺和骨。

影像　超声、CT及MRI中淋巴管畸形最常见表现为有分隔、无强化的囊性病变。虽然病变超声一般无回声,但偶尔可因内部出血或感染而产生回声。CT表现为单个或多发低密度肿块,薄壁,边界清晰,位于包膜下区,无明显强化。囊壁可见线样钙化。囊肿通常表现为T1加权低信号,T2加权高信号。但是,T1加权可因病变出血或蛋白液呈高信号。淋巴管畸形常累及脾脏被膜和淋巴集中的血管小梁。淋巴管瘤病时,脾脏可被弥漫扩张性病变所取代。

治疗　通常情况下,小的孤立性病变或无症状病灶无需外科干预。有症状的病变可行脾脏切除或脾脏部分切除治疗,部分病例可选择硬化治疗。

紫癜

概述　脾脏紫癜为少见疾病,其特点为多发血液填充腔隙,但无内衬上皮,常合并肝紫癜。

病因学　紫癜为脾内多发充满血液的腔隙,并与血液疾病、合成代谢类固醇的应用及恶病质有关。

临床表现　多数紫癜病例无症状,多偶然发现。但是,如果紫癜发生于脾周围,可出现破裂及腹腔内出血。致命性腹腔内出血病例已有报道。

影像　超声脾紫癜可表现为回声团块,病灶模糊,

回声表现多样。病变也可表现为多发明确的低回声病灶,大小不一,有时在结节内有可见液-液平面。CT脾紫癜表现为多发无钙化的低密度灶。

治疗 通常需手术用以明确诊断及治疗。

恶性肿瘤

脾脏恶性肿瘤通常与多灶性肿瘤(如白血病和淋巴瘤)有关,或极少情况与转移性疾病有关。血管源性肿瘤包括窦岸细胞血管瘤、血管外皮细胞瘤及血管肉瘤。

急性白血病

概述 白血病为儿童最常见的恶性肿瘤。本病为异常的白血细胞在骨髓、脾脏、肝脏、皮肤或中枢神经系统堆积所致。急性淋巴细胞性白血病(acute lymphocytic leukemia,ALL)较急性髓细胞性白血病更为常见,约占所有儿童白血病的75%。其余的白血病类型为慢性粒细胞性白血病。

病因学 儿童白血病的病因目前尚不清楚。流行病学已研究了导致儿童白血病的各种因素,包括环境、遗传、感染的危险因素。电离辐射为唯一的与ALL或急性髓细胞性白血病明显相关的环境危险因素。

临床表现 急性白血病的临床诊断通常由体格检查明确,其中包括淋巴结肿大、肝大或脾大,以及血细胞计数和外周涂片。ALL和其他儿童白血病通常由于脾脏弥漫性浸润而出现脾大。慢性粒细胞白血病罕见于在儿童,但常伴有显著脾大。

影像 儿童白血病的脾脏影像检查较少,因为本病通常由其他检查确诊,脾显像结果对分期和预后均无影响。而且,即使出现大量白血病浸润,脾脏的器官功能通常也会保留下来。但是,在小儿急性白血病的血液活跃期中,脾脏常受累,并且在血液学治疗过程中经常成为病变的庇护所。超声可探查隐匿性内脏受累与复发、监测肿瘤化疗、评估化疗的并发症。在一项回顾性研究中,对超声图进行回顾,并与临床、血液学及尸检结果比较。发现器官受累的类型包括肝脾大(41%)、脾脏孤立性肿大(20%)以及多器官肿大(16%)。所有病理均可见脾脏内部结构改变。

治疗 当出现特定病变时,如化疗后感染并发症,应使用抗生素或抗真菌药物。发现肿瘤复发证据可导致化疗方案改变。

淋巴瘤

概述 在儿童淋巴瘤病变中,脾脏病变的准确成像尤为重要,因为它可改变分期结果、治疗方案以及总体预后。此外,其他非恶性疾病可与肿瘤表现相似导致误诊。

病因学 小儿恶性淋巴瘤为一组异质性的恶性肿瘤,起源于免疫系统,特点为淋巴结和二级淋巴组织增大及增生。约20%的非霍奇金淋巴瘤(non-Hodgkin lymphoma,NHL)可累及脾脏,而30%~40%的霍奇金淋巴瘤(Hodgkin disease,HD)可累及脾脏。器官大小不应该被用以评估脾脏是否受累,因为肿瘤浸润时脾脏大小可正常,而且它可在无肿瘤浸润的情况下增大。

临床表现 临床表现因淋巴瘤基础病而有所变化,脾脏受累在体检或随后的影像检查时诊断。

影像 NHL的影像表现常类似白血病浸润,但也可出现限局病灶,可大到足以让超声发现,表现为边界不清的低回声区,尤其见于组织学检查高级别的恶性肿瘤患者。CT病变呈低密度,与相邻实质比较,增强扫描强化不明显。HD也可弥漫浸润脾脏,可发现或无法发现局灶性脾脏肿块。如果脾脏为唯一受累的膈下器官,则观察脾脏尤为重要,以便于分期及判断预后。但是,超声、CT及MRI可出现假阴性结果,因为上述检查主要基于形态学变化,观察是否出现体积增大或是否出现散在结节。如果HD弥漫浸润脾脏时,其影像表现与正常脾脏表现类似。

在识别淋巴瘤脾脏浸润以及检测疾病活动性方面,氟-18脱氧葡萄糖代谢显像(^{18}F)(FDG)正电子发射断层扫描(positron emission tomography,PET)优于超声、CT与MRI(图95-19)。^{18}F-FDG PET/CT检测淋巴瘤浸润脾脏,通过识别肿瘤细胞葡萄糖代谢的升高,而不是基于形态是否发生变化。一项Meta分析研究,^{18}F-FDG PET对NHL和HD首次分期和再分期的敏感性和特异性分别为90.3%和91.1%。在淋巴瘤的分期与再分期方面,^{18}F-FDG PET/CT优于单独的CT和^{18}F-FDG PET检查,可选择作为HD和侵袭性淋巴瘤分期和随访检查。

治疗 累及脾脏的淋巴瘤治疗方式包括化疗、放疗、放射免疫治疗及脾切除。

窦岸细胞血管瘤

概述 窦岸细胞血管瘤较少见,其特征为正常脾实质交界面内形成血管吻合通道,可与正常脾窦相通。部分病例已发现有恶性肿瘤特征。病变可发生于任何年龄段,但与儿童相比,更多见于成人。

病因学 本病起源于脾脏红髓窦岸细胞层。

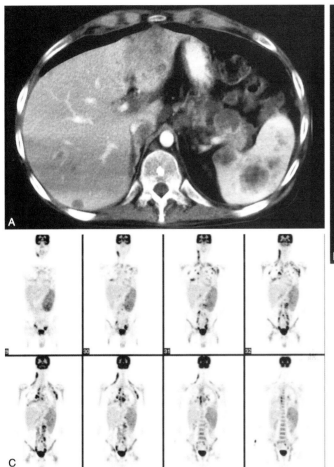

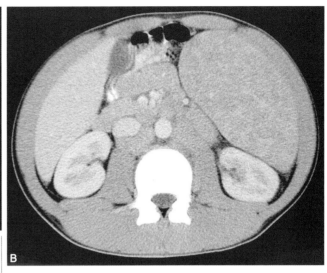

图 95-19　A,19 岁患者,复发性疾病和新左上腹疼痛反复发作,腹部 CT 扫描检查显示脾内多个大的,圆形,低密度,无强化占位。注意肝脏额外的病灶。B,一个 14 岁的男孩,为霍奇金病分期行增强 CT,显示脾大与脾内弥漫的低密度灶。C,15 岁患者,18F-脱氧葡萄糖(FDG)正电子发射断层扫描冠状面图像,显示脾脏明显肿大,有中度至明显 FDG 摄取增加。还请注意在颈部、锁骨上区、纵隔、肺、肝门、腹膜后、髂腹股沟区的淋巴结病变和骨髓病变

临床表现　患者可出现脾大、血小板减少症和全身症状。本病表现为脾脏增大,密度不均,内见多发病灶。脾功能亢进伴脾脏多发病变时,应考虑本病。

影像　窦岸细胞血管瘤超声检查呈不均匀低回声,增强 CT 最初为低密度,但通常延迟后逐渐变为等密度。MRI 检查病变边界清晰,表现为 T1 加权低信号。T2 加权像,相较于正常明亮的脾实质,病变可表现为高信号或低信号,可能由含铁血黄素所致。病变在注入对比剂后逐渐强化。

治疗　治疗包括凝血障碍的支持治疗,脾血管内栓塞治疗增加血小板计数。如上述治疗无效,需切除脾脏。Ertan 及其同事对此儿童罕见病进行了详细的综述总结,内容包括发病机制、临床病程、影像表现以及治疗方案。

血管外皮细胞瘤

概述　血管外皮细胞瘤为罕见的血管瘤,四肢软组织起源最常见。原发于脾脏的病变少见,,最见于年轻患者。

病因学　血管外皮细胞瘤起源于毛细血管网细胞。肿瘤细胞遗传学分析,发现位点断裂和易位的证据。部分学者认为,软组织起源的血管外皮细胞瘤核型与发生于脾内的不同。

临床表现　本病的肿瘤生物学行为多样,具有高度潜力进展为恶性肿瘤。当它发生于脾脏时,患者可无症状或因脾大而出现症状。报道其临床表现包括大量出血和脾脓肿,可能由感染所致。

影像　血管外皮细胞瘤可表现为脾实质内较大的单一肿块同时伴小病灶。超声可见多发低回声病灶。CT 可见病变内钙化,沿强化的实性部分和分隔分布。MRI 表现为 T1 加权低信号,T2 加权高信号。

治疗　脾血管外皮细胞瘤的治疗方案为手术切除/脾切除。应长期严密随访,因其本病具有侵袭性行为,且复发率为 50%。

血管肉瘤

概述　血管肉瘤较罕见,为高度恶性肿瘤,可见于任何年龄,但与成人相比,儿童不常见。发病无明显性别偏好,本病为血液或淋巴肿瘤外,最常见的脾脏恶性肿瘤。

病因学　有观点认为本病原始病变已然存在,如淋巴瘤化疗后发病,或起源如其他良性病变,如脾脏血管瘤。

临床表现　临床症状可包括左上腹疼痛、发热、疲劳、体重减轻、贫血以及血小板减少。脾大较常见。老年患者中,脾脏血管肉瘤与既往淋巴瘤化疗和乳腺癌的放疗有关。

影像　超声表现为复杂性不均质肿块,见囊性低回声区,可提示出血和坏死。彩色多普勒可见实性回声区血流增加。CT可见病灶模糊,病灶密度低于周围脾实质,可见不均匀强化和坏死区。最常见的转移部位为肝脏、肺、骨及淋巴结。

治疗　化疗通常无效,应切除脾脏。预后极差。

脾脏转移瘤

儿童的实性原发肿瘤脾转移多于成人。最常见的原发性肿瘤为肺癌、黑色素瘤、乳腺癌和睾丸生殖细胞肿瘤,特别是绒毛膜癌。转移瘤可单发或多发,常不引起脾大。脾在转移瘤提示预后差。

✓ 临床医生须知

- 脾脏大小
- 脾实质超声表现
- 先天异常
- 脾脏肿块
- 与既往检查相比出现的任何变化

关键点

超声为评价脾脏大小、形状、位置和多样性的主要检查。

锝-99m 硫胶体放射性核素显像有助于评价脾先天异常。

增强CT快速团注时,脾脏表现为瞬时不均匀强化表现。

脾大通常为全身系统性基础病的表现。

脾功能亢进综合征由肿大脾脏将血液隔离所致。

错构瘤和血管瘤为最常见的原发性脾肿瘤。

淋巴瘤为脾脏最常见的恶性肿瘤。

推荐阅读

Abbott RM, Levy AD, Aguilera NS, et al. From the archives of the AFIP: primary vascular neoplasms of the spleen: radiologic-pathologic correlation. *Radiographics*. 2004;24:1137.

Applegate KE, Goske MJ, Pierce G, et al. Situs revisited: imaging of the heterotaxy syndrome. *Radiographics*. 1999;19:837.

Elsayes KM, Vamsidhar RN, Mukundan G, et al. MR imaging of the spleen: spectrum of abnormalities. *Radiographics*. 2005;25:967-982.

Hilmes MA, Strouse PJ. The pediatric spleen. *Semin Ultrasound CT MRI*. 2007;28:3-11.

Paterson A, Frush DP, Donnelly LF, et al. A pattern-oriented approach to splenic imaging in infants and children. *Radiographics*. 1999;19:1465.

参考文献

Full references for this chapter can be found on www.expertconsult.com.

胰腺

PARITOSH C. KHANNA and SUMIT PRUTHI

胚胎学、解剖学和生理学

胰腺(源自希腊词"pan"和"kreas",分别意为"全部"和"肉")起源于由十二指肠内胚层上皮发育来的两个胰腺原基。妊娠 28 天前,背侧部分发源于十二指肠尾端,近肝憩室背侧。它向上、向后生长,进入背侧胃系膜,形成头部和整个体部和尾部。腹侧胰芽来源于原始胆管,于妊娠期 30~35 天发育呈憩室样,形成部分胰腺头部和钩突。妊娠 37 天,腹胰逆时针旋转至十二指肠后侧。胚胎期第六周时,两部分开始融合。导管系统融合,来自背侧胰芽的导管成为副胰管(圣托里尼管),在与背侧胰管远端三分之二融合后,来自腹侧胰芽的导管扩大,成为主胰管(Wirsung 管)。副肝管的开口常闭塞。

胚胎发育的偏差可导致变异。通常导管形态以二分叉状结构最为常见,由主胰管和副胰管形成(占60%)。相对少见的导管形态还包括副胰管未发育(30%)、副胰管占主导(1%)及袢样胰管(指副胰管向主胰管的走向曲折)。背侧和腹侧胰管融合部位能看到导管变窄。近端胰管未见扩张为正常变异,需与真性狭窄相鉴别。十二指肠梗阻、胰胆管合流异常胰腺炎以及胆管囊肿为发育变异后的继发病变。胰胆管合流异常与先天性胆总管蹼有关。

胰腺在生后第一年生长迅速,此后至 18 岁,生长较缓慢。与成人相比,儿童胰腺的腺体较大,腺体的大小与全身的比例随年龄增长而减小(表 96-1)。儿童期的胰头相较体部和尾部更为显著。胰管的直径也随年龄的变化而变化(表 96-2)。胰管扩张也与胰腺炎有关(1~6 岁>1.5mm,7~9 岁>1.9mm,13~18 岁>2.2mm)。

胰腺横向位于腹膜后,分为头部、体部和尾部(图96-1)。头部位于中线右侧,位于十二指肠"C"形环

表 96-1 正常胰腺的超声和计算机断层尺寸			
年龄	胰头	胰体	胰尾
超声(Mean±SD,mm)			
<1 个月	1.0±0.4	0.6±0.2	1.0±0.4
1 个月~1 岁	1.5±0.5	0.8±0.3	1.2±0.4
1 个月~5 岁	1.7±0.3	1.0±0.2	1.8±0.4
5~10 岁	1.6±0.4	1.0±0.3	1.8±0.4
10~19 岁	2.0±0.5	1.1±0.3	2.0±0.4
CT(Mean±SD,mm)			
20~30 岁	28.6±3.8	19.1±2.1	18.0±1.6
21~40 岁	26.0±3.4	18.2±2.4	16.5±1.8
41~~50 岁	25.2±3.6	17.8±2.2	15.8±1.7
51~60 岁	24.0±3.6	16.0±2.0	15.1±1.9
61~70 岁	23.4±3.5	15.8±2.4	14.7±1.8
71~80 岁	21.2±4.3	14.4±2.7	13.0±2.1

Modified from Heuck A, Maubach PA, Reiser M, et al. Age-related morphology of the normal pancreas on computed tomography. *Gastrointest Radiol*. 1987;12:18-22;and Siegel MJ;Martin KW, Worthington JL. Normal and abnormal pancreas in children;US studies. *Radiology*. 1987;165;15-18.

表 96-2 正常胰管的超声和计算机断层尺寸	
年龄	(Mean±SD,mm)
超声	
1~3	1.13±0.15(0.9~1.3)
4~6	1.35±0.15(1.0~1.5)
7~9	1.67±0.17(1.3~1.9)
10~12	1.78±0.17(1.5~2.2)
13~15	1.92±0.18(1.6~2.4)
16~18	2.05±0.15(1.8~2.4)
CT	
18~29	1.5±0.5
30~39	1.6±0.5
40~49	1.9±0.3
50~59	2.0±0.5
60~69	2.1±0.4
70~81	2.0±0.5

Modified from Siegel MJ, Martin KW, Worthington JL. Normal and abnormal pancreas in children;US studies. *Radiology*. 1987;165:15-18; Heuck A, Maubach PA, Reiser M, et al;Age-related morphology of the normal pancreas on computed tomography. *Gastrointest Radiol*. 1987;12:18-22;Chao HC, Lin SJ, Kong MS, et al. Sonographic evaluation of the pancreatic duct in normal children and children with pancreatitis. *J Ultrasound Med*. 2000;19;757-763; and Glaser J, Hogemann B, Krummenerl T, et al. Sonographic imaging of the pancreatic duct. New diagnostic possibilities using secretin stimulation. *Dig Dis Sci*. 1987;32;1075-1081.

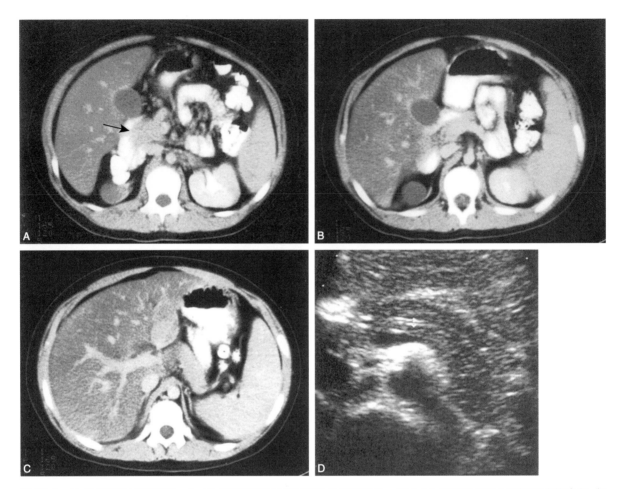

图96-1　11岁男孩的正常胰腺。A~C,计算机断层扫描(CT)的胰腺部分。胰头(A中箭号所示)是轻微球状隆起,与对比剂填充的十二指肠不同。胰体(B)比头或尾窄,位于肠系膜上动脉腹主动脉分出前方。胰尾(C)在儿童比成人更厚,延伸至脾。D,横向超声显示正常胰管的双轨道

内。胰头左缘与下缘连接部的延伸部分称为钩突。与胰头前缘相接触的结构包括横结肠、胃十二指肠动脉和小肠袢。钩突前缘与肠系膜上动脉及静脉相接触。胰头后缘与下腔静脉、胆管、肾静脉和腹主动脉相毗邻。

胰体与胃前上缘相邻。其后缘紧靠腹主动脉、脾静脉、左肾和肾上腺以及肠系膜上动脉起始部。空肠环和回肠置于下方。与头部及体部相比,儿童胰腺的尾部呈球形膨大,但窄于成人尾部。胰腺尾部位于膈脾韧带内,与脾脏胃侧面及结肠脾曲相接。

胰腺兼具外分泌和内分泌功能。外分泌与消化功能直接相关,经胰管将分泌物排入十二指肠。胰岛为内分泌组织,包含产生激素的几类细胞(胰岛素、胰高血糖素以及生长抑素等),帮助调节血糖水平和消化功能。B细胞产生胰岛素,A细胞产生胰高血糖素,G细胞产生胃泌素,D细胞产生生长抑素;D₁细胞产生血管活性肠肽(vasoactive intestinal peptide,VIP)和胰泌素。

儿童胰腺的影像表现

尽管慢性胰腺炎或囊性纤维化患者可在腹部平片上见到钙化,但平片无法显示胰腺本身(图96-2)。急性胰腺炎中,上中腹部肠袢扩张并液平面,可能提示局部肠梗阻。当胰腺肿块足够大时,可取代相邻充气的胃肠道。

超声为评价小儿胰腺病变首选检查。如果胃和十二指肠不充满气体,则胰腺很容易观察。通过饮水的方式驱赶气泡可改善胰腺的显示。俯卧位以左肾为声窗,可观察胰腺体部远端和尾部。与年龄相关的正常胰腺径线见表96-1。测量胰腺以体部最佳,但测定胰腺体积时,由于个体差异较大,须谨慎。胰体前后径大于1.5cm时,可诊断为胰腺肿大。正常情况下,胰管为单个或双线样回声,位于脾静脉和肠系膜静脉交汇处前方(见图96-1)。与肝脏的回声相比,胰腺回声较多样。但绝大多数儿童的胰腺呈低回声或与肝回声相

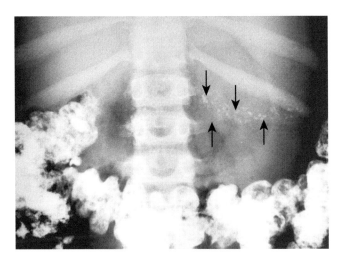

图 96-2　囊性纤维化，9 岁小女孩。平片显示胰腺多发钙化（箭号）

近。此外，新生儿，特别为早产儿，胰腺的回声更高。超声也有助于引导活检和放疗定位。

胰腺 CT 使用略逊于超声，但在特定条件下具有应用价值，尤其在胰腺炎、肿瘤以及假性囊肿罕见征象时。静脉团注对比剂扫描下的胰腺最为直观，可清晰识别毗邻的血管，并应口服造影剂填充相邻的胃和十二指肠。无论增强与否，胰腺的密度均低于肝脏。胰腺的轮廓通常光滑，但也可略呈分叶状。因为儿童胰腺处于斜位，因此需薄层扫描多平面重建。多排设备轴位容积成像可进行多平面重建，以观察斜行的胰腺器官轴层面。或者口服胃肠道造影剂后不久进行右侧卧位扫描可优化胰头部的显示。此方法可利用不透明的十二指肠 C 形肠袢勾勒出胰头，近端空肠袢勾勒出胰腺其余部分的轮廓。评估胰腺肿瘤、外伤、胰腺炎及

其并发症以及超声异常需进一步明确时，CT 为最佳检查。薄层螺旋 CT 容积与曲面重建可产生高质量的胰腺及胰周组织图像。

儿童胰腺的磁共振成像难于成人，因为附近充气肠管产生蠕动和呼吸运动伪影。然而，MRI 仍为评价小儿胰腺发育异常的强有力的检查工具。在中等磁场强度下，自旋回波 T1 及 T2 加权图像的正常胰腺信号与肝脏信号强度相等。高磁场强度下胰腺的信号可高于肝脏。在某种程度上，信号随年龄变化。虽然与成年人相比，正常儿童胰腺内无更多的脂肪，但青少年比青春期前的儿童在胰腺间隔中具有更多的脂肪，而且囊性纤维化患儿胰腺内脂肪量可增加。随着屏气技术（通常无法用于年幼儿）、脂肪抑制、对比度增强以及呼吸门控技术的应用，MRI 的作用更为重要。

磁共振胰胆管造影（magnetic resonance cholangio-pancreatography，MRCP）为非侵入性检查，因此可能较内镜逆行胰胆管造影（endoscopic retrograde cholangio-pancreatography，ERCP）更适用与儿童（图 96-3）。据报道，MRCP 对结石的敏感性、特异性和准确性分别为87%、90% 和89%；胆管炎为 100%、98% 和98%；胆管肿瘤为 92%、97% 和 96%；壶腹狭窄为 89%、96% 和95%。MRCP 对某些先天性畸形诊断同样很有帮助，如胰腺分裂，以及胰腺损伤识别胰管断面等。虽然在胆总管囊肿术后的解剖显示方面静脉 CT 胆管造影优于 MRCP，但 MRCP 在显示吻合部位、肝内胆管树、肠道重建，其准确度很高（84%），它可清晰显示胰胆管合流、残留胆总管远端、公共通道以及胰管。同样，MRCP 可准确显示原位肝移植术后解剖和术后并发

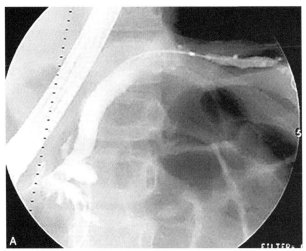

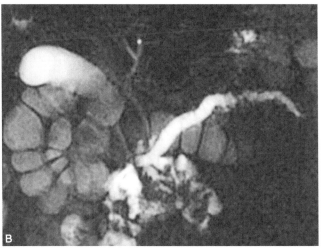

图 96-3　9 岁儿童复发性胰腺炎和结石，内镜逆行胰胆管造影（ERCP）及磁共振胰胆管造影（MRCP）。A，ERCP 前后图像显示胰管的近端异常扩张和狭窄，不规则，串珠和远端口径波浪状。B，同一患者先前的 MRCP 图像，胰管口径异常，不规则，与复发性胰腺炎表现一致。胆总管是正常的

症。MRCP 结果正常可避免进行 ERCP 或经皮肝穿刺胆道造影,MRCP 结果异常有助于选择进一步检查方法或干预手段。有关 MRCP 伪影的综述由 Van Hoe 及其同事提供。

促胰液素刺激下 MRCP 检查可进一步增加图像信息,因为它提供了额外有价值的胰胆管功能和解剖信息以及胰腺排泄能力的信息。近几年来,已详细介绍了伴有促胰液素 MRCP 检查,已发现其对于发现和诊断各种胰腺先天性疾病、炎症和肿瘤病变具有应用价值。促胰液素引起胰腺外分泌增加,导致胰管短暂性扩张,可在 MRCP 中更好的显影。

胰腺先天性和遗传性异常

先天性胰腺异常

胰腺分裂

概述　当胰腺背侧和腹侧管融合失败时。导致胰腺分裂,但其他解剖结构正常。根据不同的方法评价,本畸形的发病率为人群中 4%～14%。

临床表现　本病中,腺体引流的主要部位为副壶腹。本病的胰腺炎发病率较高,但近期有研究驳斥此观点。

影像　儿童胰腺分裂和胰腺炎的 CT 表现,除胰腺炎的特征性表现外,均可见胰管扩张,还可引起胰管进一步扩张。也有病例出现胰头厚度增大。Zeman 及其同事的文章报告,12 例患者中,薄层 CT 发现 5 例胰管未融合(图 96-4),4 例出现脂肪间隙将胰腺分为两个不同的部分。儿童期以后,胰腺分裂可能与小乳头

腺瘤有关。

治疗　胰腺分裂的症状个体差异很大,治疗方案尚未明显确立。小乳头括约肌切开术可促进胰酶的正常排出,也可尝试管内支架治疗。

先天性短胰腺

概述　先天性短胰腺又被称为背侧胰原基发育不良。当背胚芽胰腺部分分化不全时,仅存在腹侧原基分化的小胰腺。因此,胰腺颈部、体部和尾部缺如。此畸形多见于多脾综合征,或散发出现。

临床表现　临床症状多样,包括腹痛及上腹部不适等,可出现糖尿病。

影像　CT 仅见球状胰头(图 96-5),其大小不一。部分患者表现为胰头增大或突出,其他患者也可见正常大小胰头甚至轻度萎缩的小胰头。无论 MRCP 或 ERCP,背侧胰管缺如征象均不明确,无法诊断背侧胰腺未发育。胰岛细胞大部分位于胰腺远端,因此本病患者由于胰岛细胞的缺乏,可增加罹患糖尿病的风险。本病在人生后期可与胰腺肿瘤相关,如胰腺导管内乳头状黏液性肿瘤。

治疗　支持性治疗,并对症治疗腹部疼痛、胰腺炎和糖尿病。

异位胰腺

概述　异位胰腺组织为迷走的正常胰腺组织,见于 1%～13% 的人群。迷走胰腺绝大多数(约 70%)位于胃、十二指肠及空肠,也可以见于其他部位,如脐肠管。有报道本病可合并 Beckwith-Weidemann 综合征。

临床表现　大多数迷走胰腺为偶然发现,可无症状。

影像　除上述表现外,有报道可见胃重复畸形囊

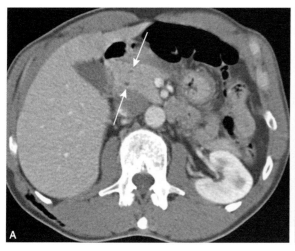
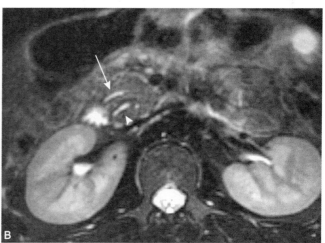

图 96-4　胰腺分裂。A,轴位增强 CT 显示两个胰管(箭号)。B,一个复发性胰腺炎青少年,轴向快速自旋回波 T2 加权磁共振图像显示在胰头,副胰管(箭号)和主胰管分离(箭头)

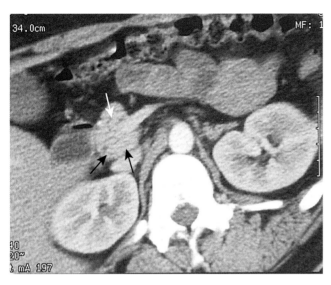

图96-5 先天性短胰腺。轴位增强腹部计算机断层扫描显示先天性短胰腺,只有一个球状胰头出现(箭号)

肿,与消化道不相通,包含异位胰腺导管和胰岛,无腺泡细胞。

治疗 对于有症状且病变位于胃部的患者,可采用腹腔镜胃楔形切除,为安全有效的治疗。

环状胰腺

概述 有关环状胰腺业已提出数种胚胎发育不全理论,但大部分认为腹侧胚芽出现某些形式的旋转异常,可能导致二分裂。胰腺环,或包绕十二指肠的部分,常于壶腹对侧出现单独的胆管进入十二指肠。十二指肠内容物可通过此导管返流入环状胰腺。患者可

出现十二指肠闭锁或狭窄,或于婴儿期因十二指肠梗阻进行治疗。其他合并畸形中,最常见的包括肠旋转不良、气管食管瘘、肛门闭锁以及心脏异常。

临床表现 环状胰腺多因十二指肠梗阻而于婴儿期确诊。但是,近一半病例于婴儿期后确诊(图96-6)。本病的最常见合并症为21-三体。de Lange综合征也可出现环形胰腺,后者与内脏异位一起,称为导致肝外胆道梗阻的原因。有报道成人中胰腺炎只累及环状胰腺的环状区域。

影像 在诊断环形胰腺方面,MRI比CT更具优势,因为MRI更易于发现和显示环绕十二指肠周围的胰腺组织。超声诊断环状胰腺已有论述。ERCP和MRCP用于探查导管的解剖情况。先天性短胰腺和环状胰腺同时合并胆囊未发育以及脾旋转不良较罕见。

治疗 通常以十二指肠吻合术或胃空肠吻合术形成十二指肠旁路以绕开梗阻段。

先天性胰腺囊肿

概述 胰腺的先天性囊肿较罕见,通常与胆总管、网膜、或肠系膜囊肿相混淆。先天性单纯胰腺囊肿非常罕见,多见于女性。

临床表现 先天性胰腺囊肿通常无症状,当症状出现时,为占位效应压迫邻近结构所致。

影像 先天性囊肿的超声表现为无回声,通常为单房,位于胰腺尾部,从微囊至5cm不等。病变罕与导管系统相通。与先天性单发胰腺囊肿相反,多发

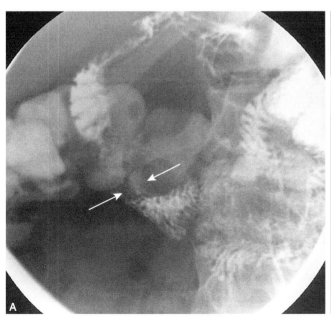

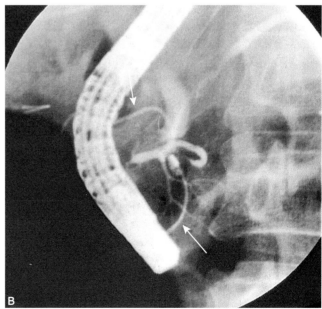

图96-6 环状胰腺。A,上消化道造影系列斜位显示十二指肠环外在狭窄(箭号)。B,内镜逆行胰胆管造影证实了小导管的存在(箭号)环绕十二指肠,与环状胰腺表现一致

性先天性囊肿可能与多囊性疾病有关,如 von Hippel-Lindau 病。由于前肠发育异常,近胰腺旁可出现消化道重复囊肿,因此通常伴有消化道上皮层。大多数重复畸形囊肿起源于胃或十二指肠,但极少被胰腺分隔。

治疗　当囊肿出现症状或疑似肿瘤形成时,才有必要手术切除。

遗传性全身性疾病胰腺受累

囊性纤维化

概述　囊性纤维化(cystic fibrosis, CF)导致 80% 的患者出现胰腺外分泌功能不全。胰腺导管内含有可产生异常稠厚黏液的杯状细胞,引起胰酶出口梗阻以及胰腺相关改变。

临床表现　患者主要表现为胰腺外分泌功能不全,发育停滞、腹胀、脂肪泻以及偶见直肠脱垂。胰腺囊肿病患者通常无症状(见下文)。

影像　年轻的囊性纤维化患者中,超声表现为胰腺正常或胰腺肿大,但是,慢性梗阻会最终导致腺体萎缩伴脂肪和纤维浸润。上述病理变化的超声改变为腺体回声增强。CT 可见胰腺萎缩,继发于脂肪浸润导致的密度减低。纤维化而无脂肪浸润较少见。CT 平扫可见胰腺钙化、胰管扩张以及胰腺囊肿(图 96-8)。MRI 表现多样,但均可准确描述脂肪浸润、纤维化和萎缩改变。

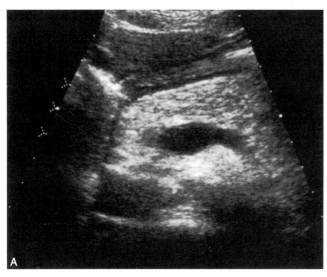
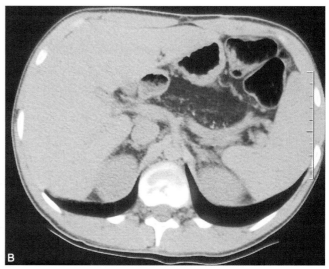

图 96-8　囊性纤维化(CF),胰腺弥漫性脂肪替代。A,18 岁的女性,囊性纤维化,胰腺脂肪浸润,超声显示胰腺明显的高回声。B,轴位腹部 CT 平扫显示胰腺弥漫性脂肪替代,并见多个微小钙化

胰腺的囊性改变或胰腺囊肿病,在儿童和年轻囊性纤维化患者中已有论述。此改变为囊性纤维化胰腺受累的少见类型,即胰腺实质被巨囊取代,其直径很少超过 1cm。CT、MRI 及超声(图 96-9)检查均可显示。病变为真性囊肿,内衬上皮层,炎症导致近端导管梗阻,由残余的具有外分泌功能的腺泡细胞产生黏液,浓缩的黏液堆积形成囊肿。

治疗　胰腺外分泌功能不全可由胰酶产物进行补充治疗。其他治疗则为支持治疗,同时进行囊性纤维化基础病的治疗。

Shwachman-Diamond 综合征

概述及临床表现　儿童胰腺功能不全并中性粒细胞减少综合征(Shwachman-Diamond 综合征)为常染色体隐性遗传疾病,导致身材矮小、胰腺外分泌功能不

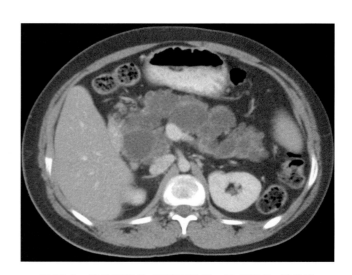

图 96-9　囊性纤维化,胰腺囊肿病。18 岁男性,轴位增强 CT 显示多个大小不等巨囊,几乎完全取代胰腺实质。病人是无症状的,并且没有进一步的成像检查

全、干骺端软骨发育不良以及骨髓造血功能障碍。

影像　超声和 CT 可见胰腺脂肪化(胰腺脂肪瘤病)，与前文囊性纤维化 CT 表现一致。导致胰腺脂肪过多的其他原因包括慢性胰腺炎、长期使用类固醇、肥胖、库欣综合征、血色素沉着症、主胰管梗阻，以及 Johanson-Blizzard 综合征。

治疗　胰腺外分泌功能不全可由胰酶产物进行补充治疗。其他治疗策略包括骨骼矫形手术、粒细胞集落刺激因子治疗中性粒细胞减少，以及骨髓移植治疗骨髓衰竭。

von Hippel-Lindau 病

概述及临床表现　von Hippel-Lindau disease(VHL)为常染色体显性遗传病，其特点为多器官血管母细胞瘤，尤其见于视网膜和中枢神经系统，皮肤病变和包括胰腺在内的多器官囊肿。约 21% 的患者胰腺受累。高达 75% 的患者出现胰腺多发病变，可能来源于祖细胞，而并非过去认为的不成熟内分泌细胞。

影像　VHL 相关性囊肿的超声典型表现为无回声。CT 表现为与周围胰腺组织密度减低。多发性囊肿，以及胰腺浆液性和黏液性囊腺瘤、胰腺癌、腺癌以及胰岛细胞瘤等病变，均与 VHL 有关。腺癌见于成人患者，CT 平扫可见胰腺钙化。

治疗　虽然本病含有症状出现，但对于个别患者的胰腺病变还应进行特定的治疗。主要包括较大的神经内分泌肿瘤需手术切除的患者。

常染色体显性遗传性多囊病

概述　常染色体显性遗传性多囊病为遗传病，具有 100% 的外显率，但基因表达多样。

临床表现　较大胰腺囊肿的症状包括腹痛、黄疸、发热。

影像　肾囊肿为主要表现，但囊肿也可见于肝、脾、肾上腺以及胰腺。10% 的患者可见胰腺囊肿。与肾脏或肝脏相比，胰腺腺体受累较少。

治疗　有症状的，较大的胰腺囊肿需外科手术或经皮介入治疗。

遗传性胰腺炎

遗传性胰腺炎为常染色体显性遗传病，患者反复胰腺炎发作。本病将于后文中讨论。

Beckwith-Wiedemann 综合征

概述及临床表现　Beckwith-Wiedemann 综合征 (Beckwith-Wiedemann syndrome, BWS)为过度生长性疾病，其发病率估计为 14 000 出生儿中出现 1 例。本病可能为常染色体显性遗传病。已确定 BWS 基因位于 11 号染色体短臂(11p15.5)。本病特点为内脏肥大，偏身肥大，10% 至 15% 的患者可发展为恶性肿瘤，同时也可见良性肿瘤。

影像　截面成像可见胰腺非特异性肿大。患者可能会出现胰母细胞瘤或胰岛瘤，后文胰腺肿瘤将有论述。有鉴于此，应早期进行常规超声筛查。

治疗　应对胰腺肿瘤进行手术介入治疗。

血色素沉着症

概述　血色素沉着症为常染色体隐性遗传病，表现为小肠铁过量吸收，继发铁的肝脏、胰脏和心脏蓄积，导致器官功能障碍。

临床表现　涉及胰腺的表现可为非特异性甚至不伴有任何症状，,如乏力或不适，或铁沉积引起胰腺损伤，导致胰岛素抵抗，最终发展为糖尿病。

影像　MRI 对血色病胰腺的变化显示最佳，而并非 CT，这是由于铁的磁敏感性。肝脏和胰脏于 $T2^*$ 以及 T2 加权序列表现为弥漫性低信号。应与后天输血致铁过载(含铁血黄素沉着症)相鉴别，后者铁蓄积于网状内皮细胞，导致肝脏及脾脏的 T2 信号减低，除非重症病例，胰腺通常正常。

治疗　应针对糖尿病治疗，同时辅以支持治疗，如放血、去铁敏铁螯合疗法，以及为防止进一步铁过载损伤而限制富含铁食物和饮料的摄入。

胰腺炎

急性胰腺炎

概述　急性胰腺炎表现为轻度、中度、重度或坏死性疾病。儿童少见，可能与最常见易感因素见于成人有关，如酒精和胆石症，而这些病因儿童少见。在一项 61 例儿童急性胰腺炎研究中，最常见的病因多为系统疾病，包括目前已少见的 Reye 综合征，还包括败血症、休克、溶血性尿毒综合征、病毒感染，特别是流行性腮腺炎。其他原因包括钝挫伤 15%，先天性解剖异常 10%，代谢性疾病 10% 和药物中毒 3%。25% 的患者未能明确病因。MRCP 在识别特发性胰腺炎导管解剖异常中具有重要作用。

解剖异常合并胰腺炎包括胰腺分裂、先天性胆总管扩张、胰胆管畸形/囊肿/合流异常(40%～50%)、十二指肠蹼以及先天性胰腺囊肿。异常胰胆管合流也可引起胰腺炎,因为异常插入胰管的胆总管可促进胆汁返流至胰腺。与胆总管囊肿相关的儿童急性胰腺炎的发病率高达68%。相关的代谢性疾病包括高钙血症、高脂血症和囊性纤维化。与药物有关的最常见于左旋门冬酰胺酶、类固醇和对乙酰氨基酚。据报道,成年胆汁淤积患者患急性胰腺炎发病率增加,提示胆汁淤积可能导致70%的患者出现特发性胰腺炎。

创伤性胰腺炎可意外所致或见于其他原因,包括腹部钝挫伤,如自行车把撞击或交通事故。与成人相比,儿童胰腺外伤有所不同。因为儿童腹部肌肉发育尚不完全,容易导致胰腺损伤。此外,与成人不同,儿童胰腺损伤多不会伴随多器官损伤。

临床表现　非创伤性急性胰腺炎患者通常因腹痛就医,最常见于上腹部。主要症状为恶心、呕吐。实验室检查常见血清胰淀粉酶、脂肪酶和胰蛋白酶浓度升高。尽管实验室指标异常在诊断胰腺炎方面较影像学更敏感,但影像检查对确诊病变、发现炎性改变范围以及并发症方面更有帮助。极少数情况下,儿童或青少年胰腺炎可表现为胰腺恶性肿瘤症状。

影像　腹部 X 线表现无特异,但特定征象具有提示意义。附近消化道反应性肠梗阻或"哨兵袢"可导致胃和十二指肠的异常气液平面、十二指肠局灶性扩张以及横结肠扩张,但突兀地止于脾曲,还可见左侧胸腔积液。腹水较常见,但积液量不足以在腹部平片中显示。

疑似胰腺炎时,超声为首选检查。半立位、冠状位以及标准扫描平面,有助于提高胰腺异常的诊断。急性胰腺炎伴随的水肿常导致腺体肿大,弥漫性回声减低。少数患者胰腺回声增加,部分胰腺表现正常。胰管可扩张,但此征象的出现较矛盾,因为腺体明显肿胀会压迫导管。当导管扩张时,在疾病急性期和治愈期与血清脂肪酶有关。胰腺内肿块可能代表积液、出血或蜂窝组织炎形成,表现为局灶的炎性低回声肿块。通常腹水超声即可确定。

胰周积液提示为急性胰腺炎。最常见的受累区域包括小网膜囊、肾旁前间隙、横结肠系膜以及肾周间隙。超声可很好的显示上述部位的积液。远离胰腺的部位也可出现积液,包括纵隔和腹股沟区。炎症反应可能累及相邻脾静脉并形成血栓。

CT 在显示胰腺病变方面优于超声。CT 与超声征象一致,包括胰腺肿胀、导管扩张、蜂窝织炎或出血导致的占位效应、胰周积液、邻近筋膜增厚以及腹水。CT 在显示脓肿和坏死方面效果极佳,尤其是动态增强CT。出现坏死的患者发病率和死亡率高,并发症多。

儿童很少需要 ERCP,但它在评价复杂或复发性胰腺炎及少见的假性囊肿形成方面具有辅助作用。其征象从轻微的导管不规则到导管狭窄,壁扩张和腺泡扩大,形成"串珠"。急性胰腺炎通常不会出现明显的导管扩张。MRCP 由于其无创的特性,可取代 ERCP 成为评价儿童胰腺炎的检查(图 96-3)。应用促胰液素有助于改善 MRCP 对胰管的显示,并增加对结构异常识别的灵敏度。

无论成因如何,假性囊肿形成为胰腺炎的潜在并发症。虽然大多数假性囊肿位于胰腺本身的区域(图 96-13),但也可见于腹部及纵隔的任何部位。成人急性胰腺炎患者中,约 5% 发展为假性囊肿。虽然大多数囊肿可平均于 5 个月内自行缓解,但部分囊肿可持续存在,需干预治疗。可自行缓解的假性囊肿相关特征包括直径小于 7.5cm,内部缺乏碎屑,假性囊肿总体积小于 250ml。

当疑似假性囊肿时,应进行影像检查。病变常对相邻结构产生占位效应,特别是胃和十二指肠,多见于不明原因腹痛的腹平片或上消化道造影检查。假性囊肿通常无回声,部分病变可含有碎片。超声及 CT 均可显示病变对邻近器官的压迫,但 CT 更具优势。ERCP 常表现为慢性炎症的不规则性导管扩张(图 96-3A)。骨骼变化,特别是骨髓梗死,长期以来被公认为胰腺炎的并发症,可能与循环中脂肪酶水平升高以及胰酶普遍功能障碍有关。

治疗　主要治疗包括止痛、肠道休息与肠外营养。幽门后肠内营养优于口服,以防止复发并提供营养支持,预防肠黏膜萎缩。治疗坏死性胰腺炎推荐使用抗生素。ERCP 可降低所部分病例的发病率和死亡率。对于感染坏死性胰腺炎及其并发症,如假性囊肿和脓肿形成、脾动脉和静脉血栓形成、出血和假性动脉瘤,建议进行外科介入治疗。

慢性胰腺炎

概述　相较于急性胰腺炎,儿童慢性胰腺炎较少见。尽管本病可为急性疾病的后遗,但也可合并其他疾病,如囊性纤维化。家族性遗传性胰腺炎为常染色体显性遗传病,常见于儿童期或青少年。

临床表现　慢性胰腺炎患者通常因持续腹痛就医,部分患者疼痛持续伴衰弱,而其他患者的疼痛与食物摄入有关,尤其见于脂肪和蛋白质丰富的饮食。因脂肪吸收不良导致的脂肪泻最常见,吸收不良以及继发于疼痛的食物摄入量减少和厌食可导致体重下降。慢性胰腺损伤可引起糖尿病,慢性胰腺炎胆管狭窄可

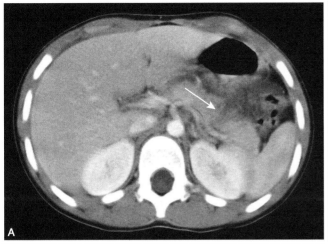
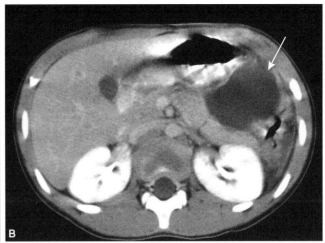
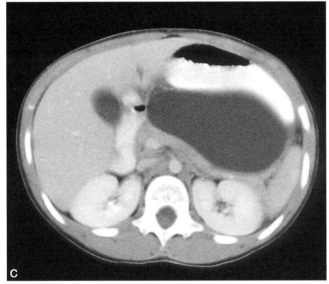

图 96-13　7 岁儿童，外伤后假性囊肿。腹部钝性损伤后十天，病人仍有呕吐和淀粉酶水平升高。A，腹部轴位增强 CT 扫描显示位于胰腺体部中央的胰腺裂伤（箭号）。10 天后随访，假性囊肿形成（箭号）（B）和 20 天后的影像随访（C）

引起继发性阻塞性黄疸。

影像　胰管扩张、假性囊肿以及钙化为慢性遗传性胰腺炎最常见的影像征象，也可出现胰腺萎缩。慢性纤维性胰腺炎的特点为胶原蛋白封闭正常腺泡，导致瘤样肿块。

治疗　胰酶制剂用于治疗吸收不良和脂肪泻。其他治疗方案还包括限制脂肪摄入，使用镇痛药和阿片类药物止痛，胰岛素治疗糖尿病以及其他治疗策略。也可使用内镜和手术治疗。

创伤

概述　除上述讨论的畸形胰腺炎以外，儿童胰腺外伤还体现于诸多方面。

临床表现　可见外伤、休克以及急性胰腺炎。

影像　创伤后挫伤于超声检查表现为胰腺局灶性或弥漫性肿大，腺体呈低回声。然而，由于腹痛可与创伤本身和急性胰腺炎有关，因此超声的作用有限。此时 CT 为最佳影像手段。表现为胰腺局灶性或弥漫性低密度，腺体增大，密度混杂。胰周脂肪模糊或积液，脓肿，假性囊肿形成。胰腺和脾静脉间出现液体为胰腺损伤的继发征象。胰腺损伤的直接征象包括断裂、横断和粉碎，表现为低回声或低密度区，病变早期征象可较轻。十二指肠血肿常与胰腺外伤有关，可作为诊断指征。病变与胰腺血肿也可阻塞胰管和胆管树。CT 可表现为显示胰腺强化程度减低，同时伴随肠休克相关和低灌注综合征的 CT 征象。ERCP 为评价导管系统创伤的金标准，尤其在支架植入时。无创性MRCP 可用于 ERCP 前，但往往受限于创伤后水肿及血肿导致的解剖结构紊乱。

治疗　应对外伤所致胰腺损伤予以治疗，同时辅以支持治疗。胰管中断治疗采用内镜支架置入或手术治疗，而未累及胰管的损伤通常保守治疗即可。

胰腺肿瘤

原发性胰腺肿瘤，无论良性或恶性，在儿童和青少年中均极为罕见（表 96-3）。发生于儿童的胰腺肿瘤包括囊实性假乳头状肿瘤（Frantz瘤）、胰母细胞瘤和胰岛细胞肿瘤；胰腺癌罕见。发生于其他部位但可累及胰腺的肿瘤包括淋巴瘤、横纹肌肉瘤以及罕见的胰腺神经母细胞瘤。相邻部位的肿瘤累及胰腺的时候，特别是神经母细胞瘤，与原发性胰腺肿瘤很难鉴别。

表96-3 小儿常见的胰腺肿瘤的分类

部位	良性	恶性
胰腺外分泌	胰腺囊肿	胰母细胞瘤
	乳头状囊性肿瘤	胰管细胞
	管腺瘤	腺癌
	黏液性囊腺瘤	腺泡细胞癌
	浆液性囊腺瘤	
	导管内乳头状瘤	
结缔组织	血管内皮瘤	肉瘤
	淋巴管瘤	淋巴瘤
	畸胎瘤	平滑肌肉瘤
内分泌	胰岛细胞增生	胰岛细胞瘤（10%）
	胰岛细胞瘤（90%）	胃泌素瘤（60%）
	胃泌素瘤（40%）	胃泌素瘤（60%）

胰腺囊实性乳头状肿瘤

概述 胰腺囊实性乳头状肿瘤具有很多别称，包括Frantz肿瘤、实性假乳头状瘤、乳头状上皮性肿瘤（papillary epithelial neoplasm，PEN）、实性和乳头状上皮性肿瘤（papillary epithelial neoplasm，SPEN）、囊实性腺泡细胞瘤、乳头状和实性肿瘤、乳头状囊性上皮肿瘤、囊性乳头状癌、囊实性肿瘤、实性乳头状肿瘤、乳头状囊性肿瘤以及低度乳头状瘤等等。胰腺囊实性乳头状瘤组织学上为低级别肿瘤，有报道其5年生存率为97%。约占非内分泌性胰腺肿瘤的0.2%～2.7%。

临床表现 本病好发于妇女和亚洲人种，可能为亚洲儿童最常见的胰腺肿瘤。虽然确诊的平均年龄为26岁，但约20%的病例报道发生于儿童。儿童很少转移，预后通常好于成人。三分之一的患者出现腹痛症状，通常腹部可触及包块，黄疸极为罕见。

影像 CT可见较大且边缘清楚，有不同程度囊性成分的实性肿块，囊性成分通常代表坏死，但与肿瘤大小无关（图96-16和图96-17）。可出现钙化。MR T1加权序列可见低信号环，代表纤维囊或胰腺实质受压。中央高信号区，代表碎屑或出血性坏死。几乎半数病例发生于胰头。邻近结构受到侵犯时，常伴有肝脏和淋巴结转移。

胰母细胞瘤

概述 胰母细胞瘤起源于胰腺腺泡细胞，通常位于胰腺的头部或尾部。肿瘤细胞持续表达胰腺泡细胞的胚胎原基。胰母细胞瘤为儿科最常见的外分泌肿瘤之一，约占所有胰腺上皮性肿瘤的0.5%。

临床表现 男孩的肿瘤发病率为女孩的两倍。胰母细胞瘤在东亚的发病率相对较高。25%～55%的患者血清甲胎蛋白升高，有报道本病可合并Beckwith-Wiedeman综合征。一项153例胰母细胞瘤的回顾性研究表明，病变发病的平均年龄为5岁，最大确诊年龄为68岁。最常见的转移部位为肝脏（占转移部位的88%），见于17%的患者。导致预后较差的因素包括转移或无法切除，确诊年龄大于16岁。胰母细胞瘤往往较大，可达12cm，有时可见中央坏死区。

影像 胰母细胞瘤的超声和CT表现往往与胰腺癌难以区分。超声通常表现为低回声和不均匀回声肿块。胰母细胞瘤CT表现为低密度多房结构，可见分隔强化（图96-18）。钙化并不少见。当出现包绕血管时，多累及下腔静脉或肠系膜血管。尽管胰母细胞瘤一般体积较大，但罕见胆道系统梗阻。尽管病变的MRI信号表现多样，但与肝脏信号相比，其特征性表现包括T1加权自旋回波图像典型的低信号，T2加权图像呈等信号，强化表现多样。影像对肿瘤类型的表现无特异，但影像学可提示肿瘤的恶性本质，可清楚地除外肿瘤起源于肾脏、肾上腺或其他器官。

胰岛细胞

概述 起源于胰岛细胞的具有激素活性的肿瘤，可为良性亦可为恶性。胰岛细胞肿瘤以产生的激素命名，胰岛素瘤为儿童最常见的胰岛细胞肿瘤（图96-19）。弥漫性腺瘤病（胰岛细胞增殖症）指弥漫性腺瘤样胰岛细胞增生，局灶性腺瘤样增生（成胰岛细胞瘤）指局灶性受累。

临床表现 胰岛素瘤患者最初表现为低血糖，患儿通常可见古怪行为和癫痫发作。胰岛细胞增殖症患者也可最初表现为低血糖。在一组12例患儿研究中，仅3例严重低血糖的患儿发现胰岛细胞瘤，其他患儿在胰腺部分切除后，组织学检查为胰岛细胞增生或胰岛细胞增殖症。肿瘤分泌血管活性肠肽（vasoactive intestinal polypeptide，VIP）。所谓的舒血管肠肽，与分泌性腹泻、低钾血症、胃酸缺乏综合征有关。血管活性肠肽功能性肿瘤较罕见，估计其发病率为0.2~0.5/100万。

影像 胰头为胰岛细胞瘤的好发部位。超声可见肿瘤呈圆形或椭圆形，边界清晰。病变呈低回声，可伴有周边高回声环，等回声和强回声病灶也可见于儿童和年轻人。肿瘤可位于胰腺表面或深部实质。增强

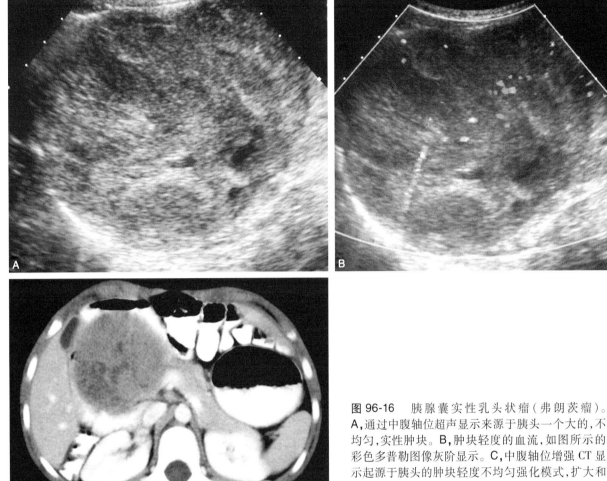

图 96-16　胰腺囊实性乳头状瘤（弗朗茨瘤）。A, 通过中腹轴位超声显示来源于胰头一个大的, 不均匀, 实性肿块。B, 肿块轻度的血流, 如图所示的彩色多普勒图像灰阶显示。C, 中腹轴位增强 CT 显示起源于胰头的肿块轻度不均匀强化模式, 扩大和移位的十二指肠环

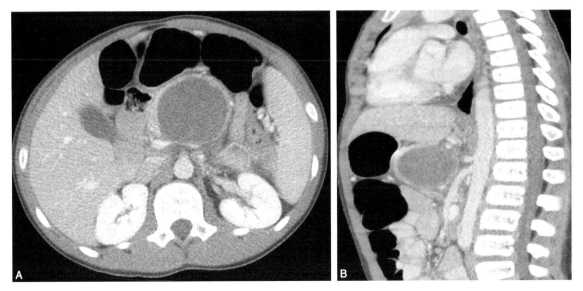

图 96-17　12 岁男孩, 囊实性乳头状瘤, 引起腹痛。A, 计算机断层摄影在上腹部显示一个大的, 中央坏死, 周边实质强化的肿块, 病灶中心位于胰体。轴位（A）和矢状位（B）图像显示, 肿块紧靠位于后部的腹腔干并向前突入到小网膜囊

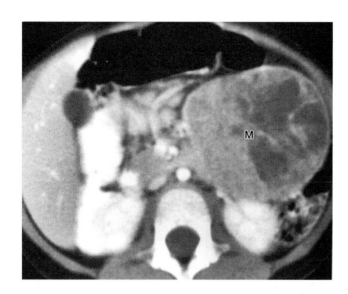

图 96-18 胰母细胞瘤。轴位增强 CT 显示来源于胰腺尾部的一个大的,不均匀强化肿块(M)

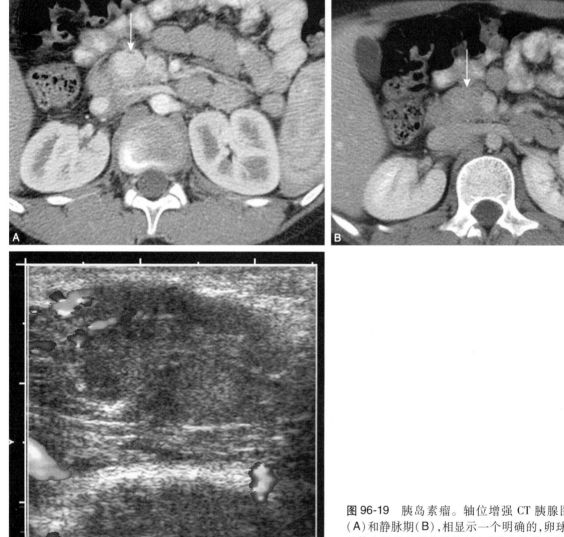

图 96-19 胰岛素瘤。轴位增强 CT 胰腺图像动脉期 (A)和静脉期(B),相显示一个明确的,卵球形,位于胰头体交界处的强化肿块(肠系膜上静脉左侧,箭号),尤为突出的是在动脉相。C,术中超声证实胰腺病变

CT 肿瘤强化明显,尤其在动脉期(图 96-19)。由于此肿瘤血管丰富,因此应对超声和 CT 未能确诊但高度疑似病例进行动脉造影或无创的磁共振血管造影(MRA)检查。术中超声可成功地应用于儿童功能性胰岛细胞瘤的定位。儿童高胰岛素血症选择性静脉采血也有助于肿瘤的诊断和定位。铟-111-喷曲肽(奥曲肽)核素显像有助于诊断原发性或转移性肿瘤其他胰岛细胞肿瘤罕见于儿童,但可与发生于其他器官的肿瘤有关,可作为多发性内分泌肿瘤(multiple endocrine neoplasia,MEN)综合征的一部分。1 型(MEN1)为遗传性疾病,表现为同步或异时性甲状旁腺、垂体前叶、胰腺、胃肠道肿瘤以及其他少见的器官受累。患者通常于二三十岁就诊治疗,在家族性病例中。儿童期病例较罕见。胰腺受累表现为多发胰岛细胞肿瘤。Zollinger-Ellison 综合征的患儿可出现胃泌素瘤。在一组病例研究中,56 例儿童产生 VIP 的肿瘤中,2 例为胰岛细胞肿瘤,其余病例为神经源性肿瘤产生激素。胰高血糖素瘤和生长抑素瘤儿童中尚未见报道。

其他胰腺肿瘤

概述　胰腺的外分泌组织可出现良性和恶性肿瘤,无激素分泌功能,如囊腺瘤、腺癌和腺肉瘤。

临床表现　最常见的症状包括腹痛(55.8%)、恶心呕吐(32.6%)、疲劳(25.6%)和腹部肿块(23.3%)。囊腺瘤与胰腺癌可见于儿童,婴儿亦可发病。有报道一例黑斑息肉综合征少年出现胰腺腺癌,此综合征的患者罹患胰腺腺癌的风险增加百余倍。

影像　超声检查实性肿瘤通常表现为强回声,囊性病变表现为无回声或低回声。腺癌可有囊性区或出血灶,导致表现为混杂回声。CT 中胰腺肿块大小不等,常引起胆道梗阻。在近期的一项研究中,439 例确诊胰腺导管腺癌的患者中,只有 3 例年龄小于 20 岁,其年龄组的发生率为 0.1%。此肿瘤多具有遗传易感性。由于胰腺癌的极少见于儿童(仅有 50 例报道),因此影像学评价往往延迟,可见血管浸润、淋巴结转移和肝脏转移。

横纹肌肉瘤可原发于胰腺,某些淋巴瘤亦如此(图 96-22)。胰腺可作为神经母细胞瘤的原发部位或由于病变直接扩张而继发浸润。有个案报道一例 17 岁男孩患有家族性腺瘤性息肉病综合征,腹部可见胰腺硬纤维瘤。

胰腺的淋巴管畸形极为罕见,发病率小于 1%。病变可于任何年龄段发生,且可见于胰腺的任何部位,女性更常见。淋巴管畸形的影像表现为分隔的充满液体的肿块。临床表现非特异,包括恶心、呕吐、腹痛和明显肿块。

更为罕见的胰腺肿瘤包括间变性大细胞淋巴瘤、婴儿肌纤维瘤病和成熟囊性畸胎瘤。目前已报道的胰腺囊性畸胎瘤患儿至少为 7 例,年龄 2 至 16 岁不等。肿瘤起源于外胚层的多能干细胞,如其他性腺外畸胎瘤可能起源于异常生殖细胞类似。此肿瘤与其他腹部囊性肿块难以区别。

累及胰腺的转移性疾病同样少见,包括恶性黑色素瘤、淋巴瘤、横纹肌肉瘤(图 96-25)、急性淋巴细胞白血病及骨肉瘤。

胰腺肿瘤的治疗　大多数胰腺肿瘤的最主要治疗为胰十二指肠切除术和胰腺切除术。完全切除术针对

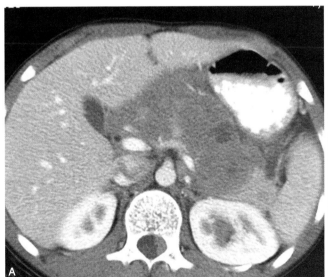
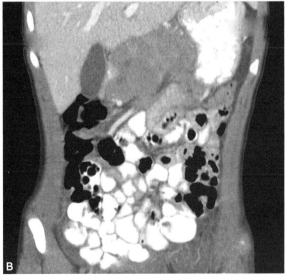

图 96-22　原发胰腺的非霍奇金淋巴瘤。腹部增强 CT 轴位(A)和冠状位重建的(B)影像显示胰腺弥漫性肿大,局灶性低密度区提示坏死。原发性胰腺淋巴瘤对胃的占位效应最好在冠状面重建观察

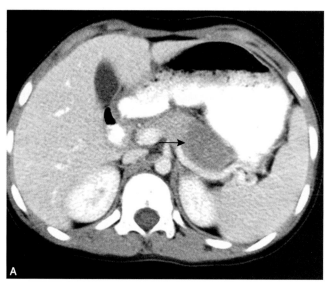
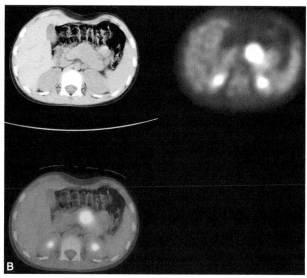

图 96-25 复发横纹肌肉瘤转移至胰腺。3 年前,这个 10 岁的小女孩已经对小腿的腺泡状横纹肌肉瘤行治疗。A,腹部轴位增强电脑断层扫描(CT)显示胰腺中的一个明确的低密度肿块(箭号)。B,轴位氟脱氧葡萄糖正电子发射断层扫描 CT 显示胰腺中部的病灶对放射性药物的强烈吸收

具有侵袭性及进展期肿瘤。部分切除或摘出术用来针对小肿瘤或低侵袭性病变。儿科人群较少使用放疗或化疗。支持药物治疗包括静脉注射葡萄糖应对胰岛素瘤或腺瘤引起的低血糖,以及胃泌素瘤导致的 Zollinger-Ellison 综合征。

胰腺感染

包虫病

概述 胰腺棘球蚴病或包虫病极为罕见。由感染细粒棘球绦虫所致,该寄生虫可感染人类和其他哺乳类动物,尤其是狗和羊。本病主要表现为受累器官出现囊肿;胰腺为唯一受累器官的病例极为罕见。

临床表现 黄疸和腹痛可为胰腺包虫病的首发症状,包虫病也是引起复发性胰腺炎的罕见病因。

影像 腹部 CT 可见胰腺复杂性囊性肿块,最常见于胰头。大囊肿内可见较小的"子囊"。

治疗 应用阿苯达唑保守治疗,外科手术可进行全囊肿切除术、远端胰腺切除术、囊肿空肠吻合、Whipple 切除术、开窗减压术及体外引流术。

结核

概述和临床表现 腹部结核患者可为人类免疫缺陷病毒阳性或其他免疫受损状态,或患者来自结核病流行地区。

影像 腹部结核(图 96-27)可导致局灶性胰腺病变或结核性脓肿,通常为一个或多个钙化成分,腹腔其

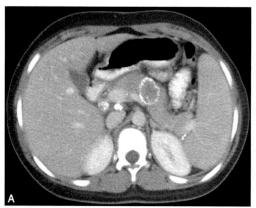
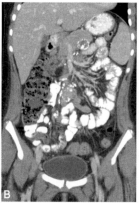
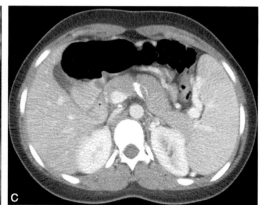

图 96-27 艾滋病毒阳性的青少年胰腺结核。A,上腹部计算机断层摄影(CT)显示在胰体一个大的,外周钙化,相对低密度的病灶。B,腹部冠状位 CT 图像再次显示病灶,轴位和冠状位图像显示腹膜后淋巴结钙化。该病人在进行腹部结核药治疗。C,2 年后,上腹部轴位 CT 对胰体病变钙化灶间隔收缩;钙化显示更粗和厚实

他部位的结核可见影像学证据(腹膜后淋巴结纠结成团,可出现或不出现中央坏死或钙化;结核性腹水;肠管或网膜饼状增厚,所谓的网膜饼;腹腔粘连)。

治疗　推荐抗结核药治疗 1 年以上,前 2 个月 3~4 种药物,然后两种药物治疗至少 10 个月。手术治疗主要用于复杂病例。

✔ 临床医生须知

- 胰腺大小,包括头部、钩突、峡部、体部、尾部。
- 胰腺形态(正常、环形、胰腺分裂等)。
- 回声、密度和实质的强度。
- 胰周组织和胰腺的影像学表现。
- 胰管、胆总管是否出现扩张。
- 胰腺或胰腺周围是否出现积液。
- 是否出现胰腺肿块或其他局灶性病灶。
- 与以前检查相比是否出现任何变化。

关键点

先天性与遗传性疾病:影像上除特定的形态特征外,胰腺分裂可出现胰腺炎的影像表现,环形胰腺可出现十二指肠梗阻。囊性纤维化患者的影像可出现一系列征象,从疾病早期胰腺正常到轻度肿大,到进展期胰腺完全被脂肪替代,钙化或"胰腺囊肿病"。

胰腺炎:急性胰腺炎表现为区域性肠梗阻(平片所谓的前哨肠袢)和腹水。影像上,胰腺本身可表现正常,也可出现水肿、坏死、胰管扩张、胰周水肿、出血、蜂窝组织炎或脓肿。其他并发症包括假性囊肿、脾动脉假性动脉瘤及脾血管出血或血栓形成。慢性胰腺炎表现为导管扩张和钙化。慢性纤维化胰腺炎很少表现为瘤样肿块。

创伤:直接证据包括挫伤、撕裂、横断和粉碎。间接征象包括胰腺及胰周水肿、脾静脉和胰腺之间积液、蜂窝织炎、脓肿、假性囊肿、十二指肠血肿并叠加胰腺炎表现。

常见肿瘤:假乳头状瘤通常位于胰头,为囊实混合性肿瘤,周围伴有纤维囊和中央坏死,有时出现出血和钙化。病变可浸润相邻结构,并转移至肝脏或淋巴结。胰母细胞瘤成分多样,主要为低回声或低密度,可见分隔及钙化。包绕和阻塞下腔静脉、肠系膜血管,也可累及胆道系统。

推荐阅读

Chung EM, Travis MD, Conran RM. Pancreatic tumors in children: radiologic-pathologic correlation. *Radiographics*. 2006;26(4):1211-1238.

Nijs E, Callahan MJ, Taylor GA. Disorders of the pediatric pancreas: imaging features. *Pediatr Radiol*. 2005;35:358.

Nijs EL, Callahan MJ. Congenital and developmental pancreatic anomalies: ultrasound, computed tomography, and magnetic resonance imaging features. *Semin Ultrasound CT MR*. 2007;28(5):395-401.

Shimizu T, Suzuki R, Yamashiro Y, et al. Magnetic resonance cholangio-pancreatography in assessing the cause of acute pancreatitis in children. *Pancreas*. 2001;2:196.

To'o KF, Raman SS, Yu NC, et al. Pancreatic and peripancreatic diseases mimicking primary pancreatic neoplasia. *Radiographics*. 2005;25:949.

参考文献

Full references for this chapter can be found on www.expertconsult.com.

第 97 章

先天性和新生儿畸形

JAYNE M. SEEKINS, WENDY D. ELLIS, and HENRIQUE M. LEDERMAN

概述

重度先天性食管畸形通常确诊于新生儿期。其他先天性病变,如孤立气管食管瘘(isolated tracheoesophageal fistulae,TEF)及重复畸形囊肿则难以发现,甚至可无症状,多见于年长儿。

食管闭锁伴或不伴有气管食管瘘

概述 食管闭锁于 1670 年被首次描述,直至 20 世纪 50 年代,儿外科医生成功治愈患儿之前,食管闭锁仍为一种致命性疾病。食管闭锁伴或不伴有 TEF 为畸形谱的一部分,其范围可从孤立的食管闭锁到孤立的 TEF。病变通常根据食管气道瘘管的相关性以及连接位置分类(图 97-1)。食管闭锁的发病率在美国为每 4500 位出生儿中 1 例,世界范围内约 3500 位出生儿中 1 例。虽然病变的不同类型性别差不同,但总体趋势多见于男孩。产妇风险因素包括白色人种、首次妊娠以及高龄。食管闭锁患儿的兄弟姐妹患食管闭锁的风险亦有增加。

病因学 食管闭锁的成因尚不明确且有所争议。既往的主流理论基于食管气管隔模型,认为侧脊的组织在头尾方向将前肠分为背侧部分(食管)和腹侧部分(气管)。然而,进一步研究表明,人类不会出现此过程。Kluth 和 Fiege 提出食管和气管是"折叠"的结果,即气管食管的头尾两端折叠生长,彼此靠拢,然后分隔为腹侧气管和背侧食管。按照这一理论,食管闭锁合并瘘是由背侧褶皱的腹侧位置异常所致;孤立性食管闭锁归因于血管异常,而不是消化和呼吸管腔的分离异常。与食管闭锁相关的复杂病变包括圆锥动脉干畸形和 DiGeorge 综合征相关畸形,提示咽弓的异常

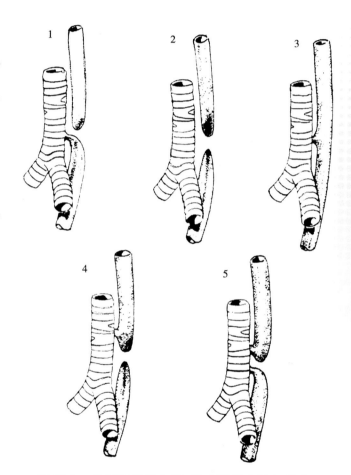

图 97-1 食管闭锁的分型,伴或不伴食管气管瘘。Ⅰ型是食管闭锁伴有远端瘘,是最常见的类型,约占 84%。Ⅱ型食管闭锁不伴有瘘,约占 6%。Ⅲ型是一个孤立的 H 型瘘(4%),Ⅳ型食管闭锁近端盲袋产生瘘(5%);Ⅴ型,近端和远端盲袋均有瘘,是最少见的类型(<1%)

发育可能与本畸形有关。

动物模型的研究将重点关注于分子通路以及基因序列在时间、空间表达中的影响因素,包括视黄酸受体及 Shh(sonic hedgehog)通路感受器。与本畸形相关的人类致畸因素包括:母体激素环境异常(包括雌激素、孕激素和甲状腺激素)、沙利度胺和乙酚的宫内暴露,

以及母亲糖尿病。

临床症状 食管闭锁伴或不伴瘘通常于产前或生后不久即来就医。孤立性食管闭锁患儿的最常见征象为母体羊水过多,通过产前评估即可确诊。妊娠期疑似的食管闭锁以及 TEF,通常生后数小时内就诊,表现为唾液过度分泌、流涎、喂食时窒息和反流,有时伴发绀和(或)呼吸窘迫。

与本病相关的先天性畸形其发生率报道在 50% 和 70% 之间,新生儿最常见的为孤立性食管闭锁,儿童期孤立性 TEF 少见。常见的相关畸形按发生率由高到低顺序,包括心脏、泌尿生殖系统、胃肠道、肌肉骨骼、神经系统畸形。食管闭锁患儿中,约一半合并其他畸形可被归类于已知的染色体异常或其他方式命名的综合征,如 VACTERL(脊椎畸形、肛门直肠闭锁、心脏病变、气管食管瘘、肾脏病变、肢体缺陷)、CHARGE(眼缺损、心脏畸形、后鼻孔闭锁、精神发育迟滞泌尿

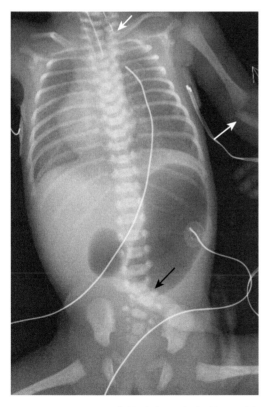

图 97-2 VACTERL(脊椎异常,肛门闭锁,心脏损害,气管食管瘘,肾功能异常,肢体缺陷)综合征。妊娠 32 周新生女婴显示 VACTERL 畸形。病人由于早产儿肺部疾病行气管插管。灌肠管(白色短箭号)末端恰好位于胸腔入口上方,邻近食管盲袋,腹部肠气提示远端气管食管瘘,而"双泡征",远侧肠管未含气,提示十二指肠闭锁。有 13 对肋骨,L5 和 S1 之间有一个半椎体(黑箭号)。请注意左手臂桡骨缺如(白箭号指向尺骨)

生殖系统及耳畸形)(图 97-2)、范可尼贫血、Opitz 及 Goldenhar 综合征。特别在孤立性食管闭锁患儿中,21-三体综合征(11%)和十二指肠闭锁(10%)的发生率会有增加。

影像 影像检查可用于食管闭锁的产前和新生儿诊断。食管闭锁导致羊水过多。食管闭锁胎儿的胃泡小或缺如。遗憾的是,这些单独的超声征象缺乏特异性,其阳性预测值为 20%~40%。当胎儿颈部出现盲袋样结构时,可提高诊断的准确度。最新数据表明,在产前诊断中,胎儿磁共振成像(MRI)的作用越来越重要。通常情况下,本病确诊于新生儿早期。如果生后数小时内疑似食管闭锁,可放置鼻饲或胃管。空气进入盲袋可提高对食管闭锁的识别,通常无必要向盲袋内注入造影剂以明确诊断。盲袋内注入造影剂可用于明确闭锁是否伴有近端瘘,此型患儿相对少见。现今通常使用内窥镜予以明确诊断。

腹片肠气缺如提示食管闭锁且不伴有远端 TEF(图 97-3)。此型患儿仅凭胸片不能除外盲袋近端 TEF,需内镜予以确诊。同理,食管闭锁患儿腹片可见肠道气体,提示远端存在 TEF(图 97-2 和图 97-4)。气管插管患者,空气通过瘘口被强压进入胃内,导致胃过度膨胀,可引起胃穿孔。此外,约 2.5% 患儿伴有右位主动脉弓,应在术前超声予以明确,因为食管修补应在主动脉弓的对侧进行。

治疗与随访 当处理急症并完成诊断后,应于 1~2 天内进行外科修补手术。可选择开胸或胸腔镜切除/结扎瘘口及初步食管吻合术。对于长段的食管闭锁,胃造瘘术可缓解症状,而在修补术之前,应通过机械方法尽可能延伸近端和远端盲袋。如果上述努力失败,可选择代食管(通常为结肠或回结肠)植入近端与远端之间。孤立性食管闭锁的近端通常伴有小的盲袋,几乎无胸段食管(图 97-3),患儿通常于生后 24~48 小时内进行胃造瘘置管以缓解症状,并随后进行修复手术。

在评价食管闭锁修复术后早期及晚期并发症中,影像检查起到重要作用。这些并发症包括:吻合口渗漏、吻合口狭窄以及复发性 TEF。上述病变应予以食管造影确认。有报道称,标准食管造影检查将漏诊 50% 的复发性瘘,因此对疑似患者,可使用支气管镜检查。

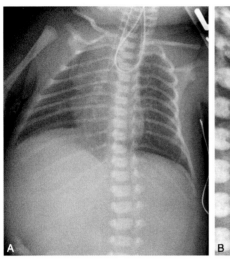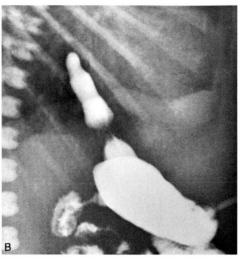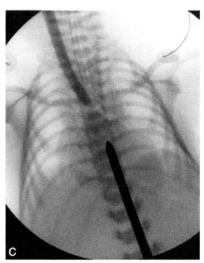

图97-3 单纯食管闭锁。A,妊娠37周新生儿,单纯食管闭锁。灌肠管在近端食管囊袋盲端向头侧反折,腹部肠管未见积气。B,对食管闭锁不伴有远端瘘管患者行胃造瘘术,注射造影剂后反流到短的远端食管段。C,食管闭锁外科手术确定闭锁段间的间隙。正面视图显示在近端和远端的探条,显示出它们之间长的间隙

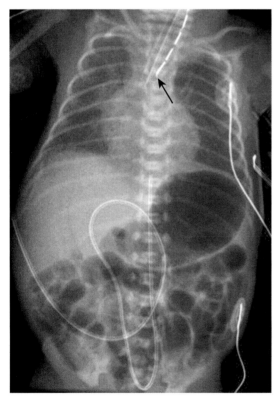

图97-4 食管闭锁伴有食管气管瘘。早产新生儿女孩X线片显示灌肠管(箭号)末端位于近端食管盲袋,远侧肠管大量积气

孤立性食管气管瘘

概述 先天孤立性TEF且不伴有食管闭锁(3型,图97-1)又被称为H形瘘,其症状与特点与其他类型的气管食管畸形明显不同。此型瘘口无论在临床和影像检查中均难以发现。大的瘘口通常很早出现症状,食管造影容易发现(图97-6)。而大多数情况下瘘口较小,且瘘口并非时时开放,因此需重复检查加以确定。瘘口并非时时开放的原因在于,正常情况下食管黏膜冗长,可暂时性覆盖瘘口。此外,多发瘘口虽然罕见,但亦可存在。

气管直接起源自食管较罕见,此畸形被称为食管气管或食管支气管(图97-7)。本病可引起喂养时重度呼吸窘迫,可并发食管闭锁、TEF或两者均有。食管与正常支气管树之间的支气管食管瘘也有报道。

临床表现 患儿通常因反复发作性咳嗽或呛咳就诊,可进展为复发性肺炎,可发生于婴儿期或儿童后期。当患儿出现不明原因的间歇性呼吸窘迫和复发性肺炎时,应考虑TEF,并予以影像学检查。

影像 因病变在食管造影中的表现被命名为H形瘘,即瘘口连接气管后部和食管前部,自食管向头侧走行至气管(图97-6)。

患儿应采取右侧或轻度右前斜体位,通过数字化脉冲透视检查进行食管造影。体位的选择应充分显示食管前壁和气管后壁。检查的关键在于食管的充分扩张,瘘口的填充和显示尤为重要。如果患儿吞咽时未见异常,可在透视引导下食管插管,特别适用于先前检查正常而疑似存在瘘口,或气管中发现造影剂但部位不明确的患者。操作者向头侧方向慢慢撤回远端食管导管,在透视下注入造影剂,在适当速率下最大限度膨胀食管。导管顶端应有孔,而近端应无孔,这样可控制造影剂的注入。即使发现瘘口,也应继续注入造影剂,

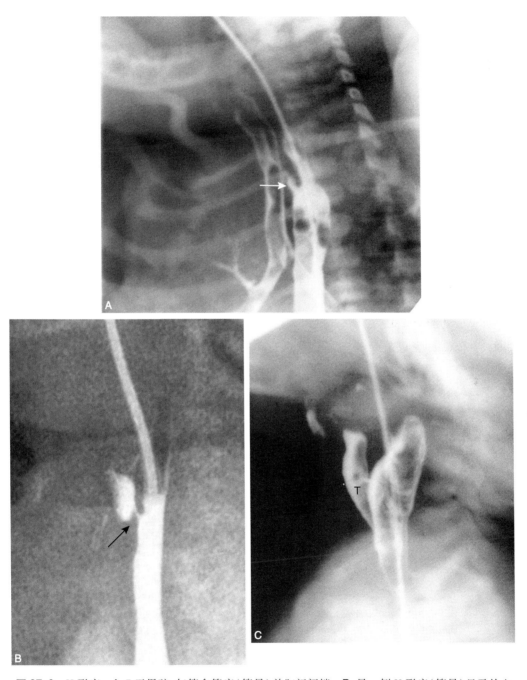

图 97-6　H 形瘘。A,7 天男孩,气管食管瘘(箭号)并肛门闭锁。B,另一例 H 形瘘(箭号)显示从上颈段食管到气管,采用通过鼻饲管、很细致的体积控制注射造影剂技术。C,上颈段食管与气管间大型 H 型瘘(T)

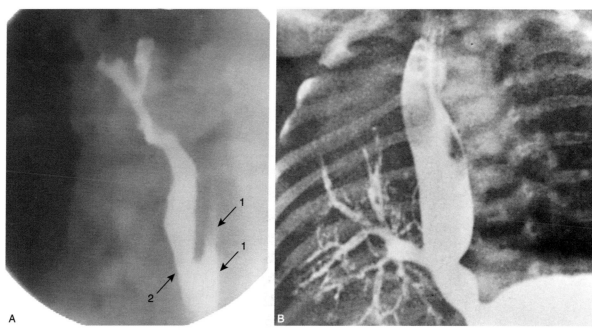

图 97-7 食管与气道间的连接。A,先天性食管-支气管瘘。斜位视图显示食管(箭号 1)右肺上叶支气管(箭号 2)。B,食管支气管。食管造影的正面视图显示右主支气管起源于远端食管

直至导管撤至咽下部,此过程应小心造影剂溢入气管。尽管向高位颈段食管注入造影剂存在呛入气道的危险,但对于该范围的检查仍很重要,因为许多瘘口可发生于下段颈椎与上段胸椎水平(图 97-6C)。透视下缓慢拔出导管以及细致地监测,有助于防止造影剂呛入气管。

治疗与随访 瘘口应予以外科手术矫治。内窥镜、胸腔镜以及开胸手术均可行。

有时,瘘口的发现很困难,因此当临床高度疑似时,可重复检查。此方法也适用于已经过修复的患儿,因为患儿可存在尚未发现的瘘口或初次治疗失败。

喉气管食管裂

概述 喉气管食管裂的发生率约为每 10 000 ~ 20 000 位新生儿中 1 例,导致消化道和气道相通,可局限于下咽及喉部(图 97-8),亦可向下延伸累及食管。

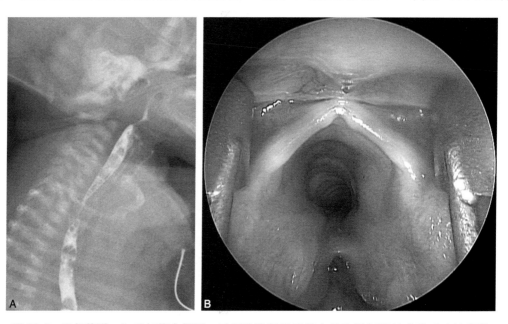

图 97-8 喉气管裂。A,喉气管食管裂。吞咽造影剂后显示大量造影剂通过喉腔后壁缺损误吸。B,同一病人内窥镜拍摄的照片显示喉后壁缺损,喉气管食管裂 2 型或 3 型

基于呼吸道与消化道交通的范围,提出几个相关分类。

Pettersson 于 1955 年提出三种类型,Ryan 及其同事于 1991 年发现第四种类型:Ⅰ型局限于喉部;Ⅱ型病变范围超过环状软骨,包括颈段气管;Ⅲ型形成食管气管,延伸至隆突;Ⅳ型超过隆突累及一个或两个主支气管。

近期,其他研究人员对原有分类进行了修订,并将治疗内容包含其中。Benjamin 以及 Inglis 分类,经Sandu 和 Monnier 修订,将裂内环状软骨受累的程度,以及病变延伸超越颈段气管的范围等因素考虑其中。在此分类中,0 型为黏膜下裂;Ⅰ型为局限于声门上区的裂;Ⅱ型向下延伸经声带下方进入环状软骨;Ⅲa 型延伸通过环状软骨;Ⅲb 型延伸超过环状软骨至颈段气管;Ⅳ型延伸至胸段气管,长度大小不一。

病因学　前肠内胚层尾部形成喉部,来源于第四和第六鳃弓头侧的间充质细胞。妊娠早期的不完全分离和(或)中线的不完整融合导致范围和严重程度均有不同的中线缺损。

临床表现　临床表现与裂的程度有关,表现为喂养过程中不同程度的呼吸窘迫。婴儿早期窒息、喘鸣、误吸、肺炎反复发作以及发绀。部分患儿的食管黏膜疝入缺损,某种程度上避免发生误吸,但继发于气道萎陷而产生的呼吸窘迫症状会有增加。喉气管食管裂患儿常并发其他畸形,如食管闭锁和 VACTERL、肛门闭锁、支气管或气管狭窄、肺发育不良、尿道下裂以及主动脉弓缩窄。喉气管食管裂也可作为其他综合征的一部分出现,如 CHARGE,Opitz G/BBB(喉畸形、颅面畸形、泌尿生殖系统畸形以及腹侧中线畸形)以及 Pallister-Hall(喉、胃肠道、心肺、四肢以及神经系统畸形)综合征。

影像　本病通常由喉镜诊断。食管造影(图 97-8A)于气道内见造影剂,可与误吸或 TEF 混淆。如果进行 CT 检查,于广泛病变内可见气管食管,同时包含气管内插管和口胃管。

治疗与随访　治疗目的为保持气道通畅和通气,最大限度减少误吸,保证营养足够摄入。内窥镜外科治疗可用于修复小范围病变,有报道成功应用于Ⅲa型和Ⅲb型。通常Ⅲ型和Ⅳ型应采取开放式手术矫正,裂隙广泛的可能需要进行颈胸部手术。术后生存率在 50% 和 75% 之间,取决于裂的程度以及合并畸形的严重程度。晚期并发症包括吻合口漏、咽和食管功能障碍以及胃食管反流。

获得性咽食管穿孔

概述　咽或食管上段穿孔在新生儿 ICU 中的发生率约为 0.1%,通常继发于临床操作如尝试插管。此损伤的影像学表现与食管闭锁有重叠。

病因学　此损伤常见于早产儿。其损伤机制被认为与插管,甚至妇产科医生的手指有关。因为当环咽肌反射性收缩时,食管入口变窄,当婴儿颈部过伸时,颈椎压迫食管变扁,插管和手指的操作起到抵抗作用。上述情况使得食管后通道形成,向下沿后纵隔走行。插入的导管,可经穿孔部位沿椎前间隙进入盲端通道,与食管闭锁的 X 线表现类似。

此外,导管可插入右胸膜腔,推测可能为导管通过环咽上方的"滚动条"(环咽肌后部及咽下横向部分)并偏向右侧通过头臂静脉所致。唾液、配方奶以及气体婴儿食物可在胸膜腔蓄积。

影像　胸片于颈胸交界处可见气体或盘绕胃肠插管,与食管闭锁表现相似。具有鉴别意义的征象包括盲袋长和假腔轮廓不规则。食管造影可见造影剂外渗入食管后间隙。渗入的造影剂不易吸入注射器,并随时间推移,造影剂沿相邻组织层消散(造影剂应为水溶性,几乎为等渗透压)。纵隔气肿、气胸或液气胸共存为明确本并发症的辅助征象,可与食管闭锁相鉴别。

临床表现　最初的临床表现可相对轻微,但喂养时分泌物增加,出现发作性窒息和发绀,发展为捻发音,临床表现恶化,伴鼻饲管插管困难。

治疗与随访　一旦确认损伤,多数患儿可采取保守治疗,取消肠内喂养,给予抗生素,如存在气胸或胸腔积液应予以引流。上述治疗可成功治疗绝大多数患儿,手术用于治疗并发症,如纵隔脓肿。

食管狭窄

概述　先天性食管狭窄较为罕见,其发病率为每 25 000~50 000 位新生儿中可见 1 例。本病分为三种组织学亚型:纤维肌性狭窄、膜状蹼以及气管支气管残留。

膜性狭窄极为罕见,见于食管中段或远端三分之一处,呈偏心状开放,被覆鳞状上皮。肌纤维狭窄表现为上皮下平滑肌的增殖和纤维化。狭窄合并气管残存表明软骨组织增殖,部分或完全包绕食管,常发生于下三分之一段,胃食管交界处 3cm 内,常合并食管闭锁与 TEF。

病因学　纤维肌性狭窄的病因尚不明确,膜性狭窄的病因与胃肠道其他部位膜性狭窄的病因相似。气管支气管残留导致的食管狭窄,由妊娠期食管气管隔分离不完全,气管软骨残留于食管壁所致,位于食管远端并伴随食管生长。

临床表现 典型表现为婴儿晚期吞咽困难,尤其食入固体食物后。年长儿可出现反流、窒息、呕吐、发育停滞。患儿也可因异物滞留就医,异物常见部位包括颈胸交界处、主动脉弓、左支气管分叉以及胃食管交界处。

影像 食管造影表现为食管局部狭窄伴梗阻(图97-10)。继发于膜式狭窄或纤维肌性肥大的狭窄可见于食管上段或中段。继发于气管支气管残留的食管狭窄表现为食管下段孤立狭窄,通常位于胃食管交界区3cm内,可见于食管闭锁患儿。出现食物嵌塞时,食管造影中狭窄近端可见充盈缺损。本病可由胃镜与组织病理学确诊。

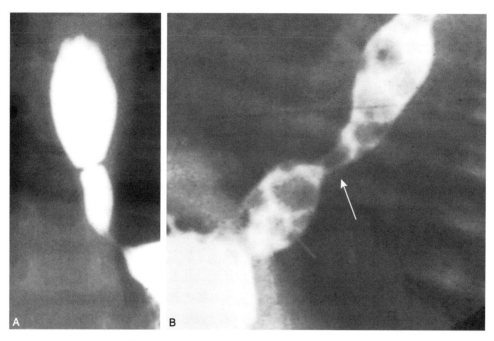

图97-10 A,继发于食管气管残留的食管远段类膜式狭窄,食管近端扩张。狭窄的位置对诊断有提示。B,食管钡餐造影显示在食管远端部分继发于软骨残余的食管狭窄(箭号)

由于先天性食管狭窄较罕见,如果病变位置非常接近胃食管交界处,可能被误诊为继发于胃食管反流或贲门失弛缓症的食管狭窄。在此情况下,测压检查有助于排除贲门失弛缓症的诊断。

如果诊断有延误,横断面成像可见食管壁明显增厚,类似于食管平滑肌瘤。

治疗与随访 在诊断食管狭窄前,应排除胃食管反流导致的食管狭窄,此举至关重要。对于无软骨成分所致的狭窄,可首选经内镜球囊扩张治疗,成功率最高。膜式狭窄可行内镜扩张和切除。手术切除狭窄段适用于一次或多次扩张无效以及扩张治疗后复发的狭窄。应予以食管造影复查以评估穿孔、再狭窄扩张后狭窄以及手术切除。

食管重复畸形

概述 食管重复畸形为前肠重复畸形囊肿的一部分:前肠重复畸形囊肿包括支气管源性囊肿,通常包括壁软骨或呼吸道腺体;神经管原肠囊肿,经椎体缺损与椎管连通;食管重复囊肿,可见于与颈段食管相关的颈部胸部、也可见于胸部及上腹部,即胸腹部重复畸形囊肿。约三分之二的病例发生于右侧纵隔,继发于胚胎发育中胃的右旋过程。

食管重复畸形约占消化道重复畸形的20%,是仅次于回肠重复畸形的常见部位。儿童中近10%发生于纵隔。食管重复畸形的诊断标准包括病灶附着于食管,两层肌层包绕囊肿,内衬鳞状、柱状、立方形、假复层或纤毛上皮,或"某种程度上体现为消化道"的上皮结构。管状的真性食管重复畸形较罕见。囊肿可向膈下延伸累及胃,可与胃或食管相通。

神经管原肠囊肿与椎管相通,在病因学上与其他典型的重复畸形囊肿有所不同。此病变的原型为背肠瘘,即消化道与背侧中线皮肤表面之间的通道,跨过椎体(或间隙),椎管及内容物以及椎体后部成分。上述内容已在第43章中有所论述。

病因学 食管重复畸形为妊娠第3~6周前肠背侧局部分芽异常所致。囊肿源自前肠后部,包含黏膜,组织学检查通常为胃黏膜或更罕见的肠黏膜。真性管状食管重复畸形可能发生于妊娠第10周,由食管管腔再通异常所致。他们可能与食管腔相通或不相通。

临床表现 颈部食管重复畸形通常早期即可出现症状,患儿多因呼吸窘迫就诊。潜在的呼吸道受压可显著威胁胎儿生命,因此分娩时需进行子宫外分娩处理(ex utero intrapartum treatment,EXIT)。发生于上纵隔的巨大胸部食管重复畸形由于压迫邻近结构,可表现为呼吸窘迫或吞咽困难,病变可偶然发现。发生于食管下段的重复畸形通常无症状,多偶然发现(图97-

12),当炎症、内含胃黏膜、重复感染或出血等情况时,可有症状出现。

神经管原肠囊肿如果未能产前或于婴儿早期确诊,可出现背部疼痛和进行性神经功能缺陷。婴儿可因脑膜炎就诊。病变常合并椎体中线畸形,如脊柱裂、其他闭合不全畸形或脊柱侧凸(图97-15)。

发现食管重复畸形并发其他畸形如脊柱缺陷时,应沿消化道仔细寻找除外其他重复畸形,此表现可见于三分之一的病例。

影像 食管重复畸形的X线片表现为中、后纵隔边界清晰的肿块,神经管原肠囊肿可见椎体畸形。

食管造影提示食管内占位,通常两结构不相通,除

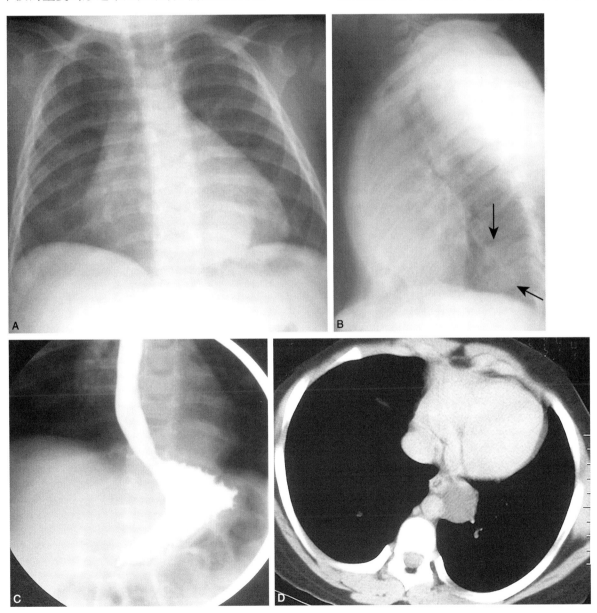

图97-12 食管重复畸形。A,正位胸片显示心影后脊柱左旁的占位。B,侧位图像确定位于后部的病变位置(箭号)与正脊柱征。C,食管钡餐造影显示由于占位病灶的影响,食管偏离,确认其后纵隔的位置。D,CT增强扫描显示重复畸形病灶的低密度和与食管的关系

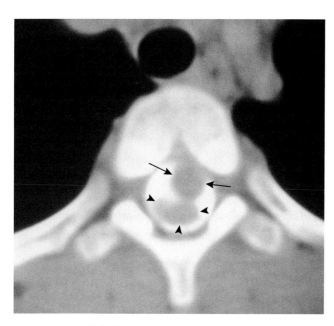

图97-15 椎管内肠源性囊肿。鞘内注射造影剂后CT扫描轴位图像显示椎管内占位(箭号),位于压缩的脊髓前(箭头),手术证实椎管内肠源性囊肿。注意相关的先天性椎体裂

非病变为长管状重复畸形,可与食管相通。超声可于宫内明确病变的囊性本质,但生后则极少应用于胸腔病变。CT和MRI可确定肿块的囊性本质,并可清晰显示病灶。囊内液体的密度或信号与水一致,但出血或感染可影响其密度及信号表现。

对于神经管原肠囊肿,CT脊髓造影(图97-15)可显示病变的范围以及椎体畸形。MRI可用于评价椎管内病变。病变通常位于硬膜内和髓外。肠囊肿含有分泌酸性胃蛋白酶的胃黏膜,具有出血风险,核素成像可予以辨别。

治疗与随访 即使发现时无症状,但食管重复畸形存在出血,感染和癌症风险。因此建议手术完整切除。

关键点

食管闭锁合并远端瘘的患儿腹部胃肠道可见气体,而不伴有瘘口的患儿腹内胃肠道不充气。

约2.5%多发食管闭锁患儿为右位主动脉弓,术前确定很重要。

多数食管闭锁患儿可合并其他畸形,孤立性或H形瘘的患儿合并其他畸形的发生率降至25%。

食管闭锁与外伤性咽食管穿孔的鉴别征象包括显著变长的盲袋、管腔不规则、存在纵隔气肿以及食管造影可见真假腔轮廓。

单纯的TEF可临床和影像学确诊,疑难病例可考虑重复检查。

喉气管食管裂可与TEF或食管造影时误吸相混淆。

气管支气管残留导致的先天性食管狭窄通常位于食管远端,当接近胃食管交界处时,可被误认为贲门失弛缓症。

推荐阅读

Berrocal T, Torres I, Gutiérrez J, et al. Congenital anomalies of the upper gastrointestinal tract. *Radiographics*. 1999;19(4):855-872.

Ioannides AS, Copp AJ. Embryology of oesophageal atresia. *Semin Pediatr Surg*. 2009;18(1):2-11.

Jones DW, Kunisaki SM, Teitelbaum DH, et al. Congenital esophageal stenosis: the differential diagnosis and management. *Pediatr Surg Int*. 2010;26(5):547-551.

Kluth D, et al. The embryology of foregut malformations. *J Pediatr Surg*. 1987;22:389-393.

Laffan EE, Daneman A, Ein SH, et al. Tracheoesophageal fistula without esophageal atresia: are pull-back tube esophagograms needed for diagnosis? *Pediatr Radiol*. 2006;36(11):1141-1147.

Leboulanger N, Garabedian EN. Laryngo-tracheo-oesophageal clefts. *Orphanet J Rare Dis*. 2011;6:81.

参考文献

Full references for this chapter can be found on www.expertconsult.com.

第 98 章

吞咽障碍

JAYNE M. SEEKINS and HENRIQUE M. LEDERMAN

发声以及液体和食物摄入等运动由复杂的、完整的神经肌肉功能综合协调进行。当患者的吞咽功能由于结构异常、神经肌肉缺陷或术后改变导致异常时,需进行吞咽功能检查。大多数吞咽障碍患儿由于神经病变导致,其中以脑瘫最为常见。

一般检查原则

根据医疗机构的要求,专业治疗师或语言病理专家需联合放射科共同完成特定的吞咽功能检查。通常为电视透视吞咽功能检查(video fluoroscopic swallow study,VFSS)。

应详细了解患儿的喂养史及临床相关情况,包括准确的临床主诉、患儿的喂养史、吮吸功能、是否使用餐具、喂养期间及喂养后的体位和兴奋性、平素食欲情况、喂养期间是否出现疲劳迹象。

吞咽检查的初始步骤为评估腭咽功能。首先,观察患儿平静呼吸及发声情况。喂养过程中,将患儿置于纯侧位,用奶嘴喂食不同浓度的造影剂,经视频透视实时观察吞咽过程,观察范围从口腔至隆突。应拍摄包括口腔至隆突在内的单张图像或全面图像。侧位投照后,可进行正位投照,基础位或汤氏位(Towne 位)均可,上述位置可观察侧壁运动,并可与鼻咽镜进行对照。

如果婴儿无法使用奶嘴吸食造影剂,可使用尖端圆钝的注射器将造影剂小心地注入婴儿嘴内(脸颊与侧面牙齿或牙龈之间的部位),或将鼻饲管经奶嘴插入婴儿的嘴中,透视引导下控制造影剂,观察吞咽方式。造影剂的浓度越来越稠厚,开始使用稀薄的液体,渐进更换为固体食物,前提为相应食物符合该年龄段饮食。用不同材质的食物评价病人处理食物的能力,以设计适当的,满足营养需求及后期治疗的膳食方案。如果患儿特殊饮食或只能吃特定食物,可使用该食物进行检查。

导致吞咽功能障碍的原因

导致儿童吞咽功能障碍的最常见原因包括中枢神经系统功能障碍、先天性解剖结构异常、吞咽器官与吞咽机制异常、咽后壁先天与获得性突起以及结缔组织病。

中枢神经系统功能障碍

概述 脑瘫为导致婴儿及儿童吞咽障碍的最常见病因。其他神经肌肉疾病包括脑干功能障碍、脑神经异常、颅内肿瘤、脑脊膜脊髓膨出、肌肉营养不良以及重症肌无力。家族性自主神经功能异常(Riley-Day 综合征)可引起食管蠕动障碍等自主功能异常,并频繁导致吸入性肺炎。神经肌肉机制异常提升软腭可导致造影剂反流入鼻咽,随后造影剂蓄积于咽部,可潜在引发气道吸入。其他可导致功能异常的肌群包括会厌和食管上括约肌功能缺陷,常出现气道误吸(图 98-3)。

病因学 吞咽功能障碍指与吞咽有关的三个阶段中一个或多个阶段的功能障碍,包括:口期,无法将食物送入口腔(如吮吸无力);咽期,食物无法通过咽部、提升软腭并关闭会厌;上食管期,食管上括约肌松弛与收缩的协调异常。吞咽协调是通过负责感觉和运动功能的脑神经,以及由神经系统和自主神经系统支配的骨骼和肌肉结构来介导的。因此,许多影响正常吞咽和发声所需的机械与功能过程均可导致吞咽功能障碍。

临床表现 吞咽功能与误吸的严重程度随神经功能缺陷的水平而不同。根据具体的神经病变,部分或所有的吞咽机制过程可受到累及。症状包括鼻咽反流、喂奶期间呕吐、咳嗽、窒息、肺炎反复发作、营养不良以及发育停滞。然而,对于部分吞咽困难和误吸患者而言,咽反射及咳嗽反射本身可存有缺陷,因此可出现沉默性误吸。由于存在沉默性误吸的风险,应进行

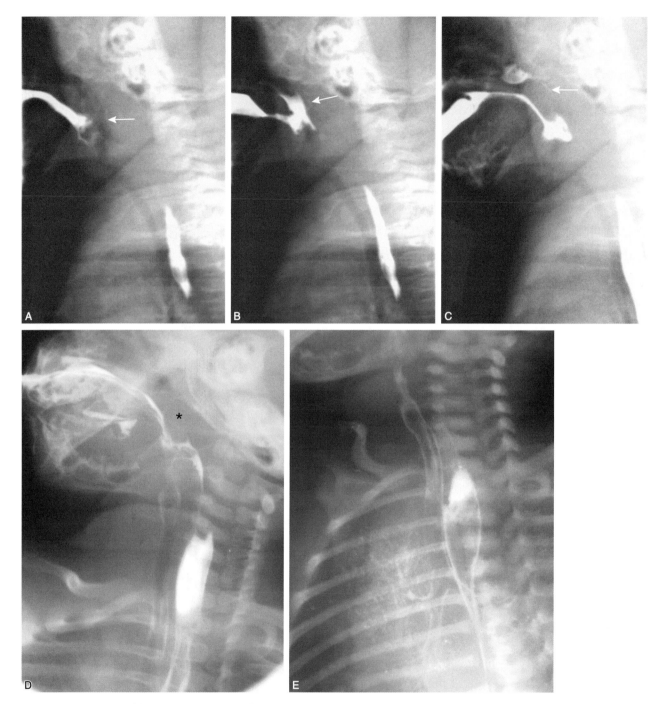

图 98-3 吞咽。A,当把奶嘴插入到婴儿的嘴里时,舌头和软腭放松和鼻咽打开(箭号所指)。B,正常情况下,舌头提升,推动奶嘴至口腔顶,软腭提升。在这个例子中,软腭没有提升并关闭鼻咽,导致鼻咽反流(箭号所指)。C,婴儿最终关闭鼻咽,软腭抬高至腺样组织(箭号所指)。造影剂仍存留在鼻和喉咽。D,在吞钡检查中,完全关闭鼻咽,未见鼻咽反流(星号),但发生了误吸,造影剂进入喉及气管。E,斜位图所示在一次例行吞钡检查,同一病人在 D 部分揭示广泛的气道误吸是由于吞咽缺乏协调的结果。可见钡剂进入肺实质

VFSS 检查以改善饮食治疗,减少误吸的可能。

    影像 VFSS 检查期间,若为吞咽异常,可见造影剂存留于鼻咽或气管内。发生于咽期的吞咽功能障碍可能与机械性障碍有关,如腭裂、咽收减弱或为协调异常,导致咽内容物通过不充分,其表现与环咽失弛缓症类似。同时还应观察造影剂是否可从异常部位自行清除,是否存在咳嗽反射,或反射减少、消失,观察上述内容同样重要。

    治疗与随访 可增加液体黏稠度以防止误吸,可限制口腔摄入改为鼻饲或全静脉营养。根据临床需要或患儿成熟度,可复查吞咽功能检查,以评价该时间段的治疗效果以及外科治疗效果。

先天畸形

概述 多种先天性畸形可导致异常吞咽。机械性问题如 Robin 序列征,患儿下颌小,可导致明显的喂养困难。巨舌畸形,见于 Beckwith-Wiedemann 综合征,亦可出现类似表现。口腔及下颌疾病,如唇裂和腭裂等,同样可导致吞咽困难。上述疾病通常出现躯体表现,或多在产前诊断。

病因学 导致异常吞咽的诸多先天性畸形的病因大不相同。如腭裂为妊娠期 8~12 周腭突部分融合异常或完全缺乏所致。

小颌畸形可单独出现,或作为 Robin 序列征的一部分,通常为外部因素导致下颌骨成熟不全或下颌骨未正常发育。

临床表现 症状与解剖异常相对应,因此变化很大。通常包括窒息、肺炎、肺炎反复发作。唇裂与腭裂的严重程度不同,但通常临床表现显著,可导致进食困难,干扰正常吸吮。

影像 唇裂/腭裂、小颌畸形及巨舌等病变在产后功能评估后,无需常规影像检查。

治疗与随访 唇裂/腭裂可于婴儿期行修补。通常应用内窥镜随访检查。轻度小颌畸形可经俯卧位及鼻咽呼吸缓解症状,直至患儿成长。重度下颌发育不良传统治疗无效,可进行截骨牵引术治疗。巨舌可经临床或手术治疗,行部分前缘舌切除术,以达到正常的吞咽功能。

咽后壁突起——先天性与获得性

概述 咽后突起可为先天亦可为获得性。咽部肌痉挛症或失弛缓多与潜在的神经肌肉异常有关,但罕见原发病变。肿物,无论其良恶性,均很少引起吞咽困难。宫内可见病变范围,如淋巴管畸形和颈部食管重复畸形,产后获得性病变包括异物、感染性病变及创伤。

病因学 环咽失弛缓症时,咽下缩肌及咽中缩肌的收缩未引起环咽肌正常松弛,导致食团进入食管引起不同程度的梗阻。咽后壁突起患者的吞咽异常与大量干扰吞咽所需的协调蠕动作用有关。

临床表现 吞咽困难的症状根据基础病的不同而有所差异。产前影像检查可发现先天性占位,某些情况下,如淋巴管畸形,体检即可发现。吞咽困难与发热或其他感染症状同时出现,提示咽后脓肿或先前存在病变的重复感染。既往创伤,如口胃管插入、腐蚀或异物摄入,也可导致吞咽困难和吞咽功能异常。

影像 颈部 X 线片有助于评价气道是否狭窄,占位是否压迫气道以及是否存在异物。咽后壁突起患者,由于占位效应,平片可见密度增高,颈椎生理弯曲消失,前弓,气道狭窄。吞咽检查的食管表现类似。

超声、CT 和 MRI 对于颈部占位的评价均具有价值。如果占位产前即发现,影像检查可指导出生时所需的任何干预手段。

咽部肌痉挛症或失弛缓症患者,VFSS 可见环咽肌后部压迫(图 98-5)。

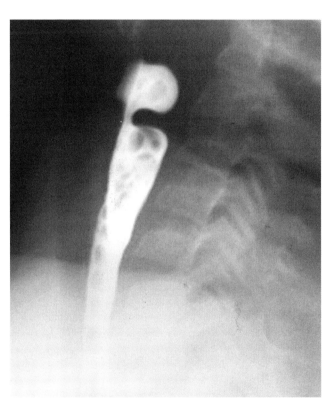

图 98-5 环咽失弛缓症。吞咽困难患者,环咽肌持续收缩导致食管后部压迹

治疗与随访 环咽失弛缓症的患者,需等待其发育成熟,尤其是其他均无异常的早产儿。原发性环咽失弛缓症主张进行球囊扩张,外科治疗仍具有争议。感染性肿块应接受必要的抗生素和引流治疗。肿块病变应予以切除,淋巴管畸形可采用硬化治疗。

结缔组织病

概述 硬皮病以及混合性胶原病常见于青少年和成人,儿童罕见。咽及上食管功能通常无异常。食管蠕动障碍常始于主动脉弓水平。在此水平,食管肌肉从横纹肌转变为平滑肌,硬皮病患者受累更多见。原发蠕动减少或消失发生于食管中远端。可出现继发性胃食管反流,伴或不伴食管炎及反流性狭窄。

　　皮肌炎为炎症性肌炎,主要累及咽和食管上段的横纹肌。上述结构经常出现扩张及无序蠕动,进食时亦会出现鼻咽反流。合并血管炎可导致食管溃疡并穿孔。

　　病因学　硬皮病患者的内皮细胞肿胀,外膜动脉周围袖样纤维化。皮肌炎与补体介导的微血管病有关。

　　临床表现　几乎所有的硬皮病患者均有食管受累,约 50%~90% 的病例出现食管功能障碍的临床症状。最常见的症状为吞咽困难和消化不良。皮肌炎累及咽和食管上括约肌,从而干扰食物团在食管中的运动方向。在无重力的作用下,除吞咽困难和无法吞咽以外,病人可出现嘶哑、鼻音和鼻反流。

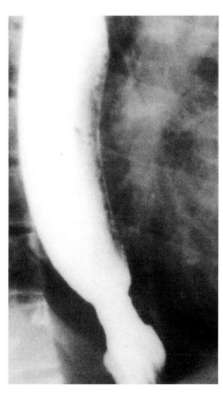

图 98-6　硬皮病。硬皮病患者,食管远端扩张,排空缓慢及延时,蠕动减少

　　影像　年长儿及青少年胸片有助于初步诊断。平片可见食管扩张,甚至气液平面。可合并结缔组织病的其他表现,如间质性肺疾病。

　　评价硬皮病患者的吞咽功能,通常表现为吞咽机制正常,但食管远端运动异常及扩张(图 98-6)。食管远端狭窄的形成通常与食管下端括约肌无力导致的胃食管反流有关。

　　皮肌炎可导致咽和食管上段吞咽异常。可见钡剂反流入鼻咽。

　　治疗与随访　主要目的在于治疗基础病。首先应治疗反流的症状及表现。食管末端狭窄可使用球囊扩张,重症病例需肌切开术。

关键点

　　吞咽异常可由中枢神经系统异常或舌、嘴、下颌及食管的解剖异常所致。

　　视频透视评价吞咽功能,通常需与语言病理学家或职业治疗师联合进行。

推荐阅读

Derkay CS, Schechter GL. Anatomy and physiology of pediatric swallowing disorders. *Otolaryngol Clin North Am.* 1998;31(3):397-404.

Fisher SE, Painter M, Milmoe G. Swallowing disorders in infancy. *Pediatr Clin North Am.* 1981;28:845.

Kramer SS. Radiologic examination of the swallowing impaired child. *Dysphagia.* 1989;3:117.

Tuchman DN. Cough, choke, sputter: the evaluation of the child with dysfunctional swallowing. *Dysphagia.* 1989;3:111.

参考文献

Full references for this chapter can be found on www.expertconsult.com.

第 99 章

食管获得性疾病

ALEXANDER J. TOWBIN and LINCOLN O. DINIZ

概述

食管为肌性管道,通过横纹肌与平滑肌的协调蠕动将食物和口腔分泌物从口腔输送至胃。食管的获得性病变可影响其正常功能。这些病变通常可出现以下症状:如吞咽困难、食物粘着或食团嵌顿。此外,自残、意外以及医源性食管损伤在小儿中亦常见到。

食管的获得性病变可分为几大类:胃食管反流;创伤,包括异物摄入;炎症;感染;运动障碍;术后改变;肿瘤及其他。本章将逐一论述。

影像

食管造影及上消化道造影为最常见的食管直接成像的方法。两种透视检查的区别在于上消化道造影较完整评价上消化道,包括口腔至近端空肠,而食管造影则注重于观察口腔至胃体部。放射科医生均可通过上述检查观察对比剂通过食管管腔的情况,以评价食管的解剖和功能(检查详细流程参见第 98 章)。

首次食管成像极少使用 CT 和 MRI。但 CT 和 MRI 的优势在于放射科医生可观察食管壁及食管壁外的病变。横断面成像评价食管具有以下局限性,因此不能成为首要检查。第一,CT 和 MRI 均无法提供食管蠕动的功能信息;第二,食管无法扩张至真实情况,无法准确地评估食管壁厚度;第三,均无法提供黏膜细节。

胃食管反流

概述 胃食管反流的定义为胃内容物逆行进入食管。如果胃食管反流出现症状或病变,则称为胃食管反流病(gastroesophageal reflux disease,GERD)。胃食管反流的主要机制为食管下端括约肌的一过性松弛。胃膨胀、心肺感受器或吞咽不引发食管蠕动等因素可触发血管迷走神经反射导致括约肌的松弛。在儿童中,重度 GERD 具有几个已知的危险因素:包括神经系统疾病,如痉挛性四肢瘫痪和脑瘫、食管闭锁、慢性肺部疾病如囊性纤维化和食管裂孔疝。

临床表现 胃食管反流普遍见于婴儿,3 月婴儿 100% 发生,6 个月婴儿 40% 发生,1 岁幼儿中 5% ~ 20% 的会发生。在儿童和青少年中,GERD 的发病率随年龄的增加而增加。据报道,每周出现一次症状的患儿,3 ~ 9 岁为 2%,10 ~ 17 岁为 5% ~ 8.2%。

GERD 的症状取决于年龄。婴儿期症状包括易怒、喂养困难、体重增长缓慢以及睡眠障碍。年长儿症状包括胃灼热、腹痛、反胃或呕吐以及吞咽困难。GERD 也可出现食管外症状,包括慢性咳嗽、哮喘、呼吸暂停、心动过缓、喉咙痛、口腔糜烂、复发性中耳炎或鼻窦炎。与成人相比,儿童出现胃灼热、胸痛以及吞咽困难的症状较少,而呕吐和反胃的症状较多。

GERD 的诊断通常基于症状表现与试验性抗酸治疗。如果症状不特异或不典型,可进行确诊检查。传统上认为食管内 pH 监测为诊断金标准,因其可长期测定食管内 pH。此项检查的最大局限在于患者可出现食管内胃酸,但无 GERD 症状或未出现食管逆蠕动表现。评价胃内容逆行以及食管酸度,需结合 pH/阻抗探针。

影像 当出现胃食管反流时,应进行上消化道造影检查以明确有无解剖异常。但不应作为诊断胃食管反流或 GERD 的主要方法。上消化道造影在诊断胃食管反流方面存在诸多缺点,包括检查技术无标准、缺乏与症状的关联、存在电离辐射。引起反流的原因很多,如 Valsalva 动作、体位的变化、腹部压迫及举腿等,可增加检测胃食管反流的敏感性,但特异性降低。由于临床具有更敏感的检查手段,同时影像征象无法与临床症状相联系,因此美国放射学会以及儿科放射学会联合制订的操作指南不推荐使用刺激性动作或延长透视检查时间观察胃食管反流。

不应延长上消化道造影时间以发现胃食管反流，胃食管反流经常出现（图 99-1）。上消化道造影中，出现胃食管反流的百分比随年龄增长而下降，小于 18 个月婴儿的发生率为 80%，到 12 岁和 18 岁时，发生率为 30%。需要注意的是，有报道将反流的高度替代为疾病的严重性，但上消化道造影胃食管反流的高度与 GERD 症状之间不存在相关性。

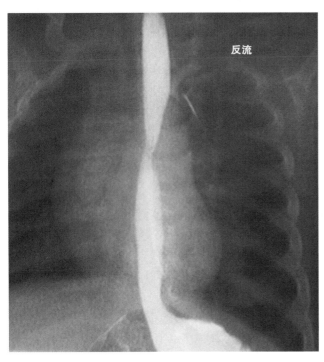

图 99-1 胃食管反流。上消化道造影检查显示造影从胃腔逆行流到食管。注意敞开的食管括约肌

锝-99m 硫胶体亦可用以诊断胃食管反流。虽然核素扫描为检测胃食管反流较为灵敏的检查，但它与上消化道造影一样具有类似局限性。胃食管反流的出现与 GERD 症状不相关。此外，核素显像同样存在电离辐射。同时，核素扫描独有的缺陷在于无法诊断 GERD 的部分并发症。因此，当患者无法进行 pH 监测或还需评价胃动力时，可采用核素扫描。

GERD 的食管并发症包括食管狭窄以及 Barrett 食管炎。食管狭窄又称为消化道狭窄，由 GERD 酸性损伤所致，多见于食管的下三分之一。据报道儿童 GERD 中，15% 可发生食管狭窄，且可见于任何年龄段。部分食管狭窄的患者还有合并其他疾病，约 25% 的患者并发神经功能障碍。

Barret 食管的定义为食管远端细胞化生，从柱状上皮转变为鳞状上皮。儿童 GERD 的发病率范围从 0.25% 至 4.8%。儿童 Barret 食管的危险因素包括重度慢性 GERD、先天性畸形、神经功能障碍、食管裂孔

疝以及家族史。尽管本病可使成人罹患食管腺癌的风险增加 30 倍，但在儿童中，其发展为腺癌的风险尚未明确。

治疗 治疗 GERD 的方法很多，取决于患者的年龄、合并症以及症状的严重程度。一般来说，改变生活方式以及药物治疗为第一选项。生活方式的改变包括避免过量喂食，避免喂食浓稠食物、直立位睡眠、避免二手烟。药物治疗目的在于降低反流胃内容物的酸度，可是使用质子泵抑制剂和组胺受体拮抗剂。药物治疗后仍持续出现严重的 GERD 或其他并发症如神经功能缺损，可进行抗反流手术，如 Nissen 胃底折叠术。食管狭窄的治疗包括食管扩张治疗和胃底折叠。小部分患者可出现重度复发性狭窄，需要大量重复性扩张，可能需要外科手术切除或替代食管。

创伤

引起食管损伤的机制可不同。因为食管连接口腔与胃肠道的其余部分，因此毒性物质摄入损伤较常见。

异物

儿童异物摄入较常见，多见于 3 岁以下的幼儿。美国毒物控制中心报告，仅 2009 年，儿童异物摄入的病例约 125 000 例。这仅为实际摄入异物病例的一小部分，因为上述数字仅代表向毒物控制中心报告的病例数。

硬币

概述 在美国和欧洲，硬币为最常见的吞食性异物。估计所有儿童中，4% 吞食过硬币。尽管大多数硬币可自行通过胃肠道，但也可嵌顿于食管中。典型的嵌顿区见于食管三个部位中的一个：即胸廓入口（60%～70%）、食管中段于主动脉弓水平（10%～20%）及食管下段括约肌上方（20%）。

临床表现 慢性异物嵌顿的症状包括：呼吸窘迫、哮喘症状、咳嗽、恶心、呕吐及吞咽困难。呼吸道症状由异物周围局部炎症所致。慢性异物嵌顿患者存在食管穿孔的风险。

影像 X 线片可发现并定位硬币，并可寻找慢性阻塞征象。虽然有报道正位片可见硬币处于矢状面，但通常食管内硬币位于冠状面。慢性异物嵌顿并炎性改变的表现为侧位片食管与气管的间隙增厚。因此，该征象对于病史不详或患病时间不确定的患者具有帮助。慢性食管异物嵌顿患儿应进行食管造影检查，以

评价有无穿孔或发展为气管食管瘘。

治疗 硬币与其他食管异物一样，可经球囊导管或内窥镜取出。对于 1.5 岁以上且尚未出现食管水肿的患儿，球囊导管取出异物为安全有效的方法。尽管球囊导管异物取出术在历史上具有安全和较低成本优点，但目前已不是最佳选择，因为该检查可引发气道压迫或食管损伤等安全问题。目前，内窥镜为异物取出的首选方法。

电池

概述 儿童摄入纽扣电池的发生率逐渐增加。纽扣电池常用于手表、计算器、玩具以及助听器等物体。对摄入电池的治疗与硬币不同，因为电池嵌顿于食管内，仅 2 小时内即可引起严重的损害。组织损伤分为三种机制：碱性内容物泄漏、压迫性坏死及电池负极电流产生的电解组织液。

临床表现 如果发现电池摄入，应在发生症状前将异物取出。如果出现症状，包括流口水、胸部不适、窒息、恶心、气道阻塞。损伤可引起食管穿孔、与气管或与大血管形成瘘，导致出血。

影像 X 线片可分辨出电池，因其特征性表现为周围晕状表现，轮廓内可见环形透亮影（图 99-3）。异物取出后，应使用水溶性等渗透压造影剂进行食管造影，评价有无并发症，如食管穿孔或气管瘘。

治疗 如果电池嵌顿于食管，临床医生应立即进行影像检查并安排急诊异物取出术。然后可如前文所述，进行后续的影像检查。

食团嵌顿

概述 儿童的食团嵌顿较少见，可为一些疾病的首发症状，如嗜酸性粒细胞食管炎、消化道狭窄、贲门失弛缓症、血管环或食管外肿物。嗜酸性粒细胞性食管炎为小儿食团嵌顿的主要病因，约占所有病例的一半以上。其他引起儿童食团嵌顿的常见原因包括既往食管闭锁修复术或 Nissen 胃底折叠术发生狭窄。

临床表现 急性食物嵌顿引起的典型症状包括吞咽困难和流涎，吞咽困难可导致误吸。

影像 上消化道造影中，嵌顿的食团表现为食管内固定的充盈缺损（图 99-5）。嵌顿的食团可完全堵塞食管，上消化道造影造影表现为造影剂呈柱状，且无法通过食团。

治疗 当确诊为食团嵌顿时，可利用内窥镜取出。如果病因未知，可于异物取出后进行食管造影，以查找病因。诊断为食团嵌顿的患者建议进行食管活检，尤其是无食管手术病史的患者。

腐蚀剂摄入

概述 儿童期腐蚀性物质的摄入较常见。据美国毒物控制中心报道，2009 年，吞入家用清洁剂的病例共 212 263 例，其中 75% 以上发生于儿童。腐蚀性物质摄入的最高风险年龄段为 5 岁以下的儿童，峰值为 2 岁左右，此时的幼儿正充满好奇，但无法区分无害和有害物质。

儿童腐蚀性物质的摄入多为意外，而成人或青少

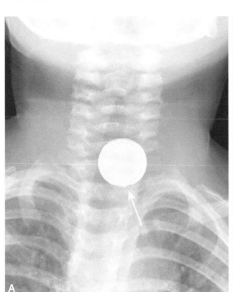
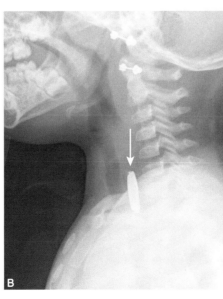
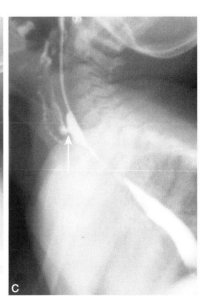

图 99-3 吞入电池。A，气道正位 X 片显示，一个纽扣电池（箭号）位于近端食管。电池下缘被侵蚀和有不规则的边缘。请注意，该电池具有交替的致密和透亮带的外观特征。B，气道的侧位片显示电池（箭号）在近端食管。在侧位图上，电池边缘有一个倾斜的外观。C，电池取出后食管造影侧位图显示位于先前电池所在的部位的食管气管瘘（箭号）

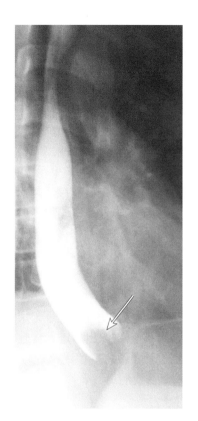

图 99-5　食团。食管造影显示在食管远端见持续性充盈缺陷(箭号)。患者接受内镜检查去除食团。内镜活检确认诊断为嗜酸性粒细胞性食管炎

年则多有意为之。损伤的范围以及严重程度取决于以下因素:摄入物质的腐蚀性、摄入的量、摄入物质的物理状态、与食管接触的持续时间以及后续继发感染。

可造成腐蚀性伤害的物质很多,包括碱(pH 高达 12)和酸(pH 低至 2)。与具有酸味的酸性物质相比,碱性物质相对无味,导致摄入的量更大。此外,碱性物质可产生液化性坏死和快速渗透,损伤后果更严重。

临床表现　摄入腐蚀性物质后,患者会出现严重的损伤,常表现为疼痛、流涎以及气道症状。其他肉眼可见的症状包括嘴唇肿胀、口腔溃疡、舌体红斑。食管狭窄为腐蚀性物质摄入重要的晚期并发症,见于 2%~63% 的患者,损伤后短至 3 周之内即可形成狭窄。

影像　腐蚀性物质摄入患者的初诊应包括胸片和颈部侧位片以评估有无纵隔气肿。食管造急性期不推荐食管造影检查,因为可延误内窥镜检查且不能发现黏膜损伤。

当出现狭窄时,通过临床症状与食管造影可予以确诊(图 99-6)。根据摄入物质不同,腐蚀性狭窄可为局灶性或累及长段食管。通常酸性物质摄入导致局灶性或短段狭窄,而碱性物质摄入导致长段狭窄。狭窄部位常见于食管中段或上段,也可见多发狭窄。

治疗　急性期患者应接受类固醇、质子泵抑制剂

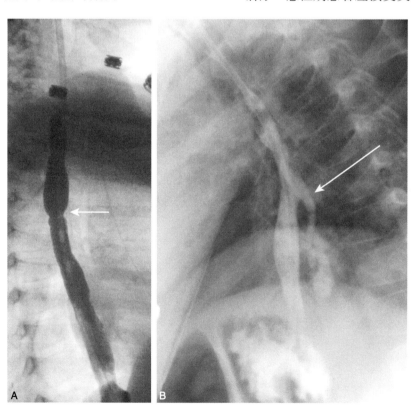

图 99-6　腐蚀物摄入。A,一个有最近碱液摄入史的患者食管钡餐造影显示:食管轮廓不规则,局部区域变窄(箭号)。B,同一病人 3 个月后,食管狭窄扩张术后立即行食管造影显示食管穿孔,造影剂泄漏(箭号)

及抗生素治疗。内镜检查用以评估损伤程度并对损伤分级。狭窄病变首先应透视下球囊扩张。球囊扩张较常规扩张术的优势在于球囊扩张呈放射性而并非纵轴一个方向。而且此操作较少引起食管穿孔。球囊充气后，狭窄腰部消失，然后进行食管造影评价有无食管漏，可见于4%~30%的患者。如果球囊扩张失败，可进行狭窄切除术或食管移植术。

其有腐蚀性物质摄入病史的患者存在进展为食管鳞状细胞癌的风险。有鉴于此，患儿应与成人一样，需进行内窥镜监测随访。

药物性食管炎

概述　药物性食管炎为药物引起的食管损伤，常见药物包括强力霉素与阿仑膦酸钠。其他引起食管损伤的药物包括非类固醇消炎药物、氯化钾、硫酸亚铁、苯妥英和奎尼丁。某些药物易引起食管损伤，包括酸性药物以及胶囊本身，后者易黏附于食管。药物性食管炎更易发生于食管通过时间延迟的患者。造成通过时间延迟的因素包括：睡觉服药但未喝水或仅服用少量水，唾液分泌减少以及生理解剖狭窄部位。

临床表现　药物性食管炎通常表现为吞咽困难、吞咽疼痛及胸痛。仅从病史一项即可诊断药物性食管炎。

影像　由于病史典型，通常无需上消化道造影检查，其表现为圆形溃疡。如进行内窥镜检查，可区分圆形溃疡与周围正常黏膜。溃疡的典型位置见于生理性解剖狭窄的部位，如主动脉弓水平、左主支气管或胃食管交界部。

治疗　药物性食管炎的治疗为改变服药习惯（如，服药时喝更多的水或服药后间隔较长时间再睡觉），碾碎药片，服用液体悬浮液或更换药物。

医源性损伤

概述　医源性损伤为儿童食管穿孔最常见的原因，占全部病例的75%~85%。由于食管缺乏浆膜，因此食管穿孔可危及生命。周围的疏松结缔组织无法阻止感染的蔓延，因此，口腔菌群和消化酶可蔓延至纵隔。儿童医源性食管穿孔的最常见原因为狭窄扩张。其他原因包括鼻胃管置入术并发症、气管插管、内镜检查、椎弓根螺钉位置以及食管静脉曲张硬化治疗。典型的穿孔部位取决于病人的年龄。新生儿穿孔通常发生于颈段食管的咽/食管交界部。

临床表现　新生儿插管困难，术后经常出现非特异性症状，包括流涎、窒息或喂食时咳嗽。年长儿穿孔常见于胸段食管。可表现为呼吸窘迫、胸痛或皮下气肿。

影像　胸部正侧位片为首要检查。胸片征象包括气胸、纵隔气肿和胸腔积液。如果损伤由鼻胃管所致，还可见鼻胃管的异常走行（图99-9）。通常平片即可判断穿孔部位。左侧气胸和胸腔积液多见于上部胸段食管穿孔，而右侧气胸和胸腔积液则更多见于远端食管穿孔。

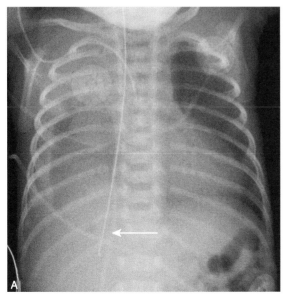
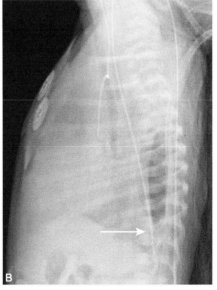

图99-9　鼻饲管穿孔。A，正位胸片显示患者异常的鼻胃管走行（箭号）。管的末端现位于右上腹部，并见右侧胸腔积液。B，胸部侧位片显示鼻胃管异常向后走行（箭号）。鼻胃管管尖在右后肋膈沟

上消化道造影有助于诊断和穿孔定位。若行上消化道造影检查,应首先使用等渗透压水溶性造影剂。如果未见对比剂外渗,才可使用钡剂,因为钡剂对于食管渗漏更敏感。食管造影可见三种穿孔表现:①局部颈漏表现为咽后壁袋状对比剂存留;②黏膜下渗漏表现为食管后部及外侧线状影;③若造影剂流入胸腔,则为自由穿孔。

一般情况下,CT 不用于诊断食管穿孔。但在复杂性、急性患者中,可首选 CT 检查。食管穿孔的 CT 表现为:纵隔气肿、纵隔积液、食管壁增厚以及导管位于食管腔外。

治疗　治疗通常包括:广谱抗生素治疗、经胸部导管胸腔引流以及全肠外营养支持或胃造瘘术。可在直接观察下将鼻胃管放置于穿孔的远处。当上述保守治疗失败时,可进行手术探查。

食管钝挫伤

概述　由于食管具有灵活性以及可通过口腔和胃进行减压的特性,因此胸部创伤后极少引起食管损伤。既往报道的食管损伤原因包括:车把伤、挤压伤、在口中开起碳酸饮料及虐童。作为创伤并发症的气管食管瘘则更为罕见。

临床表现　患者常可见由吞咽引发的咳嗽。其他征象包括皮下气肿、气胸、吞咽困难、呼吸困难及声音嘶哑。

影像　儿童钝挫伤的胸片或 CT 可见纵隔气肿和胸腔积液。上消化道造影可明确诊断。疑似气管食管瘘的患者可进行食管造影明确诊断。

Boerhaave 综合征

概述　Boerhaave 综合征为自发性食管破裂,常见于呕吐后。破裂病变常累及胸段食管远端。Boerhaave 综合征罕见于儿童。如若发生,近 50% 的病例见于新生儿。

临床表现　患者常表现为呕吐、下胸部疼痛及皮下气肿。

影像　大多数患儿的破裂发生于右侧,这点与成人相反,后者破裂常位于左侧。因此,婴儿胸片可见右侧气胸和胸腔积液。食管造影和(或)内窥镜可明确诊断。但是,内镜检查过程中注气可引发致命性气胸。

治疗　尽管儿童和新生儿的预后可优于成人,但本病仍需手术治疗。保守治疗可用于小的撕裂,亦可用于症状出现或诊断时间超过 24 小时的患者。

炎性疾病

嗜酸细胞性食管炎

概述　嗜酸性粒细胞性食管炎为慢性炎症,其特点为食管嗜酸性粒细胞密集增多。在过去的十年中,随确诊病例数量的增加,对该病的意识亦有所增加。目前认为,儿童嗜酸性粒细胞性食管炎的发生率高达 1∶10 000 每年。嗜酸性粒细胞食管炎常见于男性,为女性的 3~4 倍,可发生于任何年龄段。诊断嗜酸性粒细胞食管炎,患者必须同时具有病理及临床表现。组织学上,嗜酸性粒细胞性食管炎的特点为食管黏膜活检每高倍视野嗜酸性粒细胞超过 15 个。

临床表现　患者食管症状与胃食管反流病相似。年长儿常出现呕吐和腹痛,婴幼儿则更常见喂养困难。小于 6 个月的婴幼儿诊断本病的较罕见。患者可出现其他过敏性症状,包括皮炎、食物过敏及哮喘。

影像　由于嗜酸性粒细胞性食管炎的症状多样,并可与胃食管反流病相似,因此本病的诊断往往延迟。因患者出现食管症状,因此需进行上消化道造影。造影检查最常见的表现为食管正常。最常见的阳性征象为胃食管反流、收缩不规则、食管运动功能障碍、食管狭窄、食管环、食管管径细及食团嵌顿(图 99-10)。

治疗　嗜酸性粒细胞性食管炎被认为是对食物的过敏性反应,因此常试图发现并剔除致病物质,或改为要素饮食。类固醇可单独使用或与饮食治疗组合应用。

大疱性表皮松解症

概述　大疱性表皮松解症为罕见的遗传性发疱性疾病,由基因突变所致,主要表现于真皮表皮交界处。目前已报道的独特基因型已超过 100 种,可引起不同严重程度的表型 20 种。

临床表现　患者常出现皮肤水泡与机械性小创伤所致的糜烂。反复起泡导致瘢痕形成并引起挛缩等症状。皮肤外的器官组织也可受累,包括食管、小肠、直肠、肛门、膀胱、尿道及气管。

影像　食管和口咽的瘢痕形成导致吞咽困难和食管狭窄。尽管食管任何部位均可受累,但约半数的食管狭窄发生于颈段。

治疗　儿童食管狭窄的首选治疗为透视或内窥镜下球囊扩张术(图 99-11)。患者通常需要多次扩张以治疗复发性或持续性狭窄。

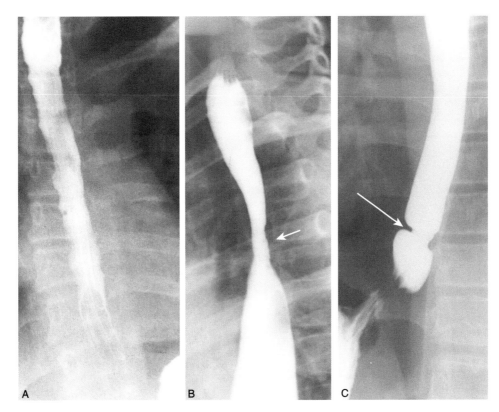

图 99-10 嗜酸性粒细胞性食管炎。A,食管造影显示食管弥漫性不规则收缩。B 食管造影显示食管中段的狭窄(箭号)。C,食管造影显示远端食管见 Schatzki 环(箭号)

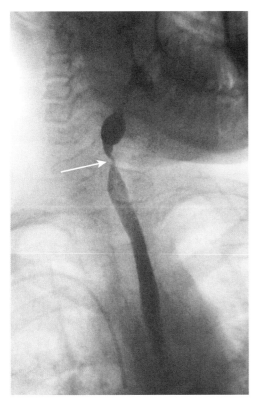

图 99-11 大疱性表皮松解症。食管造影显示在颈段食管见显著狭窄(箭号)

克罗恩病

概述 克罗恩病为胃肠道慢性炎性疾病,其特点为肠管透壁炎症呈跳跃性改变,临床症状可反复发作。本病可累及从口腔到肛门的消化道内任意部位,但儿童最常受累的为小肠和结肠。克罗恩病的食管症状较罕见,但是内镜与组织学可见食管受累,其发生率分别为 7.6% 和 17.6%。

临床表现 食管克罗恩病最常见的症状为吞咽困难,其次为胸部疼痛及恶心呕吐。

影像 尽管食管克罗恩病的食管造影多无异常,但也可表现为黏膜不规则、口疮溃疡或狭窄。

慢性肉芽肿性疾病

概述 慢性肉芽肿性疾病为少见的原发性免疫缺陷病,其特点为上皮层反复细菌与真菌感染。目前大多数慢性肉芽肿病患者均伴随胃肠道表现。从口腔至肛门的任意部位胃肠道均可受累。食管受累较少见。

临床表现 本病症状与其他影响食管的病变可重叠,包括呕吐、吞咽困难、胃灼热及吞咽痛。

影像 上消化道造影可见食管运动功能障碍和狭窄。胸部 CT 可见食管壁增厚(图 99-13)。

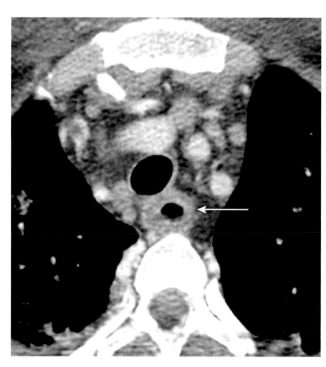

图 99-13　慢性肉芽肿性疾病。轴位增强 CT 显示食管近端管壁增厚（箭号）

白塞综合征

概述　白塞病为免疫介导的可累及多系统的系统性血管炎。本病可能由放大的炎性内皮反应所致。普遍见于地中海与中东国家，以及日本和东南亚。

临床表现　白塞综合征为多系统疾病，其特征性表现包括脓皮症、胃肠道和生殖器黏膜溃疡、葡萄膜炎以及中枢神经系统血管炎。口腔溃疡常为本病的首发表现。由于溃疡为非特异性，因此诊断多有延迟，直至生殖器、胃肠道以及中枢神经系统出现异常。患者存在静脉血栓形成及动脉瘤的风险，可危及生命。

影像　上消化道造影可见食管运动功能障碍、溃疡、狭窄。上述征象与克罗恩病常难以鉴别。通过有无口腔溃疡，结合其他两个主要标准予以诊断，包括皮肤病变与反复生殖器溃疡，或存在过度的皮肤炎性反应，称为"过敏反应性"。

治疗　以减少过度炎症反应为主要目的，可使用糖皮质激素、硫唑嘌呤及干扰素。

感染性食管炎

概述　通常见于免疫功能低下的患儿。受累患儿可患有先天性或获得性免疫缺陷。接受免疫抑制疗法如化疗或移植后免疫抑制剂的患儿也可受累。

影像　内窥镜已代替上消化道造影成为诊断本病的手段，内窥镜可肉眼发现病变，并可活检采样。如需进行上消化道造影，如条件允许，应采用双对比技术，用以观察黏膜的细节。

念珠菌食管炎

概述　白色念珠菌为引起感染性食管炎的最常见病原。口咽念珠菌病为中性粒细胞减少患者或人类免疫缺陷病毒感染者（HIV）进展为食管炎最强的危险因素。

临床表现　患者通常表现为吞咽疼痛、吞咽困难和胸痛。

影像　内镜的食管表现多样，可从较小的凸起的白色斑块到伴有充血和溃疡的融合斑块。食管造影诊断本病的敏感性逊于内窥镜检查。重度感染的食管造影特点为食管表面粗糙，由多发溃疡斑块和结节所致。

治疗　应使用抗真菌药物，包括氟康唑和制霉菌。卡泊芬净及两性霉素可用于全身感染或对治疗耐受的患者。对于免疫功能低下者应采取预防治疗。

巨细胞病毒食管炎

概述　巨细胞病毒（cytomegalovirus，CMV）大量见于人群，为较常见的引起免疫功能低下患者机会性感染的病原。当巨细胞病毒累及消化道时，食管与结肠最常受累。

临床表现　巨细胞病毒累及胃肠道的症状包括慢性腹泻、腹痛、出血、穿孔、吞咽痛、腹膜炎及肠梗阻。

影像　食管炎为继结肠炎之后的第二大巨细胞病毒感染胃肠道的表现。内窥镜为首选的诊断检查。上消化道成像也可显示巨细胞病毒感染，特点为较大的浅表溃疡。

治疗　对于免疫功能低下患者，治疗巨细胞病毒感染最有效的方法为恢复免疫功能，如 HIV 患者使用抗逆转录病毒药物。

人类免疫缺陷病毒食管炎

概述　HIV 感染者可出现巨大的食管溃疡。在这些患者中，引起溃疡的原因有以下几种：包括巨细胞病毒、结核分枝杆菌、白色念珠菌及单纯疱疹病毒。当溃疡不能归于某个已知的病原时，又被称为 HIV 相关或特发性巨大溃疡。

临床表现　患者的食管症状包括吞咽痛、吞咽困难、胸骨后疼痛及呕血。并发症包括出血、狭窄和气管支气管瘘。

影像　特发性巨大溃疡通常发生于食管中远三分之一段，可见小的卫星溃疡灶。特发性巨大溃疡与 CMV 感染引起的溃疡难以鉴别，有观点认为特发性巨大溃疡较大且边缘突出。

治疗 应针对已明确感染原进行治疗。如为特发性溃疡,可应用类固醇及沙利度胺。

结核

概述 结核累及食管较罕见,仅见于0.15%的患者。有报道发现结核患者食管糜烂形成气管食管瘘。食管穿孔可能为以下三种机制之一所致:纵隔脓肿破裂进入食管;结核性纵隔炎形成牵引性食管憩室;或为邻近淋巴结压迫坏死而引起的侵蚀。

临床表现 症状取决于并发症,气管食管瘘或食管支气管瘘患者摄入流体后可大量咳出,并可伴有呕血。

影像 发生穿孔时,食管造影可见造影剂经瘘口进入纵隔。CT除纵隔气肿外,纵隔还可见较大的低密度淋巴结。

治疗 除了使用抗结核药物,治疗的重点在于并发症的治疗。

食管运动障碍

儿童原发性食管运动障碍较罕见。食管运动功能障碍通常见于食管术后,或存在基础病,如胃食管反流病。

食管闭锁

概述 食管闭锁为先天性畸形,发生率为每2500新生儿中1例(见第97章)。可与新生儿期经进行手术矫正。手术的潜在并发症包括:复发性气管食管瘘、食管吻合口狭窄及食团嵌顿(图99-14)。

具有食管闭锁病史的患者几乎全部伴有食管运动功能障碍。对于食管运动功能障碍的病因存有两个理论,即原发性食管神经分布发育不全,或首次修复术后对食管神经的损伤。

贲门失弛缓症

概述 贲门失弛缓症为原发性运动障碍,其特征为吞咽时食管下段括约肌不松弛。贲门失弛缓症典型表现为吞咽困难、胸部疼痛、呕吐、反胃或胃食管反流。诊断可通过测压、胃镜或上消化道造影予以诊断。测压为金标准,可显示食管平滑肌停止蠕动、食管下段括约肌松弛不完全及食管括约肌静息压增高。活检可证实贲门失弛缓症的诊断,表现为肌层肥大和神经节细胞缺如。

临床表现 患者出现进行性吞咽困难、反流、胸部

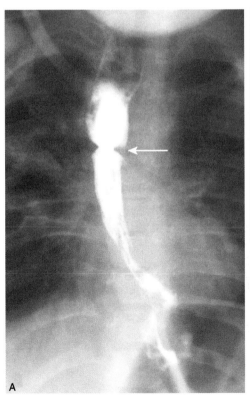
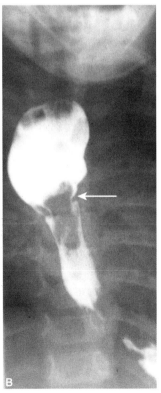

图99-14 食管闭锁及气管食管瘘修复术后。**A,**食管造影显示,食管吻合部位狭窄(箭号),在食管陷凹以上食管明显扩张。**B,**在另一不同病人食管造影显示,食管在吻合部位持续存在的充盈缺损(箭号)代表嵌塞的食物。近端食管扩张是因食管闭锁的病史和部分梗阻而导致的

疼痛、夜间咳嗽和胃灼热。未经治疗的贲门失弛缓症可发展为吸入性肺炎、食管穿孔或食管癌。

影像　胸片可见食管扩张并充满空气（图99-15）。此征象较特别，与内侧气胸类似。上消化道造影可见近端食管扩张，缺乏蠕动，食管远端呈光滑锥形，胃食管交界处可见鸟嘴样外观。食管远端的征象超声检查亦可见到。若在腹部超声检查中意外捕捉到该表现应予以关注。

治疗　贲门失弛缓症可球囊扩张治疗或行Heller肌切开术。

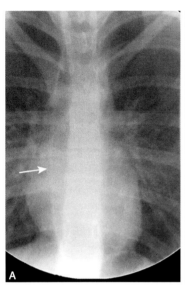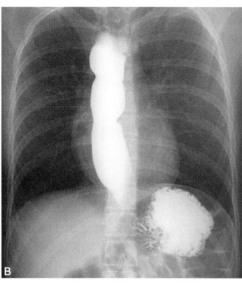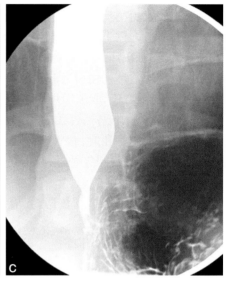

图99-15　贲门失弛缓症。A，一例贲门失弛缓症患者正位X胸片显示，线样高密度影代表扩张食管的侧壁，充盈气体的食管（箭号）位于脊柱右旁区。B，完成食管造影检查后，胸部全景X线显示食管胃交界处狭窄，余食管不规则扩张。C，食管造影点片图像显示，扩张的食管远端移行至胃食管交界处。远端缩窄呈鸟嘴样改变是贲门失弛缓症特征的表现

食管肿物

平滑肌瘤

概述　尽管平滑肌瘤较罕见，但儿童平滑肌瘤为最常见的食管肿瘤。与成人不同，儿童病变多发或弥漫。弥漫性食管平滑肌瘤为罕见的错构瘤，由食管平滑肌的增殖所致。食管平滑肌瘤可与其他部位的平滑肌瘤相关，或与Alport综合征相关（即肾病、散光和近视）。

临床表现　孤立性平滑肌瘤可偶然发现，或患者表现为渐进性吞咽困难、呕吐、反流、体重减轻及胸骨后疼痛等症状。

影像　胸片可见两个征象，即后纵隔管状肿块以及奇静脉食管带向右偏移。食管造影的征象与贲门失弛缓症相似，表现为食管迂曲扩张、蠕动减少、食管逐渐锥形变窄及食管腔内占位造成中线偏离。如进行横断面成像，可见食管壁弥漫环形增厚，也可见凸出于食管的软组织肿块。

治疗　弥漫性食管平滑肌瘤的治疗方法为食管切除术和胃提拉术。

恶性肿瘤

儿童食管的恶性肿瘤非常罕见。以下几种情况发生恶性肿瘤的风险较高，包括GERD伴Barret食管炎、腐蚀剂摄入及贲门失弛缓症。食管癌于世界某些地区较常见，与营养不良微量元素缺乏、食用腌制霉变食

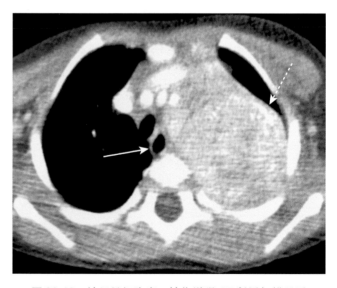

图99-16　神经母细胞瘤。轴位增强CT断层扫描显示一个大的，部分钙化并位于左侧脊椎旁的神经母细胞瘤（虚箭号），推移食管（实箭号）向右移位

品、亚硝胺以及热损伤有关。人乳头状瘤病毒流行区域的食管癌也具有较高的发病率。

食管外肿瘤可毗邻食管。影响食管的胸部最常见的肿瘤为胸神经母细胞瘤和丛状神经纤维瘤（图 99-16 和图 99-17）。上述肿瘤可造成占位效应，但很少侵犯食管。根据占位效应的程度，患者可出现吞咽困难。

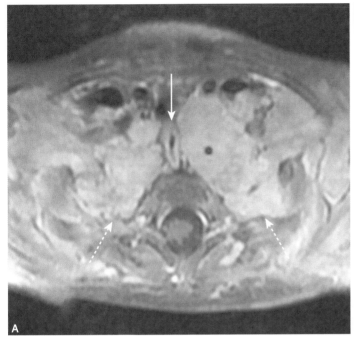
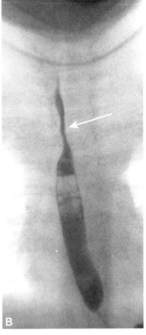

图 99-17 神经纤维瘤病。A，I 型神经纤维瘤病患者 T1 加权增强扫描胸上部图像显示，双侧丛状神经纤维瘤（虚箭号）占据肺尖并延伸至腋下。肿块压迫食管（实箭号）。B，同一病人食管钡餐造影显示，食管近端狭窄（箭号），因其穿越丛状神经纤维瘤；亦可观察到肿块密度延伸到胸尖

其他食管病变

食管静脉曲张

概述 食管静脉曲张可见于门脉高压。静脉曲张主要发生于食管、胃、脾及腹膜后的周围。当疑似门静脉高压时，内镜检查为筛查静脉曲张的最佳手段。

临床表现 门静脉高压症引起的静脉曲张本身并无症状，直到出血发作。食管静脉曲张破裂出血为门静脉高压最严重的并发症，死亡率可达 30%。

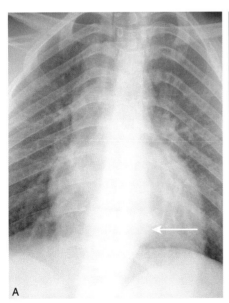
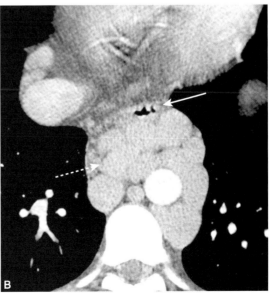

图 99-18 门脉高压及食管静脉曲张。A，门静脉高压症患者胸部正位片显示一软组织肿块（箭号）位于左侧脊柱旁区。B，同一病人增强 CT 轴位图像显示多个扩张的食管旁曲张的静脉（虚箭号）推移食管前移（实箭号）

影像　增强 CT 扫描发现静脉曲张血管,呈蜿行扩张(图 99-18)。上消化道造影表现为食管远端分叶状充盈缺损。

治疗　静脉曲张治疗方法包括硬化剂注射、结扎或行门体分流术。

食管憩室

概述　食管憩室儿童少见。可合并食管狭窄、既往食管闭锁修复、前驱损伤如慢性异物及结缔组织病,如 Ehlers-Danlos 综合征。

Plummer-Vinson 综合征

概述　Plummer-Vinson 综合征较少见,主要见于白人中年女性,亦可见于儿童年龄组。

临床表现　本病的特征表现为吞咽困难、铁缺乏症和食管蹼。可合并乳糜泻和月经失血增多。

影像　食管造影或上消化道造影可见食管蹼,通常见于食管近端。表现为食管腔内一个或多个水平薄膜。

治疗　治疗引起贫血的基础病,伴铁剂补充和食管扩张术。本病 3% ~ 15% 的患者可发生食管或咽部肿瘤。

关键点

GERD 的症状取决于年龄。

与成人相比,儿童 GERD 很少出现胃灼热、胸痛和吞咽困难,而呕吐和反流更多见。

不推荐使用诱导性动作或延长透视时间筛查胃食管反流。

硬币为最常见的消化道异物。

纽扣电池嵌顿食管应急诊取出。

食团嵌顿与嗜酸性粒细胞食管炎有关。

在儿童,医源性损伤为食管穿孔最常见的原因。

感染性食管炎通常发生于免疫功能低下的儿童。

推荐阅读

Boyle JT. Gastroesophageal reflux disease in 2006. The imperfect diagnosis. *Pediatr Radiol.* 2006;36(suppl 2):192-195.

Callahan MJ, Taylor GA. CT of the pediatric esophagus. *AJR Am J Roentgenol.* 2003;181:1391-1396.

Fordham LA. Imaging of the esophagus in children. *Radiol Clin North Am.* 2005;43:283-302.

Staton RJ, Williams JL, Arreola MM, et al. Organ and effective doses in infants undergoing upper gastrointestinal (UGI) fluoroscopic examination. *Med Phys.* 2007;34:703-710.

参考文献

Full references for this chapter can be found on www.expertconsult.com.

第 100 章

先天性和新生儿疾病

NANCY R. FEFFERMAN and SUDHA P. SINGH

先天性和新生儿胃疾病相对少见,其临床表现各不相同,可能没有任何临床症状,也可能表现为完全性梗阻。具体疾病包括重复畸形、憩室、胃小畸形及累及胃窦区的病变。

胃重复畸形

概述 重复畸形可发生于从口腔至直肠的胃肠道的任何部位。他们典型发生于胃的肠系膜附着侧。80%以上的病变是球形的,并且和相邻肠管不相通。然而有约18%的病变是管状的,并且可能和相邻肠管相通。重复畸形是由其所附着的器官部位命名的,而不是由管腔黏膜的类型命名,附着部位包含整个胃肠道的各个部分,也包括胰腺。胃重复畸形少见,仅约占胃肠道重复畸形的4%~7%。

胃重复畸形通常位于胃大弯,少数病例位于胃的其他部位,包括胃幽门部和异位的病变。大多数胃重复畸形为球形,并且典型病变不与胃腔相通的。胃重复畸形组织结构上通常内衬有胃黏膜。据报道约有37%的病例有异位胰腺组织,有少量报道其与胰腺导管系统相通。

病因学 病理学仍然有争议,尚没有一个学说可以充分解释各种类型肠重复畸形的特点,仅有几个假说被提出来解释胃肠道重复畸形的胚胎学形成机制,这些学说包括异常管腔再通、宫内缺血、早产的双胞胎、支气管肺前肠畸形、胚胎憩室持续存在等。

临床表现 胃重复畸形多见于女性患者,男女比例约为1:2。如果病变没有在产前超声中被发现,临床表现通常发生于出生后的1年以内,症状多表现为梗阻、体表可触及的包块、胃肠道出血、腹痛和呕血或者黑便。胃重复畸形的少见并发症包括异位胰腺组织穿孔导致的胰腺炎、胰腺假性囊肿,以及类似于肥厚性幽门梗阻的胃出口梗阻。

影像学 尽管胃重复畸形在上腹部X线平片中可能表现为一个明显的致密肿块样病变,但是较低的敏感性及特异性限制了X线平片在本病中的使用率。胃肠道造影检查能够显示胃重复畸形对相邻管腔脏器引起的肿块占位效应(图100-1),少数情况下可以显示胃与病变之间相连通。使用高频换能探头的超声检查是本病优选的影像检查方法,可以清晰显示这些囊性占位病变的特征,其通常表现为"双壁"征,为胃肠道内部高回声的黏膜层和外部低回声的肌肉层(图100-1B和图100-2);穿孔病例中可以出现腹水(图100-3)。病变可以是完全无回声,也可以有分隔,其内部回声代表着蛋白质成分、出血或者感染相关性碎片(见图100-2)。CT表现为左上腹部边界清晰,密度相对均匀的肿块影;通常情况下可以见到明显强化的厚壁结构;如果合并感染,囊壁则表现为不均匀强化。在磁共振(MRI)图像中,病变于T1WI及T2WI序列中均表现为液体信号;如果病变内含有出血或者蛋白成分,T1WI序列中信号则会增高。当病变内衬胃黏膜时,放射性^{99m}Tc-P同位素检查非常有帮助。必须细致检查,才能将胃重复畸形与邻近的正常胃组织区别出来,多视角观察也非常必要。单光子发射计算机X线断层摄影(SPETCT)在鉴别诊断这一畸形也可起作用。

治疗 不管是否有临床症状,胃重复畸形都需要彻底手术切除。如果彻底切除病变会伤及邻近的胃肠道,则可以对病变进行部分切除。有研究报道,可以用腹腔镜进行胃重复畸形切除。

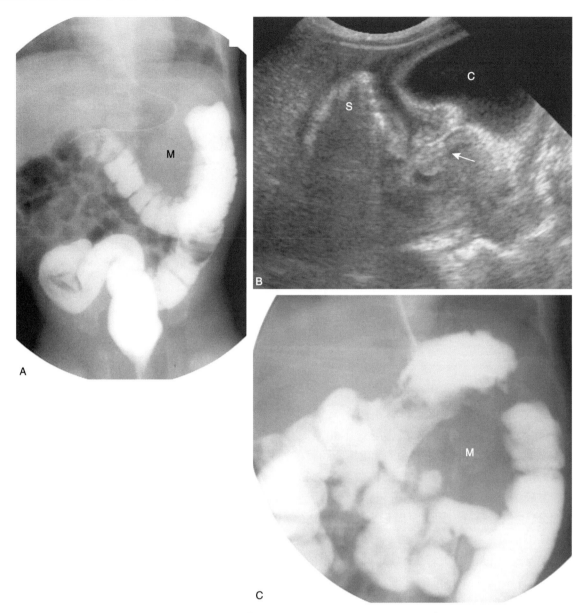

图 100-1　肠重复畸形。6 岁儿童伴呕血。A,钡灌检查肠显示一个肿块(M)位于胃大弯及充盈的横结肠间。B,超声检查显示一个典型的液体充盈的囊性病变(C)。胃腔(S)内含有气体声影。囊和充满气体的胃腔间的连接可见(箭号)。C,上消化道造影检查显示胃大弯处肿块占位效应(M)。(Courtesy Dr. D. Barlev,New York,NY.)

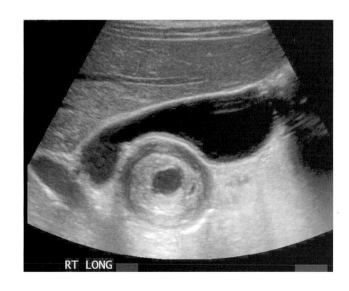

图 100-2　胃重复畸形。沿着胃体及胃窦部长轴上中腹部超声图像,显示一个复杂的囊性肿块,与胃大弯相延续,低回声的壁提示肠肌层回声特点

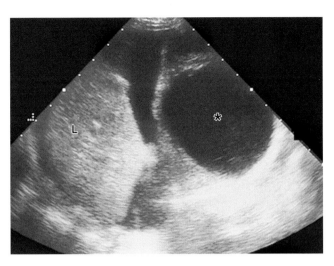

图 100-3　一个破裂的胃重复畸形。通过肝脏右叶（L）中部矢状位超声图像显示约 4cm 薄壁简单囊肿（星号）。手术中发现游离水及混合物，代表从破裂口出的血

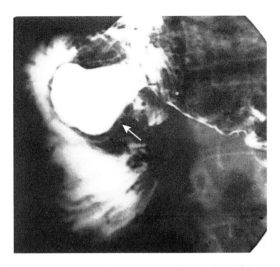

图 100-4　胃憩室。图片上可见看见一个钡剂充盈的憩室，无特征性，空气充盈的胃窦部（箭头）邻近病变，钡剂充盈的十二指肠远离病变。这个憩室起源于胃十二指肠结合部，内衬胃黏膜

胃憩室

概述　胃憩室在一般人群中很罕见，发病率为 0.02%～0.04%；在儿童中更为少见，4% 的胃憩室发生于小于 20 岁的患者。

胃憩室可能是先天性或者获得性；72% 的胃憩室为先天性病变。先天性胃憩室是真正憩室，包含胃壁三层结构。典型的憩室位于距胃食管交界部 2～3cm 范围内的胃后壁。获得性胃憩室是假憩室，通常位于胃窦部。

病因学　先天性胃憩室的成因与胃壁纵向纤维分离致胃壁肌肉缺陷、受动脉穿支及胃壁后部腹膜缺失导致的局部胃壁薄弱相关。而获得性憩室，则多与消化性溃疡及胰腺炎相关。

临床表现　尽管大多数胃憩室临床没有症状，但是在儿童中有症状的憩室多于在儿童早期及青少年时期出现症状。憩室的症状表现各异，从无特异性的不适，如反复腹痛、恶心、呕吐到大出血及穿孔；这些症状可能与憩室内异位胰腺组织引起的糜烂及溃疡相关。大的胃窦部偏心憩室可因为直接压迫或引起胃窦与幽门区的套叠而致胃流出道部分梗阻（图 100-4）。

影像学　对疑似胃憩室患儿的影像学评估包括上消化道造影，显示为与胃腔相通的一个胃壁突起。由于大多数先天性胃憩室位于胃后壁，右前斜位可以提高对病变的检出率。胃憩室也可能用断层影像检查出来。

治疗　有症状的胃憩室可以用 H2 阻滞剂进行药物治疗。对药物治疗效果差的患者需进行手术治疗，可以行剖腹手术或者腹腔镜手术。

先天性胃小畸形

概述　先天性胃小畸形是儿科消化道罕见畸形，特征性表现为小管状胃，典型者伴随有食管扩张。在胃小畸形患者中，胃内有正常胃黏膜细胞，但是细胞群总数明显减少。无胃畸形，即胃完全缺失是胃小畸形最极端的表现形式。

先天性胃小畸形几乎都伴随有其他先天畸形，孤立性先天性胃小畸形非常罕见。相关的先天畸形包括很多疾病，如伴随无脾和肠旋转不良的内脏异位、先天性膈疝、气管食管瘘、食管裂孔疝、下颌及上颚畸形、DiGeorge 综合征、原发性纤毛运动障碍、中枢神经系统异常以及脊柱、心脏、肾脏及短肢畸形（VACTERL association）。胃小畸形可能与短肢畸形相关，中枢神经系统异常可能以常染色体隐性方式遗传。

病因学　目前认为胃小畸形起因于前肠发育受损。在妊娠第 4 周，胚胎前肠伸长形成原始胃。在第 5 周时胃组织区域开始扩张。第 6 周时胃横向变平，同时进行 90° 旋转。妊娠第 6～7 周胃小弯及胃大弯形成。胃底形成则发生于妊娠第 8 周或第 9 周。上述过程提前终止则导致胃小畸形；胃的大小及形状取决于发育终止的时间。在妊娠第 5 周，脾脏沿着胃系膜背侧开始形成，这个过程与胃的生长随发育同步进行，这也就可以解释胃小畸形多伴有无脾的原因。胃小畸形伴有短肢畸形则归因于早期中胚层的损伤。

临床表现 产前表现类似于食管闭锁。在中早期妊娠检查时看不到胎儿胃,则考虑胃小畸形或者食管闭锁。产前检查时如果发现胃小畸形的伴发畸形,也要警惕胃小畸形的存在。出生后根据患儿胃小畸形及伴随畸形的严重程度有不同的临床表现。婴儿表现为喂养困难,严重的胃食管反流及伴随畸形,这些临床表现决定了患儿的整体预后及死亡率。罕见的单纯胃小畸形婴儿可能表现为发育停滞,喂养过程中喘鸣或者面色苍白,以及由于严重胃食管反流造成的喂养困难,反复的吸入性肺炎和营养不良。此外,由于胃细胞团数量的减少,导致内因子缺乏,可能出现严重贫血。

影像学 胸部及腹部 X 线平片上可以显示含气明显扩张的食管(巨食管)。胃泡可能缺失。上消化道造影可以显示小管状胃(小于正常胃的25%),由于胃容积过小引起的严重胃食管反流,以及食管显著扩

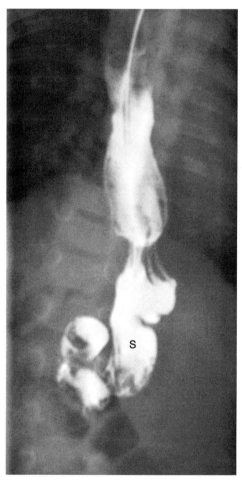

图 100-5 胃小畸形。一张包括上腹部、通过鼻饲进行的上消化道造影检查正位像图片,显示一个小的平行于中轴线的胃(S),伴随明显扩张的胃食管交接部,以及明显的食管扩张。这个患儿同时患有小肠旋转不良

张(图 100-5)。因为过度扩张,食管蠕动减弱。其他影像学检查,包括脊柱平片,心脏超声,CT 及 MRI 能够发现其他伴随畸形。

治疗 对于胃小畸形的治疗要根据胃小畸形的严重程度及伴随畸形的情况而定。首先可以尝试保守及药物治疗,但是这对于严重病例通常没有效果,因为胃不会随着时间变化而扩大。最新的文献认为较早手术对于患儿生长发育及提高生存质量都是有益的。这些患者通常用 Hunt-Lawrence pouch 空肠袋代胃手术给予治疗,从而增加胃的容积,进一步改善患儿的生长发育。

幽门蹼,隔膜和幽门闭锁

概述 婴幼儿及儿童期完全性和部分性胃流出道梗阻是一组少见的畸形,包括胃幽门闭锁、胃窦及幽门蹼或隔膜。胃幽门或胃窦完全性闭锁是非常罕见的,不到所有胃肠道闭锁的1%。由幽门蹼及幽门隔膜引起的不完全性幽门梗阻是较常见的类型。幽门蹼是一圈约 2～4mm 的薄膜,垂直于胃的长轴走行,环绕胃腔,典型者位于距幽门 1～2cm 处,由位于中心的黏膜下层和位于两层胃黏膜之间的黏膜肌层构成。

病因学 这组疾病的确切病因学仍存在争议,有假说认为是由于宫腔内机械损伤或化学损伤导致的胚胎发育过程中前肠发育异常或者发育不完全所致。

临床表现 胃窦或幽门闭锁所引起的完全性梗阻,在婴幼儿时期典型的临床症状是呕吐。在产前检查中发现羊水过多,持续胃胀气,同时没有发现远端肠管含气,应该考虑胃窦或幽门闭锁的可能。尽管幽门闭锁可以作为一个独立疾病发生,但也可以伴随多部位闭锁及大疱性表皮松解症(EB)。根据第三次国际共识会议(the Third International Consensus Meeting)对大疱性表皮松解症的诊断及分类,幽门梗阻可伴随单纯性或交界性大疱性表皮松解症发生。由于胃窦及幽门蹼或隔膜存在引起的不完全性胃流出道梗阻,根据流出道口大小不同而出现不同临床症状,流出道口的范围 2～30mm 不等。临床症状包括呕吐、发育停滞及间歇性腹痛。

影像学 幽门闭锁患儿出生后影像学表现包括含气扩张的胃泡,胃以远肠管内无气。上消化道造影检查可以证实胃流出道梗阻。超声检查则可以发现胃窦盲端,其远端没有气体(图 100-6)。

在胃窦蹼或隔膜患儿中,X 线影像学检查可见胃

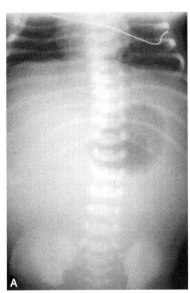
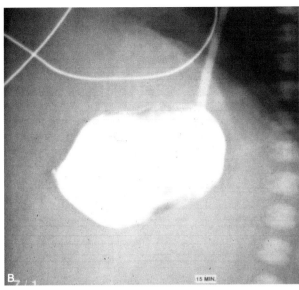
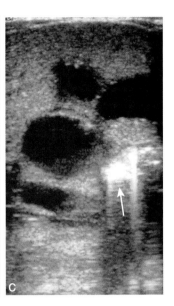

图 100-6　一个患有幽门闭锁的婴儿,伴有多发闭锁。A,一张腹部 X 线平片显示胃腔含气扩张,腹部其他部位未见含气肠管。B,通过鼻饲管进行的上消化道造影检查显示了胃盲端,远端未见对比剂通过。C,超声检查显示盲端的胃窦内有气体回声(箭号)。其他肠祥含液淤张,是由于多发闭锁及肠管内残存的分泌物。(Courtesy Dr. Marta Hernanz-Schulman, MD, Nashville, TN.)

的"双泡征",表示扩张的胃窦段位于蹼和真正的十二指肠球之间及(或)胃远端可见线样充盈缺损,勾勒出胃窦部的膜状结构(图 100-7 和图 100-8)。早期胃部造影剂充盈像有利于病变显示,因为大量高密度对比剂可能遮盖病变处的充盈缺损。如果未能达到胃窦扩张的最远端,蹼或者隔膜就有可能不被观察到。文献报道超声检查也可以观察到幽门蹼或隔膜。超声检查要求细致的操作技术和液体充盈胃

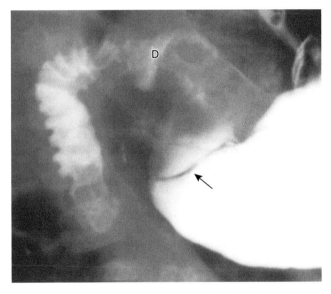

图 100-8　胃窦及幽门蹼。上消化道造影中的一幅图像显示,胃窦部可见一细带状透亮区(箭号),表示这个有很长间歇性呕吐病史的较大儿童患有幽门蹼。D,十二指肠球部

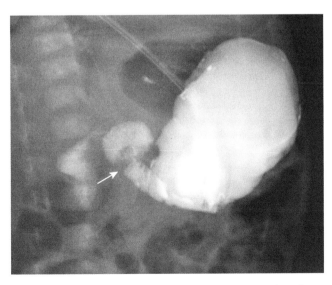

图 100-7　从出生起就表现为呕吐的患有幽门蹼的婴儿。通过鼻饲管行上消化道造影检查显示,一个环状带状物或者远端胃窦压痕(箭号)。内窥镜检查证实为幽门蹼

腔;超声检查可以发现扩张的胃、胃窦部持续存在的线状回声结构和胃排空延迟。内窥镜检查可以明确诊断。

　　治疗　治疗方法取决于临床症状。由于闭锁导致的完全性梗阻需要外科手术干预去分流梗阻,建立一个新的管腔通道。由于幽门隔膜存在所致的不完全性流出道梗阻,如果患者有临床症状,则需要外科手术切除。此外,对幽门蹼实施的内窥镜下横断术已有报道。

异位胰腺

概述　异位胰腺指胰腺组织位于正常位置以外的地方，与正常的胰腺没有解剖学及血管联系。胰腺异位是胃肠道最常见的异位。发病率报道不同，据报道尸体解剖时发现率约为 0.6% 和 13.7%，剖腹手术时发现率约为 0.2%；男女比例约为 2：1。大多数异位胰腺位于近端胃肠道：十二指肠（28%）、胃窦及幽门区（26%）及空肠（16%）。其他少见部位包括回肠、胆囊、Meckel 憩室、纵隔、脐周、脾脏、食管、网膜、输卵管、胆总管、结肠、脐尿管、肾上腺及空回肠憩室。

病因学　异位胰腺确切的病因尚不清楚。有观点认为是由于胚胎前肠多能干细胞化生，或者在早期胚胎发育过程中胰腺细胞被分离、迁移至其他脏器。异位胰腺可以是结构正常，伴有分化良好的腺泡和导管；也可以没有可分辨的腺泡并伴紊乱的导管，内部掺杂有平滑肌细胞（腺肌瘤）；或者两者并存。

异位胰腺多为偶然发现。部分患者由于胰腺组织的异位位置不同会出现不同的临床症状，比如腹痛，胃肠道出血，消化道梗阻以及肠套叠。如果异位胰腺发生于纵隔内，则会出现胸痛及气短。临床症状与病变的位置、大小及黏膜受累范围密切相关。异位胰腺可以发生正常胰腺组织的疾病，如急慢性胰腺炎，胰管结石，囊肿以及其他发生在胰腺的肿瘤。

影像学　上消化道造影典型表现为幽门前区胃大弯侧凸向胃腔的隆起病变，伴有中心凹陷（代表导管的形成）。如果发现中心的凹陷，则要高度考虑诊断为异位胰腺（图 100-9）。超声内镜检查没有特异性的表现，可能表现为中等回声的黏膜下实性肿块。CT 能够显示小肠壁的局限增厚，或者强化程度类似于胰腺组织的小肿块，并且上覆黏膜增厚。用阴性对比剂充盈肠管有助于本病的诊断。MRI 图像中，异位胰腺在全部序列中均与正常胰腺有着相同的信号及强化特征，可以辅助定位异位的胰腺组织，MRCP 图像中在上述肿物内见到胰管显影，则可以明确诊断。因为异位胰腺非常罕见，且影像表现缺少特异性，所以术前很少明确诊断。

治疗　偶然发现的无症状异位胰腺不需要治疗。对于有症状的病例或者怀疑恶性肿瘤的病例需要对累及的部位进行手术切除治疗。

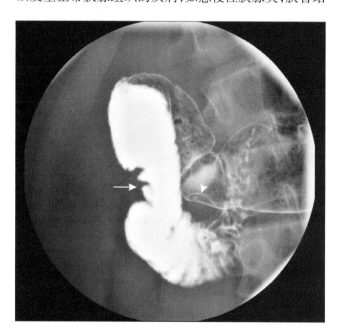

图 100-9　异位胰腺，伴有慢性呕吐的十几岁的女性患者。上消化道气钡双对比造影图片显示胃幽门部小的占位病变，伴有中心脐状凹陷；其手术证实为异位胰腺（箭头）。环状胰腺/十二指肠狭窄同时被诊断，表现为十二指肠的第二段狭窄，已经手术证实（箭号）

关键点

胃重复畸形在胃肠道重复畸形中非常少见，大部分通常位于胃大弯。

胃小畸形通常伴随着其他先天畸形，例如 VACTERL 相关综合征。

胃小畸形的影像学特点平行于中轴线的小胃，伴有明显反流至明显扩张的食管。

累及胃幽门窦的完全的闭锁是极其少见的，不到全部胃肠道闭锁的 1%。在这一组少见畸形中由于蹼或隔膜引起的不完全闭锁是更为常见的表现形式。

推荐阅读

Andriessen MJG, Matthyssens LE, Heij JA. Pyloric atresia. *J Pediatr Surg.* 2010;45:2470-2472.

Barlev DM, Weinberg G. Acute gastrointestinal hemorrhage in infancy from gastric duplication: imaging findings. *Emerg Radiol.* 2004;10:204-206.

Granata C, Dell'Acqua A, Lituania M, et al. Gastric duplication cyst: appearance on prenatal US and MRI. *Pediatr Radiol.* 2003;33:148-149.

Jones VS, Cohen RC. An eighteen year follow-up after surgery for congenital microgastria—case report and review of literature. *J Pediatr Surg.* 2007;42:1957-1960.

Mortelé KJ, Rocha TC, Streeter JL, et al. Multimodality imaging of pancreatic and biliary congenital anomalies. *Radiographics.* 2006;26:715-731.

Rodeberg DA, Zaheer S, Moir CR, et al. Gastric diverticulum: a series of four pediatric patients. *J Pediatr Gastroenterol Nutr.* 2002;34:564-567.

参考文献

Full references for this chapter can be found on www.expertconsult.com.

第 101 章

肥厚性幽门狭窄

MARTA HERNANZ-SCHULMAN

概述

肥厚性幽门狭窄（hypertrophic pyloric stenosis，HPS）是婴儿生后 6 个月以内最常见的外科疾病。HPS 的发病率在欧洲儿童约为 2/1000～5/1000，其他地区的发病率远低于欧洲，美国黑人及亚洲儿童发病率约为 0.7/1000。HPS 男性婴儿好发，男女比例约为 2.5∶1～5.5∶1。HPS 的发生率与胎次顺序成反比，胎次顺序分别为 1、2、3 和 4+，对应的罹患 HPS 的风险度分别为 1.9、1.5、1.3 和 1.0。这种情况证明了肥厚性幽门狭窄的家族遗传倾向，提示倾向于男性的多基因遗传特点；父亲患有肥厚性幽门狭窄时，其儿子的发病率约为 5%，女儿约为 2.5%；母亲患有本病时，儿子的发病率约为 20%，女儿约为 7%。遗传疾病原发患者一致性在同卵双生的双胞胎发病率约为 0.25～0.44，在异卵双生的双胞胎中降为 0.05～0.10，与非双胞胎兄弟姐妹相似。

Hirschsprung 对两名患者尸检时首次描述了该病，并且初步判断肥厚性幽门狭窄为先天性疾病。尽管后面的章节中会提到一些特殊情况，但目前数据显示肥厚性幽门狭窄并不是出生就存在的，并且它的症状及特征性解剖结构的典型改变均出现于生后 3～12 周。Rollins 等学者，对 1400 例出生时超声检查正常的孩子进行随访，其中 9 例后来出现了肥厚性幽门狭窄。这些发现及其他一些证据证明本病的形成需要数天到数周时间。偶有生后早期就诊断 HPS 的病例报道，但证据不够充分。

解剖

正常

胃被角切迹分为近端的胃底，胃体及远端的胃窦。胃窦部被中间沟进一步分为近端的幽门前庭及远端的幽门或幽门管，幽门管长约 2.5cm，终止于幽门括约肌和幽门口，幽门口与十二指肠相延续（图 101-1）。

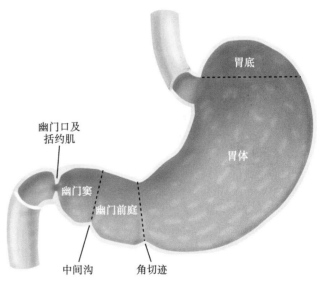

图 101-1 胃结构解剖示意图

异常

HPS 患儿的幽门管不能扩张，无法清楚地分辨幽门括约肌，HPS 整个病变表现为幽门管肌层增厚，黏膜水肿，幽门管变长。增厚的肌层不能松弛，因此抑制了幽门管正常扩张，管腔被明显增多、增厚的充血黏膜所阻塞（图 101-2A 和 B）。

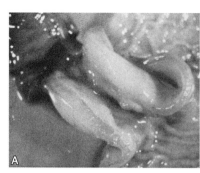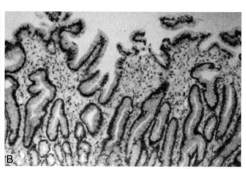

图 101-2 组织病理解剖学。A，一个符合幽门肥厚增生婴儿尸体的大体标本，显示肥厚的幽门。B，一个具有幽门肥厚典型表现的婴儿幽门窦黏膜的组织病理学标本，患儿术后恢复。这个苏木精和伊红染色标本显示黏膜的过度增生伴有拉长、分叉、轻微的结构紊乱区及丰富的固有层水肿

病因学

近百年来，尽管 HPS 的诊断及外科治疗都取得了非常大的进展，但是它的发病原因仍然未知。目前的共识认为：幽门环状肌可能受到了某种持续的刺激导致其不能松弛，从而出现功能性肥大；黏膜也变得水肿并过度增生，甚至可能类似于幽门区肿物。

由于缺乏明确病因及发病过程，有学者将相关的发现与本病的病因联系起来，例如，与网膜缺乏相关（可能归因于消瘦），与 18 世纪及 20 世纪早期"知识分子阶层"儿童的"神经系统的过度兴奋"有关。近年，研究重点放在过度增长的肌层。增厚的肌肉缺乏抑制肽类物质（例如血管活性肽）；缺乏突触小泡、突触前末梢和神经细胞黏附分子；肠溶性胶质细胞标记物；Cajal 间质细胞；核糖核酸水平的一氧化氮活性，同时伴随胰岛素样因子及血小板源性生长因子的增多。评估结蛋白的免疫反应性研究提示，过度增生的幽门肌内中间丝发育不成熟。彩色多普勒超声检查显示黏膜增厚、水肿，且肌肉和黏膜都充血。尽管 HPS 患儿的大体解剖学及生物化学都发生了改变，但是在手术后 4 个月，解剖学改变、神经生长因子测定、Cajal 间质细胞及一氧化氮合酶活性均恢复正常。

前列腺素 E2 由胃黏膜产生，据报道在 HPS 患者的胃液中会明显增多。据报道，前列腺素 E1 和 E2 可以诱导胃黏膜增殖，并且与胃肠道肌肉收缩相关；因此在手术治疗前，先进行前列腺素治疗。大环内酯类抗生素（红霉素）是一种胃动力药，在特定情况下会增加患 HPS 的风险，特别是出生后早期就开始使用红霉素的婴儿患病风险会加大；但进一步的研究认为上述相关性虽然存在，但呈弱相关，患病的潜在风险很小。近来，遗传易感位点已明确，包括染色体 16p12-p13 和 11q14-q22，以及编码神经元一氧化氮合酶的位点染色体 12q。

引起 HPS 的初始诱因仍然不清楚，是否这些可逆的异常现象本身就是原因或者是受初始环境影响的结果，目前仍存在争议。

临床症状

患有 HPS 的婴儿典型表现为强烈呕吐，呕吐物中不含胆汁，经常被描述为"喷射性"，可以突然发作，也可以在前期轻度持续性胃食管反流症状后出现，如果不能立即做出诊断，持续的强烈呕吐将会导致脱水，并发展成为低氯代谢性碱中毒。此外，由于肾脏的工作机制是维持血管内液体容积，排出氢离子，保存钠离子，所以患儿会出现反常性酸性尿。饥饿会加剧肝脏葡萄糖醛酸转移酶活性能力减弱的影响，从而导致小部分婴儿出现间接高胆红素血症。在体重明显降低的患者，以及消瘦、脱水的患者中，在舟状腹壁上可见蠕动波，起自左上腹，横跨上腹部走行。目前，很多婴儿症状出现得较早，查体及实验室检查均无明显异常。研究者强调，HPS 患儿临床症状变化多样，大多数婴儿不会出现代谢异常。建议提高超声检查的使用，以便早期诊断。

诊断和影像学

体格检查

经验丰富的临床医生体格检查时通过"橄榄"或"幽门肿瘤"样改变就可以诊断 HPS，"橄榄"或"幽门肿瘤"样触感通常特指 HPS 患者的触诊发现。体格检查前需要通过鼻饲管对过度扩张的胃进行减压，检查时需要患儿保持平静，整个检查过程需要 15 分钟或者

更长的时间。如果检查时触及橄榄样包块,则可以诊断 HPS。腹部触诊的敏感性因检查者经验的不同从24%到99%不等;特异性从92%到99%不等。假阳性结果也会出现,据报道发生率高达14%,因为解剖结构的变异例如肝脏左叶异常延伸,以及先天性畸形(如旋转不良和重复畸形)。

文献报道,超声诊断的高准确性让临床医生逐渐放弃了传统的体格检查,转而更加依赖影像学。尽管有人认为临床技能的丧失在某些方面是可悲的,而且有些人认为影像学检查加大了 HPS 患儿家庭的经济支出,但大部分学者普遍认为尽管存在"技能衰退"的可能,超声诊断的便捷及高度准确性还是值得认可的,而且超声诊断同时可以为手术准备提供帮助。

影像学研究

X 线射影检查

X 线平片能够强烈提示 HPS 的诊断,平片显示明显扩张的胃,典型者可以见到蠕动波,远端肠管含气很少(图101-3),但没有这些征象也不能排除 HPS 的诊断。个别病例中,HPS 仅表现为单纯胃积气,通过胃减压可以缓解。

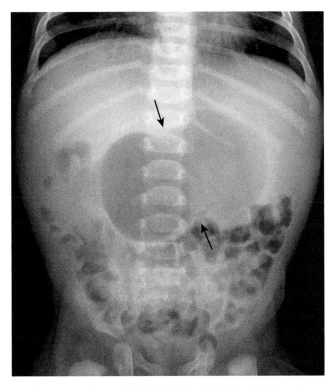

图101-3 患有幽门肥厚的婴儿的腹部 X 线平片。这张腹部平片显示伴有蠕动波的扩张的胃(箭号),远端肠管含气正常/轻度减少。在适当的临床背景下,这些征象高度提示幽门狭窄

上消化道造影

在实时超声影像出现以前,上消化道造影用来诊断 HPS。至今在儿童超声经验有限的医疗单位上消化道造影仍然比超声使用得更广泛。超声可以直观显示幽门管结构,上消化道造影则可以评估和发现病人出现症状的其他潜在原因,如反流。钡剂或者水溶性对比剂可以用来作为口服对比剂。如果选择后者,使用接近生理性渗透压的低渗对比剂非常重要,因为儿童可能会发生呕吐和误吸。为了获得满意的图像质量,需要通过胃管对胃进行减压,因为大量的胃内容物会稀释对比剂,同时增加检查过程中呕吐和误吸的几率。如果检查过程中使用胃管,让患儿采取俯卧右斜位姿势,可以让患儿通过注入较少的对比剂即显示出胃流出道。

除了对比剂延迟通过胃以外,HPS 患儿还存在其他影像学征象。幽门管变窄,并且当对比剂开始通过狭窄的幽门管时,对比剂走行于黏膜间隙,被增厚、紧张的幽门窦肌肉挤压时可以表现为"鸟喙征",其可以发展为"线样征",或者"双轨征",典型的幽门管向上向后弯曲(图101-5)。增大的肌肉团块累及其近端幽门窦,表现为"肩样征";当十二指肠球基底部因为增厚的肌肉变形,表现为"苹果核征"。"幽门乳头征"在胃小弯幽门窦肿块压迹近端偶尔会出现;这个征象提示对比剂在胃腔内受到限制,出现于胃远端蠕动波和相邻的幽门窦压迹之间。几乎所有上述提到的征象都可以短暂见于正常婴儿,所以在检查过程中需要记录下这些征象的持续时间以明确 HPS 的诊断。

超声检查

1977 年,B-型超声首次应用于五个 HPS 病例的诊断。从那以后,在大多数儿童医学中心,超声成为诊断 HPS 的首选,并且被很多研究者认为是"金标准"。与上消化道造影检查不同,超声检查不需要观察对比剂通过梗阻管道的征象来确诊,并且能够快速做出诊断,不需要让胃扩张,不需要让婴儿暴露在射线辐射下,而且随着梗阻程度加重,曝光时间会相应延长。

经典的检查方法是用频率为 7.5Hz 或者更高频率的线性转换器探头来完成。图像中需标注检查前最后一次喂养的时间并且胃扩张的程度与最后一次喂养密切相关,能够对胃流出道是否存在梗阻提供初步线索。

检查时患儿仰卧位。将探头置于胃食管结合部的横断面,因为该部位位置固定于主动脉裂孔前面,然后将探头沿着胃的长轴扫描至胃窦和十二指肠球部;一旦十二指肠球的位置确定,就可以很容易地评估邻近

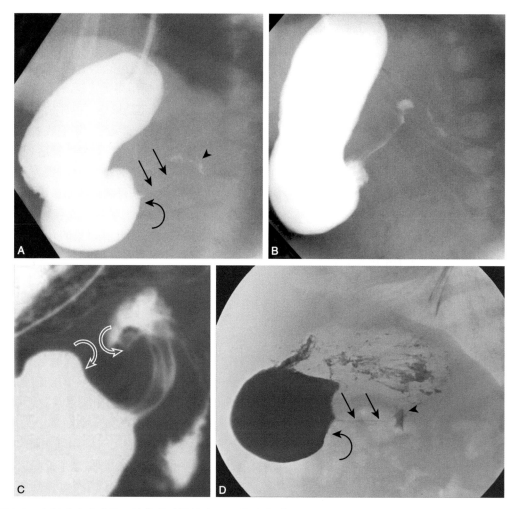

图 101-5 幽门狭窄患者的上消化道造影检查。A,给患儿放置了一根胃管,在 X 机控制下经胃管注入钡剂。这个图像显示一个蠕动波及一小部分造影剂进入狭窄的幽门管,表现为"鸟喙征(弯箭号)"和"线样征"(直箭号)。箭头所指的为十二指肠球。B,A 所示图像不久摄片显示更多的对比剂进入幽门管内,现在勾勒出近端的双轨征。C,近端胃窦和远端十二指肠球基底部(弯箭号)肿块压迹,向上向后延伸,延长的幽门管内可见沿管腔内黏膜皱褶穿行的三条对比剂轨道影。D,同一个患儿的斜位片显示图 101-8C。弯箭号指向胃窦部幽门肌肉的肿块压迹,或者称"肩样征"

的幽门管形态及松弛程度,从而识别是 HPS 还是正常的幽门管(图 101-6)。异常的幽门绝大多数都位于胆囊内侧、右肾的前面,少数情况下位置可能有变。

测量值是诊断 HPS 的重点。尽管这些测量值对诊断非常有帮助,也是诊断必需的,但由于不同患儿间、同一个患儿的不同检查时间,以及过去三十年的各种文献报道中的测量值都存在很大差异缺乏统一的标准。与此同时,检查者的经验和仪器的分辨率都有所提高。关于静态 B-型超声诊断 HPS 的最早报道是由 Teele 和 Smith 于 1977 年发表在 *New England Journal of Medicine*,以幽门管直径 1.8~2.8cm(平均 2.5cm)作为 HPS 的诊断标准。肌肉的厚度在以后实时超声技术的报道中变得更加重要。

1986 年有一项对 200 个 HPS 患儿的前瞻性研究,用 7.5Hz 机械扇形转换探头进行扫描,发现平均肌肉厚度为 3.4mm(范围 3~5mm),平均幽门长度为 22.3mm(范围 18~28mm),用这个测量值作为区分正常和 HPS 的标准准确率可以达到 100%。随后的一项对 323 位 HPS 患儿的研究发现平均肌肉厚度为 4.8mm(范围 3.5~6mm),平均幽门长度为 17.8mm(范围 11~25mm);这些研究者认为肌肉的厚度是最重要的诊断依据,准确率可以达到 99.4%。在 1991 年 O'Keeffe 等人的研究中,报道了 145 个病例,将肌肉厚度大于等于 3mm 作为诊断 HPS 的标准,98%的正常人肌肉厚度小于 1.5mm。1993 年,这个结果被 Hernanz-Schulman 等人验证,他们评估了 152 个婴儿,将肌肉厚度持续大于等于 3mm 作为诊断 HPS 的标准,没有假阳性的结果。

早产儿及低龄儿幽门的测量值要小于足月及年长

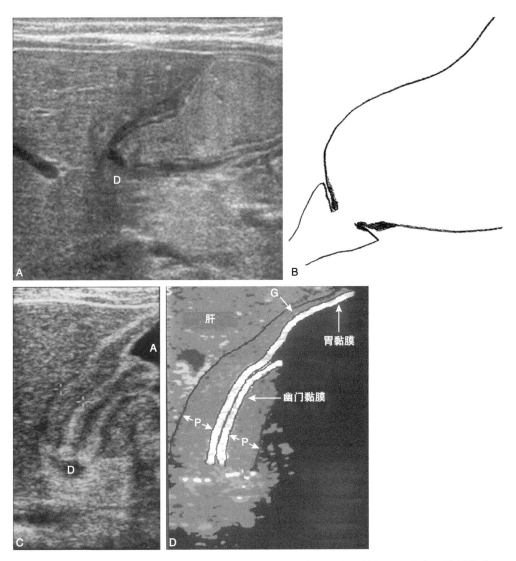

图 101-6　幽门管示意图　A,正常幽门管患儿的超声图像。在检查前摄入婴儿食品使胃扩张,幽门正常。D,十二指肠球。B,A 的影像示意图。C,幽门狭窄的患儿超声图像。幽门肌肉(位于十字准线之间)增厚,厚度>3mm;黏膜增厚,填充管腔,突向充满液体的胃窦内(A)。D,十二指肠球。D,C 的影像示意图。G,胃壁肌肉;P,幽门肌肉

儿。近期一项在对这些患儿的回顾性分析显示,幽门的径线与患儿年龄和体重之间具有显著相关性;但这些因素对 HPS 的诊断标准并无影响:肌肉厚度大于等于 3mm 或幽门长度大于等于 15mm。

　　正常幽门管的超声影像和上消化道造影影像相似,可以看到一个放松的,开放的幽门管,通过幽门口直接进入十二指肠球(见图 101-6A 和 101-7)。

　　异常幽门管则表现为幽门肌和黏膜持续地不同程度增厚(图 101-8)。增厚的幽门管的长度是变化的,范围从 14mm 到 20mm 以上。持续增厚的肌肉厚度下限为 3mm,在整个检查过程中看不到幽门管开放的征象。适当延长检查时间对诊断本病非常重要。如果检查时间比较短,幽门强烈的短暂收缩或幽门痉挛在测量值及表现上都可能与 HPS 相似(图 101-9)。在进行彩色多普勒检查时,增生的幽门和黏膜表现为血流丰富。尽管患儿可能好几个小时没有喂养了,但是胃多呈扩张状态。需要强调的是,尽管异常的幽门管持续紧张不松弛,但是在检查期间,大部分患者的胃内容物是可以通过幽门管的。HPS 并不是完全性梗阻,这也是通过上消化道造影诊断 HPS 的重要依据之一。该征象的原因尚不清楚,实时超声检查可以显示部分肌肉异常活跃,可见明显收缩,肌肉短暂缩短和增厚,也可以延长和变薄。该征象提示幽门近端的肌肉并没有完全丧失松弛能力,并存在恢复正常的趋势,这是 HPS 病因学研究中一个有趣的发现。

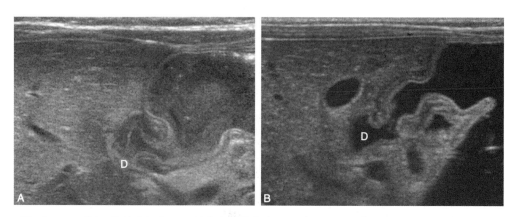

图 101-7　两例正常的幽门窦。A,胃内充满婴儿食品。请注意幽门管肌肉轻度增厚,但是黏膜是正常的,幽门管可以扩张并且充满胃内容物。D,十二指肠球。B,胃内充满胃液。此外,幽门窦肌肉是轻度增厚的,但管腔是可扩张的并且充满胃内容物。D,十二指肠球

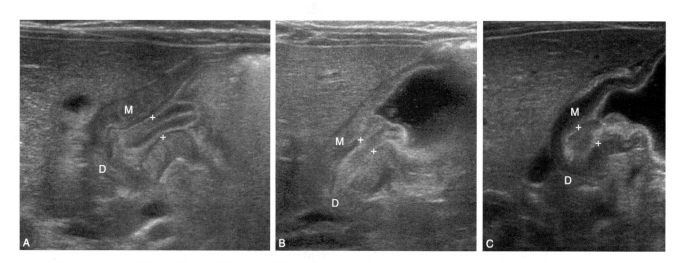

图 101-8　三例幽门狭窄。A,一个异常的幽门图像显示一个双层水肿的黏膜(十字准线之间)位于增厚间(M),突入到含有气体及婴儿食品的胃窦内,表现为"乳头征"。D,十二指肠球。B,另外一例图像显示增厚的肌肉(M)和黏膜(十字准线之间)突入到近端胃窦内。D,十二指肠球。C,一个婴儿伴有进展的呕吐和体重下降。肌肉(M)增厚>3mm,黏膜(十字准线之间)厚度约 8mm,并且突入到充满液体的胃窦内。D,十二指肠球。与图 101-5D 是同一个患儿

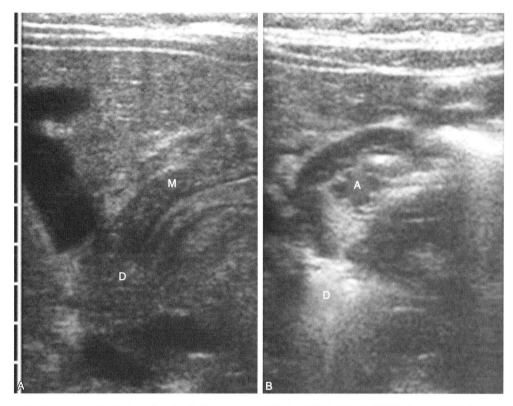

图 101-9 一过性超声表现。A,伴有呕吐的患儿的幽门管狭窄伴有增厚的肌肉,测量厚度达 4mm。M,肌肉;D,十二指肠球。B,同一个患儿的幽门管 4 分钟以后,幽门管开放。A,开放的幽门管;D,十二指肠球

误区

由于大量肠气的遮挡,正常的幽门很难被看到。这种情况下,可以将肝脏左叶做为声窗,向下打角度显示幽门。如果胃是空的,则该患儿不太可能患有 HPS;这种情况时,可以让孩子喝生理盐水或者葡萄糖

水,这样不仅可以提高确认幽门和十二指肠球的能力,而且能够明确分辨幽门的正常解剖(图 101-13)。

在患有 HPS 的患者中,胃明显扩张占据了正常胃窦部的位置,致使幽门很难分辨;这种移位有时造成了触诊时假阴性的原因之一(图 101-14)。一些研究者主张先用鼻饲管排空胃,但是我们更倾向于改变婴儿

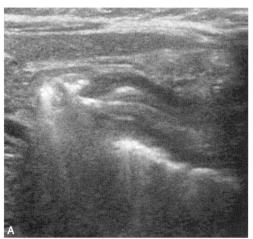
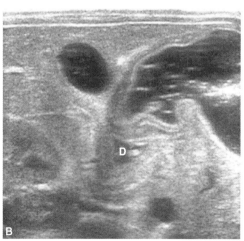

图 101-13 胃排空,类似幽门狭窄。A,8 岁女孩,呕吐。胃开始是空的,这与大多数婴儿胃幽门狭窄的症状是不符合的。然而远端塌陷的幽门管表现为"延长",该表现和像幽门狭窄表现。肌肉测量厚度约为 1.7~2.8mm。B,在患儿喝下电解质溶液后,幽门扩张表现完全正常。D,十二指肠球

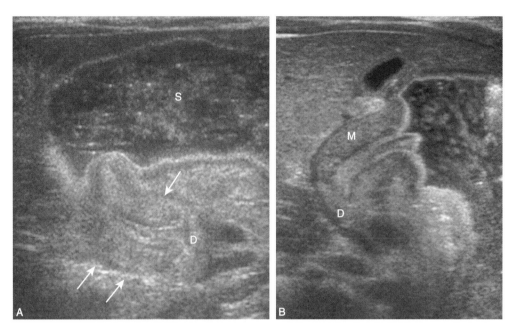

图 101-14　幽门狭窄患儿胃过度扩张时的陷阱。A,一个幽门狭窄的患儿远端胃腔过度扩张的图像显示过度增生的幽门(箭号)在胃(S)后方折叠。D,十二指肠球。B,当婴儿转向左后斜位时,过度增生的幽门向前方抬高,并且更容易检测及观察到。请注意幽门黏膜突向充满液体的胃窦内。M,肌肉;D,十二指肠球

的体位,从仰卧位转至左侧位,这样可以让十二指肠球的液体流至胃底部,找到观察肥厚幽门的最佳位置幽门肌肉厚度介于 2～3mm 之间时,存在一定程度的不确定性。在这种情况下,如果患儿继续呕吐,则需要进一步检查。HPS 进展的速度尚不清楚;这个过程是否开始于幽门痉挛,潜在的刺激事件和时间进程也是未知的。因此,对于可疑 HPS 的患儿,需要进行超声检查随访。

鉴别诊断

其他在超声表现上类似于 HPS 的疾病包括胃窦炎(伴有或不伴有溃疡病)和儿童慢性肉芽肿性疾病。但这些疾病通常发生于年长儿,而且临床表现不典型。

上消化道造影检查中和 HPS 最容易混淆的是幽门痉挛。尽管痉挛在超声检查时也表现为幽门肌肉增厚,但痉挛是一过性表现,通常与 HPS 不难鉴别,对于诊断不明确患儿可以进一步随访检查。在胃幽门部的局灶性息肉样增生,多与先天性心脏病和前列腺素治疗的病史相关。分叶状黏膜肿块可以引起胃流出道梗阻,在一些病例中可以发展成为 HPS。

诊断原则

幽门肿块的触诊是医生首先要做的诊断性检查。

在进一步的评估和推荐方法中,可以考虑通过鼻饲管排空胃,为手术和影像学检查创造条件。请外科会诊的花费及等候时间与影像学检查的花费,等候时间及诊断准确性相比,会因为地区及临床经验而有所不同。如果外科医生触诊到幽门肿块,则不需要进行诊断性影像学检查;如果外科医生未触诊到肿块,可以考虑影像学检查。为了等待反复检查而延长患儿住院时间是不划算的,并且会导致延误诊断和治疗。过去有观点建议给患儿服用镇静剂以提高触诊幽门肿块的敏感性,对此我们持反对意见。

一些研究者提议对有 HPS 症状的患者使用上消化道造影作为首选检查方式,因为以下两点原因:①尽管超声能够非常准确的诊断 HPS,但是并不能诊断引起患儿呕吐的其他疾病;②有学者认为上消化道造影作为首选检查方式比超声成本效率更高。如果超声检查正常,患儿接下来还需要进行上消化道造影检查,如果先进行上消化道造影检查则可以省超声检查的费用。但是,超声图像不仅能够了解幽门管腔的情况,还能够评估肌肉厚度,以及邻近肿块或者其他病变,并且不需要额外的对比剂使胃进一步扩张。更重要的是,由于我们坚持对儿童进行影像检查时做到"合理范围内的尽可能低剂量"原则,所以我们认为对于怀疑 HPS 的患儿,超声应该是首选的检查方法,特别是小婴儿,这部分患儿接受 X 线检查时间会较长。如果超声显示幽门正常,呕吐物内没有胆汁,并且十二指肠管

径正常,那么引起呕吐的原因很可能是胃十二指肠反流,这部分病例通常会在初诊时即被给予经验性治疗(图 101-15)。

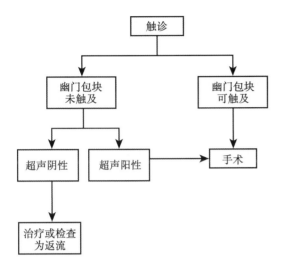

图 101-15 对怀疑患有幽门狭窄患儿的一个诊断流程

治疗

外科幽门肌切开术,1912 年由 Ramstedt 首次介绍,是对 HPS 患儿的传统治疗方法。在这个过程中,肌肉被切开,黏膜可以通过切口伸出而不需要再缝合(图 101-16)。

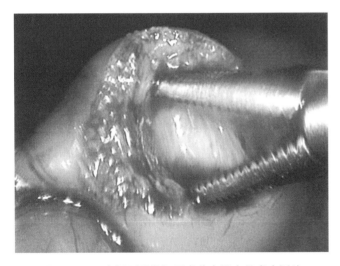

图 101-16 幽门环形肌切开术分离肌肉的术中图片

近年,有研究尝试对本病进行内科治疗,这是根据肌肉痉挛是肌肉增生和继发梗阻的影响因素的理论。一项对 HPS 患儿进行外科治疗和内科治疗的前瞻性研究结果显示,后者的成功率占是所有病例的 85%,14 例患者中仅有 2 个患者需要幽门肌切开术;在外科治疗组全餐喂养的平均时间为 2.7 天,内科治疗组全餐喂养的时间为 5.3 天。一项对 52 个内科治疗 HPS 患儿的大规模前瞻性研究显示,内科治疗成功率为 87%;外科治疗组平均住院时间为 5 天,内科成功治疗组平均住院时间为 13 天。另一项研究结果显示内科治疗的成功率为 75%,在内科治疗组,由于症状缓解需要较长的时间,导致一些患儿家长在内科治疗结束前改为选择外科手术治疗。

腹腔镜幽门肌切口术,于 1991 年被首次报道,近年来被一些儿科外科医生所提倡。Meta 分析及前瞻性研究显示,黏膜穿孔这一开腹和腹腔镜手术都可能发生的并发症,由于缺乏足够的认识,起初在腹腔镜手术中的发生率更高,这种情况需要二次手术。伤口感染在腹腔镜手术中少见。尽管腹腔镜术后在皮肤美观上更具有优势,但是至今为止的数据显示,只要熟练掌握腹腔镜手术技巧,两种手术过程的最后结果没有明显差异,一些前瞻性研究显示腹腔镜组术后较少出现呕吐,并且很少需要术后止痛。

部分患者尝试球囊扩张术没有成功;然而有研究显示,对于幽门肌切开术失败或者 HPS 复发的患儿,球囊扩张术有着潜在的作用,并且在一小部分患儿中取得了成功。

> **关键点**
>
> 　患儿 HPS 的 X 线影像学征象包括以下几个方面:
> - X 线腹部平片显示胃扩张
> - 狭窄、伸长、弯曲的幽门管
> - 鸟喙征
> - 线样征及双轨征
> - 肩样征
> - 乳头征和小弯切迹
>
> 患儿 HPS 的超声影像学征象包括以下几个方面:
> - 存留的为内容物
> - 幽门肌厚度大于等于 3mm
> - 狭窄、伸长、弯曲的幽门管
> - 大于等于肌肉厚度的大量黏膜
> - 黏膜和(或)肌肉层多普勒超声血流增多

参考文献

Full references for this chapter can be found on www.expertconsult.com.

第 102 章

后天性疾病

RICARDO RESTREPO and DIANA V. MARIN

　　儿童胃后天获得性疾病并不常见,且具有潜在的先天易染体质(如胃扭转),如感染性疾病(如消化性溃疡病)、肿瘤及肿瘤样疾病。从影像学角度来看,造影检查仍然是大多数胃疾病的主要诊断检查手段。然而,由于个体表现及潜在临床情况存在差异,还可以选用断面影像学,如超声和CT,以及核医学检查来评估胃部疾病。

胃扭转

　　病因学　正常情况下,胃食管结合部在腹膜腔内的位置相对固定,另外有4条韧带将胃固定分别是:①肝胃韧带;②脾胃韧带;③胃结肠韧带;④胃膈韧带(图102-1)。胃扭转指胃沿着其长轴(器官轴型)或短轴(网膜轴型)发生大于180°的异常扭转(图102-2A 和 B),引起闭祥的梗阻,容易继发闭塞、绞窄及穿孔。胃扭转的诱发因素包括先天性或继发性一个或多个韧带缺失,可以是单纯性韧带缺如,也可以伴随脾脏或横膈缺失。

　　在器官轴型胃扭转,胃大、小弯的位置发生反转,

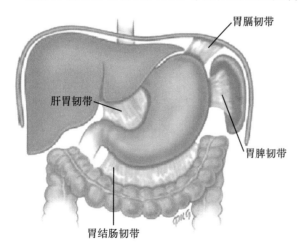

图 102-1　胃及韧带示意图。(From Timpone VM, Lattin Jr GE, Lewis RB. Abdominal twists and turns: Part 1, gastrointestinal tract torsions with pathologic correlation. *AJR Am J Roentgenol*. 2011;197(1):86-89. Reprinted with permission from *American Journal of Roentgenology*.)

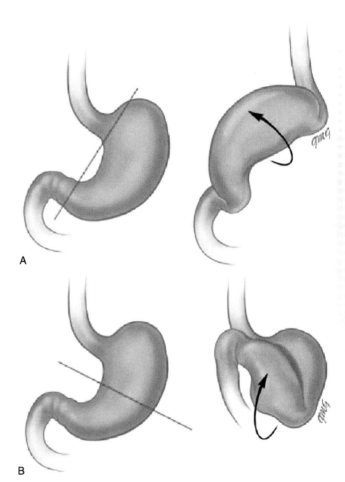

图 102-2　A,显示器官轴型胃扭转示意图。B,显示网膜轴型胃扭转示意图。(From Timpone VM, Lattin Jr GE, Lewis RB. Abdominal twists and turns: Part 1, gastrointestinal tract torsions with pathologic correlation. *AJR Am J Roentgenol*. 2011;197(1):86-89. Reprinted with permission from *American Journal of Roentgenology*.)

胃大弯位于胃小弯的右上方。在网膜轴型胃扭转,胃沿着短轴折叠,这导致胃食管结合部及胃幽门的关系发生反转。临床上,胃扭转主要表现为以下两种形式。急性起病者多见于网膜轴型胃扭转,表现为突然和持续的呕吐以及急性腹痛。慢性间歇性的临床症状多见于器官轴型胃扭转,没有特异性的临床症状,可表现为

反复发作的腹痛、呕吐及胃扩张。

影像学 胃扭转患儿的腹平片典型表现为显著的胃扩张。胃呈球形,远端肠管含气很少,表明胃流出道梗阻(图 102-3A)。其他征象包括膈抬高和胃腔内两个气液平面。胃扭转的类型可以通过胃形态推断出来:幽门位置高于胃底,同时伴有鼻胃管异常走形提示网膜轴型胃扭转,而胃大、小弯关系反转则提示器官轴型胃扭转;有时会发生混合型胃扭转,表现为两种类型混合的影像学改变。

尽管在大多数病例中,平片就能高度提示诊断,但上消化道造影仍然是主要诊断手段,能够同时显示胃扭转的类型及胃流出道梗阻的征象。CT 等影像学检查也可以显示胃的形态异常(见图 102-3),以及伴随的其他异常,如内脏异位或者积气。

治疗和随诊 胃扭转的治疗采用胃固定术,该手术能够由腹腔镜来完成。

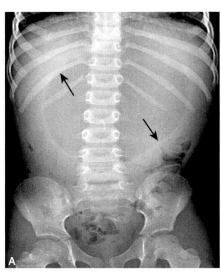 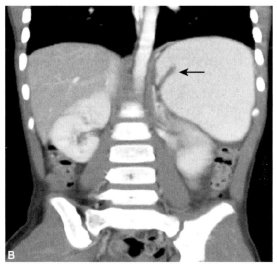

图 102-3 网膜轴型胃扭转。6 岁男孩伴有急性不间断呕吐。A,仰卧位腹部平片显示一个扩大的球形胃泡(箭号),远端肠管含气较少。B,增强 CT 扫描的冠状位图像显示扩大的胃泡沿着轴线反转,幽门位置倒置,位于上方(箭号)

自发性胃穿孔

病因学 胃自发性穿孔是一种罕见疾病,主要见于新生儿,是气腹的原因之一。自发性胃穿孔的原因尚不明确,但是可能的原因包括围产期低氧血症导致一定程度缺氧引起的急性胃扩张、远端肠管梗阻,以及先天性局部胃壁肌肉缺失。除新生儿期以外,胃穿孔更加罕见,并且通常继发于外伤(导管置入)、外科手术(胃底折叠术)、摄入腐蚀性物质或者消化性溃疡。穿孔最常见的临床表现包括急性腹胀、肠梗阻和呼吸窘迫,其他少见症状和体征包括发绀、发热、呕吐及血便。

影像学 当怀疑消化道穿孔时,腹部平片是首选的影像学检查。任何类型消化道穿孔在腹部平片中都表现为典型的腹部游离气。据报道,胃穿孔的一个提示征象是,在水平位投照时,胃内缺乏气液平面,远端肠管含气相对较少。

治疗和随访 胃穿孔需要手术治疗。在手术中,大多数穿孔为线性裂口,并且好发于胃大弯。

胃炎和胃病

胃炎是一个非特异性的术语,指胃壁内存在炎性细胞;诊断由组织学确定,内窥镜检查黏膜可以表现正常。胃炎有别于胃病,胃病表现为上皮损伤及再生,但是罕有炎性浸润,并且经常与特殊情况相关,如门脉高压性胃病。

在儿童中,胃的炎性改变通常由以下病因引起,包括:感染性疾病(如继发于幽门螺杆菌感染),巨大压力(如患有严重的疾病),化学物质(如摄入腐蚀性物质),嗜酸性细胞胃炎,肥厚性胃病(儿童的 Ménétrier 病),继发性其他系统性疾病,如克罗恩病和慢性肉芽肿性疾病。

消化性溃疡病

病因学 消化性溃疡病指胃和十二指肠黏膜的溃

疡,起因是由于黏膜保护机制与胃酸,胃蛋白酶,损伤及感染等侵袭性因素之间的不平衡。由碳酸氢盐和黏液组成的凝胶保护层附着在胃的内壁,厚度大约为0.2~0.5mm,该保护层由95%的水和5%黏糖蛋白组成。继发于幽门螺杆菌和抗炎药的凝胶层破坏,导致其下方黏膜层发生连续性破坏,当损伤累及肌层时则形成溃疡。

儿童消化性溃疡可为原发或者继发(包括药物、酒精、压力或者代谢性疾病),每种形式都有其不同的临床表现和预后并发症。幽门螺杆菌是目前公认的,与上消化道炎症和恶劣环境相关的常见人类病原体,几乎见于所有消化性溃疡病患儿。原发性消化性溃疡与幽门螺杆菌感染相关。

除了原发性及继发性分类法外,消化性溃疡还可以根据病变累及的位置(胃和十二指肠)进行分类。胃溃疡常见于新生儿和年龄较小的儿童,而十二指肠溃疡更常见于新生儿期以后,并且倾向继发于系统性疾病及慢性药物服用史,例如非甾体抗炎药。Zollinger-Ellison 综合征引起继发性消化道溃疡,常伴随着由胃泌素瘤引发的高胃酸引起的多发性溃疡(图102-4)。

溃疡病的症状随着患儿年龄不同而异,婴幼儿和较小儿童表现为喂养困难和呕吐。在一些患儿当中,消化性溃疡的首发症状可能是上消化道/下消化道出血或由于穿孔引起的急性严重腹痛。疼痛可能发生于夜间或者清晨。与成人不同,疼痛不会因为进餐或者服用抗酸药而缓解或消失。

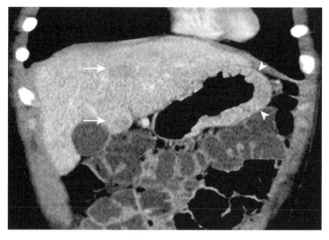

图102-4 10岁男孩,继发于胃泌素瘤的 Zollinger-Ellison 综合征。CT增强扫描的冠状位图像显示胃底部和胃体部标记的部分增厚(箭头)。肝脏的两个低密度的病变提示转移(箭号)

影像学 在过去的二十几年内,内窥镜在消化性溃疡诊断中发挥着重要的作用,与此同时,放射线检查的应用明显减少,目前仅限于偶然发现的病例,并且上消化道造影检查对于溃疡的检出具有较高假阴性率。尽管如此,上消化道造影检查作为腹痛、呕吐患儿的常规检查方法,可以偶然发现溃疡。在因急性腹痛进行CT检查的患儿中,偶尔可以发现穿孔性溃疡(图102-5)。

治疗和随诊 减少胃酸分泌的药物对本病治疗有效,对于幽门螺杆菌感染的病例,需要组胺2受体阻滞剂或质子泵抑制剂、抗生素及铋剂的联合治疗,从而根治病原菌,同时预防复发和严重并发症的发生。

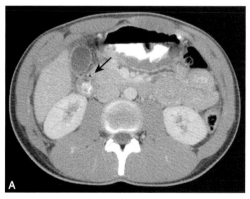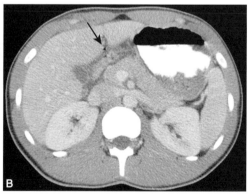

图102-5 十二指肠溃疡穿孔。16岁男孩,因为之前膝盖损伤及外科手术服用非甾体类抗炎药,在学校时表现为急性发作性腹痛。A,增强CT扫描显示十二指肠壁明显增厚以及少量游离气体(箭号)。B,轻度更向头侧方向的图像显示与十二指肠相关的液体以及额外的延伸至镰状韧带的游离气体(箭号)

肥厚性胃病(Ménétrier Disease)

病因学 肥大的胃皱褶样折叠,同时伴有蛋白丢失性肠病,在儿童被称为 Ménétrier 病,或者儿童肥厚性胃病。该病的临床、病理及病因学都与成人不同。成人的肥厚性胃病属于慢性疾病,且属于癌前病变。在儿童,Ménétrier 病属于自限性疾病,发病高峰年龄为 5 岁。临床表现包括急性呕吐、腹泻、上腹部疼痛及厌食。常伴有外周性水肿,可能与腹水和胸腔积液相关。个别病例中,上消化道出血与胃皱褶溃疡可能同时出现。本病的病因尚不明确,研究显示与严重感染相关,包括巨细胞病毒、幽门螺杆菌、支原体、疱疹病毒及兰氏贾第鞭毛虫等。

影像学 本病通常由上消化道造影检查进行诊断,表现为除胃窦及幽门外,胃底及胃体的黏膜明显增厚并折叠,小肠表现正常。超声检查也广泛用于本病的诊断。在 CT 图像中,也可以看到胃底及胃体黏膜增厚、折叠,胃窦和幽门不受累(图102-6)。内窥镜检查可以明确诊断。鉴别诊断包括嗜酸性细胞胃炎、原发性胃淋巴瘤、胃癌、炎性假瘤、胃静脉曲张、Zollinger-Ellison 综合征、淋巴管扩张,有生鱼摄入病史的患儿还要除外异尖线虫病。

治疗和随诊 Ménétrier 病是儿童自限性疾病。在低蛋白血症得到纠正后,患儿的临床症状通常在 2~4 周内即可完全消失,影像学及内窥镜检查下病变的修复则需要几个月时间。

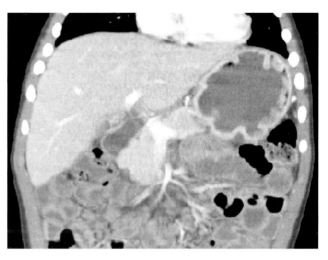

图 102-6 Ménétrier 病。增强 CT 扫描冠状位重建图像显示 4 岁男孩明显扩张的胃底典型增厚的胃皱褶。该患儿临床表现为呕吐 10 天伴有条纹样出血,眼睑出血以及低蛋白血症。Ménétrier 病被内窥镜及胃活检确诊

慢性肉芽肿性疾病

病因学 儿童慢性肉芽肿性疾病(chronic granulomatous disease,CGD)是一种嗜中性粒细胞功能异常的遗传性疾病,属于典型的 X 连锁隐性遗传性疾病,亦可见 3 个常染色体隐性基因缺陷。基因改变导致巨噬细胞内烟酰胺腺嘌呤二核苷酸磷酸(nicotinamide adenine dinucleotide phosphateoxidase,NADPH)分子激活缺陷,从而阻止了在"呼吸爆发"时自由基过氧化物的形成,导致巨噬细胞内过氧化氢阳性的微生物存活,伴有慢性炎性反应以及肉芽肿形成。胃窦部狭窄是胃部 CGD 的特征性表现,发生于 16% 的病例中。与常染色体隐性遗传方式的患儿相比,X 连锁隐性遗传方式

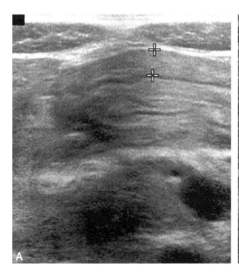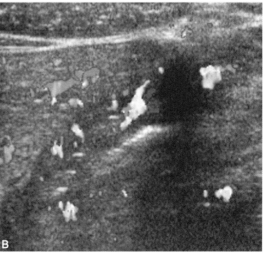

图 102-7 慢性肉芽肿性疾病。15 岁患儿,病变累及胃窦,临床表现为呕吐。A,胃窦的超声显示壁明显增厚,十字准线测量前壁厚度 6mm。B,多普勒超声评估同一区域显示血流

的患儿更容易发生胃流出道梗阻,出现症状的平均年龄是 44 个月,通常伴随严重呕吐。组织结构上,肉芽肿病变形成于胃窦壁内;然而,胃窦壁增厚的病因学尚不清楚,缺乏特异性病原体。

影像学　患有 CGD 伴随胃流出道梗阻症状的患儿,需要首先进行超声或上消化道造影检查进行评估。患儿病史对本病准确诊断非常重要。超声检查显示胃窦壁环形增厚。上消化道造影检查可显示胃窦部向心性狭窄,同时评估胃梗阻程度。为了在 CT 上清楚显示增厚的胃壁,需要将胃扩张。尽管 CT 不是本病的首选检查方法,但 CT 有助于发现其他部位的疾病,如肠系膜腺病,肝脏及脾脏的受累情况。累及胃窦部的病变鉴别诊断包括消化性溃疡、克罗恩病(图 102-7)及嗜酸细胞性胃炎。

治疗和随诊　通过营养支持,激素和抗生素联合应用保守治疗,大多数患者在数周内即可好转。

嗜酸细胞性胃炎

病因学　嗜酸细胞性胃炎是一组少见的原因不明的疾病,它们共同的特征为胃及小肠的嗜酸性细胞浸润,外周血嗜酸性粒细胞增多,血浆免疫球蛋白 E 增多,并且可以累及胃肠道其他部分,包括食管、十二指肠和结肠。婴儿期至青春期均可发病,临床表现为腹痛、厌食、生长迟滞、贫血、胃部梗阻、蛋白质丢失性肠病及嗜酸性粒细胞增多性腹水。可以促使本病加重的食物包括牛奶、鸡蛋和大豆。大约 70% 儿科患者的病

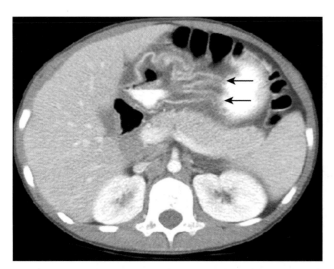

图 102-8　嗜酸细胞性胃炎。14 岁,患有慢性腹痛、消瘦及恶性。增强 CT 扫描显示胃皱褶明显增厚,主要位于胃窦部(箭号)。胃壁分层提示水肿。患儿消瘦,皮下脂肪层缺乏

情在成年之前得到缓解。

影像学　在上消化道造影检查或者 CT 检查中,胃窦部黏膜呈花边样或结节样改变,胃体及胃底不受累,在组织学上,病变区域可以看到嗜酸性细胞浸润(图 102-8)。在超声图像中,胃窦部的异常改变和肥厚性幽门狭窄的影像学表现非常相似,如果在这种影像学征象同时伴有嗜酸细胞增多,则要考虑嗜酸细胞性胃炎的可能。

治疗和随诊　限制不适宜食物的摄入具有一定疗效。其他治疗包括口服色甘酸、激素和氨基酸基础元素饮食。

胃肿瘤及肿瘤样病变

胃肠道异物

儿科患者吞食异物相对常见,属于潜在的危险情况,好发于 6 个月到 3 岁儿童。然而有报道的发病率仅为 1%,许多患儿都没有症状。由于一些异物可能停留在胃内,因此确定这些异物的有无非常重要,并且要留意如果这些异物不被移除可能出现的并发症。

病因学　吞食的异物中,硬币以及边缘光滑,圆钝的异物最为常见;然而,根据地域和文化的不同,摄入的异物也有一定差异。除了与异物大小和形状相关的并发症,电池等特殊异物,由于含有化学成分会导致毒性反应(图 102-9)继发机械性问题和压力性坏死,当摄入磁铁以后也会发生上述类似并发症。

影像学　大约有 64% 的异物是不透射线的,能够在 X 线平片中被发现。木质或塑料制品能够透过射线。当怀疑异物时,需要进行颈部、胸部及腹部 X 线平片的完整检查,进行全面评估。对于可疑透射线的异物摄入时,使用水溶性对比剂的造影检查有助于诊断。

治疗和随诊　尽管 90% 的异物能够自然地通过食管,但对于锋利的异物,建议在进入十二指肠前将其取出。一旦异物通过了胃,就需要孩子的监护者密切观察患儿粪便以确定异物被排出体外。如果一个星期以后,患儿仍然没有排出异物,则需要拍摄 X 线平片确定异物的位置;如果异物仍然位于十二指肠内,则需要通过内窥镜进行移除。磁盘和纽扣电池由于可以引起直接腐蚀性损伤,需要密切关注并且尽快通过内窥镜去除。如果纽扣电池位于食管内,由于存在潜在的灼伤和继发食管狭窄风险,应该迅速取出。较大的电

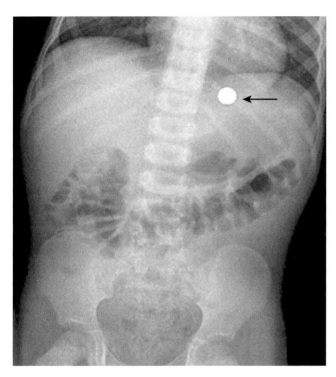

图 102-9　2 岁儿童误服手表电池。胸腹部仰卧位片显示胃底部误食的电池（箭号）

表 102-1	根据吞食物不同的胃石分类

植物胃石：水果（大枣，柿子）和蔬菜（纤维素，半纤维素，木质素）中不易消化的残渣

毛胃石：头发和其他纤维；与年轻女性相关，和（或）患有精神疾病的患者，吞食头发，地毯，绳索，线等

乳胃石：未消化的牛奶凝固形成的固体肿块，通常见于新生儿期，由于喂养高度浓缩的配方食品

药物胃石：药物的聚集

其他：毛发、水果及纤维的混合物

蠕虫

池由于很难通过胃，需要从胃内取出。

胃石

　　胃石是指存在于胃或胃肠道的其他部位，由不能消化的物质长期聚积形成。胃石的名称起源于阿拉伯词语"badzehr"。原意是"毒药的解毒剂"，因为动物的胃石被认为具有治疗作用或者是神奇的力量，可以用来治疗很多的疾病，如惊厥和黑死病。

　　有胃石的患者可能没有症状或仅表现为非特异性的症状，如上腹部不适。其他主诉还包括腹胀、恶性呕吐、早期饱胀感、口臭、吞咽困难和发育迟滞。

　　病因学　同时伴有发育迟缓和精神疾病的患者容易患胃石，如神经性厌食症患者。发病诱因包括之前的胃外科手术、伴有胃瘫的糖尿病、囊性纤维化、肝内胆汁淤积及肾衰竭。

　　最常见的三种胃石类型是：①毛胃石，由摄入的毛发构成；②植物胃石，由植物构成；③乳酸胃石，由没有消化的牛奶凝乳构成（表 102-1）。毛胃石通常起因于吞食了多种少量的头发、或者皮毛，地毯以及衣服上的纤维。这些毛发和纤维停留在胃黏膜皱褶内，经过一段时间即形成胃内肿块。胃石形成于胃腔内，其尾部可以延伸至十二指肠。少数胃石可以发生于远端小肠管内（图 102-10）。个别病例中，可见胃石贯穿整个小肠，这种情况被称为"Rapunzel 综合征"。

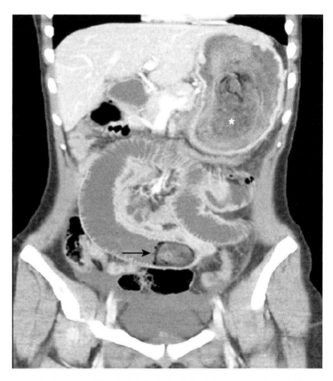

图 102-10　神经性厌食症青春期女孩，毛胃石。增强 CT 扫描冠状位图像显示胃腔内混杂密度团块毛粪石（星号）。在中段空肠内可见另外一个毛胃石（箭号）引起近端小肠梗阻

　　植物胃石是由植物构成的，例如纤维素和水果单宁酸。常见于长期摄入高纤维的水果和蔬菜者，在成人，最常见于既往有过外科手术史的患者。

　　乳酸胃石（图 102-11）发生于被给予高浓度配方奶喂养的早产儿；胃动力差和脱水会加重患病风险。

　　影像学　在胃石的病例中，如果胃流出道存在梗阻，X 线平片显示为胃内由气体勾勒的充盈缺损伴胃胀气。上消化道造影检查时，对比剂覆盖在胃石表面并且填充其内部间隙，形成特征性的斑驳外观（见图 102-11）。CT 检查也可以辅助诊断胃石，典型者不需要摄入对比剂；CT 也能够帮助诊断其他部位的胃石（见图 102-10）以及其他潜在的并发症，如梗阻或

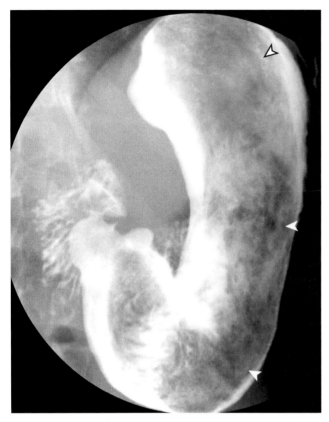

图102-11　6个月婴儿乳胃石。上消化道造影斜位显示胃腔内边界清晰的圆形充盈缺损（箭头），被随后的内窥镜检查证实为乳胃石

穿孔。

治疗和随访　部分胃石可以通过酶疗法使其破碎并分解，对于乳酸胃石患儿，可以用生理盐水洗胃，同时调整喂养方式，对胃动力差的患儿，需要服用胃动力药以避免复发。对于毛胃石或者上述治疗失败的病例需要外科手术或内窥镜治疗。

胃肿瘤

病因学　胃的肿瘤无论是原发还是继发，在儿童期都很少见。胃部肿块的鉴别诊断包括息肉、淋巴瘤、胃肠间质瘤、平滑肌肉瘤、畸胎瘤和炎性假瘤。

息肉可以发生于胃肠道的任何位置，是儿童最常见的胃部肿瘤。孤立性胃息肉是典型的良性增生性息肉，或与异位胰腺相关。息肉可以是某种综合征的一部分，如 Peutz-Jeghers 综合征的错构性息肉，Gardner 综合征的腺瘤样息肉，以及家族性腺瘤样息肉病。高达60%的家族性息肉综合征患者可见胃息肉，由于腺瘤样息肉具有潜在恶变的趋势，所以这些患者需要进行终身内窥镜检查随访。Peutz-Jeghers 综合征患者的

恶变风险也较高。

原发的胃淋巴瘤分为黏膜相关淋巴组织（mucosaassociated lymphoid tissue，MALT）淋巴瘤和非 MALT 淋巴瘤。典型的 MALT 病变多见于幽门螺杆菌感染后的应激反应，儿童罕见。非 MALT 原发胃淋巴瘤也很罕见，并且通常是高级别 B-细胞来源的非霍奇金淋巴瘤，多为 Burkitt 淋巴瘤。

胃肠间质瘤（GIST）是间叶细胞肿瘤，起源于胃肠道中空脏器的肌层，并且被认为可能起源于 Cajal 间质细胞。这些肿瘤在儿科患者非常少见，包括以前被诊断为平滑肌瘤、平滑肌肉瘤和成平滑肌瘤等多种病变。区别于其他疾病，GIST 的 c-KIT 和 PDGFRA 激酶蛋白为阳性，并且合并基因突变，但儿科患者的病理尚不清楚。这些肿瘤多发生在胃窦和胃体部，且多见于青春期女性，可能与肺部软骨瘤和肾上腺外副神经节瘤或者 I 型神经纤维瘤病相关。

平滑肌瘤和平滑肌肉瘤都是间质性肿瘤；与 GIST 不同的是，这些肿瘤的 c-KIT 和 PDGFRA 激酶蛋白为阴性，但平滑肌标记物为阳性。儿童期少见，发病高峰年龄是60岁。尽管息肉样平滑肌瘤是胃肠道最常见的平滑肌肿瘤，但本病在食管及直肠乙状结肠以外的部位非常罕见；同样的，胃部恶性平滑肌肉瘤也是非常罕见的。

发生在胃部的畸胎瘤不足儿童全部畸胎瘤的1%，畸胎瘤更常发生于骶尾部、纵隔及生殖腺。胃的畸胎瘤好发于男性，多于新生儿及婴幼儿期起病。

炎性假瘤，又称组织浆细胞肉芽肿，是由肌成纤维细胞、纤维母细胞、组织细胞、浆细胞及淋巴细胞组成。最常见于肺部，罕见于胃部。与小细胞性贫血、高丙种球蛋白血症及血沉加快相关。

胃的肿瘤有相似的临床症状，包括可触及的腹部肿块、上消化道出血、贫血、腹痛，以及少见的胃流出道梗阻。淋巴瘤的患者可以出现全身症状。

影像学　在上消化道造影检查中，息肉表现为有蒂或者无蒂的、表面光滑、起源于胃壁的黏膜肿块。腺瘤样息肉常位于胃窦部，并且多发。CT 检查时需要使胃适当扩张，病变征象与消化道造影表现相似（图102-12）。

无论是少见的原发胃淋巴瘤，还是常见的继发胃淋巴瘤，CT 都表现为局灶或弥漫的肿块突入管腔内（图102-13），可以伴随对周围组织结构的占位效应。小肠可表现为多灶性病变，同时伴有肝脾肿大、局部或远隔淋巴结肿大。在上消化道造影检查中，表现为黏膜呈结节样，皱褶增厚，伴或不伴溃

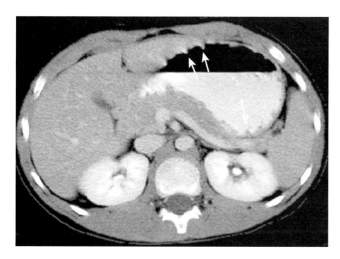

图 102-12　加特纳综合征患儿多胃息肉发,全结肠切除术后状态。增强 CT 扫描显示弥漫的起源于胃壁突向胃腔的多发性胃小息肉(箭号),被内窥镜检查证实

疡性肿块。CT 正电子断层扫描(CT-PET)被用于儿童淋巴瘤的分期,评估疾病的活性以及累及远隔部位,尤其是那些大小尚不符合病理学检查的淋巴结。

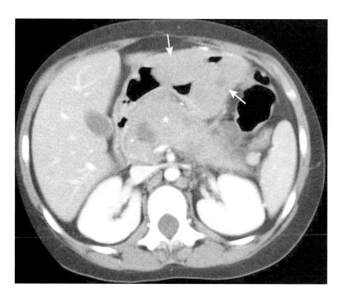

图 102-13　Burkitt 淋巴瘤,14 岁女孩,临床表现为呕吐及发热。增强 CT 扫描轴位图像显示两个较大的起源于胃壁凸向胃腔内边缘光滑密度均匀的肿块(箭号)。肿块的密度与周围肌肉等密度。一个更大的不均匀肿块累及胰腺(星号)

GIST 等其他肿瘤表现为突入胃腔内的肿块(图 102-14),或对周围组织的占位效应。断层成像 CT 和 MRI 可以清晰显示胃外病变累及范围。CT-PET 有助于评价远隔转移。如果肿块内存在钙化,需要考虑畸胎瘤可能。

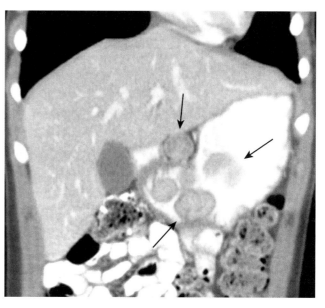

图 102-14　多灶性胃肠间质瘤,青春期女孩,临床表现为慢性腹痛和贫血。CT 增强扫描冠状位图像显示起源于胃窦部胃壁小的,边界清晰的肿块(箭号)

治疗和随诊　一旦影像学检查提示肿物,需要进行内窥镜和活检以明确诊断。对胃淋巴瘤的治疗仍然存在争议,通常采用化疗,有学者建议同时进行幽门螺杆菌的根治术。CT-PET 可用来监测疗效。

对于原发 GIST 以及其他实性胃肿瘤患者,外科切除术是一线治疗方法,也是唯一彻底治疗的方法。内窥镜可以用于较小病变的切除。对于病情严重不能耐受手术或已发生转移的患者,c-KIT 靶向酪氨酸激酶抑制剂化学治疗被证明对 GIST 是非常有效的。CT-PET 可用来监测化疗的效果。

✓ **临床医生须知**

- 肠扭转的类型、诊断性影像学,以及可能的并发症。
- 儿童肠壁增厚的鉴别诊断。
- 高危险度的消化道异物,如磁铁和电池的影像学表现。
- 儿童胃的肿瘤的类型,以及这些肿瘤的特征性表现。

关键点

　　两种不同类型的胃扭转有不同的临床症状,器官轴型通常表现为慢性腹痛、呕吐及胃胀气。网膜

轴型典型表现为突然的呕吐及急性腹痛。

大多数吞食的异物一旦到达胃部，不需要进行干预，因为它们能够自然地排泄出去。

胃石的诱发因素包括精神疾病、先前的胃部外科手术、胃瘫、囊性纤维化及肾衰竭。

儿童的胃壁增厚原因很多。如果病变累及胃窦，嗜酸细胞性胃炎及肉芽肿性胃炎应该被考虑到。如果病变累及胃底及胃体，Ménétrier 病是有可能的。

推荐阅读

Chen MK, Beierle EA. Gastrointestinal foreign bodies. *Pediatr Ann.* 2001;30:736-742.

Lin C, Lee H, Hung H, et al. Neonatal gastric perforation: report of 15 cases. *Pediatr Neonatol.* 2008;49(3):65-70.

Oh SK, Han BK, Levin TL, et al. Gastric volvulus in children: the twists and turns of an unusual entity. *Pediatr Radiol.* 2008;38:297-304.

Wang L, Lee H, Yeung C, et al. Gastrointestinal polyps in children. *Pediatr Neonatol.* 2009;50(5):196-201.

参考文献

Full references for this chapter can be found on www.expertconsult.com.

第103章

先天性和新生儿畸形

MARTA HERNANZ-SCHULMAN

十二指肠

十二指肠的先天畸形包括自身梗阻性病变和十二指肠周围对其产生影响的病变,自身病变包括十二指肠闭锁或者狭窄,外在疾病包括中肠扭转,环状胰腺,十二指肠前门静脉和肠重复畸形;内在和外在的病变可以见于同一个病人。

内在疾病:十二指肠闭锁和狭窄

概述 十二指肠闭锁和狭窄可以表现为完全狭窄和不完全狭窄,发病年龄从胎儿期到儿童期,甚至到成人期。新生儿十二指肠闭锁和狭窄的发病率约为1:7000,约占全部肠闭锁患儿的一半。与远端肠管闭锁相似,十二指肠闭锁被分为Ⅰ~Ⅲ型。Ⅰ型是由完全性或部分性隔膜构成,Ⅱ型是由纤维索带连接,Ⅲ型为闭锁端被裂隙分离。十二指肠憩室以及"风兜"样改变被认为是Ⅰ型肠闭锁的变异型。

病因学 在妊娠第4~6周时,原肠管腔内上皮细胞过度增殖而将肠腔闭塞,到第12周时管腔再通。十二指肠闭锁和狭窄的病因被认为是十二指肠管腔再通失败的结果。

临床表现 产前主要表现为羊水过多,约占全部病例的30%~50%,其中约有一半患儿会出现早产。约1/3新生儿期出现十二指肠梗阻症状的病因是十二指肠肠狭窄。肠闭锁的新生儿会在生后24小时内出现呕吐。由于典型的十二指肠闭锁/狭窄发生于肝胰管壶腹部以远,所以呕吐物内会含有胆汁。而梗阻发生于肝胰管壶腹部近端者也多达23%。这些患儿表现为非胆汁性呕吐,类似于肥厚性幽门狭窄。由于十二指肠梗阻位于胃肠道近端,扩张的胃和十二指肠会使上腹部饱满,但患儿多无明显全腹胀。十二指肠狭窄的症状出现得稍晚,主要取决于狭窄程度;临床表现缺乏特异性(如发育迟滞),狭窄部位位于肝胰管壶腹部远端者,可表现为反流性胰腺炎。个别患儿会因为吞食了不易通过狭窄部的食物,导致梗阻加剧,继而出现腹痛及呕吐。十二指肠隔膜患儿表现为憩室或"风兜"样改变,也可能于吞食异物后被偶然发现。

十二指肠闭锁/狭窄患儿可有多种并发症,并且与患儿的临床症状及表现密切相关。其中约1/3患儿伴随有环状胰腺及肠旋转不良。约25%~40%十二指肠闭锁/狭窄患儿为21-三体综合征;相反地,约有4%的唐氏综合征患儿合并十二指肠梗阻。据报道,约有1%~3%十二指肠闭锁及唐氏综合征患儿伴发先天性巨结肠。约有5%的食管闭锁患儿伴发十二指肠闭锁。此外,有报道,内脏异位及多脾可见于十二指肠隔膜/管腔内憩室患儿。

影像学 腹部平片是对怀疑梗阻患儿最基本的检查方法。十二指肠闭锁腹部平片的典型表现为"双泡征",代表扩张的胃和十二指肠。由于梗阻在宫内时期已经存在,致使梗阻近端十二指肠显著扩张,可达胃的1/3~1/2大小(图103-1)。偶尔胃窦完全开放,两个囊泡分界不清(图103-1B)。腹部平片上的征象具有诊断意义,不再需要造影检查明确诊断。个别病例中,在完全闭锁患儿的梗阻远侧也可以见到气体;这种情况见于异常的两个胆管分支分别开口于闭锁处的两侧时。空气或者造影剂可以反流入异常胆管,使梗阻近端十二指肠内容物绕过梗阻点进入远端十二指肠(图103-2)。在十二指肠狭窄患儿中,表现为胃和近端十二指肠扩张,而远端肠管含气减少,具体程度与梗阻程度相对应。如果狭窄程度轻或者胃已通过胃管减压,则腹部平片可以没有阳性改变。对于十二指肠闭锁合并伴有瘘管的食管闭锁患儿,腹部平片是有诊

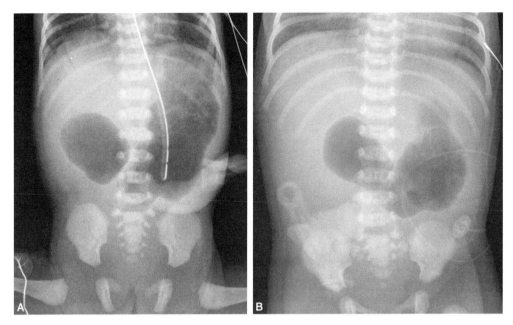

图 103-1　十二指肠闭锁。A,1 天早产儿,妊娠 32 周出生,产前诊断为十二指肠闭锁。腹部平片显示典型的双泡征,胃和十二指肠明显扩张,远端肠管无气体。B,足月婴儿,产前检查为十二指肠闭锁。腹部平片显示胃窦明显张开,通过它在扩张的胃和十二指肠之间存在明显宽阔的交通,远端肠管无气体。在手术中,该患儿被发现伴发的十二指肠旋转不良,无肠扭转,除了肠十二指肠吻合手术以外,还做了一个 Ladd 分离手术

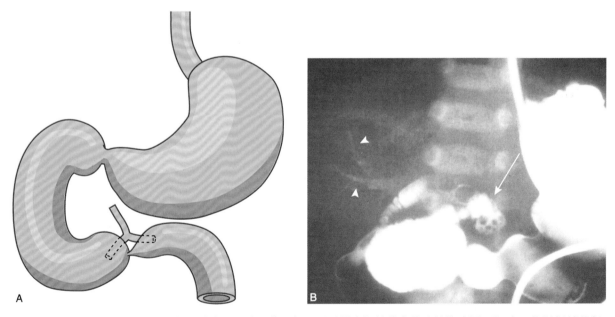

图 103-2　伴有异常胆管的十二指肠狭窄。A,十二指肠梗阻通过异常胆管分支分流的缩略图。B,十二指肠闭锁的新生儿的上消化道造影显示,造影剂在胆管系统内(箭号)以及在梗阻点远端的肠管内

断意义的(图 103-4)。

　　对于十二指肠狭窄以及需要和肠旋转不良相鉴别的患儿,需要进行上消化道造影检查。此外,肠旋转不良可以和十二指肠狭窄或者闭锁共存。因此,任何临床怀疑合并肠旋转不良的情况都应该行上消化道造影检查。对于十二指肠闭锁患儿,过去一直通过造影剂灌肠检查评估肠旋转情况,但是如果结果正常或回盲

部高位时,这个检查对诊断是没有帮助的。

　　在十二指肠狭窄的患儿,上消化道造影能够明确局部梗阻(图 103-6);当有隔膜存在的时候,隔膜表现为薄的线样充盈缺损(见图 103-6B 和 C)。进食异物后则表现为十二指肠憩室。当十二指肠闭锁两端分别与异常胆管相连时,十二指肠闭锁与十二指肠狭窄表现类似,同时胆管内可以见到造影

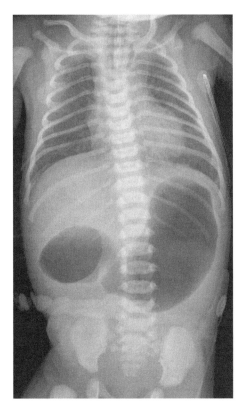

图 103-4 食管闭锁以及十二指肠闭锁的一天的新生儿。图片显示胃管位于食管囊袋近端;腹部双泡征提示远端的气管食管瘘和十二指肠闭锁

剂(见图 103-2)。

CT 断层影像学目前并不作为十二指肠闭锁或者狭窄患儿的常规检查。有时,位于肝胰管壶腹部近端的十二指肠狭窄表现为不含胆汁的呕吐,临床通常首先考虑为幽门狭窄,而行腹部超声检查。本病中,超声表现为幽门和十二指肠球异常显著扩张(图 103-8)。

治疗 十二指肠闭锁和有症状的十二指肠狭窄需

要外科手术治疗。1932 年 Ladd 对利用外科手术治疗十二指肠梗阻进行了报道,当时的死亡率约为 40%。在 1990 年,Kimura 等人描述了菱形吻合技术,该技术已成为开腹手术的标准术式,死亡率约为 5% ~ 10%,死亡率很大程度上与伴随的疾病相关,尤其是涉及心脏的疾病。最近,腹腔镜下十二指肠吻合手术正在被广泛使用,该技术改善了预后,有助于肠功能恢复,减少了患儿的住院时间。

外在病变:环状胰腺、肠旋转不良、十二指肠前门静脉和肠重复畸形

环状胰腺

概述 环状胰腺指胰头部包绕十二指肠降段。由于部分病例无症状,所以环状胰腺的具体发病率尚不清楚。成人尸检的发生率约为 1∶100 000 ~ 15∶100 000。有报道显示,对有症状的患者进行内窥镜逆行胰胆管造影(ERCP)时,发生率约为 1∶1000 ~ 4∶1000。在儿童,发病率估计约为 1∶15 000 ~ 12∶15 000。环状胰腺能够导致外因性十二指肠梗阻;然而,大部分环状胰腺引起十二指肠梗阻的患儿很有可能也伴随着十二指肠自身的异常。

病因学 胰腺起源于较小的腹芽和十二指肠的较大背芽。通常腹芽旋转和背芽融合。当腹芽在旋转前被十二指肠栓系,或者如果腹芽在融合前没有旋转完全,就会形成环状胰腺。胰腺的环形部分环绕十二指肠,通常通过独立的胰管进入十二指肠,背向 Vater 壶腹部。十二指肠内容物可以反流入胰腺环形部的胰管内。

临床表现 环状胰腺可以没有症状,成人(中位

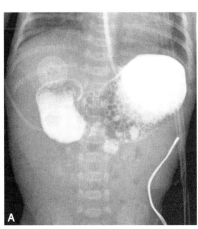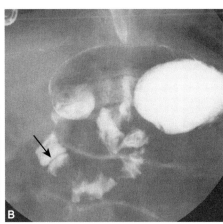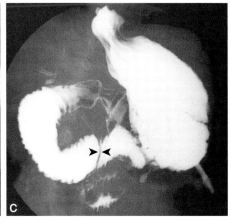

图 103-6 十二指肠狭窄。A,上消化道造影检查 30 分钟以后摄片,显示十二指肠梗阻。B,显示的为同一个婴儿。上消化道造影图像显示一个十二指肠隔膜(箭号)。C,9 个月女孩的上消化道造影检查图像显示一个薄的十二指肠隔膜(箭头)

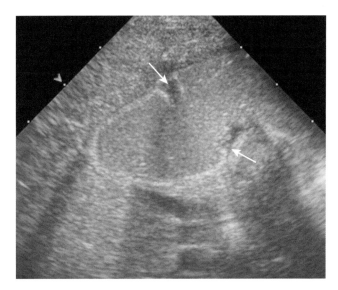

图 103-8　十二指肠狭窄。4 周女孩的超声图像,伴有非胆汁性呕吐,并且怀疑幽门狭窄。超声图像显示一个宽大的扩张的幽门(箭头)和十二指肠球。在随后的手术中,十二指肠狭窄的诊断被确定

年龄为 47 岁)期的症状和体征类似肿瘤,胆总管梗阻引起黄疸,十二指肠内容物通过独立的胰管反流进入

环形胰头部可引起胰腺炎。儿童典型的发病中位年龄为 1 天,表现为十二指肠梗阻的相关症状,包括产前超声异常,以及生后不久就出现呕吐和喂养困难。较大儿童患者可能表现为胰腺炎或黄疸。

儿童环状胰腺患者常伴有其他异常,包括肠旋转不良、食管闭锁、肛门闭锁和心脏病,还可伴随 21-三体的患儿和 Cornelia de Lange 综合征及内脏异位。

影像学　腹部平片可以显示梗阻患儿十二指肠扩张的征象。上消化道造影将显示十二指肠降段狭窄(图 103-9A)。超声可以显示包绕十二指肠降段环状走行的胰腺组织,类似于胰头部肿块(图 103-9B)。CT检查则可以做出更加明确的诊断(CT,图 103-9C~E)。磁共振成像(MRI)也可以显示胰腺组织的环状结构,MRI 胰胆管造影(MRCP)能够显示更多精确的征象,勾勒出胰管的环状走行(见图 103-9F~G),类似于内窥镜逆行胰胆管造影所见的征象。

治疗　对于内在原因性的十二指肠梗阻,主要治疗方法为外科分流;由于术后存在胰瘘或胰腺炎的可能性,目前不建议切断或去除环绕十二指肠的胰腺组织。

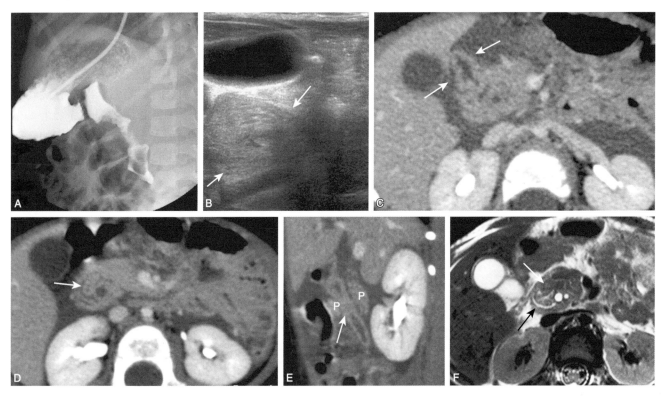

图 103-9　环状胰腺。A,2 岁女孩,患有环状胰腺,上消化道造影(UGI)检查显示十二指肠降部的环周压迫征象。患儿表现为胰腺炎;在她的症状缓解以后行上消化道造影检查,评估十二指肠梗阻的潜在原因。B,在最初出现症状时超声检查显示胰头增厚(箭号);中心的十二指肠显示不清。C~E,腹部的 CT 影像。C,可见十二指肠(箭号)进入胰腺部。D,再一次看见十二指肠(箭号)在胰头内,就位于胆总管旁。E,矢状位重建显示十二指肠(箭号)降段在胰腺(P)内穿行。游离液体继发于胰腺炎。F,腹部 T2 加权序列 MRI 图像显示十二指肠(白箭号)位于环状的胰腺头部内,勾勒出部分环状的背侧胰腺导管(黑箭号)

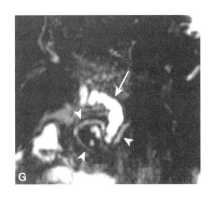

图 103-9(续)　G,MR 胰胆管造影勾勒出胰腺导管(箭头)和其在胰头部环状的走行。箭号为扩张的胆总管。(Courtesy Melissa A. Hilmes, Nashville, TN.)

肠旋转不良

概述

"肠旋转不良"指中肠没有完成正常的旋转过程,而出现的一系列异常,不仅影响十二指肠空肠结合部,而且影响中肠盲肠的位置,两者可以单独发生,也可以同时发生。由于很多没有症状的病例都没有被发现,所以肠旋转不良的发病率很难明确;有报道,在存活的新生儿中发病率高达 1 : 500,与幽门狭窄相似(2 : 1000～5 : 1000)。

中肠包括由肠系膜上动脉供血的肠管,从十二指肠降段以远至横结肠远段。胚胎时期的中肠经历了逆时针旋转 270°(从前方观察),经过相对复杂的一系列步骤到达最终的位置。

肠管起源于一条直管,十二指肠空肠结合部与盲肠位于一条直线上。随诊肠管发育,它以肠系膜上动脉为轴心形成一个最初的肠襻,其顶端位于卵黄管,近端部分是动脉前支(十二指肠空肠),远端部分是动脉后支(回盲肠或盲结肠的)。最初,十二指肠和盲肠逆时针旋转 90°,使十二指肠空肠结合部位于右上腹部,盲肠位于左下腹部。大约在妊娠第 6 周,肠管的持续生长导致肠管疝入脐带,此时十二指肠空肠结合部第二次逆时针旋转 90°。到妊娠第 10 周,肠管开始返回腹腔,十二指肠通过最后的逆时针 90° 旋转,终止于左上腹部,以 Treitz 韧带固定;盲肠经过最后的 180° 旋转终止于右下腹部,并通过背系膜的缩短和再吸收固定于后腹膜。

肠管通过附着于后腹壁的肠系膜呈悬挂状,从左上腹延伸至右下腹(图 103-11)。十二指肠 C 形肠襻的结构是经历 270° 旋转后的结果。肠旋转和固定的最后一步包括升结肠和降结肠背系膜的再吸收以及升结肠的伸长,伴随盲肠的下降,这个过程直到出生后几个月才最终结束。梅克尔憩室是胚胎动脉前后支的分界点。

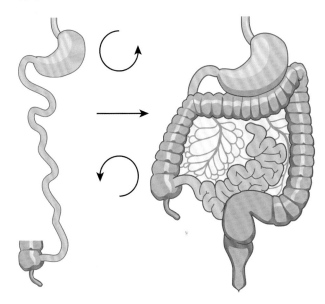

图 103-11　正常的中肠旋转。中肠开始于一个直管;十二指肠空肠结合部逆时针旋转 270° 后置于左上腹部,盲肠经过 270° 逆时针旋转后置于右下腹部。在旋转后肠管正常的固定完成,结果是中肠悬挂于广基底的肠系膜上,在腹膜后两端附着

病因学

上述背景知识对理解由肠旋转不良和肠固定不良引起的临床问题非常重要。

正常的旋转过程中断导致肠旋转不良,它可以发生在十二指肠空肠结合部至盲肠段的任何部位。如果发生于最初的逆时针旋转 90° 之后,则十二指肠空肠结合部和小肠将会固定于右腹部,而盲肠和结肠则会固定于左腹部。尽管十二指肠空肠结合部和盲肠都发生了最初的 90° 逆时针旋转,但盲肠的位置变化并不明显,有人认为是旋转不良的一种特殊表现,特征性表现为肠系膜根部相对延长。

肠管正常旋转的进程超过未旋转的进程时,导致十二指肠空肠结合部与盲肠接近,导致局部的肠系膜

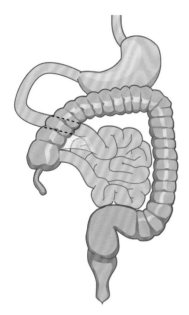

图 103-12 肠扭转。当中肠扭转停滞于最初的 90° 旋转（未旋转）和正常的 270° 旋转之间，十二指肠空肠结合部和盲肠接近，导致中肠从一个狭窄的肠系膜根部悬挂，没有正常的附着。这种排列有高的肠扭转的风险

根部短缩（图 103-12），这种现象将增加发生肠扭转的风险。反方向旋转是一种少见的旋转不良方式，表现为肠管在应该进行 270° 逆时针旋转时发生了顺时针的 90° 旋转。从最初的直管开始，这种旋转导致十二指肠空肠结合部位于左上腹部，盲肠位于右下腹部。

这种情况下，盲肠-结肠肠襻首先返回腹腔，导致横结肠，而不是十二指肠最终位于主动脉和肠系膜上动脉之间。

肠旋转不良患儿常合并固定不良。Ladd 系带是由异常肠系膜附着引起的，见于肠管旋转不完全的患儿。这些束带由 William E. Ladd 医生命名，典型者从肝脏边缘延伸至异常旋转的盲肠，与十二指肠交叉走行，引起后者梗阻和扭曲（图 103-13），但很少累及较远的空肠和回肠。

内疝是由升结肠（十二指肠旁或结肠系膜）及降结肠异常固定或者不完全固定所致，出现肠管可以脱出的局限性缺损，继而发生疝气。升结肠系膜处肠管疝入缺损导致右侧十二指肠旁或者结肠系膜疝，降结肠系膜处肠管疝入缺损处则导致左侧十二指肠旁或者结肠系膜疝。肠旋转正常的人群中，升结肠、盲肠或者乙状结肠的固定异常或固定不完全能够导致这些结构发生扭转，通常直到成年后才发生。

临床症状

肠扭转患儿的临床症状取决于是否存在梗阻，梗阻是急性还是慢性，以及是否有并发畸形。临床症状可以发生于宫内，由于宫内发生了肠管坏死和再吸收，婴儿出生时即出现短肠，或者"苹果皮样"肠闭锁。没有症状的肠旋转不良通常被偶然发现。

急性肠扭转 肠扭转的患儿，十二指肠以肠系膜

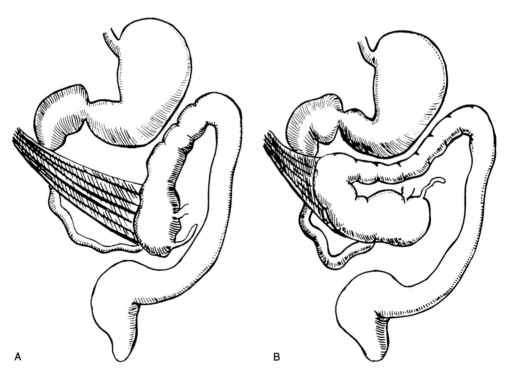

图 103-13 Ladd 带。肠扭转的两个病例的示意图，显示密集的腹膜束带（Ladd 带），从盲肠延伸至右上腹，交叉并且阻塞十二指肠。在改善肠扭转以缓解肠梗阻以后，这些束带必须被分离

上动脉为轴心发生顺时针旋转（图 103-14），并且在第 3 段，Vater 壶腹部远侧发生阻塞。由于约 60%～80% 的肠扭转患儿症状出现于出生后第一个月，典型的临床表现是出生后一直表现正常的新生儿突然出现胆汁性呕吐。患儿可以出现痉挛性腹痛，与肠绞痛类似。如果梗阻很明显，当远端肠管内容物被排出后，腹部可能表现为舟状腹。如果血管受累将导致肠腔内出血和便血，见于 10%～15% 的肠扭转患儿。如果中肠发生局部缺血，腹部将变得胀气和坚硬，同时伴随腹膜炎的体征，患儿可能出现心源性休克。

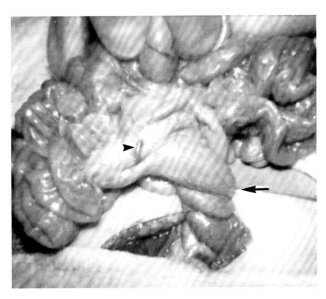

图 103-14 急性中肠扭转。中肠扭转的外科手术中的发现。十二指肠向下螺旋形扭转（箭号）并且肠系膜上静脉充盈（箭头）

慢性肠扭转 部分或者间歇性的肠扭转表现更为隐匿，通常在症状平均持续 28 个月或者更长时间后才能确诊。患儿通常存在腹痛病史，程度可能会很严重，但多为模糊、间断性的，并且常常伴有间断性呕吐和（或）发育停滞。静脉或者淋巴回流受阻将导致吸收障碍的症状和体征。正确的临床诊断往往被延迟，鉴别诊断包括中枢性或精神性呕吐，牛奶或者其他食物过敏，各种吸收不良综合征，或腹腔疾病。

其他的临床表现

Ladd 带 由于 Ladd 带引起的十二指肠梗阻可以急性起病、伴随突然发生的胆汁性呕吐，也可以表现为慢性的发育迟滞和间歇性腹痛。

内疝 结肠系膜或十二指肠旁的内疝都会因为肠管套入而产生症状，导致部分或者完全性梗阻，并且可能进展为缺血和坏死，出现腹痛和呕吐。

并发症

多种畸形和疾病与肠旋转不良相关，据报道，可见于 30%～60% 的旋转不良患者。十二指肠固有狭窄和环状胰腺前文已经介绍过，此外还会发生其他部位肠闭锁。常见的畸形包括先天性巨结肠和肛门直肠畸形、泄殖腔外翻、梅干腹综合征、巨大膀胱-细小结肠-肠蠕动迟缓综合征、Berdon 综合征、Cornelia de Lange 综合征、马方综合征和梅克尔综合征。肠旋转不良还可以见于部分 13、18 和 21-三体患儿，这些患者中，肠旋转不良的发生率是正常人群的 25 倍。肠旋转不良是肠管不能完成正常转位系列疾病中的一部分——腹裂、脐膨出、胸腹膜裂孔疝（博氏孔疝）——并且在内脏异位的患者中也极为常见。

影像学

不伴有梗阻和肠扭转的肠旋转不良患儿的腹平片可以显示肠管分布异常，右下腹看不到含有粪便的结肠肠管，这种现象被称为放射学的"舞蹈征（Dance's sign）"。在未旋转的患儿中，含有粪便的全部结肠均位于左腹部。

肠扭转患儿的腹平片，在刚刚出现胆汁性呕吐时可能完全正常（图 103-15A）。当远端肠管内容物被排空，梗阻持续进展加重后，平片可以表现胃扩张，十二指肠的扩张相对轻微（图 103-15B 和 C）。值得注意的是，肠旋转不良伴肠扭转时，十二指肠扩张程度并不像十二指肠闭锁和狭窄那样显著；Ladd 系带造成的肠梗阻很容易产生类似于双泡征的表现。肠扭转的婴儿由于缺乏肠管显著扩张征象，如果临床医生没有关注患儿的胆汁性呕吐，则很有可能考虑为一些常见的情况，如幽门狭窄。

肠扭转患儿腹部平片中出现的缺血征象包括腹胀、肠袢分离、肠袢呈管状、肠壁增厚等。肠管内弥漫积气积液是肠坏死征象之一，提示预后差（图 103-15D）。

上消化道造影检查 上消化道造影检查目前被认为是评价肠旋转不良及并发症（特别是肠扭转）的标准检查方法。

追踪正常的肠管走行具有挑战性，对检查技术要求很高。在儿科患者中，显示正常走行的十二指肠 C 型肠袢需要在对比剂第一次通过时采集图像，错过这个机会可能导致图像混淆和误导。十二指肠走行必须在正位和侧位两个体位中采集，因为侧位对于观察升段和降段在腹膜后的位置是必不可少的。十二指肠空肠结合部，是十二指肠返折进入腹膜腔的部位，应该位于左侧椎弓根外侧，与十二指肠球部相同水平。侧位

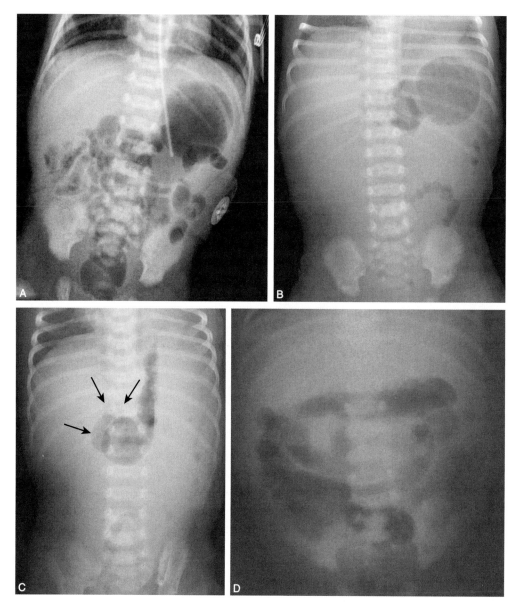

图 103-15 急性中肠扭转。腹部平片征象。A,2 天婴儿,患有胆汁性呕吐和肠扭转。腹部平片显示,肠管含气正常。B 和 C,仰卧(B)和左侧卧位水平投照(C),7 天婴儿的平片,患有胆汁性呕吐和中肠扭转。肠管含气异常,胃远端含气非常少及舟状腹。十二指肠未胀气具有价值;胃体积正常,但胃体积与远端含气相矛盾。胃和十二指肠(箭号)都扩张是可以理解的,伴随远端肠管含气明显减少。D,2 周婴儿,胆汁呕吐数天。腹部平片显示,肠梗阻伴腹胀明显,全腹遍布含气液平的扩张肠管。随后的手术发现肠管坏死。婴儿最终死亡

片显示十二指肠升部和降部应该完全重叠、位于脊柱前方;具体技术方法见第 85 章。当怀疑肠旋转不良伴肠扭转时,我们应该使用低渗水溶性对比剂,通过远端位于胃内的胃管注入造影剂,以便控制第一口对比剂的量,采集到清晰的图像。目前大部分造影机都具有录像功能,可以记录第一口对比剂通过十二指肠的动态过程,而不会对患儿增加额外的辐射剂量,这种方法对明确正常的旋转方式非常有帮助,同时可以筛检疑难病例,发现正常的十二指肠变异。放射科医生应该熟悉正常的发育变异,如十二指肠反向,升段和降段均平行走行于脊柱的右侧,而后横越中线至左侧,进入腹

腔,Treitz 韧带附着点位置正常(图 103-16)。及时发现不伴有肠扭转的十二指肠走行异常,是至关重要的,包括正位片上显示的十二指肠空肠结合部的位置异常(见图 103-16C)和侧位片上显示的十二指肠全部或部分走行异常。十二指肠空肠结合部位置异常——"脊柱右侧出现冗长的十二指肠"——提示肠扭转和其他异常,例如侧位片上十二指肠的位置,盲肠的位置,必要时需要 CT 检查。

对于有症状的肠旋转不良患者,上消化道造影检查可以直观显示肠扭转,表现为十二指肠以肠系膜上动脉为轴心呈螺旋状扭曲(典型的描述为"螺旋形")

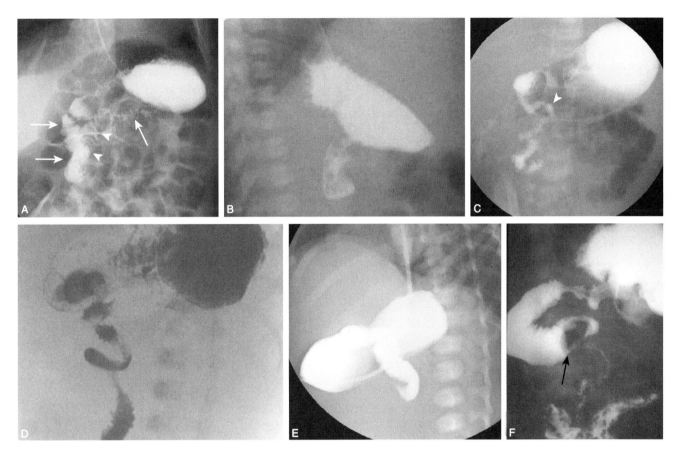

图 103-16 十二指肠的上消化道造影检查。A 和 B,十二指肠反向的正常变异。十二指肠反向婴儿正位片(A)显示,十二指肠垂直段之后的部分位于右侧(右侧平行箭号),其穿越中线后到达正常的十二指肠空肠结合部 Treitz 韧带(右侧箭号)位置之前上升(箭头)。十二指肠反向患儿侧位片(B)显示,十二指肠走行正常的后部位置。C,肠旋转不良患儿,无肠扭转。正位片显示,十二指肠空肠结合部(箭头)位置低,并且位于中线右侧。D,上消化道造影检查中实时抓拍图像。7 天婴儿,与图 103-15 B 和 C 为同一患儿。显示了典型的十二指肠在中线呈螺旋状,沿肠系膜根样扭转。E,上消化道造影检查,另外一位 7 天婴儿,胆汁性呕吐和脱水 1 天。十二指肠完全梗阻,尾端类似鸟嘴样结构。F,Ladd 带。2 个月女孩,出现肠旋转不良。上消化道造影左后斜位点片显示,十二指肠第三段水平穿越 Ladd 带造成近端扩张。十二指肠空肠结合部位置异常。注意,十二指肠扭曲(箭号)

(见图 103-16D)。当存在完全性梗阻时,对比剂远端呈鸟嘴样改变,产生原因是对比剂被蠕动波推挤入螺旋形的入口处,但不能到达更远处(见图 103-16E)。

由 Ladd 系带引起肠梗阻的患儿,十二指肠异常扭曲(见图 103-16F),类似于 Z 形而不是正常的 C 形。Z 形的十二指肠是十二指肠异常固定和旋转的结果,有时很难与肠扭转相鉴别。

钡灌肠造影 过去,对疑诊肠旋转不良合并肠扭转的患儿,外科医生和放射科医生都提倡钡灌肠造影检查,明确盲肠的位置可以辅助诊断是否存在肠旋转不良,同时要避免钡剂进入梗阻的十二指肠近端。但是,有研究显示多达 30% 的肠旋转不良及并发症的患儿盲肠位置可以正常,而且新生儿回盲部高位可以是肠管正常旋转的结果,因此,钡灌肠造影已经不再是这类患儿主要的影像学检查方法。当上消化道造影显示

不够明确时,建议进行小肠造影动态观察,对部分病例是有帮助的,但是以前的问题是不可避免的。如果阑尾不能充盈,则很难确定盲肠位置,右下腹部的结肠部分很有可能被误认为是盲肠。尽管如此,回盲部异位,尤其是同时存在十二指肠空肠结合部位置不确定时,需要考虑肠旋转不良的诊断。

疑难情况

概述 凭借明确的十二指肠走行异常可以确诊为肠旋转不良(见图 103-16C)。遗憾的是,工作中存在一些疑难的病例,很容易导致假阴性结果。此外,正如前文介绍过的,正常变异也能够导致假阳性结果。一项对 163 例手术证实为肠扭转患者的回顾性研究显示,上消化道造影的敏感性为 96%,7 例假阴性结果。另一方面,研究显示上消化道造影的假阳性率为 15%,并且经外科手术证实。如果十二指肠空肠曲高

于而不是位于脊柱椎弓根左侧,或者低于十二指肠球水平,或者十二指肠异常冗长,十二指肠正位图像都可能引起误导。肝脏移植后、腹膜后肿物,或者异常扩张的肠管都会使十二指肠结合部的位置发生改变。侧位的局限性包括不能直观显示主动脉和肠系膜上动脉,尽管十二指肠升段和降段平行走形于脊柱前方,但腹膜后十二指肠的具体位置仍不能明确。

错误诊断原因分析　假阳性诊断的产生通常是由于对正常的解剖变异以及正常的 Treitz 韧带移位不认识。单纯小肠近端位于右上腹的征象,并不能诊断肠扭转。新生儿的十二指肠是活动的。因此,对于十二指肠内部存在牵引的患儿,如肠管扩张的婴儿,十二指肠空肠结合部在上消化道造影检查时可以表现为位置异常。十二指肠走行的正常变异可能导致假阳性的结果,如十二指肠反向(见图103-16A和B),或十二指肠冗长。此外,明显的十二指肠冗长亦可能是旋转不良的一个征象。出现上述情况时,则需要结合侧位图像和CT检查信息联合分析。盲肠高位或者移动盲肠,是新生儿常见的正常表现,对评估肠旋转不良特别具有挑战性。

假阴性结果可能是由于操作技术不够精湛,例如不能够在第一口对比剂通过时追踪十二指肠走行,或者是对肠旋转不良细微改变的疏忽所致,如十二指肠局部走行扭曲,十二指肠空肠结合部异常低位或位于脊柱左侧椎弓根右侧。目前有学者通过评分系统诊断肠旋转不良,该评分系统中共有九个潜在征象,同时存在三个征象即表明存在旋转不良,存在一个征象是正常的,存在两个征象时被认为是不确定的,该方法尚未得到广泛认可。

CT 影像

尽管 CT 成像对于怀疑肠旋转不良的患儿通常不是首选的检查方法,但对于部分诊断不清的患儿,可能需要进行 CT 检查。放射科医生需要熟悉肠扭转的表现,尤其是伴发肠扭结的征象。这些表现可以归类为:①肠系膜上动、静脉的关系异常;②肠扭结;③十二指肠走行异常。

超声　在超声检查时,与 CT 检查类似,肠系膜上动静脉之间关系很容易评估,肠系膜上动脉稍细,周围有高回声环,位置靠后,位于肠系膜上静脉的左侧,多普勒检查可以快速明确。肠扭转时上述血管关系发生改变,但对于伴或不伴肠扭转的旋转不良患儿,血管位置关系的改变既没有高敏感性也没有高特异性。

肠扭转患儿的"漩涡"征指的是十二指肠的漩涡状外观和肠系膜上静脉以肠系膜上动脉为轴心顺时针

方向环绕。对于出现这种情况的患者,可见十二指肠扩张、远端连接扭转部(图103-17A 和 E)。值得注意的是,这个征象同时包括十二指肠和肠系膜上静脉的旋转。超声图像中的"漩涡"征象的敏感性和特异性目前还缺少大样本量的研究,但有小样本量的研究报道该征象对肠旋转不良伴肠扭转患儿的敏感性和特异性。应该注意的是,在检查过程中,不伴肠扭转的旋转不良患儿通常没有这种征象,有时是相对轻微的(图103-17C 和 D)。在表现为慢性肠扭转的年长儿中,超声表现类似,十二指肠由于长时间的缓慢扩张,可以表现明显扩张(图103-17E 和 F)。

正常十二指肠的腹膜后段走行于肠系膜上动脉后方,这是正常肠旋转的结果,这个表现可以在 CT 图像上清晰显示,并且近年来强调其与腹部超声的发现同样重要。

CT 不是旋转不良的评价的首选检查,但由于其他原因进行 CT 检查时,应该对十二指肠走行和盲肠的位置进行评估,如果存在肠扭转,也应该认识(图103-18)。

治疗　旋转不良伴肠扭转的治疗由以下几种构成:手术扭转矫正,Ladd 系带的识别和溶解。沿着右侧腹部矫正十二指肠,在左下腹部放置盲肠,从而扩大肠系膜的基础面积,将十二指肠空肠结合部与盲肠隔开,同时附带阑尾切除术。这个术式以 Ladd 博士名字命名,已经成为肠旋转不良患者治疗的标准术式。该手术可以通过腹腔镜进行,但对于急性肠扭转的新生儿非常困难;腹腔镜手术术后粘连会更少,尽管目前缺乏充分的比较数据,但有报道显示,腹腔镜手术可能会出现复发性肠扭转。当出现肠扭转时,需要急诊手术,同时尽快纠正代谢和电解质紊乱。

当年长儿或成人发现肠旋转不良、但不存在肠扭转时,如果患者有症状也需要手术。对于不伴有肠扭转的肠旋转不良、且无临床症状的年长儿,选择手术还是保守治疗,仍然存在争议。

十二指肠前门静脉

概述　门静脉形成于肠系膜上静脉和脾静脉汇合处,其正常的走行于胰腺及十二指肠后方。十二指肠前门静脉在 1921 年首次被报道,其走行于胰腺和十二指肠前方;该征象多伴有其他畸形,且对外科手术具有重要意义。

病因学　十二指肠前门静脉是成对脐肠静脉及其连接处细胞分裂再吸收异常导致的结果。通常情况下,左侧和右侧脐肠静脉之间的上交通支持续存在,左

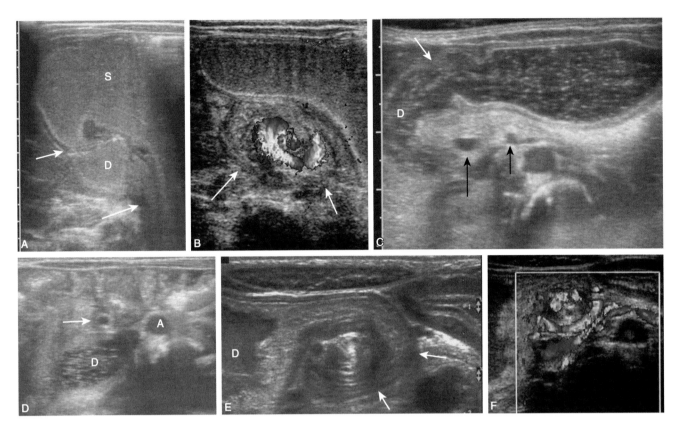

图 103-17　急性和慢性中肠扭转, A 和 B, 18 天男孩, 自从出生后即有呕吐病史, 近来变成喷射性呕吐, 并且偶尔为黄色。超声检查评估幽门梗阻。A, 超声图像显示胃 (S) 和十二指肠 (D) 扩张, 因为后者进入肠扭转 (长箭号), 偏离中线。幽门 (短箭号) 明显开放。B, 接下来的图像显示十二指肠位于扭曲的外缘, 肠系膜上静脉以肠系膜上动脉为中心旋转。这个患儿接下来进行了 Ladd 带的分离和溶解手术。C 和 D, 一个 7 天的女孩, 临床表现为 36 小时呕吐的病史。C, 一个横断位的超声图像显示一个扩张的幽门 (白箭号) 导致一个扩张的十二指肠 (D), 围绕在肠系膜上动脉 (SMA) (短黑色箭号) 和肠系膜上静脉 (长黑色箭号) 均匀弯曲。D, 一个稍微近足侧的图像显示了扩张十二指肠 (D) 终止于主动脉 (A) 和 SMA (箭号所指) 之间一个鸟嘴样结构。E 和 F, 一个 5 岁男孩, 体重 15kg, 临床表现为一个长的呕吐的病史, 3 周前体重减轻 6.4kg, 无谷蛋白的饮食, 最近被诊断为麸蛋白肠病。E, 横断位上腹部超声图像显示一个明显扩张十二指肠 (D) 变窄, 因为它进入肠扭结 (箭号)。F, 与 E 在相似水平的彩色多普勒成像显示肠系膜静脉扭曲。一个 720° 的反扭转和 Ladd 带的分离在手术中完成

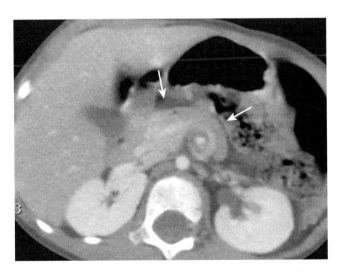

图 103-18　慢性中肠扭转。伴有一个较长时间间断腹痛和呕吐病史的 2 岁儿童的 CT 扫描。CT 图像显示十二指肠扭转 (箭号), 其内含有气泡进入扭转

侧脐肠静脉头端、右侧脐肠静脉尾端及下交通支均发生再吸收, 致使十二指肠走行于门静脉的腹侧。当上交通支被再吸收, 而下交通支持续存在, 则导致十二指肠前门静脉的产生; 同时伴随左侧脐肠静脉再吸收, 及右侧脐肠静脉头端持续存在。

临床表现　十二指肠前门静脉通常伴随其他引起十二指肠梗阻的疾病, 包括十二指肠隔膜, 环状胰腺和肠旋转不良。因此, 十二指肠前门静脉患儿的主要临床表现为十二指肠梗阻, 多由伴随的并发症引起。十二指肠前门静脉患儿绝大多数伴有内脏异位, 特别是多脾。除肠梗阻外, 最重要的问题就是容易在手术过程中不慎损伤。手术前一定要注意判断是否存在十二指肠前门静脉, 尤其是存在这种解剖风险的患儿, 如多脾和胆道闭锁的患儿。

影像学　在 CT 图像中十二指肠前门静脉可以清晰显示。在超声, 肠系膜上静脉的矢状位走行能够被

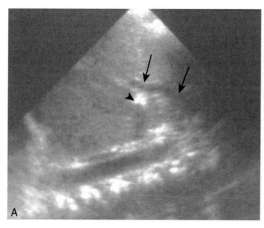
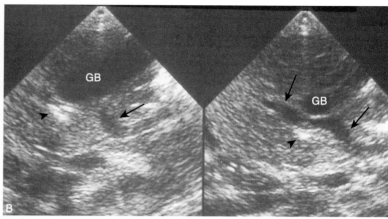

图 103-20　十二指肠前门静脉。A,一个无脾儿童的矢状位超声图片,显示肠系膜上静脉(SMV)/门静脉的延续(箭号)通过十二指肠前部进入肝脏,并且被小肠少量气体勾勒出来(箭头)。B,一个多脾孩子的连续矢状位超声图像显示 SMV(箭号)穿越胰腺和十二指肠球(箭头),被一部分小肠其他勾勒出来。GB,胆囊

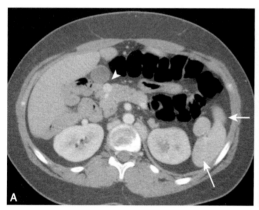
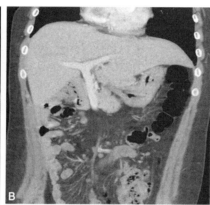
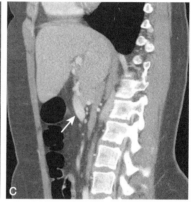

图 103-21　一个十二指肠前门静脉。A,一个多脾患儿的 CT 扫描图像显示十二指肠前门静脉(箭号)。肠系膜上动脉位置正常在主动脉前方。下腔静脉在肾门下方水平重复。B,冠状位重建显示当门静脉进入肝脏时,走行异常。C,矢状位重建显示门静脉的前方走行(箭号)

追踪到,走行于胰腺的腹侧,进入肝脏,同时位于胰腺和十二指肠腹侧(图 103-20)。在 CT 和 MRI 上,表现相似(图 103-21)。

　　治疗　对于没有症状的十二指肠前门静脉没有必要治疗。当静脉与梗阻相关,建议通过旁路绕开梗阻或纠正旋转不良或 Ladd 系带。

小肠

先天性/新生儿小肠畸形

小肠闭锁和狭窄

　　概述　相比胃肠道其他部位,小肠闭锁和狭窄更常见于空肠和回肠,约 51% 累及空肠及回肠,十二指肠约占 40%,结肠约占 9%。空回肠闭锁的发生率约占全部出生活婴的 1/10 000~3/10 000,根据地理位置不同,欧洲人的发病率更高一些,而非裔美国人比拉丁美洲人的发病率低。回肠闭锁约 2/3 病例发生于远侧端。在空肠中,这个比例刚好相反,约 2/3 的病例发生于近端,1/3 病例发生在远侧端。闭锁比狭窄更常见,狭窄只占全部病例的 5%,特别是在回肠。

　　空回肠闭锁被分为五个类型及亚型(图 103-22)。Ⅰ型为膈膜型闭锁,它仅限于管腔内的不连续性。Ⅱ型,闭锁肠管的两侧盲端由纤维索带连接,两端的肠系膜是连续的。Ⅲa 型指肠管的两侧盲端之间不连续,相邻的肠系膜缺损,Ⅲb 型指闭锁段较长,伴有很宽的肠系膜缺损,典型的描述为"削苹果皮","圣诞树"样肠系膜,这种表现是因为残余远端小肠被脆弱的供血动脉环绕所致,其通过逆行流经结肠动脉,右侧结肠动脉,或者肠系膜下动脉。Ⅳ型是指多发肠闭锁。

　　病因学　十二指肠闭锁和狭窄的病因是肠管的再通失败所致,与其不同的是,导致空肠、回肠及结肠闭锁或狭窄的最大可能病因则是血管意外,血管的位置

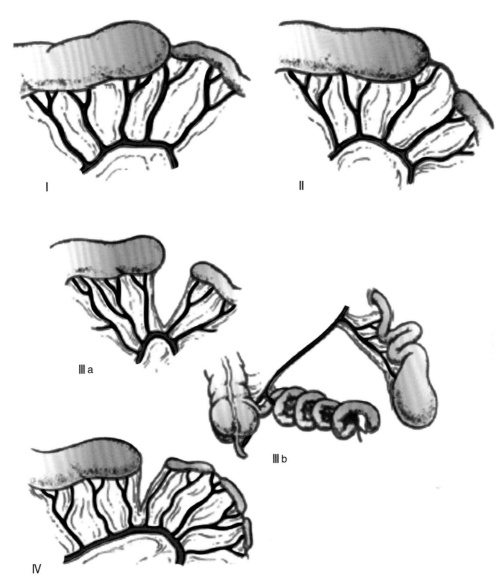

图 103-22　空回肠闭锁的分类。Ⅰ型是隔膜型闭锁,这一型仅仅是管腔闭锁,管腔外壁及肠系膜是连续的。在Ⅱ型闭锁,闭锁端是由条带状结构与远端肠管连接,肠系膜完整。Ⅲa 型显示闭锁端与远端肠管不连续,相关的肠系膜缺损。在Ⅲb 型,肠系膜缺损很大,还有一段肠管缺损;残余的远端肠管被包裹在"圣诞树"或者"苹果皮"形,被环绕的残余动脉供应。Ⅳ型指的是多发的闭锁。(From Grosfeld JL, Ballantine TV, Shoemaker R. Operative mangement of intestinal atresia and stenosis based on pathologic findings. *J Pediatr Surg.* 1979;14(3):368-375.)

和范围决定着发生缺陷的位置和严重程度。在多个物种进行的产前肠系膜结扎导致相应部位肠闭锁的试验数据支持了该理论。在人类中,更多的旁证,包括胎毛、闭锁点远端胆色素表现,表明当肠管再通完成时梗阻点以外的小肠管腔开放。

能够引起产前肠管局部缺血的疾病包括腹裂,发生于宫腔内的肠扭转、肠套叠和内疝。肠闭锁见于局部肠祥遭受了严重压迫,例如被挤压在脐疝内,或位于紧缩的腹裂缺损中。腹膜炎征象见于 48% 的肠闭锁患儿。广泛的"削苹果皮"样小肠闭锁被认为是由于远离结肠和回结肠动脉起始部的肠系膜上动脉发生闭塞所致(图 103-24)。

临床表现　肠闭锁的患儿可以表现为产前羊水过多或者产后胆汁性呕吐,上腹部及全腹部胀满,黄疸,胎便排泄异常。

肠闭锁发生位置越靠近近端,羊水过多的比例越高,因为近端肠闭锁患儿的肠道面积更少,不能够吸收吞噬的羊膜液体,约有 38% 的空肠闭锁患儿存在羊水过多。肠闭锁发生位置越靠近近端,产后出现胆汁性呕吐的比例也越高。约见于 84% 空肠闭锁患儿。黄疸的发生率在空肠(32%)闭锁患儿中高于回肠(20%)闭锁患儿。大多数患儿未能在出生后 24 小时内排出胎粪。近端肠闭锁的患儿可以表现为上腹部胀满,远段小肠闭锁时由于大量肠管扩张,通常表现为全

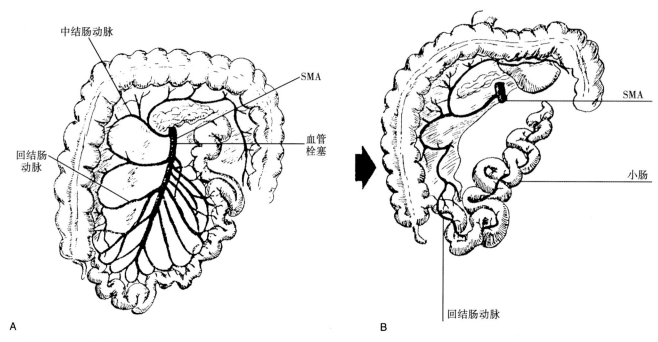

A　　　　　　　　　　　　　　　　　　　　　B

图 103-24　长条状连削苹果皮样变异型小肠闭锁。**A**,肠系膜上动脉(SMA)正常分布的缩略图和它的分支。如果有产前阻塞点表示,空肠的一部分伴随背肠系膜将会消失。**B**,**A** 的后遗症,残余远端小肠的血液间接供应是通过肠系膜上动脉末梢的回结肠分支供应,肠系膜上动脉末梢是由肠系膜下动脉通过连接供应。剩余远端回肠袢环绕它们伴行的血管,像苹果皮一样

腹胀。"削苹果皮"样变异型小肠闭锁倾向于出生体重低的早产儿,并且超过半数患儿合并中肠旋转不良。

近三分之一的小肠闭锁患儿合并有胃肠道以外的其他异常,较之回肠闭锁,更多见于空肠闭锁患儿。尽管十二指肠闭锁与 21-三体高度相关,但空肠闭锁与 21-三体无显著相关性,仅见于约 0.55%～3% 的唐氏综合征患者。多发闭锁和"削苹果皮"样变异型小肠闭锁在一些家庭中显示出遗传倾向。有报道,"削苹果皮"样变异型小肠闭锁被报道伴随一系列其他异常,包括眼部异常和头小畸形。

影像学　肠梗阻患儿的腹部平片不同于肠的正常表现(图 103-25)。近端闭锁的患儿显示胃、十二指肠及空肠闭锁点以上明显扩张,如果通过胃管减压,扩张的程度可以减轻(图 103-26)。在回肠闭锁的患儿中(图 103-27),腹部平片表现为多发肠管积气伴扩张,常伴有两侧腹部隆起以及膈面抬高。与较大的婴儿和成年人不同,新生儿期无法区分小肠与结肠,扩张的小肠肠袢沿着结肠走行分布时类似扩张的结肠。但水平侧位片中可以显示直肠内没有气体(见图 103-27)。小肠的"削苹果皮"样变异型闭锁病人表现为近端肠闭锁的征象。空肠狭窄的患儿表现与之相似,远端气体量和近端肠管的扩张程度取决于狭窄程度。回肠狭窄非常少见。

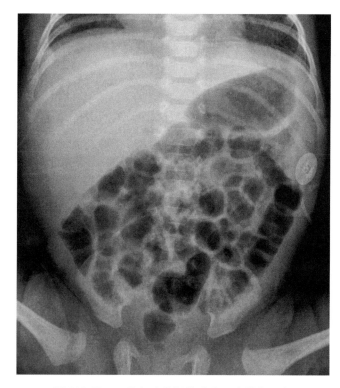

图 103-25　正常新生儿肠管分布。女性新生儿的仰卧位平片,显示正常的肠气分布,伴有多发圆形和多边形大小相似的气泡分布于全腹腔,并且直肠含气

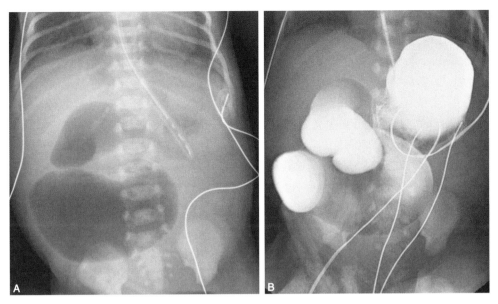

图 103-26　空肠闭锁。**A,**出生 1 天男婴的腹部平片。胃管解压胃,但是近端肠管明显扩张,远端没有气体。注意,尽管阻塞的肠管显著扩张,侧腹部没有隆起,膈肌没有上抬,提示更多的远端肠袢处于减压状态。**B,**上消化道造影检查,使用水溶性等渗透压对比剂在相同婴儿。对比剂填充扩张的肠管至闭锁点。注意与腹部平片 **A** 的相关性

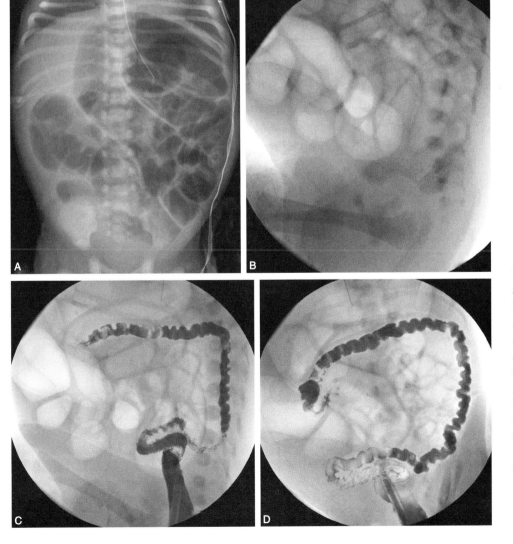

图 103-27　回肠闭锁。**A,**男婴的腹部平片显示充满全腹的多发扩张肠管。尽管已经通过胃管减压,患儿腹部两侧扩张,并且膈面抬高可见。**B,**在对比剂灌肠之前的侧位 X 线片显示远端肠管缺乏气体。在远端直肠内可见导管。**C** 和 **D,**灌肠对比造影连续图片显示细小结肠,由对比剂和空气勾勒出来;结肠是空的,没有胎粪球的证据

近端空肠闭锁的患儿,平片显示的上述发现通常具有诊断价值。上消化道造影检查可以显示胃、十二指肠以及闭锁点近端的小肠扩张(见图103-26)。平片提示远端梗阻的患儿,影像学诊断依赖对比剂灌肠。对于远端梗阻的患儿,要使用稀释到接近等渗浓度的水溶性对比剂(见第85章)。回肠闭锁患儿,对比剂灌肠时可见非常细小的废用结肠,即细小结肠,细小结肠的管腔未能被吞咽的食物和肠液扩张。细小结肠的鉴别诊断包括远端小肠梗阻,回肠闭锁和胎粪性肠梗阻。部分长段型巨结肠与本病相似,但回肠闭锁时细小结肠内通常没有胎粪球(见图103-27)。

治疗　空回肠闭锁和狭窄患儿需要外科手术治疗。尽管本病的发病率仍然很高,但患儿的预后已经发生革命性的改善。存活率已经从二十世纪上半叶的1%~10%提高至目前的95%,这与外科手术技术、围术期护理技术的提高和良好的营养支持密不可分。

胎粪性肠梗阻

概述　胎粪性肠梗阻约占全部新生儿肠梗阻的20%,表现为由于胎粪干结引起末端回肠梗阻。大约15%~20%的囊性纤维化(CF)患儿以胎粪性肠梗阻为初始临床表现。尽管大多数胎粪肠梗阻患儿最终被诊断为CF,但是也有例外的报道,包括胰腺功能不全和累及小肠的全肠型巨结肠。近年报道显示很多胎粪性肠梗阻患儿可能没有CF,但是这些婴儿远端小肠梗阻的根本原因还是未知的。

病因学　CF患者有一个缺陷基因位点在7号染色体的q31.2基因,它编码CF跨膜传导调节蛋白(CTFR),导致对肺、肝、胰腺、皮肤、消化和生殖道的跨细胞膜氯离子转运的控制失效。胎儿肠道上皮异常分泌导致胎粪处于异常电解液环境中,致使蛋白质浓度增高(特别是白蛋白),它们与胎粪内的其他成分相互作用,例如黏多糖,形成异常黏稠的胎粪。这些物质的降解被浓度异常的胰酶阻碍,后者也是CTFR蛋白缺陷的结果。胎粪在远段小肠腔内浓缩,导致小肠明显梗阻(图103-30)。

临床表现　胎粪性肠梗阻患儿表现为远端小肠梗阻,如果在宫内时发生肠穿孔则会使临床表现复杂化。单纯的胎粪性肠梗阻患者产前就可以明确诊断,表现为腹部胀满,肠祥扩张以及肠管回声增强。大约20%的患儿在妊娠期表现为羊水过多,尤其在复杂性胎粪性肠梗阻患儿中更多见。出生后他们将表现为腹胀,不排胎便和胆汁性呕吐。

复杂性胎粪性肠梗阻约占全部胎粪性肠梗阻病例的40%~50%,是由于宫内意外事件造成的:黏稠的胎粪由于重力作用可能导致节段性肠扭转,继发肠穿孔伴胎粪性腹膜炎,导致局部形成含有胎粪的囊肿或局部小肠闭锁。产前穿孔可以在宫内修复,也可能持续存在至产后。到产后6个月的时候,其预后与无胎粪性肠梗阻的患儿相似。

据报道,CTFR G542X基因突变的患儿较其他基因突变患儿更容易患胎粪性肠梗阻,而复杂性胎粪性

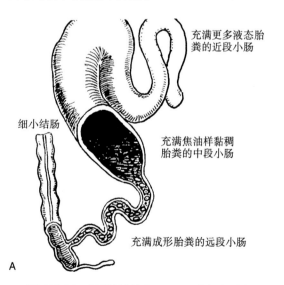

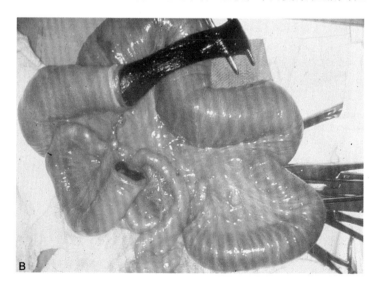

图103-30　胎粪性肠梗阻。**A**,一个复杂胎粪性肠梗阻的缩略图。颗粒状的凝结的胎粪充满靠近细小结肠的回肠末端。更多的近端回肠肠祥包含有浓的黏着力强的胎粪。**B**,一张术中图片显示近端小肠切开手术,以及浓厚、黏着力强的胎粪的性质。注意到充满胎粪的扩张的近端小肠祥,以及远端小肠逐渐变细进入细小结肠。(**A**,Leonidas JC,et al. Meconium ileus and its complications. A reappraisal of plain film roentgen diagnostic criteria. *Am J Roentgenol Radium Ther Nucl Med*. 1970;108(3):598-609. **B**,Courtesy Dr. Wallace W. Neblett III,Nashville,TN.)

图中标注:
充满更多液态胎粪的近段小肠
细小结肠
充满焦油样黏稠胎粪的中段小肠
充满成形胎粪的远段小肠
A
B

肠梗阻则更常见于纯合子经典 ΔF508 基因突变的患儿。有报道,修正基因位于染色体 4q35.1、8p23.1、11q25 和 19q13,上述基因可影响囊性纤维化婴儿的临床表现和胎粪性肠梗阻的发生。

胎粪性腹膜炎对诊断胎粪性肠梗阻不具有特异性;它可以见于由任何原因引起的子宫内肠穿孔患儿。偶尔,孩子出生时发现腹腔内钙化,符合胎粪性腹膜炎改变,而肠穿孔已经修复,且无其他异常,没有明显的临床后遗症(图 103-3A)。

影像学 复杂性胎粪肠梗阻婴儿的腹部平片除了低位肠阻塞的征象,还可能显示胎粪性腹膜炎导致的腹腔内钙化,以及肿块样的胎粪囊肿(见图 103-31B~F)。复杂性胎粪性肠梗阻不能通过上消化道造影或下消化道造影检查评估。而超声对复杂性胎粪肠梗阻患者的评估很有帮助,可以发现胎粪囊肿的位置和大小。宫内胎儿表现的肠管回声增强也可见于出生后的患儿(见图 103-31D)。

对于缺乏复杂性胎粪肠梗阻证据的患儿,腹部影像学表现为腹胀,多发肠袢扩张,符合低位梗阻的特征(图 103-32)。胎粪性肠梗阻患儿的回肠里充满胎粪,经常表现为典型的"肥皂泡"样外观,最初在 1946 年由 Neuhauser 描述。气液平面较回肠闭锁少见,当然,存在气液平面并不能否定诊断。

像回肠闭锁患儿一样,影像评估从下消化道灌肠造影开始。正如前面讨论的,诊断性检查需要选用水溶性等渗透压对比剂。钡剂由于会凝结在焦油般的胎粪内,对诊断没有帮助,所以不推荐使用。同样,高渗对比剂对先天性巨结肠的诊断也没有帮助(见第 85 章)。下消化道造影检查表现为结肠普遍细小,即细小结肠,类似于回肠闭锁患儿所见。但是,胎粪性肠梗阻患儿的回肠远段充满了黏稠的胎粪,细小结肠内可以见到小胎粪球(见图 103-32,B)。如果对比剂反流至回肠末端,胎粪球可被清晰显示;如果对比剂达到扩张的肠袢,则可以除外回肠

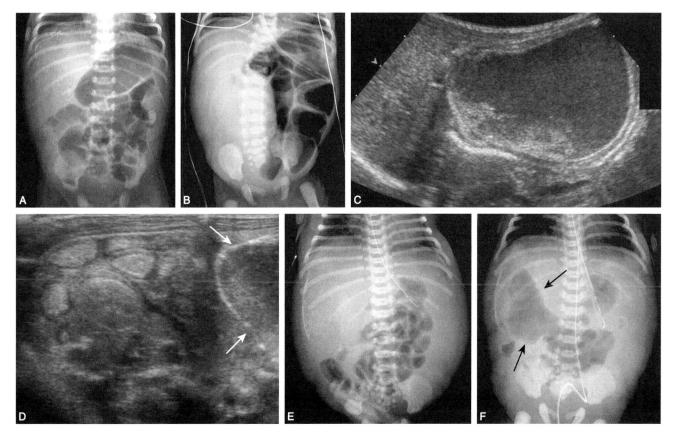

图 103-31 胎粪性腹膜炎和胎粪囊肿的系列图像。A,2 天婴儿的腹部 X 线平片,伴有广泛的腹膜内钙化,符合子宫内穿孔和胎粪性腹膜炎。这个患儿状况良好,没有持久穿孔或阻塞的证据,在适当观察后,出院回家。B,一名 2 天女婴伴有腹胀和胆汁性呕吐。腹部 X 线片显示肠管明显扩张,右侧腹部肠管不含气,以及部分钙化的肿块。C,与 B 为同一个婴儿的超声图像,显示肝下部分钙化的肿块,其内可见碎片和气液平面。D,与 B 为同一个婴儿的另一个超声图像,显示囊肿壁的一部分(箭号)和多个异常的高回声肠袢。E,另一个出现胆汁性呕吐和腹胀的 1 天婴儿。腹部 X 线平片显示两侧明显扩张,以及右上腹部钙化,符合胎粪囊肿。根据一系列的超声影像明确诊断。F,与 E 图为同一个婴儿的腹部 X 线平片,在超声检查几个小时以后摄片,显示一个持续穿孔,肠管外有游离气体(箭号)延续至胎粪囊肿的位置

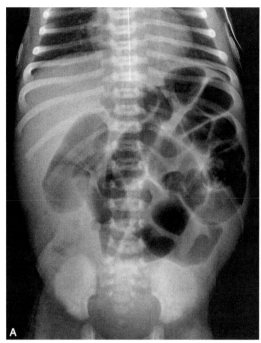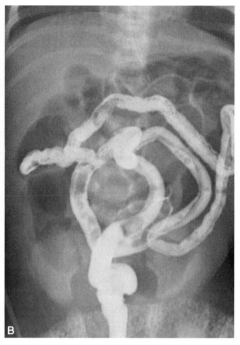

图 103-32 胎粪性肠梗阻。A,有腹部胀满和含胆汁的内容物的 2 天婴儿的腹部平片显示,多发扩张的肠管。在平片内没有看见钙化。B,同一个婴儿的对比剂灌肠显示细小结肠,伴有多发细小的胎粪栓塞,符合胎粪性肠梗阻的诊断。与图 103-27C 和 D 比较

闭锁。但并不是所有的胎粪性肠梗阻患儿检查中都可以见到对比剂反流至扩张的肠袢,这与胎粪的黏稠度和对比剂的通过能力有关;对这些病例,最终诊断是在手术过程中确定的。

治疗 临床通过腹部平片上发现钙化或腹腔内游离的气体,确定复杂性胎粪性肠梗阻的患儿需要手术治疗。在这些患儿中不需要灌肠造影检查。

对于单纯性胎粪性肠梗阻的主要治疗是手术治疗,需进行肠切开术和术中灌洗溶解、去除凝结的黏稠梗阻胎粪。自从 1969 年 Noblett 首次描述,治疗性对比剂灌肠技术在很长时间内都被作为单纯性胎粪性肠梗阻首选的治疗办法。它的成功归因于高渗透压物质(1900mOsm/L),以及聚山梨酯 80(Tween 80)表面活性剂的性质。但高渗透压对比剂存在继发性并发症,需要在检查结束后密切监测体液和电解质水平,并及时给予纠正。在灌肠检查之前,也要做好充分的准备,包括充足的水和电解液,外科会诊以及备用品也是必不可少的。而后有调查者报道,泛影葡胺灌肠后肠坏死的案例,认为是聚山梨醇酯成分导致的,并且通过动物试验证实该成分能够引起动物黏膜损伤和坏死。为此,许多儿科放射医生避免使用泛影葡胺,而改用其他轻度高渗的造影剂。1995 年,一位北美洲儿科放射科医生进行了一项调查,发现当造影剂内适当添加些物质,如 N-乙酰半胱氨酸,将显著提高成功率,但成功率

与对比剂的浓度没有相关性;据报道的肠穿孔的发生率为 2.75%,并且当患儿直肠处使用球囊堵塞时,穿孔的风险将增大。

治疗性灌肠可能需要反复多次进行,以确保梗阻解除,成功与否部分依赖于操作者的耐心,因为对比剂并不会很容易就通过梗阻段进入扩张的肠管。该检查的成功率各个报道不一,从 0～100% 不等,但多数报道约为 50%～65% 之间。

手术适用于治疗性灌肠不能成功缓解肠梗阻症状的患儿。

Meckel 憩室

概述 梅克尔憩室由 Johann Friedrich Meckel 的名字命名,在 19 世纪早期,他第一次从胚胎学、解剖学和临床表现方面报道了本病。Meckel 憩室发生率约占全部人群的 1%～4%,位于距回盲部 100cm 范围内。

病因学 Meckel 憩室是卵黄管或脐肠系膜管的残余结构,是胚胎肠管和卵黄囊的交通。这个管样结构通常在妊娠第 5～7 周时消失。约 25% 的 Meckel 憩室持续黏附于腹壁,提示为左侧脐肠系膜动脉的残余结构。除了 Meckel 憩室可以伴有或不伴持续黏附于腹壁以外,脐肠系膜管的残余还包括局部管腔的开放,表现为脐瘘管和连接回肠到脐的

纤维卵黄索带,沿着索带的长轴有时可见到卵黄囊肿。

临床表现　大多数 Meckel 憩室可以没有症状,并发症的发病率约 4%~6%,随着年龄增加而降低。尽管 Meckel 憩室的发病率无明显性别差异,但年幼的男性更容易出现症状。最常见的临床症状是无痛性的直肠出血。在婴幼儿下消化道出血的病因中,Meckel 憩室占了大约 50%,特别是成为憩室内胃黏膜出血的并发症。Meckel 憩室内胃黏膜出血的发生率约为 23%~80%。5%~16% 的病例中可见异位胰腺组织。除出血以外,胃和胰腺黏膜会导致憩室感染,表现为类似于阑尾炎的腹痛,也可以进展为穿孔和(或)梗阻。

Meckel 憩室可以表现为低位小肠梗阻。憩室可能进入回肠腔诱发肠套叠。如果憩室黏附于脐,则可能引起节段性肠扭结,纤维索带可能诱发肠梗阻或闭袢肠梗阻。当憩室体积非常大的时候也可能发生肠扭转。发生腹股沟疝时,Meckel 憩室可以被封闭,即 Littre 疝。梗阻患者表现为腹痛,呕吐,合并肠套叠时会伴有出血。

Meckel 憩室还可能表现为肿瘤样结构,尤其是在成人患者;绝大部分类似良性肿瘤,并发症包括管腔梗阻和肠套叠。Meckel 憩室内可能形成粪石,也可能合并蛔虫等寄生虫感染,或嵌入异物。

影像学　除能够显示肠梗阻等并发症外,平片对诊断 Meckel 憩室没有任何帮助。消化道造影检查如小肠动态检查需要非常精湛的技术,可能显示回肠末端系膜小肠游离部的囊袋状突起,特别是行灌肠检查的时候,或者是当憩室本身特别大的时候,其直径可大于 5~6cm,长度多达 15cm。然而,小的憩室可能非常隐匿,很难与邻近肠管区分开。

Meckel 憩室最经典的影像学检查方法是高锝酸盐腹部扫描(见第 85 章)。此项检查的原理是依赖憩室内胃黏膜的存在,据报道,该检查在儿童中的灵敏度为 80%~90%,特异度为 95%,以及准确度为 90%,血红蛋白<11g/dL 的患儿准确率稍低。有报道称,对于常规断层图像无法诊断的 Meckel 憩室,单光子发射CT 能够辅助确诊。核素扫描时,伴有胃黏膜的肠重复畸形需要与本病进行鉴别,但结合临床和其他影像方法并不困难。

在合并憩室炎的患儿,超声和 CT 可以辅助诊断,它表现为被炎症包绕的盲端结构。部分病例中,其 CT 图像很难与阑尾炎相区分;尽管如此,大部分情况下,憩室炎因其体积较大、且位于特定的脐周位置,多能够在术前被明确诊断(图 103-33)。合并肠套叠的患儿,在空气灌肠时可以见到套叠部的憩室被空气勾勒出来。超声和 CT 都能够显示套入部内、厚壁、充满液体的憩室。

治疗　复杂性 Meckel 憩室的治疗方法为手术切除。然而,对于没有症状的憩室以及在因为其他原因手术时被偶然发现的憩室的治疗尚不明确;保守观察出现并发症的可能性需要与手术后发生并发症的可能性进行权衡,有报道统计,对附带切除憩室的患儿,并发症的发生率约为 1%~2%,死亡率约为 0.001%。一些学者建议制定治疗方案时要考虑到发生并发症的高危因素,如年轻人和男性。目前提倡通过腹腔镜手术对有症状的憩室进行诊断和切除,有些研究学者建议如果临床高度怀疑 Meckel 憩室是出血来源时,可以将腹腔镜检查取代锝扫描。

重复畸形

概述　上消化道重复畸形的特点为紧贴于胃肠道,其壁内有平滑肌细胞,内衬黏膜,包含一种或多种消化道细胞,并且与相邻正常消化道共享血管供应。

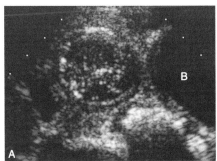
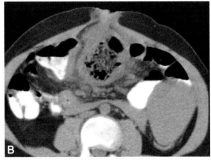
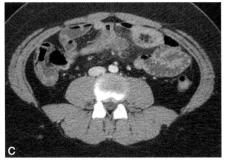

图 103-33　梅克尔憩室。A,2 岁女孩,正中矢状面超声图像勾勒出一圆形结构,伴有肠内容物,一个肠子的信号位于膀胱(B)底上方,环绕着等回声;一个炎性的梅克尔憩室被手术证实。B,一个腹痛的青少年计算机断层扫描(CT)图像显示,一个巨大的,炎性的肠袢与脐密切相关,代表一个炎性的 Meckel 憩室。C,另一个青少年的 CT 图像显示了位于脐周的一个更小的 Meckel 憩室,周围的高密度脂肪证明了相关的炎症

可以发生在全消化道的任何部位,从口腔到肛门,最常见于回肠末端附近。重复畸形发生于肠管的肠系膜侧,因此,在十二指肠部位于降段内侧或沿着水平部走行;十二指肠重复畸形并不常见,约占全部的6%。大多数肠重复畸形与正常肠腔不相通。

病因学　消化道重复畸形的病因目前尚不明确,没有一个单独的理论能令人满意地解释所有重复畸形的病例。有一种理论认为,重复畸形是孪生分隔不彻底的结果,该理论同时可以解释膀胱和尿道等器官的重复现象。脊索分裂理论认为前肠通过脊索沟形成憩室疝;该理论有助于理解合并脊柱畸形的消化道重复畸形。第三种理论则认为,这些异常是由于肠管再通阶段形成憩室所导致的。第四个假说认为环境因素,如创伤或缺氧,会导致肠重复畸形的发生。

临床表现　肠重复畸形的临床表现常与其大小相关,表现为占位效应、可触及的肿块,可伴有梗阻或局限性的肠扭转,并与其内衬黏膜的类型有关,内衬胃黏膜时能够形成溃烂、出血、并且导致炎性改变。患儿表现为腹痛和呕吐。重复畸形引起的占位效应能够导致胆汁性或无胆汁性呕吐,患儿可能出现体重减轻和发育迟滞。十二指肠重复畸形能够导致胰腺炎,可能与胰管的压迫相关,有报道显示还可能引起小网膜囊的

积液。重复畸形可能成为节段性肠扭转的诱因。位于回肠末端和回盲部的病变可能成为肠套叠的套头部,当出生后3个月的婴儿发生肠套叠时应考虑存在肠重复畸形。

影像学　平片对本病诊断通常没有帮助,但如果病变体积较大,特别是沿着胃的远端或者十二指肠走行时,则可以显示出软组织占位或梗阻征象。

当患儿出现呕吐时,首选上消化道造影检查;十二指肠重复畸形的病例,检查时可以显示沿十二指肠壁肠系膜侧的充盈缺损或外在压迫(图103-34)。胃流出道或十二指肠上段被囊肿压迫呈"鸟嘴"征。在囊肿和十二指肠间有局限性交通,对比剂能够进入重复畸形内。

除十二指肠远端外,其他部位的小肠重复畸形可能表现为梗阻、炎症、肠套叠或者几种疾病同时存在(见于第108章)。CT可以用于对可疑病例进行确诊,或作为一线检查方法。超声典型征象为无回声的囊状结构,如果囊内有与异位胃黏膜和溃疡相关的感染和出血,囊液体里则会含有碎片。肠重复畸形典型的"肠壁信号征"很常见。肠壁信号征有助于区分十二指肠重复畸形和胰腺假性囊肿。然而,肠壁信号征对于重复畸形并非完全敏感或具有特异性;由于伴发

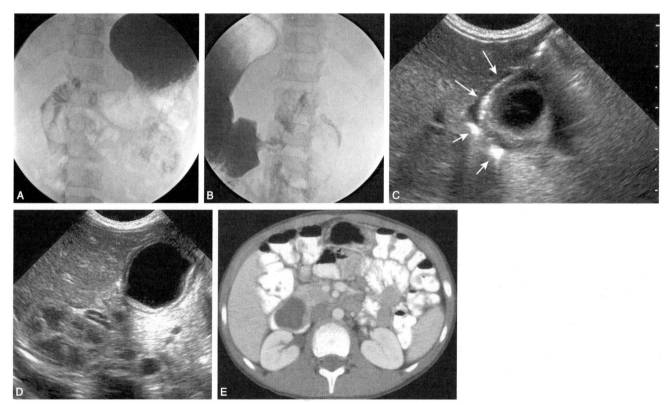

图103-34　十二指肠重复畸形。A和B,11岁男孩的两幅上消化道造影检查图像显示了在十二指肠肠系膜缘内部的占位效应。C和D,1天婴儿,产前诊断为腹部囊肿,2周时行手术切除。D,另外的图像显示典型重复畸形的双层结构;提示肠管信号。E,与A和B同一个患儿,CT图像清晰显示病变位于沿着十二指肠的内侧缘

炎性改变,正常肠管回声会消失,故也可以见于其他情况,例如肠系膜囊肿,囊性畸胎瘤和卵巢囊肿。

CT 显示为孤立的累及肠段肠系膜缘的充满液体的囊肿,增强扫描可见囊肿壁强化。在 MRI 图像中,出血或感染可以改变水敏感序列中囊肿的信号特征。MRI 对十二指肠重复畸形特别有帮助,MR 胰胆管造影能够显示囊肿与十二指肠壁、胰腺头部和胰胆管系统的关系,这对外科医生来说都是重要的术前信息。

治疗　肠重复畸形最常见的治疗方式为手术切除,有时会选用内引流开窗减压治疗。内衬胃黏膜的囊肿应被切除或者剥离胃黏膜,复杂病例可能需要更广泛的手术切除。

淋巴管畸形,肠系膜和腹膜囊肿

概述　腹部淋巴管畸形可以发生于肠系膜或大网膜,根据部位分别命名为肠系膜囊肿和大网膜囊肿。淋巴管畸形仅仅内衬一层内皮结构,通常是多房性的,内含有淋巴液。由于肠系膜有更丰富的淋巴组织,尤其是回肠肠系膜,所以肠系膜囊肿更为多见。这些淋巴来源的囊肿内衬扁平内皮细胞,囊壁内含有淋巴组织。

间皮囊肿,发生于小肠、肠系膜和结肠系膜,是间皮层内液体聚积的结果。它们内衬间皮,不含肌壁纤维或淋巴结构。非胰腺的假性囊肿也可以发生在肠系膜,但以大网膜更多见,被认为是由于前期外伤或感染所致结果,组织学上没有内衬细胞。

病因学　淋巴管畸形、淋巴管源性的肠系膜和网膜囊肿的病因学尚不清楚;有假说认为是胚胎期的淋巴管发育异常导致不能正常回流入静脉系统,以及异位淋巴管良性增生,并与静脉系统分离。

临床表现　腹部淋巴管畸形罕见,约占所有此类畸形的 5%,一家儿童医院对住院患儿统计的发病率约为 1/20 000,非洲裔美国人发病率较低。儿童期男孩常见,成人期女性常见,可能与雌激素水平有关。患者可能无症状,或偶然被发现,或因为病变体积增大或发生并发症而就诊。随着时间的推移,占位效应可能导致出现局部肠梗阻,或由囊内出血导致体积急剧增大而引起急性症状。如果囊肿全部或者部分(图 103-36)发生扭转,或囊肿诱发了相邻的肠祥扭转,则会出现腹痛。囊肿可以合并感染,导致发热,腹痛或脓毒血症。

影像学　平片可以显示为巨大的肿物推挤肠祥。肠梗阻患儿可见肠管扩张。上消化道造影检查显示肠管移位,但病变与肠管间没有交通。超声显示为有间隔的多房性肿物(见图 103-36)。大多数肿物是无回声,但部分病变内部回声增强,取决于其内的淋巴液和血液含量。在 CT 图像中,液体的密度可表现为脂肪样密度到水样密度不等。CT 通常能够清晰地显示分隔和多房样结构,但平扫时分隔可能与周围的液体分界不清,静脉注射对比剂后可见分隔强化。部分病例中可见细小钙化。淋巴管畸形的 MRI 图像显示囊性特征性表现,T1 加权序列中可表现为从液体的低信号到脂肪的高信号不等。

治疗　传统的治疗方法是通过手术将囊肿完整切除,部分病例可以选择经皮穿刺引流,辅助硬化疗法。对于肠系膜囊肿患儿,治疗时需要进行节段性肠切除,需要切除的概率高于成人(50%~60% vs 33%)。如果不可能完整切除,可以行囊肿开窗减压、辅以内部硬化治疗。肠系膜囊肿根据手术方案的外科分类包括四

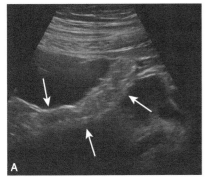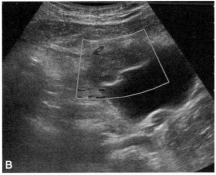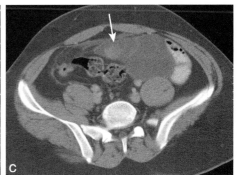

图 103-36　肠系膜淋巴管畸形。A,14 岁男孩出现腹部疼痛,排尿困难。左中腹部的超声图像发现一个多分隔的囊性肿块,伴有介于中间的哑铃状小肠(箭号)。B,在膀胱以上区域下方的彩色多普勒图像显示了一个无血管的实性部分位于囊性病变内,周围的强回声与炎症和水肿相符。C,计算机断层扫描(CT)显示了实性成分(箭号)与 B 中的无血管结构一致,并且周围的炎症伴有膀胱上方区域高密度脂肪。在手术中,切除一个多房性肠系膜囊肿,伴肠扭转和膀胱上方部分梗死,引起临床表现和影像学相应征象

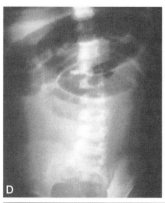
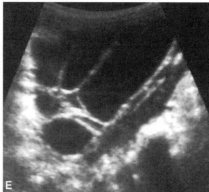
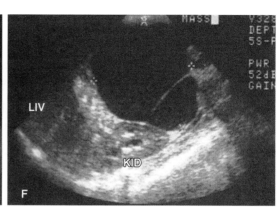
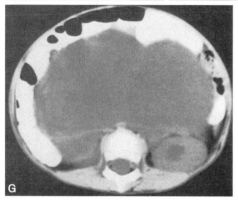

图 103-36(续)　D,另一个呕吐的,临床怀疑肠套叠的孩子的腹部平片。平片显示上腹部扩张的肠管。E,与 D 为同一个患者,沿着右侧腹部纵向超声图像显示一个多房囊性肿块,位于下腹部,是一个囊性淋巴管瘤。F,另一个患儿,一个通过上腹部的纵向超声图像显示一个分隔的,低回声肿块,与肝脏(LIV)和右侧肾脏(KID)比邻。G,与 F 为同一个患者,CT 扫描确认肿块样充满液体的结构,取代充满对比剂的肠管

种类型:1 型病变带蒂,可以轻松切除,但容易发生扭转;2 型是固定于肠系膜缘;3 型累及腹膜后,手术难度增大;4 型指为多中心囊肿。

已有报道腹腔镜切除手术,如果手术经验相对有限,或术前诊断尚不明确,或术中需要节段性肠切除时,手术过程中需要格外小心。

关键点

平片上的"双泡"征是十二指肠闭锁和狭窄的特征性表现,不需要造影检查确认。

十二指肠闭锁/狭窄患儿并发的畸形包括 21-三体、巨结肠、食管闭锁和内脏异位。

旋转不良能够导致中肠扭转,因其缺乏正常肠管固定和肠系膜根部短。

Treitz 韧带的正常位置在旋转正常的儿童也可以改变,他们有其他的畸形,如肠管扩张。

细小结肠指的是失用性结肠和并发的低位肠管梗阻。

能够引起产前肠局部缺血和闭锁的情况包括腹裂、子宫内肠扭转、肠套叠和内疝。

胎粪性肠梗阻是焦油样黏稠的胎粪嵌入小肠远端所致结果,引起低位小肠梗阻。

在胎粪性肠梗阻婴儿的腹部平片上出现钙化,是复杂性胎粪性肠梗阻和胎粪性腹膜炎的征象。不需要进一步的影像学检查或者尝试非手术治疗,这些患儿应准备手术。

无痛性直肠出血是梅克尔憩室最常见的临床表现。

肠管信号征是超声上肠重复畸形特征性的表现,但是不具有完全的特异性。

重复畸形最常见于回肠,此时能充当肠套叠的套头。

淋巴管瘤内衬内皮细胞。间皮囊肿是间皮层间液体聚集的结果,内衬间皮。

推荐阅读

Applegate KE, Anderson JM, Klatte EC. Intestinal malrotation in children: problem-solving approach to the upper gastrointestinal series. *Radiographics*. 2006;26(5):1485-1500.

Cheng G, et al. Sonographic pitfalls in the diagnosis of enteric duplication cysts. *AJR Am J Roentgenol*. 2005;184(2):521-525.

Gorter RR, et al. Clinical and genetic characteristics of meconium ileus in newborns with and without cystic fibrosis. *J Pediatr Gastroenterol Nutr.* 2010;50(5):569-572.

Lampl B, et al. Malrotation and midgut volvulus: a historical review and current controversies in diagnosis and management. *Pediatr Radiol.* 2009;39(4):359-366.

Losanoff JE, et al. Mesenteric cystic lymphangioma. *J Am Coll Surg.* 2003;196(4):598-603.

Sagar J, Kumar V, Shah DK. Meckel's diverticulum: a systematic review. *J R Soc Med.* 2006;99(10):501-505.

Stollman TH, et al. Decreased mortality but increased morbidity in neonates with jejunoileal atresia; a study of 114 cases over a 34-year period. *J Pediatr Surg.* 2009;44(1):217-221.

Strouse PJ. Disorders of intestinal rotation and fixation ("malrotation"). *Pediatr Radiol.* 2004;34(11):837-851.

Yousefzadeh DK. The position of the duodenojejunal junction: the wrong horse to bet on in diagnosing or excluding malrotation. *Pediatr Radiol.* 2009;39(suppl 2):S172-S177.

参考文献

Full references for this chapter can be found on www.expertconsult.com.

第 104 章

获得性疾病

MARTA HERNANZ-SCHULMAN

十二指肠梗阻

引起十二指肠梗阻的获得性疾病包括肠系膜上动脉综合征、创伤后梗阻、十二指肠肠套叠造成,以及鼻饲管引起的并发症。

肠系膜上动脉综合征

概述 1861 年 von Rokitansky 首次在尸检中描述此征象,肠系膜上动脉(SMA)综合征指十二指肠水平段在穿行于主动脉和 SMA 之间时发生梗阻。其他名称还包括 Cast 综合征。1927 年 David Percival Wilkie 对 75 患者进行了描述,称其为"慢性十二指肠梗阻",而后有人称此征象为 Wilkie 综合征。总的发病率约占上消化道造影检查患者的 0.013%~0.3%。

病因学 正常主动脉和 SMA 之间的夹角在 25°到60°之间,正常主动脉-SMA 间距离为 10~28mm,有研究显示上述参数与成人的身高体重指数相关,特别是在女性。SMA 综合征的病因是主动脉和 SMA 之间角度异常狭小,导致十二指肠水平段穿行其间时受阻。主动脉和 SMA 之间的角度异常狭小以及二者间距离缩短产生的原因是 SMA 起源位置过低,或固定于 Treitz 韧带的十二指肠空肠交界部位置过高,导致十二指肠水平段的位置靠近 SMA 起点。

尽管体型瘦长的人,尤其是短期内体重明显减轻的人最容易发生 SMA 综合征,但 Biank 等学者的研究发现,该征象的发生率仅占上述人群的 50%。在他们的研究人群中,身高体重指数随着年龄变化介于第 3 百分位数和第 97 百分位数之间,平均为第 39 百分位。发病前病史包括 Nissen 胃底折叠术、脑瘫、创伤性脑损伤和后部脊柱融合术。SMA 综合征的其他易感人群包括烧伤患者、脊柱前凸过度者和接受脊柱牵引的患者。有报道本综合征同时发生于一个家族的多名成员,因此提出了遗传倾向假说。

临床症状 临床综合征主要发生于 10~39 岁的女性,同时有少数新生儿发病的报道。最常见的临床表现包括腹痛、呕吐、恶心、饱腹感和厌食症;急性症状可以参照前文提及的发病前状况。

影像学 平片能够显示胃扩张,但患者伴有呕吐或放置胃管减压时则不明显。UGI 造影显示十二指肠水平段扩张和局部梗阻,在十二指肠穿行 SMA 位置时出现一条纵行笔直的压迹,梗阻点近端肠管蠕动加强,但对造影剂通过作用并不明显(图 104-1A)。可以辅助确认梗阻是由 SMA 综合征产生的办法是将患者置于左侧卧位,如果梗阻减轻或解除则可明确诊断。

超声检查可以测量主动脉和 SMA 的夹角和二者间的距离,但是很难显示他们与十二指肠的关系,除非十二指肠内充满液体。计算机断层扫描(CT)(图 104-

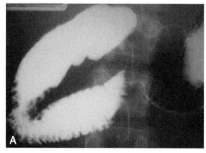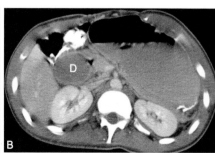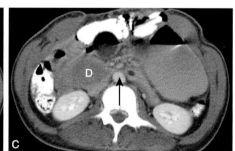

图 104-1 肠系膜上动脉综合征。A,15 岁快速减肥女孩。上消化道造影检查中前后位点片图像显示十二指肠第三部分完全梗阻。B 和 C,两张计算机断层扫描图像为枪伤导致截瘫的 22 岁患者。胃和十二指肠扩张(D)扩张。箭号示十二指肠在穿越十二指肠上动脉时被压缩,解决越过压缩点的十二指肠的管腔扩张

1B 和 C)和磁共振成像(MRI)能够同时显示十二指肠扩张,以及它与 SMA 的关系。

治疗　非手术治疗的重点在在增加体重,通过口服或者经幽门越过梗阻点的胃管进食高热量肠内营养液,或静脉输入营养液;这些非手术干预对大多数患者是有效的。当综合征急性发作时,可以用药物治疗改善。

药物治疗失败的患儿需要进行手术治疗,最常用的术式是十二指肠空肠吻合术。有学者建议在手术前进行十二指肠和空肠的活检以除外引起十二指肠扩张的其他原因,如感染、浸润、肿瘤新生物,或小肠的假性梗阻。

十二指肠血肿

概述　十二指肠血肿是儿童罕见的损伤,发生率不到全部腹部损伤患儿的 3%,通常与意外/非意外的钝性腹部创伤相关。血肿常超出 Treitz 韧带进入近端空肠,成为十二指肠空肠血肿。一项对 33 名儿童十二指肠钝性损伤调查,非意外创伤是十二指肠损伤的最常见原因(24%),其次是机动车事故,车把手损伤,运动损伤和其他形式的直接创伤。

病因学　腹膜后十二指肠段包含黏膜下血管和浆膜下(血管,淋巴管及神经)丛,且相对固定于坚硬的脊柱旁,从而更容易在钝性腹部外伤后损伤。出血累及黏膜下层、浆膜下层,并且可以侵入十二指肠管腔内。在儿童,这种损伤通常发生在直接钝性创伤后,如直接拳击或踢到上腹部,或由于车把伤害的结果。机动车损伤,如突然减速时也可以产生剪切损伤导致内部血肿。有报告十二指肠血肿还可见于经历轻微创伤后的凝血异常患儿,以及进行内镜十二指肠活检之后,或胰腺炎进展期,后者可能与十二指肠脉管系统被胰酶破坏有关。

临床表现　临床表现包括腹痛和呕吐,呕吐物内通常含有胆汁。当腹部钝性损伤后发生十二指肠血肿时,很容易发生与胰腺损伤相关的胰腺炎。创伤后不会立刻出现管腔梗阻症状,患儿很有可能直到外伤后数天才出现症状。当十二指肠血肿发生在严重创伤之后,如机动车事故,CT 检查可以在症状出现前明确诊断。临床工作中,我们应该提高对创伤性损伤的关注。

影像学　对上腹部轻度疼痛伴呕吐的儿童,X 线平片多为首选检查方法。根据梗阻的程度和呕吐的严重程度,X 线平片可能显示胃和十二指肠扩张,同时远端肠管内容物较少(图 104-2A)。

UGI 检查的结果取决于造影剂通过十二指肠梗阻部的情况。如果没有或只有很少的造影剂通过,扩张的十二指肠腔边缘可能显示为分叶状。随着造影剂通过梗阻处,造影剂将勾勒出十二指肠内分叶状的充盈缺损(图 102-2B)。如十二指肠皱褶局部增厚,小血肿可能表现隐匿。

超声(图 104-2C)典型表现为十二指肠上段扩张,扩张段远端见充盈缺损致管腔阻塞。血肿回声可变,取决于血凝块的时期;诊断的线索是肿块沿着十二指肠走行。在彩色多普勒检查中,病变内没有血流。

CT 表现相似,十二指肠内的不强化肿块阻塞管腔,近端十二指肠扩张(图 104-2D 和 E)。

MRI 通常不用于儿童十二指肠血肿的诊断。MRI 图像中也表现为沿十二指肠走行的肿块,阻塞管腔,信号特征随不同时期而异。

治疗　十二指肠穿孔患者需要急诊手术,但是对于十二指肠血肿的治疗包括:通过鼻饲管给胃、十二指肠减压,并且通过全肠道外营养维持水和营养平衡,直到血肿消失。一项对 27 个十二指肠损伤儿童进行保守治疗的观察显示,症状消失的平均时长从 12 天到 16 天不等。如果完全性梗阻持续存在不缓解,则需要手术切除血肿。

十二指肠肠套叠

概述　十二指肠肠套叠可以顺向或逆向发生,典型者包绕胃空肠管。

病因学　顺向的十二指肠空肠套叠是放置胃空肠管后相对常见的并发症,该管可作为肠套叠的套头部。约 16%~50% 置有胃空肠管的儿童会发生顺向肠套叠。此型肠套叠更多见于年龄较小的男孩,以及使用口径较大的导管者。远端为猪尾管时,可能直接充当套头部,此外,应用促动力药物时也相对好发。肠套叠也可以发生于较重的鼻饲管周围。

逆向肠套叠相对罕见,主要见于使用末端带有扩张球囊的导管时,该球囊可以改变肠管的正常蠕动方向,使其发生逆蠕动。

临床症状　临床症状主要为呕吐,大约半数病例呕吐物内含有胆汁,可能伴有腹痛/易激惹。但有时十二指肠肠套叠无症状,在常规检查时偶然被发现。因此,套叠现象可能是暂时的。逆向肠套叠典型者可出现呕血,胃内容物内含有血性成分。

逆向肠套叠可见于胃部手术后,如胃空肠吻合术。套入部的空肠可能发生坏疽;梗阻和呕血是典型的急性临床表现。

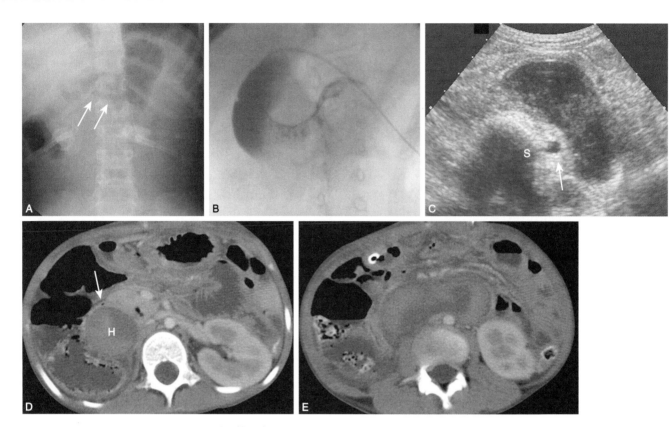

图 104-2　十二指肠血肿。A,8 岁胖脏体发育不全的患儿,进行了一次胃镜十二指肠活检,随后出现持续性胆汁呕吐。腹部 X 光照片显示了一个息肉状高密度(箭号)沿着胃窦的下缘凸进管腔内。十二指肠含气扩张,远端气体很少。B,10 岁男孩,患有脑瘫和精神发育迟滞,表现为脱水及喂养困难,行上消化道造影检查。在放置胃管时,有一次不成功,注入对比剂进入十二指肠,显示一个堵塞的十二指肠血肿表现为充盈缺损,位于十二指肠第三段和第二段远端。C,与 A 为同一个患者,腹部超声显示了不均匀的十二指肠血肿,沿着十二指肠的第三段走行。S,脊柱。箭号指向主动脉。D,与 A 和 C 为同一个患儿,计算机断层扫描(CT)图像,在十二指肠第二和第三部分交界水平,显示一个大的不均匀的血肿(H)阻塞十二指肠腔。箭号指向十二指肠壁和阻塞残留管腔内的气泡。E,一个通过十二指肠的第三段更远端的 CT 层面(与 C 的超声的图像为类似的层面),显示不均匀血肿,其阻塞十二指肠第三段的管腔

影像学　腹部平片和超声检查对本病诊断有帮助。X 线平片可以显示胃流出道的梗阻。在逆向肠套叠时,在胃内气体的衬托下可以见到远端突入胃窦内的肿块影。超声典型表现为胃流出道处肠管套肠管的征象,还可能显示套头部的球囊。逆向肠套叠患者进行上消化道检查时,当造影剂进入套叠内部时,显示为经典的"螺旋状"征象;但由于进入的造影剂量少,影像改变可能相对轻微,提高警惕对最终的正确诊断非常有帮助。在 CT 图像中,表现为沿着十二指肠走行的肠套叠,周围被气体或造影剂勾勒时显示更加清楚。

治疗　通过导管引入气体或生理盐水可以成功地将肠套叠复位,此外,通过导丝取代胃肠管也可以使顺向肠套叠复位。这种并发症可以通过改用较小孔径的胃肠管、使用末端非猪尾巴形的导管、或缩短胃肠管的长度来预防。如果肠套叠发生在鼻饲管周围,则应该拔除该管。

逆向肠套叠通常通过给球囊放气来治疗,特殊情况继发肠缺血时,需要外科手术切除。

十二指肠炎性疾病

这一章节介绍特异累及十二指肠的炎性疾病,如溃疡性疾病,以及其他炎性疾病十二指肠受累的表现。

十二指肠溃疡性疾病

概述　溃疡性疾病可以累及十二指肠和胃,与幽门螺杆菌感染有关,据不完全统计,全世界约一半的人口感染此病原菌。儿童溃疡性疾病的发病率低于成人,在新生儿期以后的儿童中,十二指肠溃疡比胃溃疡更常见。

病因学　如果内在防御机制被打破,包括上皮细胞的更新和再生、十二指肠碳酸氢盐的产生、黏膜血流保护及前列腺素的产生,就会导致十二指肠溃疡。1984 年 Warren 和 Marshall 阐述了在溃疡发展过程中幽门螺旋

杆菌感染的作用,他们因该发现获得 2005 年诺贝尔奖。直到目前,对于儿童和成人的消化道和十二指肠溃疡性疾病的认识已经发生了显著的变化。由于幽门螺旋杆菌对胃上皮具有营养作用,故与幽门螺旋杆菌相关的十二指肠溃疡多发生于胃上皮化生的位置,并且与十二指肠酸性分泌物的增加和碳酸氢盐产生的减少相关,导致肠腔内的 pH 降低,胆汁酸沉积,降低了对幽门螺杆菌生长的抑制作用。另外,酸分泌过多会促进胃蛋白酶原向胃蛋白酶的转化,促使黏膜溃疡形成。

有统计显示,儿童幽门螺杆菌感染的发生中,十二指肠溃疡(62%)高于胃溃疡(20%),其原因尚不明确。幽门螺杆菌的传播途径主要为口-口传播或粪-口传播,需要接触肠分泌物;但是,轻度接触,如接吻,不会发生传染。这种病原体的传播多流行于卫生基础设施差的地区。儿童期是幽门螺杆菌感染的主要时期,常因家庭内部传播发生家族性群体感染。在西方国家,幽门螺杆菌感染的发病率正在减少,西欧儿童的发病率只有27%,有人质疑上述数据的可靠性,因为标本采集来源于胃而不是十二指肠,可能会影响数据结果。

随着幽门螺杆菌被消灭,西方国家中与幽门螺杆菌无明显相关性的十二指肠溃疡逐渐增多。非甾体类抗炎药(NSAIDs)的应用也可以导致本病。这些药物通过抑制环氧酶 1 和环氧酶 2 促进溃疡形成,后者在维持胃上皮完整性和保护黏膜屏障中发挥着作用,也能对炎性过程做出反应。非甾体类抗炎药会导致白三烯等炎性介质的产生。

临床症状　十二指肠溃疡患儿可能表现为:上腹轻压痛,夜间痛(可能被痛醒),呕血,黑便,厌食症,体重减轻和呕吐。其他临床表现包括发育迟滞伴生长不均衡,体重不增,缺铁性贫血,特发性血小板减少性紫癜。

影像学　在十二指肠溃疡疾病的诊断过程中,上消化道造影检查很大程度上已经被胃镜取代,胃镜检查已经成为了诊断的金标准,除可以进行活检,还可以对发现的病变进行培养。做上消化道检查时,双对比造影检查对检测溃疡疾病更敏感,但该方法在年幼患儿中操作难度很大,在婴儿中则是不可能完成的。

尽管检查方法逐渐向胃镜检查转变,我们仍然需要掌握,十二指肠溃疡的消化道造影检查征象。十二指肠炎可以由溃疡病引起,表现为十二指肠皱褶增厚,该征象对检测十二指肠炎性病变的敏感度为 45%。发生穿孔时可见游离的腹腔积气(图 104-5A)。钡剂是常用的造影剂,但是如果考虑存在穿孔时,应该使用

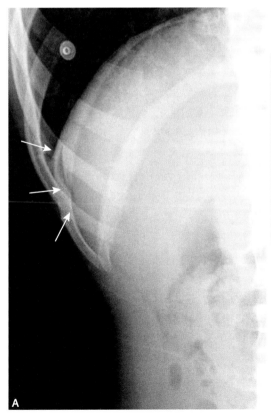
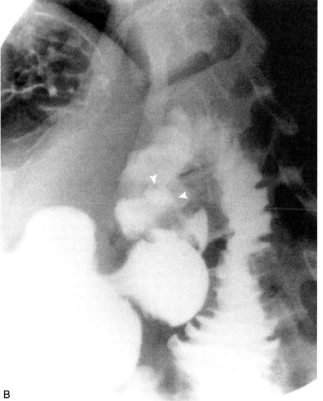

图 104-5　十二指肠溃疡。A,男孩,腹痛 1 周,左侧卧位片显示肝脏侧方腹腔积气(箭号)。B,与 A 为同一个患儿,用水溶性对比剂行上消化道造影(UGI)十二指肠球的点片发现对比剂位于溃疡口内(箭头)。(B,Courtesy Dr. Tamar Ben-Ami,Chicago,IL.)

高碘浓度的低渗透压水溶性造影剂。儿童十二指肠溃疡的影像表现类似于成年人。急性溃疡最常见的征象是对比剂位于溃疡口内（图104-5B），周围可以见到因黏膜水肿形成的放射状褶皱。当溃疡位于十二指肠游离缘时，溃疡内充满气体，外周被钡剂勾勒出来。慢性十二指肠溃疡可能形成瘢痕，导致十二指肠变形，但这个征象在儿童比成人更少。所谓的"巨大十二指肠溃疡"很少见，通常与非甾体类抗炎药的使用有关，常见于终末期肾疾病患者和克罗恩病患者。

对于已知的十二指肠溃疡患儿，不需要进行超声检查。超声可以显示肠壁增厚，在穿孔的病例中可以看见周围的气体和积液。

CT图像中可以显示十二指肠壁增厚，以及溃疡内造影剂填充。在穿孔的病例中，可以见到十二指肠周围积液，以及腹膜后和腹腔内的游离气体（图104-6）。

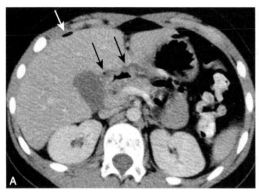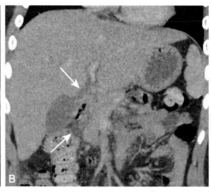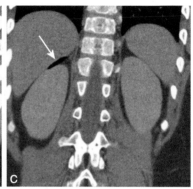

图104-6　十二指肠溃疡伴穿孔。A,9岁男孩,腹痛2天、发热以及不爱活动,CT显示十二指肠增厚,伴有少量腹腔积液和气体（黑箭号）,气体位于肝脏前方（白箭号）。B,一个冠状位重建图像显示十二指肠增厚和十二指肠周围液体（箭号）。C,一个更靠后的冠状位重建图像显示,右肾上方游离气体（箭号）

治疗　尽管 Marshall 和 Warren 最初的报道显示幽门螺杆菌对多种抗生素具有敏感性，但并非所有菌株都具有广谱敏感性。对有症状的幽门螺杆菌患者进行根治时需要三种药物联合应用，包括质子泵抑制剂和2种抗生素，治疗2周。

Zollinger-Ellison 综合征

概述　Zollinger-Ellison 综合征是指由于胃泌素瘤自发分泌大量胃泌素，导致形成异常严重的难治性溃疡，通常伴有腹泻。这种情况非常罕见，发病率约为每百万个人中1~3个新病例。胃泌素瘤和 Zollinger-Ellison 综合征可能散发，大约15%~38%的病例是作为多发性内分泌瘤综合征Ⅰ型的一部分（MEN-1）；反之，Zollinger-Ellison 综合征发生于大约21%~70%的 MEN-1 患者。

Zollinger-Ellison 综合征多见于50至60岁年龄段，大约90%病例于20~60岁之间出现临床症状。大约8.6%发生在儿童，男孩发生率是女孩的4倍，通常不会早于10岁。据报道，最小的病例为5岁女孩。当本病作为 MEN-1 综合征的一部分时，出现症状的年龄更小。

大多数胃泌素瘤位于十二指肠壁或胰头部，也可以位于更远位置，如心脏、卵巢、肾和肠系膜。肿瘤本身可以很小而多发，给诊断带来一定困难。尽管如此，大多数胃泌素瘤都发生在所谓的胃泌素瘤三角区，位于 SMA 的右侧，上界是胆囊管与胆总管的交汇处，下界是十二指肠第二段和第三段的连接处，内界是胰腺颈部和体部的交界处。

病因学　本病的病因是胃泌素过度分泌，导致胃酸分泌过多和广泛溃疡形成。散发、隐匿的胃泌素瘤病因尚不清楚；MEN-1 基因含10个外显子，编码由610个氨基酸残基组成的核蛋白 menin。MEN-1 综合征是由于 MEN-1 基因发生常染色体显性遗传突变所致。本病可合并甲状旁腺增生、胰腺内分泌肿瘤（胃泌素瘤是最常见的）、垂体和肾上腺腺瘤。本病患者具有患类癌的倾向，包括：胃、胸腺和支气管病变，脂肪瘤，皮肤病变（如黑色素瘤）。

临床症状　患者可能会出现腹痛、体重减轻和与溃疡病相关的腹泻，幽门螺杆菌检查阴性。这一组症状高度提示 Zollinger-Ellison 综合征。患儿还会出现呕血、柏油样大便和贫血。胃泌素瘤和 Zollinger-Ellison 综合征患者需要进一步检查明确是否为 MEN-1。一些 MEN-1 患者最初可能表现为甲状旁腺功能亢进的症状，如肾结石形成；随后出现胃泌素瘤表现，该时间间隔可达25年。大约有60%的胃泌素瘤为恶性，其中50%的病例在诊断时已经有转移。

溃疡主要发生于十二指肠,可以见于十二指肠远端和空肠,对发生于该部位的病变应该高度怀疑胃泌素瘤。在儿童 Zollinger-Ellison 综合征患者中,原发溃疡 72% 位于十二指肠,28% 位于空肠。

选用质子泵抑制剂初始治疗可以缓解症状,延迟本病的诊断。通过测量空腹胃泌激素水平和酸分泌量,找到胃泌素过度分泌的证据即可以确诊。然而,在接受质子泵抑制剂治疗的患儿,空腹血清胃泌激素水平可能明显升高,从而掩盖 Zollinger-Ellison 综合征患儿的胃泌素水平;这种情况下,应该在重复试验前 1 周停止使用质子泵抑制剂。除了测定空腹胃泌激素水平,还可以进行促分泌素,钙和进餐刺激试验辅助诊断。

影像学　上消化道检查中最典型的征象是十二指肠溃疡改变,特别是位于十二指肠远段或空肠的病变,同时可以见到十二指肠和胃皱襞增厚。溃疡性疾病现在常用内窥镜评估;据报道,多达 94% 的 Zollinger-Ellison 综合征患者有胃皱褶增厚。

超声对肝脏内外或胰腺内外的胃泌素瘤不敏感,敏感度约 19%。CT 检查时,利用快速团注技术、薄层扫描和后重建技术可以清晰显示富血供的胰腺内胃泌素瘤。用 10mm 层厚扫描时,CT 的灵敏度为 38%,近年更快和更薄层的扫描技术能够获得更好的图像质量。MRI 检查时,选用高场强,水敏感序列,同时注射对比剂利于显示病变;MRI 对本病的敏感度为 45%。生长抑素受体显像剂[^{111}In-DTPA-DPhe^1]奥曲肽对肿瘤检测的敏感度达 70%。一项对 151 例胃泌素瘤患儿的研究中显示,不同影像检查方法对本病的诊断敏感性与以上数值是相似的:超声 24%,CT 39%,MRI 46%,生长抑素受体显像 79%。在约 1/3 的患者中,其所有影像学检查结果都是阴性的。Imamura 曾经发明了一种静脉取样技术,可以检测 90% 以上 <5mm 的胃泌素瘤。该技术需要进行选择性动脉促胰液素和钙的注射,以诱发胃泌素瘤释放胃泌激素,而后进行静脉采样,该技术称为选择性动脉注射促分泌素试验(secretagogue injection test,SASI)。

治疗　控制胃酸过多是治疗的关键之一。曾经一段时间内,通过胃切除术控制胃酸;如今,通过药物治疗质子泵酸抑制可以抑制胃酸分泌。因此,本病的治疗主要是针对胃泌素瘤本身的治疗,和因 MEN-1 综合征而出现的症状。尽管大多数胃泌素瘤生长缓慢,仍有 25% 病例表现为增长迅速,并且约 60%~90% 病变表现为恶性倾向。一项对 151 名患者的研究中,超过半数散发胃泌素瘤患者手术后根治了疾病,其中大部分患者能够获得一个长期的疗效;这种方法是散发的胃泌素瘤患者的首选。对于 MEN-1 合并胃泌素瘤的患者,有学者建议进行保留胰腺的十二指肠切除术,以达到治疗效果。

炎症性肠病

概述　克罗恩病(Crohn disease)最常发生于远段小肠和结肠,将会在第 105 章和 107 章进行介绍。尽管累及十二指肠的克罗恩病几乎都合并回肠或者回结肠病变,但文献报道,克罗恩病患者中十二指肠受累的发生率有明显差异。近年的报道中有逐渐增加的趋势。这种现象可能与内窥镜越来越多地被用于诊断有关。同时,很大一部分行内镜检查发现十二指肠病变的患者都没有特殊的临床症状,与只累及远段肠管的病变症状相似。十二指肠是儿童和成人上消化道克罗恩病患者最常累及的上消化道部位。

病因学　克罗恩病的病因仍不清楚,家族性发病和同卵双胞胎患病的一致性显示本病存在遗传倾向。其他影响因素包括免疫功能紊乱、肠道菌群和环境因素(如主动或被动吸烟)、阑尾切除术、节食、围产期感染和麻疹感染。

临床表现　累及十二指肠的患者比累及远段肠管的患者年龄更小,通常没有特殊性腹痛,一般为全身不适和体重减轻。

累及十二指肠的并发症包括:十二指肠壶腹区受累时继发胆管和胰管阻塞。可能发生胰腺炎,多是由于其他原因如治疗原发病的药物引起。可能形成瘘管,十二指肠和小肠或结肠间的瘘管通常起源于后者,而不在十二指肠。

影像学　正如克罗恩病的诊断方法已经发生了变化,从放射学检查到内窥镜,成像技术也从传统 X 线摄影转换为断层成像,包括彩色多普勒超声检查、CT 和 MRI。如果患者因腹痛、体重减轻进行上消化道检查,我们应该认识其诊断征象。

克罗恩病患儿上消化道造影检查的典型征象与远段肠管病变相似。双对比检查法比单对比检查法对发现溃疡性病变更敏感,溃疡性病变是疾病早期的特征性表现。这些病变通常见于幽门,胃窦和十二指肠。上消化道造影检查中还可以显示十二指肠皱襞增厚、管腔狭窄、管壁增厚、瘘管和窦道形成(图 104-7)。

超声能够显示肠壁增厚,多普勒检查能够发现活动性克罗恩病变充血的特点,类似于回肠末端的病变。

CT 有助于识别受累肠段和周围的病变,如脓肿和瘘管的形成,对于急性发病的患者,合并肠梗阻的患

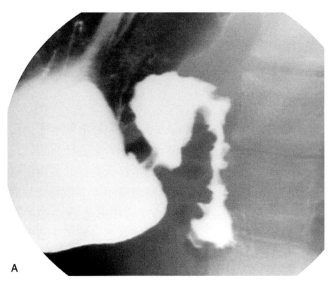
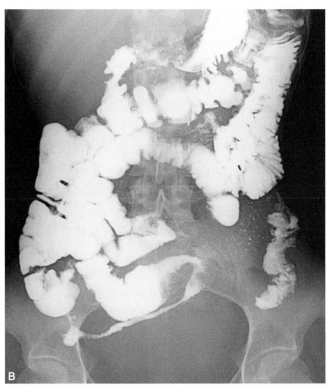

图 104-7　克罗恩病。A，上消化道造影右前斜位点片显示十二指肠黏膜皱襞增厚。B，随后的一段小肠变化证明了十二指肠的改变，累及末端回肠，典型的管腔狭窄和毛刺征。（Courtesy Lakshmana Das Narla，Richmond，VA.）

儿，以及因某些原因（如检查时间长、年幼儿镇静困难）不能进行 MRI 检查的患者，是最有帮助的。十二指肠的表现包括皱襞增厚，增强扫描明显强化和管腔狭窄。

MR 肠动描记法是对克罗恩病常规影像评估的理想模式。十二指肠受累的表现与其他肠段受累表现相同。

治疗　十二指肠克罗恩病的治疗通常需要根除幽门螺旋杆菌。用质子泵抑制和糖皮质激素抑制胃液分泌、促进溃疡愈合。硫唑嘌呤和 6-巯基嘌呤用于缓解症状。管腔狭窄可通过内镜球囊扩张。药物治疗无效者，或大量消化道出血者需要手术治疗。

囊性纤维化

概述　囊性纤维化在胃肠道有多种临床表现；本病累及小肠和结肠的内容在第 103 和 105 章进行介绍。十二指肠受累时包括十二指肠皱襞增厚、溃疡和狭窄形成。

病因学　儿童囊性纤维化患者的尸检报告显示，十二指肠溃疡和胃溃疡的发生率多达 10%。十二指肠病变与十二指肠和胰腺的碳酸氢盐分泌受损有关，减弱了中和胃酸的能力。十二指肠皱襞的增厚与胃酸分泌过多、异常黏液分泌和 Brunner 腺体肥大有关。胃酸过多的十二指肠环境也会导致胆汁盐沉积和脂肪吸收减少。

囊性纤维化患儿的肠道炎性改变多通过发现 T-细胞激活产物和产生炎性蛋白质而被发现。十二指肠黏膜炎性改变的病因可能是由于胰腺对肠内容物消化不充分或存在缺陷，导致抗原负载增大，从而改变了小肠内环境。

临床表现　通常表现为腹痛，如果合并溃疡可能出现呕血。患者也可以表现为严重的胃食管反流症状，该现象可能与肠胃蠕动障碍相关，需要频繁的改变姿势来缓解。

影像学　上消化道检查通常表现为：十二指肠皱襞增厚、粗糙，尤其是上段和降段；溃疡；或者狭窄形成。有时十二指肠因轮廓变形、扭曲，可类似软组织肿块。

治疗　需要用质子泵抑制剂或组胺-2（H2）受体拮抗剂治疗，以减少十二指肠环境的酸性，有助于防止溃疡形成及增加脂肪和脂溶性维生素吸收的能力。

十二指肠肿瘤

十二指肠肿瘤并不常见。尸检中小肠类癌的发生率为 0.16%,其中,约 18% 位于十二指肠。只有不到 2% 的恶性肿瘤发生于小肠。十二指肠的特征性肿瘤包括 Brunner 腺相关的病变,腺瘤相关性息肉病综合征,十二指肠类癌。Brunner 腺增生分为三种类型:弥漫于十二指肠;局限于十二指肠上段;Brunner 腺腺瘤,指大于 1cm 的病变。在进行上消化道造影检查的全部尿毒症患者中,Brunner 腺增生和十二指肠息肉的发生率约 15.2%,而在非尿毒症患者中发生率仅为 0.3%。

接受胃镜检查的儿童中,十二指肠息肉的发生率约为 0.4%。大多数与 Brunner 腺无关的十二指肠息肉都与息肉病综合征有关。家族性息肉病(FAP)是最常见的与十二指肠腺瘤性息肉病相关的系统性疾病;反之,腺瘤性十二指肠息肉病见于大约 90% 的 FAP 患者。一项对 24 例 FAP 儿童患者的内窥镜研究中,41% 的患儿存在壶腹部周围的腺瘤。Peutz-Jeghers 综合征患儿容易合并十二指肠的错构息肉,其中腺瘤样改变约占 3%~6%。Brunner 腺增生见于青少年息肉病患儿,有报道,十二指肠癌也见于该人群。

十二指肠的良性肿瘤与 Zollinger-Ellison 综合征相关,尤其是与 MEN-1(G 细胞类癌,其中大约 1/3 临床表现为 Zollinger-Ellison 综合征)和神经纤维瘤病 1 型有关。约 2/3 的十二指肠类癌为 G 细胞胃泌素肿瘤,产生生长激素抑制素的 D 细胞肿瘤约占十二指肠类癌的 1/5,本病仅见于壶腹部周围。

病因学 尿毒症患者出现 Brunner 腺体增生与晚期肾功能不全患者的胃泌素水平升高和胃酸过多有关。Brunner 腺瘤与慢性肾衰竭、慢性胰腺炎、消化性溃疡和幽门螺旋杆菌感染相关。

使肿瘤抑制基因失效的基因突变是产生恶性肿瘤的重要原因。腺瘤结肠息肉病(APC)基因位于 5 号染色体长臂 5q21 位点。Peutz-Jeghers 综合征的突变基因为 19 号染色体上 p13.3 的丝氨酸苏氨酸激酶 11(STK)基因。

临床表现 Brunner 腺增生患者通常无症状。部分患者可以表现为出血、梗阻、疼痛、呕吐和腹泻。较大的病变例如 Brunner 腺腺瘤可表现为胃流出道阻塞,当病变影响壶腹部区域时可能出现胆道梗阻和胰腺炎。

十二指肠类癌可能表现为 Zollinger-Ellison 综合征的症状。然而,发生于十二指肠的产生 D 细胞生长抑制激素的肿瘤通常较小以至于不会产生明显与激素过量相关的临床症状;典型症状存在于不到 10% 的病例中,包括腹痛、腹泻、脂肪泻和体重减低。与发生于小肠其他部位的类癌不同,发生于十二指肠的病变与五羟色胺的过度分泌无关,因此不会产生类癌综合征的临床症状。

影像学 上消化道检查可以显示十二指肠球部的充盈缺损。在超声和 CT 图像中,体积较大或脱垂的病变可能混淆图像,被误认为是胰腺肿块,如果术前无法明确病变的位置,则提示本病可能。巨大的 Brunner 腺腺瘤在腹部平片上可能表现为胃流出道梗阻。FAP 或 Peutz-Jeghers 患者的多发性息肉表现为多发的充盈缺损,有时可合并肠套叠(图 104-10)。十二指肠类癌表现为管腔内或壁内的充盈缺损,有时伴有溃疡,偶尔因伴发肠套叠导致梗阻;少数病例可以看到十二指肠皱襞增厚。在 CT 图像中,十二指肠类癌表现为动脉

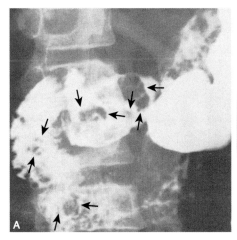
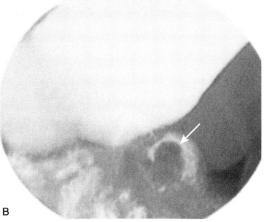

图 104-10 色素沉着息肉综合征伴十二指肠息肉。A,十二指肠多发息肉(箭号),12 岁患有色素沉着息肉综合征的男孩,他的胃、结肠和小肠的其他部分也有息肉。B,9 岁男孩,患有色素沉着息肉综合征,表现为间歇性肠梗阻。一个上消化道造影空肠近端点片显示充盈缺损(箭号),归因于十二指肠空肠肠套叠。在内窥镜检查时发现错构性十二指肠息肉成为套头。(Courtesy R. Paul Guillerman, Houston, TX.)

期明显强化,静脉期强化减低,并且可能侵及邻近的胰腺。在 MRI 上,表现为 T1 加权相低信号,在水敏信号序列呈不均匀高信号,增强扫描可见强化。

治疗 没有症状的 Brunner 腺增生患者不需要特殊的治疗。保守治疗包括利用质子泵抑制剂和 H2 阻滞剂控制胃液酸度。Brunner 腺腺瘤可以通过内镜切除,体积大或非常弥漫的病变可能需要进行更广泛的息肉切除术,或部分或完全的十二指肠切除术。FAP 患者需要定期进行内镜筛查。在儿童,只有小部分患者存在上消化道症状,并且对十二指肠腺瘤不存在明确的提示意义。复杂的壶腹部癌的治疗方法为胰十二指肠切除术。经内窥镜切除壶腹部可以用于一些早期病变的患者。

关键点

SMA 综合征被认为是由于主动脉和肠系膜上动脉之间异常小角度和距离缩短引起的。发病前病变包括 Nissen 胃底折叠术、脑瘫、创伤性脑损伤和后部脊柱融合术。

十二指肠血肿的原因包括非意外创伤和其他上腹部钝性损伤,例如车把损伤、机动车撞伤及运动损伤。损伤可能在十二指肠梗阻征象前几天,或在其他外伤事件之后。

十二指肠套叠是胃窦后 GJ 管相对常见的并发症,导致顶端可能充当套头。

十二指肠溃疡与幽门螺杆菌感染有关,后者被估计感染了全世界将近半数的人口。

卓-艾综合征指的是胃泌素瘤自主胃泌素的过度分泌,导致显著的严重的和难治性溃疡,伴有腹泻。约 15%~38% 的病例是 MEN-1 的一部分。

克罗恩病累及十二指肠,更经常通过内窥镜评估确诊。

在囊性纤维化患儿中,十二指肠溃疡与碳酸氢盐分泌受损和酸性产物增加,从而产生一个酸性的十二指肠环境有关。

大多数儿童十二指肠溃疡,与 Brunner 腺体肥大无关,与息肉综合征相关。

十二指肠类癌与卓-艾综合征相关,但是与类癌综合征无关,因为前者不产生 5 羟色胺。

推荐阅读

Agrons GA, et al. Gastrointestinal manifestations of cystic fibrosis: radiologic-pathologic correlation. *Radiographics*. 1996;16(4):871-893.

Attard TM, Abraham SC, Cuffari C. The clinical spectrum of duodenal polyps in pediatrics. *J Pediatr Gastroenterol Nutr*. 2003;36(1):116-119.

Ellison EC, Johnson JA. The Zollinger-Ellison syndrome: a comprehensive review of historical, scientific, and clinical considerations. *Curr Probl Surg*. 2009;46(1):13-106.

Gaines BA, et al. Duodenal injuries in children: beware of child abuse. *J Pediatr Surg*. 2004;39(4):600-602.

Hughes UM, et al. Further report of small-bowel intussusceptions related to gastrojejunostomy tubes. *Pediatr Radiol*. 2000;30(9):614-617.

Kalach N, et al. Frequency and risk factors of gastric and duodenal ulcers or erosions in children: a prospective 1-month European multicenter study. *Eur J Gastroenterol Hepatol*. 2010;22(10):1174-1181.

Levy AD, et al. Duodenal carcinoids: imaging features with clinical-pathologic comparison. *Radiology*. 2005;237(3):967-972.

Long FR, et al. Duodenitis in children: correlation of radiologic findings with endoscopic and pathologic findings. *Radiology*. 1998;206(1):103-108.

Mashako MN, et al. Crohn's disease lesions in the upper gastrointestinal tract: correlation between clinical, radiological, endoscopic, and histological features in adolescents and children. *J Pediatr Gastroenterol Nutr*. 1989;8(4):442-446.

Merrett ND, et al. Superior mesenteric artery syndrome: diagnosis and treatment strategies. *J Gastrointest Surg*. 2009;13(2):287-292.

参考文献

Full references for this chapter can be found on www.expertconsult.com.

第 105 章

小肠继发性疾病

GRACE S. PHILLIPS and SUMIT PRUTHI

本章将讨论各种累及儿童空肠和回肠的继发性疾病。讨论的疾病包括小肠梗阻（small bowel obstruction，SBO）和假性梗阻，炎症和感染性病变，以及功能性、浸润性和肿瘤性病变。

小肠梗阻

概述

小肠梗阻可能由于肠管内在或外在异常引起，在儿童中相对少见，特别是在 1 岁以下婴儿，在这些婴儿中先天性异常引起的梗阻更常见。继发性梗阻有时实际上是由于先天性畸形引起的并发症，例如腹股沟区的内疝和嵌顿疝。

类似于梗阻的先天畸形包括慢性肠道假性梗阻（chronic intestinal pseudoobstruction，CIPO），定义为一组综合征，"罕见的、以反复发作或持续肠梗阻症状体征为特点的严重功能障碍，包括腹立位片上见气液平面的扩张肠管，管腔闭塞位置不固定"。胃肠道（gastrointestinal，GI）的各个部分扩张，包括小肠，特征性的表现为肠管假性梗阻；这些病变在第 106 章进一步讨论。

病因学

最常见的儿童继发性梗阻的原因包括粘连、疝、肿瘤、炎症性肠病（inflammatory bowel disease，IBD）及肠扭结。

粘连

粘连是以前做过腹部手术的患者中常见的梗阻原因。继发于粘连的梗阻更常见于新生儿，特别是腹部缺损术后。粘连性梗阻常发生于较大儿童盆腔术后，通常见于阑尾炎手术后。阑尾切除术后肠梗阻的发生率似乎与阑尾切除术的阴性或阳性无关，但一些数据表明，其发生率在腹腔镜术少于腹腔开

放手术。

嵌顿性疝

几种类型的疝在儿童均可导致肠梗阻，总的来说，成为 10% 肠梗阻的原因。

腹股沟疝是一种儿童相对常见的疾病，总发病率在 0.8% 至 4.4% 之间。绝大多数儿童腹股沟疝与鞘状突持续存在间接相关。腹股沟疝在男生比女生高出 10 倍。腹股沟疝在早产儿中有更高的发病率（约 30%）和嵌顿的更高风险（31%）。

可以导致 SBO 的其他类型的疝包括结肠系膜（右侧或者左侧十二指肠旁的）疝（见第 103 章）和围绕着不完全固定的镰状韧带的疝。

肿瘤

肿瘤是可能引起肠梗阻的外在或者内在原因；如继发于息肉和淋巴瘤的肠套叠，典型者为伯基特淋巴瘤。肿瘤会在本章的后面进一步讨论。

卵黄管残余

卵黄管残余是胚胎期卵黄蒂的残留，依据病变的不同类型和并发症，以不同的方式显示（见第 103 章）。通常情况下，卵黄管全部退化。管腔可能闭塞，会成为持续存在的一个纤维索带，其内部有或没有囊性残留。小肠中部通过一个坚固的索带黏附于前腹壁，可能导致远端的小肠梗阻，类似于粘连；或者纤维索带可引起肠扭转。

麻痹性肠梗阻

麻痹性肠梗阻可引起肠管扩张，并且类似于机械性肠梗阻。麻痹性肠梗阻总发生于腹壁手术之后，如果时间长，它可能很难与早期术后或者复发性肠梗阻鉴别。此外，麻痹性肠梗阻可能也发生在烧伤、创伤和某些药物治疗过程中。术后肠梗阻的病理生理学改变仍然是不完全清楚的，但是正常胃肠道的功能紊乱与

药物、感染、激素、代谢及精神心理影响有关。

临床表现

　　腹胀的程度取决于梗阻水平,更远端水平的梗阻与肠管扩张更明显。儿童 SBO 通常表现为持续的胆汁性呕吐和腹痛。婴儿和较小儿童可能还因为易怒和拒绝进食来就医。发热与局部肠管缺血有关,尤其是对近端减压无反应时,可伴随着持续的疼痛。

影像学

　　长期存在完全性肠梗阻的患者,在水平横位片上可见伴有气液平面的扩张肠袢,且结肠内无粪便和气体(图 105-1A 和 B)。在部分性肠梗阻中,结肠内可见气体和大便;然而,近端扩张肠管和远离梗阻点的肠管管径间的差异应该很明显。传统 X 线片可能显示梗阻水平,但是在许多情况下,他们可能会表现为无特异性的不完全肠梗阻或者麻痹性肠梗阻。有时,梗阻的水平和原因可能在 CT 上更容易显示。也可以做小肠钡餐检查(small bowel follow-through,SBFT),且经常用于较小的婴儿。

　　尽管麻痹性肠梗阻与机械性肠梗阻在平片上表现相似,且有些征象,在鉴别两种疾病时还有用途。腹部仰卧的射线照片在两种肠梗阻中均有肠管的扩张;然而,机械性肠梗阻通常引起肠管近端扩张,伴远端肠管管径缩小,而麻痹性肠梗阻通常引起全部小肠和结肠均匀性扩张。区分大小肠在新生儿近乎不可能;在这种情况下,当怀疑肠梗阻时,直肠的俯卧水平侧位片在评价远侧肠管的管径中是很有帮助的,仰卧位片作用不大。由于近端梗阻的原因,直肠无法显示,或者较靠后的直肠内充满液体。

　　卧位片在显示麻痹性肠梗阻的分散气液平面优于立位片,而且在不能站立的新生儿和婴儿中更加有帮助。卧位片对评估腹腔内游离气体也很重要。CT 在发现梗阻水平和原因时有帮助。口服对比剂是必要的(见图 105-1C),如果有潜在肠穿孔并发症时,应该口服水溶性对比剂。CT 对诊断闭袢性肠梗阻和粘连性肠梗阻特别有帮助,CT 能显示梗阻点近端扩张的肠管和远端塌陷的肠管。梗阻水平也可以被 SBFT 确定。嵌顿性疝的诊断通常是建立于病史和体格检查之上,但 X 线片(图 105-2)或超声有时也被用来确定诊断。

治疗

　　梗阻的治疗取决于其病因,但治疗通常是外科手术。部分梗阻患者无发烧,在胃肠减压后出现白细胞增多,持续疼痛;在粘连后梗阻病例中,胃肠减压治疗在大多数情况下是成功的。然而,对于完全性梗阻的患儿,出现发热、白细胞增多和持续的疼痛,则需要及时手术干预。

　　在没有腹水征象的情况下,嵌顿的腹股沟疝治疗还是选择手动还原,其成功率为 80%,在复原 24～48 小时以后进行修补。外科修补也通常用于大于 4 岁的儿童持续存在脐疝的病例,因为随着年龄的增长,嵌顿疝风险增加。

　　肠梗阻术后的治疗通常包括通过鼻胃管进行肠道休息、减压。最近,调查人员提倡:早期肠内营养;使用非甾体类抗炎药物减少炎症;采用最低程度损伤的外科手术技术,尽可能进行腹腔镜手术;将最小限度的麻醉用于术后疼痛的控制。

　　CIPO 的治疗取决于梗阻的根本原因,并且可能包括:促动力药;手术胃造口术、空肠造口术和(或)回路肠造口术;全肠外营养(total parenteral nutrition,TPN)。当患者有来自 TPN 的威胁生命的并发症时,考虑肠移植。

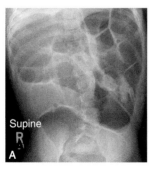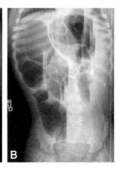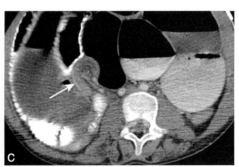

图 105-1　由于肠粘连引起的小肠梗阻。A,8 岁的男孩,多次的手术病史以及逐渐腹胀,仰卧位平片可见肠管扩张,积气。B,水平左侧位片显示多发的大小不等的气液平面。C,轴位 CT 图像显示移行带(箭号)位于扩张近端肠管和塌陷远端肠管之间。手术中松解粘连导致的小肠梗阻

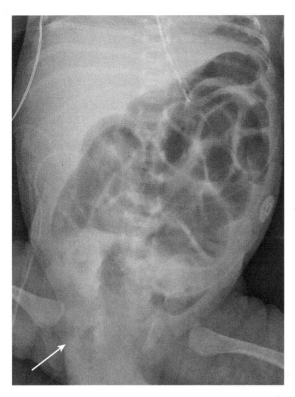

图 105-2　由腹股沟斜疝引起的小肠梗阻。1 个月男婴,腹部仰卧位片,26 周胎龄,其表现为腹胀和右侧腹股沟疝,显示扩张、积气的肠管。在右侧腹股沟疝内可见肠管气体(箭号)。在手动疝还原以后梗阻症状被证实

小肠的炎性病变

感染性疾病

概述

感染性腹泻是儿童死亡的一个主要原因,全世界每年死亡人数约 250 万人。病毒、细菌和寄生虫是儿童急性胃肠炎潜在的致病病原体,在美国,病毒是最常见的儿童胃肠道感染的原因。

病因学

病毒感染

继发于病毒的胃肠炎是感染性腹泻最常见的原因,定义为急性起病,每天至少 3 次稀便。在美国,病毒性胃肠炎最常继发于轮状病毒、腺病毒和诺瓦克病毒(Caliciviridae)。

细菌感染

在发达国家,细菌性病原体引起约 2% ~ 10% 的感染性腹泻病例。在美国,志贺杆菌、沙门菌、大肠杆菌

和弯曲杆菌是最常见的被证实的细菌种类。在发展中国家,小肠结肠炎感染耶尔森菌、霍乱弧菌、产气单胞菌属和邻单胞菌属更常见。梭状芽胞杆菌能够从约 50% 正常新生儿肠道中分离出来,在 2 岁以上儿童降至不到 5%。疾病相关的梭状芽胞杆菌感染往往与继发于使用广谱抗生素,与青霉素、克林霉素和头孢菌素导致其他菌群减少有关;引起抗生素相关腹泻或伪膜性结肠炎。

寄生虫感染

在美国最常见的肠道寄生虫是兰伯氏贾第鞭毛虫和隐孢子虫。虽然人类是最主要宿主,鞭毛虫能够感染驯养的动物,如狗和猫,通过受污染的水或食物,经粪口传播发生。隐孢子虫可能通过人际传播,或通过受污染的水传播,如游泳池。人也可能通过牲畜、鸟和爬行动物传播感染。

蠕虫,或肠内寄生虫包括线虫——蛔虫、钩虫、和蛲虫——以及扁形动物或扁虫,例如血吸虫和绦虫。这些病原体据估计,感染大约三分之一的贫穷发展中国家的人口。在这些患者中,儿童和青少年多于服用大剂量的驱虫剂,从而导致这些易感人群身体和认知障碍。

人类免疫缺陷病毒(HIV)

全世界大约有 250 万名儿童感染艾滋病病毒,经常伴有其他地方病,如疟疾和蠕虫感染。虽然抗逆转录病毒疗法降低了母婴垂直传播和围产期传播,在发展中国家,每年大约仍有 420 000 儿童感染艾滋病毒,主要通过母婴传播。

临床表现

病毒感染

病毒性胃肠炎通常表现为呕吐,伴有严重水样腹泻、恶心、腹痛、头痛和低热。相关的上呼吸道症状常见,可能会先于胃肠道症状。

细菌感染

病毒和细菌感染的临床症状相当一部分发生重叠。然而,发热、寒战,血便更常见于细菌性肠炎,通过粪便中的白细胞和便培养阳性可以确立诊断。

寄生虫感染

贾第鞭毛虫感染临床症状多样,一些患者可能无症状。孩子可能有臭味的腹泻及肠胀气,腹胀以及厌食。通过大便显微镜涂片检查或者免疫抗体检测可以确定诊断。

隐孢子虫感染通常在有免疫能力的孩子中具有自限性,可无症状或可能与病毒性胃肠炎相似。常见的

症状包括腹泻、发烧和呕吐。在免疫功能不全的病人，包括那些艾滋病患者，感染可能是一个持续的过程，伴有严重的慢性腹泻和后续的营养不良和脱水，可能导致死亡。

人类免疫缺陷病毒(HIV)

起因于不同病原体的持续性腹泻是艾滋病的一个主要症状。肠炎可能是由病毒、细菌和寄生虫引起的。此外，儿童艾滋病患者易患机会性感染，如巨细胞病毒、鸟型结核分枝杆菌和真菌，特别是白色念珠菌。HIV肠病也会直接影响肠道，并且表现为腹泻病，发病率约在30%~40%。HIV肠病被认为是在排除其他传染性和非传染性的原因以后的诊断。

影像学

影像学检查一般不能提示儿童感染性腹泻的诊断。然而，症状可能与腹部病变，如阑尾炎、肠套叠类似，腹部X线片偶尔被用以排除其他潜在引起患儿症状的原因。根据病程和肠动力紊乱程度，肠管可能发生非梗阻性扩张。最常见的影像学表现为在水平侧位片上显示充满液体的扩张肠管，伴分散的气液平面。要与肠梗阻的特征性气液平面相鉴别。常见整个结肠内没有粪便，伴直肠内气液平面。少见肠壁积气。

临床症状明显的胃肠炎患者不建议行CT检查，但是当怀疑有其他疾病时，可以考虑CT检查。超声或CT可能显示小肠壁增厚，肠管积液扩张，以及腹部和腹膜后淋巴结病变。实时超声可能在小肠蠕动过快时发现一过性小肠肠套叠。

细菌性肠炎常累及末端回肠和盲肠，例如耶尔森菌，被命名为传染性回肠结肠炎。在影像中，炎性改变(如肠壁增厚)通常明显(图105-4)。炎性改变可能累及更远端结肠，以及右下腹部淋巴结肿大。

如果寄生虫性小肠结肠炎患儿进行消化道双对比造影检查，可以显示液体潴留使钡剂稀释，黏膜褶皱轻度增厚，钡剂加速或延迟通过取决于疾病的慢性过程。不规则蠕动常见。可以看见某些特征性征象，这取决于潜在的致病微生物。在钡剂造影检查中，贾第鞭毛虫使十二指肠和空肠黏膜褶皱增厚，与钡剂的快速通过和稀释有关。

在微生物中，蛔虫能够引起明显的特异性影像学征象。这个疾病起因于吞下幼虫，后者在胃肠道内成长为成虫。钡餐检查可以勾勒出蛔虫，可能表现为单个的或者成团的蛔虫。活的虫体可能摄取钡剂，钡剂在蛔虫胃肠道内显示。

艾滋病肠病钡餐检查中，最常见的影像学表现为小肠非特异性水肿。常见黏膜形态显示不清，尤其是隐孢子虫感染。

治疗

治疗取决于潜在的病原体。病毒性胃肠炎通常是自限性疾病。在感染性腹泻，特别是病毒感染的病例，

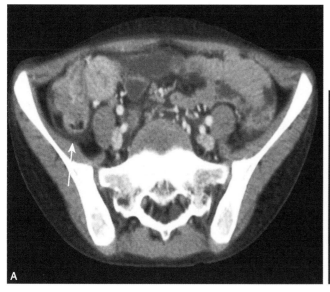
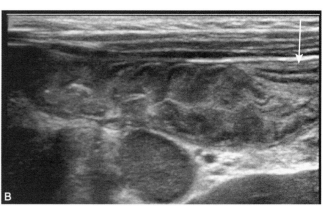

图105-4 细菌性小肠结肠炎。**A,**志贺菌肠炎。增强CT扫描发现了末端回肠和盲肠同心圆样增厚和强化，伴随着一小部分盲肠周围积液(箭号)。宋氏志贺杆菌从大便中被培养出。**B,**黏液腹泻和腹痛的5个月患儿，怀疑肠套叠要求超声检查。右下腹部的横断面超声图像显示，末端回肠明显增厚，并过渡到正常肠管(箭号)。末端回肠深部可见大淋巴结

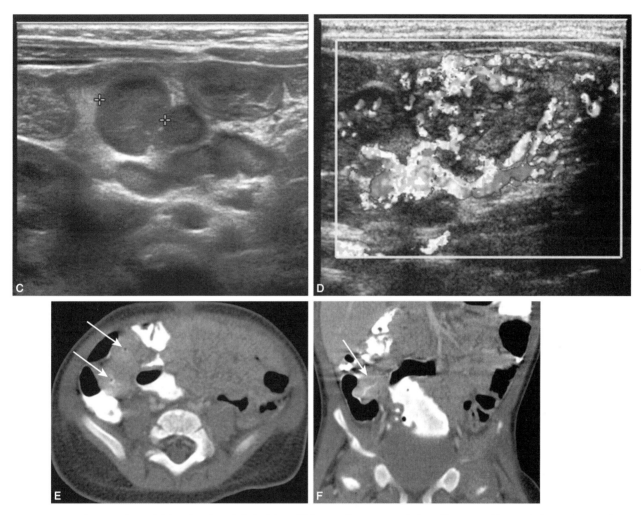

图 105-4(续) C,与 B 为同一个婴儿,稍偏向头侧的横断面图像显示了一个大的结节,在升结肠的内侧,右肾下极前方(测量了其中一个结节)。D,彩色多普勒在相同的婴儿显示了厚壁的回肠末端、周围的肠系膜和淋巴结明显充血。E,耶尔森杆菌肠炎。9 个月男孩,发烧 10 天,呕吐,腹泻,CT 显示了末端回肠明显增厚,管腔变窄(箭头)。F,与 E 同一个患儿 CT 的冠状位重建图像显示相似的征象。大便培养耶尔森杆菌阳性

口服或者静脉注射治疗是有效的支持性干预。细菌性小肠结肠炎的治疗还包括支持性疗法。抗生素对特定的病原体治疗并不是必要的治疗手段,例如沙门菌,根据宿主潜在的免疫能力,也可能是需要抗生素治疗的。如甲硝唑和硝唑克酰胺等药物用于治疗鞭毛虫和隐孢子虫。药典中用于治疗蠕虫感染的药物是相对有限的,尤其是考虑到这些感染在全球范围内无处不在,它包括乙胺嗪和新的药物,如阿苯达唑和吡喹酮。

炎性肠病

炎症性肠病包括两个主要疾病:克罗恩病和溃疡性结肠炎。克罗恩病可以累及胃肠道的任何一部分,而溃疡性结肠炎仅仅累及结肠,将在 107 章讨论。

克罗恩病

概述

克罗恩病的发病高峰在成年早期,但有 25% 的患者在童年或者青春期来就医。克罗恩病的特点是节段性透壁性肠道肉芽肿。肠壁黏膜层广泛破坏,通常有溃疡存在。肠腔常因为痉挛、水肿和管壁的纤维性增厚而狭窄。约 80% 病例累及小肠,其中约 30%~40% 患者为孤立性小肠病变,没有累及结肠。该病常累及回肠末端,但该病可能发生于胃肠道从口腔到肛门的任何部位,也可能不累及回肠末端。在儿童,约 50%~70% 病例未累及回肠末端,10%~15% 病例可见弥漫性小肠病变。

病因学

克罗恩病的确切原因仍不清楚,但最近的研究提示可能与肠道免疫稳态失衡以及免疫介质直接攻击肠道菌群有关,伴潜在遗传易感性。*NOD2*(原来的*CARD15*)基因,位于第16对染色体,调节细菌产物的免疫反应。在20%~30%儿童克罗恩病患者中可见该基因异常。克罗恩病患者的肠管黏膜内T细胞激活和炎性细胞因子活性增加——例如白介素(IL)1、6和12——伴抗炎因子减少,例如IL-4和IL-10。大约30%受感染者有阳性家族史,并且在同卵双胞胎之间有50%的一致性。

临床表现

临床表现和疾病严重程度没有关系。大多克罗恩病患儿来医院就诊是因为隐匿起病的胃肠道症状,包括腹泻、腹痛、厌食、体重下降,偶尔伴随其他腹部症状出现以前几个月或数年存在的生长迟缓。其他临床表现包括腹部肿块、疼痛和肛周瘘管。一些病人表现为明显严重的右下腹疼痛和发烧,类似于阑尾炎。克罗恩病的临床症状在儿科患者可能更为严重,并可能表现为比成人更为复杂的过程。可能伴发肠外症状,可发生于胃肠道症状以前,包括发烧、口腔炎、关节痛、关节炎、结节性红斑和杵状指。关节炎是儿童患者最常见的肠外表现。

克罗恩病的诊断应根据病史和临床检查以及进一步的影像学、内镜和病理检查的相关数据作出。内镜检查和活检是确定诊断的关键一步,能够排除其他病变,鉴别克罗恩病和溃疡性结肠炎,20%患者只见结肠被累及。胶囊内镜是一个较新的但已经成熟的技术,用以评估克罗恩病的小肠病变,尤其是有些患者常规内窥镜不能达到病变范围。

影像学

克罗恩病患者影像学检查最重要的作用是检查病变累及的范围以及进一步与炎症、梗阻和瘘管性疾病相鉴别,并且评估治疗反应。

IBD(炎性肠病)的腹部平片可能正常。然而,最常见的征象是受累结肠内无大便影。在急性疾病进展过程中,腹部平片可能出现异常征象,如肠梗阻、肠壁增厚。

上消化道造影检查(SBFT)经常用来评估克罗恩病的十二指肠表现。其中一个较早出现的改变是溃疡形成,也会出现于小肠和结肠;这些浅表的溃疡周围可见透光晕征,其代表水肿。其他征象包括结节状不规则的线性和横向溃疡。广泛溃疡会导致针状或"刺状"的表现,是由于深溃疡扩展到增厚的肠壁所形成(图105-6)。多发线性和横向溃疡交叉,导致鹅卵石样外观,也被称为假性息肉,正常黏膜被破坏的黏膜包绕。痉挛常出现于累及的病变区域,需要反复造影检查与狭窄相鉴别。继发于水肿和纤维化的肠管狭窄在造影检查中形成所谓的"线样征"。肠系膜发炎、增厚和纤维化,导致肠管分段收缩。SBFT的敏感性和特异性约为90%和96%。

超声是评估克罗恩病一个很好的方式。超声可以显示受累肠段肠壁增厚,并可显示移行段。肠袢通常被中间的肠系膜脂肪分离,并且可见小淋巴结影。肠壁充血与疾病活动性有关(图105-7)。超声可能会错过小脓肿,疾病较远区域因为肠气覆盖也有可能被错过。

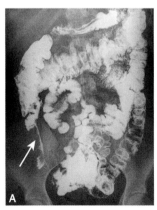
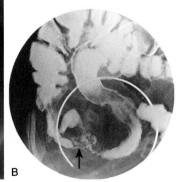
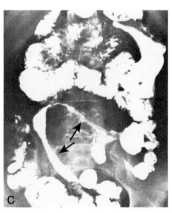

图105-6　克罗恩病。A,17岁女孩,出现逐渐加重的腹痛、发热、疲劳和食欲减退,腹部前后位片显示,回肠末端(箭号)管腔明显狭窄,表现为"线样征",标志着明显狭窄段。邻近肠管移位明显。B,青少年克罗恩病的回肠末端图片发现病变广泛和回肠末端溃疡,伴有"玫瑰花刺"样征和痉挛。盲肠受累明显,且回肠末端阑尾显示(箭号)。C,14岁女孩,小肠造影检查显示,小肠明显狭窄和僵硬(箭号)。上部的小箭号代表"线样征"

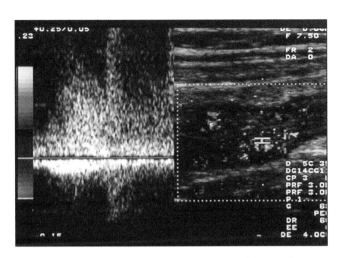

图 105-7 克罗恩病。克罗恩病青少年患者,通过右下腹的轴位图像。彩色多普勒超声图像显示,末端回肠明显增厚。回肠末端的肠壁回声增强,伴静脉和心脏舒张期血流。(Courtesy Marta Hernanz-Schulman MD, Nashville, TN.)

CT 现在被广泛使用,在很多医学中心很大程度上取代了 SBFT。CT 更容易发现肠壁增厚,肠系膜改变,例如淋巴结病,纤维脂肪增殖(图 105-8),管腔狭窄和蜂窝织炎的形成。CT 肠造影引入阴性肠道对比剂扩张肠管,并且不会减弱肠壁的强化。这些技术可能提高对疾病并发症的鉴别,例如窦道、瘘管和狭窄。Volumen(E-Z-EM Inc. 纽约)是一种常用的商业产品,但是全脂牛奶(4%的脂肪)已经被报道可为一个有用的替代品。在 CT 与 SBFT 检查中,根据 CT 技术和 SBFT 造影检查中摄片的数量,接受的辐射量有所不同。在这种情况下,这种疾病的慢性性质和重复检查的需要,清晰地表明非辐射检查方式是最适合检测疾病活动性的。

磁共振成像(MRI)在评估进展性透壁炎性肠病及肠管外疾病中常见。与 CT 相似,MR 肠造影显示肠壁强化,肠壁增厚,分层和均匀或者分层强化以及狭窄形成应在肠管充分扩张的基础上(图 105-9)。如果肠壁厚度大于 3mm,应考虑为肠壁增厚。如果近端管腔直径大于 3cm,或者在无近端扩张的情况下管腔狭窄程度大于 10%要怀疑狭窄的存在。与 CT 一样,管腔造影剂应该为低信号,以便发现肠壁增强,这是疾病活动性最敏感的影像学征象。扩张的肠系膜血管,即所谓的"梳样"征,常见于受累的强化肠袢,在 CT 和 MRI 检查中均可出现。这些征象与疾病活动性的其他标记物相关,如 C-反应升高水平,蛋白质和红细胞沉降率增高。其他肠管外征象包括淋巴结肿大、纤维脂肪增殖、蜂窝织炎和脓肿。MRI 肠造影比 CT 有更好的对比分辨率,并且没有辐射,但是如果患者身上有 MRI 敏感的装置,就不能使用核磁检查。MRI 肠造影越来越被提倡用于克罗恩患者初诊和后续评估。

比较 CT 和 MRI 肠造影的前瞻性研究表明,两者在显示末端回肠的活动性炎性改变有相似的敏感性。MRI 被认为在评估会阴疾病及并发症方面优于 CT,特别是窦道和瘘管。专用的盆腔增强 MRI 可以检测会阴瘘管,准确性大约为 90%,并且可以根据瘘管与内外肛门括约肌的关系,进一步分类为各种亚型。

每一个患者采用的检查方式是不同的,取决于各种各样的因素,包括对数据的需求,后者将修正治疗方法,潜在的辐射剂量,需要镇静,以及局部的疗效和专业知识。因为克罗恩病的慢性特点,检查需要遵循 ALARA(as low as reasonably achievable,低至合理可行的)原则是很重要的,要尽可能减少对辐射的暴露。在可行的情况下,超声和核磁应该被作为检查手段。放射学——特别是造影检查和 CT,因其有潜在较大的辐射剂量,应该慎用以减少辐射暴露。

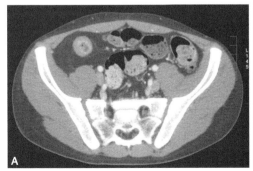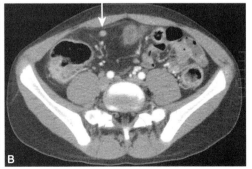

图 105-8 克罗恩病。A,克罗恩病青少年患者的盆腔增强 CT 显示末端回肠肠壁增厚,黏膜充血,以及特征性的周围脂肪沉积,导致肠管距离增宽。B,同一个患者向头侧的层面显示,在回肠近端部分轻度炎性改变,并且显示脂肪沉积,右侧直肠肌深部一个小淋巴结(箭号)

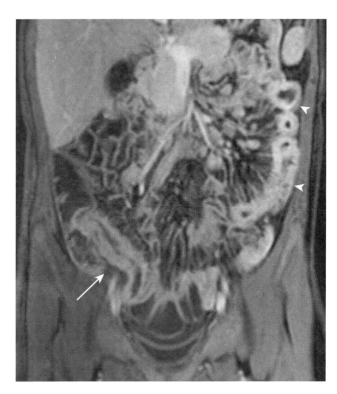

图 105-9　克罗恩病。11 岁女孩,克罗恩病,磁共振检查 T1 加权冠状位图像显示末端回肠增厚和强化(箭号)。左侧腹部十二指肠肠袢增强和强化也很明显(箭头),伴相邻肠系膜血管显影(梳样征)

贝赫切特综合征(Behçet 综合征)

概述

贝赫切特综合征是一种罕见的免疫性血管炎。这种慢性复发性病变累及多个脏器系统,包括胃肠道和神经心血管系统。疾病更常见于地中海国家、中东、日本和东南亚。在亚洲,据报道发病率约为 30/100 000人,而在北美,发病率据报道大约为 7/100 000 人。患有这些综合征的患者有较高的静脉或者动脉血栓的风险,后者较少见;也可能发生复杂动脉瘤,包括肺动脉系统。胃肠道炎症和溃疡见于 5%~60% 的患者,常累及回盲肠部。

病因学

贝赫切特综合征起因于血管内皮细胞功能障碍和过度炎性反应,被称为过敏反应。作为对非特异性损伤的反应,其发生形式多样。

临床表现

疾病通常在 30 岁出现;儿童发病罕见。男孩比女孩的风险高出 2~5 倍。这个综合征无特异性诊断检测方法;通过发现口腔溃疡反复发作伴至少两个其他主要病变可做出诊断,其包含眼睛的受累、皮肤病变、复发性生殖器溃疡及过敏反应。

影像学

贝赫切特综合征累及肠道的特点是溃疡——其在胃肠道对比造影检查中表现为深的"纽扣样"溃疡和相邻黏膜褶皱增厚。深溃疡可能导致穿孔和瘘管形成,其在 CT 和 MRI 横截面成像中更容易被发现。食管、回肠末端和右侧结肠最常受累。胃肠道溃疡可能与其他炎性肠病相混淆,两者有相似的肠外特征。

治疗

糖皮质激素和其他免疫抑制剂可被用于疾病发作时。手术切除严重的病变部分可能导致复发,复发率在 40%~80% 之间;复发多见于术后 2 年内,往往位于最初的吻合口附近。

功能性和浸润性疾病

许多不同疾病可能会累及小肠,引起局部或广泛肠道扩张和黏膜褶襞异常。本章节疾病包括囊性纤维化(cystic fibrosis,CF)、蛋白丢失性肠病、移植物抗宿主疾病(graft-versus-host disease,GVHD)和过敏性紫癜(Henoch-Schönlein purpura,HSP)。

囊性纤维化

概述

CF 是常染色体隐性疾病,是由于囊性纤维化跨膜传导调节器(CF transmembrane conductance regulator,CFTR)蛋白的错误引起的,一系列突变映射到染色体 7 基因座 q31.2。这种蛋白质参与 Cl⁻ 跨细胞膜转运的控制,不仅存在于在肺部,而且存在于消化系统、生殖系统和皮肤。在北美,大约有 3.3% 的白人是 CFTR 基因突变的携带者,伴有纯合子的白人发病率约为 1/3500。

临床表现

CF 患者病变累及胃肠道可在新生儿时期见胎粪性肠梗阻(见第 103 章)。较大儿童可能显示十二指肠病变,例如褶襞和溃疡扩张、增厚(见第 104 章)。更大的年长儿童中,最常见的肠道异常是低位肠梗阻综合征(distal intestinal obstruction syndrome,DIOS),原名粪便性肠梗阻。这种综合征发生在约 15% 的患者,并且更常见于儿童和青少年。患者可因为腹部绞痛和明显的右下腹部包块来就医,包块为回结肠腔内的粪块。因为常伴有轻微到严重便秘,故低位肠梗阻综合征(DIOS)的诊断将被用于出现小肠梗阻(SBO)症状和体征的患儿。

影像学

X 线平片显示小肠扩张伴有气液平面;可能存在多泡粪便,特别是在右下腹部。如果行 CT 检查,可发现紧邻被末端回肠压缩的扩张肠袢(图 105-10)。

CF 患者可能吸收不良,肠袢扩张伴黏膜皱襞增厚。CF 患者的阑尾常因黏液状内容物填充而扩张,虽然其内容物可能浓缩,但是在这些患者中,阑尾直径并非一个可靠的诊断阑尾炎的标准;阑尾周围征象因此变得尤为重要。肠套叠见于约 20% CF 患者,表现为肠梗阻,套头由凝结的粪块构成。平均发病年龄是 10 岁。临床症状往往较小婴儿中特发性肠套叠轻,但 X 线征象相似。

治疗

尽管大多数 DIOS 患者对胃肠造影机下灌肠有效,其包括黏液蛋白制剂,水溶性对比灌肠剂。为了最好的结果,对比剂必须反流入末端回肠。为了完全缓解堵塞,可能需要在 24~48 小时内反复尝试。如果患者对非手术治疗无反应,则需要手术治疗。肠套叠治疗是在透视下灌肠复位。

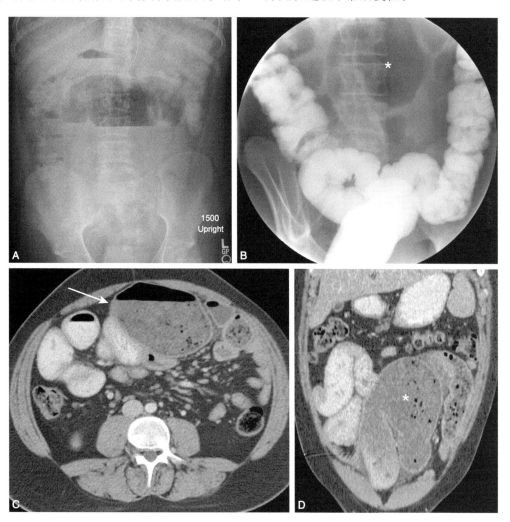

图 105-10 远端肠管梗阻征象。A,7 个月的囊性纤维化患儿,腹胀,疼痛和呕吐逐渐明显。腹部立位片显示中腹部充满气体的肠袢扩张,其内可见气液平面。B,钡灌肠检查图像显示无大量造影剂反流进入末端回肠,持续的中腹部肠袢异常扩张(星号)。C,轴位增强 CT 显示在扩张的中腹部肠袢内絮状物质(箭号)。D,冠状位重建确定了轴位图像的征象。扩张肠袢絮状物质再次被显示(星号)。开腹手术时确定远端回肠梗阻

蛋白丢失性肠病

概述

蛋白质通过胃肠道丢失,可能与一系列潜在的疾病有关,包括免疫介导的功能障碍,如乳糜泻,或淋巴管阻塞,如肠淋巴管扩张。在本节中,我们将讨论乳糜泻、Whipple 病和肠道淋巴管扩张。

病因学

乳糜泻

乳糜泻是儿童肠道吸收障碍最常见的原因。这种疾病也被称为非热带口炎性腹泻或麸质肠病,病因是谷蛋白不耐受。谷蛋白是一种存在于小麦和相关物种(包括大麦和黑麦)内的蛋白质。这种疾病更常见于西欧和北美,影响人群多达 1/80～1/300 人。对谷蛋白的超敏反应与组织谷氨酰胺酶(transglutaminase,TTG)相关,它充作腹部疾病的自身抗原。诊断检测包括对人类重组 TTG 的 IgA 免疫抗体的测定,以及定量血清 IgA 的评估。当小肠活检发现绒毛萎缩可以确立诊断。这种障碍与 1 型糖尿病、唐氏综合征、特纳综合征和威廉姆斯综合征及 IgA 缺陷有关。

Whipple 病

Whipple 病是由致病细菌 Tropheryma whipplei 引起,在大约 0.1% 的人尸检中发现。男性更常见,通常在中年发病;罕见于儿童,通常发生于发展中国家卫生条件恶劣的地区。Whipple 病的特点是,即便原发病已经被消灭,巨噬细胞也能够长期存在。尽管吞噬作用是正常的,但来自患者的巨噬细胞好像是不能有效地处理细菌抗原。

肠的淋巴管扩张

肠淋巴管扩张的特点是扩张的肠淋巴管导致淋巴液外漏,蛋白质丢失进入小肠管腔。肠淋巴管扩张可能是原发或者继发。原发性肠淋巴管扩张与肠道的淋巴管发育异常有关,也可能与全身其他部位的淋巴管异常有关。继发性肠淋巴管扩张伴有其他疾病,例如肉瘤和淋巴瘤,后者引起淋巴管梗阻。当静脉压力增高引起淋巴管内压力增高,例如缩窄性心包炎或者右心房压力增高;或者单心室修复手术以后;或者充血性心力衰竭时,能够发现继发性疾病的存在。

复杂的蛋白丢失性肠病

免疫缺陷综合征的患儿临床症状和 X 线表现都与乳糜泻患者相似。其他原因的蛋白丢失性肠病包括过敏性胃肠病、IBD、炎症性肠病、传染性单核细胞增多症和结节性多动脉炎。

临床表现

乳糜泻

大多数患有麸质过敏症来医院就诊的孩子在 4～24 个月之间,生长缓慢并伴腹胀和腹泻。腹泻被认为是本病的特征之一,但 10% 患者没有该症状。患儿很少因为便秘来就医。孩子可能有缺铁性贫血和叶酸缺乏、高转氨酶血症、关节炎和行为障碍。青少年可见青春期延迟、厌食症,以及与低钙血症和低蛋白吸收障碍相关的临床征象。

Whipple 病

患者可能因为发热和肠外症状就医,特别是迁延性关节炎,通常累及较大关节,血培养阴性心内膜炎,中枢神经系统病变,色素过度沉着类似于艾迪森病。这些征象可能出现在胃肠道症状之前。

肠淋巴管扩张

有几个综合征与肠淋巴管扩张相关,如神经纤维瘤病 1 型(NF1)、Turner 综合征、Noonan 综合征、Klippel-Trénaunay 综合征和 Hennekam 综合征。原发性或者继发性淋巴管扩张的患者通常有腹泻和与低蛋白血症相关的水肿,生长缓慢,以及其他与吸收不良相关的表现。

影像学

评估蛋白丢失性肠病的第一步是排除常见的病因,如营养不良以及肝脏和肾脏疾病。在排除其他原因以后,通过测定血浆中 α_1-抗胰蛋白酶(A1AT)的清除率证明肠内蛋白的丢失,从而确立诊断。

锝-99m 标记的人类血清白蛋白(^{99m}Tc-HSA)显像也被用于证明肠内蛋白质泄漏。由于蛋白质间歇损失的特点和序列扫描长达 24 小时的需要,现在许多中心利用 A1AT 测试。然而,^{99m}Tc-HSA 闪烁扫描法在确定蛋白丢失的部位中具有明显的优势[例如,大肠和(或)小肠或者胃]。

乳糜泻患者腹部射线照片可以显示非特异性小肠扩张,能帮助鉴别 Whipple 病,后者小肠无扩张。

乳糜泻在 SBFT 检查中典型的影像学征象为管腔扩张,黏膜皱襞增厚,以及对比剂呈絮状和节段性分布。然而,最后两个征象,在如今的钡餐检查中已很少能看见了。黏膜皱襞可能显示为空肠和回肠黏膜形态的逆转。十二指肠可能出现黏膜糜烂或增厚结节状皱襞。类似的小肠皱襞增厚见于 Whipple 病,但无肠管扩张,钡餐造影也可能显示肠淋巴管扩张患者轻度肠管扩张和皱襞增厚(图 105-12)。然而,许多患儿可能影像学表现正常。

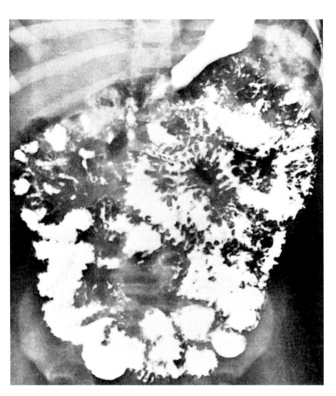

图 105-12　肠淋巴管扩张。3 岁女孩,患有肠淋巴管扩张,小肠造影片显示黏膜皱襞明显变粗和增厚

免疫缺陷综合征患者可能与乳糜泻患儿有相似的临床表现和影像学征象。一些患儿有淋巴样增生的影像学表现,特别是在远段回肠。

乳糜泻患者行 CT 或超声检查,口服稀释对比剂,可以发现空肠扩张,肠系膜或者腹膜后淋巴结肿大。当开始无谷蛋白饮食后,这些征象可缓解。在乳糜泻患者中,淋巴瘤的发病率较高,对于乳糜泻患儿,发现任何肠系膜淋巴结明显肿大,都要高度怀疑淋巴瘤的可能。

Whipple 病患儿腹部 CT 可以显示其他的低密度肿大淋巴结。淋巴结通常含有较多脂肪成分,导致 CT 值密度低,通常在 10~20HU。肝脾肿大和腹水也可以存在。肠淋巴管扩张的超声和 CT 表现与水肿相关,并且包括肠壁和胆囊壁增厚,腹水和肠系膜增厚。淋巴管畸形也可存在。无肿大淋巴结有助于与其他疾病相鉴别,例如乳糜泻或 Whipple 病。

治疗

根据潜在病因,蛋白丢失性肠病的治疗方法有所不同;治疗的目的是补充丢失的蛋白和营养以纠正潜在疾病。

乳糜泻治疗需要终生无谷蛋白饮食。Whipple 病需要长期抗生素治疗,因为有复发风险,故需要监测。

淋巴管扩张的治疗包括低脂饮食,主要包括中链甘油三酯和高蛋白质。继发性淋巴管扩张治疗需要特别关注原发病变。

移植物抗宿主性疾病

概述

移植物抗宿主疾病(graft-versus-host disease,GVHD)起因于造血干细胞移植。当供体淋巴细胞与宿主组织反应,则移植物抗宿主病发生,伴始于胃肠道的炎性级联反应。移植物抗宿主病的发生需要三个条件:①移植必须包含免疫活性细胞;②宿主必须具备重要的移植同种抗原,且在供体中缺乏,所以宿主表现为被移植排斥;③宿主必须不能具备逐渐增加的针对移植物的有效免疫反应。

病因学

移植物抗宿主病是宿主靶器官中供体 T 细胞上皮损伤的结果。移植物抗宿主病的病理生理学包括继发于准备射频消融和化疗的移植前宿主组织损伤,供者 T 淋巴细胞激活,通过受影响的炎性级联介导的组织相容性抗原,细胞毒性攻击目标宿主细胞。在移植物抗宿主病的发生过程中最重要的因素与人类白细胞抗原错配程度相关。

临床表现

急性移植物抗宿主病发生在移植后 100 天内,最常见移植后 30~40 天内。患者通常是因为皮肤、肝脏和胃肠道异常来就诊。皮炎表现为搔痒、斑样丘疹,可继续发展为脱屑。肝炎起因于胆道上皮细胞受累,可进一步发生凝血障碍、肝性脑病和肝功能衰竭。胃肠道症状包括严重腹泻、便血、腹部绞痛和肠梗阻。其他器官,包括食管和结膜,也可受累。慢性移植物抗宿主病定义为移植 100 天后新出现的或者急性病变后期病变。大多数患者皮肤异常,包括脱屑和白癜风,可进展为硬皮病样改变。患者还可以出现严重的黏膜炎和慢性淤胆型肝病。造血系统受累可能导致血小板减少症,伴胆红素升高和扁平苔藓,预后较差。

影像学

接受骨髓移植的病人不仅有对移植物抗宿主病的风险,也有其他并发症的风险,包括移植前射频消融治疗的直接毒性反应和辐射,以及伴发类似临床表现的感染性并发症。因此,影像学检查需对这些疾病进行鉴别诊断。

X 线片显示麻痹性肠梗阻肠袢分离、肠壁增厚及气液平面。肠壁积气和腹水较少见。腹部有时可以完全没有气体。对比造影检查通常并非必须的，但可以显示肠壁严重水肿，肠壁表面无黏膜层或者连续黏膜层中断。一些患者肠管管腔缩小，肠袢表现出"带状"或"牙膏"样改变。

超声显示受累小肠及结肠肠壁分层消失，伴不同程度肠壁增厚。多普勒显示肠道明显充血伴"高动力"血流循环，肠系膜上动脉（SMA）血流速度增加。在不能检测到肠壁血流和 SMA 血流速度减低的患者中，随后被确定发生了缺血性变化，不能检测到肠壁血流和 SMA 血流速度减低者预后较差。

移植物抗宿主病的 CT 征象是很明显的。肠袢不同程度积液扩张，黏膜明显强化。这些患儿对口服对比剂不能耐受，并且阳性管腔对比剂实际上掩盖了重要的黏膜强化征象。这些征象反映了超声检查所见的血流增加。血管充血是 CT 检查最常见的管腔外征象，并且暗示高动力性循环。其他征象包括腹水，门静脉周围水肿、胆囊周围水肿和胆囊壁增强。

过敏性紫癜

概述

过敏性紫癜（HSP）是最常见的儿童血管炎，影响皮肤、关节、胃肠道和肾脏小血管。HSP 的发生率约 10/100 000~20/100 000，最常见于 2~6 岁儿童。

病因学

HSP 的病理生理学仍不完全清楚，尽管众所周知，它代表免疫复合物介导的多因素血管炎，包括遗传易感性和抗原刺激。大多数病人有前期传染病抗原的接触，例如 A 组乙型溶血性链球菌、支原体和腺病毒等。多达 50% 的病例上呼吸感染先于 HSP 发生。

临床特征

关节痛和上消化道症状在 30%~43% 的患者出现，多在特征性皮疹之前。诊断 HSP 必须有特征性可触及紫癜性皮疹存在，并且沿着伸肌表面出现，多出现于下肢。上消化道症状可见于大约 50%~75% 的患者，症状包括恶心，呕吐，腹部绞痛和便血。小肠 HSP 表现为小肠壁出血，可以导致肠套叠。这些症状经常自发减少，不是所有病例都可如此，因为肠套叠引起的并发症包括累及病变肠段的局部缺血（图 105-14）。

影像学

横断面图像可能显示跳过异常区域的肠壁增厚；也可显示肠管扩张和肠系膜水肿。对比造影检查显示

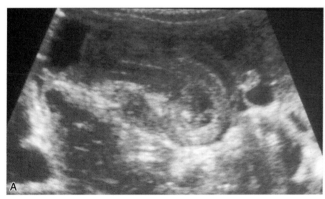
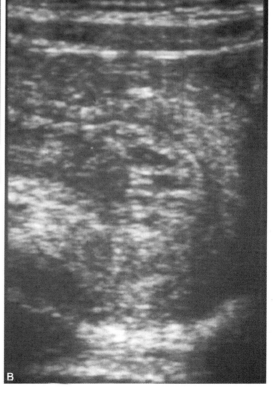

图 105-14 过敏性紫癜。A，急性腹痛的 6 岁女孩，右下腹部轴位超声图像发现肠套叠，小肠袢肠壁增厚。B，线性超声图像可见肠套叠顶端肠壁增厚，以及肠套叠系膜超声透过区域符合系膜水肿。在外科手术几个小时以后，出现不可复性回结肠套叠，需要节段性小肠切除，第 2 天出现典型的瘀斑。（Courtesy Marta Hernanz-Schulman MD, Nashville, TN）

节段性扩张和狭窄,肠壁增厚伴有肠袢分离,充盈缺损和正常黏膜皱襞结构消失,增粗。很可能由于血管炎继发的局部缺血,疾病后期可能出现狭窄。

治疗

HSP 的胃肠道表现一般不需要治疗,尽管糖皮质激素治疗被报道可以改善症状和缩短症状时间。小肠套叠的患者需要监控,因为会发生梗阻和缺血,少数肠套叠的患者可以自发缓解。

小肠套叠

概述

较小儿童中的肠套叠通常为回结肠套叠或者回-回肠结肠套叠;这些将在 108 章进行讨论。小肠套叠通常被偶然发现,被广泛应用的横断面图像所证实。

病因学

小肠套叠通常为短段、一过性和无症状的。也有例外,包括那些由套头引起的病变,例如 Meckel 憩室、黑斑息肉病综合征患儿的息肉,小肠血管瘤和淋巴瘤。小肠套叠也可见于小肠扩张、壁增厚、胃动力异常的患儿,或见于肠胃炎、过敏性紫癜或腹腔疾病患儿。

此外,胃空肠吻合术后或者术后导管的使用也可引起小肠套叠的发生。

临床表现

小肠梗阻患儿可能有胃肠炎,因为腹痛而做影像检查,偶尔发现肠套叠;它们通常是一过性的,不需要重复影像学检查。继发于套头的小肠套叠不能够自发缓解,表现为腹痛和肠梗阻。

影像学

和其他肠套叠一样,影像学检查显示小肠组织嵌顿在小肠内。然而,嵌顿长度(<3cm),管径纤细(<2.5cm)和位于小肠内,提示一过性肠套叠的存在。如果在超声和 CT(见 108 章)中有肠梗阻、套头或者肠系膜淋巴结则暗示病理性改变。

治疗

没有套头或者肠梗阻的小肠肠套叠,应该根据症状治疗。必要时重复超声检查确定肠套叠是否自发缓解非常重要。病理性小肠梗阻不能够被灌肠检查复位,需要外科手术治疗。

肿瘤

良性肿瘤

息肉

儿童胃肠道息肉可能是实性孤立性病变,也可能与息肉病综合征相关。在绝大多数息肉病综合征中,结肠是主要受累部位,将会在第 109 章阐述。但 Peutz-Jeghers 综合征例外,小肠是错构性息肉最常累及的部位。

Peutz-Jeghers 综合征(黑斑息肉病)

概述

Peutz-Jeghers 综合征(Peutz-Jeghers syndrome,PJS)是一种常染色体显性遗传综合征,伴有不完全外显率,特征性表现为黏膜与皮肤色素沉着和胃肠道错构性息肉。PJS 的发病率约为 1/100 000 人。

病因学

PJS 的发生于 1998 年被明确归因于染色体 19p13.3,STK11 基因的突变(别名丝氨酸/苏氨酸激酶 11,LKB1)。

临床表现

特征性黏膜与皮肤色素沉着通常先于息肉形成,见于大约 95% 的病人。这种色素沉积是由于负载色素的巨噬细胞聚集形成,包括嘴唇、颊黏膜、脸、手掌和脚底棕色或黑色色素沉着,这是幼儿期典型的临床表现,并且在青春期消退。

息肉最常见于小肠,之后可发生于结肠和胃,食管常不受累。病人可能会有症状,因为腹痛、肠套叠或在 30 岁左右发现出血来就医。在其一生中有半数患者曾被诊断为肠套叠。

PJS 患恶性肿瘤的风险高于正常人 18 倍。相关的恶性肿瘤最常累及胃肠道,肠外的恶性肿瘤可能累及乳腺、胰腺、生殖器官,少见于甲状腺、胆囊和胆道。PJS 患者 20 岁发生恶性肿瘤的风险估计为 2%,70 岁时稳步上升达到 85%,发展为任何恶性肿瘤的累计风险高达 93%。

影像学

息肉的大小和形状通常不同,小肠、结肠和胃发生频率逐渐减低。息肉能够在小肠对比造影检查和横断位检查中被发现。息肉常表现为多发、有蒂的大肿块,分散于整个胃肠道。诊断常根据黏膜与皮肤的皮疹和息肉活检相结合而得到。发生于这些患者中的小肠套叠,可以很容易地通过超声或者 CT 诊断,并判断是否为单纯一过性或复杂性。影像检查可用于诊断和评估其他相关的恶性肿瘤。

治疗

通过影像技术(例如核磁,或者胶囊内镜)监测息肉变化,后者比放射线检查敏感性更高。通过内窥镜可以进行息肉切除术。化学预防的实验性制剂(例如雷帕霉素)正在被开发和测试。癌症监测成为患者终生治疗的一部分。

其他良性肿瘤

概述

儿童小肠的其他良性肿瘤包括血管瘤、血管畸形、神经纤维瘤、纤维瘤、平滑肌瘤、胃肠道间质肿瘤(GISTs)、脂肪瘤和成脂肪细胞瘤。大多数良性小肠肿瘤表现为胃肠道出血或肠套叠。

病因学

血管瘤可以是单发或者多发,可能作为一个独立的病变或者伴发于综合征。Klippel-Trenaunay 综合征可见内脏和皮肤血管瘤。毛细血管瘤,浅表血管扩张,见于 Weber-Rendu 综合征患儿的小肠中。据报道,累及小肠的血管畸形伴有其他软组织血管畸形。

神经纤维瘤可单独发生或作为神经纤维瘤病 1 型(NF-1)的表现,并且是 NF-1 患者最常见的起源于小肠的神经源性肿瘤,见于约 10%~25% 的病人。

儿童胃肠间质瘤少见,发病率约为 6.5 ~ 14.5/(1 000 000 人·年),在这些病人中,0.5% ~ 2.7% 的患者小于 21 岁。儿童胃肠间质瘤女孩多见。肿瘤被认为来自 Cajal 细胞,可能表现为良性或者直接为恶性行为。尽管易与罕见的平滑肌肿瘤混淆,胃肠间质瘤通过表达酪氨酸激酶的生长因子受体(KIT,CD117)有别于这些肿瘤和神经源性肿瘤,例如神经纤维瘤和神经鞘瘤。无论散发的、家族性的或综合征性的,胃肠间质瘤是最常见的胃肠道间质肿瘤,平滑肌源性肿瘤,如平滑肌瘤、平滑肌肉瘤等,则很少见。

胃肠间质瘤与其他综合征有关,尤其是 NF1 相关,还与 Carney 三联征(胃间质瘤、肾上腺外副神经节瘤、肺软骨瘤)、Carney-Stratakis 综合征(副神经节瘤和胃肠间质瘤)和家族性胃肠间质瘤相关。

发生在小肠含有脂肪的肿瘤包括脂肪瘤和脂肪母细胞瘤。他们主要位于肠壁或相邻网膜或腹膜后。脂肪母细胞瘤为少见的肿瘤,与胚胎期脂肪相关,几乎只

发生于儿童,90%患者在 3 岁以内就诊。

临床特征

血管瘤可能表现为胃肠道明显出血,伴发的肠套叠可引起梗阻,或者穿孔。神经纤维瘤病累及小肠通常无症状,然而,也可见早期胃肠道出血或者继发于肠套叠或节段性肠扭转的肠梗阻。胃肠间质瘤最常表现为胃肠道出血,偶尔继发贫血,也可见呕吐、腹痛和梗阻等非特异性临床表现。脂肪瘤大于 2cm 时会出现溃疡,导致肠道出血或作为导点引起小儿肠套叠。脂肪母细胞瘤虽然是良性的,但是 25%的病例可能复发。

影像学

在小肠肿瘤患者中,如果病变足够大,或者梗阻,或病变充当了肠套叠的导点,腹部平片可见发现肿块的占位效应。对比造影检查可能显示管腔内充盈缺损或肠壁肿块。如果肿瘤引起肠套叠,超声可能有助于评估导点。胃肠间质瘤可能位于浆膜外,小肠起源多不明显;增强后强化不均匀,显示肿瘤内部出血或坏死。类似的强化方式还见于 MRI 增强扫描。脂肪瘤和脂肪母细胞瘤在 CT 上可显示特征性低密度,在 MR 检查中显示脂肪信号。

治疗

有症状的神经纤维瘤通常需要手术切除,然而儿童胃肠间质瘤常无明显临床症状,治疗包括化疗和外科切除。脂肪母细胞瘤治疗应完整切除肿瘤,肠系膜脂肪母细胞瘤还需要切除邻近的肠袢。

恶性肿瘤

除了淋巴瘤,儿童小肠的恶性肿瘤极其罕见。肿瘤在前一节有所讨论,例如胃肠间质瘤,有良性和恶性的亚型。如前面所讨论的,PJS 患儿可能发生胃肠道恶性肿瘤。其他息肉病综合征大部分累及结肠,将会在第 109 章进一步讨论。

伯基特淋巴瘤

概述

伯基特淋巴瘤是儿童非霍奇金淋巴瘤中最常见的亚型,出现临床症状的中位数年龄是 8 岁;超过三分之一的病例见于 5~9 岁的儿童。

病因学

伯基特淋巴瘤是一种单克隆的 B 细胞淋巴瘤,主要以三个形式发生:地方流行、散发和免疫缺陷。地方病流行的方式,最初在 1958 年乌干达被发现,发生在近赤道的非洲和巴布亚新几内亚,有 95 个病例伴 Epstein-Barr病毒（EBV）感染。散发形式则见于北美、北欧、东欧和远东，15%病例与EBV感染相关。免疫缺陷形式伴有免疫缺陷状态，特别是艾滋病毒感染，先天性免疫缺陷，医源性免疫缺陷，比如发生在移植受者中。

临床表现

超过半数儿童伯基特淋巴瘤病变累及胃肠道。末端回肠、盲肠和阑尾是伯基特淋巴瘤常累及的部位，末端回肠的发生率仅次于淋巴结组织集中的部位。常见的症状包括腹痛或腹部明显肿块，其次是颈部肿胀。患者可因为肠套叠引起的肠梗阻就诊（见图108-7）。伯基特淋巴瘤生长迅速，倍增时间约为24小时，因此快速诊断很重要。

影像学

腹部摄片可以显示明显的占位效应，或者肠套叠引起的肠梗阻，或表现正常。SBFT可能发现息肉样肿瘤，狭窄或类似于IBD管腔收缩区域，溃疡或者肠套叠。

淋巴瘤患者超声检查可发现特征性低回声或者不均匀回声肿块。当淋巴瘤浸润肠管壁时可以看见强回声中心，代表黏膜表面（图105-17A）。肠套叠伴有低回声套头可能为最初的影像学征象。

CT也可显示肠系膜肿块和肠壁的浸润（见图105-17B和C）伴肠腔扩张。因为伯基特淋巴瘤结缔组织增生少见，梗阻可能继发于管腔缩小或肠套叠。也可能出现腹水（见图105-17）。肿瘤可能累及腹部其他部位，必须仔细评估腹膜后器官、肝脏和脾脏。氟脱氧葡萄糖正电子发射断层扫描可以为肿瘤分期提供更多的信息。

治疗

尽管伯基特淋巴瘤生长迅速，但它对化疗反应迅速，预后较好。

类癌

概述

类癌是一种罕见的神经内分泌肿瘤，95%的病例发生在消化道。类癌常见于年轻成人，儿童罕见，一个大型儿科肿瘤医院中心，有报道类癌在儿科肿瘤中仅占0.08%。

病因学

类癌起源于神经内分泌的嗜铬细胞和嗜银细胞。尽管大多数病变单独起病，类癌与多发内分泌瘤Ⅰ型和Ⅱ型，以及神经纤维瘤病Ⅰ型有关。

临床表现

不像快速增长的伯基特淋巴瘤，类癌生长缓慢且无痛，具有一个相对长的无症状期。临床症状可能类似于急性阑尾炎，患者因为间歇性腹痛、呕吐、出血和肠阻塞来医院就诊。在成人中，约四分之一患者在诊断时已经发生转移。转移和类肿瘤综合征在儿童中罕见。

影像学

腹部X线平片通常不能发现肿瘤，除非有肠套叠和肠梗阻等并发症存在。罕见的，伴有钙化的阑尾类癌可能类似于粪石。如果肿瘤体积足够大，对比造影检查时可以发现类癌。横断层面影像检查中，相关的结缔组织增生反应或者肝转移比原发灶更容易被发现。在CT检查中，管腔内阴性对比剂可以帮助发现肿瘤。在磁共振检查中，类癌可能表现为微小的，不对称的肠壁增厚，T1加权序列呈等信号，T2加权序列呈轻度高信号。

治疗

手术切除是类癌的首选治疗方法，辅以化疗。抗肿瘤的化疗药物应与其他药物相结合，如生长抑素类似物和干扰素-α。在诊断时肿瘤直径小于2cm者预后良好。

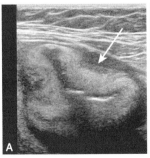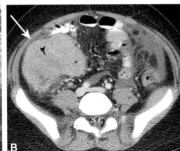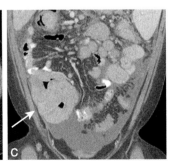

图105-17 伯基特淋巴瘤。A，12岁男孩，临床表现为腹痛、恶心和腹泻，其横轴位腹部超声图像显示肠管壁明显增厚（箭号）。B，相关的增强CT确认了右下腹部肠壁增厚和中等量腹水。C，冠状位重建图像显示累及肠管的肿瘤（箭号）以及腹水。活检证实伯基特淋巴瘤

关键点

继发性儿童小肠梗阻的最常见原因是粘连、肿瘤和疝气。

感染性胃肠炎通常是由病毒引起的，并且影像学通常在评价疾病方面没有什么作用。

克罗恩病患儿的影像检查应遵循 ALARA 原则。

CT 和 MRI 在对小肠的评估中已经很大程度上取代了消化道造影检查，并且具有较高的敏感性和特殊性。

MRI 是评价克罗恩患者肛周疾病和瘘管的影像学方法。

伯基特淋巴瘤在儿童中常累及胃肠道，并且在较大儿童中常引发肠套叠。

推荐阅读

Ammoury RF, Croffie JM. Malabsorptive disorders of childhood. *Pediatr Rev*. 2010;31(10):407-415.

Dennehy PH. Acute diarrheal disease in children: epidemiology, prevention, and treatment. *Infect Dis Clin North Am*. 2005;19(3):585-602.

Jacobsohn DA. Acute graft-versus-host disease in children. *Bone Marrow Transplant*. 2008;41(2):215-221.

Levy AD, et al. Gastrointestinal stromal tumors: radiologic features with pathologic correlation. *Radiographics*. 2003;23(2):283-304, 456.

Mattei P, Rombeau JL. Review of the pathophysiology and management of postoperative ileus. *World J Surg*. 2006;30(8):1382-1391.

Ruemmele FM. Pediatric inflammatory bowel diseases: coming of age. *Curr Opin Gastroenterol*. 2010;26(4):332-336.

Tolan DJ, et al. MR enterographic manifestations of small bowel Crohn disease. *Radiographics*. 2010;30(2):367-384.

参考文献

Full references for this chapter can be found on www.expertconsult.com.

第 106 章

先天性和新生儿疾病

MARTA HERNANZ-SCHULMAN

概述

先天性结肠病变在新生儿期一般表现为梗阻性临床症状。新生儿的解剖学梗阻包括肛门闭锁和结肠闭锁。功能性疾病包括胎粪栓塞综合征和小左结肠综合征,以及先天性巨结肠和神经性的、肌源性的假性梗阻综合征。在这些疾病中,有些疾病症状会出现得比较晚,如先天性巨结肠、直肠狭窄、重复畸形和慢性肠道假性梗阻(chronic intestinal pseudoobstruction,CIPO)。

结肠闭锁和狭窄

概述 结肠是肠闭锁最少累及的部分;结肠闭锁占肠闭锁的 1.8%~15%,新生儿发病率约 1/20 000。结肠狭窄非常罕见,文献报道不到 15 例。其典型表现为缩窄样狭窄,但膜性狭窄也有报道。小肠狭窄的解剖学描述性分类(见第 103 章)也适用于结肠狭窄。

结肠闭锁常伴有其他结肠畸形,以及结肠内、外畸形。大约 22% 的患者可能有巨结肠疾病或神经节细胞减少症。肠外畸形包括肌肉骨骼系统、心脏、腹壁、眼睛及中枢神经系统。

病因学 结肠闭锁的病因与小肠闭锁相似,也就是说,与子宫内缺血相关,导致受累肠管的再吸收,近端与远端肠管不连续。最近研究报道,成纤维细胞生长因子 10 或其受体突变能导致老鼠肠道闭锁,这表明遗传因素可能起了重要的作用。

临床表现 结肠闭锁婴儿临床表现为腹胀、呕吐、不能排出胎粪。少见羊水过多,因为闭锁端位置较远,

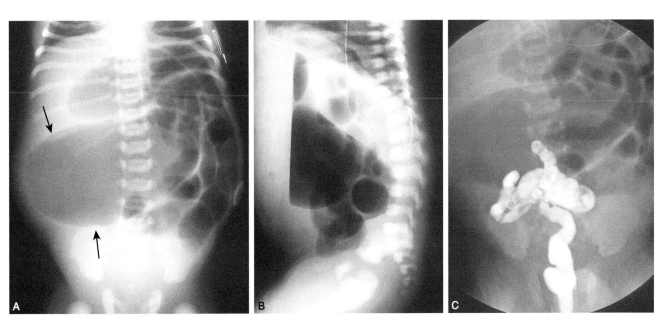

图 106-1 结肠闭锁。A,一个新生儿伴有腹部胀满、呕吐,腹部仰卧位 X 线片显示两侧腹部突出,膈面抬高。充满气体的肠管存在,但是一个肠袢较其他肠袢扩张明显,其代表闭锁的近端肠段(箭号)。一个胃管放置进行减压。B,侧卧位片显示大的气液平面位于闭锁的近端结肠内。直肠内没有气体。C,钡剂对比造影显示小结肠终止于在闭锁段盲端

可以使吞下的羊膜液体再吸收。与近端肠闭锁相比,呕吐发生得较晚,并且可能含有粪便。结肠狭窄的临床表现与狭窄程度一致。

影像学　结肠闭锁患儿腹部 X 线平片显示,远端梗阻伴多发肠祥扩张,两侧腹部胀满以及膈肌上移。而且,近端结肠的扩张程度远超过其他肠管(图 106-1A)。这种不成比例的扩张归因于回盲瓣的功能,后者使肠道内容进入近端结肠内,但是不能使肠管减压(图 106-1B)。这些患者的对比灌肠造影显示细小结肠终止于盲端,没有胎粪性肠梗阻的充盈缺损特征(图 106-1C)。

治疗　结肠闭锁通过手术治疗。因为 15%~20% 的结肠闭锁患者伴发近端小肠闭锁,术前应该评估近端小肠情况。重建肠道连续性前应该通过活检除外先天性巨结肠,并明确是否有共存的肠管外异常。

肛门直肠畸形

概述　肛门直肠畸形包括肛门闭锁与狭窄,全世界新生儿发生率约为 1/5000。约 1/3 患儿为孤立性病变,但 2/3 的患儿伴有包括胃肠道和其他系统的其他畸形。约 95% 患者有尿道瘘(男性)、阴道瘘(女性),或会阴瘘;然而,95% 唐氏综合征伴肛门直肠畸形患儿没有瘘管。

从解剖学上讲,肛门直肠畸形根据闭锁是高于或低于肛提肌被分为高位,中位,及低位病变。一些作者反对这种分类,因为肛门直肠畸形是一系列疾病,而不是三个独立和截然不同的类型。Levitt 和 Peña 的分类系统(表 106-1)提供了手术治疗的预后信息和并发症。这些作者注意到,高位病变的女孩多有直肠阴道瘘,表现为持续的/未修复的尿生殖窦异常,实际上意味着患儿有永存的泄殖腔,根据长度可进行分类。

表 106-1　肛门直肠畸形的分类

男性	女性
会阴瘘	会阴瘘
直肠尿道瘘	前庭瘘
球部	持续的泄殖腔管
前列腺部	≤3cm 共同通道
直肠膀胱颈瘘	>3cm 共同通道
无瘘的肛门闭锁	无瘘的肛门闭锁
直肠闭锁	直肠闭锁
复杂的缺陷	复杂的缺陷

From Levitt M, Peña A. Anorectal malformations. In: Coran A, et al. eds. Pediatric surgery. Philadelphia, Mosby;2012.

尽管直肠闭锁的患者有正常的肛管和外部身体特征,但是直肠闭锁经常在肛门直肠畸形中讨论。直肠在肛门上方有 1~2cm 长的闭锁。

病因学　肛门直肠闭锁伴有直肠尿道或直肠阴道瘘可能是因为尿直肠隔(URS)下降至泄殖腔膜后到达会阴体失败的结果。如果泄殖腔太小,后肠可能会终止于前面,在男孩进入尿道,在女孩进入阴道。直肠肛门闭锁被认为与血管意外相关,类似于小肠和结肠闭锁。肛门闭锁是由于肛门膜破裂失败所致。

没有单一的基因异常与肛门直肠畸形相关。多个染色体异常已经被发现,最常见的染色体异常是 21-三体综合征和染色体 22q11.2 的微缺失。大约有 15% 的直肠前庭和直肠会阴瘘患者,显示为低位病变,有肛门直肠畸形的阳性家族病史。在动物和人类遗传学研究中显示,病变与音猬因子(sonic hedgehog,一种蛋白质)、*Wnt5a* 和 *Skt* 基因缺陷相关。这些研究表明,高位和低位瘘的发病机制不同,瘘的形成可能是基因突变所致而不是梗阻。

临床症状　肛门直肠畸形患儿出生时临床表现明显,除了直肠闭锁的患儿,都有正常的外部表现。体格检查可能会发现会阴或前庭瘘,24 小时以后能够最好地评估瘘的存在,因为胎便在这之前不会在会阴部出现。如果在尿液中出现粪便,则考虑直肠尿道瘘存在。患者盆底肌肉发育较差,表现为"平底"征象,(即没有臀纹),预后比较保守。伴有单独会阴口的女孩存在泄殖腔畸形(图 106-2)。

众所周知的与肛门直肠相关的一组畸形是 VACTERL 综合征(脊柱畸形,肛门闭锁,心脏畸形,食管闭锁伴有/没有气管食管瘘,肾和肢体畸形)。相关遗传综合征包括 21-三体综合征、常染色体 8-三体和脆性 X 综合征。约 1/3 患者出现心血管畸形,最常见的畸形包括房间隔缺损及持续动脉导管未闭,其次是法洛四联症和室间隔缺损。约 1/3 患者出现椎体畸形(图 106-3A 和 B),其严重程度与肛门直肠病变的复杂性相关。椎体冠状裂常见于肛门闭锁的患者,多见于男孩(男:女=9:1)。伴有食管气管瘘的食管闭锁见于 10% 患者,其中十二指肠异常(闭锁或畸形)见于 1%~2% 患者。虽然报道先天性巨结肠也见于这些患者中,但是很罕见。泌尿生殖器异常常见,见于 $\frac{1}{3}$~$\frac{1}{2}$ 的病例,并且与逐渐增加的复杂缺陷有关。这些异常的范围包括反流性肾发育不良或发育不全,男性患者隐睾症和尿道下裂。女性患者可能表现为米勒管畸形,包括重复畸形和梗阻,特别是泄殖腔异常。

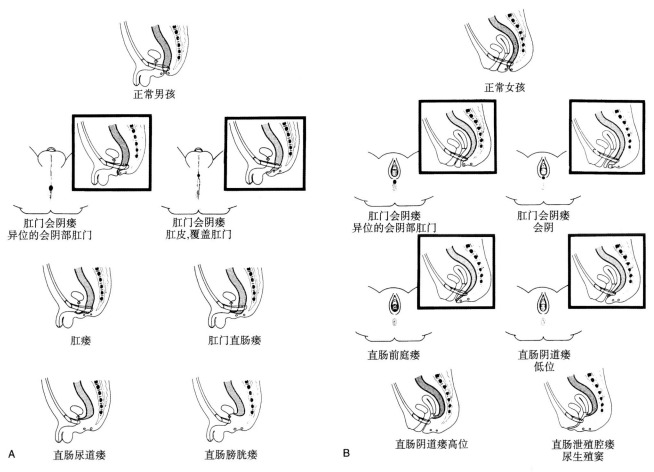

图 106-2 肛门直肠闭锁的男孩与女孩体格检查征象。A,男孩正常和异常的后肠终止示意图。B,女孩后肠正常终止示意图和异常终止正常位置的示意图。(From Santulli TV. In:Mustard WT, et al, eds. Pediatric surgery. ed 2. St Louis:Mosby-Year Book;1969.)

影像学 成像的目的是为了显示相关病变和确定瘘的解剖位置。计算骶骨的比例以确定骶骨发育不全的程度,通过测量髂嵴和骶髂关节(A-B)下缘之间的距离,以及骶髂关节下缘和骶骨尖之间的距离(C-D);CD/AB 比率应该>0.77。如果比例增加接近 1.0 表示骶骨发育较好,预后良好。

除了验尿,患者通常还需要脊柱的 X 线片、超声心动图,以及肾脏、椎管、骨盆(女孩)的超声检查。

几种成像方法已经被用于评估无会阴瘘患者的闭锁解剖结构。腹部倒立位片依靠可见的充气直肠顶点到盆腔骨性标志的距离——特别是延伸至尾椎以下,这种情况被分类为低位病变。然而,胎粪位于气体远侧、患儿紧张和哭闹导致直肠蠕动等问题,经常导致检查不精确和不确定。逆行膀胱尿道造影在排泄过程中,对比剂可逆流至闭锁的远端结肠(图 106-3C)时,观察瘘管是很有用的。如果胎粪堵塞瘘管,逆行膀胱尿道造影检查对观察瘘管则无帮助。结肠造瘘术后,往直肠袋内逐渐注入水溶性对比剂,可以成功

观察到膀胱的瘘管(图 106-3D),或者是尿道的瘘管(图 106-3E)。有时,气体能够勾勒出一部分相关的解剖结构。

超声也可用于评估直肠的远端位置(图 106-5)。直肠袋中的胎粪使远端直肠容易被观察到;然而,直肠很容易因为紧张改变位置,使其诊断具有挑战性。距离范围 10±4mm 考虑为低位病变,距离范围 24±6mm考虑为中位和高位病变。超声检查可以识别耻骨直肠肌,该肌肉组织的存在与低位型病变相关,如果缺失,则与高位病变相关。

磁共振成像(MRI)也被用于识别内部解剖结构。高场强、小视野、无脂肪抑制的序列,能增强盆底肌肉的显示,有利于显示远端直肠与肛提肌的相对位置。MRI 也可被用来评估术后直肠和肛提肌(图 106-6)。

直肠闭锁患儿有正常的外部解剖结构,可以用对比灌肠造影检查评估。灌肠检查显示了终止于盲端的很短的远端直肠。

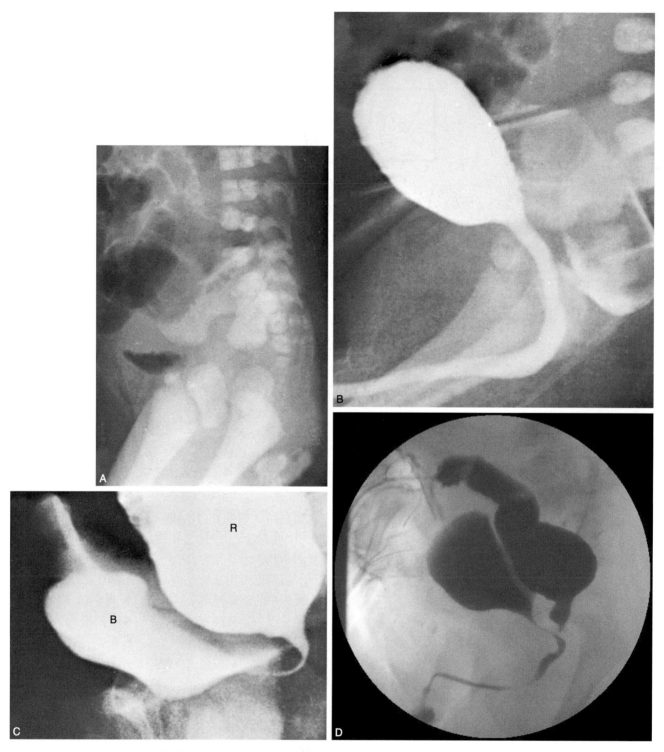

图 106-3　男性新生儿,高位肛门直肠畸形。A,盆腔和下腹部侧位平片显示膀胱内气体。此外,多发可见腰椎冠状裂。B,膀胱排泄造影图像显示直肠前列腺瘘。注意瘘水平以下直肠膨胀。有时占有非常小的一段距离,见于这些病人直肠内气体和肛门标记之间,肠边缘可能高于耻骨直肠肌。C,直肠袋对比剂造影检查确诊了男性婴儿的直肠膀胱瘘。D,男性婴儿的直肠对比剂检查显示了瘘管与后方的尿道相通。(A,来自 Berdon WE, et al. The radiologic evaluation of imperforate anus. An approach correlated with current surgical concepts. Radiology. 1968;90(3):466-471.)

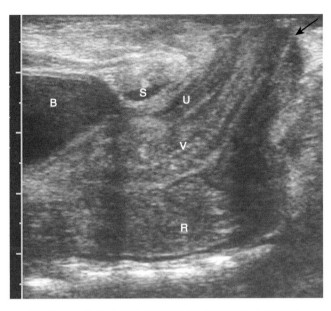

图 106-5 伴有直肠前庭瘘(箭头)的婴儿的会阴超声。
B,膀胱;U,尿道;V,阴道;R,直肠;S,联合

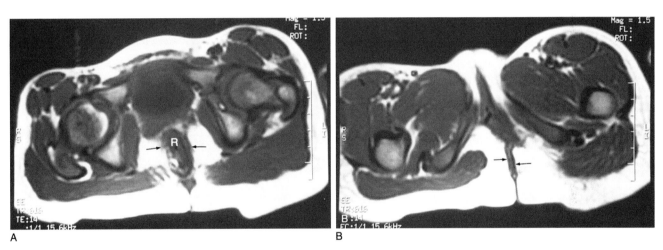

图 106-6 肛门闭锁修复术后磁共振检查。A,轴位 T1 加权图像,耻骨水平显示直肠(R)包含在原位肛门肌内(箭号)。B,另一个患儿手术后通过耻骨区域轴位 T1 加权图像显示直肠(R)不在封闭的肌肉内,而是位于左边。左侧可以看见纤细的耻骨直肠肌

治疗 肛门直肠畸形的治疗是外科手术,但随着病变的程度和复杂性而有所不同。大多数男孩可以接受单独的后矢状位手术修复,但有些高位病变也会需要开腹手术去移动高位直肠。对于女孩,30%的泄殖腔可通过开腹手术修复。通常,直肠闭锁婴儿最初先行结肠造口术,再行吻合手术修复闭锁的直肠肛门。

Currarino 三联征

概述 尽管 Currarino 三联征在 1981 年首次被报道,仅三个婴儿病例,描述了肛门直肠的三种畸形(肛门直肠狭窄)——直肠会阴瘘、骶骨异常(经典新月形异常,类似弯刀)、骶骨前肿物,这类畸形实际上包括更多表型异常和潜在遗传缺陷。

病因学 Currarino 综合征是一种常染色体显性遗传与可变外显率;大约50%病例为散发。位于 7q36 编码负责核转录因子 HB9 的 *HLXB9* 基因的突变,在胚胎尾端背腹侧分离过程中发挥作用。其他相关基因也可能存在相同的分化途径。

临床表现 患儿通常表现为便秘以及直肠扩张。骶骨前肿块通常较小;除非有症状,很可能被漏诊;不为人所知的骶前肿物可随并发症的出现而表现出来,比如脑膜炎后恶性肿瘤。一系列骶前肿物包括畸胎瘤、直肠重复畸形、脊膜膨出、平滑肌肉瘤和异位肾母细胞瘤。

见于综合征的其他异常病变,包括巨结肠疾病、膀胱动力异常、膀胱输尿管反流、肋骨畸形、泌尿系和妇科疾病,以及脊髓栓系和椎管内脂肪瘤。

影像学 骶骨的 X 线平片可发现典型的弯刀样骶骨异常(图 106-8A);其他骶骨缺陷,特别是可能存在骶骨缺损。少数患者骶骨正常。

这些肛门直肠狭窄患者可能存在直肠会阴瘘或前置肛门,有时在成年早期临床表现为便秘。对比灌肠造影显示直肠远端明显狭窄,近端存有大量粪便(图 106-8B)。如果骶前肿块足够大,可压迫远端直肠产生占位效应。

MRI 能够清晰显示骶前肿块,并可显示椎管(图 106-8C)。在较小婴儿中,超声检查通常可以显示骶前肿块(图 106-8D)。

治疗 治疗依赖综合征典型的临床表现,制定相应的治疗方法。骶前肿块需要手术切除。

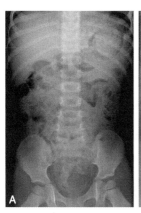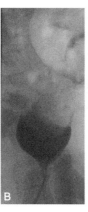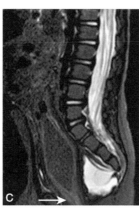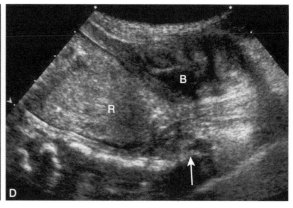

图 106-8 Currarino 综合征。A,23 个月男孩,有便秘病史,仰卧位腹部 X 线平片显示,结肠内逐渐增加的大量粪便,以及骶骨左侧部分缺失,表现为弯刀形。B,对比灌肠检查显示了远端直肠的狭窄。C,矢状位 T2 加权腰椎图像显示,直肠后囊性肿块,被证实为脑脊髓膜突出。注意远端直肠狭窄(箭号所指)。D,另一个男性婴儿的前矢状盆腔超声图像显示,狭窄远侧近端直肠(R)扩张,以及直肠后的肿块(箭号所指),代表成熟畸胎瘤。B,膀胱

先天性巨结肠

概述 先天性巨结肠是肠管正常神经分布失败的结果,由于迷走神经的神经嵴细胞由近向远迁移受阻所致。因此,被认为是神经嵴病。作为神经嵴细胞迁移受阻的结果,缺乏肌间和黏膜下层的副交感神经的远端肠管长度是可变的,肠管缺乏正常蠕动,导致病变肠管不能舒张和功能性梗阻。病理评估还显示,乙酰胆碱酯酶染色异常和神经纤维过度生长。

新生儿先天性巨结肠发病率约为 1/5000,约15%~20% 新生儿有肠阻塞,约 80% 婴儿有肠梗阻。非洲裔美国人和亚裔美国人发病率较低,文献报道,新生儿发病率分别为 2.1/10 000 和 2.8/10 000。正常和异常肠管的移行区可以发生在任何部分,可以累及不同长度小肠;罕见全程肠道神经节细胞缺乏症。直肠乙状结肠移行区被称为短段型神经节细胞缺乏症,发生率约 80% 到 90%。短段型神经节细胞缺乏症好发于男孩,发病率男女比例约为 4:1;然而,长段型神经节细胞缺乏症男性好发的趋势减少。

先天性巨结肠常伴发唐氏综合征,见于约 2%~10% 的巨结肠患者,男女比例约为 5:1。与巨结肠疾病相关的其他综合征包括 Waardenburg 综合征、Shprintzen-Goldberg 综合征、McKusick-Kaufman 综合征、Bardet-Biedl 综合征、Currarino 综合征,以及中枢性低通气综合征(Ondine 综合征),被称为先天性巨结肠相关疾病综合征(Haddad 综合征)。长段型神经节细胞缺乏症患者比短段型患者更容易表现为 Haddad 综合征。5%~30% 的巨结肠患者有四肢、皮肤、中枢神经系统、肾脏、心脏和其他畸形。

病因学 先天性巨结肠的病因不明。有一种理论认为,因为神经节细胞数量较少或过早成熟,没有迁移到远端部分。然而,也有可能是神经节细胞到达远端肠道,但是因为微环境的原因而使神经节细胞凋亡或者不能增殖。证实多发基因突变,最常见者位于 10q11 的 RET 原癌基因,见于约 15%~35% 的散在病例和 50% 的家族病例中。EDNRB,位于 13q22,见于约 5% 的病例中。少数患者(<10%)有阳性家族史,但该比例在全神经节缺乏症患者增加至近 25%,风险程度与受累肠管长度和血亲关系程度成正比。

临床表现　新生儿先天性巨结肠临床表现为远端梗阻,包括腹胀和胆汁性呕吐。多达 90% 的患儿生后 24 小时未能排出胎粪。盲肠或阑尾穿孔罕见于新生儿,常见于长段型病变。在稍大患儿中,先天性巨结肠临床表现为便秘、腹胀、呕吐,严重患儿伴有消瘦。临床症状出现得比较晚者,移行段通常比较低。

巨结肠相关小肠结肠炎是先天性巨结肠发病率和死亡率的主要原因,影响约 10% 至 50% 的患者。临床表现为隐匿起病或突然腹泻、发热、腹胀、腹部绞痛以及便血。如果巨结肠诊断不明,临床表现令人困惑,因为先天性巨结肠的临床症状是便秘而不是腹泻。发病机制尚不清楚,但相关机制包括肠管瘀滞和扩张,最初的肠道瘀滞能够引发内侧上皮细胞异常、异常黏蛋白产生、局部免疫机制异常,以及病毒和细菌病原体,特别是梭状芽胞杆菌的感染。诊断延误、长段型疾病以及共患病,比如唐氏综合征增加了小肠结肠炎的发生率。术后风险因素包括术后肠梗阻和术后吻合漏。不建议使用对比灌肠造影,对外科会诊未确诊的病例可行水溶性等渗对比剂造影检查。

影像学　在新生儿,腹部 X 线平片表现为低位肠道梗阻(图 106-10)。在腹部侧卧位片上,气体通常位于直肠内,与小肠或结肠闭锁情况不同;然而,充满气体的直肠管径明显小于近端肠管,如果移行区位于直肠乙状结肠结合部,则可以确认。

对于稍年长患儿,腹部 X 线平片通常没有肠梗阻的征象。可见严重的便秘征象,结肠有时明显扩张。在功能性便秘患者中,直肠作为粪便积存的地方,扩张通常较其他结肠明显。巨结肠患者的直肠大小可能正常,充满粪便,无神经节细胞段扩张;然而,越近端的结肠段直径越大。

影像学诊断可经对比灌肠造影检查来确定,移行区呈锯齿样改变(见图 106-10)。在明确诊断之前应该避免常规使用钡剂,但较大儿童数字化检查不会影响影像学征象。在新生儿,通过一根细的导管完成检查,导管尽可能放置得接近肛门外括约肌,因为水溶性等渗的对比剂会加重肠管扩张;如果有其他引起梗阻的原因,如胎粪性肠梗阻,以及穿孔的病例,则不适用钡剂。钡剂可用于较大孩子便秘的评估。当钡剂开始进入结肠,侧位采集初始图像,需要继续采集多幅图像以记录钡剂流入和结肠管径。成像不需要延迟,只需要获得全部结肠扩张图像,否则会遗漏移行区。只要可以确认移行区,就可以结束钡灌肠检查。

远端无神经节细胞的结肠管径通常正常,到扩张的近端结肠存在明显过渡。无神经节细胞的肠段可能出现锯齿状外观,因异常神经支配的肠管无蠕动收缩所致。巨结肠患者,通常直肠乙状结肠比例<0.9。然而,直肠乙状结肠比率很少用来鉴别移行区,在较广泛的神经节缺乏症患者中容易引起误诊。巨结肠患者结肠的排泄功能受损,可以通过对比排空前和排空后的图像进行评估。排空后和延迟图像对新生儿有帮助,尤其是全结肠神经节细胞缺乏症。在稍年长的便秘患儿中,延迟图像对诊断无帮助。

在全结肠神经节缺乏症患儿中,X 线平片诊断可能会有疑问。结肠外观可能正常,或者在结肠脾区可有假移行区,或结肠变短。

此外,先天性巨结肠患者最初可能表现为胎粪栓塞或小左结肠综合征(图 106-12);这样的患儿应该严密监控,如果不能恢复正常肠功能,应该考虑活检进一步评估。

通过活检的特征性表现可以明确诊断,活检显示缺乏神经节细胞,乙酰胆碱酯酶染色异常,神经纤维过度增殖。压力测量对于内括约肌舒张障碍,直肠扩张的新生儿期后患儿有帮助。

巨结肠小肠结肠炎患者的腹部 X 线平片可示肠管扩张,伴与痉挛相一致的不规则轮廓,以及黏膜破坏和溃疡(图 106-13A)。不建议这样的患儿使用对比灌肠造影,但是如果进行该检查,可以显示溃疡和痉挛(图 106-13B)。

治疗　先天性巨结肠的外科手术修复通过切除异常的远端肠管,将正常的受神经支配肠管通过括约肌吻合。Swenson 设计并成功完成第一例外科手术修复;这个过程包括无神经节细胞肠段切除,把含神经节细胞的正常肠段通过括约肌吻合。Duhamel 和 Soave 手术方案为修正的 Swenson 的手术方案;目的是为了减少损伤括约肌的风险。Duhamel 手术方案包括适当留下无神经节细胞的直肠前面的部分,在其后壁吻合有神经节细胞的肠管。Soave 手术方案或肠内的 pull-through 方案包括无神经节细胞的肠壁黏膜和黏膜下层的切除,牵引正常的含有神经节细胞的肠管通过这个肌肉直肠套。

并发症包括术后渗漏、狭窄以及肠管控制延迟。残余梗阻有诱发瘀滞和小肠结肠炎的风险。术后,远端肌肉套筒可见狭窄,对比灌肠检查可能表现正常,除了 Duhamel 手术治疗后的患者保留的直肠袋密度增高。

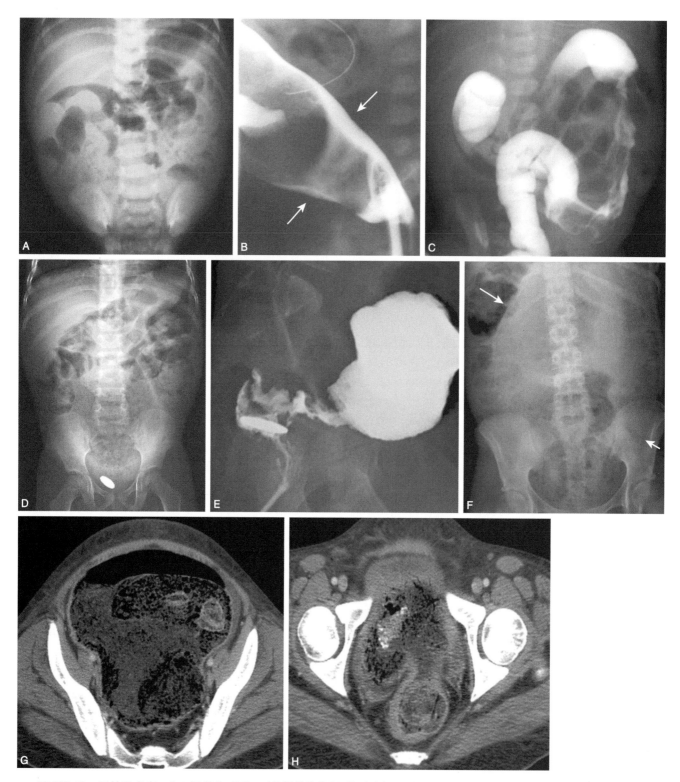

图 106-10 巨结肠疾病。A,2 周婴儿,腹胀,不能够排除粪便,仰卧腹部 X 线平片显示,粪便存留和肠管扩张。B,对比灌肠侧位片显示,移行区(箭号)位于直肠乙状结肠结合部,并经手术证实。图片内可见胃。C,2 岁女孩,有巨结肠疾病家族史,以及远端肠管梗阻。该图为对比灌肠中的摄片。对比灌肠检查显示,降结肠远端异常。不规则收缩引起管壁不规则,在结肠脾区可见明显移行区。手术证实巨结肠疾病和结肠脾区的移行区。D,主动脉弓断裂修补术后 4 岁儿童腹部 X 线平片。该患儿表现为便秘和直肠内滞留数月的硬币影。X 线平片显示乙状结肠扩张,粪便存留。但未见直肠扩张,直肠内仅见硬币影。E,与 D 为同一患儿的对比灌肠侧位片清楚显示移行区和存留的硬币影。F,15 岁糖尿病女性患儿,间歇腹泻病史,表现为严重腹泻和腹胀。腹部 X 线片显示,粪便滞留和结肠明显扩张。乙状结肠延伸至腹部,取代横结肠头侧的位置(箭号)。G,与 F 为同一患儿,CT 检查除外阑尾炎,在骨盆上部层面 CT 显示出扩张乙状结肠进入盆腔。H,在骨盆较低层面 CT 显示移行区

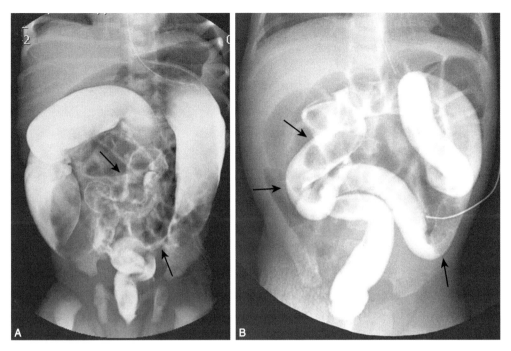

图 106-12 巨结肠疾病类似左小结肠和胎粪栓综合征。A,2 岁腹胀婴儿,对比灌肠造影点片显示,乙状结肠和降结肠远端管径变小(箭号),以及直肠管径变小,提示左小结肠综合征。手术中发现左小结肠,移行区位于结肠脾区。B,远端肠梗阻婴儿,对比灌肠造影显示结肠粗细均匀伴有多发充盈缺损(箭号),提示胎粪栓。手术证实巨结肠疾病,累及全结肠和远端回肠 20cm

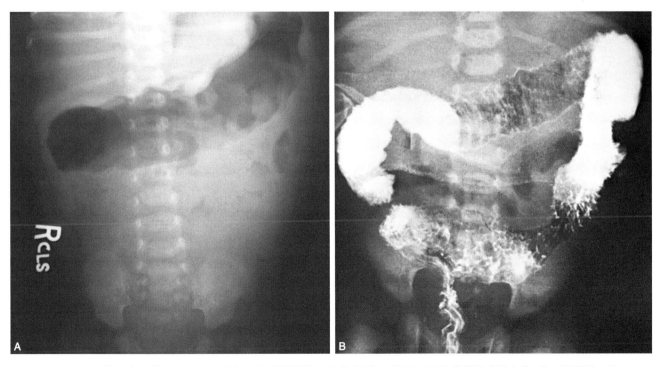

图 106-13 巨结肠小肠结肠炎。A,巨结肠相关小肠结肠炎患儿腹部 X 线平片显示,横结肠充满气体,伴不规则壁。B,12 天男孩,致命性小肠结肠炎,患儿表现为发热、腹泻和寒战。对比灌肠造影(其他地方做的检查)显示广泛水肿、溃疡和痉挛。患儿在到达上述医院时死亡

胎粪栓塞、小左结肠和运动障碍的早产儿

概述　胎粪栓塞和小左结肠综合征指结肠蠕动障碍,在新生儿表现为肠梗阻,与先天性巨结肠同时发生。胎粪栓塞综合征,胎粪位于结肠内,当其被排出,可见特征性"白头"(图 106-14)。小左结肠综合征也可能有结肠内胎粪栓塞,但在左侧结肠的不同部位(通常是降结肠、乙状结肠)可见特征性管径变小,类似于细小结肠。在这些患者中,直肠管径通常正常。这些征象通常与胎粪不能排出并存,有时梗阻征象可能见于非常低或者极低出生体重婴儿(出生体重分别<1500g 和<1000g)。

病因学　这些疾病被认为是有效肠蠕动延迟成熟和(或)结肠水分吸收异常增加,导致更多坚硬的胎粪形成。约 40%~50% 的小左结肠综合征病例的发生与

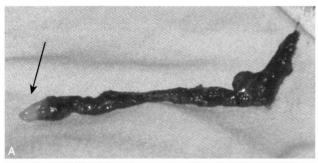

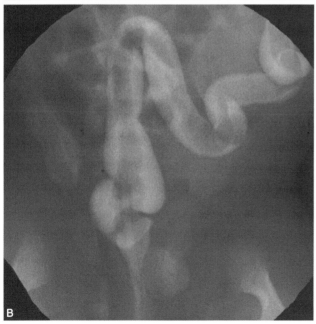

图 106-14　胎粪栓。A,诊断性对比灌肠后,一节胎粪栓排泄出来,显示了特征性白色尖端(箭头所指)。B,新生儿伴呕吐和肠管扩张,对比灌肠造影图像显示较长充盈缺损,提示胎粪栓塞综合征。该在胎粪栓排出后梗阻解除,无复发

在孕产妇糖尿病相关;反之,小左结肠综合征发生在大约 4.7% 其母亲有糖尿病病史的婴儿。

临床表现　临床表现为腹胀和胆汁性呕吐,典型者发生于足月婴儿。症状也可能出现于出生第一天或低出生体重儿和极低出生体重儿,典型者发生于 10~14 天左右,腹胀逐渐加重,不能排出胎粪。

胎粪栓塞和小左结肠综合征可能出现为巨结肠的临床表现。重要的是在梗阻缓解以后密切监测这些患者;如果梗阻缓解,症状复发或不减轻,需要活检评估是否有先天性巨结肠。

影像学　腹部平片显示远端梗阻伴有多发肠管扩张的典型征象,但扩张程度往往小于其他原因所致的远端梗阻,如回肠闭锁或胎粪性肠梗阻。同引起远端肠梗阻的其他原因一样,应该使用水溶性等渗的对比剂进行诊断性灌肠造影。在胎粪栓塞的病例中,对比灌肠检查显示结肠管径正常,内有特征性胎粪栓引起的长段充盈缺损(图 106-14B),在灌肠检查结束时,患者可能排出胎粪栓。在小左结肠综合征的患者中,检查发现结肠管径小,病变范围累及乙状结肠、降结肠,长度不一,直肠管径通常正常(图106-15)。

治疗　胎粪栓塞和小左结肠患者可在灌肠检查后症状好转。对病变持续和复发的患者进行活检以确定

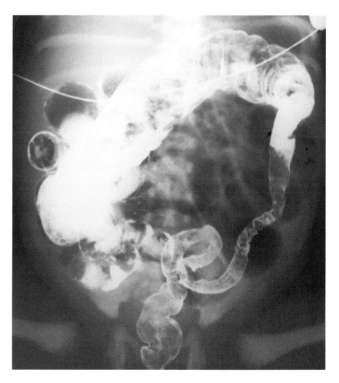

图 106-15　小左结肠综合征。患儿表现为远端梗阻,对比造影检查显示直肠管径正常,乙状结肠及降结肠变窄,类似细小结肠

是否有先天性巨结肠。对有肠梗阻的早产儿，也推荐灌肠治疗，尽管该方案对这些脆弱婴儿可能带来更大的风险。

慢性肠假性梗阻

概述　慢性肠假性梗阻(chronic intestsinal pseudoobstruction,CIPO)是指特征性的慢性复发性,偶可见肠管广泛扩张,而无明确机械性原因。该术语包含了一组不同的疾病,其影响肠神经系统(enteric nervous system,ENS)和肠道平滑肌,导致肠管不能正常肠蠕动。这种情况可以是原发性(分为神经源性或肌源性的)或继发性的,它的发生与各种潜在的系统性疾病相关联。原发性肌源性病变患者多见累及其他器官系统,特别是泌尿系统,可能需要膀胱造口术。

原发性疾病主要见于儿童,约有40%患儿第一个月就出现症状,65%患者在1岁内出现症状。慢性定义为先天性疾病在两个月内持续存在或间断存在超过6个月。组织病理学可能显示不同征象,例如神经节细胞减少症,平滑肌纤维退行性改变,胶原沉积,神经元和轴突退化,神经细胞、神经纤维和胶质细胞增殖。

神经性肠发育不良(neuronal intestinal dysplasia,NID),原发性CIPO的一种形式,肠道神经支配弥漫性或局限性紊乱。NID有两个亚型。A型为支配肠的交感神经发育不全或者发育低下,仅占不到5%的病例。B型占大约95%的病例,并且影响副交感神经系统,黏膜下层和肌间神经丛增生,存在发育不良的和异位的神经节细胞,乙酰胆碱酯酶染色增加。B型NID可见于巨结肠患者的近端小肠。

继发性疾病与多种疾病相关,包括硬皮病、皮肌炎、肌肉营养不良,浸润性疾病如淀粉样变性,神经系统疾病如肌强直性营养不良,家族性自主神经功能异常,感染后综合征,例如EB病毒,巨细胞病毒,带状疱疹和轮状病毒、胎儿乙醇中毒综合征和线粒体异常。

病因学　肠道假性梗阻和神经元发育不良的病因尚不清楚。NES激发有节奏的肠蠕动,包括Cajal间质细胞、神经元和神经胶质细胞。一些CIPO患者中可见Cajal间质细胞网异常,这些细胞的成熟延迟见于患有一过性CIPO新生儿。神经节细胞含有一氧化氮合酶,其介导的括约肌松弛,在某些CIPO患者中增加。大多数情况下,这种疾病为散发,但也有家族遗传报告,尤其是同血缘家族,提示可能有遗传原因。

临床表现　患儿表现为周期性呕吐、腹泻、腹胀、便秘、疼痛和体重减轻。肠管瘀滞导致细菌过度生长。NID A型在新生儿期表现为急性发作性肠痉挛、腹泻和便血。NID B型表现为慢性便秘和(或)假性梗阻,常发生于3岁内。患者肠管瘀滞导致小肠细菌过度增长,表现为腹泻、体重减轻和大细胞性贫血。

原发性CIPO伴有多发畸形。多达10%病例患有先天性巨结肠。相关综合征还包括多发神经内分泌肿瘤(multiple endocrine neoplasia,MEN)Ⅱb型和神经纤维瘤病。其他相关疾病包括:旋转不良、肛门直肠的畸形,先天性短小肠,肠闭锁,以及肠外的异常,例如膀胱功能障碍、唐氏综合征和组织细胞增生症。

影像学　X线摄片和CT显示肠管扩张,尤其是结肠;其内气液平面提示肠梗阻,但实际代表着严重麻痹性肠梗阻。结肠扩张通常是在对比灌肠造影中被发现,但无巨结肠疾病的特征性表现。对比小肠灌肠造影显示,受累区域肠蠕动减弱,但无特异性。肠道扩张主要见于结肠、胃和小肠,并且占有很大比例。

治疗　采用胃造瘘术(尽管喂养通常不能耐受)来喂养或者排泄。常见通过空肠造瘘术肠道喂养,但并不总是能耐受。药物治疗包括促动力药物和止吐药。针对小肠细菌过度增殖的药物治疗包括维生素、抗生素和益生菌。有些病人可能需要肠移植或者肝脏和小肠联合移植,肝脏衰竭可使全肠外营养(TPN)变复杂。

巨膀胱-小结肠-肠蠕动迟缓综合征

概述　也被称为Berdon综合征,巨大膀胱-细小结肠-肠蠕动迟缓综合征,或者MMIHS,1976年Berdon和同事第一次描述本病。目前已经报道的病例约有182例,男女比例约为1∶2,女性居多。肠旋转不良见于许多患者中。该综合征被认为是新生儿功能性肠梗阻最严重的一种,往往是致命的。如果不治疗,大多数患儿在6个月内死亡。

病因学　MMIHS的病因不明,但病例分析表明,有些病例可能为常染色体隐性遗传。组织学显示大多数患儿神经节细胞正常,但是在一些病人中神经节细胞的数量减少,在另外一些人中增加,显示神经节细胞增殖,以及巨大神经节。Cajal间质细胞负责生成慢电波活动,协调平滑肌的蠕动,MMIHS患者的膀胱和肠肌间神经丛发现这些细胞异常。另外,在这些患者中发现膀胱和肠壁平滑肌细胞本身异常,包括平滑肌细胞变薄,空泡样变性,结缔组织增加。

临床表现　MMIHS 婴儿表现出梗阻引起的腹胀和胆汁性呕吐;腹胀可因膀胱扩张而加剧,肠鸣音下降或者消失。

影像学　腹部 X 线片显示腹胀明显和大量不含气肠管,膀胱明显扩张取代肠管位置。超声检查显示明显扩张的膀胱,通常伴有肾积水。上消化道检查显示肠蠕动减慢或胃、十二指肠和小肠停止蠕动。对比灌肠检查显示结肠细小,半数患者伴有肠旋转不良。

治疗　促动力药物和胃肠道激素药物治疗通常无效,全胃肠喂养对于婴儿是必需的。发展为复杂肝脏疾病的患儿只能行多脏器移植。

结肠重复畸形

概述　胃肠道的重复畸形已经在第 103 章讨论,本节将对结肠重复畸形进行讨论。胃肠道重复畸形约 17% 的发生于结肠,5% 发生于直肠;它们可以是囊状或管状。囊状重复畸形由一个相对小段的重复肠管组成,通常不与相邻的肠壁相通。据报道,胃黏膜出现于结肠重复畸形的发生率低于其他部位,因此它们可无症状,也可后来偶然发现。

管状重复畸形通常与胃肠道相通,经常通过瘘管流入会阴,其通常位于直肠前,或引流至一个单独的或重复的肛门。在一项 57 例的回顾性研究中,Yousefzadeh 等人发现结肠本身终止于会阴肛门,重复的结肠终止于会阴瘘,与结肠本身有交通,或者为盲端;然而,在某些病例中,两个结肠终止于重复的会阴肛门或瘘。重复畸形长度不一,并根据其位置在腹膜反折上或者下进行分类。如果他们没有延伸至腹膜反折以下,则无会阴开口,管腔之间交通能够位于两端或者一端。他们可以延伸累及盲肠、阑尾和回肠末端。

大约有 80% 的管状结肠重复畸形与其他多发异常相关,包括肾畸形、泌尿生殖系统畸形(如子宫、膀胱、尿道或阴茎)、椎体和脊髓畸形。直肠重复畸形表现为位于骶骨前的囊性结构。

病因学　重复畸形的公认病因已经在 103 章进行了讨论;部分或流产孪生理论认为是胚胎期原条产生的一个裂隙伴较晚分离,导致结肠重复畸形。

临床表现　结肠重复畸形的诊断依据临床症状的类型和模式有所不同。重复畸形可被偶然发现,或因继发性并发症被发现。囊样重复畸形显示为肿块,由于并发肠扭转或者肠套叠引起肠梗阻。临床症状通常表现为恶心、呕吐、腹痛。如果肠重复畸形含有胃黏膜,病人可能因为炎症和溃疡出现症状。肠梗阻由肠套叠引起,重复畸形成为导点,或者由急性增大的肿块引起,结肠梗阻甚至起源的邻近小肠(见图 103-35A～C)。最后,结肠和直肠重复畸形可能作为会阴部的第二开口而存在。直肠重复畸形可能表现为便秘及尿道梗阻;因其位于直肠后方,也可类似于骶骨前脊髓脊膜膨出或囊性畸胎瘤。重复畸形终止于会阴/阴道口的女性患儿中,重复畸形可能类似于直肠阴道瘘。

影像学　在 X 线平片上初步怀疑重复畸形可继续采用超声,CT 或 MRI 检查。伴有会阴瘘的管状重复畸形可以用对比灌肠造影通过两个会阴口进行最佳评价;顺行的对比检查可能有用。CT 和 MRI 的多平面重建可以做出诊断,但他们的在评价疾病的确切作用仍然是不确定的。如果病变足够大,直肠重复畸形可以在 X 线平片和对比灌肠造影检查中发现,直肠和邻近胃肠道的占位效应来确诊。超声和 MRI 是最好的评估无交通囊肿的检查方式,如果最初已经进行 CT 检查,则 CT 也可以做出诊断。当重复畸形与会阴相连通,对比造影检查则可以做出诊断。检查其他器官系统异常应该选择适当的影像学方法。

治疗　如果骶骨前的直肠重复畸形表现为脓肿,初始治疗提倡引流。较长段结肠重复畸形则可在两个管腔之间进行广泛开窗术治疗,同时行会阴瘘切除。

坏死性小肠结肠炎

概述　坏死性小肠结肠炎(necrotizing enterocolitis,NEC)1953 年被命名,用来描述影响新生儿消化道的炎性病变,最常见于正在接受肠内营养的早产儿出生后前几天内。尽管新生儿重症监护已经非常先进,预防 NEC 仍然是难以达到的目标。NEC 是最常见的新生儿外科急诊,发病率和死亡率比其他同年龄阶段所有外科肠胃疾病的总和还高。大约 90% 的 NEC 病例发生于早产儿。NEC 的发病率与胎龄成反比,大多数情况下,发生于体重介于 500～750g 的新生儿。NEC 影响 11.5% 体重不到 750g 的婴儿和 4% 体重在 1250～1500g 之间的婴儿。大约 7%～13% 的病例发生在足月婴儿;风险因素包括先天性心脏病和其他影响内脏血流的情况,如孕产妇服用可卡因和产前脐血减少。

在 1978 年,贝尔和他的同事提出了基于临床小肠结肠炎严重程度的分类,并且进行了修正,一直使用至今。Ⅰ期是敏感的但是非特异性的,包括那些被怀疑患有 NEC 的婴儿,但没有明确诊断。ⅡA 期是轻度的,明确诊断 NEC,ⅡB 期 NEC 严重程度中等,ⅢA 阶段指进展期 NEC,ⅢB 期指 NEC 进展至肠道穿孔。

病因学 NEC 进展最重要的危险因素是早产儿和肠道喂食,肠道喂养的婴儿中有 90% 可发展为 NEC。早产儿肠道动力发育不良,导致肠瘀滞,不能维持体内促炎和抗炎混合物的平衡,不能调节内脏血管收缩和血流,和维持黏膜的完整性。促炎化合物在 NEC 患者中上调,包括血小板激活因子、肿瘤坏死因子和某些类型的白细胞介素、白细胞三烯和氧自由基。由于炎性化合物过度产生引起的细胞凋亡加速,可导致肠黏膜屏障绒毛组织尖端中断,促进细菌易位和炎症的级联。

临床表现 在 Bell Ⅰ期的 NEC 中,患儿表现为相对非特异性症状,包括全身性症状如呼吸暂停、心动过缓和温度不稳定,以及腹部征象包括腹胀、粪便潜血阳性、胃残留物增加。这些征象也可能会出现在其他病变中,如败血症,这些征象很敏感,但相对非特异性。当 NEC 达到 ⅡA 期,临床表现包括腹部压痛和明显血便;到 ⅡB 期,患儿进展至血小板减少症和轻度酸中毒以及腹壁水肿和压痛。严重 ⅢA 期患儿有代谢和呼吸

性酸中毒,需要插管治疗和弥漫性血管内凝血,腹壁红斑、水肿和硬结日趋严重。ⅢB 期患儿临床表现为休克和肠穿孔。

NEC 幸存者的并发症与外科切除术后短肠综合征是否发生相关,并且取决于全胃肠营养和相关并发症。狭窄发生于 9%~36% 的 NEC 幸存者,最常发生于结肠(70%~80%),21% 的狭窄发生于结肠脾区。狭窄在药物治疗后更常见,表现为体重减轻,直肠出血,以及梗阻的症状和体征。

影像学 腹部 X 线平片是 NEC 的主要影像检查方式,并且具有相应的影像学标准(图 106-20)。贝尔Ⅰ期患儿 X 线片的影像学征象,类似体格检查,为非特异性,显示肠道气体正常分布或轻微肠梗阻。ⅡA 期 NEC 的影像学征象更有特异性,显示肠梗阻和局部胀气。当患儿疾病进展至 ⅡB 期,X 线片显示广泛积气,伴或者不伴门静脉积气和腹水(见图 106-20A 和 B)。ⅢA 期显示腹水更加突出和肠管僵直,气腹是 NEC ⅢB 期的标志(见图 106-20C)。X 线片定期复查很重要,并且更频繁地用于进展期患儿。

肠壁内气体有特征性表现,其围绕在受累肠管的浆膜下层。当肠管腔内充满气体,黏膜和黏膜下层被管腔中心的气体和浆膜下管腔外周的气体勾勒出一个白边(见图 106-20A)。当疑似穿孔时,水平侧位 X 线片对评估少量游离气体很重要,这在常规 X 线片中很难被发现。

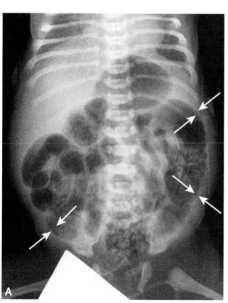
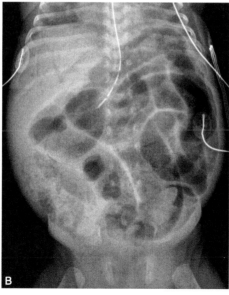
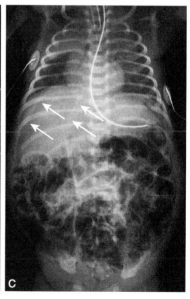

图 106-20 急性坏死性小肠结肠炎。A,7 天男性早产婴儿,临床表现为腹胀和便血,仰卧位腹部 X 线片显示肠管扩张和广泛积气。箭号指向区域,黏膜和黏膜下层被管腔和浆膜下的气体勾勒出来,如同被白色的线包绕。B,29 天早产儿,发展为酸中毒和休克,仰卧位腹部 X 线片。除了明显腹胀,还有肠壁内气体和广泛门静脉积气可见。C,10 天早产儿,有广泛坏死性小肠结肠炎,发展为穿孔和腹腔内积气,仰卧位胸腹部 X 线片。右平行箭号所指向游离气体边缘,上覆肝脏;左平行箭号指向镰状韧带轮廓。患儿插管,并且显示符合肺水肿和肺不张

超声检查已被证明是有用的,对 X 线片是一个补充。在很多情况下,超声可以显示肠壁和门静脉内游离气体,并且可以显示病变存在、特征和腹水的量,肠蠕动是否存在,肠壁厚度,以及血流等额外的信息。在 NEC 早期,肠壁增厚,失去肠壁分层的差异性,回声增强,充血;随着病情发展,肠道壁变薄,不能够再检测到血流。

有狭窄的病人能够通过造影检查评估,特别是对比灌肠造影;80% 的狭窄发生于结肠,15% 狭窄发生在末端回肠(图 106-21)。

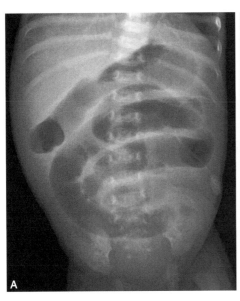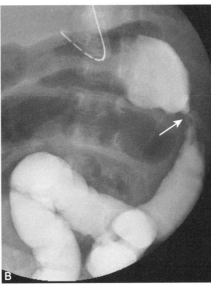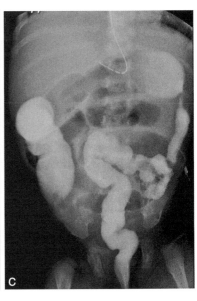

图 106-21　狭窄坏死性小肠结肠炎(NEC)。A,7 周早产儿,有 NEC 的病史,表现为肠内容物逐渐增多、呕吐和腹胀,腹部 X 线片显示肠管扩张,符合远端部分肠梗阻。B,对比造影检查片显示近端降结肠变窄,符合狭窄改变。C,腹部 X 线片确认,在 NEC 后狭窄位置的部分梗阻,并在手术中被确认

治疗　NEC 初始治疗是药物疗法,用液体复苏、抗生素和 TPN。如果药物治疗失败,则需要手术治疗。外科干预的主要目标是切除坏疽的肠管同时保持肠管长度。最佳的手术时机是当肠管坏疽但还没有穿孔,很难在临床上或通过影像学确诊。此外,穿孔并不总是在临床和影像学上被明显表现出来;事实上,气腹婴儿手术证明的穿孔只存在于约 63% 的患者中。与不利的结果相关的超声征象包括局部的腹腔积液和三个或更多的额外征象:肠壁回声增强,肠壁增厚或变薄,肠壁内气体。其他标准提示着穿孔前坏疽,包括腹壁红斑,超声或者 X 线平片上显示肠袢固定,以及接受药物治疗过程临床症状加重。穿孔患者,被认为病情很严重,可能经历了最初的腹腔引流。

关键点

结肠闭锁不常见,仅占全部肠闭锁的 1.8% 和 15%。

约 95% 的肛门直肠畸形有通往尿道、阴道、或者会阴的瘘;然而,唐氏综合征的患者很少有瘘。

Currarino 综合征包括骶骨畸形、肛门直肠畸形和骶骨前肿块,但是其他畸形可能共存。

巨结肠疾病的组织病理学征象为神经节细胞缺失、神经纤维过度增大、乙酰胆碱酯酶染色增加。

当进行比灌肠造影时,巨结肠疾病患者的征象包括在无神经节肠段和扩张的近端肠段之间存在移行区,且轮廓不规则,是由于无神经节细胞肠段不规则蠕动收缩所致。

全结肠神经节细胞缺乏症征象包括正常、细小结肠和明显移行段。

胎粪栓和小左结肠综合征被认为是功能性梗阻并且通常是短暂的。

原发性 CIPO 在儿童最常见,被细分为神经源性和肌源性。

MMIHS 临床症状出现在生后最初 6 个月,预后较差,常见旋转不良。

不像其他类型的重复畸形,结肠管状重复畸形通常(并不总是)与胃肠道相连,并可引流至会阴。

NEC 最常见于接受肠道营养的早产儿。当足月儿受到影响,通常存在伴随疾病,如先心病。

推荐阅读

Cox SG, et al. Colonic atresia: spectrum of presentation and pitfalls in management. A review of 14 cases. *Pediatr Surg Int.* 2005;21(10): 813-818.

Emil S, et al. Meconium obstruction in extremely low-birth-weight neonates: guidelines for diagnosis and management. *J Pediatr Surg.* 2004;39(5): 731-737.

Epelman M, et al. Necrotizing enterocolitis: review of state-of-the-art imaging findings with pathologic correlation. *Radiographics.* 2007;27(2): 285-305.

Levitt MA, Pena A. Anorectal malformations. *Orphanet J Rare Dis.* 2007;2:33.

Martucciello G, et al. Associated anomalies in intestinal neuronal dysplasia. *J Pediatr Surg.* 2002;37(2):219-223.

Puri P, Shinkai M. Megacystis microcolon intestinal hypoperistalsis syndrome. *Semin Pediatr Surg.* 2005;14(1):58-63.

Swenson O. How the cause and cure of Hirschsprung's disease were discovered. *J Pediatr Surg.* 1999;34(10):1580-1581.

参考文献

Full references for this chapter can be found on www.expertconsult.com.

第 107 章

炎性和感染性疾病

KIMBERLY E. APPLEGATE and NANCY R. FEFFERMAN

炎性肠病

感染性肠病（inflammatory bowel disease，IBD）影响大约 100 万美国人，发病率没有性别差异，发病高峰期出现在青春期或成年早期。溃疡性结肠炎和克罗恩病代表慢性炎性过程，病因不明。溃疡性结肠炎主要累及结肠，而克罗恩病主要累及小肠。溃疡性结肠炎和克罗恩病在多达 10% 的患者中难以鉴别。儿童临床表现可能无特异性，导致诊断延误数月或者数年。临床和实验室检查的疾病活动性指标是不够的，因此影像复查很常见，特别是对克罗恩病患者。

病因学、病理生理学和临床表现

溃疡性结肠炎

慢性溃疡性结肠炎是一种特发性结肠炎性疾病，通常影响较大儿童和青壮年；发生在婴儿期则可能为毁灭性疾病，常常致命。这种疾病特征性的表现为黏膜炎症、水肿、溃疡，伴随着早期黏膜下的水肿及晚期的纤维化。透壁病变少见。病变可以局限于远端结肠，或者可蔓延至整个结肠和末端回肠。跳跃性病变不是溃疡性结肠炎的特点，如果存在，应该考虑克罗恩病。

致命性结局比以前少见，但仍有发生。出血性腹泻可能爆发性出现于三分之一的受感染患者，但是大多数患者经药物治疗后变成进展性慢性腹泻。偶尔，患者发生中毒性巨结肠，结肠显著扩张，主要见于横结肠。许多患儿首发症状不是胃肠道症状，严重生长发育迟缓是最常见和最明显的临床症状。关节炎也可能出现于结肠症状之前；病变通常影响大关节，单发或少发，血清反应阴性的脊柱关节病见于某些男性患者。皮疹、葡萄膜炎、杵状指、小溃疡、肝功能障碍（原发性硬化性胆管炎和自身免疫性肝炎）见于不同数量的儿

童中，但很少见于成年人。十年或更长时间病史的溃疡性结肠炎患者有患结肠癌的风险，常起源于黏膜发育异常区，而非腺瘤样息肉，而且可能多发的。

克罗恩病

影响小肠的克罗恩病已经在第 105 章讨论过。这种疾病会影响结肠和小肠。如果病变出现累及直肠以及跳跃性这两个征象，更倾向于克罗恩病而非溃疡性结肠炎诊断。对于怀疑克罗恩病的患者，最初使用结肠镜检查，因为结肠镜可以看见早期病变，并且可以活检以确定诊断。胶囊内窥镜检查常用于成人和儿童，以观察小肠病变。

影像学

溃疡性结肠炎

腹部 X 线平片通常为非特异性；通常平片可以显示受累结肠段内缺乏可辨认的粪便影，并且可能显示黏膜水肿或"拇指印"（图 107-2）。中毒性巨结肠患者不应该进行对比灌肠造影，因为穿孔风险较高。

以前的诊断性影像检查，双对比钡灌肠造影，已经被结肠镜及活检取代。溃疡性结肠炎常累及直肠，主要为近端受累。尽管结肠的不同部分不同程度受累，但不会出现跳跃性征象。当有结肠近端受累时，回肠末端可能是第二位受累部位，末端回肠受累被认为是返流性回肠炎。最终，结肠管壁变得僵硬、缩短和管状——"铅管"样结肠——继发于黏膜下层纤维化。晚期疾病产生骶骨前增厚，腹膜后纤维化是罕见的并发症。

计算机断层扫描（CT）或磁共振成像（MRI）可以检查疾病活动性（腹痛、发烧或其他症状），诊断并发症，或确定相关的肝或胆汁疾病。当溃疡性结肠炎为活动期，CT 显示结肠壁明显强化，但是肠壁浆膜层光滑。周围的脂肪密度增高，肠系膜淋巴结肿大，腹水，以及穿孔发生时，脓肿也可能明显，但是肠管外的改变

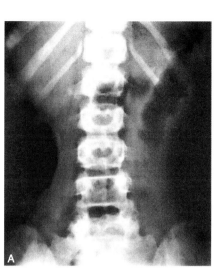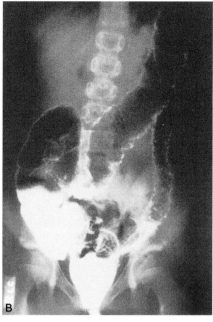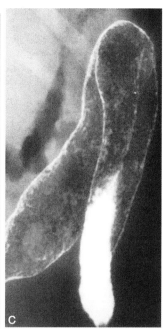

图107-2　14岁女孩,溃疡性结肠炎。A,腹部X线平片显示远端横结肠的"拇指印"征,提示黏膜下水肿。B,双对比造影显示颗粒状和不规则结肠黏膜。小溃疡贯穿整个横结肠和降结肠。全部结肠受累。C,结肠脾区的斜位片显示多个区域的假息肉

较克罗恩病少见。在慢性溃疡性结肠炎,可能发生黏膜下层的脂肪变化。

克罗恩病

与溃疡性结肠炎一样,双对比钡灌肠造影如今很少用于诊断疾病或监视疾病的活动性。特征性的口疮样溃疡小而表浅——可见一个隆起的水肿晕与中央的凹陷,由于钡剂位于浅溃疡口内所引起。最终,炎症发展为透壁性,以及特征性"玫瑰刺"样改变,它是由深溃疡延伸到增厚肠壁发展而来。"鹅卵石"样假息肉表现明显,与小肠所见表现类似,黏膜水肿区域与剥蚀的黏膜和深溃疡区域隔开。小肠随访(SBFT)检查可以识别受累结肠的并发症,以及后遗症,如肠瘘(图107-6)。灌肠检查有助于发现疾病局部活动性病变,如狭窄。克罗恩病比溃疡性结肠炎更有可能导致结肠狭窄。

CT和MRI在评价疾病的活动性及其并发症非常有用(见第105章)。可以确认管腔外炎性改变和病变肠袢,这些病变能够发展为脓肿或结肠狭窄(图107-8和图107-9)。

新的成像技术包括CT或MRI肠造影,CT或MRI灌肠,有希望提高疾病活动性及其并发症的识别。在CT肠造影中,患者口服阴性肠对比剂,比水或传统的阳性对比剂更容易使管腔扩张,可不会掩盖血管黏膜强化。CT灌肠,如同小肠灌肠,通过鼻饲管使用高流

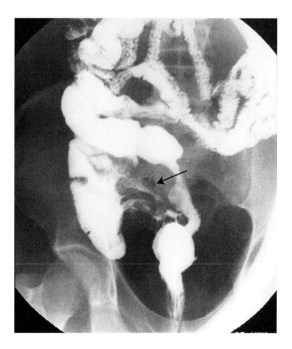

图107-6　活动性克罗恩病伴瘘形成。瘘(箭号)延伸于回肠和直肠内侧壁之间

速对比剂进行。CT灌肠比肠造影更具侵入性,但它可以控制进入肠管的对比剂的量以确定窦道和瘘的存在,并从炎性肠壁中发现狭窄。CT灌肠在检测和排除小肠不全梗阻中显示出价值,并且对这些疑难患者且指导特殊的治疗。

越来越多儿童中心使用MRI成像而不是CT成

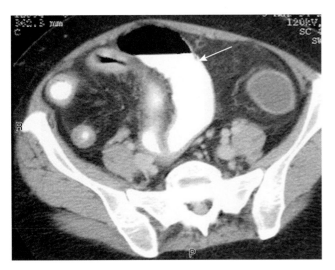

图 107-8　19 岁患者,急性克罗恩病。CT 显示回肠扩张(箭号),邻近回肠袢壁增厚,肠系膜脂肪密度增高以及血管充血,是由于急性炎症引起。受累结肠段壁增厚和血管充血很明显。管腔内阳性口服对比剂影响了黏膜强化的评估

像以避免辐射。磁共振肠造影(MRE)能够得到小肠、结肠和腹腔外脏器的同等图像。MRE 能够通过肠壁的分层来鉴别慢性炎性改变和活动性病变。此外,CT 和 MRE 能够识别腹腔内并发症,如瘘和脓肿。在肛周瘘管的诊断和治疗方面,MRE 检查优于 CT(图 107-10)。因为部分患者的炎性进程累及到肝脏、胰腺或胆管系统,一些中心的 MRI 检查包括整个腹部和盆腔。

这些患者需要改道进行结肠造瘘术成功治疗了肛周疾病。

治疗

溃疡性结肠炎和克罗恩病的初始治疗是用药物去控制炎症。然而,大部分克罗恩病患者(多达 80%)和 1/3 的溃疡性结肠炎患者最终需要手术治疗。克罗恩病需要手术最常见的原因是小肠梗阻,因为肠狭窄或

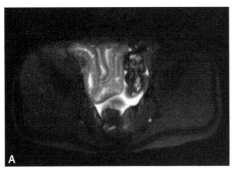
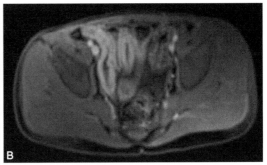

图 107-9　8 岁男孩,活动性克罗恩病 MRI 肠造影。A,盆腔的 T2 加权轴位图像显示末端回肠几个增厚的、连续肠袢,代表着活动性克罗恩病。B,在注射钆以后,相对于邻近正常结肠和直肠,病变肠管壁明显强化

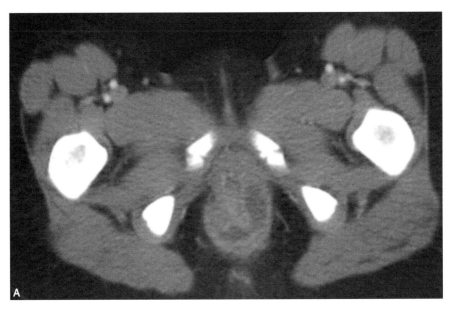

图 107-10　女孩,伴有肛周脓肿,新诊断为克罗恩病,MRI 检查图片。A,最初的轴位 CT 显示肛周炎症,以及小脓肿部分包绕肛门

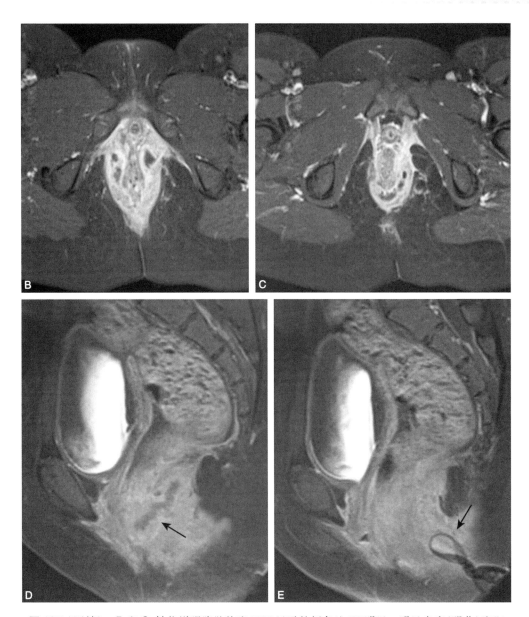

图 107-10(续) B 和 C,轴位增强脂肪饱和 MRI 显示的征象比 CT 明显。明显炎症(强化)和肛门周围的小脓肿。D,矢状位图像的肛周脓肿(箭号)。E,在较浅位置进行引流(箭号),相对于如图 D 所示较深部位的脓肿

者粘连,以及肠穿孔导致脓肿,对药物治疗没有反应。儿童溃疡性结肠炎患者手术最常见的原因是活动性疾病对药物治疗无效或者出现并发症。

假膜性结肠炎

假膜性结肠炎是指伴有抗生素相关性腹泻的严重的结肠疾病,见于约 15%~25% 的患者。

病因学

梭状芽孢杆菌产生的毒素,是抗生素相关性假膜性结肠炎最重要的原因。另外,少见的毒素包括那些由产气荚膜杆菌和金黄色葡萄球菌产生的毒素。诊断依靠临床和实验室检查,成人比儿童常见,婴儿罕见。最近,研究显示远端阑尾切除术后与复发性梭状芽孢杆菌结肠炎有关,提示正常阑尾有免疫保护作用。

临床表现

假膜性结肠炎的特点是发热、血性腹泻、痉挛、结肠黏膜炎。这种情况多发生于抗生素治疗以后,见于虚弱、免疫力低下者或处于手术恢复过程中的住院患者。然而,它也可能发生在以前没有抗生素治疗的患者,在这些患者中,肠道已经发生改变,例如断奶或手术后。腹泻开始于抗生素治疗终止后数周内。

影像学

X 线征象类似于其他结肠炎。灌肠并非必要,甚至应该避免,尤其是在病情严重的情况下,以避免穿孔风险。全结肠炎的超声(US)、MRI 或 CT 征象,有或者没有腹水,结合临床表现,可以诊断。

治疗

针对结肠炎的抗生素应该被停止。一线抗生素治疗是口服灭滴灵。一些初治患者或者少部分复发患者,需要口服或静脉注射(IV)抗生素。

溶血性尿毒症综合征

溶血性尿毒症综合征(hemolytic uremic syndrome, HUS)的特点是肾衰竭和红细胞破坏。在儿童,90%病例与未煮熟的肉食相关。这种综合征在小于 5 岁的儿童中有一个高峰发病率,约为 6.1/100 000。

病因学

大多数病例是由大肠杆菌血清型 O157:H7 产生的志贺类毒素所引起,见于生的或不完全煮熟的牛肉和未经高温消毒的乳制品。其他毒素则由另外一些细菌产生,包括志贺氏杆菌、沙门氏菌、耶尔森菌、弯曲杆菌。出血性结肠炎常见。肾脏和中枢神经系统并发症可以显著影响疾病的过程和预后。

临床表现

该综合征常发生于夏天,多见于未满 5 岁的儿童。溶血性尿毒症综合征通常有腹泻的胃肠道前驱症状,出现在急性肾衰竭、发热、贫血及血小板减少症等临床症状之前。大便培养结果显示大肠杆菌产生的一个特殊的志贺杆菌外毒素阳性,则可以确定诊断。可以做志贺杆菌外毒素或细菌脂多糖 O157 抗体的血清学的检测,但该检查没有被广泛使用。

影像学

在做出正确的诊断以前,需要进行超声、CT 或偶尔行对比灌肠检查。征象包括受累肠段的管壁增厚。在腹部 X 线片上和对比灌肠造影中表现为"拇指印"征,在 CT 和超声上可见肠壁明显增厚。受累节段通常为连续性,无跳跃性病变,可能发生全结肠炎。脂肪密度增高和游离液体常见于受累肠段周围。可见中毒性巨结肠和结肠穿孔,结肠狭窄可能成为一个晚期并发症。

治疗

溶血性尿毒症综合征的治疗为支持治疗,并且可能包括静脉注射液体,血液或血液制品。如果需要,可以进行支持性肾透析。55%~70%的志贺类毒素大肠杆菌的患儿肾功能大多会恢复。

放射线结肠炎

放射线治疗在治疗期间可能会引起急症炎症。过后,慢性症状可能与慢性炎症或狭窄相关。这些变化可能发生于放疗后数月或数年之后,并且可能累及小肠、结肠或直肠。动脉内膜炎伴末梢血管和微血管渗漏,是后期局部慢性缺血的标志。

病因学

辐射损伤导致黏膜细胞因子激活和炎性介质水平增高,例如白介素(IL)-2、6 和 8。影响放射性结肠炎发展的因素包括病人的合并症,最重要的是,肠管受到的总辐射剂量和受照体积;放射性疾病多在辐射剂量达 45Gy 的患者中产生,但也会发生于辐射剂量在 5 至 12Gy 的患者。

临床表现

腹泻、痉挛及下消化道出血是急性期主要临床特征,它们通常为自限性。最终,可能发生纤维化,导致受累结肠管壁僵硬和活动丧失。慢性放射性结肠炎是一个进展性癌前疾病。其他并发症包括部分肠梗阻和肠管脆性增加,最后发展为穿孔。腹泻和腹痛是慢性放射性结肠炎的附加症状。

影像学

放射性结肠炎患者在急性期通常不进行影像学检查。小肠逆行或者对比灌肠造影可以显示受累肠管慢性纤维化变化。CT 和 MRI 可见相对无特异性的肠壁增厚;然而,诊断性征象是在辐射范围内发现这些改变。

治疗

治疗与症状缓解相关,包括饮食改变,减少脂肪和乳糖摄入量,以及治疗恶心和腹泻药物。慢性疾病患者的治疗可能有很多困难,多达 30%的患者需要手术治疗瘘、穿孔或者肠梗阻,它们对于非手术治疗无效。

中性粒细胞结肠炎

中性粒细胞结肠炎,也称为盲肠炎,是一种坏死性结肠炎,主要见于儿童血液恶性肿瘤,也见于接受高剂量化疗的儿童实体肿瘤。该疾病没有明确的诊断标准,当临床和影像学提示该疾病时,通常诊断此病。

病因学

疾病的发生与化疗中的中性粒细胞计数降低有关,急性淋巴细胞和粒细胞性白血病是儿童患者最常见的潜在恶性肿瘤。

该病最常累及盲肠,因此被称为盲肠炎。阑尾也可能受累,可能产生类似阑尾炎的临床表现。结肠(包括回肠末端)可能发生水肿和炎症,积气、穿孔或脓肿可能随之发生。

临床表现

本病见于不到5%的中性粒细胞减少患儿中。腹痛、腹泻、发烧及腹胀是常见的临床症状。

影像学

X线照片通常无特异性,可能显示右下腹局限性肠梗阻。常可见回肠末端扩张的哨兵肠袢。因为临床表示可能类似于急性阑尾炎,故 CT 是一个很重要的鉴别诊断方法。超声显示了盲肠壁明显增厚,可以是强回声或低回声。还可以明确管腔内的液体和腹水。CT 显示受累结肠壁明显增厚、周围的炎性改变以及腹水(图 107-12)。该过程可能累及末端回肠。

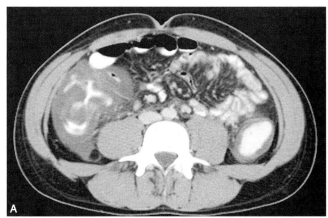
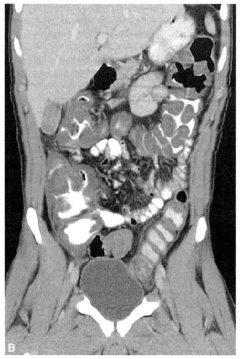

图 107-12　中性粒细胞结肠炎。计算机断层扫描(CT),18 岁男性患者,患有急性粒细胞白血病,发热,以及嗜中性粒细胞减少。A,轴位 CT 图像显示,盲肠管壁明显增厚以及少量腹水。B,冠状位 CT 重建图像显示全结肠炎,右侧结肠病变程度更明显

治疗

通常为保守治疗,包括使用抗生素,但有时需要肠切除。痊愈更多地与并发症和严重性相关,而不与中性粒细胞结肠炎本身相关。

传染性结肠炎

传染性结肠炎通常与受累小肠由相同的病原菌所引起,已经在第 105 章讨论。很少需要影像检查,如果做了影像学检查,多显示为非特异性结肠炎。

纤维化结肠病

纤维化结肠病在 1994 年第一次在接受脂肪酶替换治疗的囊性纤维化(CF)患儿中被发现。

病因学

随着口服的,包有肠衣的,大剂量胰腺酶药物的引入,临床医生增加了相关病人酶补充剂剂量。一些患者接受了较大剂量药物以后,因为纤维化肠病来就诊。儿童的发病风险高于成人,直到实施了严格剂量准则后才得到控制。因为按照适当剂量进行用药,该病现在已经很少见。

临床表现

临床表现包括腹痛、腹胀、恶心、呕吐、便秘和偶发的结肠梗阻。虽然无特异性,但这些症状和体征对药物治疗亦无反应。

影像学

最常见的对比灌肠征象是结肠狭窄,结肠袋消失,结肠缩短。CT 图像显示肠壁可能增厚以及大量腹水。

治疗

有些病人需要外科手术来缓解梗阻,他们可能还需要切除结肠纤维段。

阑尾炎

阑尾,一个薄壁管状肠道憩室,位于盲肠的根部,经常被认为是一个退化的器官。尽管长期以来传统观点一直坚称阑尾没有功能,但是有证据表明其作为一个正常的肠道菌群的储存室,起着重要的免疫功能。无论在儿童还是成人,阑尾炎都是最常见的手术指征。在美国,每年儿童阑尾炎患者接近 70 000~90 000 例,估计儿童发病率约 75/100 000~233/100 000。发病率随着年龄的增加而增加,高峰年龄在青春期。尽管少见,但阑尾炎仍可发生于较小儿童和婴儿。男女发病比约为 1.4:1。阑尾炎常被认为是临床诊断,并且可接受的阴性阑尾切除手术率为 12% 和 20%。在过去的十几年,随着 CT 和超声使用的增加,这些非必要手术在很多医学中心下降了 5%。

病因学

阑尾炎一般发生于管腔梗阻情况下,随后阑尾扩张,缺血性黏膜损伤,导致细菌过度生长和肠壁受侵,反过来引起透壁性炎症,最终穿孔。管腔阻塞可能继发于阑尾粪石,淋巴滤泡增生,以及异物(包括寄生虫和类癌肿瘤)。阑尾炎的病理生理学被认为是一个动态过程,发生在 24~36 小时内。虽然罕见,但仍有亚急性阑尾炎和急性阑尾炎自发缓解的报道。在这些病例,管腔阻塞的自发缓解被认为是病理生理学变化,并且与囊性纤维化和阑尾淋巴样增生相关。

临床表现

阑尾炎在儿童中可能是一个具有挑战性的诊断;据报道,临床表现在 1/3 的病例中是非特异性的。典型临床表现——早期脐周疼痛,随后转移性右下腹痛,伴发烧和呕吐——据报道仅发生在不到 50% 的儿童病人中。更多时候,临床症状不是特异性;这种情况多发生于较小患儿,他们没办法有效的沟通症状,导致诊断延误和高穿孔率。初步缓解疼痛和(或)更广泛腹痛伴发热发生于穿孔之后,其通常会导致邻近阑尾的局部脓肿;这是因为穿孔被网膜包裹。但也可能发生广泛腹膜炎。所报道的儿童穿孔率从 23% 到 88% 不等。

影像学

阑尾炎在不同的影像检查方式中显示不同的特征性表现(框 107-1)。影像检查的使用,尤其是 CT,在急诊室用以评估腹痛的儿童,特别是怀疑阑尾炎的患者。对于怀疑阑尾炎的儿童,影像学的有效性在医学文献中一直有所争议,其主要着重于影像学检查对阴性阑尾切除和穿孔率的影响。一些研究显示,术前进行影像学检查,穿孔率无变化;而另一些研究显示,术前影像学检查明显减低穿孔率,从 35% 降至 15.5%。然而,阴性阑尾切除术的降低已经在众多研究中被证明。当阑尾正常时,放射科医生必须研读图像以发现其他诊断,尤其是在年幼患儿中。最常见的备选诊断(按发生率递减)是肠系膜淋巴结炎、卵巢囊肿、肾盂肾炎、传染性或者炎性结肠炎、网膜梗死和泌尿系统结石。

框 107-1　阑尾炎的影像学表现
X 线平片
肠梗阻,常常局限于右下腹
脊柱侧凸的夹板疗法
阑尾炎
明显的小肠梗阻,最常见于年纪较小的儿童
有占位效应的脓肿和(或)不典型的气体
超声
阑尾的直径>6mm
不可压缩的阑尾
彩色多普勒阑尾壁血流增加
伴有声影的阑尾粪石
阑尾、网膜周围积液,或者脓肿
穿孔,可以使阑尾脓肿减压
CT 和 MRI
扩张的阑尾>7mm
阑尾壁增强,增厚,周围脂肪密度增高
阑尾粪石
脓肿

X 线平片

　　在 CT 出现之前,阑尾炎影像检查依靠腹部 X 线平片,其表现经常正常,或者大约 77% 儿童阑尾炎无特异性表现。在 X 线平片上见粪石存在,被认为是阑尾炎的特征性影像学征象,但其只存在于大约 5%~15% 的阑尾炎患者。阑尾粪石常见于 CT 上,见于43%~50% 的患者,较 X 线平片多 30%。其他的非特异性表现包括肠道气体量少或右下腹部软组织肿块,肠梗阻(可能是局限性或者弥漫性的),以及少见的小肠梗阻。可能出现脊柱轻度侧弯,是腹痛引起保护效应的结果。

超声

　　在 1986 年,超声使用分级压缩技术评估阑尾炎被提出,其具有里程碑的意义,大量研究继续着重于超声的有效性,并且评估其他的超声表现。超声的局限性与几个因素相关,包括操作者经验,较大患者的身体状态以及视野有限。优化超声技术对怀疑阑尾炎患者的评估非常必要,以获得高灵敏性。用高频的线性转换器进行超声检查,根据病人的大小不同选择范围 9~15MHz 频率。线性转换器是必需的,不仅仅可获得适当的分辨率,而且也能产生足够的分级压缩效果。分级压缩至关重要,因为它能够转移病变区上覆的肠道气体,并且也有助于减少传感器和阑尾之间的距离。此外,压缩有助于区分正常

肠道和炎性阑尾。压缩是"分级的",其释放缓慢,没有突然释放,以优化病人耐受性,防止反跳痛。在压痛最显著的部位进行横向和纵向扫描。如果在这个部位没有发现阑尾,需要考虑到阑尾异位,超声需要扫描右下腹以外的位置,骨盆和腹部是必需的。最常见的正常和异位的阑尾的位置是在盆腔中部区域,右髂血管上方,其次是盲肠后的区域,骨盆深部区域,腹部髂峰的上方。

　　正常阑尾的超声表现在排除阑尾炎诊断时有用,尽管在常规超声,诊断阑尾炎比排除阑尾炎更有用。文献显示操作者的差异与正常阑尾鉴别的可靠性相关,从 2.4% 到 86.2% 不等。更高的百分比可能反映了先进技术,提高的超声设备分辨率,以及提高的操作者经验。正常阑尾相关的超声征象为无蠕动可压缩的盲端管状结构;直径小于 6mm;壁无增厚(少于 3mm),中央存在低回声线,代表管腔闭合界面的声波反射(图 107-15)。正常阑尾常可以追溯到起源——盲肠根部。偶尔,正常的末端回肠恰好位于阑尾头侧,可能被误认为是正常阑尾,因为它位于阑尾起源的头侧。低回声褶皱和蠕动的存在有助于区分阑尾和正常末端回肠。

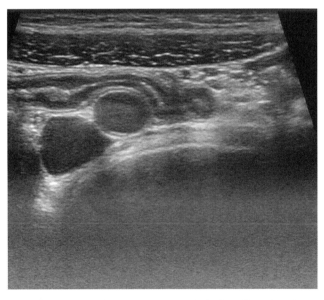

图 107-15 　正常阑尾。正常阑尾的超声图像显示一个未扩张的,有盲端的管状结构,伴有中心低回声线

　　唯一的最重要的阑尾炎超声征象是无压缩性的盲端管状结构,横向直径大于 6mm。其他与阑尾炎相关的超声征象包括阑尾壁厚大于 3mm,彩色多普勒超声显示壁充血,阑尾周围低回声晕,其反映阑尾壁水肿,阑尾周围高回声反映了阑尾周围水肿和阑尾粪石的存在(图 107-17)。继发的超声征象各异,这取决于炎性

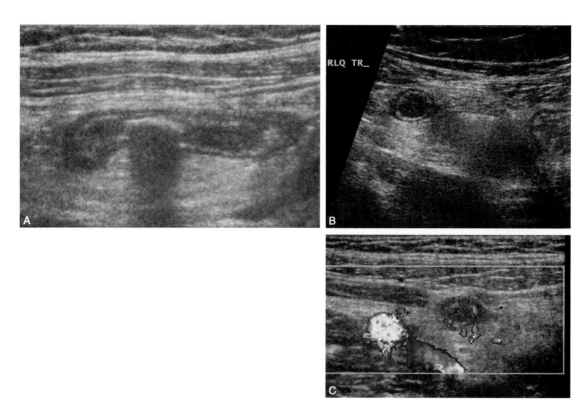

图 107-17 急性阑尾炎的超声检查。A,纵向的超声图像显示一个扩张的,不可压缩的阑尾,包括有声影的粪石。B,阑尾的周围超声图像显示特征性靶征,伴有周围肠系膜脂肪回声增强,符合阑尾周围炎。C,彩色多普勒超声图像显示阑尾壁充血扩张

过程的进展。早期单纯性阑尾炎表现为靶征,伴有低回声中心,是管腔扩张的结果,管腔内为液体或者脓液,炎性的黏膜下层回声增强,浆膜低回声水肿,以及阑尾周围回声增强(见图 107-17)。伴随炎性过程进展,化脓性阑尾炎随之发生,阑尾周围组织在彩色多普勒图像显示不均匀回声增强伴充血(图 107-19)。阑尾继续扩张,黏膜下层低回声消失,彩色多普勒超声显示血流消失,是坏疽性阑尾炎的改变(图 107-20)。虽然异常阑尾可能看不见阑尾穿孔,但提示穿孔的超声

征象包括蜂窝织炎,右下腹部肠管边界不清,显示整体回声增加,混杂回声的肿块,局部壁增厚,腹腔液体,包裹性积液和脓肿。

急性阑尾炎不能看见阑尾异常,可能是由于阑尾位于盲肠后位,被叠加的肠道气体所遮蔽,或限制超声穿透。此外,阑尾的炎性改变可能会局限于阑尾尖端。如果整个阑尾没有在超声上显示,但是临床症状提示阑尾炎或其他腹腔内病变,特别是右下腹部继发的炎性表现时,需要进一步的影像学检查。

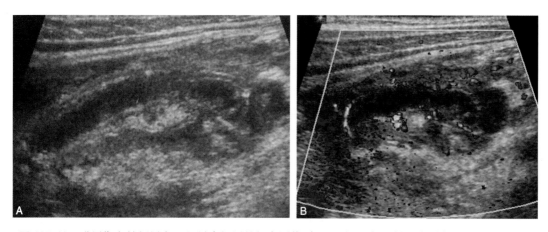

图 107-19 进展期急性阑尾炎。A,异常阑尾的超声图像,邻近组织混杂的低回声增加,以及少量阑尾周围积液。B,彩色多普勒超声图像显示阑尾壁和相邻软组织充血

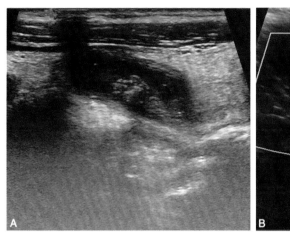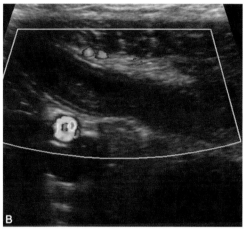

图 107-20　坏疽性阑尾炎。超声图像显示阑尾扩张,其黏膜下层低回声消失,彩色多普勒图像显示血管缺少

CT

　　CT 对儿童阑尾炎诊断和排除有高敏感性和特异性(表 107-1),它通常是用于阴性,超声检查不确定的以及可疑穿孔的阑尾炎患者。扫描参数应该调整为适合孩子的优化剂量。根据口服、静脉或者直肠对比剂,CT 扫描参数应进行调整,另外,和局部成像相比,CT 可以进行整个腹部和盆腔成像。系统回顾得出的结论是,单独静脉注射对比剂 CT 扫描诊断和排除阑尾炎优于静脉注射对比剂同时口服阳性肠内对比剂。

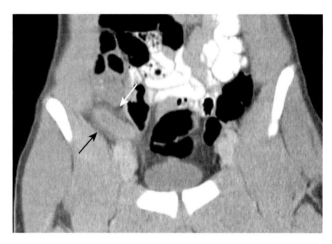

图 107-22　急性阑尾炎。盆腔冠状位 CT 重建图像显示阑尾炎性扩张,阑尾管壁强化,以及阑尾周围炎症(箭号)

表 107-1　临床怀疑阑尾炎的儿童的超声和 CT 的诊断性表现		
	超声	CT
敏感性(%)	88(86~90)	94(92~97)
特殊性(%)	94(92~95)	95(94~97)

　　尽管正常阑尾的平均直径通常接近 6mm,实际尺寸在 CT 上可能不同,从 2 到 11mm 不等,因为检查没有压缩,阑尾管腔可能因为气体或粪便而扩张。缺乏阑尾炎的相关征象有助于确认阑尾正常。同超声检查一样,阑尾异常征象是不同的,与病理阶段和疾病的严重程度相关。炎性阑尾在 CT 上是扩张的壁增厚管状结构,伴中心低密度,壁可强化(图 107-22)。梗阻的粪石可能见于 50% 的病例。邻近炎症使阑尾周围脂肪密度增高和积液。其他的非特异征象包括腹腔积液、盲肠壁增厚,相邻末端回肠和乙状结肠壁增厚,小肠梗阻,肠系膜淋巴结肿大。

　　阑尾穿孔后,可以使阑尾减压或甚至无法被看见。穿孔可能导致腹腔内弥漫炎症(图 107-24),或更常见

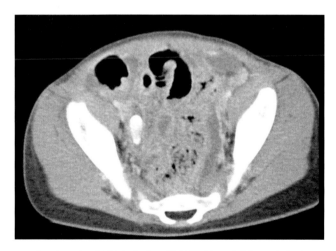

图 107-24　阑尾炎穿孔。轴位增强 CT 图像显示右下腹阑尾粪石位于阑尾残余部分。腹膜广泛炎症存在伴多发脓肿

的局限性蜂窝织炎和脓肿形成。2 岁以下婴儿比年长儿更常见弥漫性腹膜炎。也可以发生肝脓肿和肠系膜或门静脉肾盂静脉炎。CT 非常有助于识别和显示小脓肿和受挤压的粪石,它是感染复发的潜在原因。

CT 和超声

据报道,CT 和超声具有几乎相同的特异性,分别为 95% 和 94%(见表 107-1)。虽然 CT 比超声有更高的灵敏度(分别为 94% 和 88%,尽管超声是多变的,并且依赖于操作者),CT 检查要考虑相关的电离辐射接触风险,因此对怀疑阑尾炎的患者要增加超声的使用。文献描述各种成像检查,包括分级评估,最初使用超声评估,随后用 CT 观察可疑病例或超声不能诊断的病例。

磁共振成像

磁共振使用 T1 和 T2 加权序列在儿童和成人怀疑阑尾炎的患者中可产生良好的评价结果,MRI 使用四个序列的检查方案的敏感性是 97.6%,特异性是 97%。异常阑尾显示为阑尾管壁增厚,在 T2 加权序列上为高信号,扩张管腔内容物为 T2 高信号,以及阑尾周围组织信号增高(图 107-27)。尽管 MRI 具有无电离辐射的优势,目前限制阑尾炎儿童常规使用磁共振成像的原因包括检查时间相对较长,以及实用性有限。在大多数较小婴儿中,需要镇静仍然是当前的一个限制因素,但有报道更快的序列平均需要 10~14 分钟,并且对 3 岁的婴儿无需镇静。

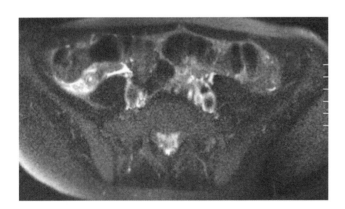

图 107-27 急性阑尾炎的 MRI 图像。轴位 T2 加权脂肪饱和序列显示充盈液体且管壁增厚的阑尾,伴腹膜炎性改变

治疗

虽然阑尾切除术是急性阑尾炎最主要的治疗方法,但文献中阑尾炎的治疗方案是可变的,取决于医疗机构和主治外科医生根据手术流程、外科手术时机、抗生素治疗和患者临床症状决定。尽管仍有一些外科医生做开放性阑尾切除术,但腹腔镜阑尾切除术已成为首选的手术方法。一些研究表明,急诊阑尾切除术可能并非必要,静脉注射抗生素使阑尾切除手术推迟 12 到 24 小时,不会明显增加穿孔率,手术时间和住院时间。穿孔性阑尾炎应先进行静脉抗生素治疗,几周后进行阑尾切除术。如果存在脓肿,患儿通常要接受影像引导下的引流。

其他异常

结肠扭转

结肠扭转指结肠一部分扭转,例如盲肠或乙状结肠。结肠扭转儿童比成人少见。盲肠是儿童最常见的扭转位置;乙状结肠是成人最常见的扭转位置。

病因学

移动盲肠是正常变异,发生率多达 15%。儿童盲肠扭转非常罕见,因盲肠扩张引起,特别是在神经损伤造成的不能行动的患者中;盲肠扭转导致严重便秘和肠道扩张。横结肠扭转最少见的,且与较长横结肠的异常固定相关。

医源性的盲肠扭转包括脑室-腹腔分流术(图 107-28)和使用 Malone 顺行灌肠。该过程是给慢性便秘患者提供一个带孔的插管以便灌洗结肠,这也为肠扭转提供了一个局限导点。乙状结肠扭转和横结肠扭转在儿童少见。诱发因素是肠系膜附着异常或神经损伤,导致结肠活动性减少和严重便秘。

临床表现

结肠扭转的临床表现为结肠梗阻伴恶心、呕吐、腹痛和腹胀,但有时这些征象可能是相对非特异性的,可能与胃肠炎或其他更常见的病变混淆。

影像学

X 线平片显示肠梗阻,节段性结肠扩张明显,如果肠扭转累及右侧结肠,但扩张结肠可能出现于右下腹部或累及中腹部(见图 107-28)。对比灌肠检查中,肠梗阻位置的典型征象是"鸟嘴"征。在 CT 检查中,结肠扭转部分扩张明显,在扭转部位表现为"鸟嘴"征。明显扩大结肠段可能会出现强化的增厚肠壁。如果肠

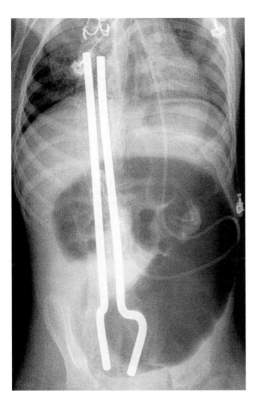

图 107-28　围绕在脑室-腹腔分流管的急性盲肠扭转。一个十来岁的男孩的正位片,其伴有发育迟缓和慢性便秘,表现为急性呕吐,和腹痛。X 线平片显示一个明显的左侧腹部的结肠袢扩张,其在手术中被证实为急性右侧结肠扭转

道缺血,肠壁可不强化,可能发生肠壁积气。

治疗

大多数患儿需接受手术探查,如果需要,可通过坏死肠段切除解除肠扭转。有报道称,灌肠可还原儿童盲肠和更远端的肠扭转。

结肠积气

概述

肠壁积气(图 107-30)是指 X 线平片、超声或 CT 检查发现肠壁气体的征象,这可能会引起轻度和较重的临床状况。

病因学

众所周知,积气发生于潜在缺血性肠病中,如坏死性小肠结肠炎(NEC)、肠梗阻。然而,它也出现于各种各样的轻度或者慢性疾病中,如克罗恩病、溃疡性结肠炎、免疫缺陷综合征、移植患者及病毒感染,尤其是巨细胞病毒。儿童比成年人更有可

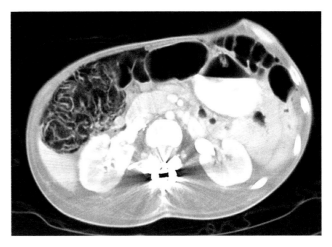

图 107-30　肠壁积气。杜氏肌营养不良的年轻患者发展为肠壁积气,可能是由于类固醇治疗的结果。在肺窗的轴位 CT 图像,右侧结肠的气体清晰可见。它可以自发的好转

能出现积气。根据病因,本病很少产生症状或者没有症状。积气也可能偶然发生于囊性纤维化患者,由气体分离所引起。在某些情况下,本病还与类固醇激素治疗相关。

影像学

当临床怀疑 NEC 时,腹部 X 线平片被用来发现相关征象,包括积气、肠梗阻、穿孔或门静脉积气(见第 106 章)。当临床考虑穿孔时,应行 X 线片复查。对于其他病人,在 X 线平片上积气可能是一个意外发现。对于临床表现较轻且无症状的患儿,虽没有任何影像征象,连续 X 线片复查仍是有用的。

超声可能检查出小肠或者结肠积气,并且可能预测 NEC 患者的预后。

治疗

治疗针对潜在的疾病,如 NEC 或梗阻。

关键点

透壁性病变是克罗恩病的特点,而不是溃疡性结肠炎的特征。

MRI 肠造影越来越多地被用来评估和检测疾病的活动性。

由梭状芽孢杆菌产生的毒素是抗生素相关性假膜性结肠炎最重要的原因。

大多数 HUS 病例是由于大肠杆菌,血清型 0157:H7 产生的类志贺杆菌毒素,存在于生的和未完全煮熟的及未经高温消毒的肉类食品。

放射线结肠炎能够发生于接触辐射以后数月到数年以后。动脉内膜炎伴末梢血管和微血管渗漏,是后期慢性局部缺血的标志。

中性粒细胞结肠炎,就是众所周知的盲肠炎,是一种坏死性结肠炎,主要见于造血系统恶性肿瘤的患者。

超声是推荐的阑尾炎评估首选横断面影像学检查方法,如果必要,随后可行 CT 检查。

CT 检查应该根据孩子的临床表现合理和优化使用(见 www. imagegently. org)。

部分结肠扭转发生于营养不良情况下,伴明显便秘和肠管扩张以及缺乏支持韧带。

肠壁积气发生于儿童各种轻度和严重疾病。

推荐阅读

Dillman JR, et al. CT enterography of pediatric Crohn disease. *Pediatr Radiol.* 2010;40(1):97-105.

Doria AS, et al. US or CT for diagnosis of appendicitis in children and adults? A meta-analysis. *Radiology.* 2006;241(1):83-94.

Fike FB, et al. Neutropenic colitis in children. *J Surg Res.* 2011; 170(1):73-76.

Kurbegov AC, Sondheimer JM. Pneumatosis intestinalis in non-neonatal pediatric patients. *Pediatrics.* 2001;108(2):402-406.

Shikhare G, Kugathasan S. Inflammatory bowel disease in children: current trends. *J Gastroenterol.* 2010;45(7):673-682.

Strouse PJ. Pediatric appendicitis: an argument for US. *Radiology.* 2010;255(1):8-13.

参考文献

Full references for this chapter can be found on www.expertconsult.com.

第 108 章

肠套叠

KIMBERLY E. APPLEGATE

肠套叠指肠管后天性自身返折内陷,通常累及小肠和结肠(图108-1)。近端肠管陷入到远端肠管内称为肠套叠,包含套入部肠祥部分的肠管称为肠套叠的套鞘。内陷的肠管会继发水肿,发生缺血性改变,因此肠套叠属于急症范畴,但临床长时间延误诊断并不少见,导致患者肠梗阻、坏死和肠穿孔风险增加。

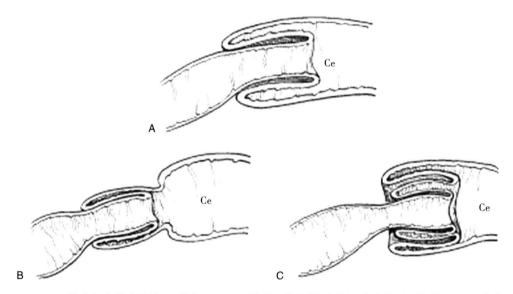

图 108-1　婴儿肠套叠常见类型,纵切面。A,回结肠。B,回肠-回肠。C,回肠-回肠-结肠。Ce,盲肠

在美国,儿童肠套叠的发病率至少为56/100 000,肠套叠是儿童小肠梗阻最常见的原因。在引起儿童胃肠道梗阻的病因中,肠套叠仅次于幽门狭窄,居第二位引起。男孩比女孩更常见,男女发病比例为3:2。经典的儿童肠套叠是回肠末端内陷入结肠,形成回结型肠套叠或回-回结型肠套叠;但肠套叠可以发生在整个肠道(从十二指肠到结肠)的任何部位。肠套叠的表现多样,可以表现为起病急骤的典型症状明,也可以是短暂的一过性的无症状的表现,通常是在患儿由于其他原因做腹部超声或CT时被偶然发现。这一章将重点讲述回结型肠套叠和回-回结型肠套叠。

病因学

大多数情况下,儿童的回结肠型套叠是特发性的。有学者认为典型的儿童回结型肠套叠是由于回肠末端淋巴组织(Peyer patches)过度增生引起的。有报道显示与病毒感染有关,最常见的是腺病毒,其他还包括肠病毒、艾柯病毒和人类疱疹病毒6。约5%~6%的肠套叠患儿的套入部内会伴有病理性的软组织肿块,尤其是当肠套叠发生在典型的特发年龄段以外时,或肠套叠局限于小肠或结肠时。

轮状病毒疫苗

1998年,美国首次报道了婴儿常规在2、4、6个月接种轮状病毒疫苗后不久发生肠套叠的病例,并上报给疾病控制和预防中心,提示了疫苗和肠套叠的相关性。该疫苗在1999年从市场退出。尽管有作者认为轮状病毒疫苗接种后发生肠套叠的风险很小,但后续研究还是证实停止使用原疫苗后患儿的发病率和死亡率都有了明显的降低。目前已有两个新疫苗投入使用。

病理性套头

大约 5%~6%的儿童肠套叠是由于病理性导点引起的,可以是局灶性肿块或是弥漫性肠壁异常。传统观点认为年长患儿更常见局灶性肿块。尽管病理性导点的绝对数值在婴儿和年长儿几乎相同,但由于婴儿期肠套叠患者总数多,所以婴儿期病理性导点的百分比较低。最常见的局灶性病理套头(按发病率递减的顺序)是 Meckel 憩室、重复畸形、息肉和淋巴瘤。在年长儿,淋巴瘤是最常见的导点,典型的是 Burkitt 淋巴瘤。弥漫性的导点最常见于囊性纤维化和紫癜性肾炎。结肠息肉可以导致结-结型肠套叠。

临床表现

特发性肠套叠常发生在 2 个月至 3 岁的年龄段,高峰年龄在 5~9 个月,大样本研究显示:57%~85%的病例出现在 1 岁之前(平均 67%)。

儿童肠套叠典型的临床表现包括腹部绞痛、呕吐、血便和明显的腹部肿块。儿童肠套叠应尽早诊断,以避免肠缺血、坏死和手术;然而,这一目标并不容易实现。肠套叠的临床症状和体征往往是非特异性的,可能与肠胃炎,肠旋转不良伴肠扭转并发,在年长儿,还可能与肾病性紫癜并发。不到 25%的儿童会出现临床经典的三联征,即腹部绞痛(58%~100%的病例)、呕吐(多达 85%的病例)和血便(多达 75%的病例)。目前没有可靠的临床预测模型可以识别所有肠套叠病例。在一项研究显示,只有 50%患儿在首诊时被正确诊断。

呕吐或腹泻可能导致脱水,继发昏睡。静脉压增高导致便血,出现典型的由粪便、血和血凝块混合而成的"果酱样大便",这一征象高度提示肠套叠的存在。肠套叠的肠管可能会通过直肠脱出。

肠套叠的临床预测和非手术复位

患儿较长的病程是提示灌肠复位失败最重要因素;通常 48~72 小时被认为是一个明显的延迟。其他导致低复位率的因素包括年龄小于 3 个月、脱水、小肠阻塞,以及累及直肠的肠套叠(回复率为 25%)。其他影响肠壁水肿,肠管活力的征象以及与非手术复位成功率相关的影像征象将在下一章节进行介绍。基于手术之前的超声或灌肠诊断,自发复位的病例约为 10%。

诊断和影像学

框 108-1 总结了肠套叠影像学检查的征象。

框 108-1　肠套叠的方案

腹部 X 线平片被用于:
- 决定一个鉴别诊断
- 显示肠梗阻
- 确定游离气体

超声在检查方面具有高度的敏感性
- 肠套叠
- 套头

非手术治疗复位的机会降低,如果:
- 积液出现
- 多普勒显示血流缺乏

在没有一下征象时可以使用灌肠复位
- 游离气体
- 腹水征象

空气是首选的对比剂,但是水溶性阳性对比剂也可以使用

腹部 X 线平片

即使是由有经验的儿科放射科医生来阅片,腹部 X 线平片对检出肠套叠的敏感性和特异性也非常有限。Sargent 和他的同事们报道显示,由儿科放射医生对 60 个患儿进行前瞻性评估时,以观察结果作为参考标准,肠道叠的检出敏感度为 45%。辅助左侧卧位片可以提高检出的灵敏度。在结肠走行区看到边缘为弧形的肿块(新月征),尤其是横结肠刚刚越过结肠肝曲的部位,是肠套叠相对特征性的表现(图 108-3)。在升结肠内没有粪便或可辨认的结肠气体是 X 线平片提示肠套叠的另一个征象。然而,胃肠炎患儿升结肠内被液体充盈时,可能被误诊为肠套叠,此外,X 线片中当小肠气体位于右腹部时可能被误诊为升结肠或盲肠内的气体。

腹部 X 线平片也可以根据病人的症状用来筛查其他疾病,例如便秘或肠胃炎/结肠炎。腹部 X 线平片对评估小肠梗阻非常重要,小肠梗阻提示肠壁水肿严重,将降低非手术复位的成功率,同时也用来评估腹腔积气的潜在征象,尽管气腹征象在复位前很少发生。

超声

超声对肠套叠的检出具有高度敏感性(见表 108-1),即使是由缺乏经验的操作者操作或者使用相对陈旧的设备也不会对诊断产生太大的影响。尽管灌肠检

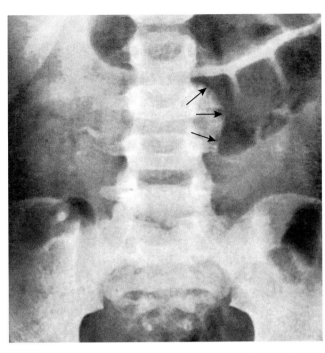

图 108-3　3 岁儿童,回结肠套叠。在 X 线平片上可见肠套叠套头的边缘(箭号),在横结肠内被气体勾勒出来。盲肠和升结肠内没有看见气体

查可以明确诊断,但在除美国以外的很多国家,超声仍然是本病首选的检查方式;被 93% 的欧洲儿科放射科医生所使用,近年越来越多的美国儿科放射科医生也逐渐开始使用。超声的初步评估可以避免对不是肠套叠的孩子进行侵入性灌肠,同时可以发现其他灌肠检查不能诊断的疾病,如肠系膜腺炎或结肠炎。

肠套叠典型的超声表现为位于右上腹部的"同心圆征"、"靶征",或"假肾征"。这个征象由套入的肠管和肠系膜位于套鞘内所形成,在横轴位图像上表现为

表 108-1　回结肠套叠的诊断性影像学的敏感性和特异性

检查方法	敏感性(%)	特异性(%)
X 线平片	45	未知
超声	98~100	88~100
灌肠	100	100

同心圆或者靶征,纵切面图像上表现为低回声肿块、其中心回声增强;强回声中心代表套入的肠系膜。使用线性探测器,可以看到相对特异性的肠管套肠管征象,仔细观察肠套叠的套头不可以明确是否存在病例性改变(图 108-4)。超声检查可以清晰显示病变,且没有明确的禁忌证,也不会导致任何并发症,对本病具有优势。

灌肠复位后,超声对确定是否存在残余肠套叠也是有帮助的,但由于气灌肠复位时肠管内注入大量气体,给灌肠后的超声检查带来很大难度,除非上述气体被排空。

对怀疑肠套叠的患儿进行检查超声可以降低花费,减少辐射暴露以及灌肠给患儿及家长带来的焦虑情绪。超声评价的准确率接近 100%,敏感度达 98%~100%,特异性在 88%~100% 之间。它的成本效益,取决于肠套叠的发病率。

超声对灌肠复位和肠坏死的预测

肠套叠的套鞘和套入部之间为无回声液体时提示不能复位,而彩色多普勒超声显示丰富的血流时则提示可以复位(图 108-5)。半数患儿会出现少量到中量的腹腔积液,但腹腔积液是否会降低复位成功,文献报道仍存有争议。同样,有报道指出肠壁增厚会降低灌肠复位成功率,但其研究却无法验证这种相关性。还

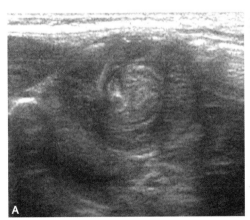
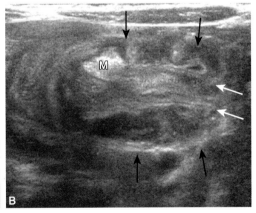

图 108-4　肠套叠。A,3 个月男孩肠套叠。通过肠套叠复合体横轴位的超声图像显示,同心圆或者靶征,肠套叠是由小肠、淋巴结和肠系膜被肠套叠套鞘包围形成。B,与 A 图同一个患者,通过肠套叠复合体长轴的超声图像显示肠套叠的末端,肠套叠套入部的内部和外部结构(白箭号),包含着套入的肠系膜(M)。黑箭号勾勒出肠套叠套鞘的外部边缘。注意未见套头。(Courtesy Dr. Marta Hernanz-Schulman,Nashville,TN.)

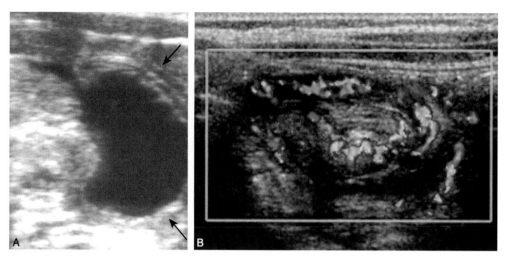

图 108-5　肠套叠。A,婴儿肠套叠积液。在肠套叠复合体套头的边缘可见积液。箭号所指的是肠套叠套鞘的外部边缘。B,另一个患儿,右侧腹部彩色多普勒横轴位图像显示肠套叠套鞘和套入部大量血流。肠套叠被空气灌肠成功并快速的复位

有作者显示肠套叠复合体内存在淋巴结与复位成功率的降低有关。尽管上述征象可能会降低复位成功率,但都不是灌肠复位的禁忌证。灌肠复位的禁忌证是腹膜炎或腹腔内的游离空气。

病理性导点头

用影像学检查导点部是具有挑战性的。超声检查是非侵入性的参考标准(图 108-6)。据报道,超声可

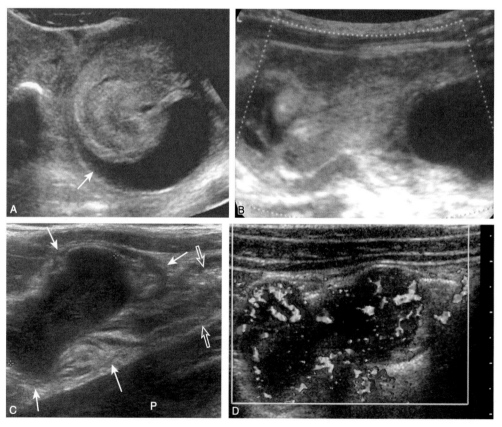

图 108-6　套头。A,青春期男孩患有伯基特淋巴瘤,表现为肠套叠。超声图像显示了套入的肿块和肠管,无回声的积液(箭头所指)位于腔内肠套叠的套鞘管腔内,与套入部相邻。B,3 个月大的婴儿患有肠套叠,由于回肠重复畸形引起,并成为肠套叠的套头。与积液的鉴别诊断是后者没有套头(图 108-5)。C 和 D,8 岁男孩表现为严重的,间歇性腹痛。右下腹检查显示无回声、实性肿块(十字准线之间),在彩色多普勒超声检查中可见丰富的血流(D)。套入部进入盲肠(箭号)。空心箭号表示末端回肠。P,腰大肌。病理诊断为伯基特淋巴瘤。(B,Courtesy Dr. Marta Hernanz-Schulman,Nashville,TN.)

以明确约66%的套头性质,大约40%的套头由阳性液体灌肠确定。空气灌肠的检出率较低(11%),导致一些研究人员提议在灌肠后使用超声检查套头。但是由于灌肠期间肠管内注入大量空气方法,导致灌肠后的超声检查与灌肠前的诊断性超声检查相比无明显优势。CT等断层图像可用于对特定的病人进一步评估(见图108-7)。

尽管CT可以作为不典型腹痛患儿的首选检查,但CT和MRI并不是疑诊肠套叠患儿的常规检查方法。如果患儿因其他原因进行CT检查,则不管是横断面或是纵断面图像上的肠套叠征象都应该被识别,表现为典型的肠内肠征象。和用超声进行检查一样,应该注意是否存在病理性套头,如小婴儿的回肠重复畸形,年长儿的Burkitt淋巴瘤(图108-7)。

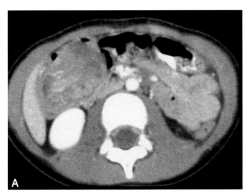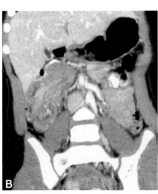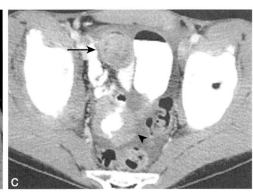

图108-7　肠套叠的CT图像。A和B,6岁女孩,表现为腹痛,轴向和冠状CT扫描重建。图像显示,以实性肿块为套头的肠套叠,位于近端横结肠;病理诊断为伯基特淋巴瘤。C,青少年伯基特淋巴瘤,其表现腹痛。CT检查显示右下腹前方的肠套叠(箭号)和腹水以及远离肠套叠的回肠祥的肠壁肿瘤(箭号)

治疗

在外科会诊后,应该对肠套叠的孩子进行灌肠复位。正如前面介绍的,灌肠的唯一绝对禁忌证是临床腹膜炎征象和X线平片上的游离气体(框108-2)。气

框108-2　影像引导下的肠套叠复位

绝对禁忌证
- 腹膜炎
- 腹腔内游离气体

相对禁忌证
- 高热,白血病增多,腹部压痛(特别是反跳痛)
- 严重的脱水或嗜睡

空气复位技术
- 确定患者没有缺水
- 确保肛门是密封的
- 使用有效的测量工具控制压力
- 开始于80mmHg;平均压力不要超过120mmHg
- 即使小肠充满气体,评价盲肠是否有残余肿块

液体复位技术
- 确定患者没有脱水
- 确保肛门是密封的
- 维持压力不要高于$1mH_2O$
- 每3分钟进行3次尝试
- 复位是不完全的,除非小肠很容易的充满大量液体

灌肠的整体成功率高于水灌肠,但最终的结果取决于病人的危险因素和放射科医生的经验。肠套叠患儿在儿童专科医院进行治疗时较少需要外科手术、护理费用通常也较低,因为儿童医院的医务人员能够做出准确的诊断,拥有更好的专业技术,对非手术治疗具有丰富的经验,同时能够及时对并发症采取治疗。在1979年和1997年期间,美国疾病控制欲防治中心共收到323例与肠套叠相关的婴儿死亡报告,母亲的年龄小于20岁、未婚、非白人和教育水平较低时,婴儿肠套叠相关死亡率较高,这提示未能及时就诊于专业机构或延误寻求治疗都增加了死亡风险。

灌肠技术和复位率

对肠套叠进行复位时,空气灌肠优于阳性液体灌肠,并且自从空气灌肠被引入,已经被越来越多的儿科放射科医生所接受;据报道,2004年在美国有65%的儿科放射科医生使用空气灌肠,如今比例可能更高。空气灌肠具有多方面优势:首先是清洁问题,病人身上以及检查床上都不会有溢出的液体或粪便。其次,当远端肠管内充满气体且扩张时,很容易看到复位的进程,这点优于用高密度阳性对比剂灌肠。第三,空气灌肠比液体灌肠安全,因为如果出现穿孔,气体灌肠只会有很少的粪便和液体进入腹腔。第四,空气灌肠通常比液体灌肠复位更快,而且由于气体的密度低于阳性

对比剂,即可以减少患儿辐射暴露。空气灌肠和液体灌肠后肠套叠的复发率没有显著差异,都大约为10%。

在已发表的 70 余项肠套叠复位研究中,平均复位率约为 76%(表 108-2)。如果对各个研究进行单独计算,空气灌肠的平均复位率明显优于液体(空气复位率 82%;液体为 73%)。在至今为止样本量最大的研究中,Gu 及其同事报道了 9028 例肠套叠患儿进行空气灌肠的复位成功率,为 95%。然而,尽管空气灌肠是有经验医生的首选,但液体灌肠也是有效的。在两个对空气灌肠和液体灌肠的复位率进行的随机对照试验中,一组试验显示空气灌肠是优于液体灌肠,另一组显示没有差异,尽管样本量比较小。

表 108-2		总结文献* 灌肠复位和穿孔率†			
		研究 (N)	复位率 (%)	研究 (N)	穿孔率 (%)
全部	单一	74	72.8(1.8)	66	0.80(0.16)
	权重	–	75.9(0.4)	–	0.76(0.10)
液体	单一	48	68.6(2.4)	42	0.71(0.19)
	权重	–	73.0(0.5)	–	0.57(0.10)
气体	单一	26	81.3(1.3)	24	0.98(0.31)
	权重	–	81.5(0.7)	–	1.02(0.16)
P 值‡		–	<0.001		0.02

* 除外郭等人(1986)和张等人(1986)两个非常大的研究。
† 所有值都是均数(标准差)都来自未加权(单一样本)和加权检验。加权检验使用样本大小以修正报道的复位率和穿孔率。
‡ P 值基于逻辑回归。比较气体和液体复位的复位率和穿孔率。
经过 Applegate KE. 的同意允许转载:Intussusception in children: diagnostic imaging and treatment. In: Medina LS, Applegate KE, Blackmore CC, eds. *Evidence-based imaging in pediatrics*. NewYork: Springer; 2010.

肠套叠患儿在灌肠前都需要进行外科会诊,原因如下:①评估腹膜情况,除外灌肠禁忌证;②初步判断患儿灌肠能否复位,发现穿孔征象;③穿孔的情况下需要急诊手术;④制定复位后治疗方案。灌肠复位前,应该用静脉输液纠正脱水。患儿有腹膜炎、休克、败血症和 X 线片上发现游离气体的情况下,不能进行灌肠。

空气灌肠技术

进行空气灌肠时,将管的尖端置于指肠内,可以用胶带加以固定。无论患儿是仰卧位或俯卧位,都要将两侧臀部向中心加紧,保持肛门关闭状态,。因为管周围的空气泄漏会减少肠管内压力,所以加紧肛门点非常重要。透视下观察,空气迅速进入结肠,以平均120mmHg 的压力灌肠,可以使复位成功率最大化,同时最小化穿孔的风险。透视下见到套叠征象后,需要

持续观察直到完全复位。使用脉冲造影机低帧频率采集是降低辐射剂量的重要因素,特别是复位时间长的情况下。透视下可以记录复位的过程,不需要额外的辐射暴露。空气从盲肠进入远端小肠提示完全复位(图 108-8)。

放射科医生应该警惕腹腔内游离空气的征象,在开始的时候可能不明显。发生穿孔后,需要及时松开患儿臀部,拔出肛管,让少许结肠内空气排出;此外,如果发生呼吸窘迫,需要用较大的穿刺针及时给腹膜腔减压,因为溢出结肠的空气进入腹膜腔会导致张力性气腹,继发膈肌抬高,阻碍正常呼吸。对比肠套叠复位至盲肠时的图像与后续的图像,有助于判断小肠是否充气扩张,明确是否成功复位,尤其是在套叠累及小肠,存在的小肠梗阻致使肠管扩张的复杂情况下显得更加重要。进行空气灌肠时,许多儿科放射科医生建议将单次灌肠时间限制在 4 分钟以内。

阳性对比剂液体灌肠对勾勒出小肠轮廓更有优势,同时可能勾勒出盲肠末端的阑尾。可以更清晰地显示回盲部。个别情况时,阑尾套入盲肠内,引起腹部疼痛。液体灌肠技术的一般指导方针是"3s 原则":每次尝试时长为 3 分钟,连续进行 3 次尝试,盛放液体的灌肠袋放置于造影机上 3 英尺高的位置(见框 108-2)。尽管没有证据支持这一规则,尤其是有关灌肠袋的高度要求,但这一规则已经成为广泛应用的指导方针。Kuta 和 Benator 的关于液体对比剂产生的压力研究表明:要产生 120mmHg 压力,不同的对比剂需要放置不同的高度。这点不同于空气灌肠技术,空气灌肠时可以控制和记录使用的压力。检查过程中需要进行适当的调整以适应病人,并且与外科医生协同执行。

辐射暴露

患者受到的辐射暴露取决于以下几个因素,包括造影设备的类型,是否为脉冲造影机、套入部的松紧、复位速度的快慢、检查时间的长短、和对比剂的选择。有经验的儿科放射科医生进行空气灌肠时,复位时间平均大约 95 秒。空气灌肠辐射暴露不到钡灌肠剂量的三分之一。在 2003 年,Henrikson 和同事对接受气灌肠和阳性对比剂灌肠患者的辐射剂量进行计算,结果显示灌肠的平均为 25mSv。

穿孔

最受关注的灌肠复位的潜在并发症是肠道穿孔。穿孔的风险取决于每一位放射科医生的患者总数和技术。目前尚没有对穿孔的临床预测指标进行的前瞻性

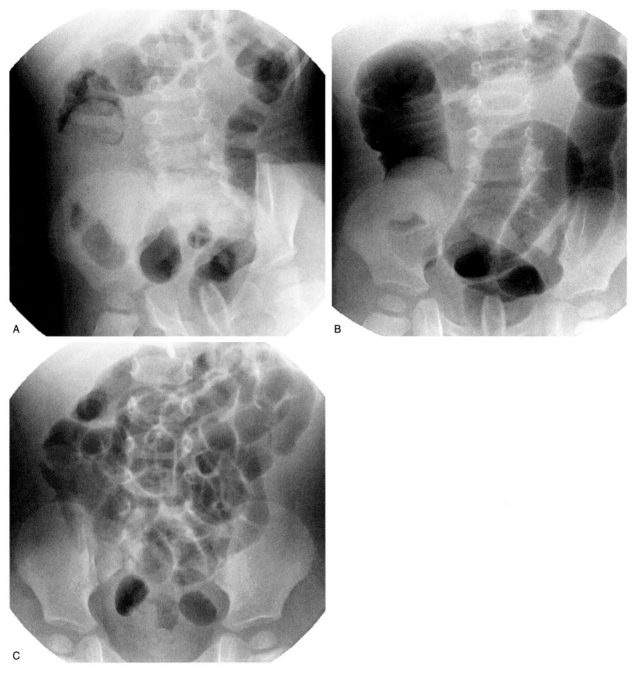

图108-8 气体复位肠套叠。**A**,最初的X线图像显示了管尖在直肠内,肠套叠的套头边缘位于结肠肝区。**B**,之后继续灌进气体和结肠的进一步膨胀,套头的前缘已进入右下腹。**C**,成功复位后,气体充满小肠。(Courtesy Dr. Marta Hernanz-Schulman,Nashville,TN.)

的研究,但症状持续超过48小时被普遍认为是一个重要的因素。有报道显示,在猪模型和部分患儿中,穿孔可能存在于坏死的套鞘部,少数发生于肠套叠的套入部,这种情况下,腹平片上很难再复位前发现明显的腹腔游离气体,但有可能在复位过程中出现。最常见的位置是横结肠的肠套叠。

60多项研究的总结摘要显示,平均穿孔率不到1%(见表108-2)。1989年,Campbell调查北美儿科放射科医生灌肠技术和并发症。受访者累计进行14 000次肠套叠灌肠。虽然他们没有报道灌肠复位率,总的穿孔率为0.39%(55/14 000,或者1/250~1/300名患者),只有一例死亡报道。至今,灌肠复位前医生向患儿父母介绍检查风险时,仍引用这一数据。

由于钡剂灌肠发生穿孔的话存在腹膜炎、感染以及粘连的风险,所以在大多数儿科放射科医生已经不再将钡剂用于液体灌肠复位。如果需要液体对比剂,碘化对比剂现在更受欢迎,它比钡剂更加安全;然而,由于这些对比剂是高渗的,如果发生穿孔,可能产生液体和电解质的变化。

空气灌肠所特有的并发症是张力性气腹。在早期的报告中,两个死亡病例由这种并发症引起,空气灌肠的支持者建议在造影检查室准备18号的穿刺针用于急诊减压。虽然空气栓塞理论上是可能的,但是尚没有空气栓塞的报道。

辅助灌肠的方法

文献中报道许多据说有助于提高灌肠复位率的方法,包括镇静、麻醉、胰高血糖素的使用,手动触诊和延迟重复灌肠。除了延迟重复灌肠,上述方法中没有一个被证明能够直接增加复位的成功率。镇静可能会降低患儿因 Valsalva 运动产生的腹内压,这个办法可以增加复位成功率,同时降低穿孔率。

造影检查和超声

在北美和大多数欧洲的医疗机构,都用造影机进行灌肠复位。亚洲和部分欧洲机构,通过超声引导完成灌肠,以此避免辐射。报道显示,超声引导下水或其他液体(如正常盐水)灌肠时,其复位成功率和造影机技术一样高或者更高。然而,这项技术所需的经验水平还没有被评估。

延迟重复灌肠

当第一次灌肠复位失败,不能完全复位肠套叠时,延迟的重复灌肠可能成功,从而避免外科手术复位。在第一次灌肠后的30分钟到19个小时期间再次进行延迟的重复灌肠,可以提高灌肠复位的成功率。四项研究报告显示首次灌肠失败后约50%~82%的患儿进行了二次灌肠。接下来需要进一步研究延迟重复灌肠所需的最佳延迟时间和技术技巧。据最新报道,建议延迟2~4小时,仍需要进一步更精准的指导建议。在这一时间间隔内,必须保持患儿临床状态平稳,需要基因适当的监测。如果肠套叠在初次尝试时发生了退缩,则延迟灌肠对复位有效,但并不是全部患儿都能完全复位;如果初次尝试时肠套叠没有一点退缩,则不需要进行延迟的重复灌肠。

手术治疗和并发症

外科治疗的费用是非手术治疗的4~5倍。据不完全统计,大约20%~40%非手术方法治疗失败的患儿,在接受手术肠套叠复位时需要切除部分肠管。

复发病例的治疗

对于复发肠套叠的患者,包括多次复发,灌肠仍然是首选方法。大样本研究显示肠套叠复发率高达10%(范围,5%~15%),不考虑是空气或者液体技术灌肠。外科手术方法复位的患者中,复发率小于或等于5%,可能与发生粘连有关。在复发肠套叠的情况下,如果患儿临床状态平稳,灌肠复位既安全又有效的处理方法。大约有50%的儿童复发性肠套叠出现在48小时以内,有18个月后复发的报道。没有明确的风险因素能够解释部分患儿的反复发作。尽管一些孩子有局灶性病理性套头存在,但这种病理性套头导致的复发性肠套叠风险很低。Daneman 和他的同事们对763名儿童的大样本调查中,只有8%的复发性肠套叠存在病理性套头,仅略高于初次诊断时的5%~6%。

没有预测性的临床因素能够确认儿童复发性肠套叠内套头的存在。存在弥漫肠管异常的患儿(例如囊性纤维化、过敏性紫癜或脂泻病)可以使用灌肠,而有局灶性套头的患儿则需要手术复位。

怀疑存在病理性套头时,超声检查可以发挥重要作用,可以检查出大约60%的套头(见图108-6)。尽管超声并不能发现所有的套头,但是不会漏诊合并其他症状和体征的病灶。为了验证部分复发性肠套叠患儿可能与回肠末端淋巴增生相关的假说,Lin 和他的同事们进行了一项随机、双盲的对比试验,在灌肠前,对144名儿童给予肌内皮质类固醇药物注射,137名儿童给予安慰剂。使用激素组的患儿均没有复发,安慰剂组患儿的复发率为5%。研究者认为皮质类固醇激素减少回肠末端肠系膜腺病和淋巴结增生的体积,因此减少复发风险。然而,仍然需要进一步研究,确认和评估这项干预的风险和收益。

关键点

肠套叠是儿童肠梗阻最常见的原因。

大多数发生于儿童的回结肠套叠是特发性的。伴发肿块样病理性套头的病变见于5%~6%的儿童。

最常见的局限性导点是(按发生率减低排序)梅克尔憩室、重复畸形、息肉和淋巴瘤。

儿童肠套叠临床表现多是腹部绞痛、呕吐和血便;可触及腹部包块仅见于少于25%的患者。

　　预测灌肠复位失败最重要的因素是症状持续时间较长。

　　X 线平片在检出肠套叠的敏感性和特异性。

　　超声是初诊肠套叠的首选影像学方法。

　　灌肠复位的唯一禁忌证是临床腹膜炎征象或者腹部 X 线平片上出现游离气体。

　　对于肠套叠的复位，气体灌肠被认为优于阳性液体灌肠。

　　在肠套叠气体灌肠过程中，穿孔率小于 1%。

　　肠套叠复发率高达 10%。

推荐阅读

Applegate KE. Clinically suspected intussusception in children: evidence-based review and self-assessment module. *AJR Am J Roentgenol.* 2005; 185(suppl 3):S175-S183.

Daneman A, Navarro O. Intussusception. Part 1: A review of diagnostic approaches. *Pediatr Radiol.* 2003;33:79-85.

Daneman A, Navarro O. Intussusception. Part 2: An update on the evolution of management. *Pediatr Radiol.* 2004;34:97-108.

Navarro O, Daneman A. Intussusception. Part 3: Diagnosis and management of those with an identifiable or predisposing cause and those that reduce spontaneously. *Pediatr Radiol.* 2004;34:305-312.

参考文献

Full references for this chapter can be found on www.expertconsult.com.

第 109 章

肿瘤及肿瘤样病变

JEFFREY TRAUBICI and ALAN DANEMAN

影响儿童结肠的肿瘤和肿瘤样病变可分为几类。本章将讨论良性淋巴增生、结肠血管病变及肿瘤。一些肿瘤出现在家族遗传病患者中,此时,我们尽量对这些疾病进行简要描述。尽管这些结肠病变(特别是肿瘤)往往罕见于儿童,但放射科医生应该了解这些病变,以便根据影像学征象提供较为成熟的建议。

非肿瘤性病变

良性淋巴样增生

概述 良性淋巴增生被认为是肠道的良性肿瘤,最常见于回肠末端和结肠。这些病变为淋巴组织包块,可以见于成人和儿童。儿童确切患病率尚不清楚,但该疾病见于 30% 因出现症状而进行结肠镜检查的患者。

病因 病因可能很多。家族性良性淋巴样增生的存在表明,遗传或环境因素可能是相关因素。最近 Krauss 等人的一项研究发现,成年人结肠镜检查下淋巴样增生的患病率增生较高。他们推测,可能与免疫反应增强相关。在儿童中,则出现很多推理,包括对感染的局部反应、免疫缺陷状态以及局部过敏性反应等。关于淋巴样增生和孤独症系列病障碍的相关性,尚存在争论。

临床表现 良性淋巴样增生通常是在影像检查或者内窥镜检查时偶然被发现。故几乎不会被认识,且真实患病率不清。结肠镜检查时,肉眼可见沿肠管壁密集分布的多发隆起。

影像学 大多数影像学征象见于结肠双对比造影检查,主要表现为密集的大小不等的充盈缺损,有时可为脐形(图 109-1)。有时,由于病灶太小,故单一对比剂造影检查往往不能够发现。最早期征象不足以确定病变的良性性质,需要与真正息肉相鉴别,在某些未能确定良性病变的病例中,仍采用了结肠切除术。这种密集的小病灶(范围通常是在 2 ~ 3mm)也应与良性淋巴样息肉鉴别,后者更常见于成年人,且可变得相当大并有蒂结构。

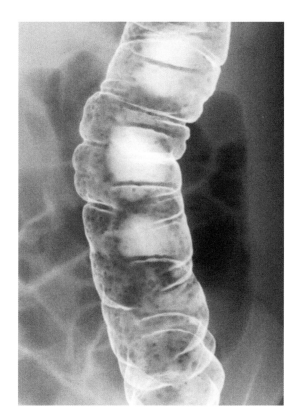

图 109-1 良性淋巴样增生。女孩,11 岁,直肠出血,下消化道双对比造影检查。降结肠点片显示,多发充盈缺损,大小一致。该征象符合淋巴样增生。相似征象见于全结肠

治疗 淋巴样增生本身不需要具体治疗。如果它与其他病变相关,则应治疗相关疾病。

血管病变

概述 许多血管病变和血管肿瘤可能出现在结肠内,但均罕见于儿童,可出现特异性临床和影像表现,从而得到特异性诊断。一些血管病变可被偶然发现,其他则出现下胃肠道(GI)出血。

病因 结肠血管病变为一系列疾病,其中某些疾

病的病因明确,而另一些则仍不清楚。结肠静脉曲张(尤其是直肠区)可显示为黏膜病变,且多见于门脉高压,成为门肠系膜静脉和全身静脉系统间的侧枝通路。有报道称,近 1/3 门脉高压患儿可见该侧枝通路形成。该组患儿中,约 7% 可见明显直肠出血。

其他血管病变也可导致下消化道出血。静脉畸形、动静脉畸形、血管发育不良、毛细管扩张和血管瘤均可但罕见于儿童结肠,其病因至今不明。

临床表现 由于症状轻微,故结肠血管病变的真实发病率尚不清楚。但一般认为,其罕见于儿童。临床症状包括下消化道出血或贫血。应该注意的是,血管瘤属于胃肠道血管性肿瘤,超过 50% 的病例可与皮肤血管瘤并存。

影像学 本病难以被大多数影像检查所诊断。CT 增强检查中,在注入对比剂后动脉早期可见受累肠管明显增强(图 109-2),提示本病诊断。在有些患儿中,CT 检查还可见明显的异常供血动脉或引流静脉。在少数出血病例中,可观察到活动性出血。

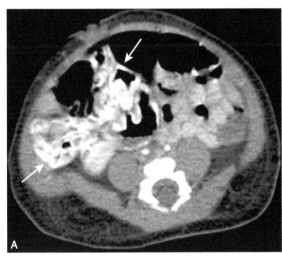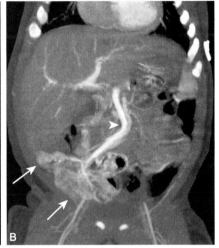

图 109-2 结肠婴幼儿血管瘤。婴儿,4 周,表现为消化道出血,需要大量输血。腹部及盆部增强 CT 动脉期扫描。轴位(A)和冠状位重建(B)显示远端回肠和盲肠(箭号)的壁明显强化。静脉引流通过一个明显的远端肠系膜静脉(B 中箭头)。病变肠段被手术切除,病理证实为一个婴幼儿血管瘤

治疗 许多血管源性病变出现胃肠道其他部位,可以出现于全身各处。病变治疗取决于具体病变的位置、程度和累及范围,以及病人的临床状态。这些病变可用药物或手术治疗,也经导管栓塞治疗或经内窥镜注入硬化剂治疗。

治疗很大程度上取决于病变类型,但对儿童肠管血管病变的分类尚存在争议。多数人提倡应用于其他血管病变的分类系统(如 Fishman 和 Mulliken 提出的分类系统),但也有人提倡使用更宽泛的分类系统。

肿瘤病变

儿童结肠肿瘤罕见。大多数为良性青少年息肉。与遗传性息肉病相关的息肉非常罕见,一般均具有家庭史。源于结肠的原发恶性肿瘤和结肠转移瘤也非常少见。这三个类病变将构成本章的剩余部分。

在过去,双对比钡灌肠造影为结肠肿瘤的首选检查方式。但近来超声、CT 和磁共振成像(MRI)越来越多地应用于临床,通常在疾病初始阶段采用这些方法,但最终诊断尚需内窥镜、圈套灼除术和(或)手术后方可得到。

幼年性息肉

概述 幼年性或错构瘤性息肉是儿童最常见的肠道肿瘤,患病率约为 1% ~ 3%,可为单发或多发,大多数见于乙状结肠和直肠,但也可出现于胃肠道任何区域。

病因学 病灶组织学表现为内含黏液的腺体,可能与黏液腺的闭塞和增生有关。炎性细胞密集浸润提示炎性过程激活,故本病又被称为"炎性息肉"。但孤立性息肉的潜在病因仍有待确定。

临床表现 1 岁内出现症状者罕见,大多数患儿在 10 岁内出现临床表现,通常在 2 岁至 5 岁间。最常见症状为无痛性鲜红的直肠出血。疼痛也可是与本病的罕见并发症——结-结肠套叠相关。某些患儿还可见缺铁性贫血。部分患儿出现肿块脱垂,可能被误认

为直肠脱垂。

影像学 过去,常采用双对比灌肠造影检查结肠肿瘤(如儿童出血性幼年型息肉),病灶通常表现为伴/不伴蒂的光滑包块,大多数直径≤3cm。目前,通常因内窥镜或者横断图像得到诊断,表现为管腔内非特异性肿块(图109-3)。

治疗 该孤立性病变并不增加恶变风险,故治疗方法为息肉切除术。多数情况下,在直肠内窥镜指导下,采用圈套灼除术切除息肉。需要时还可采用铁制剂或输血以纠正贫血。切除息肉后,出血即可停止。如果息肉为多发或有幼年型息肉家族史,则应评估是否为幼年型息肉病综合征(JPS),本病将本章后面讨论。

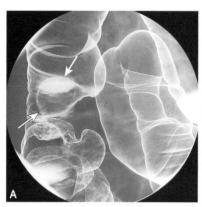
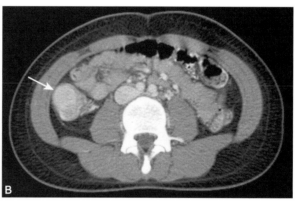

图109-3 幼年型息肉。15岁女孩,腹痛2个月。A,双对比造影显示无蒂肿块,符合源于升结肠壁的息肉(箭号)。B,同一个患儿的CT扫描显示,升结肠腔内强化肿块(箭号)

息肉病综合征

虽然遗传性息肉病综合征罕见,但可能在受累家庭中发生并导致死亡。了解多种病变对首诊医生和会诊医生非常重要。应强制执行遗传筛查和监测计划,监测范围包括胃肠道及胃肠外的潜在发病部位。

幼年性或错构瘤性息肉相关综合征

概述 本病首次报道见于1964年。JPS为常染色体显性遗传病,以多发胃肠道息肉为特点,是胃肠错构瘤综合征中最常见的类型。

病因 约75%的病例具有家族遗传史。本病也可因新的基因突变而散发,发生突变的基因已被确认为18号染色体上*SMAD4*基因和10号染色体上*BM-PR1A*基因。

临床表现 从临床角度来讲,结肠内出现≥5个息肉、结肠出现外幼年型息肉或具有家族史的任何数量息肉的病例,均应考虑JPS。本病临床表现较无症状幼年型息肉更多样。除直肠出血、贫血、肠套叠外,累及大段胃肠道的JPS患儿还可出现喂养困难、吸收不良或低白蛋白血症。相关的先天性畸形包括脑积水和眼距过宽。少数JPS与其他病变相关,包括遗传性出血性毛细管扩张症。

影像学 JPS息肉的影像学征象除数量与孤立性息肉不同外,其他均相似。

治疗 JPS患儿发生结肠恶性肿瘤的风险增加,有报道提出,针对家族的研究中,其发生率高达50%。故应该采用内窥镜、各种影像检查以及胶囊内镜监测这些患儿。通常使用圈套灼除术切除息肉。

Cowden综合征(错构瘤综合征)

概述 Cowden综合征为一种罕见的常染色体显性遗传综合征,估计患病率为1:200 000个体。本病特点包括胃肠道错构瘤性息肉、皮肤错构瘤病变以及其他实性脏器错构瘤和乳房、甲状腺和子宫内膜肿瘤。其中胃肠道息肉可为炎症、增生、脂肪瘤甚至腺瘤样病变。

病因 Cowden综合征属于蛋白质酪氨酸磷酸酶和张力蛋白(PTEN)错构瘤肿瘤综合征。肿瘤抑制基因PTEN突变见于80%以上的Cowden综合征患者中。

临床表现 Cowden综合征临床表现与结肠息肉相似,但Cowden综合征患者发生甲状腺、子宫内膜和乳房肿瘤的风险增加。女性Cowden综合征患者终生出现乳腺癌的风险为25%~50%,其乳腺癌的发病时间早于散发病例。目前,本病患者出现胃肠道恶性肿瘤的风险未知。

影像学 Cowden综合征中息肉的影像学表现与此前所述息肉的表现相似。

治疗 常采用圈套灼除术切除Cowden综合征中

的息肉,监测方法包括内窥镜、造影检查、CT 以及胶囊内窥镜。补充铁剂以纠正贫血,必要时还可输血。对相关肿瘤的适当筛查也必须进行,包括早期乳房自检、早期乳房 X 线检查。同时推荐采用超声检测甲状腺和子宫。

Peutz-Jeghers 综合征(黑斑息肉病)

概述 Peutz-Jeghers 综合征是一种常染色体显性遗传病,发病率约为 1:120 000 人群。该病于 1921 年和 1949 年被分别报道,此后则使用作者的名字进行了命名。本病中,胃肠道错构瘤性息肉合并皮肤和黏膜色素过度沉着。

病因 Peutz-Jeghers 综合征可分为两个类型。在家族型中,有证据表明,该综合征与 *STK11*(丝氨酸苏氨酸激酶)基因突变相关。而约 50% 病例无家族史,提示新突变的发生率相当高。

临床表现 临床特征性表现为唇和颊黏膜色素沉着病变以及胃肠道错构瘤样息肉。息肉可发生于胃肠道任何区域,但最常见于小肠,特别是空肠。大小肠内息肉多有蒂结构,而胃内息肉则多无蒂(图 109-4)。息肉还可出现于胆囊、支气管、膀胱和输尿管内。

胃肠最常见临床表现之一为肠套叠引起的腹痛,息肉可作为病理性导点而存在。患儿也可出现与胃肠道出血相关的症状。

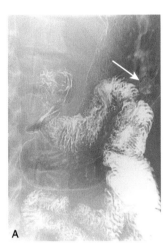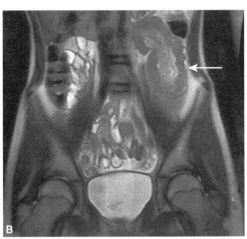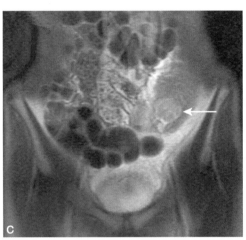

图 109-4 14 岁女孩,Peutz-Jeghers 综合征。A,上消化道双对比造影显示,源于胃体近端的小息肉(箭号)。B 和 C,几年以后,该患儿出现腹痛,并诊断肠套叠(箭号)。B,冠状位单次激发快速自旋回波序列 MRI 图像显示,沿着左侧腹部的肠套叠。C,相同序列更靠前的图像显示,左侧盆腔内息肉成为肠套叠导点

影像学 在 Peutz-Jeghers 综合征的息肉的外观与腺瘤样息肉病没有明显的不同,这些患者肠套叠是常见的。在这种情况下,出现典型的以息肉作为套头的肠套叠(见第 108 章)(图 109-4B 和 C)。

治疗 必要时,可采用外科手术或内窥镜息切除息肉。采用铁剂治疗贫血,必要时可输血。尽管目前尚不清楚息肉本身是否可能恶性,但公认的是,Peutz-Jeghers 综合征患者儿成年后的整体肿瘤风险增加,主要为结肠直肠癌、乳腺癌和卵巢肿瘤。

与腺瘤性息肉相关的息肉病综合征

与腺瘤性息肉相关的息肉病综合征包括几种疾病,包括家族性腺瘤息肉病(familial adenomatous polyposis,FAP)、衰减型 FAP、Gardner 综合征和 Turcot 综合征。所有这些疾病均可见 5 号染色体长臂的腺瘤性结肠息肉病(*APC*)基因发生种系突变。

家族性腺瘤息肉病和变异型

概述 根据不同研究结果,FAP 的患病率为 1:5000~1:17 000。虽然本病定义为患者存在 5 个以上腺瘤样息肉即可诊断,但是患者通常出现成百上千息肉。

常见肠外病变报道。约 1/5 患儿可见硬纤维瘤,这将在本章后面进一步讨论。视网膜色素上皮细胞先天性增生见于 60%~90% 患儿,该表现在出生即已存在,可通过眼底镜检查发现。以后不断发生肿瘤,包括骨瘤(常见于头骨和下颌骨)、脂肪瘤、纤维瘤和表皮样囊肿。发生肝母细胞瘤、甲状腺和胰腺癌、胆管癌以及中枢神经系统肿瘤(特别是髓母细胞瘤)的风险也在增加。人们确信,随着目前对肠内 FAP 治疗的不断改善,使得患者的存活时间不断延长,同时导致以上肠外病变发生的危险度增加。

衰减型 FAP 患儿中仅可见较少息肉,且肯定发生恶性肿瘤,其出现时间较经典型 FAP 一般晚 10 年左右。衰减型 FAP 患儿可见类似肠外病变,且同样以结肠外息肉为主。

Gardner 综合征被认为是变异型 FAP,而不是一个独立综合征;一些临床医生将"Gardner 综合征"并入 FAP 组中,并认为该名词应被淘汰,但仍有一些医师对以肠外病变为主的病例使用该名词。在 Gardner 综合征,可见典型 FAP 胃肠道表现,包括众多息肉合并恶性肿瘤。硬纤维瘤常被认为是 Gardner 综合征典型的结肠外病变,该肿瘤为纤维瘤病的局灶性浸润,来自于肌肉筋膜组织或肠系膜。肿瘤通常见于腹部或腹壁,多于创伤后出现(如预防性结肠切除术后),并构成这些患儿发病率和死亡率的主要原因。

除硬纤维瘤外,Gardner 综合征患儿还可出现骨瘤(特别是下颌骨)、壶腹部十二指肠息肉、脂肪瘤、纤维瘤和鼻咽血管纤维瘤及表皮样囊肿。

病因　FAP 为一种常染色体显性异常病,可见腺瘤性结肠息肉病(APC)基因突变。约 30% 病例为自发性突变。该突变导致细胞凋亡障碍,细胞生长失去控制,最终导致息肉出现——在这类病例中,即为腺瘤性息肉。

临床表现　息肉往往发生于 7~20 岁间,并且 20~30 岁间出现症状。因此,如果不进行筛查,病人直至成年才可能出现症状。儿童期最常见表现为直肠出血。

影像学　在经典型 FAP 病例中,结肠被病变所覆盖(图 109-7)。息肉大小不一且无良性淋巴增生常见的中央凹陷。

硬纤维瘤通常在超声图像中为低回声,或偶为无回声。在 CT 上,病变常显示低密度,门静脉期不强化,而在延迟期显示强化增加。在 MRI 检查中,信号特征多变,通常为 T1 低信号和 T2 高信号。

治疗　如不经治疗,几乎所有 FAP 患儿均可发生结直肠癌。因此,公认的治疗标准是,预防性结肠切除术。息肉也可见于 FAP 患儿胃肠道其他部位。十二指肠壶腹部息肉较多见,但总的来说,十二指肠癌罕见,尤其是在儿童中。然而,在预防性结肠切除术后,仍提倡对上消化道进行监测。发现任何息肉,均应采用内窥镜摘除。

Turcot 综合征

概述　Turcot 综合征最早于 1959 年被报道,在同胞兄弟中发现结肠腺瘤性息肉和中枢神经系统恶性肿瘤。目前认为,本病为腺瘤性息肉病,且结直肠癌和中枢神经系统肿瘤发生风险增加。在过去 10 年中,该综

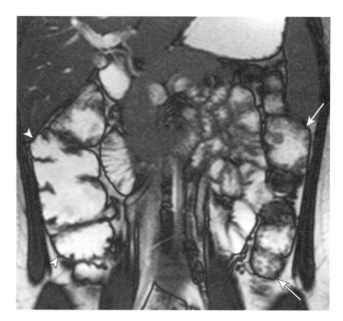

图 109-7　家族性腺瘤性息肉病。真性稳态进动快速成像磁共振序列腹部冠状位图像显示,沿降结肠分布的小息肉构成多发结节状病变(箭号)。升结肠(箭头)也有累及,但程度较轻

合征被重新分类,分为两个独立疾病,他们具有不同的基因学和分子学异常以及临床表型,其中一类被称为"脑肿瘤-息肉病综合征-1",另一类被称为"脑肿瘤-息肉病综合征-2"。患儿出现特征性多发结肠息肉,40 岁左右多发生癌性病变。髓母细胞瘤在这些患者中为较常见的中枢神经系统肿瘤。

病因学　脑肿瘤-息肉病综合征-1 为常染色体隐性遗传病,为错配修复(MMR)基因缺陷所致,该基因可纠正脱氧核糖核酸复制错误。当患儿为杂合子时,该基因异常并不常见,而是表现为不同临床表型,被称为"Lynch 综合征"或遗传性非息肉病性结直肠癌综合征。脑肿瘤-息肉病综合征-2 为常染色体显性遗传病,为 APC 基因突变(腺瘤性结肠息肉病)所致。

临床表现　临床表现类似于 FAP。患儿可出现牛奶咖啡斑和多发脂肪瘤。脑肿瘤-息肉病综合征-1 患儿特征性表现包括原发性星形细胞瘤、胶质母细胞瘤以及血液性恶性肿瘤。结肠直肠癌的平均发生年龄为 16 岁;结肠腺瘤和小肠癌也可见于该综合征患儿中。密集多发的结肠息肉为脑肿瘤-息肉病综合征-2 患儿的典型表现,多于 40 岁左右发生癌;髓母细胞瘤为这些患儿中枢神经系统较常见的肿瘤。

影像学　结肠息肉可在早期被影像检查所发现。Turcot 综合征患儿中,息肉表现与其他息肉病相似。MRI 通常作为该病患儿中枢神经系统恶性肿瘤的首选检查并随访手段。

治疗 Turcot 综合征的治疗取决于患者个人的临床表现和关注点。息肉可经圈套电切除术摘除；但对于结直肠癌风险来讲，应进行预防性结肠切除术。对于中枢神经系统恶性肿瘤或其他肿瘤还应进行相应治疗。

其他结肠肿瘤

良性肿瘤

很少情况下，儿童也可见结肠其他良性肿瘤，大多为散发且不与其他病变伴发。脂肪瘤，平滑肌瘤和神经纤维瘤都有报道。血管瘤和血管畸形在本章前面已经讨论过。

恶性肿瘤

孤立性恶性结直肠肿瘤在儿科患者中非常少见。正是由于其罕见，不能做到大样本研究，收集病例往往需要数年或数十年，而在此期间，诊断方法和治疗方案都会发生变化。此外，这样的报道常为作者医院的经验，此时患有更严重疾病的情况更复杂患儿可能在接受治疗。

腺癌

概述 结肠腺癌在儿童中极为罕见，在小于 19 岁的人群中，发病率约为 1/1 000 000 个体。黏液癌为小儿散发结肠癌中最常见的亚型。肿瘤常发生于已有易发疾病的患儿中，如 FAP 及其变异型、遗传性非息肉病性大肠癌综合征、Peutz-Jeghers 综合征和 JPS，以及克罗恩病和溃疡性结肠炎。

病因 结直肠腺癌的病因尚未完全清楚，已知的相关危险因素包括年龄、种族、饮食、其他疾病、吸烟和饮酒。

临床表现 症状包括腹部疼痛、腹部肿块、"便秘"、体重减轻和胃肠道出血。这些症状出现于成人会立刻被考虑为胃肠道恶性肿瘤，但在儿童中则可能不会过早考虑恶性肿瘤。因此，诊断往往被延误。

影像学 X 线平片可正常或提示肠梗阻，偶尔可见肿块或占位效应。原发性黏液腺癌和转移灶中均可见钙化（图 109-9）。对比灌肠可显示肠壁不规则、肠壁病变或环形狭窄（图 109-10）。CT 和 MRI 被用以评估局部病变和远处转移。最常见转移的气管为淋巴结、肝、肺和肾上腺。

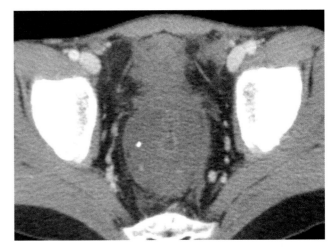

图 109-9 直肠黏液腺癌。男孩，12 岁。直肠出血数周，体重减轻 5kg。增强 CT 显示，直肠壁明显增厚，其内可见钙化灶。手术中发现弥漫性癌转移和腹膜种植。（MartaHernanz-Schulman，MD，Nashville，TN. 提供图像）

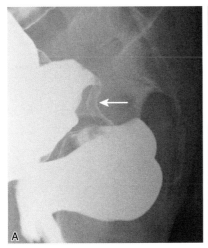
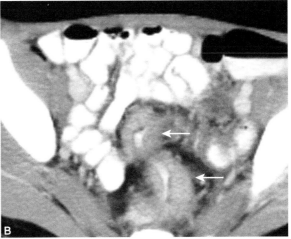

图 109-10 直肠乙状结肠的腺癌。男孩，14 岁，直肠出血。A，双对比钡灌肠造影侧位片显示，乙状结肠和直肠交界处环行狭窄（箭号）。B，增强 CT 扫描显示，管壁软组织增厚使管腔狭窄（箭号）。该病灶被切除，证实为腺癌

治疗 治疗首选手术治疗,以及术后化疗,有时可行放射治疗。对某些出现转移的病例,尤其是肝脏转移,应采用局部直接治疗。

类癌

概述 类癌肿瘤为上皮来源性肿瘤,最常见于阑尾周围(图 109-11)。人们试图建立一个分期系统以帮助判断预后,影响预后的最重要标准为患儿年龄、肿瘤大小、组织学特征和是否出现淋巴结与远处转移。在一项大样本量研究中,约 40% 为分化良好病例,而中度和低分化病变平各占 30%。

病因 导致类癌发生的条件尚不清楚,这些肿瘤可见于其他恶性肿瘤患儿中。

临床表现 当类癌累及胃肠道时,最常发生于阑尾。患儿可表现为腹痛。往往在怀疑急性阑尾炎而进行手术时发现本病。在某些病例中,肿瘤可成为肠套叠的导点。出现肝转移的患儿可表现出类癌综合征,但这在儿童年龄组中极为罕见。

影像学 影像表现取决于肿块大小、位置以及病变范围。如果病灶较小,则可阻塞阑尾腔,导致阑尾扩张/梗阻(见图 109-11)。此时,可类似急性阑尾炎。另外,也可表现为伴或不伴转移的非特异性肿块。像在腺癌病例中一样,CT 和 MRI 可用以发现病灶范围。肿瘤可转移至肝脏、肺和骨。

治疗 如果病变很小(小于 2cm),也无转移迹象,仅行手术切除。如发现转移,则需化疗。

淋巴瘤

概述 尽管小肠淋巴瘤更常见,结肠也可受累。原发性结直肠淋巴瘤仅占到结直肠恶性肿瘤 1% 以下,且最常见于盲肠。肠淋巴瘤发生的诱发因素包括,共济失调毛细血管扩张症、Wiskott-Aldrich 综合征、无丙种球蛋白血症、严重的免疫缺陷以及实性脏器和骨髓移植。目前,取得共识的是,炎症性肠病(inflammatory bowel disease IBD)患儿发生淋巴瘤的风险增加。炎性肠病本身可能导致慢性抗原性刺激,但数据表明,炎性肠病患儿接受免疫抑制和生物制剂治疗时,患淋巴瘤的风险增加。必须权衡原发病治疗以及与其相关的肿瘤发生风险。

病因 如上所述,结肠淋巴瘤可能为移植后免疫抑制所致。也有研究人员提出,本病与基因有关,因为在某些病例中,可见家族发病史;还有人则提出,传染性病原体也起到作用,尤其是在 EB 病毒感染了已有炎性肠病的患儿中。

临床表现 胃肠道淋巴瘤患儿的症状通常不具特异性,包括腹痛和体重减轻。肠出血和排便习惯的改变较少见。如果病灶较大,则表现为可触及的肿块。在某些病例中,还表现为结-结肠套叠(图 109-12)。

影像学 如果进行对比灌肠检查,可发现肠壁不规则,肠壁出现光滑或分叶状肿块,或肠腔环形狭窄。可见长段肠管受累。在超声声像图中,病灶经常但不总是成现为低回声,可因彩色多普勒成像发现其中的

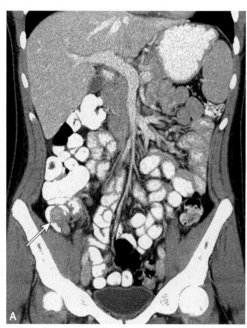
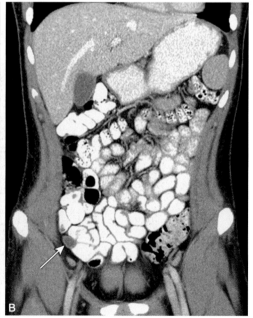

图 109-11 阑尾的类癌。男孩,16 岁。右下腹部间歇性疼痛。A,增强 CT 扫描冠状位重建图像显示,阑尾基底部肿块,并陷入盲肠管腔内(箭号)。B,梗阻的阑尾因末端充满液体而扩张(箭号)

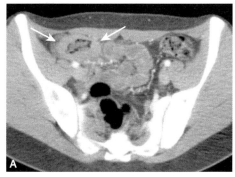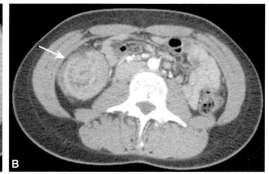

图 109-12 回肠和升结肠 B-细胞淋巴瘤。女孩,17 岁。A 和 B,增强 CT 扫描轴位图像显示,升结肠肿块(A,箭号),伴有结-结肠套叠(B,箭号)

血流而被证明为实性肿块。在 CT 或 MRI 上,可见强化的软组织包块,同时可见淋巴结和(或)实性脏器受累。

治疗 治疗包括化疗和放疗。对复发病例,可在大剂量化疗后行干细胞移植。

关键点

良性淋巴样增生最常累及回肠末端和结肠。在双对比灌肠造影检查中,病变大小一致(通常 2~3cm),可见脐形表现。

结肠血管性病变罕见,但可出现下消化道出血。本病极难被影像检查所发现,但有时断面影像检查具有用途,特别是 CT 动脉期扫描。

孤立性幼年型息肉为儿童最常见的肠道肿瘤,无恶变潜能,仅进行息肉切除术治疗即可。

错构瘤性综合征包括幼年型息肉综合征、Peu-tz-Jeghers 综合征和 Cowden 综合征。

腺瘤样综合征包括经典型 FAP、衰减型 FAP、Gardner 综合征和 Turcot 综合征。绝大多数人认为,"Gardner 综合征的名称已经过时,应包含在 FAP 内。

结肠的良性肿瘤多为散发,包括脂肪瘤、平滑肌瘤和神经纤维瘤。

恶性肿瘤罕见,但包括腺癌、类癌和淋巴瘤。

推荐阅读

Alkhouri N, Franciosi JP, Mamula P. Familial adenomatous polyposis in children and adolescents. *J Pediatr Gastroenterol Nutr.* 2010;51:727-732.

Barnard J. Screening and surveillance recommendations for pediatric gastrointestinal polyposis syndromes. *J Pediatr Gastroenterol Nutr.* 2009;48(suppl 2):S75-S78.

Hill DA, Furman WL, Billups CA, et al. Colorectal carcinoma in childhood and adolescence: a clinicopathologic review. *J Clin Oncol.* 2007;25:5808-5814.

Krauss E, Konturek P, Maiss J, et al. Clinical significance of lymphoid hyperplasia of the lower gastrointestinal tract. *Endoscopy.* 2010;42:334-337.

Landry CS, Woodall C, Scoggins CR, et al. Analysis of 900 appendiceal carcinoid tumors for a proposed predictive staging system. *Arch Surg.* 2008;143:664-670.

Pickhardt PJ, Kim DH, Menias CO, et al. Evaluation of submucosal lesions of the large intestine: part 2. Nonneoplastic causes. *Radiographics.* 2007;27:1693-1703.

Shih SL, Liu YP, Tsai YS, et al. Evaluation of arterial phase MDCT for the characterization of lower gastrointestinal bleeding in infants and children: preliminary results. *AJR Am J Roentgenol.* 2010;194:496-499.

Wong MT, Eu KW. Primary colorectal lymphomas. *Colorectal Dis.* 2006;8:586-591.

参考文献

Full references for this chapter can be found on www.expertconsult.com.

第 110 章

腹部创伤

GEORGE A. TAYLOR and CARLOS J. SIVIT

概述

每年因创伤入院的儿童超过 500 000 人,其中约有 20 000 人死亡。腹部是仅次于颅脑,第二位的常见损伤部位,大约有 80% 的腹部损伤是由于钝伤造成。最常见原因是机动车事故,其次是机动车和行人的撞击损伤。其他常见原因包括自行车伤和高空坠落伤。在年幼儿中,受伤也可能由于故意伤或非意外创伤所致。

临床表现

临床表现差异较大,高度提示损伤的临床表现包括肉眼血尿、腹部压痛、安全带瘀伤和低创伤评分。横越下腹部或者侧腹部的安全带瘀斑是存在创伤的重要高风险指征。这种瘀斑往往与腰椎,肠管和膀胱的复合创伤相关,大多数机动车事故中,系安全带的乘客所受的损伤都是这种类型。

关于血尿和腹部损伤需要注意以下几点:①大多数血尿患儿无尿路损伤;②血尿患儿的非尿路损伤比尿路损伤更常见;③无症状血尿是腹部损伤的一个低风险指标。

影像学

计算机断层扫描(CT)是腹部和骨盆发生钝性损伤后,在血流动力学稳定的前提下,首选的检查方法。CT 检查可以准确显示实质和空腔脏器的损伤。CT 也可以对腹膜内外的积液和积血进行定性和定量,并且能够检测活动性出血。此外,CT 可以显示相关的肋骨、脊柱和骨盆的骨骼损伤。CT 对受伤儿童的评估包括明确是否存在内脏和骨损伤,发现需要密切监测和手术或需要进行血管介入治疗的损伤,评估相关的血液流失量。正常 CT 表现对外伤患儿也具有重要帮助,可以排除腹部或骨盆内出血的存在。

用 CT 对受伤患儿进行快速、准确地评估,改进了验伤分类,有助于降低发病率和死亡率,改善支持疗法,在实质脏器损伤的非手术治疗中发挥了至关重要的作用。有近一半的腹部钝性损伤患儿在进行 CT 评估后,改变了最初的治疗计划。

计算机断层扫描技术(CT)

患儿在进行 CT 扫描之前要确保其血流动力学稳定。不稳定情况下必须给予治疗或直接通过手术评估和治疗。

检查时需要制定精确的扫描方案,确保在获得信息最大化的同时,使检查时间和患儿的辐射暴露最小化。外伤患儿在进行 CT 扫描时大多不需要镇静。但有时病人因为肢体过度活动导致图像质量降低,这种情况下,为了获得满足诊断的图像质量,需要对患儿进行短效的镇静。

为了增加实质脏器的对比度,充分显示损伤病灶,使用静脉(IV)快速团注造影剂是必不可少的。我们按 2ml/kg 剂量进行给药,最大量为 120ml。如果不通过静脉注射对比剂进行增强扫描,实质脏器的撕裂伤或血肿可能较模糊或被漏诊。此外,静脉对比剂的使用有助于显示活动性出血。腹部损伤的患儿不需要进行多时相扫描,会增加不必要的辐射损伤。

对于因腹部钝伤进行 CT 检查的患儿,我们常规不使用口服对比剂。以我们的经验,口服对比剂对于管腔内或者肠系膜出血,以及因肠管破裂导致的对比剂外渗具有优势,但这种优势很小并且被其潜在的缺点所掩盖,具体包括检查时间的延迟和误吸的可能性。如果使用口服对比剂,需要在扫描开始 30 分钟前服用稀释(2%)的水溶性对比剂。

超声检查在腹部外伤中的评估

超声广泛应用于受伤儿童和成人的筛查,对检测腹腔积血具有高灵敏度和特异性;但与 CT 相比具有一定局限性。仅仅能够发现液体,而不一定能发现原因和受伤的部位,而且,对于血流动力学稳定的患儿,是否存在腹腔积血并不会影响临床的治疗方案。此外,超声不能够提供关于骨盆或者腰椎损伤的信息,也不能诊断空腔脏器的损伤,而且对大约 1/4~1/3 的实质脏器损伤会造成漏诊。如果依靠腹腔积液来作为肝脏和脾脏损伤的征象,则可能漏诊很多损伤。然而,超声对评估血流动力学不稳定的患儿发挥着重要作用,因为它可以在病人推进手术室前进行快速的床边检查。超声作为一种快速、无创的检查方法已经替代了诊断性腹膜灌洗。最近研究表明,对比增强超声能够改进对实质脏器损伤检测的准确性。

CT 影像征象

肝脏损伤

在儿童钝性损伤后,肝脏是最常受伤的脏器,受到外力作用时,发育不成熟的胸壁很容易变形,肝脏由于缺少保护很容易受到来自表面肋骨的损伤。肝脏撕裂伤表现为不同形状的无强化区(图 110-1)可以是线性的或分支样的。肝裂伤可能合并实质或被膜下血肿。

肝脏被薄薄的被膜包绕,被反折的薄层腹膜结缔组织覆盖。腹腔积血与肝脏损伤有关,主要与创伤部位肝脏被膜损伤有关。大样本观察显示,大约 2/3 的

肝损伤患儿会出现腹腔积血。腹腔积血可以弥漫分布于大网膜囊内。通常大量液体聚集于盆腔。如果肝实质损伤没有累及肝脏表面,或肝脏被膜没有破裂,或损伤延伸到肝脏表面没有腹膜覆盖的裸区(图 110-2),则不会出现腹腔出血。损伤延伸到裸区时,可能导致腹膜后出血,血液经常围绕着右肾上腺或扩展至前肾间隙内。

肝外伤后肝内门脉周围可能出现环形低密度区。这些低密度区域并不代表肝损伤,主要是液体复苏后,由于血管内第三间隙液体流失导致门脉周围淋巴管的扩张。

治疗 很多分级量表被用于量化评估肝损伤的严重程度。这些量表强调损伤所累及的解剖范围,包括被膜的完整性、被膜下的损伤范围、实质的损坏程度以及血管蒂的累及与否。目前使用最广泛的评分量表是由美国创伤外科协会提出的,最初是为了反映患者的外科表现,却常常被用来依据 CT 图像评估脏器损伤的严重程度。在儿童,这些量表不能预测手术治疗的必要性,因为在绝大多数肝损伤患者中,出血都能够自发停止,即使损伤很严重,也可能在不需要外科手术的情况下成功治愈。这可能是由于儿童与成人相比,血管更细小,血管收缩能力更强。1%~3% 的肝损伤患儿需要手术或血管内止血。损伤分级量表通常用于制定患儿的护理级别、住院时长和活动限制程度。

脾脏损伤

脾脏损伤也常见于腹部钝挫伤,并且经常合并其他器官的损伤(图 110-3)。因为脾脏比肝脏小得多,复杂损伤可以导致脾脏的粉碎或破裂(图 110-4)。同

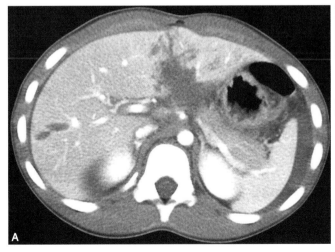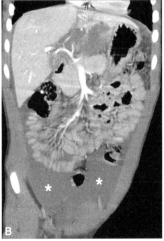

图 110-1 肝脏撕裂伤和腹腔积血。上腹部增强轴位 CT 扫描(A)显示一个累及肝脏第四段的复杂的肝脏撕裂伤和累及第五段的简单的撕裂伤。冠状位图像(B)显示了一个大的相关的盆腔积液(星号)

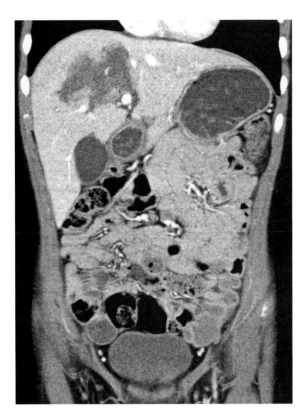

图 110-2 无腹腔积液的肝脏撕裂伤。增强 CT 扫描冠状位重建显示,肝脏第八段的撕裂伤。无腹腔积液并存

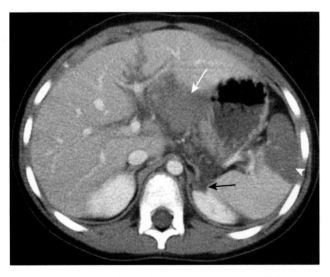

图 110-3 肝脏,脾脏和肾脏损伤。上腹部增强轴位 CT 扫描提示肝脏左叶第三段的撕裂伤(白箭号),脾脏血肿(箭头),以及左肾的小撕裂伤(黑箭号)

时可以合并实质内或被膜下血肿。和肝损伤一样,不一定出现腹腔出血,尤其是在脾脏的被膜完好情况下。大约 25% 的脾脏损伤不会出现腹腔积血。损伤累及脾门时,血液可以沿着脾肾韧带进入肾前间隙包绕胰腺。

导致脾损伤假阳性诊断产生的原因包括:增强

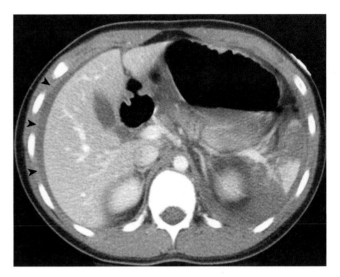

图 110-4 粉碎性脾脏。上腹部增强轴位 CT 扫描显示脾脏粉碎,仅有小部分呈现对比强化。注意右侧肝周腹腔积液(箭头)

扫描早期脾脏强化不均匀,脾脏的分叶状或裂隙很像撕裂伤。脾脏的不均匀增强归因于脾脏内白髓和红髓强化的差异。静脉注射造影剂后至少延迟 70 秒再进行扫描可以避免这种伪影的产生。脾脏的分叶和裂隙通常边缘光滑,从而可以与形态不规则的撕裂伤相鉴别。

治疗 有多种损伤评分量表用于客观地量化脾的损伤程度。和肝脏损伤一样,这些量表不能用于对外科治疗的预测,因为出血通常能够自发停止,大多数脾脏损伤不需要手术治疗即可治愈。损伤的级别多用于非手术治疗的临床决策,这点与肝损伤分级的应用类似。

胰腺损伤

儿童的胰腺损伤相对罕见。胰腺体部的损伤通常是脊柱直接压迫腺体的结果,而胰腺头部和尾部的损伤多是由于侧腹部的撞击。脚踏车车把的撞击是常见的胰腺损伤原因。由于胰腺体积小,周围缺乏脂肪包绕,以及损伤多非常隐匿,导致损伤的直接征象很难辨认。

在 CT 上,胰腺损伤的可靠征象是无法解释的胰周积液(即,在肾前间隙或小腹膜腔)(图 110-5)。这一征象比直观的撕裂伤更常见。当液体位于肾前间隙时,在胰腺和脾静脉之间也可以见到液体。然而,胰腺损伤只是肾前间隙积液的原因之一。其他原因包括第三间隙血管内液体丢失,血液从损伤处延伸至脾或肝脏裸区,十二指肠损伤导致血液或肠内容物流出,以及肾损伤伴被膜损伤后血液或尿液外渗。

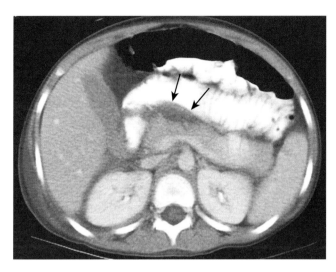

图 110-5　胰腺损伤伴胰周积液。上腹部轴位增强 CT 扫描显示肾前间隙液体环绕胰腺(箭号)

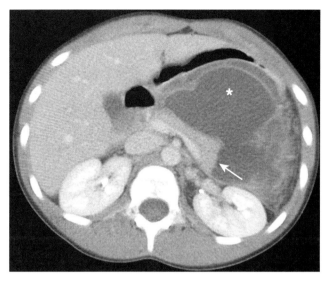

图 110-6　胰腺假性囊肿。上腹部增强 CT 轴位扫描显示胰腺尾部(箭号)损伤,伴有大的,薄壁的局限性液体病灶(星号),代表肾前间隙的胰腺假性囊肿

创伤后胰腺炎其他的 CT 征象包括局部或者弥漫的胰腺增大,胰腺周围的和(或)肠系膜脂肪密度增高,肾前筋膜增厚和腹水。

由于胰腺体积小及波浪状的边缘,部分容积效应可引起胰腺损伤的假阳性诊断。这种情况可以通过胰腺的薄层轴位图像重建,或进行冠状位薄层重建避免。

胰腺损伤可能合并胰腺周围积液,继而演变成胰腺假性囊肿。大约一半的胰腺损伤后局限性积液能够自发吸收,一半演变成胰腺假性囊肿,后者需要经皮或手术引流。胰腺假性囊肿最常见的位置是胰腺内或胰周肾前间隙内,或小腹膜腔(图 110-6)。胰腺假性囊肿还可能出现在腹部或盆腔的任何部位。

MR 胰胆管造影对评估胰腺损伤非常有帮助,特别是胰腺导管断裂的患儿(图 110-7)。

治疗　目前,关于胰腺损伤的治疗存在不同观点。

一些医生认为大多数胰腺损伤的非手术治疗是成功的,即使损伤累及胰导的情况下。有人认为可以对脊柱左边的远端胰腺进行切除术。

腹腔积液和出血

腹腔出血的 CT 值变化范围很大,取决于是否为未凝结的血液(腹腔积血),凝结的血液还是活动性出血。此外,还有几个因素可能会影响图像中腹水的 CT 值,包括测量技术、液体的位置,伪影和静脉注射对比剂后液体的延迟强化。未凝结的腹腔积血 CT 值约为 20 ~ 60HU。大约 1/3 的液体 CT 值低于 30HU。急性损伤时低密度的液体(<60HU)可能代表胆汁、尿、肠内容物,第三空间液体的丢失,或早已存在的腹水。

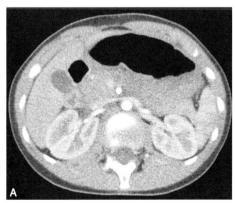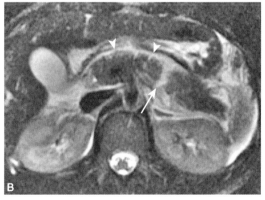

图 110-7　胰腺损伤,在最初 CT 扫描中未被发现。上腹部增强 CT 扫描(A)显示边界不清的不均匀胰腺,但是无局限损伤。在同一天行轴位 T2 加权快速回波脂肪抑制磁共振图像(B)显示胰腺周围液体(箭头)和胰腺体部的撕裂伤(箭号)

凝结的血液由于其密度大、血红蛋白成分高,所以比游离的血液的 CT 值更高(60~90HU)。因为凝血块通常位于损伤位置附近,表现为局限的高密度凝血块,被称为"哨兵血块"征;它是主要出血部位的标志,偶尔有助于对损伤部位的定位。

偶尔,CT 可以在血流动力学稳定的患儿中发现活动性出血。CT 上显示的腹腔积血的量并不能反映进行性出血的量;它反映的只是从受伤到 CT 检查期间出血的累积量。CT 图像中,唯一反映活动性出血的征象是局灶性高密度区域的存在(>90HU)(图 110-8)。有文献提及该征象如同对比剂显影。CT 中能够显示的活动性出血速度尚不清楚。CT 有助于发现活动性出血,但是在定位出血的位置时存在困难。因为血管收缩以及容纳对比剂的血液丢失使血管对比剂强化减弱,致使撕裂的血管难以显示,个别病例中,在延迟扫描图像中能够找到。

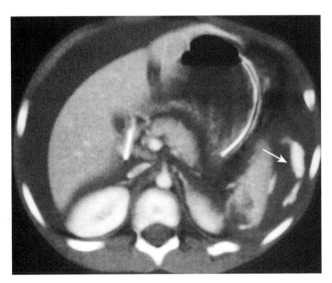

图 110-8　活动性出血。上腹部增强轴位 CT 扫描显示局灶高密度区,代表静脉注射对比剂从脾动脉撕裂处渗出(箭号)

没有腹腔积液或积血并不能排除肝脏或脾脏损伤的存在。在儿童,超过 1/3 的肝损伤和 1/4 的脾损伤不合并腹水。

治疗　大多数 CT 检查时发现活动性出血的患儿都不需要手术干预。据报道 20% 或更少的肝或脾损伤伴活动性出血的患儿需要手术止血。

肠管和肠系膜损伤

钝性损伤后肠管和肠系膜损伤并不常见,约占受伤儿童的 6%~16%。肠管和肠系膜损伤最常见的损伤机制是机动车事故,车把损伤,非意外创伤和坠落

伤。肠道损伤是胃肠道和肠系膜遭受直接外力、导致挤压损伤的结果,快速的减速能够在固定的肠系膜附着处和活动的肠管间产生剪切力,肠管内压力急剧升高导致肠道破裂。肠管的破裂通常发生在小肠的中远段。安全带区的瘀斑和急性过曲性腰椎骨折是与肠和肠系膜损伤显著相关的体格检查征象。当患儿存在肠穿孔,而只有轻微钝性损伤病史时,需要考虑非意外性损伤。

临床可能没有任何症状和体征,也可能非常轻微,或者延迟出现,CT 在早期和准确诊断中发挥着重要的作用。延迟诊断会导致肠道缺血,腹膜炎,少数情况下,出现继发于败血症的死亡。放射科医生的主要挑战是需要鉴别损伤是否需要手术干预。肠损伤的 CT 特异性征象包括的肠管外气体的存在,口服对比剂外渗和肠道不连续性(图 110-9)。后两个征象在儿童非常罕见。肠管外气体存在于 20%~30% 的肠道损伤患儿,具有较高的特异性,但灵敏度较低。患者仰卧位,肠管外气体聚集在腹壁的凸面和肝门部(图 110-10)。腹部钝性损伤可能导致气体进入肠系膜和门静脉系统,可能是通过破损的黏膜,或肠系膜撕裂引起的缺血改变引起的。腹膜后十二指肠的损伤通常导致局限的气泡产生,其毗邻增厚和变形的十二指肠和胰腺。增大窗宽有助于发现少量的管腔外气体。还有几个 CT 征象在受伤的儿童中是很常见的,但对严重的肠管损伤不具特异性,包括局限的肠管壁增厚和肠系膜水肿或积液。

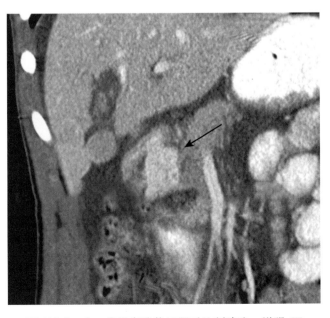

图 110-9　十二指肠穿孔伴口服对比剂渗出。增强 CT 扫描冠状位重建图像显示腹膜后(箭号)十二指肠框内侧口服对比剂外渗

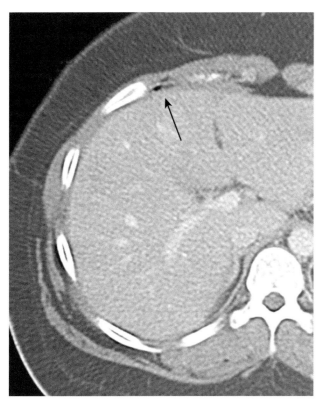

图 110-10 回肠穿孔以及管腔外气体。通过肝脏的增强 CT 图像显示肝脏右叶前方少量管腔外游离气体(箭号)

管腔内的血肿是因为肠管发生部分撕裂后,出血进入肠壁形成的;这些损伤通常可以非手术治疗。最常见的部位是十二指肠。CT 表现为局部肠壁增厚且形态异常(图 110-11)。较大的十二指肠血肿可能呈哑铃状。管腔内发生损伤时,可能不出现管腔外的气体和对比剂外渗。大的血肿可以导致损伤近端肠道梗阻。

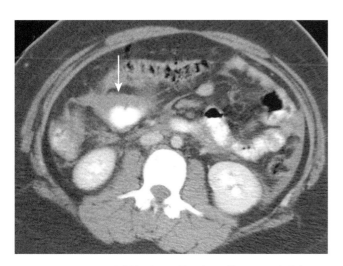

图 110-11 肠系膜撕裂以及缺血性肠管。通过中腹部的增强 CT 轴位图像显示局部肠管异常增厚(箭号)因肠系膜撕裂所致。手术证实缺血性肠管

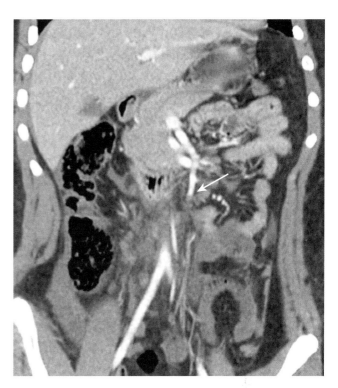

图 110-12 肠系膜上动脉闭塞。增强 CT 扫描冠状位重建图像显示肠系膜上动脉截断(箭号)。该患者接下来系膜缺血,肠管穿孔

CT 图像中,一些征象对累及血管的肠系膜损伤具有较高特异性,包括肠系膜血管串珠样改变,肠系膜血管截断和肠系膜血管外渗(图 110-12 和表 110-1)。这些征象在儿童罕见,它们的敏感性和特异性尚不明确。肠系膜损伤时,对判断是否需要外科手术干预具有相对特异性的征象包括肠系膜水肿和血肿,这些征象可以一定程度上提示损伤的范围,从小肠系膜挫伤到潜在的血管中断不等。

表 110-1 肠管和系膜损伤的高特异性 CT 征象
管腔外气体
管腔外口服对比剂
肠管不连续
肠系膜血管串珠样
肠系膜血管截断
肠系膜血管外渗

肠管破裂和肠系膜损伤最常见的 CT 征象是"原因不明的"腹水(例如,在没有实质脏器损伤或骨盆骨折的情况下出现的中到大量的腹水)(图 110-13)。尽管缺乏特异性、原因不明的腹水仍是潜在的严重肠和肠系膜损伤的一个重要标志。因钝性损伤致肠管损伤的儿童中,大约一半患儿的 CT 检查时仅表现为中到大量的腹水。对初诊时诊断不明确、同时伴

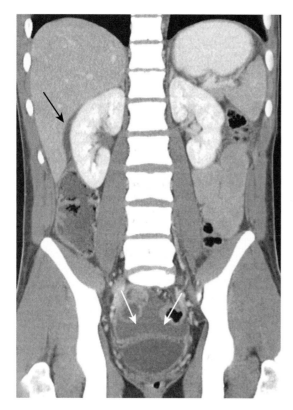

图 110-13 肠管破裂伴适量"无法解释的"腹水。增强CT 冠状位重建图像显示盆腔内中等量腹水(白箭号),以及肝下间隙(黑箭号)。在 CT 上没有发现其他异常。一个空肠的破裂在手术中被证实

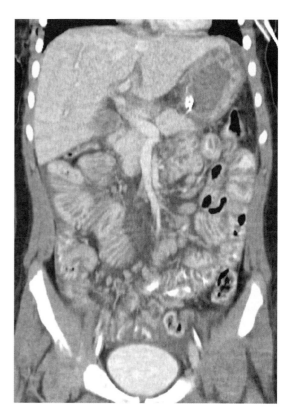

图 110-14 低灌注复合体。增强 CT 冠状位重建图像显示肠管弥漫增厚,扩张积液,肠管壁明显强化,门静脉周围低密度,以及腹水提示部分代偿性休克

持续性腹痛的患儿复查 CT 有助于提高肠管损伤的检出率。

多排螺旋 CT 扫描已经提高了肠和肠系膜损伤 CT 诊断的准确性。但不同报道中的灵敏度(80%～95%)和特异度(48%～84%)存在很大差异。

复杂低灌注

受伤严重的患儿处于部分代偿低血容量性休克状态时,会表现出特征性的复杂 CT 征象,被称作"复杂低灌注"。这些患儿大部分在入院时因动脉压低过压进行了广泛的复苏。

复杂低灌注患儿共有的 CT 征象包括肠管弥漫性积液扩张。增强扫描时肠管壁、肠系膜、肾脏、主动脉和下腔静脉异常明显强化,同时伴主动脉和下腔静脉的管径缩小(图 110-14)。其他征象包括门脉周围低密度,肾上腺和肠系膜的明显强化,胰腺和脾强化程度减低,腹腔和腹膜后积液,以及肠管壁增厚。

复杂低灌注现象是血流动力学状态差、提示预后不良标志。CT 中出现复杂低灌注现象患儿的死亡率达 80%。

关键点

临床变化与高风险损伤相关联,高风险损伤包括肉眼血尿、腹部压痛、安全带瘀伤。

多期 CT 扫描对于钝性损伤儿童诗没有必要。

肝脏损伤延伸至肝脏裸区并与腹膜后出血相关。

不均匀脾脏早期强化,脾脏分叶状,或者分裂可能与脾脏撕裂伤相似。

儿童肝脏与脾脏损伤可不需要手术干预而安全治愈。

胰腺损伤在儿童中可能很难确诊,因为周围脂肪缺乏以及破裂部分微小分离。在 CT 上,胰腺损伤最好的征象是不可解释的胰腺周围液体。

在 CT 上,腹腔积血的量反映出血量的积累,但不能对持续出血测量。

不存在腹腔积液和积血并不能排除肝脏及脾脏的损伤。

哨兵血凝块能够提示损伤的位置。

与肠管破裂和系膜损伤有关的最常见 CT 征象是"无法解释的"腹水。

推荐阅读

Brofman N, Atri M, Epid D, et al. Evaluation of bowel and mesenteric trauma with multi-detector CT. *Radiographics*. 2006;26:1119-1131.

Lynn KN, Werder GM, Callaghan RM, et al. Pediatric blunt splenic trauma: a comprehensive review. *Pediatr Radiol*. 2009;39:904-916.

Mattix KD, Tataria M, Holes J, et al. Pediatric pancreatic trauma: predictors of nonoperative management failure and associated outcomes. *J Pediatr Surg*. 2007;42:340-344.

Sokolove PE, Kupperman N, Holmes JF. Association between the "seat belt sign" and intra-abdominal injury in children with blunt torso trauma. *Acad Emerg Med*. 2005;12:808-813.

Van der Vlies CH, Saltzherr TP, Wilde JCH, et al. The failure rate of nonoperative management in children with splenic or liver injury with contrast blush on computed tomography: a systematic review. *J Pediatr Surg*. 2010;45:1044-1051.

参考文献

Full references for this chapter can be found on www.expertconsult.com.

第七篇

泌尿生殖系统

第 111 章

泌尿生殖道胚胎学、解剖学及其变异

MARY P. BEDARD, SALLY WILDMAN, and JONATHAN R. DILLMAN

泌尿系统和生殖系统在胚胎学上密切相关,都是在妊娠第 4 周开始发育,均起源于沿着腹膜腔后壁中间的中胚层。在腹主动脉两侧形成中胚层的两条纵向隆起——即泌尿生殖嵴。泌尿生殖嵴部分演变为生肾索,以后形成泌尿系统,另一部分演变为生殖嵴,以后形成生殖系统(见第 125 章)。

生肾索演变为中肾,后者由肾小球和中肾小管组成。中肾小管开口进入中肾管,中肾管继续延伸通入泄殖腔。中肾在妊娠 3 个月末退化,但中肾小管在男性中持续存在,并参与形成生殖系统。在妊娠第 5 周,后肾开始发育。终肾起源于输尿管芽(后肾憩室)和后肾胚芽,其中输尿管芽源于中肾管,后肾胚芽起源于生肾索。

输尿管芽发育为集合系统(输尿管,肾盂和肾盏),输尿管芽的主干形成输尿管。输尿管芽长入后肾胚芽,在该处输尿管芽的各级分支分别形成肾盂、肾大盏、肾小盏和集合管(图 111-1 和图 111-2)。集合小

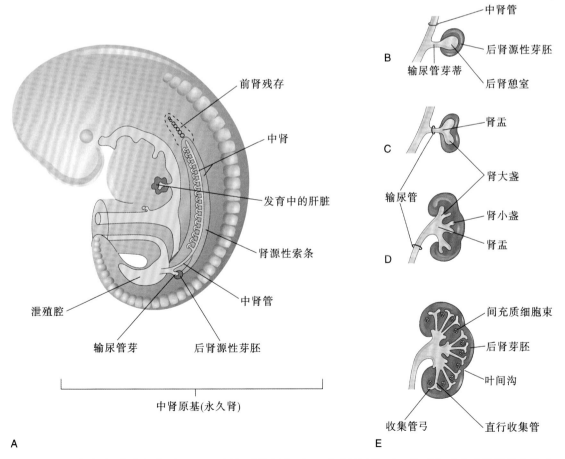

图 111-1 后肾发育,永存肾的原基。A,5 周胚胎的侧位观,显示后肾原基。B~E,后肾憩室或输尿管芽的连续阶段(5~8 周)。观察输尿管,肾盂,以及集合管的发育(From Moore KL, Persaud TVN. The urogenital system. In:*Before we are born:essentials of embryology and birth defects*. 7th ed. Philadelphia:Saunders Elsevier;2003.)

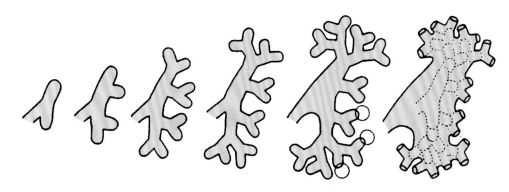

图 111-2　多分隔的输尿管芽导致肾盏系统的发育（Adapted from Parrott TS, Skandalakis JE, Gray SW. The kidney and ureter. In: Skandalakis JE, Gray SW, eds. *Embryology for surgeons: the embryological basis for the treatment of congenital anomalies*. 2nd ed. Baltimore: Williams & Wilkins; 1994.）

管诱导后肾胚芽形成肾单位。胚肾最初位于盆腔，随着腹部生长，肾脏逐渐"上升"并旋转90°。到妊娠第9周，肾脏触及肾上腺达到最终位置。胎儿肾具有的分叶状轮廓会随着肾单位的持续生长而消失。到妊娠36周肾小球全部发育完成。

泌尿道的先天畸形非常常见。输尿管芽的早期退化或后肾卷曲会导致后肾胚芽的退化和肾发育不全。如果输尿管芽和后肾胚芽未正常联合，胚芽的异常诱导可能导致多囊性肾发育不良，输尿管芽的异常分支会导致集合系统的局部重复畸形。当输尿管芽起源位置异常或者起源部位本身发育不良时，会出现膀胱输尿管反流（vesicoureteral reflux, VUR）或输尿管异位（图 111-3）。

膀胱起源于尿生殖窦的顶端。起初与尿囊相连，伴随尿囊的收缩、管腔逐渐消失，遗留下较厚的纤维索及脐尿管。脐尿管连接膀胱顶部和脐部。尿囊腔的持续存在可导致脐尿管瘘、窦或囊肿。输尿管膀胱连接（ureterovesical junction, UVJ）作为中肾管的远端部分，构成膀胱的一部分。当中肾管吸收时，输尿管分别开口于膀胱内，管口向头端及外侧移位，输尿管远端斜行

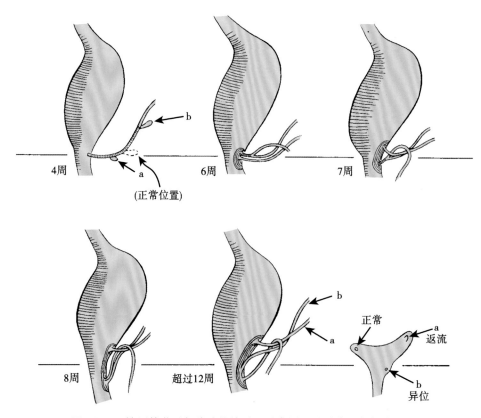

图 111-3　输尿管芽及与膀胱的关系。示意图显示异位是如何发生的

进入膀胱基底部。泌尿生殖窦的中间部发育成男性尿道前列腺部和女性尿道。男性尿道的远侧部起源于外胚层索,尿道阴茎头端到海绵体部起源于泌尿生殖窦尾端(阴茎)部。尿道和膀胱的发育在妊娠第 4 个月完成。

胎儿在妊娠第 9 周开始生成尿液,尿液成为羊水的最大组成部分。羊水过少通常是泌尿道畸形的标志,严重的羊水过少可导致肺发育不全。

在出生后的最初几天,新生儿的肾小球滤过率(glomerular filtration rate,GFR)低并且尿量少,早产儿尤为明显。新生儿肾脏浓缩尿液的能力很有限,并且肾小管对钠的重吸收也比较低。出生一周后 GFR 和尿量会显著增加。肾脏功能的不成熟在解释肾脏影像改变中具有重要作用。例如,在出生后第一天的低尿量可掩盖超声检查中肾积水的表现。

正常解剖

肾脏

肾实质由两个区域组成:①皮质区;②髓质区(图 111-4)。在皮质内是肾单位。髓质由 8~13 个肾锥体组成,后者在肾盏水平终止于肾乳头。两个或更多锥体可引流入同一个乳头(合流乳头),两个或更多乳头可引流入一个肾盏(复合肾盏)。肾柱为肾皮质在锥体间向中央的延伸,最常见于中间和上组肾盏或位于

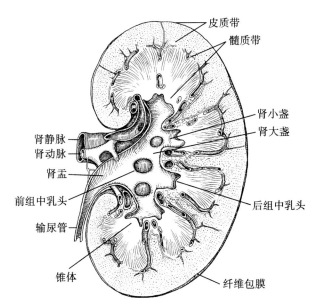

图 111-4　肾盏纵切大体解剖。右侧肾脏后面观;肾动脉在肾静脉的前方(Redrawn from Kelly HA,Burnam CF. *Diseases of the kidneys, ureters and bladder.* 2nd ed. New York:Appleton;1922.)

重复肾的两肾中央部。

多个肾小叶融合形成肾脏。肾小叶连接部有时候持续存在,皮质轮廓上表现为扇贝状(图 111-6)。实质连接缺陷源于胎儿肾小叶的融合异常。将探头从肾脏的前上方或后下方观察时表现为增厚的三角形的回声凹痕(右侧常见),与皮质瘢痕相似。实质连接缺损可与肾门相连接,在超声图像上表现为叶间隔膜样(图 111-7)。左肾的形状倾向于三角形,外侧面明显突出,即所谓的单峰骆驼肾(图 111-8)。

与成人肾相比,新生儿和婴儿的肾脏髓质容积更大,皮质容积更少。在超声图像上,新生儿肾皮质是中度高回声,回声接近邻近的肝脏和脾脏。而新生儿和早产儿的皮质回声高于肝脏(图 111-8)。肾锥体相对呈低回声。在 6 个月到 2 岁,髓质和皮质回声与成人肾脏基本一致。

肾脏通常由来自主动脉的单一动脉供血。肾动脉进入肾门后,在肾静脉后方和稍上方,分为前支和后支,继而分为上支和下支。动脉的各个部位均可能发生变异。大约 20%～30% 的肾脏存在起源于主动脉的副肾动脉。正常肾静脉位于肾动脉的前方和稍下方。左肾静脉较右侧长,横过主动脉前方,在进入下腔静脉前接受同侧肾上腺和性腺静脉的血流。

肾脏长径是最常用得测量参数,与年龄、身高和体重以及前三个或前四个腰椎椎体的高度相关。超声测量肾脏径线的标准已经很成熟。左肾可较右肾略长。存在完全或部分重肾畸形的肾脏较正常的肾脏长。肾脏宽径约为长径的 50%,新生儿肾脏较年长儿宽。肾

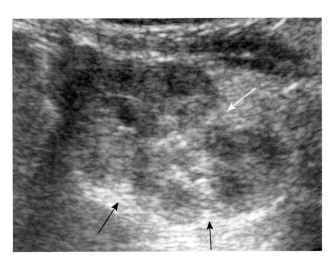

图 111-6　胚胎分叶。矢状位声像图显示存留的胚胎分叶形成了肾脏扇贝状的边缘(黑箭号)。可见连接部皮质明显缺损(白箭号)

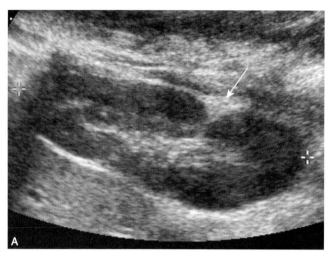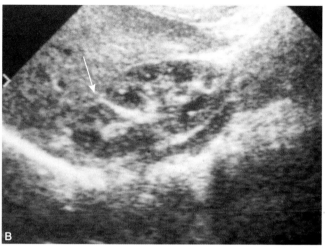

图111-7　实质连接缺损。A,纵向俯卧声像图显示在肾脏后部的脂肪充盈的裂隙(箭号)。B,另一位患者纵向仰卧位声像图显示网状分隔(箭号)。均为正常表现,可能与胚胎期网状分界有关

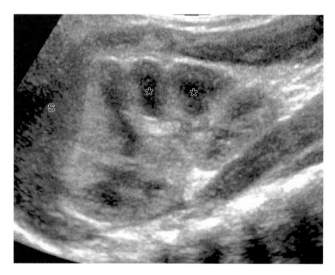

图111-8　正常新生儿肾。左肾仰卧位长轴声像图显示在婴儿和儿童期早期锐利的皮质髓质分界。低回声的三角形肾锥体(星号)被皮质围绕,比临近的脾脏信号强(S)。脾脏使得上肾边缘变平,出现单峰骆驼肾

脏上极的皮质厚度通常较下极稍厚,肾脏中央部皮质稍薄。肾门周围可见明显的皮质组织,邻近上下肾盏。

肾盂肾盏系统

　　肾盂大小差异很大。肾盂可完全位于肾窦内,也可近乎全部位于肾窦外。肾盂肾盏系统的形态各异。在大多数肾脏中,肾盂与两个主要肾盏相连。与上肾盏相比,下肾盏通常宽而短,且与其相连的肾小盏数目较多。

　　每个肾脏有8~13个肾小盏。由于肾乳头向肾小盏内突出,肾小盏呈杯口状。两个或以上的肾乳头可进入同一个肾小盏(复合肾小盏)。在肾脏内,绝大多数肾小盏朝向外侧,并略朝向前方或后方。

输尿管

　　输尿管是连接肾脏和膀胱的管状结构,走行于腹膜后,具有三个主要部分:①输尿管肾盂连接部(ureteropelvic junction,UPJ)和上段输尿管;②中段输尿管;③下段输尿管和UVJ(包括输尿管壁内段和输尿管开口)。腹段或上段输尿管起始于UPJ,从肾盂渐细过渡而来。腹段输尿管毗邻腰大肌,在经过髂血管后方前有性腺血管横跨。输尿管下段沿着盆腔侧壁走行,向下进入膀胱后壁。输尿管进入膀胱壁时,从外上方到内下方斜行进入,最终开口于膀胱。输尿管穿入膀胱壁段可见(膀胱镜检查时称为输尿管皱襞)并且构成膀胱三角区的外缘。输尿管壁由三层肌肉组成,由较厚的外膜覆盖,含有丰富的血管和淋巴管丛。

　　输尿管的血供来自膀胱血管(膀胱下动脉),性腺动脉(睾丸动脉)和上肾动脉。输尿管神经与动脉伴行。输尿管有节奏的蠕动将尿液从肾盂输送到膀胱,每分钟蠕动2~7次。

　　UVJ部远端输尿管到膀胱壁的解剖关系在预防VUR方面起着重要作用。一般来说,远端输尿管进入膀胱后,以一倾斜的角度穿过膀胱肌层,继续向内下方到达黏膜下膀胱三角区外侧角的开口处(图111-11)。UVJ起着被动瓣膜的作用。输尿管的黏膜下段紧贴黏膜走行,在膀胱内压增高时可防止反流的发生,该作用可被局部肌肉强化。正常儿童输尿管壁内段的长度与输尿管直径的比值是5:1,能起到防反流作用的最小值为3:1。

膀胱

　　在新生儿和年幼儿,膀胱顶部和体部主要位于腹

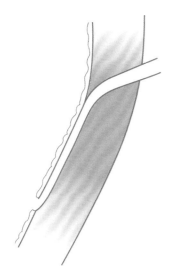

图 111-11 输尿管远端进入膀胱壁的过程。输尿管对膀胱肌肉的第一次横贯是垂直的,然后在黏膜下下降一段长得多的距离(黏膜下通道)

腔前部,基底部位于盆腔内并且靠后。肠管压迹常见,当膀胱充盈时可见到腹腔内膀胱部受压。这一正常表现需要与膀胱内肿物或盆腔内肿物造成的外在压迫相鉴别。脐尿管残留也可见于膀胱顶部。新生儿可根据体重预测膀胱容积,年长儿则可根据年龄。对于 1 岁以下的婴儿,体重(kg)×7 即为预测的膀胱容积(ml)。对于 1 岁以上的儿童,(年龄+2)×30 即为预测的膀胱容积(ml)。超声检查是正常膀胱壁厚度的最佳检查方法,当充盈时不大于 3mm,收缩时为 6mm。

尿道

女性尿道与男性后尿道的解剖一致。女性尿道的解剖学特征包括膀胱颈的内括约肌、肌间切迹、在尿生殖膈或尿道外括约肌水平的膜状尿道,以及舟状窝。

正常男性尿道的组成包括前列腺部或后尿道、膜部、球部以及阴茎部。男性尿道前列腺部的正常解剖包括内括约肌、肌间切迹和精阜。尿道膜部穿过尿生殖膈或尿道外括约肌,延续为尿道球部、阴茎部,以及舟状窝。肌间切迹在后尿道中部精阜水平产生压痕,因为该部位有丰富的胶原组织(前部更为显著)。精阜指尿道前列腺部后壁的局部隆起,成对的射精管开口于此,表现为后尿道前列腺部后壁上小的卵圆形充盈缺损。精阜皱襞是从精阜远端延伸到后尿道的皱襞,在尿道影像上可以表现为圆形压迹。

控制膀胱的肌肉包括膀胱逼尿肌,膀胱颈部和尿道内括约肌,以及尿道外括约肌。尿道也受尿生殖膈水平盆底横纹肌的间接影响。

先天解剖变异和畸形

肾脏

肾缺如(单侧和双侧)

真性肾缺如通常是由于输尿管芽与同侧后肾胚芽连接失败导致的。单侧肾缺如占活产儿的 1∶1000。真性单侧肾缺如患儿合并同侧输尿管以及膀胱三角区的缺如。肾缺如伴膀胱发育正常,单可以见到远端输尿管时提示为多囊性肾发育不良。联合畸形包括 VACTERL、单角子宫、双子宫、女性 Mayer-Rokitansky-küster-Hauser 综合征、男性精囊囊肿、输精管缺如及男性睾丸网囊性发育不良(框 111-1)。

框 111-1 单侧肾发育不良的相关生殖畸形
女性
• 阴道缺如或发育不良
• 子宫缺如
• 中线结构融合失败(Müllerian 衍生物)
• 双角子宫,双子宫
• 阴道斜隔梗阻和子宫斜隔和阴道积水,阴道积血,输卵管积血
• 革氏囊肿
• 同侧子宫角和输卵管缺如(单角子宫)
男性
• 同侧畸形
• 附睾缺如
• 精囊缺如
• 输精管缺如
• 睾丸发育不全
• 精囊腺囊肿

双侧肾发育不全均为致死性,在活产儿中发生率为 1∶10 000~3∶10 000。男孩比女孩多见。肺发育不全是引起死亡的主要原因,可合并新生儿气胸和纵隔气肿。患儿出生时表现为:小胸廓,特殊面容(小颌畸形,鹰钩鼻,内眦赘皮,耳低位),肢体畸形(手指紧并,髋脱位,马蹄足)。

影像 超声检查可显示肾脏缺如和肾上腺形态异常(延长或呈椭圆形),而不是正常的三角形或 Y 形(图 111-14)。由于肾上腺的胚胎发育完全独立于肾脏,所以即使当肾脏未达到肾窝水平,肾上腺的位置也是正常的。超声检查和磁共振(MRI)是评价女孩子宫和阴道,以及男孩精囊囊肿最常用的检查方法(图 111-15)。由

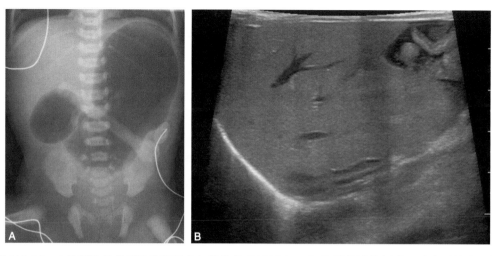

图 111-14 女性新生儿单侧肾发育不良与伴发的 VACTERL。**A,**腹部仰卧位照片显示为近端十二指肠显著扩张,即所谓"双球征"。远端肠管无明确充气。手术证实存在合并食道闭锁(远端瘘)与十二指肠闭锁。**B,**通过右肾窝的纵向超声图像明确先天性右肾缺如。右侧肾上腺异常延长

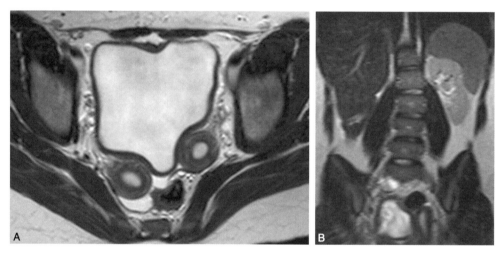

图 111-15 14 岁女孩单侧肾发育不良与 Mullerian 畸形。**A,**轴位 T2WIMRI 图像通过骨盆显示两个分离的子宫角,说明是双角子宫。**B,**冠状位单次激发快速自旋回波图像通过腹膜后明确先天性右肾缺如

于 VUR 进入孤立肾的发生率增高,出于保护肾实质的需要,建议尽早检查以便排除反流。

异位肾(盆腔异位肾和胸腔异位肾)

肾脏未能迁移到恰当的肾窝位置即诊断为异位肾,发生率是 1∶800~1∶1000。盆腔肾是异位肾的最常见类型(约占 60%)。盆腔肾易发 VUR,约 10%的儿童盆腔肾可能是其唯一的肾脏。部分患儿可见双侧盆腔肾,双侧肾脏可融合在一起。胸腔异位肾是异位肾最少见的形式,发生率小于 5%。本病可独立存在,其横膈完整;但更常见于较大的波氏孔疝。异位肾可合并旋转和血供异常。

影像 在超声检查中,盆腔肾的肾盂肾盏系统主体位于肾外,导致肾脏影像缺乏正常的肾中央回声复合体。皮髓质的界限可能模糊不清(图 111-16)。由

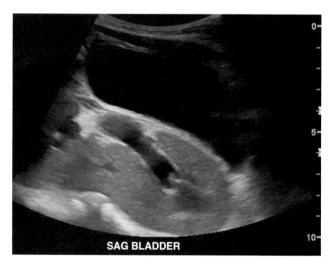

图 111-16 5 岁男孩盆腔肾。骨盆纵向超声图揭示异位肾位于膀胱后方。肾脏未旋转,肾门与肾外肾盂朝向前方

于输尿管相对于肾盂的方向异常阻碍引流,导致盆腔异位肾多合并 UPJ 梗阻。肾核素扫描既可定位也可显示异位肾的形态,CT、MRI 和尿路成像具有辅助作用。胸腔肾位于后纵隔,在胸片上可误诊为常见于此区域的神经源性肿瘤。

融合异常:马蹄肾和交叉异位肾

马蹄肾

马蹄肾是最常见的肾脏融合畸形,在尸检中占 1:400~1:1000。由形似 U 形的肾脏形态而得名,主要是由于肾下极融合所致,与上极相比下级更向内侧靠近(图 111-19)。称为峡部的桥接组织主要是由功能性肾组织构成而不是纤维组织。峡部位于肠系膜下动脉起始部下方。本病是由于妊娠 6~7 周,盆腔后肾胚芽的宫内融合所致。马蹄肾的血管供应变化差异大,可起自腹主动脉、髂动脉以及肠系膜下动脉。

临床表现 马蹄肾可无临床症状;但 UPJ、VUR 及输尿管重复畸形的发生率增高,患儿好发尿石症和感染。因为马蹄肾横跨脊柱,并缺乏肋骨保护,直接创伤时容易受伤。文献报道称与正常肾脏相比,马蹄肾患者患 Wilms 瘤的风险稍高。

影像 超声检查显示双侧肾脏的上极均位于脊柱旁较低的位置。峡部位于腰椎前方,轻微压迫推挤肾前肠管有助于马蹄肾的显示。肾脏长轴异常,可呈弯曲状(图 111-20)。因旋转异常致肾盂朝向前方及肾外肾盂是常见表现。CT 与 MRA 可用于明确肾动脉解剖。在腹部创伤的情况下,CT 也能很好地显示肾实质和集合系统损伤。MRU 或肾核素扫描可用于评价 UPJ 梗阻。排泄性膀胱尿道造影(VCUG)有助于评价 VUR。

交叉异位肾

临床表现 交叉异位肾指双侧肾脏位于脊柱一侧;异位的肾脏(常为左肾)多位于下部,可跨越脊柱。这种畸形见于 1:7500 的儿童,男孩较女孩更常见,是继马蹄肾之后肾脏第二位常见的融合畸形。输尿管从下肾跨过中线在正常位置进入膀胱。虽然大多数情况下两个肾脏都是垂直走行,但相对于上位肾,下肾也可见倾斜或水平走行(图 111-23)。上位肾(未交叉肾)的位置也可能较低。将近 85% 的交叉肾融合被正常的肾筋膜包绕——因此称为交叉融合异位肾。当疑诊为任一类型异位肾时,动脉血管都可能存在异常,盆腔肾,特别是较低的肾脏,可存在旋转异常。

影像 影像表现为一侧肾窝空虚,两个肾脏共同位于脊柱对侧(图 111-24)。MRI 和 CT 显示两根独立的输尿管,每支进入膀胱三角区的正确位置。多普勒

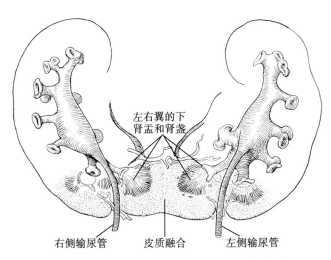

图 111-19 马蹄肾下极融合,上极分离,未旋转。肾盂在肾脏前方(Redrawn from Kelly HA,Burnam CF. *Diseases of the kidneys,ureters and bladder*. 2nd ed. New York:Appleton;1922.)

左右翼的下肾盂和肾盏
右侧输尿管　皮质融合　左侧输尿管

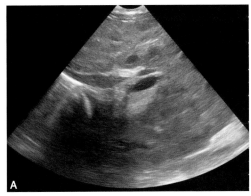
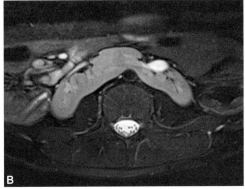

图 111-20 马蹄肾。A,通过腹膜后超声斜冠位图像显示马蹄肾实质峡部,覆盖在腹主动脉上。可见肾脏长轴异常。B,轴位 T2WI 脂肪抑制 MRI 图像显示中线上的肾脏仅位于肠系膜下动脉下方水平。肾脏旋转异常伴集合系统朝向前方

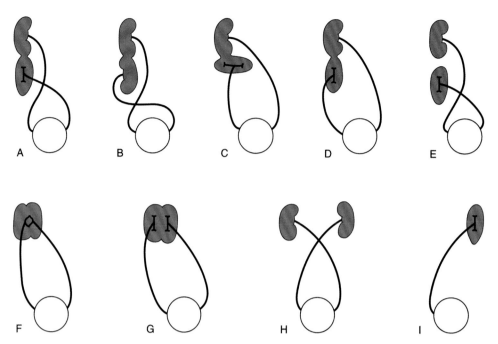

图 111-23 交叉异位肾的多种类型。A,单侧融合肾(下肾异位)。最常见的形式。B,乙状或S形肾。C,L形肾。D,单侧融合肾(上肾异位)。E,交叉异位肾无融合。F,单侧盘状肾。G,单侧团块肾。H,双侧交叉异位。I,孤立肾的交叉异位(孤立交叉异位肾)

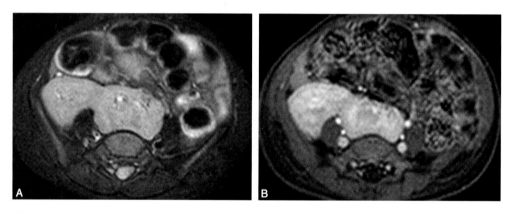

图 111-24 2 岁女孩交叉融合异位肾的 MR 图像。A 和 B,轴位 T2WI 和 T1WI 增强后脂肪抑制图像显示肾脏融合,双肾位于中线右侧。左(下)部分覆盖在脊柱上

超声检查可用于显示从正常 UVJ 喷射出来的尿液。超声检查、MRI 和 CT 可观察到融合处的小凹痕。

输尿管

肾盂输尿管连接部

肾盂和输尿管的交界部(UPJ),可能分界清晰,也可能分界模糊。外来的充盈缺损或局部狭窄常见于 UPJ 区域,但并不导致肾积水。下极动脉在输尿管近 UPJ 处可形成小的外来缺损或切迹。偶尔可见输尿管近端明显扭曲而不伴随梗阻,这一征象可暂时或持续存在。正常婴儿尿路造影时,可以见到上输尿管残留

的胎儿皱褶,输尿管的轻度延长和迂曲以及中段输尿管的轻度扩张。这些特征被认为是胎儿残存的征象,会在儿童早期消失。

重复畸形

输尿管重复畸形(肾盂和输尿管重复畸形)是泌尿系最常见的畸形之一(图 111-28)。不完全重复畸形时,肾盂分裂,两根输尿管在其走行的不同水平汇合后进入膀胱。完全重复畸形时,两支输尿管全程独立走行。引流肾脏上极的输尿管正常地进入膀胱,比下极输尿管更近尾端、更靠内侧(Weigert-Meyer 规则)且其黏膜下段更长。输尿管重复畸形单侧常见,也可见于双侧。除非合并其他先天性疾病或获得性疾病,否

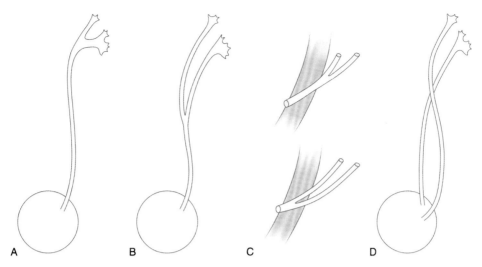

图 111-28　输尿管重复的多种形式。A,分支肾盂。B,部分输尿管重复(Y-输尿管)。C,不完全输尿管重复,伴随输尿管在膀胱附近或进入膀胱壁后汇合(V-输尿管)。D,完全输尿管重复,输尿管开口独立。上极输尿管比下极输尿管开口远而且靠内侧

则输尿管重复畸形无临床意义。输尿管异位、VUR、尿路感染以及先天性 UPJ 梗阻会在后面的章节中讲述。

　　输尿管重复畸形的变异包括副输尿管或输尿管残肢。副输尿管起源于膀胱上的正常输尿管远端,为一管状结构,沿着正常输尿管向头侧延伸,末端呈盲端,未与肾盂肾盏系统或肾实质连接。输尿管残肢长度各异,可从几厘米到狭窄的索条状,几乎延伸到肾脏。

　　三根输尿管重复畸形是另一少见畸形,本病从肾脏发出三根输尿管,一支发自肾上极,第二支发自中央区,第三支发自肾下极。三支输尿管可独自引流尿液到膀胱,或一支异位终止;异位输尿管引流的肾实质通常较小,并且功能差。第二种类型为,三支输尿管中的两支可在腰部汇合形成 Y 形输尿管,与第三支正常输尿管一起引流到膀胱。第三种类型为,三支输尿管在腰部汇合形成共同的远端输尿管引流到膀胱。半数以上的三根输尿管重复畸形不符合 Weigert-Meyer 规则。此外,另有单个肾脏发出四根输尿管的文献报道。

膀胱

　　膀胱耳是膀胱的正常外侧突出物(图 111-31),最常见于 6 个月以下的婴儿,为一暂时性突起,在膀胱部分充盈时最明显。膀胱耳代表膀胱的腹膜外疝,是膀胱通过腹股沟内环进入腹股沟管形成的。膀胱耳合并腹股沟疝提示完全或部分的鞘状突。特殊情况下,同一位置的直肠也会出现局部突出,形成正常的解剖变异,称为直肠耳。

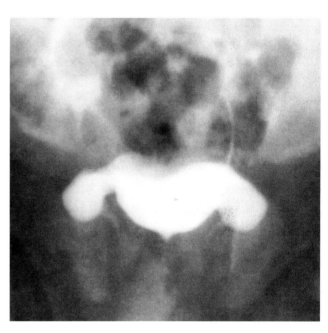

图 111-31　膀胱耳。一例正常婴儿的排泄性尿道照片显示膀胱暂时的外侧疝("膀胱耳")

尿道

　　一些正常表现需要与病变相鉴别,包括男性后尿道的正常解剖皱褶、排尿和包皮伪影。正常的解剖皱褶在男性后尿道很常见,不应与先天性膜式梗阻混淆。鉴别点在于解剖皱褶不会导致后尿道的扩张或使尿流变细。

　　排尿伪影见于男性排尿时。在阴茎阴囊连接部水平尿流受尿道形状的影响而变形,不应与尿道海绵体部梗阻相混淆。无尿流受阻的排泄性尿路照片可明确

诊断。

包皮伪影是由于包皮紧缩所致,从而使远端尿道变窄。这一征象也与尿道狭窄相似。排尿时缩短包皮即可显示正常。

临床医生须知

- 肾脏数目,位置,径线,回声,以及重复畸形的表现。
- 在 VCUG 中基于婴儿体重和年长儿年龄获得的膀胱预期容积。
- 单侧肾不发育及其伴随畸形。
- 异常肾上腺的形态(延长或椭圆形)。
- UPJ 梗阻,VUR,输尿管重复畸形,尿石症,肾融合畸形的感染。

关键点

泌尿和生殖系统在胚胎发育上密切相关。

新生儿肾脏在出生后头几天功能不成熟,GFR 和尿量减低,浓缩能力差。

儿童肾脏图像表现多样,包括肾柱、实质联合缺损、皮质边缘扇贝样、小叶间分隔、驼峰状隆起、肾门皮质显著及锥体低回声。

肾脏长径与年龄,身高和体重相关。

马蹄肾患儿中 UPJ 梗阻、VUR、输尿管重复畸形及直接创伤损伤的发生率高。有报道其患 Wilms 瘤的风险也略增高。

交叉、融合肾的下肾输尿管跨越中线在正常位置进入膀胱。

输尿管重复畸形可为部分性或完全性。不完全重复者的两个肾盂和两支输尿管在走行中任何部位都可能汇合,成为一支输尿管继续向下走行。完全重复畸形中两支输尿管全程独立走行。

推荐阅读

Fernbach SK, Feinstein KA, Schmidt MB. Pediatric voiding cystourethrography: a pictorial guide. *Radiographics*. 2000;20(1):155-168.

Glodny B, Petersen J, Hofmann KJ, et al. Kidney fusion anomalies revisited: clinical and radiological analysis of 209 cases of crossed fused ectopia and horseshoe kidney. *BJU Int*. 2009;103:224-235.

Moore KL, Persaud TVN. The urogenital system. In: *Before we are born: essentials of embryology and birth defects*. 7th ed. Philadelphia, PA: WB Saunders; 2003

Patel U. *Congenital anomalies of the bladder imaging and urodynamics of the lower urinary tract*. London, U.K.: Springer; 2010:23-27.

Shapiro E. Clinical implications of genitourinary embryology. *Curr Opin Urol*. 2009;19(4):427-433.

参考文献

Full references for this chapter can be found on www.expertconsult.com.

第 112 章

影像技术

AMY B. KOLBE, LARRY A. BINKOVITZ, M. BETH MCCARVILLE, J. DAMIEN GRATTAN-SMITH, and BRIAN D. COLEY

放射检查方法

静脉尿路造影术

过去,静脉尿路造影(intravenous urography,IVU)是肾脏和集合系统成像的首选影像检查方法,但已被 MRI 和 CT 取代,在现今的儿科实践中很少被使用。静脉尿路造影通过含碘造影剂的生理性排泄,观察肾脏皮质,髓质和集合系统。可得到肾脏实质、集合系统的解剖细节,以及有关肾功能的一般信息。

首先照腹部正位片,用以发现钙化或肿物,然后静脉注射低渗高碘对比剂,剂量为 2ml/kg(最大量150ml),以在肾小管和集合系统获得最佳碘浓度。照片顺序存在个体化差异。注入对比剂后 1~2 分钟采集第一张正位片,为肾实质期,根据这张图像决定后面的图像采集。通常情况下,约 5~10 分钟采集图像可观察肾脏和集合系统,包括膀胱。俯卧位时,由于对比剂的重力作用,使得位于前方的肾盂和近端输尿管可以得到更好的显示。

肾实质期可对肾功能提供大体评估,也可提供肾脏径线和肾脏轮廓的信息。肾脏显示不清晰提示在获得最佳的对比剂血浆浓度方面存在技术问题,或存在某种程度的肾脏功能障碍或减低。肾影致密而时间延长提示肾脏集合系统或肾小管梗阻,低血压,血容量不足或急性小管坏死。

逆行尿道造影术

逆行尿道造影术在儿童不常使用,但有时用于男孩,以评价骑跨伤或骨盆创伤时可能存在的尿道损伤或断裂。将小号导尿管导入前尿道或稍越过舟状窝,堵住尿道口。患者为倾斜体位,注入少量对比剂以评价尿道到外括约肌水平。外括约肌痉挛有时阻止后尿道近端充盈。女孩很少进行逆行尿道造影,检查的关键是将小号带扩张球囊的 Foley 管尖端置于尿道内,固定于会阴,然后进行尿道逆行造影。

排泄性膀胱尿道造影

排泄性膀胱尿道造影(antegrade voiding cystourethrography,VCUG)是了解膀胱解剖的传统检查方法,可研究男性尿道解剖,明确膀胱输尿管反流(vesicoureteral reflux,VUR)。用碘浓度为 80~100mg/ml 的稀释无菌对比剂,利用重力作用充盈膀胱。预测膀胱容积(ml)的具体方法为:小于 1 岁的幼儿是公斤体重乘以 7;1 岁以上儿童是年龄加 2,乘以 30。

膀胱早期充盈图像用于判断输尿管囊肿或肿物。膀胱全充盈像侧斜位投照以判断 VUR。排尿照片用于评价膀胱和尿道(特别是男性尿道),并用于发现仅发生于排尿期的 VUR。排尿后采集膀胱图像显示残余尿量,采集肾脏图像以显示造影剂反流至肾的情况。新生儿应至少进行两次充盈与排尿循环,以增加 VUR 检出的概率。脉冲透视下,保留末张图像,以及录像均是减少辐射的重要影像策略。

超声

对比剂排泄性超声检查

向膀胱内滴注超声对比剂使得超声检查可以评价 VUR,而不必接受电离辐射。这些微泡对比剂由脂质、蛋白质或聚合物组成的外壳,内部包绕气体构成,内部气体大多数是全氟化碳。这种气体在超声图像中具有高度反射率(图 112-2),甚至注入极少量时也可检出。当膀胱冲盈时,将超声探头间歇置于膀胱、尿道及肾脏上。在灰度图像上,微泡有回声反射。很容易发现反流到输尿管和肾脏的对比剂(图 112-3)。虽然造影不

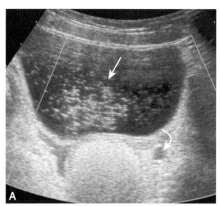
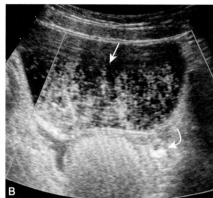
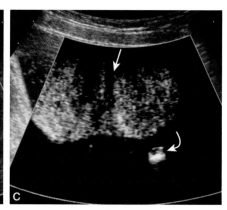

图 112-2　对比剂膀胱超声检查。膀胱注入超声波对比剂后横轴位。A,灰阶图像,对比剂表现为膀胱内高回声物质(直箭号),被无回声的尿液包绕。可见左侧远端输尿管反流(弯箭号),但比较难以观察。B,色彩覆盖技术能更好地显示对比剂,为膀胱(直箭号)和远端输尿管内明亮的橘黄色物质(弯箭号)。C,通过排除非对比剂的背景组织,减法技术进一步强调对比剂。膀胱内(直箭号)和输尿管(弯箭号)对比剂非常明显

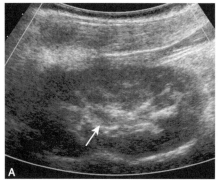
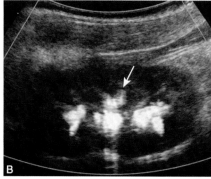
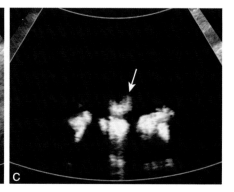

图 112-3　对比剂强化膀胱造影检查。肾脏超声波纵轴图像,对比剂排泄期超声图像。灰阶(A)证实反流入肾集合系统(箭号),色彩覆盖(B)以及减法图像(C)

可避免需要插导尿管,但确可避免放射辐射。结果提示对超声对 VUR 的敏感性不逊于排泄性膀胱尿道造影。对比剂排泄性超声检查的反流评分系统已经建立,与国际 VCUG 评分系统相似。该检查也可能显示尿道,但仍存在质疑。

肾脏超声检查

　　超声是检查婴儿和儿童肾脏和膀胱的理想的检查方法,因为儿童脏器体积小,缺乏腹部脂肪,并且超声无电离辐射。多种换能器频率和换能器设计(如扇形,相控式,曲线形和线性阵列)可供选择。多普勒超声对于检测血流、了解动脉灌注及排除静脉血栓具有重要价值。采用频谱多普勒超声分析测量血流参数,包括心脏收缩峰值速率,舒张末期速率以及加速时间。正常肾动脉具有迅速的收缩期上升过程,加速时间是

70 毫秒或更短,可见早期收缩峰。正常肾动脉阻力指数取决于患者年龄;在早产儿可能高达 0.9,在生后头几个月就降至成人的 0.7 左右。

　　在年幼儿,建议在进行泌尿超声检查的同时进行膀胱检查。当探头置于耻骨上区,婴儿充盈的膀胱很容易排空。肾脏需要进行纵轴和横断面观察。肾脏为卵形实质器官,皮质为细小的中等回声,皮髓质交界部表现为边界清晰的、由弓形动脉产生的强回声,髓质则表现为较大范围的金字塔状低回声。与年长儿相比,新生儿和年幼儿皮质回声较高,髓质椎体回声更低(图 112-5)。早产儿皮质回声较肝脏和脾脏高,新生儿和年幼儿为等回声,在年长儿逐渐减低。从婴儿肾脏回声模式转变为儿童模式,通常发生在 6~9 个月(图 112-6)。正常儿童超声测量右肾和左肾长度,都是基于高度和年龄,见表 112-1。

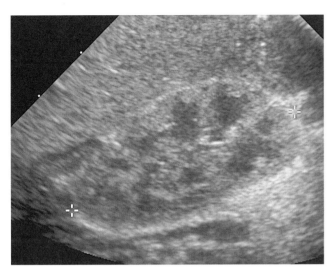

图 112-5 正常新生儿肾脏。纵轴超声波图显示右肾皮质较邻近的肝脏轻度回声增高。低回声的髓质锥体非常明确

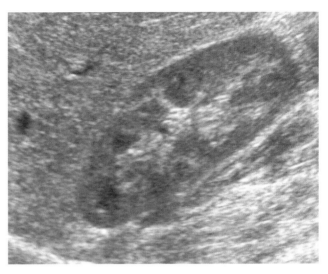

图 112-6 正常儿童肾脏。5 岁儿童纵轴超声图像显示肾皮质相对于邻近肝脏回声低。髓质锥体仍很明显。注意肾窦的轻微回声，是缺乏肾窦脂肪的结果

表 112-1 儿童正常超声波肾脏长径基于身高和年龄

| 对象 | | | 左侧肾脏长度 | | | | | 右侧肾脏长度 | | | | |
| 身高（cm） | 数量 | 年龄范围 | 均值 | 可信区间 | | 正常限值 | | 均值 | 可信区间 | | 正常限值 | |
				5 分位	95 分位	低	高		5 百分位	95 百分位	低	高
48~64	50	1~3 个月	50(5.5)	42	59	35	65	50(5.8)	40	58	35	65
54~73	39	4~6 个月	56(5.5)	47	64	40	70	53(5.3)	50	64	40	70
65~78	17	7~9 个月	61(4.6)	54	68	45	75	59(5.2)	52	66	45	70
71~92	18	1~2.5 年	66(5.3)	57	72	50	80	61(3.4)	55	65	50	75
85~109	22	3~4.9 年	71(4.5)	61	76	55	85	67(5.1)	59	75	55	80
100~130	26	5~6.9 年	79(5.9)	70	87	60	95	74(5.5)	65	83	60	85
110~131	32	7~8.9 年	84(6.6)	73	93	65	100	80(6.6)	70	91	65	95
124~149	27	9~10.9 年	84(7.4)	75	97	65	105	80(7.0)	69	89	65	100
137~153	15	11~12.9 年	91(8.4)	77	102	70	110	89(6.2)	82	100	70	105
143~168	22	13~14.9 年	96(8.9)	84	110	75	115	94(5.9)	85	102	75	110
152~175	11	15~16.7 年	99(7.5)	90	110	80	120	92(7.0)	83	102	75	110

源自 Konus OL, Ozdemir A, Akkaya A, et al. Normal liver, spleen, and kidney dimensions in neonates, infants, and children: evaluation with sonography. *AJR*. 1998;171:1693-1698.

核医学

核素膀胱造影

核素膀胱造影用于评价 VUR，是透视下 VCUG 的替代方法。将放射性示踪剂（锝-99m-硫溶胶）和无菌盐水溶液经无菌导尿管直接注入膀胱，或在核素肾图显影后造影剂排泄至膀胱使之充盈，用射线照相机采集膀胱和肾区在充盈和排尿过程中的全程动态图像。数据采集以 10 或 60 秒为间隔，进行动态观察。当示踪剂沿输尿管走行区呈管状上升，或肾脏集合系统显影时即可诊断 VUR。示踪剂剂量取决于膀胱容积：膀胱容积约 300ml 需 300mCi，更大膀胱容积需 600mCi。推荐进行二次膀胱造影的患儿包括 2 岁以下儿童，既往证实 VUR 或高度怀疑 VUR 的儿童，以及对于未达到预

期膀胱容积即排尿的儿童。流程与 X 线排泄性膀胱尿道造影相同;但是,在第一排尿循环后需将导管留置于膀胱,用于再次充盈膀胱重复排尿。和 VCUG 一样,二次检查可以提高阳性诊断的检出率,与单次排泄性造影相比,二次检查时 VUR 的检出率可提高 10%~15%。

核素膀胱造影较透视下 VCUG 有三个主要优势:提高 VUR 检出率(约提高 20%)(图 112-8),高级别 VUR 的检出率更高,以及减少辐射剂量(10 倍)(表 112-2)。核素膀胱造影的劣势包括缺乏对尿道和集合系统解剖结构的细节观察,对膀胱异常的诊断能力有限(例如输尿管周围憩室);此外,核素膀胱造影 VUR 分度无 VCUG 精细。核素膀胱造影 VUR 分度分为低度、中度和高度,粗略相当于透视分度的 1 级(低度)、2 级或 3 级(中度)和 4 级或 5 级(高度)。

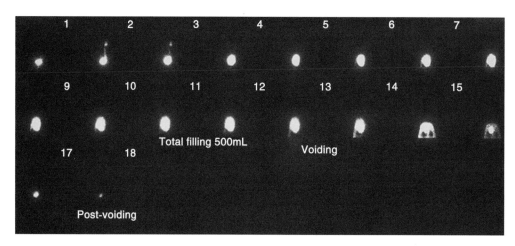

图 112-8 膀胱输尿管反流。研究早期,核素膀胱造影一过性膀胱输尿管反流,后来完全引流,在排尿期不再重现。核素膀胱造影的连续图像使得一过性反流得以证实,可能在透视下进行的排泄性膀胱输尿管造影中被遗漏

表 112-2 男孩和女孩有效辐射剂量(mSv)			
年龄	VCUG	RNC	VCUG/RNC
男孩			
0	0.104	0.024	
1	0.121	0.024	5.4
5	0.162	0.024	
10	0.233	0.048	4.9
女孩			
0	0.137	0.024	
1	0.164	0.024	7.6
5	0.246	0.024	
10	0.522	0.048	10.9

RNC,放射性核素膀胱造影;VCUG,排泄膀胱尿道造影

排泄性肾功能检查

排泄性肾功能检查用于区分梗阻性与非梗阻性肾积水。本检查基于积水肾脏相对于正常肾脏的功能进行评估,在利尿剂(静脉注射 1mg/kg 速尿)作用下,测量放射性示踪剂(锝-99m 或锝-99m 二亚乙基三胺五乙酸)自肾盂的排泄率,输尿管积水则测量输尿管,试图量化尿路梗阻程度。肾排泄图像采用时间强度曲线即肾图表示;利尿后正常,可疑和梗阻的排泄模式,定义为冲刷,见图中描述(图 112-10)。另外,注入利尿后,集合系统内半数示踪剂通过肾盂输尿管交界部的时间定义为利尿 $T^{1/2}$,分为正常(0~10 分钟),可疑(10~20 分钟),或梗阻(>20 分钟)模式。这些数值对于区分年长儿和成人的梗阻性与非梗阻性肾积水是非常有用的。然而,对于大量常规产前超声检查诊断的肾积水的小婴儿,采用这些指南容易被误诊为梗阻性肾积水。小婴儿的扩张肾盂的高容量和相对较低的尿液排出,使得本检查在小于 2 岁儿童中的精确性受到限制。肾积水量的增加,积水肾的肾脏功能降低,以及冲刷曲线恶化,均提示显著梗阻的可能(图 112-12)。

肾皮质显像

肾皮质显像用于评价急性肾盂肾炎及其后遗症,萎缩性肾盂肾炎瘢痕,或识别功能性肾组织。皮质扫描也可用于明确肾脏融合或异位畸形,尽管如此,超声因具备无电离辐射、实用性高、解剖细节显示清晰及费用低廉等优势,仍是首选的检查方法。

肾皮质扫描通常采用锝-99m-二巯丁二酸。该物

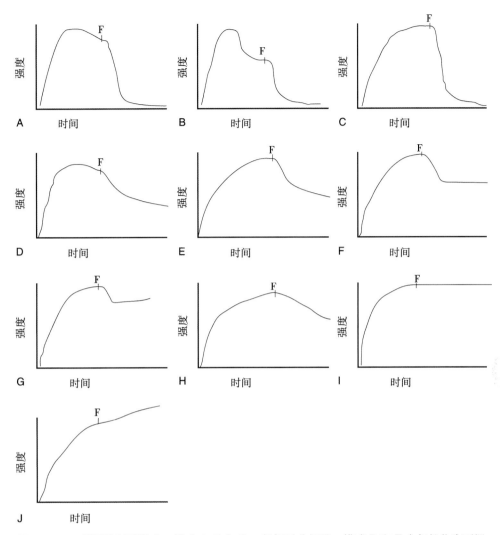

图 112-10 利尿性肾图模式。模式 A、B 和 C 一般提示非梗阻。模式 D 和 E 在年长儿为可疑，但是在新生儿和小婴儿肾积水，通常提示无梗阻。模式 F 和 G 经常提示流动相关性梗阻。模式 H、I 和 J 在年长儿一般提示梗阻，但是在无梗阻性肾积水新生儿和婴儿中常见。F，速尿注射

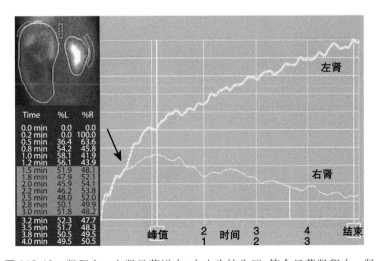

图 112-12 肾积水。左肾显著增大，中央为缺失区，符合显著肾积水。肾图显示示踪剂聚集和滞留，在注射利尿剂后无明确洗出。注意双侧肾图曲线在注射示踪剂后头几分钟互相叠加（箭号），提示均分的肾功能，如同功能表中 1.5~3 分钟所示

质被提取并结合到近曲小管细胞,不在髓质或集合系统积聚,这导致扫描图像表现为皮质摄取而髓质和肾窦无摄取形成中央相对缺失(图112-13)。图像一般在注射后2~3小时采集,应由针孔准直器或双摄像头单光子发射断层扫描仪进行采集。显示急性肾盂肾炎的准确度超过95%。缺失表现为模糊的示踪剂摄取减少区不伴随容积缩小,与急性肾盂肾炎更加一致,而三角形、界限清晰的示踪剂摄取减少灶,伴随容积缩小,通常认为是萎缩性瘢痕(图112-14),也可能与局部肾发育不良有关。大多数感染区域吸收后不遗留瘢痕,特别是年长儿,但可能直到急性感染后6个月或更长时间以后才被吸收。因而,明确诊断瘢痕需要在急性感染后至少6个月后随访复查。皮质扫描时显示圆形缺损应进一步进行超声检查,判断是囊肿或是肿物。

肾脏其他核素扫描

采用核素影像技术进行肾功能定量分析是可能的。肾图或者皮质核素扫描时,在示踪剂排出肾盂前,可评价每侧肾脏的相对功能。每侧肾脏的感兴趣区画出一条后像图像,相对功能按照全肾数值的百分数计算。正常值是50%±5%。分别以锝标记巯替肽和二巯丁二酸的肾小球滤过率或有效肾血流量进行绝对肾功能定量分析,但是这些技术需要1~4个血液标本。肾功能在出生后2年内迅速增加并达到成人水平,2岁以内需要参考体表面积进行校准,[正常值范围为80~140ml/(min·1.73m^2)]。

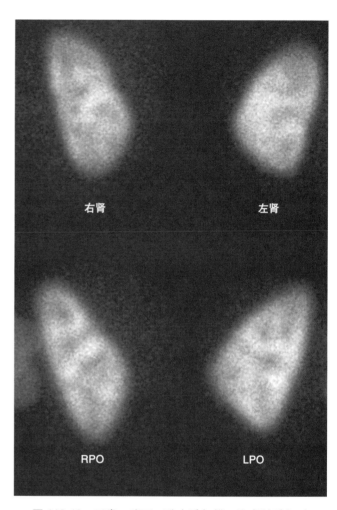

图112-13 正常二巯丁二酸皮质扫描。注意髓质相对放射性缺失区,因为Henle祥较深部位不摄取。同时还显示两极区域强度减低,因为肾皮质相对较薄,与肾中部比较。LPO,左后斜位;RPO,右侧后斜位

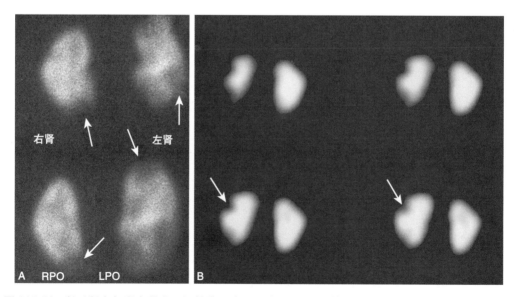

图112-14 肾盂肾炎与瘢痕形成。A,针孔二巯丁二酸(DMSA)图像,分离摄取评价显示双侧放射性缺失,相当模糊不清,与肾实质容积减少无关(箭号),提示肾盂肾炎。B,冠状位单质子发射计算机断层扫描葡庚糖酸盐图像显示边界清晰的楔形缺损(箭号),提示肾脏瘢痕。葡庚糖酸盐已大多数被DMSA替代行冠状位皮质核素扫描,因更佳的结合特点。LPO,左后斜;RPO,右后斜

计算机断层扫描

　　CT 是当今最强大的影像工具之一。高质量的 CT 可以应用于各种年龄和体型的患者,不受骨骼或肠道气体影响。对于儿童,安慰、程序的解释、家长陪同、患儿的镇静与制动均有助于成功的检查。多排扫描仪扫描迅速,大多数患者可不需要镇静。多平面重建,特别是冠状面,可显示泌尿集合系统的全貌。

　　无对比剂的平扫图像用于显示钙化或肾结石,但是大多数泌尿生殖系统疾病都进行增强 CT 检查。肾脏病变和腹部血管的评价需要增强扫描。延迟扫描用于评价集合系统的完整性(例如外伤后),评价输尿管全程、肾脏肿物和囊肿。CT 辐射剂量应根据患者体型而减少与最优化。扫描程序基于特定 CT 扫描仪和检查所要获得的信息。CT 通过显示肾脏皮质、髓质和集合系统强化的过程,可以对肾功能及解剖做出一定的评价。

磁共振成像

　　MRI 具有优秀的组织分辨率、多平面成像与集功能与解剖信息为一体的能力。患者检查前认真的准备和扫描过程中规范的扫描技术,对于获得高质量图像是必需的。常用的图像参数见表 112-3。

表 112-3　MRU 标准成像参数

	2D T1WI	2D T2WI	3D 尿路成像	3D 动态	后 IR	后 3D HR
序列	TSE(ETL=2.3)	TSE(ETL=29)	TSE(ETL=122)	3D GRE	TSE(ETL=9)	3D GRE
方向	轴位	冠位	冠位	冠位	冠位	矢状位
TR(ms)	6000	6000	呼吸门控	3.30	2000	3.5
TE(ms)	144	200	360	1.15	7.5	1.27
带宽	137Hz/pixel	200Hz/pixel	326Hz/pixel	590Hz/pixel	241Hz/pixel	530Hz/pixel
层厚(mm)	3.0	3.0	1.1	2.0	3.0	1.0
层数	20	19	60	32	13	160
观察野(mm)	160×120	220×172	230×220	240×195	192×192	240×165
相位 o/s	100%	100%	0	0	100%	0
激励	3	2	2	1	2	1
像素	320×216	256×160	256×220	256×220	256×243	256×256
操作	脂肪饱和	脂肪饱和	脂肪饱和 I-PAT=2	脂肪饱和 I-PAT=2	TI=165	脂肪饱和
扫描时间(min)	6:30	2:36	-5min	8sec(每单位体积)	3:42	2:21

　　集合系统和输尿管内的尿液在 T1WI 显示为低信号,T2WI 为高信号。T1WI 肾脏为易于观察的中等信号。肾皮质为中等信号,与脾脏接近,髓质锥体显示 T1WI 为较低信号。T2WI 肾脏为均匀高信号(图 112-16)。

磁共振尿路成像

　　MR 尿路成像(MRU)代表了尿路影像技术的崭新阶段,集清晰的解剖图像与功能图像于一项检查中,而且无电离辐射(图 112-17)。除了自旋回波 T1 和 T2WI,还可以通过注入含钆对比剂后,于连接部连续扫描得到动态图像,用于评价肾脏浓缩和分泌功能。对比剂动态观察与肾核素扫描相似,主要区别在于信号产生于肾实质,可与那些源于集合系统的信号分离。MRU 的基本作用是评价肾积水。其他作用还包括评价肾脏瘢痕与肾发育不良,鉴别儿童异位输尿管与尿失禁,以及了解肾脏肿物特点。

肾积水与梗阻性尿路病

　　肾积水是婴儿和儿童 MRU 最常见的征象。肾盂输尿管交界部梗阻是新生儿肾积水最常见的原因。部分发生于儿童期的肾积水,可因梗阻而导致肾脏损害。肾脏损伤不仅仅是尿流机械性损害所致,而是复杂作用所致,是多种血管活性因子和细胞因子交互作用所致,导致肾小球血流动力学和肾小管功能发生改变。

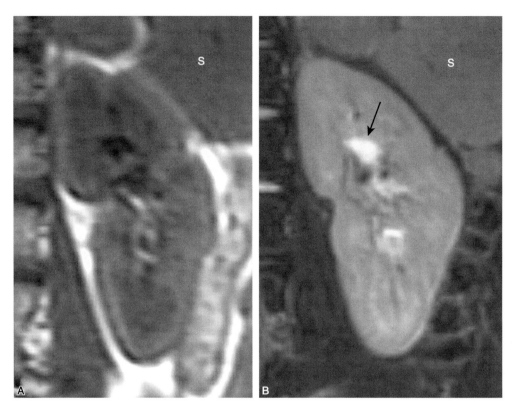

图 112-16　正常肾脏 MRI。A,冠状位 T1WI 显示肾皮质与邻近脾脏(S)等信号,髓质信号相对低于皮质。B,冠状位 T2WI 脂肪饱和图像显示与脾脏(S)相比,肾脏实质为弥漫性高信号,肾盂中央的尿液表现为高信号(箭号)

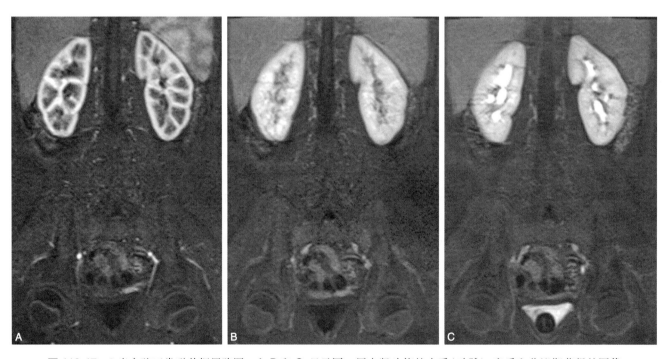

图 112-17　8 岁女孩正常磁共振尿路图。A、B 和 C,显示同一层在肾功能的皮质(动脉),实质和分泌期获得的图像

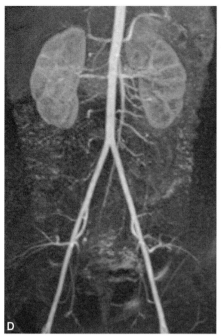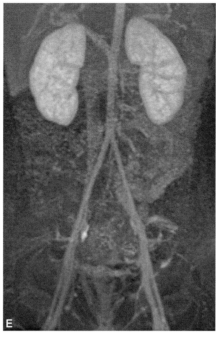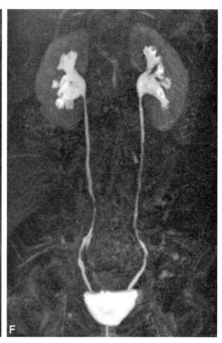

图 112-17（续）　D、E 和 F，是上述三个时间的最大密度投影

需要判断梗阻程度是否会导致将来肾功能的缺失，是否会影响儿童患者肾脏的发育。

对于儿童，梗阻通常为慢性和部分性。部分性梗阻导致尿液生成、尿液流出减少和肾盂扩张处于相对平衡状态。部分性梗阻导致尿液生成量与肾盂容积处于平衡状态，以至于肾盂压力处于正常范围。动态平衡可在使用利尿剂与梗阻加剧时被打破，这种失衡导致肾盂压力短暂上升。尚不清楚这些短暂的肾盂压力升高的频率、持续时间或严重程度是否会对肾脏损害和肾功能的进行性丧失造成影响。

MRU 的关键作用是在注射增强对比剂后，在利尿剂作用下，能够动态评价肾实质内信号强度改变。可通过观察肾脏对造影剂的灌注、滤过和浓缩效果，评价肾脏生理机能。

MRU 检查时，积水的肾脏受到来自造影剂（静脉注射）和利尿剂（在增强对比剂给药之前 15 分钟静脉注射速尿）的双重影响。肾脏对上述影响的反应决定了 MR 图像的表现。如果图像显示肾脏信号强度为匀称性，则该肾积水归类为代偿性肾积水系统——即，适应造影剂的影响，未增加肾盂肾盏系统的压力。然而，当信号强度改变为非匀称性，最常提示急性或慢性梗阻——即，造影剂的影响超出了肾脏引流能力，集合系统的压力增加。肾积水归类为失代偿的肾积水系统。失代偿相关征象包括 T2WI 实质水肿，肾盏排出液体延迟，肾图延迟和信号逐渐增强（图 112-20）。这两种模式预后不同：在代偿肾脏行肾盂成术后，预期肾功能可得到轻微改善，但失代偿系统术后则会发生显著改善。

肾脏实质既可以在高分辨 T2WI，也在肾图实质期进行定量分析。提示潜在的尿路病和永久性损伤的征象包括结构破坏，皮髓质分界不清，小的皮质下囊肿，和皮质 T2 信号减低。这些病例的肾图通常显示模糊变淡的斑片状对比剂强化，提示微血管损伤，以及肾小球和肾小管的损伤。这些图像可能反映肾脏损伤的组织学改变，基于肾小球数目减少，肾小球透明样变，皮质囊肿和间质炎症与纤维化。与尿路病的肾脏相比，水肿性肾脏一般表现为 T2WI 信号增高，以及肾图致密延迟。水肿通常或者见于失代偿性肾积水，或者见于急性肾盂肾炎。

解剖信息包括肾积水分度，确定输尿管管径的转变，和评价潜在病因，例如扭结，狭窄或血管骑跨。T2WI 和增强后延迟图像均可用于明确肾盂肾盏和输尿管解剖。T2WI 对于重度肾积水和（或）严重肾功能减低的儿童特别有帮助。容积 T2 和增强后图像能用于生成清晰的肾盂肾盏系统和输尿管容积重建图像。

先天畸形、肾瘢痕和发育不良

肾脏融合、位置和旋转畸形在 MRU 图像中清晰可辨。马蹄肾和异位肾可根据背景和叠加的组织进行分辨。特别是异位于盆腔的肾脏在 MRU 中显示清晰。与异位输尿管和多余肾相关的发育不全的肾脏，即使仅存在轻微的肾功能，也能够被发现。MRU 是评价输尿管异位相关尿失禁的首选检查方法（图 112-22）。

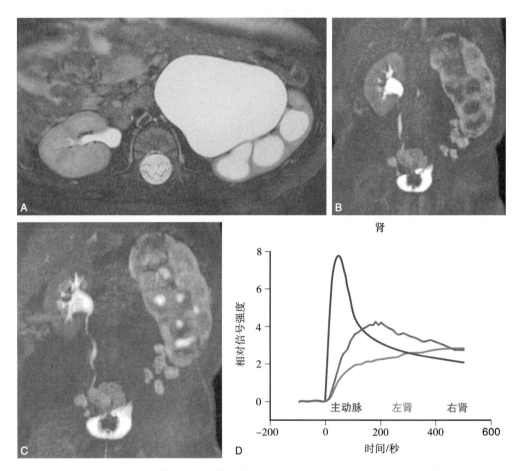

图 112-20　3 个月女孩失代偿肾盂输尿管连接部梗阻。A,轴位 T2WI 显示左肾显著积水,肾盏扩张肾实质变薄。在注射对比剂后,左侧肾盏分泌对比剂延迟(B),可见肾实质致密(C)。信号强度与时间曲线(D)显示左肾实质内信号逐渐增强,强化峰延迟

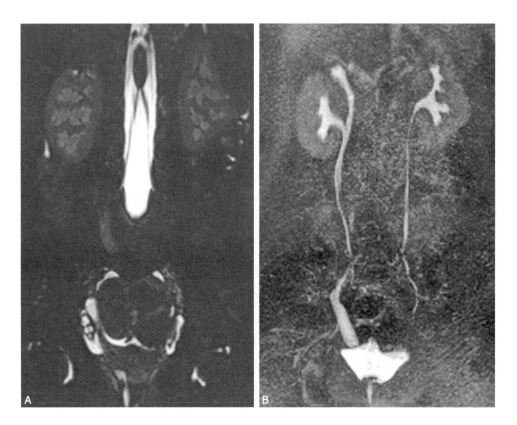

图 112-22　9 岁女孩异位输尿管开口尿失禁。T2WI(A)显示发育不良的右肾上极和小囊肿,可见扩张的输尿管延伸到膀胱底部以下。在对比剂后延迟最大密度投影图像(B),扩张的异位输尿管远端汇入引道

MRU 能够识别继发于肾盂肾炎的获得性局灶性瘢痕,并且根据占位效应和炎症改变,可以鉴别急性肾盂肾炎与已经形成的瘢痕。急性肾盂肾炎合并水肿、占位效应和肾脏肿胀。成熟瘢痕的特征是在 T2WI 中

肾脏容积缺失和轮廓缺损,动态灌注图像中显示灌注缺损,邻近肾盏扩张,提示壁外实质减少。瘢痕区显示无明确对比剂强化,提示局部的纤维化和微血管损伤(图 112-23)。

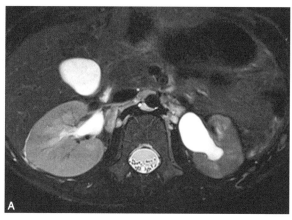 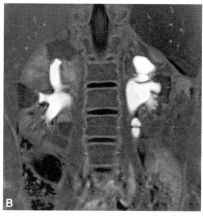

图 112-23 5 岁女孩肾脏瘢痕,有反复尿路感染病史。轴位 T2WI(A)显示较小的左肾肾实质结构紊乱,可见局灶性低信号。右侧可见轻微异常。注射对比剂后反转恢复图像(B)显示三角形信号减低,合并肾脏轮廓异常。瘢痕靠近肾盏

典型发育不良肾脏的影像表现包括:体积小,结构紊乱,正常皮髓质界限消失,皮质下小囊肿,T2WI 信号强度减低,灌注减低,模糊和斑片状肾图,以及异形肾盏。

临床医师须知

- 肾脏径线,回波反射特点,数目和位置,以及先天性畸形、梗阻、瘢痕或肿物病变的表现。
- 输尿管扩张和输尿管囊肿或膀胱外输尿管开口。
- VCUG 与核素膀胱造影的优势与劣势。
- MRU 的优势与影像表现。
- 儿童尿路疾病检测与随访的影像指南。

关键点

VCUG 是观察膀胱解剖细节、研究男性尿道解剖及确定 VUR 的检查方法。

核素膀胱造影评价 VUR 时,可替代 VCUG。优势包括连续显影,提高 VUR 的检出率,减少辐射剂量,以及检测高级别 VUR。劣势包括缺乏解剖细节信息,可能降低 VUR 分度级别。

对比剂增强排泄性超声检查对 VUR 检测的敏感性与标准技术相当。

膀胱排泄检查可提高婴儿 VUR 的检出率。

基于肾图的特征,利尿后核素肾图可以鉴别梗阻性与非梗阻性肾积水,包括肾功能差异,放射性示踪剂的排出,以及尿路集合系统对放射性示踪剂

的排空。小婴儿检查精确性较低,因为肾盂容积较高,而尿量排出相对低。

MRU 能够对肾解剖和生理提供更完整的信息,了解肾积水的病理生理改变,并且对肾脏发育、发育不良和瘢痕之间的复杂交互作用做出进一步的观察。MRU 很有可能掀起儿童肾脏疾病影像的巨大变革。

MRU 是评价输尿管异位开口相关性尿失禁的首选检查方法。

推荐阅读

Darge K, Grattan-Smith JD, Riccabona M. Pediatric uroradiology: state of the art. *Pediatr Radiol.* 2011;41(1):82-91.

Jones RA, Grattan-Smith JD, Little S. Pediatric magnetic resonance urography. *J Magn Reson Imaging.* 2011;33:510-526.

Jones RA, Votaw JR, Salman K, et al. Magnetic resonance imaging evaluation of renal structure and function related to disease: technical review of image acquisition, postprocessing, and mathematical modeling steps. *J Magn Reson Imaging.* 2011;33:1270-1283.

Riccabona M, Lindbichler F, Sinzig M. Conventional imaging in pediatric uroradiology. *Eur J Radiol.* 2002;43:100-109.

Riccabona M, Mache CJ, Lindbichler F. Echo-enhanced color Doppler cystosonography of vesicoureteral reflux in children: improvement by stimulated acoustic emission. *Acta Radiol.* 2003;44:18-23.

Sukan A, Bayazit AK, Kibar M, et al. Comparison of direct radionuclide cystography and voiding direct cystography in the detection of vesicoureteral reflux. *Ann Nucl Med.* 2003;17:549-553.

参考文献

Full references for this chapter can be found on www.expertconsult.com.

第113章

产前影像与干预

TERESA CHAPMAN

概述

　　胎儿泌尿生殖系统异常包括一个非常广的疾病谱,包括不同程度的发育畸形、泌尿道梗阻性疾病和肾实质疾病。产前评价泌尿生殖系统包括羊水评估、肾脏、膀胱及相关畸形评估。羊水对于正常胎儿发育很重要,特别是胎儿肺部的发育。在妊娠头3个月,羊水源于孕妇的血清析出液。胎儿产生尿液开始于妊娠12周,到16周成为羊水的主要来源。20周时胎儿的尿量一般为120ml/d,而后逐渐增加,产前达到1200ml/d。胎儿每隔30~60分钟排尿。在检查中至少应可见到一次膀胱。

　　在妊娠头3个月内的超声检查中可以识别胎儿的膀胱结构,对肾脏和膀胱的进一步细节评价是妊娠第4~6个月胎儿结构评价的基本要求。膀胱外翻、集合系统重复畸形和梗阻性包块等复杂病例需要进行胎儿MRI进一步评价。羊水过少将限制超声检查对胎儿结构评价,这种情况下MRI对评估特别有帮助。产前表现可影响将来的遗传学和实验室检查或外科干预,并且可指导制定分娩计划。

正常胎儿泌尿生殖道

　　概况与影像　胎儿肾脏在妊娠13周时可被识别。不同时间的正常肾脏径线见表113-1(肾脏平均长径的毫米数稍长于妊娠周数)。皮髓质在妊娠20周时分界明显(图113-1)。肾盏和输尿管一般在超声中不显示,除非存在病理性扩张,肾盂仅当前后径超过2mm才可显示。胎儿膀胱于妊娠第10周时可见。膀胱壁厚度不应大于3mm。膀胱壁增厚提示可能存在流出道的梗阻。

　　如前文所说,羊水量反映了肾脏健康状况。羊水过少(定义为羊水指数小于8cm),可见于胎盘功能不全、宫内生长弛缓、染色体异常、产前羊膜破裂、过期产或尿路疾病(框113-1)。

妊娠龄(周)	平均肾脏长径(cm)	95%可信区间(cm)
18	2.2	1.6~2.8
19	2.3	1.5~3.1
20	2.6	1.8~3.4
21	2.7	2.1~3.2
22	2.7	2~3.4
23	3	2.2~3.7
24	3.1	1.9~4.4
25	3.3	2.5~4.2
26	3.4	2.4~4.4
27	3.5	2.7~4.4
28	3.4	2.6~4.2
29	3.6	2.3~4.8
30	3.8	3.9~4.6
31	3.7	2.8~4.6
32	4.1	3.1~5.1
33	4	3.3~4.7
34	4.2	3.3~5
35	4.2	3.2~5.2
36	4.2	3.3~5
37	4.2	3.3~5.1
38	4.4	3.2~5.6
39	4.4	3.5~4.8
40	4.3	3.2~5.3
41	4.5	3.9~5.1

Modified from Cohen HL, Cooper J, Eisenberg P, et al. Normal length of fetal kidneys. *AJR Am J Roentgenol*. 1991;157:545-548.

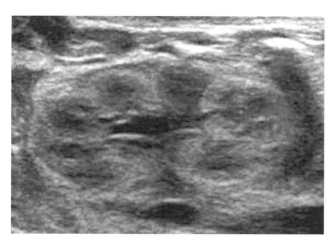

图 113-1 妊娠 32 周时胎儿肾脏正常。胎肾的纵向声像图显示了一层薄薄的肾周脂肪,具有正常的皮质髓质分化。存在胎儿分叶。中央肾盂中存在少量液体

框 113-1 羊水过少的肾脏病因学
1. 双侧肾脏未发生
2. 双侧多囊性肾发育不良
3. 双侧严重输尿管膀胱交界部梗阻
4. 双侧肾脏疾病伴一侧肾脏每侧患有 1、2 或 3 项
5. 严重梅干腹综合征
6. 严重常染色体隐性遗传性多囊性肾疾病
7. 后尿道瓣膜或尿道闭锁导致的严重肾脏发育不良

肾实质疾病

概述 胎儿肾脏回声增强可见于正常变异,但更常见于潜在疾病。通常当胎儿肾脏的回声强于肝脏时定义为回声增强。常规超声检查时每 1000 个胎儿中有 1~2 例肾脏回声增强,而肾脏异常病例中接近 10% 存在肾脏回声增强。回声增强的肾脏疾病总结见框 113-2。如果肾脏回声增强,而羊水量正常,提示为非致命性肾疾病。肾脏回声增强合并羊水过少预示预后差。

框 113-2 胎儿肾脏回声异常的原因
• 特发性
• 囊性肾疾病
• 感染
• 染色体异常
• 中毒或缺血性损伤

囊性肾疾病

概述 先天性囊性肾疾病见于约 2‰~4‰ 活婴,包括常染色体显性和隐性多囊性肾疾病(图 113-2),多囊性肾发育不良(图 113-3),囊性肾小球疾病,以及其他囊性肾发育不良。这些疾病的发病机制涉及基因的异常转录及生长因子的表达异常等多种因素(表 113-2),同时,纤毛疾病也影响肾小管的初级纤毛发育(表 113-3)。初级纤毛的结构与功能异常是多种不同囊性表型疾病的病因,不仅累及肾脏,还可累及肝脏和胰腺。

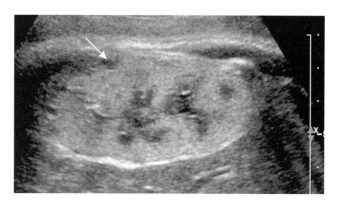

图 113-2 常染色体显性多囊性肾疾病(ADPKD)。36 周妊娠胎儿纵轴超声波图像,显示增大的回声增强的肾脏,长径大于 6cm,伴小的周边囊肿(箭号)。对称肾脏也增大,回声增强。整个妊娠过程羊水仍为正常。父亲也患有 ADPKD

表 113-2	导致先天性尿路畸形的选择性基因突变					
肾脏异常	PAX2	TCF2	EYA1	SIX1	SALL1	GATA3
发育不良	√	√	√	√	√	√
肾不发生			√	√		√
肾发育不全	√	√			√	
输尿管膀胱连接部梗阻	√	√			√	
膀胱输尿管反流					√	√
肾小球囊肿病		√				
综合征	肾缺损	MODY5	BOR	BOR	Townes-Brock	HDR

BOR,鳃-耳综合征;HDR,甲状旁腺功能减退、耳聋和肾发育不良;MODY5,成熟型糖尿病,5 型
Modified from Bonsib SM. The classification of renal cystic diseases and other congenital malformations of the kidney and urinary tract. *Arch Pathol Lab Med*. 2010;134(4):554-568.

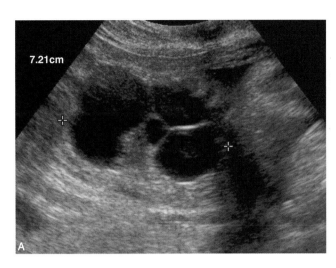
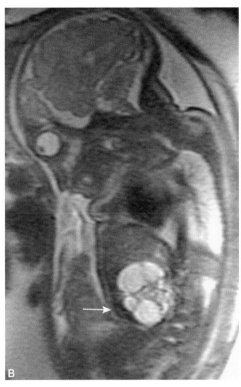

图113-3 多囊性发育不良性肾脏。A,31周妊娠胎儿右肾矢状位超声波显示肾脏增大,伴随大囊,未与集合系统相通。少量可辨识的肾实质回声异常,紊乱无章。B,32周妊娠胎儿矢状位单次激发快速自旋回波 T2WI MR 图像显示肾窝多发大囊(箭号),无正常肾组织

表 113-3 纤毛病:分子、基因和病理学表现

纤毛病	蛋白质	遗传	病变
常染色体显性遗传 PKD	多囊蛋白1,多囊蛋白2	AD	全部肾单位均有囊肿
常染色体隐性遗传 PKD	纤维囊性	AR	集合管囊肿
Meckel-Grube 综合征	MKS 蛋白质 1,3	AR	囊性发育不良
口-脸-指综合征	OFD 蛋白质	X-连锁	肾小球肾炎
Bardet-Beidl 综合征	BBS 蛋白质 1-8	二基因的	小管间质性肾炎
Von Hippel-Lindau	VHL 蛋白质	AR	透明细胞囊肿和癌症

AD,常染色体显性遗传;AR,常染色体隐性遗传;PKD,多囊性肾病。

Modified from Bonsib SM. The classifcation of renal cystic diseases and other congenital malformations of the kidney and urinary tract. *Arch Pathol Lab Med.* 2010;134(4):554-568.

影像 上述类型的囊性肾发育不良在胎儿期通过超声或 MRI 均可诊断。胎儿超声评价肾脏应包括肾长径,整体回声,皮髓质分界清晰与否,以及是否存在肉眼可见的囊肿。肾脏径线较正常值≥2个标准差时定义为异常(轻度增大),或≥4个标准差时为显著增大。肾脏回声较肝脏或脾脏高为异常(图113-4),如果存在肾实质疾病,皮髓质分界可缺失或反转。MRI 也可显示肾脏径线异常和检测肾囊肿。T2WI 中发育不良的肾髓质信号会增高。

诊断方法 胎儿肾囊性疾病回声的鉴别诊断见表 113-4。如果囊肿不伴肾回声异常,可能的病因取决于观察到的囊肿数目。观察到单一肾囊肿应首先考虑囊性肿瘤重肾畸形合并上极囊性发育不良,尿性囊肿,非对称性常染色体显性遗传性多囊性肾疾病(ADPKD),或只是单纯的孤立囊肿。多个囊肿可见于多囊性肾发育不良、ADPKD、结节性硬化综合征和 TCF2 基因突变相关的肾病。

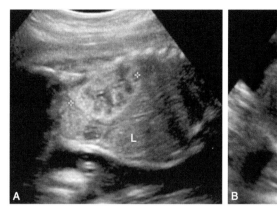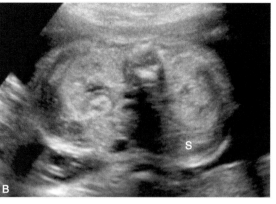

图 113-4 29 周妊娠胎儿超声回声异常。A,通过右肾的矢状面。B,通过右肾的横断面。肾皮质较肝脏(L)和脾脏(S)明亮。肾长径符合正常妊娠龄。羊水容积正常

表 113-4 鉴别诊断:胎儿肾脏超声回声异常的肾囊性疾病

诊断	诊断妊娠龄	肾脏增大程度	其他发现
Meckel-Grube 综合征	最初 4 个月后期,第 2 个 3 个月早期	显著增大	肾脏髓质回声减低;多指趾畸形;脑部异常
ARPKD	第 2 个 3 个月中期到后期,第 3 个 3 个月	中度到显著增大	皮质髓质分界逆转;可能羊水过少;可见囊肿罕见但可能存在
Bardet-Biedl 综合征	第 2 个 3 个月,第 3 个 3 个月	显著增大	轴后的多指趾畸形;可观察到囊肿
ADPKD	第 2 个 3 个月,第 3 个 3 个月	中度增大	
TCF2 基因突变相关性肾病	第 2 个 3 个月,第 3 个 3 个月	中度增大	常见糖尿病家族史;表达谱包括肾小球囊性改变,肾发育不良,以及肾发育不全;可见囊肿

ADPKD,常染色体显性遗传性多囊性肾病;ARPKD,常染色体隐性遗传性多囊性肾病

From Avni FE, Hall M. Renal cystic diseases in children:new concepts. *Pediatr Radiol* . 2010;40:9399-946;and Cassart M,Eruin D,Didier F,et al. Antenatal renal sonographic anomalies and postnatal follow-up of renal involvement in Bardet-Biedl syndrome. *Ultrasound Obstet Gynecol* . 2004;24:51-54.

肾脏肿瘤

概述和影像 胎儿肾脏实性,圆形的肿块回声(图 113-6)最可能是先天性中胚叶肾瘤(CMN),也称为平滑肌错构瘤或胎儿肾错构瘤,其次是 Wilms 瘤。两种肿瘤都可以完全占据肾脏或只仅表现为局灶性病变。肿瘤内可见因出血或囊性退变而产生的囊性区域。可存在羊水过多(见于 40% 肾脏肿瘤病例),可能导致早产。虽然 CMN 是良性的,但不能排除低度恶

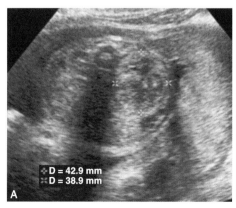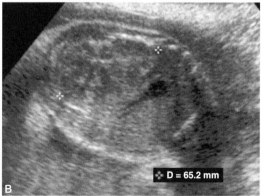

图 113-6 胎儿中胚层肾瘤。妊娠 30 周胎儿横断面(A)和矢状面(B)超声显示左肾肿物,边界清晰,回声不一致。其他鉴别诊断是 Wilms 瘤

性,建议切除。一项 28 例产前诊断肾脏肿瘤的回顾性研究,26 例是 CMN,2 例是 Wilms 瘤(1 期)。Wilms 瘤的两例儿童随访至 4 岁和 5 岁未复发。

产前肾积水

　　概述　常见的胎儿肾脏疾病是肾盂扩张(胎儿集合系统扩张),约占全部筛查胎儿的 1%~5%。多个因素可影响肾盂扩张,包括母体水化,胎儿膀胱充盈,或肾外肾盂(图 113-7)。21-三体胎儿轻度肾盂扩张的发生率增高(在妊娠第 4~6 个月时>4mm)。如果观察到轻度肾盂扩张,同时存在其他畸形或风险因素的情况下,才会被建议进行羊膜穿刺术,因为单纯肾盂扩张对诊断 21-三体的特异性非常低。大多数轻度肾盂扩张的胎儿是正常的(接近 90% 或更多)。除染色体畸形疾病外,胎儿肾盂扩张提示可能存在梗阻(图 113-8)或膀胱输尿管反流,妊娠期和出生后需随访观察。双侧肾积水的原因见框 113-3。

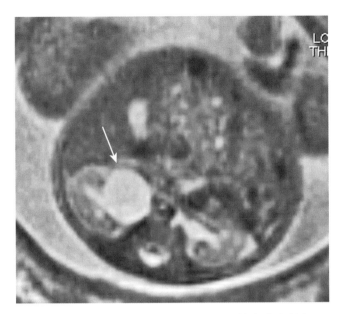

图 113-7　肾外型肾盂。胎儿双侧肾脏轴位单次激发快速自旋回波 T2 加权 MRI 显示,右侧巨大肾外型肾盂(箭号)。肾皮层保持正常厚度

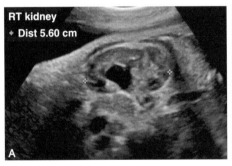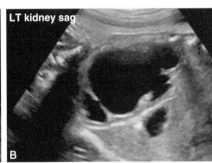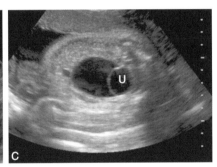

图 113-8　输尿管囊肿双侧集合系统重复畸形。妊娠 28 周胎儿右侧(A)和左侧(B)肾脏矢状位超声图像显示双侧肾脏异常。右侧集合系统重复畸形伴肾盂扩张。左肾显示巨大,移位昂上的上部集合系统,提示重复畸形。胎儿膀胱左侧矢状位(C)显示膀胱腔内薄壁无回声结构符合输尿管囊肿(U)

框 113-3　双侧肾积水:胎儿病因学
输尿管病变
● 输尿管肾盂连接部梗阻
● 输尿管膀胱连接部梗阻
膀胱出口病变
● 输尿管囊肿伴梗阻
● 后尿道瓣膜
● 尿道闭锁
● 膀胱输尿管反流
● 梅干腹综合征
● 巨大膀胱-细小结肠-肾积水综合征

　　影像　集合系统扩张的分度基于横断面肾盂的前后径(anterior to posterior diameter,APD)(图 113-10)。其他相关影像特点包括集合系统形态异常(例如,肾盂不成比例的扩张提示肾盂输尿管连接部梗阻),输尿管全程显示,肾实质改变,如皮质回声增强和皮质变薄。

　　不同研究中心诊断集合系统异常扩张的阈值存在差异,第 4~6 个月时范围为 4~10mm,第 7~9 个月为 7~10mm。敏感性和特异性受选择的 APD 阈值影响。Odibo 等研究显示在妊娠 32 周后的超声检查中,对预测出生后肾功能正常准确性最高的阈值是 APD 为 7mm。另一项独立的研究显示在妊娠 18~32 周之间,最优阈值是 APD 为 6mm,但其预测正常肾功能的准确性低于 32 周以后的研究。作者指出在第 4~6 个月时采用 6mm 阈值会使假阳性率增加到 20%,而未提高敏感性;因此建议咨询的患者于妊娠 32 周后再进行评估。他们建议对妊娠期中期 APD 值大于 6mm 的胎儿于 32 周时进行复查,如果在 32 周时随访 APD 仍然小

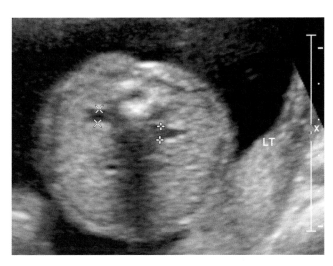

图 113-10 胎儿肾盂径线测量。23 周妊娠胎儿横断面图像显示双侧肾盂前后径测量标记

表 113-5 胎儿肾积水分度*	
3个月	肾盂积水分度
第2个3个月	
轻度肾盂扩张	4~7mm
中度肾盂扩张	8~10mm
重度肾盂扩张	>10mm
第3个3个月	
轻度肾盂扩张	7~10mm
中度肾盂扩张	10~15mm
重度肾盂扩张	>15mm

* 选择的阈值因胎儿成像中心而异。此处提供的阈值是通常采用的度量,并作为指导

于 7mm,家长会被告知胎儿出生后肾功能较好。被广泛使用的评价产前肾盂扩张的标准见表 113-5。

肾盂扩张时,梗阻与非梗阻性原因可能存在重叠,需要进行随访检查。第 7~9 个月的超声图像对判断出生后尿路疾病具有重要提示作用,11mm 的阈值是重要的预后指标,特别是对需要手术的新生儿期肾脏疾病。其他提示出生后预后不良的征象包括双肾受累,输尿管积水,肾皮质回声反射性增强,肾囊肿,羊水过少,以及合并畸形。影像随访的主要目的是判断胎儿发生肾衰竭、感染的风险,观察胎儿手术干预的效果(本章随后讨论)。

解答患者关于产前检测肾盂扩张的预示意义时,可参考大量正常胎儿也存在不同程度的肾盂扩张的结果进行解释。一项 Meta 分析总结从 17 个独立研究中收集的 1678 例产前肾积水病例信息,发现即使产前诊断的轻度肾积水,也可提示病变,需要出生后处理(11.9%)(表 113-6)。

表 113-6 不同分类的产前肾积水生后病理概述					
肾盂扩张程度	轻度(n=587)	轻度到中度(n=213)	中度(n=235)	中度到重度(n=179)	重度(n=94)
第二个 3 个月肾脏前后径	≤7mm	<10mm	7~10mm	≥7mm	≥10mm
第三个 3 个月肾脏前后径	≤9mm	<15mm	9~15mm	≥9mm	≥15mm
出生后病%(95% CI)					
任何病理	11.9(4.5~28.0)	39.0(32.6~45.7)	45.1(25.3~66.6)	71.2(47.6~88.0)	88.3(53.7~98.0)
UPJ	4.9(2.0~11.9)	13.6(9.6~18.9)	17.0(7.6~33.9)	36.9(17.9~61.0)	54.3(21.7~83.6)
VUR	4.4(1.5~12.1)	10.8(7.3~15.7)	14.0(7.1~25.9)	12.3(8.4~17.7)	8.5(4.7~15.0)
PUV	0.2(0.0~1.4)	0.9(0.2~3.7)	0.9(0.2~2.9)	6.7(2.5~16.6)	5.3(1.2~21.0)
输尿管梗阻	1.2(0.2~8.0)	11.7(8.1~16.8)	9.8(6.3~14.9)	10.6(7.4~15.0)	5.3(1.4~18.2)
其他	1.2(0.3~4.0)	1.9(0.7~4.9)	3.4(0.5~19.4)	5.6(3.0~10.2)	14.9(3.6~44.9)

显示了每个产前肾积水程度的病例总数百分比及 95%CI。AP,前后位;CI,置信区间;PUV,后尿道瓣膜;UPJ,输尿管肾盂交界处;VUR,膀胱输尿管反射

Modified from Lee RS, Cendron M, Kinnamon DD, et al. Antenatal hydronephrosis as a predictor of postnatal outcome: a meta-analysis. *Pediatrics*. 2006; 118:586-593.

肾积水的分度

概述　出生后的超声检查一般至少在生后 3 ~ 5 天进行,避免将集合系统扩张不明显错误判断为生后 48 小时内的生理性少尿的结果。大多数研究中心评价出生后肾积水采用胎儿泌尿外科协会评分系统(框 113-4)。该系统提供预后信息;产前诊断肾积水的儿童需要长期随访,提示较高级别的肾积水更可能需要手术干预。

框 113-4　胎儿肾积水尿路造影术分级系统
1 级　仅肾盂扩张
2 级　肾盂和不是全部肾盏扩张
3 级　肾盂和所有肾盏扩张
4 级　3 级加实质变薄

巨大膀胱症

概述与影像　异常增大的膀胱,或巨大膀胱症,在生后头 3 个月出现,见于约 1/1800 胎儿。在 10 ~ 14 周,膀胱纵轴大于 15mm 提示梗阻和预示预后不良。膀胱直径较小时(8 ~ 12mm)到 20 周可能缓解。在第 4 ~ 6 个月,巨大膀胱症定义为仅仅异常增大的膀胱,伴或不伴 45 分钟以上膀胱不排空。超声或 MRI 观察的胎儿增大的膀胱通常仅表现为膀胱充盈的正常变异,如果同时存在双侧肾输尿管积水,则需要考虑病理性改变,例如严重梗阻或功能性排空异常。这些异常包括后尿道瓣膜(图 113-11),梅干腹综合征(Eagle-Barrett 综合征),以及巨大膀胱-细小结肠-小肠蠕动弛缓综合征。对膀胱增大的胎儿也需要评价脊柱,需考虑到尾端退化综合征和神经管缺损伴随神经性膀胱。

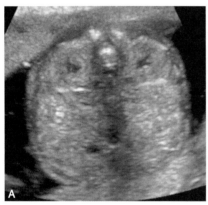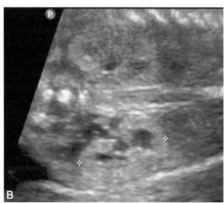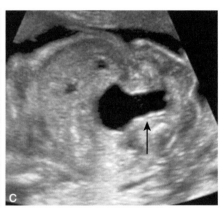

图 113-11　后尿道瓣膜和羊水过少。妊娠 20 周胎儿超声波横断面(A)和冠状面(B)显示双侧肾脏回声异常。胎儿膀胱(C)异常增大,伴随后尿道扩张(箭号),图像称为"匙孔"征

胎儿膀胱出口梗阻:手术干预

概述　对于尿路出口梗阻的胎儿,需要在第 4 ~ 9 个月连续进行超声检查,且最好与三级护理中心进行分娩。胎儿膀胱出口梗阻的规范化治疗在过去的十几年来已经得到很充分的研究;大部分研究指出对部分患病胎儿进行干预将使其受益。虽然高级别膀胱出口梗阻胎儿的病情可在妊娠期间进展,并伴随发展为肾发育不良,有报道在第 4 ~ 6 个月出现的高级别梗阻伴羊水过少会自发改善,后期仅仅表现为低级别梗阻伴正常羊水量。进一步,动物研究显示梗阻造成肾脏损害的严重程度取决于多种因素,包括时间,时期和梗阻程度。最主要的问题是要确定需要干预治疗的严重梗阻病例,这些患儿如不及时干预,随疾病进展胎儿的肾

功能和肺发育将受影响,及时解除梗阻后,肾脏功能及发育将得到改善。

监测胎儿肾功能主要需要评价羊水量和肾脏的超声影像;进一步提高评估准确性的检测内容包括妊娠 20 周后胎儿尿液电解质和蛋白检测。许多研究者通过评价胎儿尿液电解质浓度判断肾功能的预后。患有梗阻性尿路病、预后不良的胎儿是"耗盐者",预后较好的胎儿有低渗性尿。Nicolini 等发现胎儿尿钙水平升高是肾发育不良最敏感(100%)的预测指标(特异性 60%),尿钠水平升高是肾发育不良最特异的预测指标(80%)。尿磷酸盐、肌酐及尿素对预测肾发育不良的可能性无意义。胎儿尿内蛋白质 β2-微球蛋白升高也显示对于预测出生后肾功能有价值,即使羊水容积正常,仍可确定胎儿由于梗阻所致的肾损伤。

治疗与并发症　对于膀胱出口梗阻和羊水减少或

羊水过少胎儿,且电解质指标良好(例如:Na<100mEq/L,CL<90mEq/L,摩尔渗透压浓度<210mEq/L),并且超声检查无肾发育不良的迹象时,推荐进行手术干预。手术干预治疗膀胱出口梗阻包括膀胱羊膜腔分流术,胎儿镜瓣膜消融术,胎儿镜尿道支架置入术,开放式胎儿膀胱造口术。膀胱羊膜腔分流是在超声引导下经皮置入,梗阻的膀胱直接排空到羊膜腔。临床经验仍然有些局限,其效果目前缺乏统计学研究。文献中有 7 篇临床论著提供 195 例胎儿研究数据。一项 Meta 分析研究既包括对照系列研究又包括其他的病例,对这一操作的效果从可行性到治疗效果进行总结。研究发现膀胱引流显著改善围产期生存率,特别是在预后较差的胎儿亚组(基于尿液电解质和羊水容积)。这项操作成功时,羊水容量恢复,使得胎儿肺发育得到改善。虽然膀胱羊膜腔分流能够改善胎儿肺发育,但对于胎儿肾脏并没有显著意义。另外,出口梗阻导致的严重膀胱功能异常者,不能放置分流管,动物研究显示对正常的膀胱进行分流减压,将导致膀胱壁纤维化和失去柔软性。膀胱功能异常是进行肾移植潜在的障碍。膀胱羊膜腔分流的并发症发生率高达 50% ~ 60%,包括分流量的不充分、分流移位、早产、胎儿尿性腹水、绒毛膜羊膜炎及医源性腹裂。然而,随着技术进展和经验逐渐积累,手术前景还是不错的。盘状分流可消除分流移位的风险,一项研究对 20 例单胎男性胎儿膀胱羊膜腔分流术用于下尿路梗阻的临床效果进行总结,肾脏和膀胱功能恢复尚可,但 1/3 的幸存者需要透析和移植。

胎儿镜手术可用于放置尿道支架或切除后尿道瓣膜。有文献对小样本量的病例进行报道显示,随诊技术进步,治疗结果正在逐渐改善。早期的存活率少于 50%,近来一些研究显示激光电灼疗法和消融法是分裂尿道瓣膜最好的选择,新生儿存活率接近 70% ~ 75%。目前尚无关于胎儿膀胱镜治疗先天性下尿道梗阻的效果的文献报道,但它仍被认为存在一定的可行性。

开放式膀胱造口术(膀胱造瘘术)是用于全尿路完全减压的唯一方法,可以消除传递到肾脏的压力。本操作适用于妊娠龄小于 24 周的男性后尿道瓣膜胎儿,合并羊水过少,胎儿尿电解质正常,无肾囊性发育不全表现,无肾脏回声异常增加,并且染色体核型正常。在这一关于胎儿外科干预的先进领域,仅有少量临床经验,膀胱造口术的新生儿死亡率占 50%。动物实验显示,采用机器人辅助内视镜进行膀胱造口术有望提高患儿存活率。

临床医师须知

- 肾脏长径与妊娠龄的关系
- 发育性肾脏异常的表现,梗阻性疾病或实质疾病
- 扩张肾盂的 APD
- 单侧或双侧产前肾积水
- 膀胱显示和膀胱纵轴直径
- 羊水指标
- 胎儿肺发育

关键点

产前评价泌尿生殖系统包括羊水,肾脏,膀胱以及相关畸形评价。

胎儿尿液于妊娠 12 周生成。

胎儿肾脏超声回声较胎儿肝脏强。肾脏回声异常伴羊水过少预示预后差。

发现孤立性肾囊肿应考虑囊性肿瘤,集合系统重复畸形伴上极囊性发育不良,尿瘤,非对称性 ADPKD,或正常肾脏的孤立性囊肿。多发囊肿可见于多囊性发育不良肾,ADPKD,结节性硬化综合征,以及 TCF2 基因突变相关性肾疾病。

胎儿肾脏实性,圆形肿物最可能是 CMN。

如在 32 周,肾盂的 APD 仍然小于 7mm,提示出生后预后良好。

如果增大的胎儿膀胱合并双侧肾盂输尿管肾积水,需考虑到严重梗阻或功能性排空异常。这些异常包括后尿道瓣膜、梅干腹综合征(Eagle-Barrett 综合征)和巨大膀胱-细小结肠-肠蠕动弛缓综合征。

复杂病例,例如膀胱外翻,集合系统重复畸形,以及阻塞性包块,需进一步胎儿 MRI 评价。

膀胱出口梗阻和羊水减少或羊水过少,但电解质检测较好(Na<100mEq/L,CL<90mEq/L,渗透压<210mE/L),且超声检查未见肾发育不良表现的胎儿可考虑采取外科干预。

治疗膀胱出口梗阻的外科干预包括膀胱羊膜腔分流、胎儿镜瓣膜消融、胎儿镜尿道支架放置及开放式胎儿膀胱造口术。

推荐阅读

Aksu N, Yavascan O, Kangin M, et al. Postnatal management of infants with antenatally detected hydronephrosis. *Pediatr Nephrol.* 2005; 20:1253-1259.

Bonsib SM. The classification of renal cystic diseases and other congenital malformations of the kidney and urinary tract. *Arch Pathol Lab Med.*

2010;134:554-568.

Deshpande C, Hennekam RCM. Genetic syndromes and prenatally detected renal anomalies. *Semin Fetal Neonatal Med*. 2008;13:171-180.

Gunay-Aygun M. Liver and kidney disease in ciliopathies. *Am J Med Genet Part C Semin Med Genet*. 2009;151C:296-306.

Hormann M, Brugger PC, Balassy C, et al. Fetal MRI of the urinary system. *Eur J Radiol*. 2006;57:303-311.

Kemper MJ, Mueller-Wiefel DE. Prognosis of antenatally diagnosed oligo-hydramnios of renal origin. *Eur J Pediatr*. 2007;166:393-398.

Kohl T. Minimally invasive fetoscopic interventions: an overview in 2010. *Surg Endosc*. 2010;24:2056-2067.

Kumari N, Pradhan M, Shankar VH, et al. Post-mortem examination of prenatally diagnosed fatal renal malformation. *J Perinatol*. 2008;28:736-742.

Leclair MD, El-Ghoneimi A, Audry G, et al. French Pediatric Urology Study Group. The outcome of prenatally diagnosed renal tumors. *J Urol*. 2005;173:186-189.

Morris RK, Ruano R, Kilby MD. Effectiveness of fetal cystoscopy as a diagnostic and therapeutic intervention for lower urinary tract obstruction: a systematic review. *Ultrasound Obstet Gynecol*. 2011;37(6):629-637.

Mure PY, Pierre Mouriquand P. Upper urinary tract dilatation: prenatal diagnosis, management and outcome. *Semin Fetal Neonatal Med*. 2008;13:152-163.

Quintero RA, Gomez Castro LA, Bermudez C, et al. In utero management of fetal lower urinary tract obstruction with a novel shunt: a landmark development in fetal therapy. *J Matern Fetal Neonatal Med*. 2010;23:806-812.

Rosenblum ND. Developmental biology of the human kidney. *Semin Fetal Neonatal Med*. 2008;13:125-132.

Witzani L, Brugger PC, Hormann M, et al. Normal renal development investigated with fetal MRI. *Eur J Radiol*. 2006;57:294-302.

Wood AS, Price KL, Scambler PJ, et al. Evolving concepts in human renal dysplasia. *J Am Soc Nephrol*. 2004;15:998-1007.

Yiee J, Wilcox D. Abnormalities of the fetal bladder. *Semin Fetal Neonat Med*. 2008;13:164-170.

参考文献

Full references for this chapter can be found on www.expertconsult.com.

第 114 章

先天性和新生儿疾病

JONATHAN R. DILLMAN and D. GREGORY BATES

肾脏与输尿管

多囊性肾发育不良

概述、病因学与临床表现　多囊性肾发育不良（multicystic dysplastic kidney，MCDK）是囊性肾发育不良的最常见形式。在肾发育早期发生的上尿路高位梗阻或闭锁［肾盂和（或）输尿管］，实质发育紊乱导致MCDK。MCDK 存在两型：肾盂漏斗型（常见）与积水型（不常见）。MCDK 见于半数肾重复畸形（通常为上半肾）或肾融合畸形，例如马蹄肾与交叉异位肾。尽管有家族性 MCDK 病例报道，但大多数病均为散发病例。膀胱输尿管反流（VUR）（同侧或对侧）和对侧肾盂输尿管交界部梗阻常见。长期后遗症（例如感染与高血压）罕见，因为大多数受累肾脏随时间可部分或完全消退。

影像　超声检查、CT 及 MRI，典型 MCDK 以大小

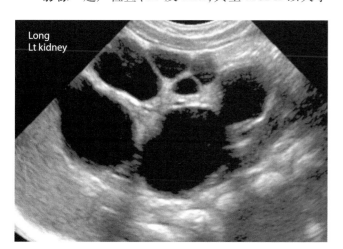

图 114-1　3 个月男孩，多囊性肾发育不良。增大的左肾纵轴超声波图像显示多个大小不等的单纯的囊，互不相通，与肾积水相似。剩余的极少的肾实质回波异常

不等（从 1 毫米到数厘米）的多个互不相通的囊为特征，中间无正常肾实质（图 114-1）。受累肾脏体积可以减小，正常或增大。常见对侧肾脏代偿性增大。积水型的多囊之间存在交通，与肾盂肾盏扩张相似，但无正常功能的肾组织。经典型与积水型的 MCDK，可通过利尿性肾核素扫描确诊或 MR 尿路造影（MRU）。排泄性膀胱尿道造影（VCUG）可显示 VUR 进入 MCDK 同侧的盲端输尿管。

治疗　超声随访可明确囊肿随时间的退化，最终形成隐匿的发育不良性肾组织残余。通常不建议对 MCDK 进行直接切除，因为保留肾脏的大小是个难题。过去，由于担心发生恶变，会常规实行肾切除术。现在的观点认为恶变的可能性非常低，如果没有其他并发症时，不推荐手术。

常染色体显性遗传多囊性肾病

概述与病因学　常染色体显性遗传多囊性肾病（autosomal-dominant polycystic kidney disease，ADPKD），是最常见的遗传性肾囊性疾病形式，见于 1/800 活产儿。ADPKD 存在两种类型，每种均有明确的染色体突变。较严重的类型（PKD1）约占全部病例的 85%~90%，而较轻的类型（PKD2）发病较晚，患病率较低，相对少见。囊肿起自肾皮质与肾髓质。

临床表现　系统性高血压，血尿，以及缓慢进展的肾功能不全是典型的临床表现。ADPKD 在产前检查罕有检出，因为出生前不足 5% 的肾单位是囊状的。生命早期诊断的 ADPKD 提示预后差；43% 的受累患者死于 1 岁以内，67% 发生高血压，一些患儿迅速进展到终末期肾病。因为在新生儿，难以区分常染色体显性还是隐性的多囊性肾病，因此对同胞及父母的筛查对诊断具有帮助。

影像　ADPKD 的诊断主要依靠超声检查（图

114-4),CT 与 MRI 对诊断有提示意义。十岁以前肾脏可能表现正常,也可能包含一个或多个单纯囊肿(图 114-5)。肾脏可异常增大,回声增强,在出生后早

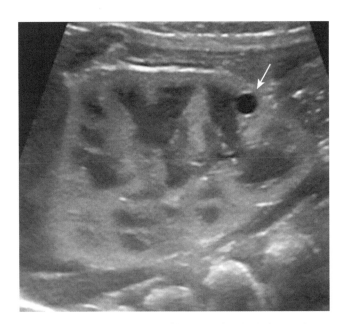

图 114-4 新生儿,常染色体显性多囊性肾疾病。超声纵轴图像显示下极一个小的单纯肾囊肿(箭号)。肾皮质也显示回声。确认该新生儿存在其他三个单纯肾囊肿,产妇有常染色体显性多囊性肾疾病的病史

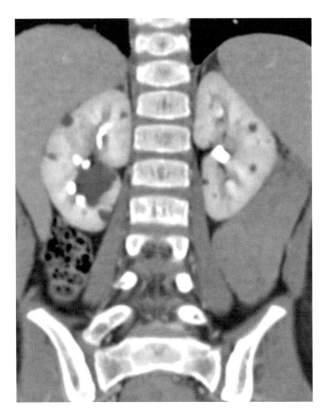

图 114-5 8 岁女孩,常染色体显性多囊性肾疾病。增强 CT 冠状重建显示双肾囊肿表现为多发低密度病变

期与常染色体隐性遗传性多囊肾疾病(ARPKD)相似。虽然典型者为双侧病变,影像表现可不对称,年幼儿可表现为单侧异常。横断面影像检查中可同时显示微小的囊与较大的囊,肝脏常见,胰腺、脾脏、肺、甲状腺、卵巢与睾丸少见。尿路其他结构通常正常。

治疗 儿童期患儿肾功能一般可维持正常,但在需要肾透析的成人中 ADPKD 患者占 10%-12%。应及时控制高血压以预防远期并发症。大约 12%~15% 的 ADPKD 患者有颅内动脉瘤,大多数起自 Wills 环。然而,通常在儿童期不进行 MRA 筛查,因为这个时期动脉瘤破裂非常罕见。

常染色体隐性遗传多囊性肾病

概述 ARPKD 是罕见疾病(出现率为 1/20 000 活产儿),累及双侧肾脏。ARPKD 致病基因位于染色体 6p。*PKHD1* 基因在胎儿与成人肾脏和肝脏中表达,本病主要影响这两个部位。接近 1/70 的人是本病致病基因的携带者。

临床表现 基于临床表现将 ARPKD 进一步分型。围产期与新生儿型,预后最差,多合并严重的肾功能不全和轻度的肝脏门静脉系统纤维化。患儿经常因本病夭折。婴儿与青少年型多合并相对较轻的肾功能不全与更显著的肝脏纤维化。肾脏与肝脏病变的程度倾向于成反比。许多 ARPKD 患儿同时患有 Caroli 病(见第 88 章)。

病理学 组织学上,肾脏呈海绵样,可见无数大小一致的微小囊状结构,直径约为 1~2mm,为显著扩张和拉长的集合管。这些囊从肾门呈放射状到肾脏表面,皮质与髓质间无清晰界限。肾脏间质可见纤维化。肝脏受累严重的患儿合并门脉高压的风险增高,胆管炎风险增高可导致败血症与死亡。

影像 新生儿期腹部平片通常显示双侧腹部或侧腹部包块,充气肠袢聚集在腹部中央。由于本身存在肺发育不良,同时合并肾脏显著增大产生的占位效应,致使肺部容积很小。

超声检查中,受累新生儿肾脏表现为边缘光滑、体积增大(通常较同龄平均长径大 4 个标准差),由于扩张的小管壁形成大量的声界面导致肾脏回声明显增强,皮质髓质界限不清晰。偶尔,可见散发的囊肿(孤立或多发),大小不一致(<1cm 最常见)(图 114-9)。在肾脏外围可见透超声波的环,特别是年长的婴儿,是

皮质受压和变薄的结果。增强 CT(图 114-10)或 MRI 显示肾实质显影延迟伴随延长的条纹状结构。MRI 图像中,受累肾脏扩张的小管在 T2WI 为线样高信号,呈从髓质到皮质的放射状(图 114-11)。

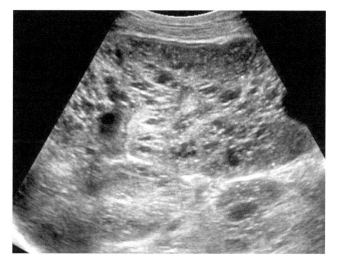

图 114-9 6 个月男孩,常染色体隐性多囊性肾疾病,急性肾功能不全,双肾包块。右肾超声波纵轴图像显示肾脏增大,无正常皮髓质界限,无数微小囊性结构替代肾实质

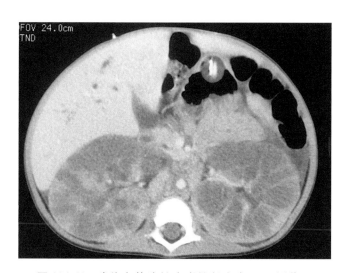

图 114-10 常染色体隐性多囊性肾疾病。CT 图像显示病理主要累及肾髓质。扩张的小管形成线样模式,在一些区域清晰可见。沿着每侧肾脏的前缘可见皮质显著变薄,该征象不是典型表现,因为皮质通常不受累

治疗 大于 1 个月的患儿中,有 86% 能活到 1 岁,67% 能活到 15 岁。在患儿肾功能可代偿阶段,本病不易被发现,直到 10 岁左右,经超声检查偶然发现。可出现肾血管性系统性高血压,需要医学干预。ARPKD 肾功能最终严重受损者需要肾替代治疗,或者透析或者肾移植。

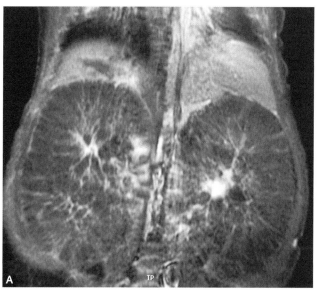

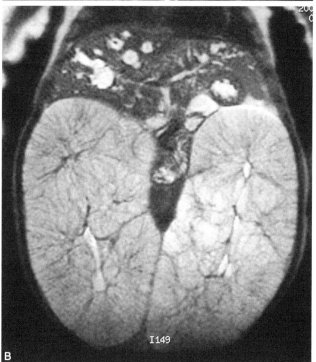

图 114-11 常染色体隐性多囊性肾疾病。婴儿常染色体隐性多囊性肾疾病,T1WI(A)和 T2WI(B)MRI 图像。肾脏极其增大,在 T1WI,可见轮辐征。患者还患有 Caroll 病,T2WI 可见胆管系统扩张

儿童其他肾囊性疾病

许多罕见的遗传性综合征与基因疾病与肾囊性疾病相关(框 114-1)。

肾盏憩室

概述,病因学,及临床表现 肾盏憩室表现为肾脏集合系统局部外翻,位于肾实质内、内含尿液。排泄性尿路造影统计数据显示,本病在儿童的发病率

为 3.3∶1000～4.5∶1000。肾盏憩室可能起源于胚胎期;它们内衬尿道上皮,并环绕着黏膜肌层。本病绝大部分为偶然发现,少许病例由于尿潴留可合并感染和结石。

框 114-1　肾囊性疾病的罕见病因

- 肾小球囊肿病
- 13 和 18-三体
- 青少年肾消耗病
- Barder-Biedl 综合征
- 髓质囊性肾
- 窒息性胸廓发育不良(Jeune 综合征)
- Meckel-Gurber 综合征
- 短肋骨多指趾畸形
- 结节性硬化
- Zellweger 综合征(脑肝肾综合征)
- Von Hippel-Lindou 病
- 口面指综合征 1 型

影像　腹部平片可正常或可显示为肾盏憩室内一个或多个结石(或钙乳)。超声检查中,肾盏憩室可与孤立的肾囊肿相似,表现为圆形,薄壁的无回声结构(图 114-12)。肾盏憩室大小不同,范围从数毫米到几厘米(平均直径约为 11mm)。最常见于肾脏上极内。排泄相图像中(包括排泄性尿路造影、MRI 和 CT),肾盏憩室内充盈对比剂(图 114-13)。有可能显示与毗邻的肾盏穹窿之间存在纤细的连接。

治疗　有症状的肾盏憩室需要手术切除。虽然成人的憩室内结石碎石术和经皮穿刺空腔切除术减少了侵入性治疗,但这些技术还未广泛应用于儿童。

先天性漏斗肾盂狭窄

概述、病因学和临床表现　先天性漏斗肾盂狭窄是非常罕见的先天性肾脏集合系统畸形,表现为单侧

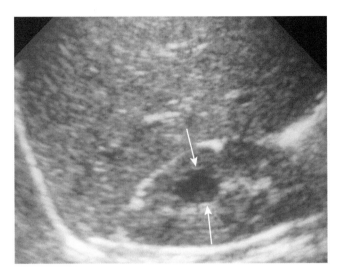

图 114-12　肾盏憩室。纵轴超声图像显示髓质囊肿(箭号)

或双侧肾盏扩张。虽然本病确切的病因学不确定,Lu-caya 等提出假说认为本畸形是导致多囊性发育不良性肾病过程的较轻类型。患儿可有尿路感染的倾向,本病可合并其他肾脏和尿路畸形。

影像　造影剂排尿期影像检查(包括排泄性尿路造影、MRU 和 CT)中,本病具有特异性表现:肾脏集合系统漏斗异常狭窄,但是不完全闭塞,肾盏表现为异常的圆形扩张(图 114-14)。肾盂可因受压或发育不良表现为狭窄。本病可为单侧或双侧。尽管在上述对比剂增强检查中肾盏的囊状表现,肾脏超声检查可为正常。肾功能可正常或不同程度受损。

治疗　大多数患儿肾功能正常或稳定,不需治疗。手术方法包括输尿管肾下盏吻合术和肾移植。

先天性巨肾盏

概述、病因学和临床表现　先天性巨肾盏是肾脏集合系统非常罕见的畸形,易与肾积水混淆。肾盏受

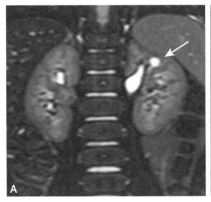
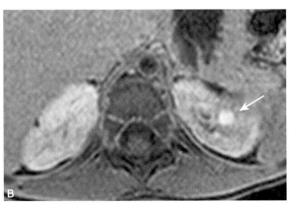

图 114-13　4 岁女孩,肾盏憩室。A,冠状三维脂肪抑制 T2WI 自旋回波 MRI 显示左肾上极圆形结构,信号为尿液。B,脂肪饱和增强 T1WIMR 图像轴位延迟扫描显示排泄性对比剂异常充盈

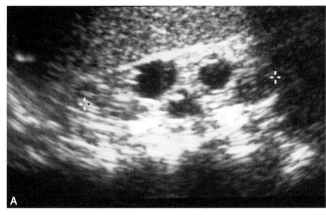
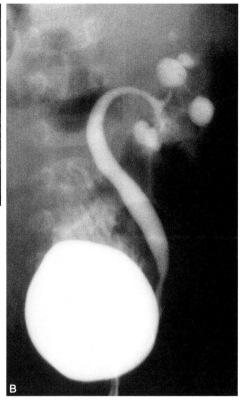

图 114-14　与囊性肾疾病相似的肾盂狭窄。A,纵轴超声波图像显示多"囊"散布在全肾内,与 VACTERL 合并。B,排泄性膀胱尿道造影显示膀胱输尿管反流,进入异常肾盂肾盏系统。输尿管管径增大超过肾盂,和漏斗状的肾盏。每个肾盏的最边缘部分是圆形的,在超声波检查中表现为囊状

累可为单侧或双侧。异常扩张的肾盏不是因为尿路梗阻所致,而可能是肾髓质锥体未发育/发育不良的结果。男孩比女孩更常受累。合并的尿潴留使得受累患儿有患尿路感染和尿石症的倾向。

影像　超声检查中先天性巨肾盏容易被误诊为梗阻性肾盏扩张。通过排泄性尿路造影检查则很容易进行鉴别,异常扩张的肾盏缺乏正常乳头压迹,表现为多边形或单一平面,肾盏数目增多(可见 20 个或更多肾盏)(图 114-15)。受累肾盏旁的肾实质可变薄。肾盂

可大小正常或轻度扩张,且无相关的尿路梗阻存在。MRU、排泄期 CT(CT 尿路成像)中肾盏的这一表现对本病的诊断具有提示意义。

治疗　先天性巨肾盏通常为偶然发现,无需特殊治疗。

肾盂输尿管连接部梗阻

概述　肾盂输尿管连接部梗阻(UPJ)是先天性尿路梗阻中最常见的类型,发生于 3/1000 的活产儿。男

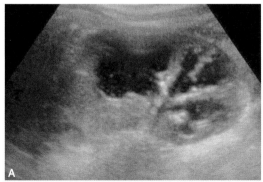
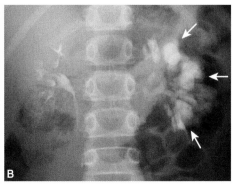

图 114-15　6 岁男孩,先天性巨肾盏。A,超声波纵轴图像显示多发扩张肾盏及肾实质变薄。肾集合系统内碎片是感染所致。B,排泄性尿路成像显示左肾多边形肾盏充盈对比剂(箭号),确诊先天性巨肾盏

孩较女孩更常患病,左肾较右肾更常受累。大约30%的病例为双侧受累,梗阻的严重程度和肾盂肾盏扩张程度可为非对称性。

病理生理学 UPJ水平存在固有性狭窄(例如平滑肌缺损、纤维与胶原增生、狭窄、瓣膜、扭曲和蠕动变异),导致肾盂肾盏系统的扩张。年长儿和成人偶尔可见到因横跨的肾血管导致外压性狭窄。UPJ梗阻常合并其他尿路畸形,如对侧多囊性肾发育不良、上尿路重复畸形、VUR和输尿管膀胱交界部梗阻。

临床表现 如果UPJ梗阻产前未检出,患儿通常表现为新生儿期腹部可触及的包块。年长儿可表现为间歇性肾积水和肋腹痛,经常合并血管横跨。UPJ梗阻可合并结石、感染(肾盂积脓)和出血,特别是当诊断延迟时。

影像 在超声检查中,可见不同程度的肾盂肾盏系统扩张,而输尿管径线正常。超声波在严重梗阻的情况下可提示肾发育不良表现(下文介绍)。集合系统内的碎屑代表感染或出血(图114-16)。多普勒超声检查仔细寻找UPJ部位有助于找到横跨血管。通常,仅凭借超声检查难以鉴别肾集合系统非梗阻性扩张与梗阻性扩张。

腹部平片可显示软组织密度影,肋腹部饱满,患侧肠襻移位。增强CT排泄期,梗阻的肾脏显影与排泄对比剂延迟。多平面CT血管成像与三维图像可显示造成年长儿与成人导致UPJ梗阻的横跨血管。

利尿性核素肾扫描通常用于评价UPJ梗阻时肾

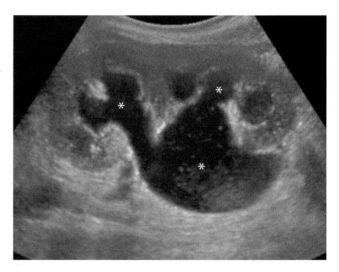

图114-16 新生男孩,肾盂输尿管交界部梗阻,典型超声波表现。左肾纵轴图像显示中到重度扩张的肾盂肾盏系统(星号),肾盂较肾盏更扩张。近端输尿管未见显示。碎片见于肾盂内

功能情况。MRU越来越多地用于UPJ梗阻治疗前后的评价。目前这些影像技术可用于评价尿路解剖,对评价肾功能以及是否存在尿路梗阻提供帮助(图114-19)。如果临床需要,逆行肾盂造影与顺行肾造口摄片均可用于确定上尿路梗阻水平。

治疗 近期文献强调对于新生儿UPJ梗阻采取保守治疗,特别是生化指标与肾核素显像显示肾功能正常时。大量病例证实无需手术产前自愈。手术指征包括肾功能减低,肾盂肾盏持续扩张,突发感染,孤立肾,以及严重的双侧肾积水。如果确认必须治疗,通常进行离断肾盂成形术。

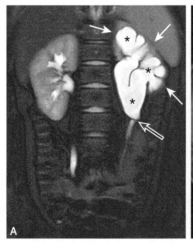
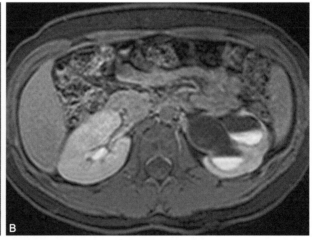

图114-19 9岁女孩,肾盂输尿管连接部梗阻。A,脂肪饱和T2WIMRI显示中到重度左侧肾盂肾盏扩张(星号),肾实质变薄(箭号)。左侧输尿管管径正常,可见左肾盂输尿管连接部扭曲(空心箭号)。B,速尿后静脉注入对比剂20分钟,脂肪饱和轴位T1WIMRI,确定左侧梗阻性尿路病。左侧集合系统可见少量对比剂,因尿液潴留可见多发尿液-对比剂平面。因可见大量强化的左肾实质,患者经肾盂成形术以保存肾脏功能

上泌尿道重复畸形

概述与病因学 肾重复畸形是单独的肾单位分别经两个集合系统引流。如果在与后肾胚芽汇合时存在两个输尿管芽或输尿管芽分为两支，即发生肾集合系统和输尿管重复畸形。包括单纯的分枝型肾盂、分枝型输尿管（如不完全输尿管重复畸形）、完全输尿管重复畸形、异位输尿管，以及异位输尿管膨出。上泌尿道不完全重复畸形较完全性重复畸形更为常见。即使输尿管远端为两支，经常还是通过一个共同的鞘进入膀胱。

完全性输尿管重复畸形时，一支输尿管在近乎正常的位置进入膀胱，另一支随着中肾管（Wolffian）向下进入异常部位（如膀胱颈，尿道，阴道，或女孩会阴，或男孩射精系统）。根据仅适用于完全型重复畸形的Weigert-Meyer 法则，引流上半肾的输尿管在下半肾输尿管的下方靠近中央部位注入膀胱（图 114-20）。此外，异位输尿管更容易发生梗阻，而下半肾输尿管更容易发生反流。膀胱外输尿管开口在女孩较男孩更为常见。男孩膀胱外输尿管开口几乎都在括约肌以上；在女孩可位于括约肌以下，表现为滴尿，无论白天夜晚都会湿裤子。偶尔，小的肾盂肾盏系统可发生异位输尿管膨出，所谓"不相称的输尿管膨出"。

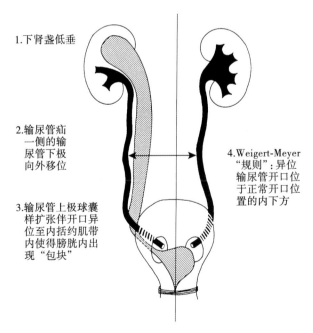

1.下肾盏低垂

2.输尿管疝一侧的输尿管下极向外移位

3.输尿管上极球囊样扩张伴开口异位至内括约肌带内使得膀胱内出现"包块"

4.Weigert-Meyer "规则"：异位输尿管开口位于正常开口位置的内下方

图 114-20 Weigert-Meyer 规则示意图（From Berdon WE, Baker DH, Becker JA, et al. Ectopic ureterocele. *Radiol Clin North Am.* 1968；6：205-214）.

临床表现 临床，上泌尿道不完全重复畸形可无症状，或由于膀胱输尿管反流和尿潴留导致泌尿系感染。完全性重复畸形患儿可有多种表现，包括肾积水、泌尿系感染，或者因巨大输尿管囊肿导致的膀胱出口梗阻。女孩完全性重复畸形时，由于异位输尿管开口于括约肌水平以下的尿道或阴道，可表现为遗尿（白天与夜间均存在）。

影像 超声可明确显著的肾柱结构，分隔肾窦脂肪，提供集合系统重复畸形的间接征象（图 114-21）。完全重复畸形通常合并上半肾积水。下半肾扩张则见于 VUR 或相对少见的 UPJ 梗阻。膀胱超声检查可显示膀胱内的薄壁囊肿，提示输尿管囊肿（图 114-23）。输尿管囊肿大小不同，可为孤立或多房状，当位于中线时，难以确定其起源部位。

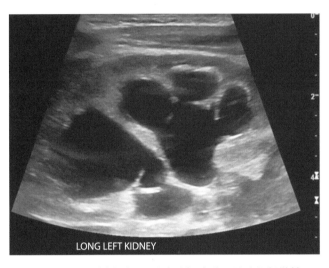

LONG LEFT KIDNEY

图 114-21 6 周女孩，上尿路重复畸形。通过左肾纵轴超声图像显示上部和下部集合系统异常分离扩张。可见肾实质变薄

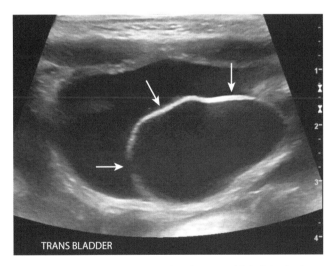

TRANS BLADDER

图 114-23 6 周女孩，上尿路重复畸形。横断位超声图像显示左侧大的输尿管囊肿（箭号）

在 VCUG 检查的膀胱充盈早期，输尿管囊肿表现为一个光滑的圆形充盈缺损（图 114-24）。随造影剂

逐渐充盈、膀胱逐渐膨胀,因造影剂遮盖,甚至造影剂浓度反转,致使输尿管囊肿难以显现。VUR 逆流入重复肾下半肾通常显示肾盏较少,以及因长轴方向异常表现似"低垂的百合花"(图 114-25)。正常肾集合系统长轴应与同侧腰大肌平行。偶尔,VUR 可显示重复

畸形受累的上半肾(约 11% 儿童),有时见于输尿管囊肿术后。VUR 也可用于鉴别不完全型与完全型输尿管重复畸形(图 114-26)。

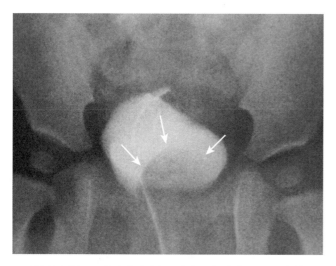

图 114-24 1 岁女孩左侧上尿路重复畸形。通过膀胱的排泄性膀胱尿路图像显示膀胱大,有充盈缺损(箭号),符合输尿管囊肿。未见膀胱输尿管反流

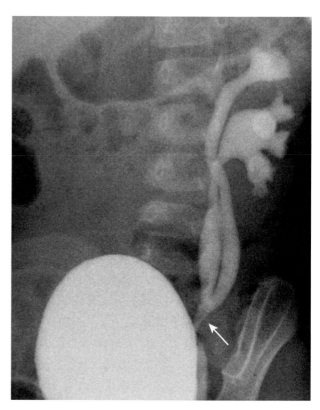

图 114-26 1 岁女孩不完全左侧上尿路重复畸形。排泄性膀胱尿路造影下对比剂反流入左肾两个分离的集合系统,和近端输尿管。输尿管远端汇合(箭号),在左侧输尿管膀胱连接部

MRI(特别是 MRU)可以为上泌尿道重复畸形提供精确评估。多种 T2WI 技术可用于显示尿液充盈结构的显示,甚至在梗阻性疾病中也可以显示。MRU 还可以用于评估肾功能和梗阻性尿路病,并且是评估膀胱外输尿管开口的最佳方法。

治疗　上泌尿道不完全重复畸形经常无症状,不需要特殊治疗。对上半肾梗阻的特殊治疗包括内窥镜穿刺或切开梗阻性输尿管囊肿,输尿管输尿管吻合术,对于功能差或无功能的上半肾可采取切除术。VUR 导致的下半肾扩张需要输尿管再植术,而 UPJ 梗阻所致的扩张可能需要肾盂成形术。通常经过一段时间,多囊性发育不良的上半肾会逐渐萎缩,无需手术干预。

膀胱

梅干腹综合征(Eafle-Barrett 综合征)

概述,病因学,与临床表现　梅干腹综合征,也称

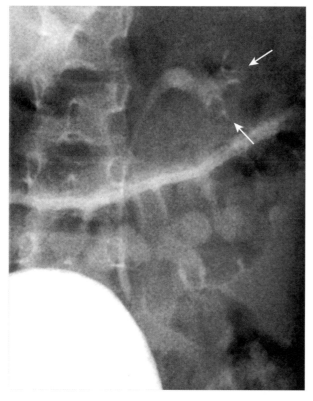

图 114-25 6 岁女孩,左侧上尿路重复畸形。排泄性膀胱尿道造影显示左侧 2 级膀胱输尿管反流。左肾集合系统肾盏太少,肾轴旋转异常,表现为"下垂的百合花"征(箭号)

为 Eagle-Barrett 或三联综合征,包括双侧隐睾,前腹壁肌肉缺损,和多种泌尿道畸形,包括巨膀胱症和输尿管及肾积水。腹壁在体检和平片中有特征性表现,虽然梅干腹综合征的发病机制有争论,目前有两大主要理论:①宫内早期膀胱出口梗阻;②原发性中胚层缺损。本病通常不是遗传性的(虽然有家族病例的报道),主要见于男孩(3%~5%的病例发生在女孩),本病见于 1:29 000~1:50 000 的活产儿。可合并心血管、肌肉骨骼和胃肠道系统的联合畸形。

影像 体检和平片,新生儿患者因肌肉缺陷,表现为特征性的腹壁褶皱及肋腹部突出。VCUG 可以显示膀胱和尿道解剖,明确 VUR,判断是否存在脐尿管畸形。因合并输尿管肌层缺损和 VUR,所以输尿管显著扩张和迂曲,见于近 75% 的梅干腹综合征患儿(图 114-30)。通常不存在上泌尿道梗阻。膀胱壁通常光滑,容积增加(巨大膀胱症),可有多个憩室。尿道表现包括尿道前列腺部扩张和延长、扩大的前列腺囊、巨尿道、尿道闭锁罕见。少数梅干腹综合征患者因为存在隔膜或瓣膜结构导致尿道梗阻。新生儿期超声检查的主要作用是确认肾脏状态。肾脏通常表现为发育不良,包括径线小、实质回波反射性异常增强、皮髓质界限不清及皮质囊肿。

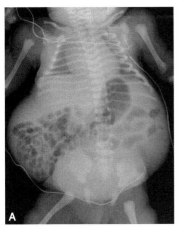
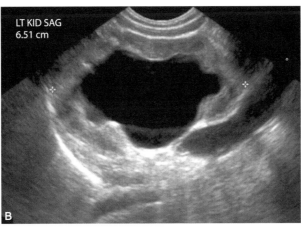
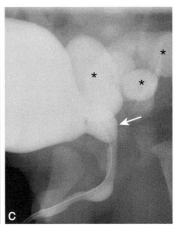

图 114-30 新生儿梅干腹综合征。A,腹部平片显示前腹壁松弛,两侧腹膨隆。B,左肾长轴超声图像显示集合系统和近端输尿管扩张。肾脏回波异常增加,可见几个皮质下囊肿(未显示),提示肾发育不良。C,排泄性膀胱尿路造影显示扩张的后尿道(箭号)和高度膀胱输尿管反流(星号)

治疗 梅干腹综合征患儿可能需要多种手术干预。睾丸需要从腹部到阴囊重新固定(睾丸固定术),以将未来睾丸扭转和发生肿瘤的风险降至最低。如果存在尿道梗阻,应手术处理。VUR 和上泌尿道引流不畅者可进行长期抗生素预防(目前推荐)或手术输尿管再植,以确保肾功能不受损。巨大膀胱症和膀胱排空困难可进行缩小性膀胱成形术或造口术。在更严重的病例,进行前腹壁手术重建(腹壁成形术),可改善膀胱排空。因为慢性肾脏疾病和存在潜在肾发育不良风险,本病患儿最终可能需要肾移植或透析治疗。

巨膀胱-细小结肠-小肠蠕动不良-肠旋转不良综合征

概述、病因学与临床表现 本病的名称"巨膀胱-细小结肠-小肠蠕动不良-肠旋转不良综合征"实际上就描述了相关的临床和影像表现。本病可与梅干腹综合征同时发生。属染色体隐性遗传性疾病,最常见于女孩。因为功能性小肠梗阻和严重的膀胱扩张,临床主要表现为新生儿期的明显腹胀。

影像 由于巨大膀胱的存在,腹部平片可表现为源自盆腔的一个巨大圆形肿物。超声和 VCUG 显示膀胱异常扩张(图 114-33),在大多数病例会合并肾输尿管积水。膀胱排空异常,但无解剖梗阻。对比剂灌肠检查可显示严重的细小结肠,结肠蠕动减少或缺如(图 114-34)。

治疗 本综合征患儿通常在 1 岁以内因营养不良或败血症死亡,除非患儿接受肠胃外营养。肠移植已成为备选治疗方案。经皮膀胱造口术或耻骨联合上膀胱造口术有助于膀胱排尿。

膀胱外翻

概述 前腹壁缺损合并膀胱开放、外翻、且形态异常者即为膀胱外翻。膀胱前壁和覆盖的皮肤缺如,腹直肌分离。膀胱后壁与皮肤相连续。

病因学和临床表现 在胚胎第 4 周,外胚层和泄殖腔之间的间充质细胞移行失败,引起宫内胎儿的前

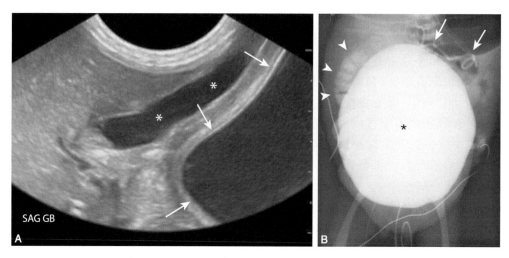

图 114-33 1 天男孩,巨膀胱-细小结肠-肠蠕动不良-肠旋转不良综合征(Berdon 综合征)。A,纵轴超声图像证实显著扩张的膀胱(箭号),延伸到上腹部,毗邻胆囊(星号)。B,排泄性膀胱尿道造影图像显示膀胱(星号)占据腹腔和盆腔的大部分。高度右侧膀胱输尿管反流存在(箭头),保留的腹膜羊膜分流(箭号)延伸到上腹部

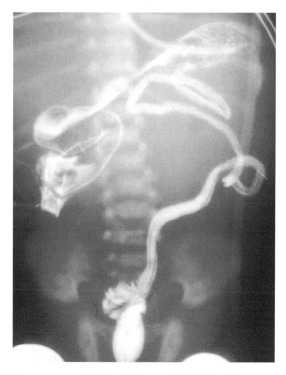

图 114-34 巨膀胱-细小结肠。造影剂灌肠前面观显示一例严重细小结肠

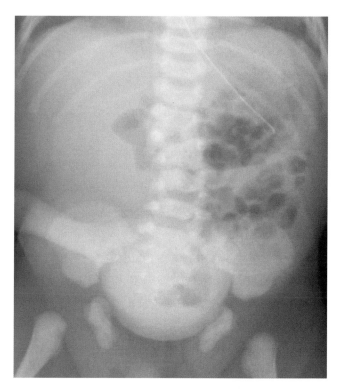

图 114-35 新生儿,膀胱外翻和阴囊对裂。腹部平片显示耻骨联合分离,与膀胱外翻一致。圆形包块样阴影投影在盆腔,是巨大的脐疝。此外,需注意多发腰椎畸形

下腹壁不完全闭合,导致膀胱外翻。这一罕见、不可预知的先天性缺陷存在于 1:10 000 到 1:40 000 活产儿,男孩更常见。体格检查时,输尿管开口可见,引流到膀胱后壁。经常合并男孩尿道上裂,女孩阴蒂裂。其他并发症还包括骨骼、阴囊、肾脏、脊柱和肛门直肠畸形。

影像 平片显示耻骨联合异常增宽(图 114-35)。可存在双侧髋脱位。肾脏影像在出生时大多数常为正常。近来,MRI 已被用于膀胱外翻修补后骨盆解剖的评价。

治疗 膀胱外翻预后一般好。大部分患者只需要一期缝合即可,少数患者在生后早期需要进行涉及泌尿生殖和骨骼系统的多次外科手术。研究显示,本病患者在成年后患腺癌的发生率高于正常人群。

泄殖腔外翻

概述、病因学和临床表现 泄殖腔外翻是非遗传性先天畸形疾病群,累及前腹壁和多器官系统。本病是在器官形成时期泄殖腔膜发育不良的结果。脐以下的泄殖腔膜持续存在,干扰正常的脐以下水平前腹壁的闭合,导致尿生殖隔与直肠分离失败。两个二分膀胱被回盲肠黏膜分隔开。回肠末端通过暴露的盲肠部脱垂(有时称为"象鼻"畸形)。联合畸形包括脐膨出,生殖器异常,双血管脐带,脊柱闭合缺损,和肾脏畸形。

影像 平片可显示多发畸形,包括耻骨联合增宽,腰骶椎畸形,髋发育不良,和马蹄足。肾脏影像可表现为发育不全或异位,盆腔检查可发现多种缪勒畸形(图 114-36 和框 114-2)。脊柱超声和 MRI 图像通常显示脊柱闭合不全和脊髓栓系。高达 30% 的患儿合并中肠扭转,因此需要进行上消化道造影检查。

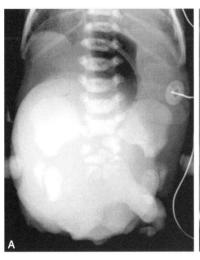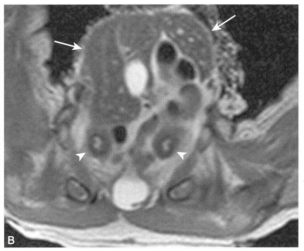

图 114-36　新生儿,泄殖腔外翻。A,腹部平片显示多发骶骨畸形,耻骨联合异常增宽。肿物样阴影投射在下腹部和盆腔,是巨大的脐膨出。B,轴位 T2WIMRI 显示盆腔水平巨大脐膨出,包含肝脏在内(箭号)。可见分离的两个子宫角(箭头),与子宫颈一致。体检可见回肠从外露的盲肠脱垂(即所谓"象鼻"样畸形)

框 114-2　与单侧肾发育不全相关的生殖畸形

女性
- 阴道缺失或发育不良
- 子宫缺失
- 中线结构失败或融合(缪勒衍生物)
  - 双角子宫,双子宫
  - 半阴道梗阻和半子宫和阴道积水,阴道积血,输卵管血肿
- Gartner 管囊肿
- 子宫角同侧缺失和输卵管(单角子宫)

男性
- 同侧畸形
  - 附睾缺失
  - 精囊缺失
  - 输精管缺失
  - 睾丸发育不全或缺失
  - 精囊囊肿

治疗 本病通常需要多阶段手术重建。手术技术和支持护理的进步已经大大提高了患者的生存率,改善了功能预后。

泄殖腔畸形

概述、病因学和临床表现 泄殖腔畸形是指泌尿、生殖和胃肠道汇合在一起形成一个单一排出通道,长度各异。体检可见会阴部单一开口,排泄尿液、粪便和生殖道分泌物。与泄殖腔外翻不同,本病患儿的前腹壁是完整的。该先天畸形的病因学尚不明确,有人认为是宫内时期泌尿直肠分隔与泄殖腔膜融合失败的结果。本病仅累及 1:40 000 到 1:50 000 新生女婴。

影像 对比剂通过置于会阴单孔内的导管注入,在透视下观察,可用于明确诊断和明确会阴解剖特点。Jaramillo 等基于共同通道的表现,将这些畸形分为尿道型和阴道型两个亚型。许多泌尿生殖道异常可见于

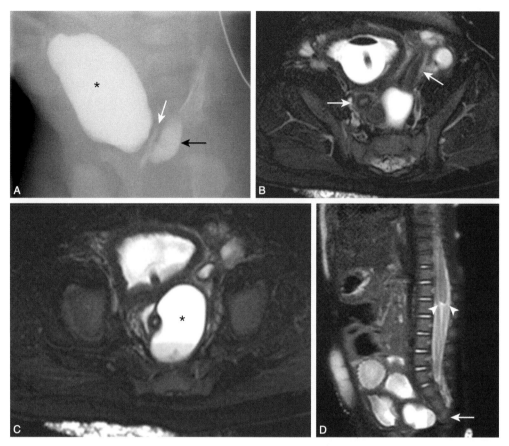

图 114-38 2 个月女孩,泄殖腔畸形。A,透视线造影剂自共同通道注入膀胱(星号)、阴道(白箭号)和直肠(黑箭号)。B,轴位脂肪饱和重 T2WIMRI 显示两个分离的子宫角(箭号),与双宫颈相一致。球囊导管位于膀胱内。C,另一张轴位 MRI 图像显示稍低水平的双阴道。左侧半阴道阻塞(星号),因阴道积血而出现液-液平面。D,矢状位脂肪饱和单发射快速回波 MR 图像证实部分骶骨发育不全(箭号),下段脊髓截断,脊髓圆锥变钝(箭头)(From Jarboe MD,Teitelbaum DH,Dillman JR. Combined 3D rotational fluoroscopic MRI cloacagram procedure defines luminal and extraluminal pelvic anatomy prior to surgical reconstruction of cloacal and other complex pelvic malformations. *Pediatr Surg Int*. 2012;28:757-763.)

泄殖腔畸形,包括 VUR、异位输尿管、膀胱憩室、膀胱重复畸形、脐尿管异常、尿道重复畸形和多种子宫和阴道异常。肾脏异常可包括发育不良、梗阻和马蹄肾,骨骼异常可包括耻骨联合增宽和部分骶骨发育不良。同时可存在脊髓异常,超声和 MRI 显示最佳(图 114-38)。对比剂通过结肠造瘘口远端注入,可进一步评价会阴解剖。

治疗 手术的目的是获得排尿和排便控制能力,保留将来的性功能。手术路径部分取决于共同通道的长度。结肠造瘘术可在出生后不久进行,作为姑息方法。由于梗阻造成的阴道积血/阴道积液应予以引流。肛门阴道尿道成形术常用于修复全部畸形,效果好,有时需要开腹。

临床医师须知

- 肾脏径线、数目、皮质髓质分界、肾盂积水和(或)输尿管积水。
- MCDK 无交通性囊肿和肾实质发育不良。
- 有 ADPKD 家族史的儿童出现肾囊肿。
- ARPKD 患者肝脏和肾脏的影像表现。
- 肾囊肿疾病提示遗传性综合征或基因疾病。
- UPJ 梗阻患者肾盂积水严重程度,目前和随访肾脏功能影像状况,VUR 和任何相关合并症。
- 完全与不完全肾重复畸形和合并的异位输尿管位置。
- 严重膀胱扩张合并细小结肠。
- 泄殖腔外翻或泄殖腔畸形的脊髓状况。

关键点

MCDK 大部分可逐渐消退,最终导致残留发育不良肾组织,可能表现为缺如。

ADPKD 存在两型,每型均具有明确的染色体变异。

ARPKD 基于临床表现再分类。肾脏和肝脏异常的程度倾向于成反比。

大约 30% 的 UPJ 病例为双侧,双侧梗阻和肾盂肾盏扩张的严重程度可不对称。

Weigert-Meyer 法则,仅用于完全重复畸形,引流上肾的输尿管膀胱入口位于引流下肾的输尿管膀胱入口内下侧。上肾异位输尿管更可能梗阻,而下肾输尿管更易发生反流。

肾盏憩室最可能发生于上极。

先天性巨肾盏是一种非常罕见的肾脏集合系统畸形,易与肾积水混淆。

梅干腹综合征,也称为 Eagle-Barrett 或三联综合征,包括双侧隐睾综合征、前腹壁肌层缺损和多种泌尿道畸形(包括巨肾盏和肾输尿管积水)。

巨膀胱-细小结肠-小肠蠕动障碍-旋转异常综合征因功能性肠梗阻和膀胱重度扩张就诊,临床表现为新生儿期严重腹胀。

泄殖腔畸形在会阴部仅一个开口,尿道、肠道和生殖道之间无分隔存在。与泄殖腔外翻不同之处在于本病前腹壁完整。

推荐阅读

Avni FE, Guissard G, Hall M, et al. Hereditary polycystic kidney diseases in children: changing sonographic patterns through childhood. *Pediatr Radiol*. 2002;32:169-174.

Avni FE, Nicaise N, Hall M, et al. The role of MR imaging for the assessment of complicated duplex kidneys in children: preliminary report. *Pediatr Radiol*. 2001;31:215-223.

Berrocal T, Lopez-Pereira P, Arjonilla A, et al. Anomalies of the distal ureter, bladder, and urethra in children: embryologic, radiologic, and pathologic features. *Radiographics*. 2002;22:1139-1164.

Jain M, LeQuesne GW, Bourne AJ, et al. High-resolution ultrasonography in the differential diagnosis of cystic diseases of the kidney in infancy and childhood: preliminary experience. *J Ultrasound Med*. 1997;16:235-240.

Jaramillo D, Lebowitz RL, Hendren WH. The cloacal malformation: radiologic findings and imaging recommendations. *Radiology*. 1990; 177:441-448.

McDaniel BB, Jones RA, Scherz H, et al. Dynamic contrast-enhanced MR urography in the evaluation of pediatric hydronephrosis: Part 2, anatomic and functional assessment of uteropelvic junction obstruction. *AJR Am J Roentgenol*. 2005;185:1608-1614.

Rabelo EA, Oliveira EA, Diniz JS, et al. Natural history of multicystic kidney conservatively managed: a prospective study. *Pediatr Nephrol*. 2004;19:1102-1107.

Traubici J, Daneman A. High-resolution renal sonography in children with autosomal recessive polycystic kidney disease. *AJR Am J Roentgenol*. 2005;184(5):1630-1633.

参考文献

Full references for this chapter can be found on www.expertconsult.com.

第 115 章

获得性疾病（结石症和感染）

ROBERT G. WELLS

肾脏感染

急性细菌性肾盂肾炎

概述　肾盂肾炎包括肾实质和肾盂肾盏系统的感染。肾脏的细菌感染进一步分为急性和慢性，单侧或双侧，局灶、多灶或弥漫性病变。肾盂肾炎的潜在并发症包括肾脏或肾周脓肿。当脓性物质充盈肾盂肾盏并使其扩张时称为脓性肾病。

病理生理学和临床表现　最常见的急性细菌性肾盂肾炎是由下尿路感染上行所致。肾实质感染也可见于血行感染；这种机制婴幼儿较年长儿更常见。尽管膀胱输尿管反流患肾盂肾炎的风险会增高，但反流并不是肾脏感染的必要条件。急性细菌性肾盂肾炎的临床表现包括侧腹痛、腹痛、发热、脓尿、恶心和呕吐。小婴幼儿患肾盂肾盏时的表现缺乏特异性，如易激惹，喂养困难，有时可以不发热。

影像表现　肾皮质锝-99m 标记的二巯丁二酸（DMSA）扫描或锝-99m 葡萄糖酸对于检测急性细菌性肾盂肾炎具有高度敏感性（至少 90%）。肾脏感染区域放射性物质浓聚减少或缺失，通常为圆形或扇形病灶（图 115-1）。肾脓肿产生的核素缺失通常与单纯的肾实质感染无法区分。

对于诊断急性细菌性肾盂肾炎，增强 CT 敏感性与肾皮质核素扫描相似。在注入造影剂后即刻扫描所获图像上，感染的肾实质强化程度减低（图 115-2）。感染的肾实质可以表现为放射条纹状的密度减低灶，圆形或不规则形的低密度灶，楔形缺损，或肾脏增大伴全肾的不均匀强化减低。患侧肾脏图像强化程度通常比对侧正常肾脏减低。延迟 CT 图像显示感染肾脏的造影剂在梗阻的肾小管内滞留。实质脓肿表现为低密度灶，有时外周可见明显强化的环状结构。肾周脓肿也为低密度。

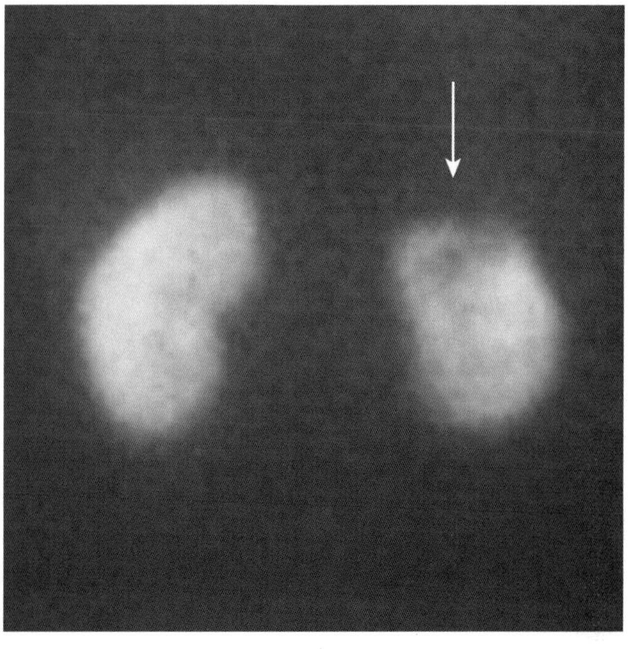

图 115-1　急性细菌性肾盂肾炎。16 岁发热患儿，注入二巯丁二酸锝 99m 后的扫描图像，显示左肾上极摄取缺失（箭号）

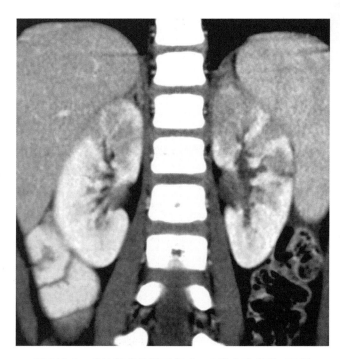

图 115-2　多灶细菌性肾盂肾炎。6 岁女孩增强 CT 图像显示肾脏内多个强化减低区

感染所致肾实质水肿在磁共振扫描(MRI)T1WI呈低信号,T2WI呈高信号(图 115-3)。可见肾脏肿大或局部实质肿胀。皮质髓质界限有时不清晰。实质可呈条纹状表现。肾周间隙水肿是 MRI 的常见表现。与 CT 一样,受累实质部分造影剂强化减低。有时可出现泌尿道上皮增厚。文献报道的超声检测急性肾盂肾炎的敏感度为 25%~50%。表现包括:肾脏增大,肾实质回声异常,皮髓质界限消失,肾窦回声增强,以及泌尿道上皮增厚。多普勒超声或能量多普勒超声图像显示实质感染区灌注减低,有时呈楔形(图 115-4)。

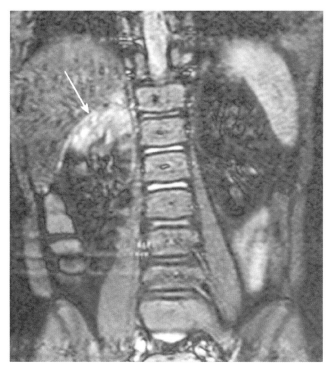

图 115-3 急性细菌性肾盂肾炎。Short tau 反转恢复增强 MRI 冠状位图像显示右肾上极异常强化信号(箭号)。正常肾实质是低信号

实质脓肿通常表现为球形低回声病灶伴随声频增强。偶尔腔内脓液表现为等回声或低回声。肾周脓肿表现为肾周包膜下低回声液体聚集。

治疗与随访 与局限于膀胱的感染相比,上尿道感染需要较长时间与更强的抗生素治疗。对部分患者需要应用抗生素预防性治疗再感染,特别是具有潜在易感因素的患者。对儿童急性细菌性肾盂肾炎进行诊断性影像随访研究的必要性是一项正在开展并存在一定争议的研究内容。

脓性肾病

概述 脓性肾病是肾脏的细菌感染,化脓物质充满扩张的集合系统。大多数时候,存在先期慢性梗阻,例如先天性肾盂输尿管连接部梗阻。尿石症所致的急性梗阻是儿童的少见病因。脓性肾病的临床表现与其他细菌性尿路感染相似。发热、侧腹痛、脓尿以及血尿均为常见表现。

影像表现 超声检查显示扩张的肾盂肾盏系统内存在反射性物质(图 115-5)。脓性物质在集合系统内经常分层,并可随患者体位而改变。通常可见扩张的肾盂壁增厚。其他相对少见的表现包括集合系统内液体与沉渣的分界面,产气微生物所致的反射灶,扩张的集合系统内完全充满反射性物质。

脓性肾病 CT、MRI 或核素扫描显示受累肾脏功能降低。可见静脉注射造影剂或放射性物质的排泄减低。增强 CT 中感染肾脏的肾实质表现为不均匀强化和强化延迟。在延迟图像中,排泄的造影剂可勾画出扩张的集合系统中充盈缺损的轮廓。MRI 图像中扩张的肾集合系统内常出现碎屑样信号。肾实质信号强度不均匀。充满脓液的集合系统在 DWI 中为显著高信号。增强 MRI 可明确肾脏功能降低。

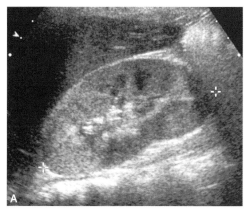
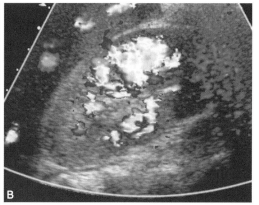

图 115-4 急性细菌性肾盂肾炎。A,超声检查显示肾上极回波增强与皮髓质界限模糊。B,水肿感染的上极灌注减低

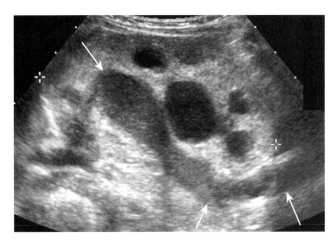

图 115-5　脓性肾病。长轴超声检查显示积水的重复集合系统。上极集合系统和输尿管内出现回波反射碎屑（箭号）。纤细的碎屑出现在集合系统下极内

治疗与随访　脓性肾病需要尽早给予积极的抗生素治疗，引流梗阻的集合系统，通常采用经皮肾造瘘术。外科治疗原发梗阻需在急性感染控制后进行。

黄色肉芽肿性肾盂肾炎

概述　黄色肉芽肿性肾盂肾炎（xanthogranuloma-tous pyelonephritis，XGP）是一种罕见的慢性严重肾实质感染。最常见的病因是梗阻肾脏的慢性感染。组织学检查为炎症细胞散布在纤维肉芽肿组织内，巨噬细胞内充满脂肪结节，以及肾实质坏死灶。肾脏弥漫性受累最常见，也可仅累及段或局部肾脏，有时与重复畸形或漏斗部梗阻相关。常见的临床表现包括发热、腰痛、萎靡、脓尿、体重减轻及贫血。

影像　在 XGP 早期，受累的肾脏部分在超声检查中具有典型的不规则的高回声特征。对于弥漫型，肾脏可显著增大但通常维持肾脏形态。强回声灶伴声影提示存在钙化。随着病变进展，坏死组织和液体通常为低回声。碎屑样结构有时可见于脓肿或扩张的集合系统。

弥漫性 XGP 的典型 CT 表现是增大的无功能肾脏，肾实质有多发低密度灶（图 115-6）。狭窄的肾盂内经常可见鹿角状钙化。感染的肾实质内存在不规则对比剂强化，经常伴随肾周脂肪炎性强化。脓肿表现为中等低密度并且不强化。脓液充填的集合系统也为低密度，少量或无对比剂强化。腹膜后局部淋巴结肿大常见。局灶型 XGP，CT 表现为膨胀性肾脏包块。周围的肉芽组织或压迫的肾实质可形成周边强化环。受累的肾实质在 MRI T1WI 中表现为低或中等强度信号，在 T2WI 为高信号。

治疗与随访　XGP 的常规治疗是抗生素治疗，继

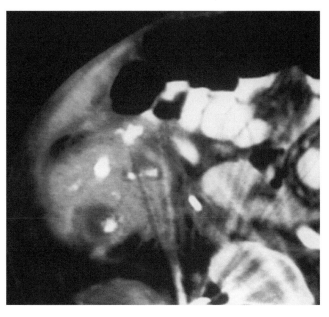

图 115-6　黄色肉芽肿性肾盂肾炎。增强 CT 显示右肾内多发结石，环绕脓肿或坏死形成的强化减低区。病变向肾周组织延伸，存在水肿，边界不清，并延伸到右腹壁下的软组织，软组织增厚。金属固定器伪影

而肾切除或半肾切除。经皮活检偶尔用于与肿瘤的鉴别与培养取材。对于急性疾病，经皮穿刺脓肿引流可作为姑息措施。

念珠菌病

概述　念珠菌病，为白色念珠菌感染，大约占肾脏真菌感染的 80%。早产儿特别易感。新生儿的临床表现通常无特异性：高血压，少尿，或无尿。患肾念珠菌病的年长儿通常存在免疫功能低下。临床表现与细菌感染无法鉴别：发热，寒战，排尿困难，以及腰痛。

影像　肾脏念珠菌病的超声表现包括：实质高回声，肾肥大，一个或多个小脓肿，集合系统内存在碎屑。真菌球（足分支菌病）在肾盂肾盏内表现为高回声，伴或不伴声影（图 115-7）。真菌球旁集合系统容易扩张。增强 CT 表现包括：肾肥大，弥漫性或局灶性水肿，肾脓肿，以及肾盂积水。受累的肾实质强化程度减低。播散性念珠菌病有时导致双肾微小脓肿形成，常合并脾脏与肝脏病变。CT 可证实脏器肿大，增强扫描不均匀强化（椒盐征）。

治疗与随访　肾念珠菌病经典的治疗方案是全身性抗真菌药物疗法。经皮肾造瘘术可用于存在梗阻性菌球的病例。这种方法不仅可以解除菌球对集合系统的压迫，同时为抗真菌药物提供了一条新的给药途径。

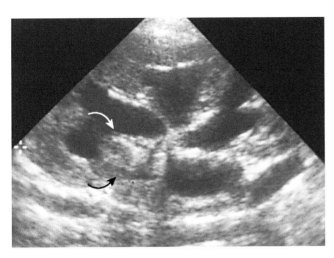

图 115-7　念珠菌病。早产儿尿路念珠菌病，肾长轴超声检查显示肾积水和集合系统内真菌球（箭号）

结核

概述　泌尿系统是肺外结核的最常见部位。肾脏的初次感染在肾实质内形成小的干酪灶，将结核菌释放入集合小管内。最后，在肾皮质内可发展为较大的包块，导致大量细菌排出。顺行播散常累及输尿管、前列腺或附睾。集合系统受累可进展为纤维化和钙化，有时导致梗阻。泌尿系可表现为排尿困难、腰痛及肉眼血尿。

影像　在结核感染急性期，肾实质影像可以正常或显示水肿与血管收缩。受累区在 CT 与 MRI 中强化程度减低，超声检查有时可见异常回声。在横断面图像上，感染的尿道上皮增厚、明显强化。实质水肿和大结节灶可导致肾盏系统变形。病程后期，肾功能受损导致对比剂排泄减少。集合系统或输尿管内可见多发充盈缺损。病程后期常见集合系统纤维性狭窄，导致局部扩张或肾盂积水。实质坏死的患者可出现营养不良性钙化。

治疗与随访　泌尿系统结核治疗的主要方法是全身抗结核药物治疗。影像检查可用于监测治疗效果和检测并发症。由于水肿所致的输尿管梗阻性狭窄在治疗过程中可消退。持续性狭窄需要手术干预。

尿石症

概述

泌尿系统钙化可发生于肾脏、输尿管、膀胱或尿道。尿石症指的是管腔内结石。肾结石专指肾盂肾盏系统内的结石。肾钙质沉着症指的是肾实质内的钙

化，髓质或皮质均可。异常组织的营养不良性钙化也是泌尿系统的可能钙化来源，如肾囊肿壁、炎症组织或肿瘤。

肾钙质沉着症

髓质肾钙质沉着症

概述　肾钙质沉着症患儿，90% 以上主要的钙化发生在髓质区。儿童肾脏髓质钙化最常见的原因是代谢性疾病，如肾小管酸中毒、使用利尿剂，以及导致高血钙和高尿钙的代谢病（框 115-1）。

框 115-1　肾髓质钙质沉着的病因
高尿钙症
内分泌
• 甲状旁腺功能亢进
• Cushing 综合征
• 尿崩症
• 甲状腺功能亢进
肾
• 肾小管酸中毒
营养
• 乳-碱综合征
• 维生素 D 过多症
骨骼
• 制动
• 代谢性疾病
药物
• 速尿
• 激素
其他因素
• 特发性高钙尿症
• 特发性高钙血症
• 肾病性胱氨酸病
尿潴留
梗阻性尿路病
髓质海绵肾
高草酸尿症
原发性
高尿酸尿症
继发性

病因学、病理生理学及临床表现　1 型肾小管酸中毒（renal tubular acidosis，RTA）是与儿童肾钙质沉着症相关的最常见代谢疾病。肾钙质沉着症发生于大约 3/4 的 1 型肾小管酸中毒患者。可进展为尿石症。

长期使用髓袢利尿剂，如速尿，是新生儿肾钙质沉着症的重要原因。最早出现尿石症表现的典型时间是

开始利尿治疗后约 30 天。大多数婴儿在数月内可自行吸收，但并非全部。

髓质海绵肾发生于一个或多个肾锥体扩张的集合小管内，是一种特发性的进展性疾病，患肾在扩张的集合小管内可形成钙化，而且可能迁移到肾盂肾盏系统。肉眼可见的肾脏钙化见于约 15% 的髓质海绵肾患者。

影像　髓质海绵肾的主要超声表现为一个或多个肾锥体的高回声（图 115-8）。较大的钙化可伴随声影。髓质海绵肾的早期超声改变是肾乳头正常低回声消失。一些病例中高回声仅见于锥体尖端。

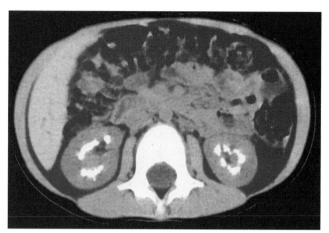

图 115-9　肾髓质钙质沉着症。1 型肾小管酸中毒患儿 CT 显示肾锥体致密钙化

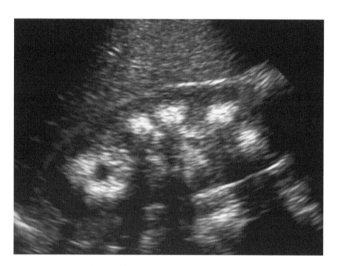

图 115-8　肾髓质钙质沉着症。1 型肾小管酸中毒和肾髓质钙质沉着症患儿，纵轴超声凸显显示肾锥体显著回声增强，一些伴声影

随着肾钙质沉着症的进展，X 线平片也可以显示髓质的钙化。最常见的是弥漫性或均匀的髓质锥体内的三角形钙化。1 型 RTA 的肾脏钙化相当致密，并且均匀累及全部髓质锥体。髓质海绵肾相关钙化倾向于不均匀状。

CT 可明确钙化位于髓质或皮质区（图 115-9）。髓质海绵肾的肾锥体内见簇状分布的钙化。增强 CT 可清晰显示对比剂在扩张的集合小管内滞留。病情较轻时，对比剂滞留呈现线样乳头状影；更重一些的病例可见小囊结构。造影剂在集合小管内环绕着结石分布。1 型 RTA 患者，对比剂并不是均匀地环绕钙质分布，因为钙化位于髓质间质与管腔内。

Anderson-Carr-Randall 的尿石症进展理论认为肾锥体内的微小结石可融合形成斑块，迁移到肾盏形成石巢。幼儿的高分辨率超声检查可显示微小钙化产生的乳头状高回声，而其他影像检查均表现正常。倾向于患肾钙质沉着症的儿童中大约 50% 会出现锥体高回声。上皮下的磷酸钙斑有时可见于平片或 CT，表现为毗邻乳头尖的裂片状钙化。

治疗与随访　对于已知肾钙质沉着症或可产生肾钙质沉着症的代谢性疾病，充足的水合作用是重要的预防措施。多种药物治疗的主要目的是减少肾脏排泄钙与增加尿内钙质的溶解。经过长时间治疗，这些办法可在一定程度上降低肾钙质沉积症的严重程度。然而，对于大多数患者肾脏钙质沉着症是不可逆的。影像检查可为肾脏钙化提供早期检测，监测治疗效果，并且发现梗阻性尿石症等并发症。

皮质肾钙质沉着症

概述与影像　皮质肾钙质沉着症累及肾脏外围及中央 Bertin 分隔。单纯皮质肾钙质沉着症中，髓质锥体可无异常。皮质肾钙质沉着症最常见的原因是慢性肾小球肾炎，急性皮质坏死，以及草酸过多症（框 115-2）。常规腹部平片可显示肾脏周边纤细的线样钙化，弥漫性均匀的肾脏钙化，或弥漫性点状钙化。在超声检查中，受累皮质可见回声，但无声影存在，除非是存在凝聚成团的钙化。CT 精确地显示钙化的皮质部位。

框 115-2　皮质肾钙质沉着症的原因
• 肾皮质坏死
• 慢性肾小球肾炎
• 肾移植排斥反应
• Alport 综合症
• 乙二醇中毒
• 高尿酸血症
• 获得性免疫缺陷综合征相关感染

高草酸尿症可产生肾钙质沉积或肾结石。这些患者的肾脏钙化主要累及肾皮质,可以呈斑片状或均匀分布。偶尔,钙化贯穿皮质和髓质区。婴儿期超声检查表现为肾脏增大、回声增强,无声影或其他大块钙化表现。最终,肾实质厚度变薄。

在急性肾皮质坏死发病数周内超声检查可见皮质回声增强。经过一段时间后,钙化在超声及放射检查中更为明显。也可出现进行性肾萎缩。肾钙质沉着症的多种形式包括:①点状;②周边带状钙化,垂直延伸到 Bertin 柱;③在坏死皮质与正常被膜下皮质交界处出现纤细、平行曲线状钙化("电车轨道"征)。

尿石症

概述 尿石症的发病率随地理位置、年龄、性别和种族而不同。在美国,尿石症发病率大约 1/1000 儿童。尿石症在欧洲较北美稍常见,而亚洲的发病率则更高。美国南加利福利亚和东南部各州儿童尿石症的患病率最高。尿石症在白种人中较非裔美国人更为常见。

病理生理学 大约 70% 的尿石症患者都存在某种诱因,如高钙尿、尿潴留,或慢性感染(表 115-1)。至少 1/3 的肾钙质沉着症患儿存在泌尿生殖系统畸形,几乎全部肾结石患者与感染相关。尿石症常见于泌尿系感染的患者。这些"感染结石"通常是磷酸铵镁(鸟粪石)和磷酸钙(磷灰石)的混合物,即"三磷酸结石"。鸟粪石是大多数鹿角形结石的主要组成部分。与尿路感染相关的非鸟粪石统称为"感染相关结石"。神经性膀胱患者、先天性尿道梗阻以及其他尿潴留都具有形成钙结石和感染性结石的倾向。

高尿钙是钙结石的常见原因。高草酸尿症是尿路结石的另一个重要原因。尿酸结石是高尿酸尿症所致,约占北美儿童的 5%,但是在世界其他一些地区常见(如以色列)。胱氨酸尿与黄嘌呤尿是尿石症的罕见病因,其结石由不透 X 线的凝结的粘蛋白组成,通常含有多层片状或散在的钙成分。大约 30% 的儿童尿石症为特发性,其特征性组成是磷酸钙或草酸钙。特发性钙结石有时有一个尿酸盐核。

膀胱结石既可来源于上尿路也可在膀胱内形成(图 115-10)。膀胱结石经常呈层状,有时可以非常大。膀胱结石还可见于膀胱憩室、手术囊袋或脐尿管残留部。

尿道结石罕见,仅见于男性(图 115-11)。可能来源于泌尿道近端或在局部形成。原发性尿道结石可能与长期梗阻有关,或者在尿道憩室内或者前列腺囊内。

临床表现 50%~75% 的尿石症儿童就诊时存在疼痛。疼痛可局限于腹部或侧腹部,有或无放射性。其他的临床表现包括血尿(常见)、尿急、排尿困难、尿频、发热、脓尿及细菌尿。膀胱或尿道结石的患者可出现尿潴留。

表 115-1 尿石症病因及最常见的结石类型

基础病	相关结石
特发性	钙
尿潴留	钙
先天性梗阻	
神经性膀胱	
肾盂肾盏憩室	
手术尿道成形	
尿路感染	鸟粪石,三磷酸
高钙尿症	钙
特发性高钙尿症	
特发性婴儿高钙血症	
甲状旁腺功能亢进症	
结节病	
1 型肾小管酸中毒	
制动	
长期使用利尿剂	
维生素 D 过多症	
甲状腺功能亢进	
骨转移	
长期皮质类固醇治疗	
范可尼综合征	
高草酸尿症	草酸钙
原发性草酸尿症	
小肠疾病	
高尿酸尿症	尿酸
淋巴组织增生与骨髓及外骨髓增殖性疾病	
肿物溶解	
莱施-奈恩综合征	
胱氨酸尿症	胱氨酸
遗传性胱氨酸尿症	
黄嘌呤尿	黄嘌呤
遗传性黄嘌呤尿	
别嘌呤醇治疗	

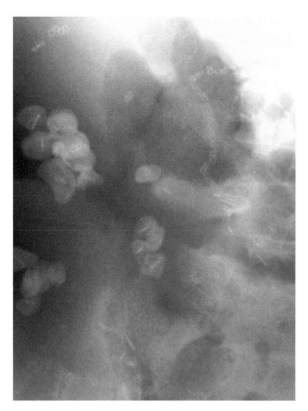

图 115-10　膀胱结石。照片右下方显示扩张的膀胱内多个结石。外科采用钳子夹出每个结石

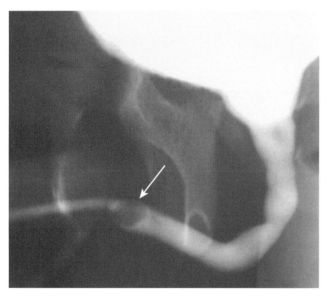

图 115-11　尿道结石。尿道成像显示部分梗阻性尿道结石表现为造影剂中的充盈缺损（箭号）

表 115-2　不透射线的尿路结石与在北美儿童中的相对频率

结石	不透射线	结石（%）
钙结石	+++	75~80
鸟粪石	-	10~15
三磷酸盐	++	
胱氨酸	+	罕见
尿酸	-	5
黄嘌呤	-	罕见
基质	-	罕见

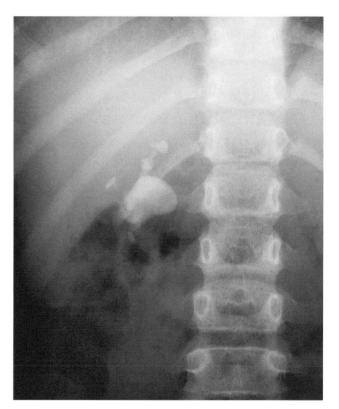

图 115-12　鹿角状结石。三磷酸感染石不透 X 射线

透 X 射线与不透 X 射线的尿路结石在超声检查中均表现出反射回波并且产生声影（图 115-13）。超声检查对于检测肾结石敏感，但对于输尿管结石作用有限。梗阻性输尿管结石通常伴随一定程度的肾盂肾盏及输尿管扩张。超声检查中的声影有助于对膀胱结石与血凝块，异物或肿瘤进行鉴别。

多排 CT 是检测尿石症最敏感的影像技术（图 115-14）。近乎全部的尿路结石在 CT 上均为高密度。草酸钙结石通常 CT 值为 800~1000HU，感染结石是 300~900HU，尿酸结石通常测量为 150~500HU。梗阻性尿路结石的继发征象包括：肾积水，输尿管积水，肾

影像　约 90% 的尿路结石是不透 X 线的，X 线平片中可以显示（表 115-2）。根据在平片中的表现，按照是否透 X 线对结石进行分类（图 115-12）；大多数透 X 线的结石在 CT 上是高密度。通常钙结石不透 X 射线。而由纯尿酸，黄嘌呤或鸟粪石组成的结石经常是透 X 射线的。胱氨酸结石是中度不透 X 射线。

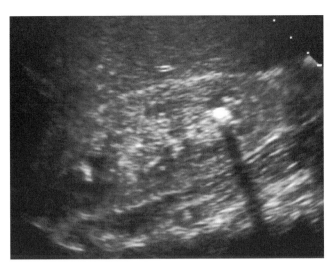

图 115-13 肾结石。高钙血症和 Williams 综合征患儿长轴超声图像显示右下极肾盏内回波增强的结石

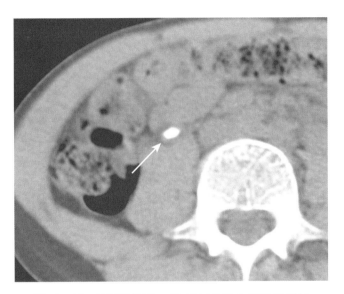

图 115-14 输尿管结石。CT 平扫显示右侧输尿管结石,以及输尿管环周边增厚(箭号)

脏增大,肾显影延迟,输尿管周围水肿,肾周水肿或积液。通常环绕结石的输尿管壁增厚("环形"征);静脉石或其他类似钙化时不会出现此征象。静脉石旁可以

见到线样软组织密度(受累的骨盆静脉),此征象为"彗星尾征"。

✔ 临床医师须知

- 实质的回波反射性/密度/信号强度
- 核素扫描或强化缺损
- 肾或肾周脓肿
- 集合系统的径线
- 结石的定位与射线不透性
- 实质钙化

关键点

肾皮质核素扫描与增强 CT 对于检测肾实质感染高度敏感。

肾念珠菌病通常发生在早产儿和免疫缺陷人群。

儿童肾盂肾炎可无脓尿或膀胱输尿管反流。

大多数肾钙质沉着症儿童患有高钙血症和(或)高钙尿症。

大多数尿石症儿童都存在明确诱因,如高钙尿症、尿潴留或慢性感染。

推荐阅读

Craig WD, Wagner BJ, Travis MD. Pyelonephritis: radiologic-pathologic review. *Radiographics.* 2008;28(1):255-277; quiz 327-328.

Lavocat MP, Granjon D, Allard D, et al. Imaging of pyelonephritis. *Pediatr Radiol.* 1997;27(2):159-165.

Hoppe B, Kemper MJ. Diagnostic examination of the child with urolithiasis or nephrocalcinosis. *Pediatr Nephrol.* 2010;25(3):403-413.

Kraus SJ, Lebowitz RL, Royal SA. Renal calculi in children: imaging eatures that lead to diagnoses: a pictorial essay. *Pediatr Radiol.* 1999; 29(8):624-630.

参考文献

Full references for this chapter can be found on www.expertconsult.com.

第 116 章

肾脏肿瘤

D. GREGORY BATES and KATE A. FEINSTEIN

肾母细胞瘤综合征

概述与病理生理学 在妊娠 36 周时肾脏发育完成。妊娠 36 周以后持续存在的胎儿后肾胚芽灶或肾胚芽组织称为肾源性残余组织。多灶或弥漫性肾源性残余组织称为肾母细胞瘤形成基质。约 1% 的新生儿尸检中存在肾源性残余,但通常在 4 个月以上的婴儿中不再出现。胎儿后肾胚芽可发生恶性转变,继而形成 Wilms 瘤(肾母细胞瘤),而肾母细胞瘤形成基质也存在自发消失的可能。

肾源性残余组织可位于肾脏各处,具体取决于肾发育中断的时期。这些剩余组织可位于肾叶内(叶内型)或位于皮质内包绕肾叶(叶周型)。肾源性残余组织的两种类型具有不同的表现、恶性潜能以及相关的基因异常。肾源性残余也可根据组织学发育特征分类;增生并伴有新生物形成的残余组织被认为是活跃的、且具有恶性倾向,而静止的或硬化的肾源性残余组织被认为是非活动的。

叶内型肾源性残余组织较叶周型少见,更容易形成 Wilms 瘤。叶内型肾源性残余组织比较少,随机分布于肾叶内,见于散发先天性无虹膜症患者、Drash 综合征(即男性假两性畸形和肾炎)及 WAGR 综合征(即 Wilms 瘤、先天性无虹膜症、生殖器畸形及精神发育迟缓)患者。30% ~ 40% 的散发先天性无虹膜症患者合并 Wilms 瘤,提示肾母细胞瘤病形成基质与上述遗传疾病和综合征之间存在着密切关联。

叶周肾源性残余组织多发,位于皮髓质连接部或皮质内,也称为弥漫性叶周肾源性残余组织或弥漫性叶周肾母细胞瘤基质,见于偏身肥大患者、Beckwith-Wiedemann 综合征患者(即巨舌、巨大胎儿和脐膨出)、Perlman 综合征(即巨大胎儿症和多发先天性畸形),以及 18-三体综合征。5% 的偏身肥大和 Beckwith-Wiedemann 综合征患者患 Wilms 肿瘤。

影像 X 线检查无法显示微小肾源性残余组织。弥漫性叶周型或多发的肾母细胞瘤病形成基质可通过超声,CT 和 MRI 进行评价。弥漫性叶周肾母细胞瘤基质的受累肾脏可增大。超声检查中皮髓质界限消失。肾母细胞瘤基质区域可为无回声或与正常肾皮质等回声(图 116-1)。多灶肾母细胞瘤形成基质在超声检查中很难识别。

对于评价肾母细胞瘤形成基质,CT 较超声更为敏

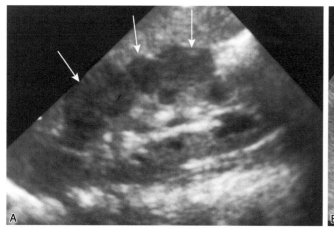
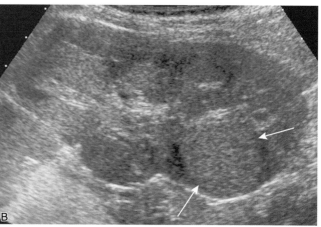

图 116-1 肾母细胞瘤病。**A**,弥漫性叶周型。纵轴超声波图像显示右肾增大,分叶状轮廓和低回声皮质肿物(箭号)。**B**,局部小叶内型。纵轴超声波图像显示下极肿物(箭号)与肾皮质等回声

感。在增强 CT 中,肾母细胞瘤基质区边界清晰,强化程度较正常肾皮质减低(图 116-2)。体积庞大的肾母细胞瘤形成基质可使肾盂肾盏系统变形。受累可为对称性或非对称性。在弥漫性叶周肾母细胞瘤形成基质中,可见较低密度的厚包膜组织包绕正常强化但结构扭曲的肾实质。对于多灶性肾母细胞瘤形成基质患者,可见多发低密度圆形肿物。CT 识别扁平或斑块状受累区域困难。

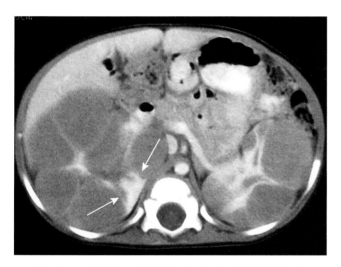

图 116-2　弥漫性叶周肾母细胞瘤病对称性受累。在增强对比剂 CT,肾脏增大,见多发,圆形,低密度周边肿块。结构扭曲在该切面显著;在右肾中部,仅周边区域可见正常强化的肾脏(箭号)

在 MRI,肾母细胞瘤形成基质在 T1WI 不能与正常肾实质区分,在 T2WI 为等信号或高信号。增强扫描 T1WI 图像中肾母细胞瘤形成基质较正常肾实质强化程度减低,是最敏感的检查方法。T2WI 中肾母细胞瘤形成基质的活动区域表现为高信号,非活动区域表现为低信号。肾母细胞瘤形成基质的信号强度是均匀的,而 Wilms 瘤多不均匀。

治疗和随访　相关内容存在很大争议,目前对于肾源性残余组织或肾母细胞瘤形成基质尚无特异性治疗措施。建议对基因异常或存在与肾母细胞瘤形成基质相关的综合征儿童进行密切的放射学随访。应着重监测 Wilms 瘤的发生,体积小的 Wilms 瘤预后最好。患有偏身肥大或 Bechwith-Wiedemann 综合征的儿童存在患其他胚胎性肿瘤的风险,例如肝母细胞瘤和肾上腺细胞瘤。尚无大样本研究给出明确的筛查 Wilms 瘤的时间间隔,但有 6 个月内出现巨大肿瘤伴转移的病例报道。根据国家 Wilms 瘤研究会的研究结果,建议对存在肾母细胞瘤形成相关基因异常或综合征的患儿,应在 6 个月时进行基线 CT 检查(或者在相关疾病诊断的同期),而后每隔 3~4 个月利用超声检查进行随访,直到患儿 8 岁。肾母细胞瘤形成基质区域逐渐增大、近似圆形时,应考虑发生恶性变。

Wilms 瘤

概述、病理生理学和分期　Wilms 瘤是儿童最常见的腹部恶性肿瘤,占全部肾脏肿瘤的 87%。发病高峰在 3~4 岁(80% 发生在<5 岁儿童),亦可见于胎儿、新生儿、青少年和成人。临床表现包括可触及的包块、腹部疼痛、血尿,偶见高血压(来自肿瘤肾素产物)。在肾母细胞瘤病复合体章节讨论时,某些综合征和基因异常预示着 Wilms 瘤的发生。11 号染色体的两个位点与 Wilms 瘤的起源密切相关:11p13(*WT1* 基因——WAGR 或 Drash 综合征)与 11p15(*WT2* 基因——Bechwith-Widemann 综合征或偏身肥大)。双侧 Wilms 瘤几乎仅见于肾母细胞瘤病患者。大多数 Wilms 瘤来源于肾实质;肾外 Wilms 瘤罕见,可位于腹部或远隔部位。

在美国,通常基于病理检查为肿瘤进行分期(框 116-1)。典型的三期 Wilms 瘤起自肾脏实质内的中胚

框 116-1　儿童肿瘤学组 Wilms 瘤分期

Ⅰ期
- 局限于肾脏,可完整切除肿瘤,筋膜完整
- 切除前无活检或破裂
- 在切除缘或以外无肿瘤
- 局部淋巴结肿瘤阴性

Ⅱ期
- 完整切除肿瘤
- 在切除缘或以外无肿瘤
- 局部淋巴结肿瘤阴性
- 一个或两个以下表现:
  - 累及肾筋膜
  - 侵及脉管延伸到肾实质

Ⅲ期
- 术后肿瘤残留,限于腹部,具有一个或多个以下特征:
  - 一个或多个局部淋巴结肿瘤阳性
  - 肿瘤种植或穿透腹膜
  - 出现大的未切除肿瘤,或肿瘤在切除缘
  - 术前或术中的任何肿瘤溢出,包括活检
  - 肿瘤切除超过一个整体

Ⅳ期
- 出现血源性转移(如肺,肝,骨或脑)
- 腹部或盆腔以外出现淋巴结转移

Ⅴ期
- 双肾 Wilms 瘤

From Gratias EJ, Dome JS. Current and emerging chemotherapy treatment strategies for Wilms tumor in North America. *Paediatr Drugs.* 2008;10(2):115-124.

层前体(后肾),包含胚芽、基质细胞和上皮成分。"畸胎瘤样的Wilms瘤"包含的组织不是肾脏正常成分(如骨、软骨和肌肉)。提示肿瘤良好的组织学表现是不包含退行性成分。具有良好组织学表现的肿瘤预后好,即使是较高分期的肿瘤也不例外。在欧洲,分期系统完全基于影像学表现。在依据影像进行分类的基础上,制定化疗方案,而后再确定手术方案。经化疗后,累及下腔静脉或侵及肾包膜的肿瘤体积缩小,利于手术切除。

影像 影像学评价Wilms瘤重点在于判断病灶累及部位、范围和明确有无转移,以协助制定手术方案。术前影像可包括常规胸片、腹部和盆腔超声,以及胸部、腹部和盆腔CT、MRI和氟脱氧葡萄糖正电子发射断层扫描成像(FDG-PET)和PET-CT。

超声检查中,Wilms瘤是表现为回声不均匀的肾内肿瘤。一些Wilms瘤内可包含囊性成分、出血或坏死,局部肾盂肾盏系统梗阻或破坏。病变累及下腔静脉和右心房是典型的生长路径,超声、CT(图116-6)和MRI检查可清晰显示。肿瘤通常形成假包膜,但也可侵犯肾包膜,在腹膜腔内种植播散,或直接进入肠系膜和大网膜。此外,还可能合并肝脏转移。对侧肾脏可存在较小的Wilms瘤或存在肾母细胞瘤形成基质。约10%的Wilms瘤患者可出现同时或非同时的双肾病变。

CT图像中,Wilms瘤通常表现为肾内的类圆形肿物,由于后肾胚芽细胞为多能胚胎细胞,所以肿瘤内可含有少量脂肪或细小钙化(图116-7)。大约9%的Wilms瘤存在营养不良性钙化。肿瘤强化程度较正常肾实质减低。因存在遗传或相关综合征原因而行超声筛查的患者中,肿瘤直径通常小于4cm。因体检异常而行CT检查的患者中,肿瘤直径通常大于10cm。胸部CT和平片用于明确有无肺转移瘤。

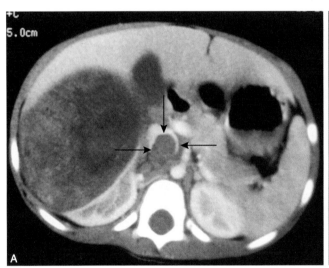
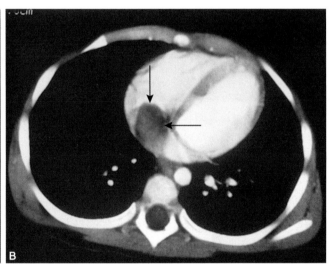

图116-6 Wilms瘤延伸入下腔静脉和右房。A,对比剂强化CT右肾可见大的、圆形、不均匀的肿物,强化较正常肾实质程度弱。对比剂勾勒出下腔静脉的侧缘和前缘,内含低密度肿瘤(箭号)。B,肿瘤(箭号)延伸到右房

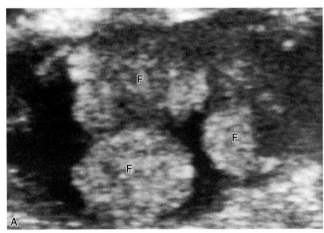
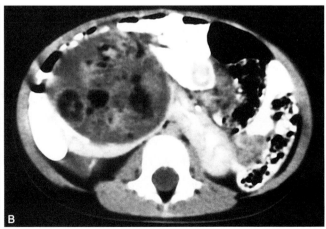

图116-7 马蹄肾Wilms瘤包含脂肪。A,Wilms瘤轴位部分超声波图像,显示高回声的小叶包含脂肪(F)。B,增强CT显示肿物内脂肪区。肾实质峡部跨过中线

MRI 图像中,Wilms 瘤在 T1WI 为与肾实质呈等信号,在 T2WI 较肾实质呈高信号。增强扫描中 Wilms 瘤信号低于正常肾实质并且信号不均匀(图 116-9)。经过有效治疗的 Wilms 瘤在 T2WI 可为低信号。

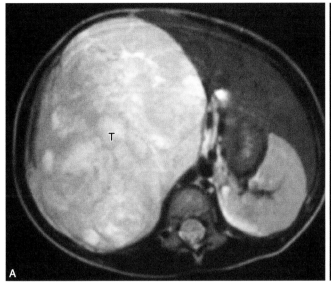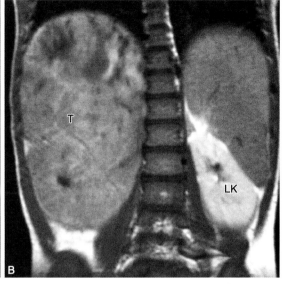

图 116-9 Wilms 瘤。A,轴位 T2WIMRI 显示大的肿瘤(T)替代右肾,相对其他软组织结构为高信号。B,同一患者,冠状位 T1WI 在注射过钆之后,显示大肿瘤(T)相对于正常强化的左肾(LK)为低信号

FDG-PET CT 技术近年发展迅速,可以评估恶性肿瘤病变的异常代谢情况。对于肿瘤分期,FDG-PET 较 MRI 和骨扫描更为准确。Wilms 瘤为嗜 FDG 病变,但是 FDG 在 Wilms 瘤内的作用机制尚不清楚。FDG-PET 能对 Wilms 瘤活检定位,并评估生物学侵袭性成分(如:间变性大细胞 Wilms 瘤)。对肺转移瘤的敏感性依赖于结节大小和呼吸动度。FDG-PET CT 可监测原发肿瘤的治疗反应。FDG-PET 的价值还需要进一步研究。

治疗 Wilms 瘤手术中,在查看肾脏前需进行全面的腹部探查,同时观察无明确受累的健侧肾脏,在切除病灶前探查肾母细胞瘤浅表的面积。肺结节切除活检可以明确肿瘤分期。双侧患病的患者通常进行分期手术。治疗方案取决于手术分期和组织学检查的结果。双侧肿瘤患者,根据肿瘤组织学分期较高的一侧来选择治疗方法,进行肾单位保全手术。当肿瘤很大或肿瘤通过下腔静脉蔓延到右心房时,外科医生可推迟手术直到数次化疗后肿瘤径线或范围缩小。近几十年来,Wilms 瘤患者治疗得到了显著改善,90%以上的原位肿瘤患儿在治疗后得以长期生存,70%以上的转移瘤患儿得以生存。

肾脏透明细胞肉瘤

概述 肾脏透明细胞肉瘤约占儿童肾脏原发肿瘤的5%,在 1978 年以前被认为是 Wilms 瘤的一种亚型。由于其独特的组织学和生物学特征,该病被从 Wilms 瘤中分离出来。无明确相关的家族史或综合征。透明细胞肉瘤的好发年龄与 Wilms 瘤相似(1 到 4 岁),男性好发。免疫组化染色显示无特征性标记模式,但缺乏 WT1 基因对本病具有重要意义。

影像与治疗 透明细胞肉瘤的影像表现与 Wilms 瘤区别不明显(图 116-10)。透明细胞肉瘤容易合并骨转移(既往曾被称为好发骨转移的儿童肾脏肿瘤),

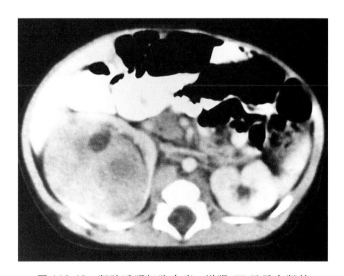

图 116-10 肾脏透明细胞肉瘤。增强 CT 显示右肾的大的,圆形不均匀肿物。肿物产前超声即诊断,CT 在出生后第 2 天进行

骨转移可见于初次发病或复发时。透明细胞肉瘤的诊断必须包括骨骼系统评价。可采用骨放射性核素显像或骨骼平片检查。尽管如此,淋巴结、肺、肝脏转移仍较骨转移更为常见。因为透明细胞肉瘤的侵袭性行为,其复发率和死亡率均较 Wilms 瘤更高,据报道长期生存率为 60%~70%。治疗方案为肾切除术配合积极的化疗。

肾脏横纹肌样瘤

概述　肾脏横纹肌样瘤占儿科恶性肾脏肿瘤的 2%,在 1978 年以前被认为是 Wilms 瘤的肉瘤变种,后认识到是一个独立的疾病而被重新分类。本病因其从组织学形态与骨骼肌相似而得名,但未证明存在肌源性起源。横纹肌样瘤患者发病年龄较 Wilms 瘤小(80% 见于小于 2 岁的儿童)。最常见的临床表现是肿瘤侵入肾盂导致的血尿。其他症状包括发热,高血压,高钙血症(甲状旁腺素水平升高),以及皮肤结节。

影像　如同肾脏透明细胞瘤所见一样,肾脏横纹肌样瘤的影像表现与 Wilms 瘤相似。对诊断具有提示意义的影像表现包括:被膜下积液,病变位于肾内居中位置,肿瘤结节被低密度血肿或坏死分隔,边缘见钙化。肾脏横纹肌样瘤具有高度侵袭性,早期转移,进展迅速。比较具有特征性的改变是,本病可合并同期或非同期的原发或转移性中枢神经系统病变,常见于后颅窝。原始神经外胚层肿瘤、神经管母细胞瘤、室管膜瘤及小脑和脑干的星形细胞瘤均有报道。因此对肾脏病变进行组织学诊断后,建议进行脑部 MRI 检查。

治疗　横纹肌样瘤在全部儿童肾脏肿瘤中预后最差,18 个月生存率仅为 20%。治疗包括肾脏切除、放疗及积极的化疗。

先天性中胚层肾瘤

概述　先天性中胚层肾瘤(congenital mesoblastic nephroma,CMN)是婴儿最常见的实性肾脏肿瘤。最初认为是先天性 Wilms 瘤,后来认识到是一种不同的肿瘤,也被称为胎儿肾错构瘤。通常在生后 3 个月内被发现。临床表现为触及腹部包块,偶尔可见血尿。组织学表现,肿瘤由单型浸润性梭形间叶细胞和胚芽化生成分组成。CMN 进一步分为经典型、细胞型及混合型。肿瘤的大体标本切面类似子宫平滑肌瘤。

影像　中胚层肾瘤表现为巨大的浸润性包块,无明确的边界,缺乏包膜。超声应该是最初的影像检查方法。中胚层肾瘤主要为实性但可包含囊性成分(图 116-11)。可见同心圆状高回声和低回声组成环状模式,反映了扩张的脉管系统和包埋的肾单位。包块可致肾盂肾盏系统扭曲和移位。CT 图像中,CMN 密度可均匀或不均匀,为单侧的单发病灶,邻近的脉管系统受推移而不受侵袭,无钙化。病灶内低密度区提示坏死、血清凝块、充盈液体的囊肿或血肿。强化模式多样,与包埋的功能性肾单位有关。在 MRI 图像中,肿瘤典型表现为平扫及增强 T1WI 序列中均呈低信号,T2WI 信号多样。短 T1 信号与血肿有关。

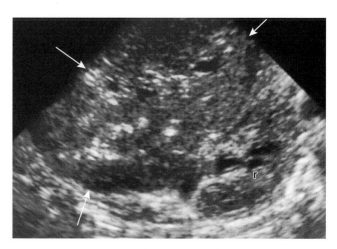

图 116-11　先天性中胚层肾瘤。冠状位超声显示,大的圆形肿物(箭号)主要为实性,伴局部高回声。内下方见部分正常肾脏(r)

治疗　CMN 通常在完整切除后预后良好。然而,细胞型(像先天性婴儿纤维肉瘤)容易局部复发(10%)或发生转移。如果 CMN 肿瘤完整切除,无论是经典型或细胞型,都不需要给与辅助性化疗。

多房囊性肾瘤

概述与病理生理学　多房囊性肾瘤多见于婴儿和幼儿期(3 个月到 4 岁)男性和 70~80 的女性。多房囊性肿瘤伴包含成熟小管结构的纤维分隔称为囊性肾瘤。当囊性包块间隔内含有胚芽成分时,称为不完全分化型囊性肾胚细胞瘤。如果肿瘤内存在肾母细胞瘤实性成分则称为囊性 Wilms 瘤。有研究认为囊性肾瘤,囊性部分分化型肾母细胞瘤病,Wilms 瘤是一组由良性至恶性系列疾病,类似于神经节瘤、神经节母细胞瘤和神经母细胞瘤的连续性。不完全分化型囊性肾胚细胞瘤在儿童期发病,而囊性肾瘤更常见于成年女性。发病无家族倾向,均为散发,与先天性畸形相关,临床表现为无痛性腹部包块。

影像 影像学无法区分不完全分化型囊性肾胚细胞瘤和囊性肾瘤。多房囊性肾瘤可累及整个肾脏或仅累及肾脏一小部分。超声对于分隔的显示较 CT 更为敏感(图 116-12)。病灶边界清晰,包裹着多个大小不等的无回声囊,囊腔从几毫米到 4 厘米不等。当囊腔很小时,病变可表现为实性。间隔可薄可厚。肾盂肾盏系统可扭曲移位。在 CT 上,分隔可强化但囊腔不强化(图 116-13)。偶见小的弯曲钙化。肿瘤的囊可突出到肾盂内。MRI 表现为短 T1 信号,T2WI 信号多样,取决于囊内容物(出血或蛋白质)。增强扫描可见囊间隔强化。

治疗 手术切除治疗有效,预后良好。推荐进行定期影像学随访。如果肿瘤切除不完全可局部复发。肿瘤复发时需进行放疗和化疗。未见转移报道。

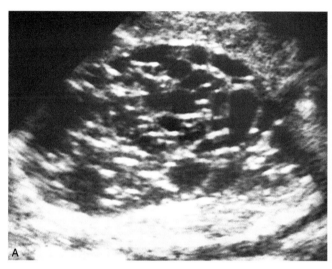
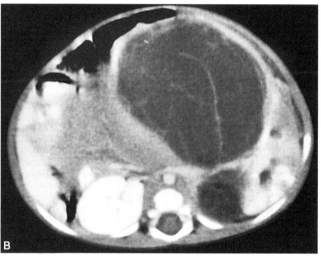

图 116-12 不完全分化性囊性肾母细胞瘤。A,左肾矢状位超声波检查显示囊性肿物,内含多个分隔和大小不等的小腔。B,增强 CT 显示低密度肿物,伴随纤细突显的分隔

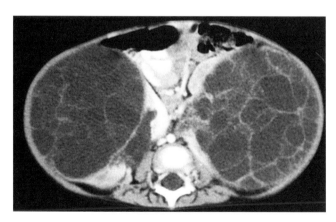

图 116-13 双侧不完全分化性囊性肾母细胞瘤病。增强 CT 显示分隔与肾实质等密度,分隔遍及低密度肿物

肾细胞癌

概述 肾细胞癌(renal cell carcinoma, RCC)在 20 岁内罕见,约占全部肾脏肿瘤 5%(就诊中位年龄为 9~12 岁)。越来越多的证据显示儿童 RCC 的生物学表现不同于成人 RCC。染色体易位在儿童 RCC 中发挥着重要的作用,主要累及染色体 Xp11.2 的 *TFE3* 基因,其次累及染色体 6p21 的 *TEFB* 基因。目前,前期化疗史是导致 Xp11 易位的唯一风险因素。患有结节性硬化综合征,von Hippel-Lindau 综合征,以及神经母细胞瘤的儿童罹患 RCC 的风险增加。组织学上,近 80% 的 RCC 在结构上绝大多数为乳头状。在 10 岁以内儿童中,Wilms 瘤发生率远超过 RCC,比例约为 30∶1。在 10~20 岁期间,肾脏实性包块为 RCC 或 Wilms 瘤的可能性相同。临床表现包括肉眼血尿,腹痛以及触及腹部包块。发热,高钙血症,红细胞增多症以及高血压不常见。

影像 虽然 RCC 整体较 Wilms 瘤体积小,但二者的大体形态学是相似的,术前很难区分。肿瘤表现为浸润性包块,伴随多处坏死、出血、钙化和囊变。肿瘤侵袭局部或蔓延到腹膜后淋巴结。约 20% 的病例在确诊时已经存在肺部、骨隔、肝脏或脑部的转移。与 Wilms 瘤相比,RCC 更好发双侧,发生骨转移更常见。超声图像中表现为边界清晰的肾内肿物(图 116-14)。在 CT 和 MRI 图像中,RCC 表现为无特异性实性肾内包块,伴轻度强化,可见出血和坏死区。有文献报道肿瘤密度较肾实质增高。大约 25% 的肾细胞癌内见钙化。RCC 强化程度较正常肾脏实质减低。

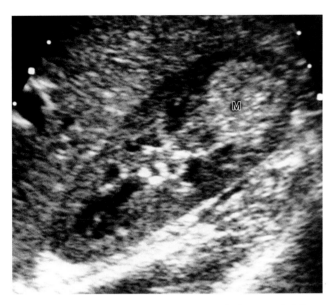

图 116-14 肾细胞癌。右肾矢状位超声波显示下极圆形高回声肿物（M）

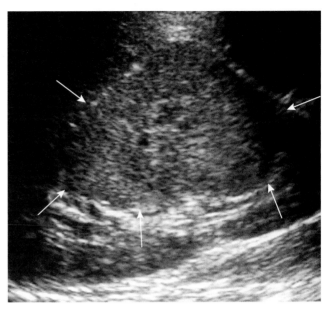

图 116-15 肾脏髓质癌。右肾矢状位超声波显示肿物（箭号）与实质等回声，挤压邻近肾盂

治疗 依据肿瘤-淋巴结-转移情况进行分期。儿童和青少年 RCC 的标准治疗方法是根治性肾脏切除术，RCC 是最抗全身化疗和放疗的肿瘤之一。保留部分肾脏的手术仅推荐应用于成人。是否对儿童进行腹膜后淋巴结清扫术目前仍存在争议。病变局限于肾内的病例预后最好，总体存活率近 50%～60%。Xp11 易位型 RCC 后期转移可能性大，可在确诊 20 或 30 年后出现。

肾脏髓样癌

概述 肾脏髓样癌在 1995 年被确定为一种独立疾病。是具有高度侵袭性的上皮来源恶性肿瘤，绝大多数仅累及患有镰状细胞贫血或血红蛋白镰状细胞疾病的非洲血统患者。病变起源于肾盏上皮内，其内常见乳头状坏死区。就诊年龄为 20 岁（范围 10～39 岁）。25 岁以下患者中，男：女为 3：1。主要症状包括：肉眼血尿，腹部或肋部疼痛，触及包块，体重减轻。髓样癌可以迅速转移到局部淋巴结和肺部。

影像 髓样癌在肾脏髓质内发展，浸润皮质，包绕肾盂，侵袭淋巴和脉管系统，好发于右侧。超声（图 116-15）和 CT 显示肾内浸润性病变，周边肾盏扩张，肾脏外形增大，并见周边卫星灶。因存在不同程度的出血和坏死，肿瘤在超声检查中表现为多样化的回声特性，增强 CT 显示为不均匀强化。MRI 对于显示病变范围和结节状侵袭具有优势，同时可以显示肿瘤内出血和肝脏转移。

治疗 肿瘤对化疗和放疗反应差，确诊后的平均存活时间约为 15 周。

肾脏血管平滑肌脂肪瘤

概述 血管平滑肌脂肪瘤是由无序排列的血管，平滑肌和脂肪成分构成的病变。组织学组成提示为错构瘤，但目前血管平滑肌脂肪瘤公认为是一种真性肿瘤。在儿童，绝大多数血管平滑肌脂肪瘤见于结节性硬化患儿。大多数结节性硬化患儿 10 岁时会出现血管平滑肌脂肪瘤。此外，血管平滑肌脂肪瘤还与神经纤维瘤病和 von Hippel-Lindau 综合征相关。小于 4cm 的病变一般无症状。较大病变易发生自发性出血，导致侧腹或腹部疼痛，血尿和严重的腹膜后出血（Wunderlich 综合征）。

影像 血管平滑肌脂肪瘤的影像多样，取决于其组织学成分。当病变内存在脂肪密度或信号时，CT（图 116-16）和 MRI 一般即可诊断，需要注意的是，脂肪也可见于 Wilms 瘤和 RCC。超声表现为无声影的高回声病变。双侧病变常见于结节性硬化患者。在血管成像时，血管平滑肌脂肪瘤内血管表现为特征性的扭曲、扩张，以及动脉瘤形成。乏血管病变罕见。

治疗 大于 4cm 的病变可选择性栓塞或手术切除，以防威胁生命的出血。建议青春期前每 2～3 年复查超声，以监测血管平滑肌脂肪瘤大小，青春期后改为每年检查一次。

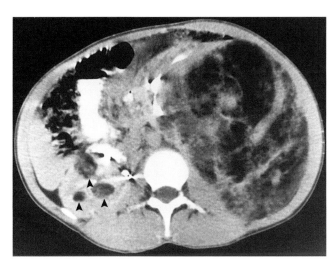

图 116-16 肾血管平滑肌脂肪瘤。增强 CT 显示左肾巨大血管平滑肌脂肪瘤,右肾见 3 个小肿瘤(箭头)

肾淋巴瘤

概述 肾淋巴瘤为血源性传播或从腹膜后扩散而来;正常情况下肾脏不含淋巴组织,因此,原发性肾淋巴瘤非常罕见。在儿童,非霍奇金淋巴瘤(特别是 Burkitt 淋巴瘤)最为常见。淋巴瘤累及肾脏一般无症状直到病变晚期。通常表现为侧腹痛、腹痛、血尿、贫血、体重减轻和触及包块。

影像 最常见的影像改变是多发实质包块,致肾盂肾盏系统扭曲;相对少见的征象包括孤立肾脏包块、弥漫性浸润和孤立的肾周病变。对于肾脏病变定位和确定侵犯毗邻结构的范围,CT 与 MRI 较超声更具优势。CT 中,多发圆形均匀低密度包块可见于平扫和增强后图像(图 116-17)。肾周病变的 CT 表现包块肾前筋膜增厚,软组织密度结节或低回声斑块,在平扫图像

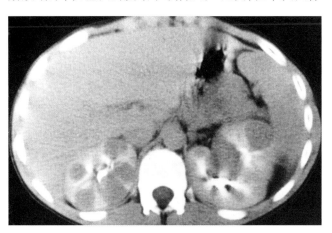

图 116-17 肾脏非霍奇金氏淋巴瘤。延迟增强 CT 图像显示多发圆形低密度皮质肿物

中是高密度,在增强图像中为低密度。MRI T1WI 淋巴瘤包块表现为相对于肾脏皮质的等信号或轻度低信号,T2WI 呈低信号。增强扫描病灶强化程度通常低于周边肾实质。超声检查中,肿物典型表现为低回声。少数病例可表现为等回声和高回声皮质下肿物。有时由于淋巴瘤弥漫浸润,导致病灶隐匿显示不清,仅表现为肾脏体积增大。

婴儿骨化性肾肿瘤

概述 婴儿骨化性肾肿瘤是儿童极为罕见的良性肾脏肿瘤;文献仅见 13 例报道。就诊年龄范围从 6 天到 14 个月。男孩受累更为常见,病变好发于左肾的上极肾盏。表现为无症状血尿。组织学上,病变由骨核、骨母细胞和梭形细胞组成。

影像 肿瘤起源于肾锥体乳头区的尿路上皮,形态为息肉状,大小约为 2~3cm。影像上表现为集合系统内充盈缺损伴不全梗阻。在超声检查中,肿物呈强回声伴声影。CT 表现为边界清晰的钙化肿物,增强扫描无强化。

治疗 手术切除,文献报道可全部或部分肾切除。生物学行为倾向良性,随访无恶性传播或术后复发报道。

✔ 临床医师须知

- 肾脏受累(单侧或双侧)
- 大小和影像特点(实性、囊性或混合性病变以及出现脂肪)
- 范围(局限于肾脏或累及肾外)
- 血管受侵(下腔静脉)和蔓延以及转移性病变的分布
- 进一步诊断和随访的影像检查推荐

关键点

肾母细胞瘤病通常可退化和自发吸收,但也可退变为 Wilms 瘤。

对有与肾母细胞瘤病相关基因和异常症状的儿童,应超声筛查 Wilms 瘤,间隔 3~4 个月。

Wilms 瘤可包含软组织、液体、脂肪和钙化成分。

肾脏透明细胞肉瘤的影像表现与 Wilms 瘤相似。透明细胞肉瘤好发骨转移。

肾脏横纹肌样瘤是儿童肾脏肿瘤中预后最差的肿瘤,与中枢神经系统原发或转移病变相关。

CMN 是新生儿期的实性肿瘤,强化方式多样,与肿瘤内包埋的肾单位功能相关。

多房囊性肾瘤呈特征性分布:见于年幼男孩和年长女性。

儿童 RCC 与成人 RCC 在生物学表现不同。

危及生命的腹膜后出血是 4cm 以上的血管平滑肌脂肪瘤的并发症。

肾髓质癌是上皮来源的高度侵袭性恶性肿瘤,大多数仅见于患有 SC 特质或血红蛋白 SC 病的非洲血统患者。

推荐阅读

Argani P, Ladanyi M. Recent advances in pediatric renal neoplasia. *Adv Anat Pathol*. 2003;10(5):243-260.

Broecker B. Non-Wilms' renal tumors in children. *Urol Clin North Am*. 2000;27(3):463-469, ix.

Cohen MM Jr. Beckwith-Wiedemann syndrome: historical, clinicopatho-logical, and etiopathogenetic perspectives. *Pediatr Dev Pathol*. 2005;8(3):287-304.

Geller E, Kochan PS. Renal neoplasms of childhood. *Radiol Clin North Am*. 2011;49(4):689-709, vi.

Glick RD, Hicks MJ, Nuchtern JG, et al. Renal tumors in infants less than 6 months of age. *J Pediatr Surg*. 2004;39(4):522-525.

Lowe LH, Isuani BH, Heller RM, et al. Pediatric renal masses: Wilms tumor and beyond. *Radiographics*. 2000;20(6):1585-1603.

Miniati D, Gay AN, Parks KV, et al. Imaging accuracy and incidence of Wilms' and non-Wilms' renal tumors in children. *J Pediatr Surg*. 2008;43(7):1301-1307.

Powis M. Neonatal renal tumours. *Early Hum Dev*. 2010;86(10):607-612.

Sarhan OM, El-Baz M, Sarhan MM, et al. Bilateral Wilms' tumors: single-center experience with 22 cases and literature review. *Urology*. 2010;76(4):946-951.

Sebire NJ, Vujanic GM. Paediatric renal tumours: recent developments, new entities and pathological features. *Histopathology*. 2009;54(5):516-528.

Shet T, Viswanathan S. The cytological diagnosis of paediatric renal tumours. *J Clin Pathol*. 2009;62(11):961-969.

Zhang J, Israel GM, Krinsky GA, et al. Masses and pseudomasses of the kidney: imaging spectrum on MR. *J Comput Assist Tomogr*. 2004;28(5):588-595.

参考文献

Full references for this chapter can be found on www.expertconsult.com.

第 117 章

血管病变

ROBERT G. WELLS

肾血管性高血压

概述 大约近 5%～10% 患有严重高血压的儿童和青少年将存在肾血管病变。高达 70% 的婴幼儿严重高血压是由肾血管疾病引起的。多种发育性和获得性肾血管性高血压的原因见框 117-1。与脐动脉插管相关的并发症是新生儿最常见的肾血管性高血压的病因。在年长儿,肾动脉纤维肌肉发育不良是最常见的原因。

影像 超声图像中双侧肾脏不对称是肾血管性高血压的一个重要征象。受累肾脏体积小,可能存在瘢痕。但超声中很少能够直接观察到硬化性肾动脉疾病。评价主动脉也是检查的一个重要组成。多普勒检查中心脏收缩期肾动脉与主动脉速度比大于 3.5 高度提示肾动脉狭窄。肾动脉峰值速度大于 180cm/s 也提示肾动脉狭窄。在狭窄病变的远端,肾动脉收缩峰值波形通常比较平直(图 117-1)。对于严重狭窄,多普勒检查远端动脉显示收缩加速度降低和峰值收缩速率减弱。肾动脉舒张流量有时会升高。

框 117-1 肾血管性高血压的原因
纤维肌发育不良
炎性疾病
• 大动脉炎
• 川崎病
• 烟雾病
• 辐射
遗传性疾病
• 威廉斯综合征
• 神经纤维瘤病
• Klippel-Trenaunay-Weber 综合征
• Feuerstein-Mims 综合征
• Rett 综合征
• Degos-Köhlmeier 病
• 马方综合征
动脉硬化
• 高脂血症
血管异常
• 肾动静脉畸形
• 肾动脉瘤
• 肾动脉发育不全
血栓栓塞
• 脐静脉插管
• 新生儿有糖尿病母亲
• 败血症/脱水
肾移植
• 排斥
• 动脉狭窄
其他
• 先天性风疹
• 肿物压迫
• 先天性纤维索带
• 创伤后
• 腹膜后纤维变性

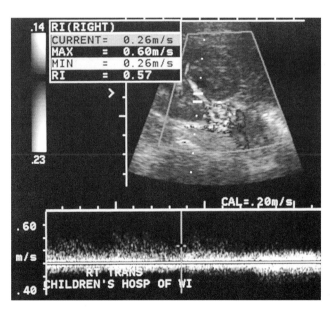

图 117-1 肾动脉狭窄。肾纤维肌发育不良患儿肾动脉远端严重狭窄多普勒检查显示低速单相的肾动脉波形

检测肾血管性高血压最有价值的核素扫描还可以评价肾功能,可选用血管紧张素转换酶抑制剂(通常

为甲巯丙脯酸或依那普利拉）。MAG3 是该检查的首选显像剂。存在肾血管疾病时,使用血管紧张素转换酶抑制剂治疗的图像典型表现为受累肾脏的灌注减低,初次摄取减少,以及肾脏实质清除功能降低。与不

使用抗高血压治疗的影像比较显示功能有所改善(图 117-2)。该技术检测肾血管性高血压的敏感度大约为 85%~90%。双侧肾动脉狭窄或显著肾功能受累可导致假阴性结果。

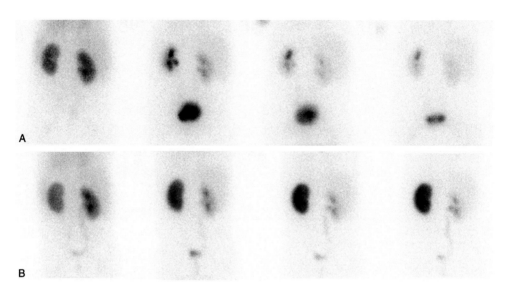

图 117-2　肾血管性高血压和血管紧张素转换酶(ACE)抑制剂核素图像。A,肾图显示双肾摄取和排泄正常。B,注射 ACT 抑制剂后肾 图显示左肾放射药物显著滞留,提示肾动脉狭窄

　　经导管血管造影是检测肾动脉小血管疾病最为敏感和特异性的方法。CT 血管造影(CTA)和磁共振血管造影(MRA)是观察肾血管解剖的重要无创性检查。注射对比剂后,CT 和 MRI 还可以评估肾脏灌注和功能变化。通常,肾动脉狭窄程度>50%管径时

会发生显著的血流动力学改变。出现异常增粗的侧枝动脉是严重肾动脉狭窄的辅助征象。对部分疑似肾性高血压的病例经插管肾静脉肾素取样有助于诊断(图 117-3)。

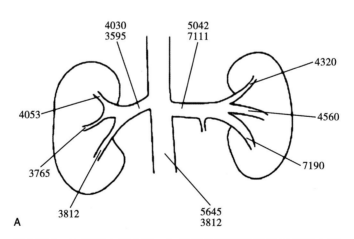

图 117-3　11 岁高血压女孩。A,肾静脉肾素活性图显示高血压由下极的一个病灶推动

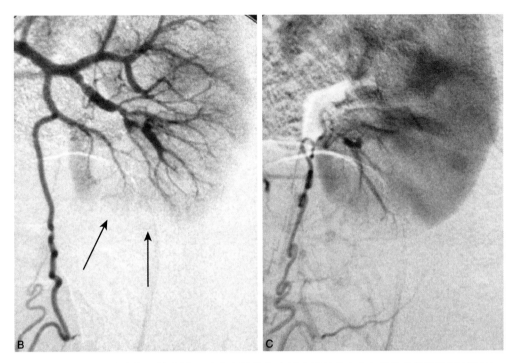

图 117-3(续) B,动脉期血管造影显示完全段狭窄,因"血管缺失"而出现的延迟灌注区(箭号),显著的侧枝输尿管动脉。C,毛细血管期血管造影显示输尿管动脉侧枝重新构成"缺失血管",肾图完整(From Roebuck DJ. Paediatric interventional radiology. *Imaging*. 2001;13:302-320.)

肾肌纤维发育不良

概述 肾肌纤维发育不良(FMD;动脉纤维发育不良)是儿童最常见的肾动脉狭窄原因。基于动脉壁受累层对 FMD 进行分类,这一分类非常重要,不同类型具有不同的组织学和血管造影表现,且临床表现不同。

原发性内膜纤维素增生

原发性内膜纤维素增生的特征是胶原环形沉积在血管内膜下以及弹力膜内。这种类型的 FMD 是儿童肾动脉狭窄最为常见的原因。影像表现为光滑带状、管状或漏斗形的狭窄,通常累及肾动脉或其分支的远端三分之二(图 117-4)。

中膜周围或外膜下纤维发育不良

中膜周围或外膜下纤维发育不良指胶原沉积在中膜外缘内,受累肾动脉长度不一。血管造影典型表现为肾动脉严重的长段串珠状狭窄。本病几乎无一例外见于 10 岁以上女孩,并仅累及肾动脉或其分支。大约 15% 的病例为双侧受累。

纤维肌性增生

纤维肌性增生是儿童极为罕见血管病。由于动脉

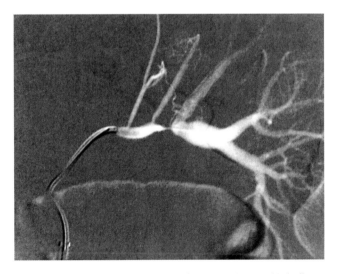

图 117-4 肾动脉狭窄。12 岁高血压女孩,原发性内膜纤维增生。选择性肾动脉成像显示主肾动脉狭窄,可见狭窄后扩张

壁的平滑肌和纤维组织增生,导致肾动脉壁呈同心圆状增厚。血管造影中,病变表现为肾动脉或其分支光滑性狭窄,与内膜纤维增生很难区分。

中膜纤维增生

中膜纤维增生是成人非动脉硬化性肾血管疾病的最常见病因,但在儿童罕见。表现为内弹力膜局部变薄和中膜肌肉层局部胶原增厚。血管造影中中膜纤维

发育不良呈串珠样表现,一般累及主肾动脉及其分支的远端三分之二。狭窄段之间的扩张区管径通常大于正常肾动脉。

多发性神经纤维瘤

概述　在多发性神经纤维瘤病 1 型患者中,导致主动脉或大分支狭窄最常见的血管病理改变是动脉壁

和血管周围间隙内的神经组织增生。偶尔存在动脉瘤。肾脏可能存在小血管中胚层发育不良。动脉狭窄通常见于主肾动脉的起始部或近三分之一处。常伴主动脉狭窄。

大动脉炎

概述　大动脉炎是罕见的特发性慢性动脉炎。高

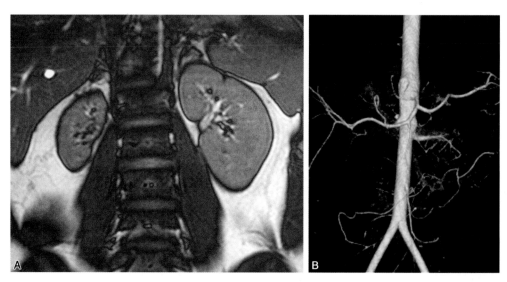

图 117-5　大血管炎。A,10 岁患高血压。冠状位 MRI 显示右肾明显缩小。B,MRI 血管图像中未见右肾动脉

血压是肾动脉狭窄或腹主动脉狭窄最常见的表现。大动脉炎的 CT 和 MRI 表现包括主动脉,肺动脉和主动脉主要分支血管的管腔狭窄,管壁增厚,附壁血栓和血管壁钙化(图 117-5)。对于活动性病变,增厚的血管壁明显强化。

中间主动脉综合征

概述　中间主动脉综合征(中主动脉综合征)是一种获得性,进展性血管疾病,累及主动脉胸段及腹段,通常伴有肾动脉等主要脏器分支狭窄。影像表现为主动脉胸腹段和主要分支血管弥漫性狭窄(图 117-6 和图 117-7)。如果肾动脉狭窄严重,供应肾脏的侧枝血流通常由输尿管,肾上腺和来自下肋间血管的生殖动脉组成。

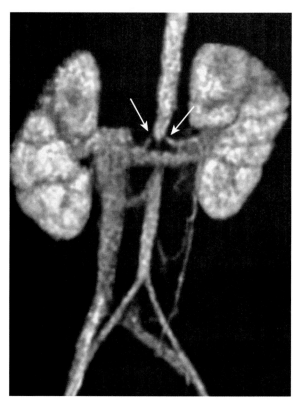

图 117-6　中动脉综合征。中动脉综合征患儿 CTA 显示肾动脉严重狭窄(箭号)和腹主动脉的肾下部分

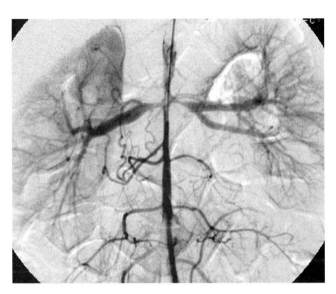

图 117-7 中动脉综合征。3 个月男孩,严重高血压。主动脉造影片显示腹主动脉发育不全和双侧肾动脉狭窄

肾血管创伤

概述 肾动脉损伤包括内膜破裂、主肾动脉撕裂、分支血管断裂、假性动脉瘤及动静脉瘘。大多数儿童肾创伤是由于钝挫伤,穿透伤不常见。内膜较中膜和外膜弹性小,所以最易受牵拉损伤影响。内膜撕裂可加速破裂、管腔闭塞或血栓。牵拉损伤也可产生肾动脉痉挛而无撕裂。当肾脏发生剧烈的快速运动时可能导致血管撕裂。穿透伤和医源性损伤(如穿刺活检)可导致肾内动静脉瘘。

影像 增强扫描全肾强化程度减低是存在肾动脉撕裂、血栓或痉挛的重要 CT 征象。急性肾动脉闭塞时肾脏边缘可见强化("皮质环征")。该征象见于缺血发生 8 小时后以后;许多患者直到创伤后数天才出现。该征象通常提示缺血时间过长,肾脏损伤严重已无法救治。

主肾动脉完全破裂时,CT 显示伤口附近存在大量出血。因肾内血管的创伤性闭塞导致局部的肾梗死,形成楔形或圆形无强化区,病变边缘通常锐利。主肾动脉部分闭塞时肾强化程度减低。

动脉瘤

概述 肾动脉瘤儿童罕见。分类依据包括部位(实质外和实质内)及形态(囊状、梭形、夹层和假型)。部分儿童肾动脉瘤为特发性,其他可能的病因包括感染(例如细菌性动脉瘤)、肾动脉狭窄(通常与神经纤维瘤病 1 性或肌纤维发育不良相关),或自身免疫性血管炎(如结节性多动脉炎)。肾动脉动脉瘤可见于川崎病和 Ehlers-Danlos 综合征患者。肾动脉动脉瘤最常见的临床表现是血尿和腰痛。

影像 肾动脉动脉瘤可为单发或多发;大多数为囊状。动脉瘤内偶见血凝块或钙化(图 117-8)。结节性多动脉炎患者的动脉瘤普遍较小,多发,且位于肾实质内。大多数可经超声、CTA 或 MRA 发现。小病灶有时需要通过传统血管造影辅助检查。

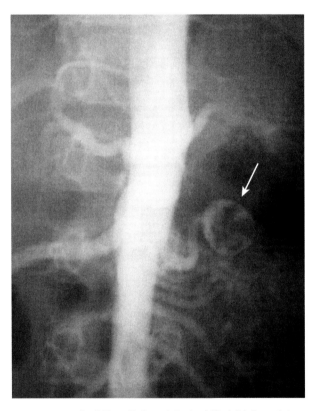

图 117-8 肾动脉血管瘤。腹部主动脉造影片显示左肾动脉囊状动脉瘤(箭号)和局部血栓

动静脉畸形和瘘

概述和影像 大约 3/4 肾动静脉瘘为医源性或与创伤有关。先天性肾动静脉畸形罕见。血尿和杂音是常见的临床表现。大的病变可导致充血性心力衰竭。肾动静脉瘘的影像表现为动脉和静脉之间存在局部的直接交通,而动静脉畸形则表现为经过异常的血管巢分流。供血和引流血管均扩张。多普勒显示引流静脉内血流紊乱、流速与动脉一致。传统血管造影显示快速血流流经病变。

血栓，栓塞和梗死

概述　肾动脉血栓栓塞性疾病在儿童不常见。发病诱因包括败血症、长期低血压、重度脱水、先天性心脏病、创伤及凝固性过高性疾病。在新生儿，最常见的原因是脐动脉插管，特别是插管末端靠近肾动脉起始部时。母亲患糖尿病的婴儿肾动脉栓塞的危险性增高。对于年长儿，急性主肾动脉闭塞会导致腰痛、恶心、呕吐、发热和血尿。小栓子或轻微栓塞可无症状，有时可伴随高血压。

影像　在肾动脉栓塞急性期，超声检查显示正常或表现为非特异性肾脏增大以及皮质高回声。多普勒检查可显示全肾、局部或多灶性灌注缺失。仔细寻找有时可见主肾动脉内异常回声的斑块，以及异常动脉波形。如果只有主肾动脉发生栓塞，阻力指数会升高。

肾动脉栓塞疾病的 CTA 和 MRA 表现为肾动脉内的充盈缺损或狭窄。全肾梗死时，肾实质强化和正常对比剂排泄消失。肾节段梗死时表现为一个或多个楔形强化无强化区。大约 50% 肾梗死患者，在梗死灶边缘可见到薄层的明显强化环（图 117-9）。

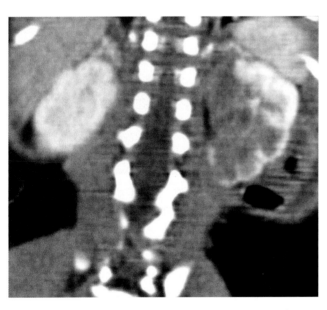

图 117-9　新生儿急性肾动脉血栓形成。冠状 CT 图像上，左肾大部分对比剂缺失。注意残留皮质薄层环状强化

肾内动脉疾病

肾血管炎

概述　肾脏是各种形式血管炎相对常见的发病部位。用于血管炎分类的最常用方法是基于主要受累血管的管径。大动脉炎属于大血管炎。结节性多动脉炎和川崎病主要累及中等大小的血管。依据有无抗中性粒细胞胞浆抗体（antineutrophil cytoplasmic antibodies，ANCAs）可以对小血管血管炎进行进一步分类。过敏性紫癜（Henoch-Schönlein purpura，HSP）为 ANCA 阴性；ANCA 阳性血管炎可影响肾脏，包括韦格纳肉芽肿和微小多动脉炎。小血管血管炎还与多种感染性疾病相关，如洛基山热、人免疫缺陷病毒、B 型肝炎及结核病。

结节性多动脉炎

概述　结节性多动脉炎是罕见的特发性灶状坏死性血管炎。略多于半数的感染患儿会出现肾脏受累。肾脏受累的临床表现包括血尿、蛋白尿和高血压。影像检查可表现为局部或多灶性肾缺血。动脉瘤破裂时可出现实质内或肾周边出血。血管造影可见小动脉瘤，一般位于小叶间或弓形动脉的分叉处。由于血管或血管周围存在炎症，肾内小血管表现为不规则、扭曲（图 117-10）。

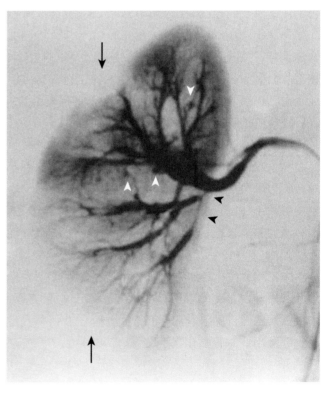

图 117-10　患者 1 岁已确诊结节性多动脉炎，新发高血压。右肾动脉血管造影显示下极肾内分支节段狭窄（黑箭头），在血管分支处小的囊状动脉瘤（白箭头），以及上极和下极斑片状灌注缺失

韦格纳肉芽肿和微小多动脉炎

概述　韦格纳肉芽肿是罕见的坏死性血管炎,主要累及呼吸系统。大约 80% 的患者有肾脏受累表现,出现血尿、蛋白尿、肾小球滤过率减低。相似的临床表现还见于微小多动脉炎,但本病无呼吸系统受累。这两个疾病肾脏受累的影像表现无特异性。缺血可导致局部瘢痕形成。小血管动脉瘤破裂可导致肾实质或肾周血肿。影像表现与结节性多动脉炎相似。

系统性红斑狼疮

概述　系统性红斑狼疮属于全身自身免疫性疾病。大约 75% 的本病患儿存在肾脏受累的临床表现。临床从轻微无症状到重症导致终末期肾病或死亡程度不一。主要病理表现是局部肾小球肾炎导致的基底膜增厚,以及小叶间动脉的炎性狭窄。如无肾衰竭,影像检查时肾脏通常表现正常。常见肾脏轻度增大。超声可见肾实质弥漫性或多灶性高回声。多普勒超声检查阻力指数增高预示肾功能恶化。

溶血性尿毒症综合征

概述　溶血性尿毒症综合征是婴幼儿急性肾衰竭的最常见原因。发病机制为肾小球和肾小动脉内皮细胞的损伤。肾脏是微血管病的主要靶器官,其他部位如小肠、肺和脑也可受累。大多数患溶血性尿毒症综合征的婴儿表现为发热、呕吐、血性腹泻及腹部不适,而无其他异常。婴儿期以外的患儿通常为 3 岁左右。患儿病情危重,表现为面色苍白、易激惹、惊厥、心力衰竭、高血压、胃肠道出血,以及尿少的症状和体征。急性肾衰竭通常持续 1~4 周,随后缓慢改善。大多数患者可完全康复,但一些患儿会遗留永久的神经系统或肾脏损害。

影像　疾病早期,超声表现正常或显示肾脏轻微增大。随后实质回声异常增高,通常在肾小球和皮质下区最为显著。皮质回声程度与疾病严重程度相关。大多数患者疾病痊愈时,肾脏可以恢复到正常大小,但是较严重的损伤将导致肾脏萎缩,出现肾钙质沉着症。

过敏性紫癜(HSP)

概述　HSP 是儿童累及小血管的高敏感性血管炎,是儿童肾炎的一个重要病因。临床四联征包括紫癜、关节痛、腹痛及肾小球肾炎。20%~30% 的 HSP 患者有血尿,30%~70% 的患者有蛋白尿。对于严重的蛋白尿患者,可存在肾病综合征和肾功能不全。肾脏受累可发生在紫癜之后或与紫癜同时出现,但罕见先于皮肤表现。HSP 通常是一种自限性疾病,但是可合并高血压或慢性肾衰竭。

影像　HSP 患者的超声可表现正常或双侧肾脏增大。肾皮质通常为弥漫性高回声,髓质锥体仍为低回声。恢复期肾皮质高回声减低。偶尔,断面图像显示膀胱壁或输尿管壁内血肿。输尿管纤维化是罕见的并发症。

镰状细胞疾病

概述　在镰状细胞疾病患者髓质内常见血液红细胞沉渣。反复发生髓质局部缺血导致乳头形态改变。髓质严重缺血时可发展为乳头坏死。可出现皮质肥大。镰状细胞疾病性肾病累及全部肾实质。组织学表现包括皮质毛细血管丛扩张充血、肾小球硬化、肾小球基质增加,以及铁沉积在肾小球上皮和肾小球基底膜。偶尔,肾小球硬化可进展为肾小球血管丛完全闭塞。

影像　静脉尿路成像和 CT 可显示肾小盏变钝,

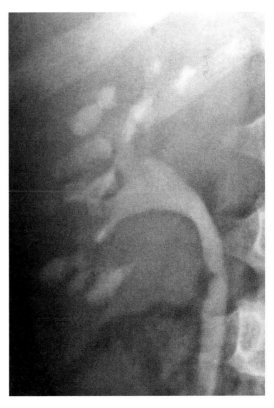

图 117-11　镰状细胞疾病。13 岁镰状细胞疾病女孩静脉肾图显示肾盏扩张和集合系统扭曲

乳头明显变宽,肾小盏变深。由于皮质肥大致使集合系统形态扭曲(图117-11)。一些患者肾乳头坏死明显。常见双侧肾脏增大。反复梗死和随后的纤维化最终可导致瘢痕和萎缩。

镰状细胞疾病患者的肾脏超声通常表现为轻度弥漫性增大,回声增强,以及皮髓质分界缺失(图117-12)。作为肾梗死的合并症可出现肾周血肿。多普勒超声可用于检测肾血管疾病。因为肾皮质内铁沉着,MRI表现为T1WI和T2WI序列中皮质相对髓质信号减低。

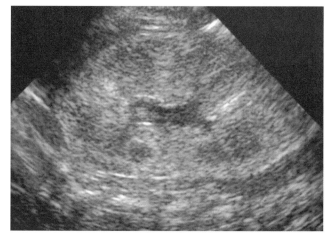

图117-13 肾静脉血栓。肾静脉血栓婴儿超声波显示肾脏增大且回声增强,皮髓质分界消失

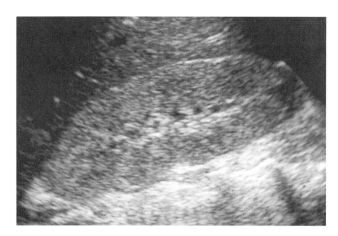

图117-12 镰状细胞疾病。15岁镰状细胞疾病男孩纵轴超声波图显示肾脏高回声,皮髓质界限消失

肾静脉血栓

概述 肾静脉血栓(renal vein thrombosis,RVT)是新生儿最常见的肾脏血管异常。大部分患儿存在全身性危险因素,如脱水、败血症、红细胞增多症或母亲患糖尿病。小的肾内血管是许多RVT患者最初或唯一的血栓部位。中心静脉置管所致下腔静脉斑块是潜在的病源。年长患者的肾静脉血栓可表现为肾病综合征、肾小球肾炎、高凝状态、创伤或腹膜后肿瘤。典型RVT的临床表现包括肾脏增大、肾功能不全、血尿及高血压。

影像 RVT的典型超声表现是肾实质回声异常,皮髓质分界消失;一些病例可出现小叶间的条纹状回声(图117-13)。间质出血偶尔导致实质高回声。静脉血流受阻导致动脉阻力指数升高(图117-14)。常见收缩峰狭窄。超声检查仔细观察肾静脉,有时可见异常回声斑块;但是,主肾静脉内未见斑块并不能排除小肾静脉内的血栓。病情严重时,多普勒检查可显示主肾静脉内血流缺失。在其他患者,肾静脉血流是单相的。

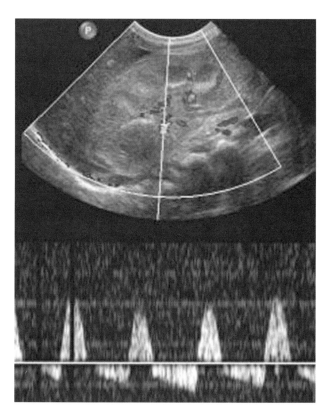

图117-14 肾静脉血栓。2岁婴儿肾脏增大,回声增强。肾内动脉血流显示高阻力模式

治疗和随访 RVT的治疗包括支持治疗和基本病因治疗。急性期肾核素扫描有助于判断预后,摄取和排泄轻度受影响提示预后良好(图117-15)。在RVT发生后数周内,受累肾脏缩小。在一些患者,可进展为全肾萎缩。影像随访偶尔可见肾内静脉内的网状钙化;根据该表现可确诊既往肾静脉血栓。

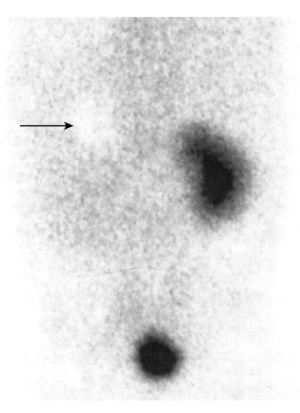

图 117-15 肾静脉血栓。婴儿左肾静脉血栓，锝-99m二乙三胺五乙酸核素扫描图像显示左肾功能消失。卵圆形肾上腺放射缺损灶(箭号)是伴随的肾上腺血肿

✓ 临床医师须知

- 肾脏大小
- 实质回声
- 主肾动脉和静脉多普勒血流特征
- 主肾动脉和肾内动脉的阻力指数
- 肾动脉或静脉的狭窄或血栓

关键点

肾肌纤维发育不良是儿童肾动脉狭窄最常见的原因。

大多数肾动静脉瘘是医源性的。

婴儿肾动脉血栓栓塞通常与脐动脉插管有关。

溶血性尿毒症综合征是儿童期最为常见的急性肾衰竭的原因。

肾静脉血栓是新生儿最常见的肾血管疾病。

推荐阅读

Cakar N, Ozcakar ZB, Soy D, et al. Renal involvement in childhood vasculitis. *Nephron Clin Pract.* 2008;108(3):c202-c206.

Lau KK, Stoffman JM, Williams S, et al. Neonatal renal vein thrombosis: review of the English-language literature between 1992 and 2006. *Pediatrics.* 2007;120(5):e1278-e1284.

Olin JW, Sealove BA. Diagnosis, management, and future developments of fibromuscular dysplasia. *J Vasc Surg.* 2011;53(3):826-836, e821.

Tullus K, Brennan E, Hamilton G, et al. Renovascular hypertension in children. *Lancet.* 2008;371(9622):1453-1463.

参考文献

Full references for this chapter can be found on www.expertconsult.com.

第 118 章

肾衰竭和肾移植

HARRIET J. PALTIEL

急性肾衰竭

概述 急性肾衰竭指肾脏灌注不足,肾细胞损伤,或尿流梗阻等导致的突发肾脏功能丧失。近来,有学者提议用"急性肾脏损害"(acute kidney injury, AKI)替代"急性肾衰竭",正逐渐被广泛接受。AKI 通常发生在住院儿童,见于某些全身性疾病或治疗过程中,而不是来自原发肾脏疾病。儿童 AKI 最常见的原因是肾脏缺血、肾毒性药物及败血症。其他重要原因见框 118-1。任何原因的 AKI 都能导致慢性肾脏疾病。肾功能的恢复程度取决于导致损害的基础病。

影像 通常,超声是 AKI 患者的首选影像检查,而且大多数情况下,也是唯一需要的影像检查。超声的作用在于确定肾脏大小,排除导致 AKI 的解剖学因素。肾脏皮质,髓质以及集合系统具有不同的声学特性,病理性改变很容易被发现并且与组织学改变密切相关。多普勒检查能够提供肾脏灌注和血管异常的信息。超声也用于为肾脏经皮穿刺活检定位。核素扫描可以提供更精确的功能信息,有助于区分肾前、肾脏和肾后原因导致的 AKI。

肾前损害 对于肾前损害的患者,肾脏本质上是正常的,肾功能减低是肾脏灌注减低的结果。超声检查肾脏是正常的。肾灌注恢复后肾功能可迅速度恢复。

肾脏本身疾病 长期肾前损害或严重低氧血症/缺血导致的肾缺血可导致急性肾小管坏死。影像表现取决于实质损害的严重程度。肾皮质回声普遍增高提示肾脏本身疾病(图 118-1)。在轻度病例,肾脏可表现正常或仅显示肾皮质回声轻微增加,可能伴随皮髓质分界模糊。轻症病例多普勒血流可为正常,而在严重病例中则表现为因外周血管阻力增加导致的周边灌注差,以及动脉舒张期血流减低。

框 118-1　急性肾损伤的常见病因

肾前性衰竭
- 降低真实的血管内容量
- 降低有效血管内容量

内在肾脏疾病
- 急性肾小管坏死(血管舒缩神经病)
  - 缺氧/缺血性损伤
  - 药物诱导
  - 毒素介导
    内源性毒素-血红蛋白,肌红蛋白
    外源性毒素-乙二醇,甲醇

尿酸性肾病和肿瘤裂解综合征

间质性肾炎
- 药物诱导
- 特发性

肾小球肾炎

血管病变
- 肾动脉血栓形成
- 肾静脉血栓形成
- 皮质坏死
- 溶血性尿毒症综合征

伴有或不伴有阻塞性尿路病的发育不良/发育异常
- 特发性
- 在子宫内接触肾毒性药物

遗传性肾病
- 常染色体显性多囊肾病
- 常染色体隐性遗传性多囊肾病
- Alport 综合征
- 镰状细胞肾病
- 少年型肾结核

阻塞性尿路病/下段病变
- 孤立肾脏受阻
- 双侧输尿管梗阻
- 尿道梗阻
- 膀胱破裂

From Andreoli SP. Clinical evaluation of acute kidney injury in children. In: Avner ED, ed. *Pediatric Nephrology*. 6th ed. Berlin: Springer-Verlag; 2009.

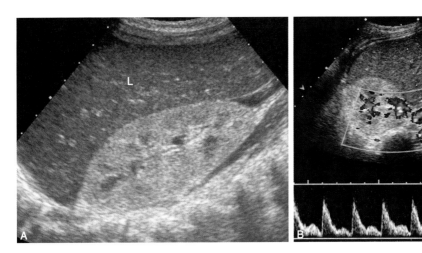

图 118-1　溶血性尿毒症综合征。A,18 个月男孩超声波检查,肾功能受损显示右肾增大,实质回声增强,大于邻近的肝脏(L),皮髓质分界减低。B,主肾动脉脉冲多普勒波形显示舒张血流减低

肾毒性药物通常与 AKI 相关,包括抗生素、化疗药物及非甾体类抗炎药物。氨基糖苷类抗生素等药物可导致肾小管损伤。甲氧西林和其他青霉素类似物、西咪替丁、磺胺类药物、利福平及非甾体类抗炎药物可导致急性间质肾炎,有研究显示这种情况与机体的高敏反应,形成抗小管基底膜抗体有关。急性淋巴细胞白血病和 B 细胞淋巴瘤的患儿有发生尿酸肾病和肿瘤溶解综合征的风险。尿酸肾病重要的损伤机制是尿酸晶体沉积在肾微血管内导致肾血流梗阻,或沉积在肾小管内导致尿流梗阻。肿瘤溶解综合征是由于肿瘤自发坏死或因治疗导致肿瘤坏死而产生的代谢异常。当肿瘤细胞溶解时,血清钾、尿酸及磷迅速增加,伴随血清钙减低。进行别嘌呤醇治疗的患者,嘌呤类似物可用于减少尿酸分泌,取而代之分泌大量的尿酸前体黄嘌呤和次黄嘌呤。上述复合物沉积在 AKI 的发生中起着重要作用。在感染性休克的患者中,AKI 可因低血压发生,导致肾缺血和急性小管坏死。肾毒性药物也可导致 AKI。

梗阻性尿路病和下尿路病变　发生在孤立肾,双侧输尿管或尿道的梗阻可导致 AKI。先天性原因包括肾盂输尿管连接部梗阻、输尿管膀胱连接部梗阻及后尿道瓣膜。获得性尿路梗阻多由尿路结石所致,肿瘤罕见。膀胱破裂是 AKI 的另一个罕见原因,与腹水相关。儿童膀胱破裂通常是创伤所致,也可作为感染、化疗以及放疗的并发症出现。

慢性肾衰竭

概述　"慢性肾衰竭"和"慢性肾功能不全"曾被用来描述不同程度的肾功能不全。近年,"慢性肾疾病(chronic kidney disease,CKD)"逐渐被国际成人和儿科肾病协会所使用。国家肾脏基金会的肾脏疾病预后促进组织基于肾小球滤过率对 CKD 进行分类并出版发行,该分类适用于大于 2 岁的儿童和成人。CKD分为 5 期,广泛应用于临床实践(表 118-1)。近来,已经认识到大多数 CKD 患者(估计为八分之一的成人)不会达到终末期肾病和需要肾移植治疗的程度,因为他们面临快速进展的心血管疾病风险,很有可能过早地死于脑血管或心血管疾病。因而,临床治疗重点需要降低心血管风险因素,包括成人和儿童。根据 2007年北美儿科肾脏实验和合作研究的报告,北美儿童CKD 最常见的原因是先天性疾病,如梗阻性尿路病,肾发育不良和反流性肾病(图 118-2,表 118-2)。相比之下,在日本,34%的儿童 CKD 是因为肾小球肾炎、原发性局段性肾小球肾炎,以及免疫球蛋白 A 肾病。在约旦和伊朗,近亲病例更为常见,遗传性疾病,如囊性肾疾病、原发性高草酸尿症、胱氨酸病、Alport 综合征,以及先天性肾病综合征占 CKD 病例的绝大部分。在发展中国家,获得性 CKD 病例占多数,特别是感染相关的肾小球肾炎。世界范围 CKD 发病率和患病率男孩高于女孩,因为男孩导致 CKD 的先天性原因发生率较高。

表 118-1　**肾脏疾病结局改善慢性肾疾病分期**

分期	描述	GRF [ml/(min · 1.73m²)]
1	肾脏损害,GRF 正常或增加	≥90
2	肾脏损害,GRF 轻度减低	60~90
3	GRF 中度减低	30~59
4	GRF 严重减低	15~29
5	肾衰竭	<50(或透析)

From VanDeVoorde RG, Warady BA. Management of chronic kidney disease. In: Avner ED, ed. *Pediatric nephrology*. 6th ed. Berlin: Springer-Verlag; 2009.

表 118-2　2007 北美儿科肾脏临床和协会研究报告,慢性肾功能不全的主要诊断

主要诊断	病例数 (N=6794)	%
梗阻性尿路病	1436	21.1
未发育/发育不全/发育不良肾	1187	17.5
局灶性肾段性肾小球肾炎	589	8.7
反流性肾病	568	8.4
多囊性疾病	271	4.0
梅干腹	192	2.8
肾梗死	157	2.3
溶血性尿毒性综合征	138	2.0
系统性红斑狼疮肾炎	108	1.6
家族性肾炎	108	1.6
膜增生性肾小球肾炎,Ⅰ型和Ⅱ型	102	1.5
胱氨酸病	100	1.5
肾盂肾炎/间质性肾炎	95	1.4
髓质囊性疾病	86	1.3
慢性肾小球肾炎	82	1.2
先天性肾炎综合征	74	1.1
免疫球蛋白 A(Berger)肾病	66	1.0
特发性新月体性肾炎	46	0.7
Henoch-Schönlein 肾炎	42	0.6
膜性肾病	35	0.5
Wilms 瘤	31	0.5
其他全身免疫性疾病	25	0.4
韦格纳肉芽肿	21	0.3
镰状细胞肾病	14	0.2
糖尿病肾小球病	11	0.2
草酸过度症	7	0.1
Drash 综合征	6	0.1
其他	1020	15.0

From VanDeVoorde RG, Warady BA. Management of chronic kidney disease. In: Avner ED, ed. *Pediatric nephrology*. 6th ed. Berlin: Springer-Verlag; 2009.

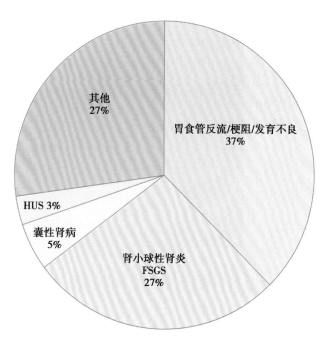

图 118-2　儿科患者终末期肾疾病的主要病因。HUS,溶血性尿毒症综合征;FSGS,局灶性节段性肾小球硬化症(Modified from Eddy A, Pathophysiology of progressive renal disease. In: Avner ED, ed. *Pediatric nephrology*. 6th ed. Berlin: Springer-Verlag; 2009.)

影像　影像检查对于 CKD 诊断起着重要的作用,可用于产前到移植术前各期 CKD 功能评价及疗效监测。许多尿路疾病经产前超声被发现。产后影像通常集中在生长发育、功能及并发症的评价方面。通常需要进行平片、超声、造影、核素及 MRI 等多种影像联合检查。

与 AKI 一样,超声是检查 CKD 及引导穿刺活检的首选影像方法。可评价肾脏和膀胱形态学,可检测输尿管肾盂连接部梗阻、后尿道瓣膜、集合系统和输尿管重复畸形及异位输尿管开口等先天性畸形。肾脏大小是长期随访的重点内容。肾脏增大可见于梗阻、囊性肾病及肾小球肾炎。发育不良和瘢痕肾体积通常比较小。CKD 患者的肾脏体积逐渐减小,随着 CKD 进展,皮髓质界限逐渐消失,大多数患者将出现肾脏实质回波增高。但肾实质回声增加并无特异性,与疾病的严重程度无关。发育不良的肾脏通常表现为实质回声增强和囊肿并存(图 118-3)。发育不良可为局部或弥漫性,超声通常表现为回声增强合并皮髓质分界消失。双侧肾脏全部发育不良可危及生命。多囊性发育不良肾是最常见的单侧发育不良形式,由多个不相通的大小不等的囊肿组成,其内可见实质回声的菲薄分隔。这些肾脏大多数最终会消失。对于这些患者,由于对侧多同时存在异常,所以监测其肾功能变得非常重要。瘢痕肾可见于感染或膀胱输尿管反流的后遗改变。超声对于检测瘢痕相对敏感,核素扫描可用于更精确的

评价肾实质完整性。常染色体隐性多囊性肾疾病患者由于多发微小囊肿的存在,肾脏表现为体积增大、回声增强、皮髓质界限模糊。大约50%的患儿肾脏上可发现多发直径小于1cm的囊肿(图118-4)。因为与实质囊肿与纤维化密切相关,肝脏检查是必需的。常染色体显性多囊性肾病可在儿童期发病,合并CKD罕见。最初肾脏通常表现正常,在生命后期随囊肿改变而进展。偶尔,囊肿可在出生时即出现。肾脏的血管反映了功能状态,CKD患者的血管将减少。近年有著作提示肾脏动脉阻力指数可能与肌酐水平相关,可能是CKD进展的一个独立危险因素。

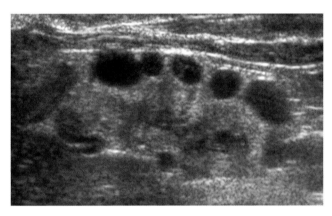

图118-3 肾发育不良。7周男孩,肾衰竭,右肾矢状位超声检查显示肾脏小,实质回声增强,多发周边囊肿。左肾有相似表现(未显示)

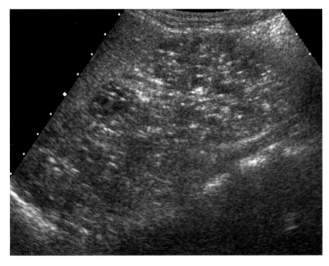

图118-4 常染色体阴性遗传性多囊性肾疾病。6岁女孩矢状位超声检查显示右肾增大,回声增强,包含无数细小囊腔,左肾有相似表现(未显示)

移植

概述 肾脏移植是儿童终末期肾疾病的一个治疗选择,与透析相比,可提高患者的生存率和生活质量。然而,儿童肾脏移植存在许多特殊问题,包括较成人更高的移植失败率及移植后恶变率,以及移植后生长迟缓。此外,移植一个相对大的成人肾脏到儿童的小腹腔是一项有挑战性的技术。通常避免从小于5岁的供体移植肾脏,因为早期移植后容易形成血栓导致失败的风险增加。儿童肾移植几乎全部使用成人供体的肾脏。同种异体移植可来源于活体有血缘关系的供体,或是活体无血缘关系的供体,也可以是尸体。在美国,50%以上的儿童肾脏移植肾源是来自活着的成人供体。

影像 移植肾脏的评价与本体肾脏相似,重点是移植灌注和血管吻合;超声是基础影像检查。熟悉外科解剖对于完整的血管评价非常重要。在低龄儿童,肾脏位于腹膜腔内,供体肾脏的动脉和静脉分别与受体主动脉远端和下腔静脉吻合。在年长儿,移植肾置于腹膜后髂窝内。供体肾动脉可与髂外动脉(更为常见)或髂内动脉吻合,供体静脉与髂外静脉吻合。供体输尿管与膀胱吻合(输尿管膀胱吻合术)。

正常的移植肾脏超声表现与正常本体肾脏相似。由于移植肾极为贴近体表,使得肾脏皮质、髓质锥体及中央窦间的回声差异更加明显。多普勒超声可检测到主肾动脉内连续的顺行血流,在肾内血管内呈低阻抗的动脉波形。肾内动脉的阻力参数范围从0.4到0.8,平均值为0.6。主肾静脉和肾内静脉内的血流与动脉内血流方向相反,通常有轻微搏动,反映了正常的心脏和呼吸运动。

在术后短时间内,最常见的并发症是急性肾小管坏死、血管栓塞及排斥反应。这些情况在影像上难以鉴别。在所有三种情况中,移植肾都会出现肿胀,正常皮髓质界限消失,动脉阻力指数升高。肾静脉血栓通常发生在术后第1周,表现为主肾静脉内血流减低或消失,伴随动脉阻力参数升高(图118-5)。此外急性并发症包括尿漏、多种积液(如血肿或脓肿)、尿梗阻及膀胱输尿管反流,所有这些异常均可在影像上得到证实。淋巴细胞是最常见的积液成分,是淋巴管破裂所致。通常在移植后数周到数月发展形成(图118-6)。

肾动脉狭窄通常发生在移植后3年内。多普勒可证实主肾动脉内流速大于200cm/s(图118-7),在动脉的狭窄部位远端为细迟脉波形。虽然多普勒超声波是主要的筛查方法,仍可能遗漏明显的狭窄病灶。当超声不确定时,可利用CTA和MRA来明确。然而,动脉导管造影仍然是肾动脉成像的"金标准"。

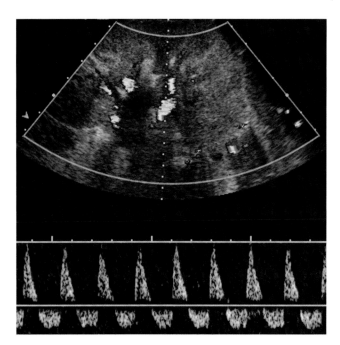

图 118-5　移植肾静脉血栓,20 个月男孩活体血缘供体移植后 1 天纵轴超声显示肾脏肿胀,回声增强,皮髓质界限减低。请注意主肾动脉显著的搏动波形,以及相反的舒张血流,反应外周阻力增加

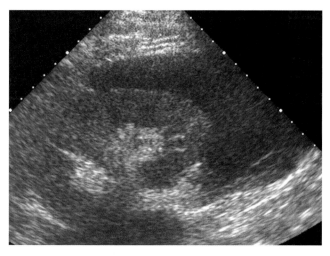

图 118-6　淋巴囊肿。16 岁男孩活体血缘供体移植后 5 周,矢状位超声波显示左侧肾脏下极环绕的液体积聚

重要的晚期并发症包括慢性排斥反应和移植后淋巴增生性障碍(posttransplant lymphoproliferative disorder,PTLD)。慢性排斥反应在超声检查时主要表现为移植肾脏逐渐缩小,肾实质回声增加,以及灌注减低。在儿童肾脏移植人群,两篇大样本的文献报道显示慢性排斥反应的发生率为 1.2%~4.5%。PTLD 是儿童移植受者中最常见的肿瘤性疾病,约占移植受体全部恶性疾病的 52%,与 EB 病毒感染有关。在免疫抑制患者中,特别是在移植期血清反应阴性的患者,T 细胞免疫监控受损,EBV 感染导致 B 细胞异常增生。处于 EBV 滴度升高的风险中的患者,超声随访的重要内容就是寻找增大的淋巴结以及腹部和盆腔脏内的实体肿瘤(图 118-8)。

肾脏活检可在移植后任何时期进行,经常在超声引导下进行。活检的医源性并发症包括血肿和动静脉瘘形成(图 118-9)。由于本体肾脏患恶性病的风险增加,需要对本体肾脏进行持续的超声监测。

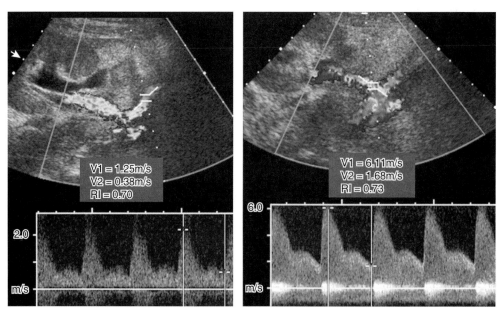

图 118-7　移植肾动脉狭窄。肌酐升高患者多普勒提示,肾动脉收缩峰值肌酐水平显示 5 倍增加(右图),伴随供血的髂外动脉供血(左图);血流动力学提示血管显著狭窄

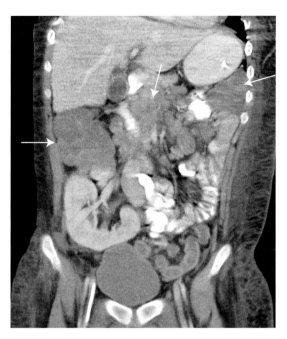

图 118-8 移植后淋巴增殖性疾病。17 岁男孩,冠状位重建增强 CT 显示,右下腹的移植肾,腹部多发低信号融合成团的包块,代表淋巴增生组织(箭号)

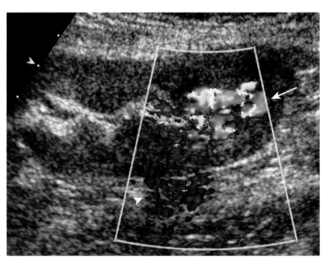

图 118-9 活检后肾动静脉瘘。多普勒超声波图像显示肾脏同种移植下极血管增大(箭号),与软组织的震动伪影(箭头)

✓ **临床医师须知**

- 肾集合系统扩张或不扩张
- 实质回声、皮髓质界限及肾脏径线
- 先天性与获得性病变
- 出现移植后尿瘤、淋巴囊肿、血肿、尿路梗阻和(或)肿块
- 肾静脉开放和肾动脉波谱形式,收缩速率峰值,以及阻力参数

关键点

超声是评价 AKI 和 CKD 的首选影像检查,经常是唯一需要的影像检查。

核素研究提供功能信息,帮助鉴别肾前、肾本身及肾后的 AKI 和 CKD 原因。

超声是检测肾移植合并症的首选影像方法。

在儿科移植受体中,PTLD 是最常见的肿瘤疾病。

由于本体肾脏患恶性病的风险增加,需要对本体肾脏进行持续的超声监测。

推荐阅读

Akbar SA, Jafri SZ, Amendola MA, et al. Complications of renal transplantation. *Radiographics*. 2005;25:1335-1356.

Borhani AA, Hosseinzadeh K, Almusa O, et al. Imaging of posttransplantation lymphoproliferative disorder after solid organ transplantation. *Radiographics*. 2009;29:981-1000.

Irshad A, Ackerman SJ, Campbell AS, et al. An overview of renal transplantation: current practice and use of ultrasound. *Semin Ultrasound CT MRI*. 2009;30:298-314.

Kalantarinia K. Novel imaging techniques in acute kidney injury. *Curr Drug Targets*. 2009;10:1184-1189.

Khati NJ, Hill MC, Kimmel PL. The role of ultrasound in renal insufficiency: the essentials. *Ultrasound Q*. 2005;21:227-244.

参考文献

Full references for this chapter can be found on www.expertconsult.com.

第 119 章

输尿管

D. GREGORY BATES and MICHAEL RICCABONA

胚胎学

输尿管起源于中肾管的一个分支,即输尿管芽。从妊娠第 4~5 周开始发育,向背侧及上方生长,与生肾索相连接。输尿管芽与后肾芽胚的接触诱导正常肾脏发育。中肾管的远端部分发育为输尿管膀胱连接部(ureterovesical junction,UVJ),与起源于尿生殖窦的膀胱相连。当中肾管吸收时,输尿管独立开放进入膀胱,其开口向外上方移位,输尿管远段斜行进入膀胱底部。在这一复杂发育过程中可发生多种变异,可累及肾脏位置、输尿管走行,以及 UVJ 和肾盂输尿管连接部(UPJ)的解剖结构。

影像　在超声中,输尿管仅在充满足够的尿液时才能显示。在充盈良好的患者,从背侧或侧方进行探查,以肾脏作为声窗,可以观察 UPJ,表现为由肾盂过渡到输尿管近端的逐渐变细的结构。观察远端输尿管时,膀胱必须完全充盈,需要借助膀胱的声窗观察膀胱后间隙。膀胱充盈良好时,超声可以显示正常的输尿管,并可向上追踪数厘米。只有当输尿管显著扩张时,才能进一步观察髂血管或更高水平的输尿管。

尿液喷射入膀胱时可观察输尿管开口开放情况。尿液喷射有时可在灰阶图像中观察到,表现为从输尿管口进入膀胱腔的急速伪影,但是在彩色多普勒上更容易观察。彩色多普勒图像不仅可以观察到输尿管开放,还可以评估尿流的喷射频率,后者可提示输尿管蠕动的活动性。提示存在输尿管病理或功能失调的间接征象包括非对称性喷射、输尿管喷射方向异常、单侧输尿管开口位置异常、开口形状异常和输尿管蠕动性异常,这些征象可见于梗阻或膀胱输尿管反流(vesicoureteral reflux,VUR)。

CT 具备较高的空间和解剖分辨率,但即使使用低剂量儿童参数仍具有较大的辐射损伤。因此在儿童尿路成像中,CT 应仅限于罕见和复杂的病例。增强 CT 能够清晰地显示输尿管全程。利用多角度成像及重建技术,可得到包含输尿管全程的静脉尿路成像样的图像。这项技术通常应用于罕见或疑难病例,例如用于评价腔静脉后输尿管、输尿管肿瘤,以及输尿管旁病理压迫或输尿管移位。

磁共振尿路成像(magnetic resonance urography,MRU)是较新的输尿管和尿路成像技术。重 T2WI 序列可以全程显示充盈及扩张的输尿管,而不必注射对比剂。检查前给予利尿剂有助于清晰成像。利尿剂增强 MRU 中,可利用快速 T1WI 序列(通常为三维梯度回波或自旋回波)进行功能评价。MRU 的空间分辨率低于 CT,因此较小的皱褶或结石很有可能被漏诊或仅能依据间接征象进行推测。输尿管下段受呼吸运动影响小,高分辨率 MR 序列可提高空间分辨率,分辨细微结构,例如异位输尿管的走行或开口位置异常。

目前评价输尿管功能和引流的最佳方法是动态核素扫描。在静脉注射锝-99m-亚锡硫乙甘肽和利尿剂后进行系列图像采集。可观察到输尿管引流,并以标准模式进行定量。然而,正常输尿管通常难以用这种方法进行评价。此外,尽管功能信息非常强大,但解剖分辨率低。

输尿管梗阻

概述　梗阻程度各异,严重者可危及肾功能和尿液引流,轻者可无任何临床表现。大多数输尿管梗阻都发生在 UPJ 或 UVJ。上述两个位置之间的梗阻并不常见,包括腔静脉后输尿管、髂动脉后输尿管,其他血管导致的输尿管梗阻、输尿管瓣膜、获得性输尿管狭窄、输尿管结石、输尿管肿瘤及外压性病变累及输尿管。

输尿管瓣膜和条纹

概述　输尿管瓣膜是由输尿管黏膜和平滑肌纤维组成,呈尖状折叠或呈光圈状(图119-1)。常见于输尿管的下三分之一段。新生儿和婴幼儿,输尿管瓣膜与生理性输尿管皱褶难以鉴别,后者是不成熟的残留物,会在1岁内消失。输尿管条纹是纵行黏膜皱褶,可见于正常输尿管,但经常是炎性疾病、VUR或既往梗阻的征象之一。该病需与黏膜下出血和肾静脉或下腔静脉血栓导致的侧支循环相鉴别。

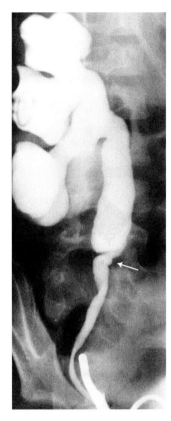

图119-1　输尿管黏膜皱褶。回顾性研究显示输尿管中段梗阻,肾积水,是先天性瓣膜样黏膜皱褶所致(箭号)

血管梗阻

概述　腔静脉后或环腔静脉输尿管(图119-2)是一种罕见异常,右输尿管从下腔静脉后方走行,穿行于下腔静脉和主动脉之间,然后绕到下腔静脉前回到它在盆腔的正常位置。该异常是下主静脉的异常存留所致。输尿管从肾盂下行,从后面在下腔静脉分支处横行跨过。然后向内上方旋转,形成一个反J形(图119-3)。这个水平的输尿管梗阻常见。腔静脉后输尿管

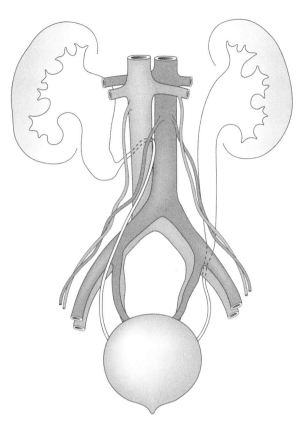

图119-2　输尿管走行异常。解剖图显示右侧腔静脉后输尿管和左侧髂后输尿管

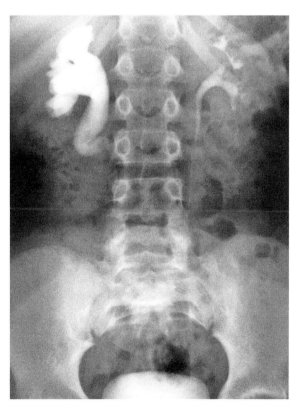

图119-3　腔静脉后输尿管。静脉尿路成像显示右侧肾积水。扩张的右侧输尿管在L3椎弓根前从下腔静脉后经过

更常见于男性,通常在成年后出现症状,可能与肾积水进展缓慢有关。增强 CT 有助于本病的诊断,MRU(用或不用对比剂)相对微创且无电离辐射。由副肾动脉、髂血管、卵巢动脉及髂内动脉导致的输尿管梗阻罕见。正常血管压迫在影像上偶尔可见。

输尿管异位:膀胱内与膀胱外

概述　异位输尿管指开口位置异常(膀胱三角区的后外侧角以外区域),可在膀胱内或者膀胱外。膀胱外输尿管异位更为常见,临床上较膀胱内型更为重要。女孩多于男孩,同时伴随一些性别相关的解剖和功能差别(表 119-1)。在输尿管重复畸形中更为常见(高达 80%)。

膀胱内输尿管异位　膀胱内输尿管异位分两型,为侧方和尾端异位。两种类型中侧方异位更常见,单侧或双侧输尿管(重复畸形的下极输尿管)于膀胱的开口位置较正常更靠上靠外。受累输尿管的膀胱壁内段通常存在一定缺陷,导致许多病例出现 VUR。另一型中,单侧或双侧输尿管(重复畸形的上极输尿管)的开口位于正常位置的内下方。这型较外侧型更少发生 VUR。

膀胱外输尿管异位　至少有 85% 的女孩膀胱外输尿管异位(图 119-6)患儿合并重复畸形,且全部病例均累及上极输尿管。异位的输尿管可开口于尿道或前庭,少数开口于阴道(图 119-7)。

常见的临床主诉是正常排尿之余存在持续滴尿。即使异常输尿管开口于近端尿道内,也可能出现滴尿,这主要与女孩尿道外括约肌相对薄弱有关。经异位输尿管引流的肾实质经常存在发育不良,功能降低或消失。同侧下极输尿管可正常或扩张,经常出现反流。

表 119-1	膀胱外输尿管异位	
	女孩	**男孩**
重复畸形	更常见	罕见
	注入尿道,前庭,阴道	注入尿道前列腺部,膀胱颈,生殖道
	输尿管终点输尿管反流	同左
	异位输尿管正常	同左
	引流萎缩的小肾	同左
	下极反流	同左
	主诉:	主诉:
	连续尿滴沥	感染
单一系统	罕见	罕见
	与小的,经常异位肾相关	与发育不良肾相关
	可注入尿道,前庭,阴道	可注入精囊
	Gartner 管囊肿	射精管
		膀胱后中肾管组织

女孩非重复畸形的单根输尿管异位并不常见,且通常为单侧。同侧肾脏通常体积小且发育不良,可同时合并异位。有时异位输尿管与多囊性发育不良肾脏相连,或者输尿管上端为盲端,肾缺如。异位输尿管可开口于尿道,前庭或阴道。偶尔,单独的异

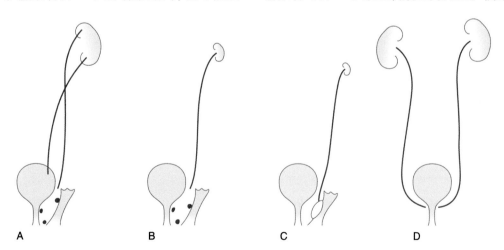

图 119-6　女性输尿管异位分型。A,最常见的变异,存在重复输尿管,上极输尿管引流到尿道,进入尿道口附近的前庭,或进入阴道。B,异位输尿管引流,与 A 相同,但是来自一个单一集合系统。肾脏可以小和发育不良。C,来自单系统的异位引流,进入阴道壁内的 Gartner 管囊肿,同侧肾脏可能不显示。D,双侧单输尿管异位引流到膀胱颈或尿道近端。这一罕见类型几乎无一例外是女性,通常与膀胱颈增宽,内括约肌缺陷相关,有时有异常尿道和尿失禁

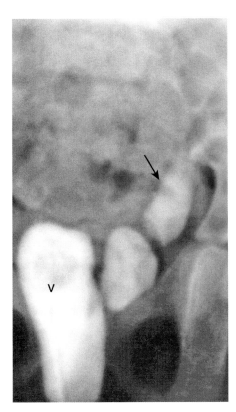

图 119-7 输尿管异位。对比剂注入阴道(V),可见左输尿管远端充盈(箭号)

位输尿管可终止于阴道外侧壁的盲囊结构(图 119-8)。同时,部分病例可见阴道,子宫和同侧卵巢的发育异常。

男孩膀胱外输尿管异位较女孩少见。病变通常累及重复畸形的上极输尿管,也可发生在非重复畸形的输尿管。异常输尿管可开口于尿道前列腺部,有时在膀胱颈附近,极少数于生殖管内(精囊、输精管或射精管)(图 119-9)。输尿管异位到后尿道者通常开口于精阜水平或稍上方(图 119-10)。输尿管异位到生殖管时,膀胱三角区后方会出现一个显著扩张的囊性肿物。异位输尿管引流的肾实质通常体积小且发育不良,多无功能。由于异位输尿管开口位置在发达的尿道外括约肌之上,所以本病男孩患者极少出现尿失禁。常见患侧隐睾症或睾丸发育不全。

影像 超声是首选的影像检查方法,通常可以明确诊断,特别是当异常输尿管扩张,相应肾脏发育不良,部分可伴囊状结构。追踪输尿管走行,可看到输尿管向下达膀胱下方,而不进入膀胱。阴道异位输尿管的超声表现为,输尿管与充满尿液的阴道相连。MRU 对显示无功能部分结构具有优势(图 119-12)。当异位输尿管开口于尿道时,逆行膀胱输尿管造影(VCUG)检查时偶尔可见到膀胱输尿管反流进入异位开口输尿管(图 119-13)。如果输尿管开口于阴道,则阴道造影或生殖道造影时可显示受累输尿管反流(图 119-7)。需要注意的是,许多输尿管异位患儿均存在同侧生殖器畸形。建议对本病患儿进行阴道、子宫和卵巢的超声或 MRI 全面检查。

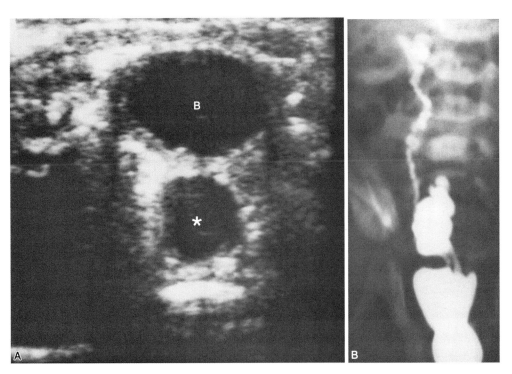

图 119-8 输尿管异位在 Gartner 管囊肿。A,横轴位超声波显示膀胱后方(B)一个囊性结构(星号)。B,排泄性膀胱尿道造影显示膀胱充盈,通过 Gartner 管囊肿,通过输尿管到上极

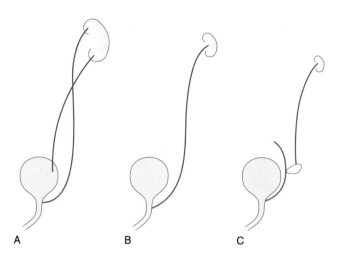

图 119-9　男性输尿管异位分型。A,最常见的变异,可见重复输尿管,上极输尿管引流入后尿道。B,异位输尿管引流与 A 相同,但是来自单一集合系统。肾脏可小和发育不良。C,异位引流从单支输尿管到精囊、输精管或射精管。同侧肾脏可不显示

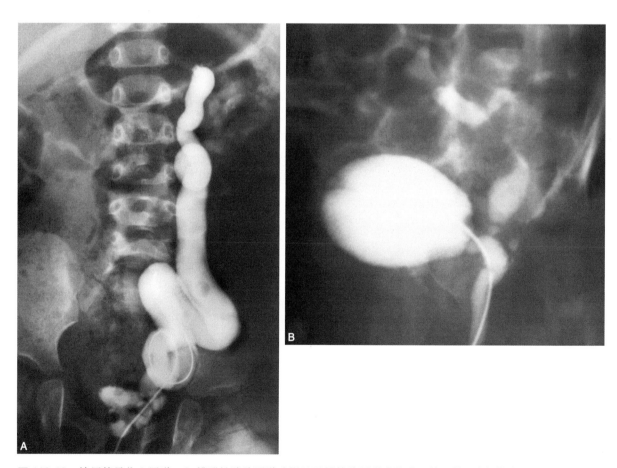

图 119-10　输尿管异位入尿道。A,排泄性膀胱尿道造影显示导管从尿道直接进入输尿管,引流萎缩的上极。B,排泄性膀胱尿道造影排尿期显示膀胱输尿管反流进入输尿管,引流进入后尿道

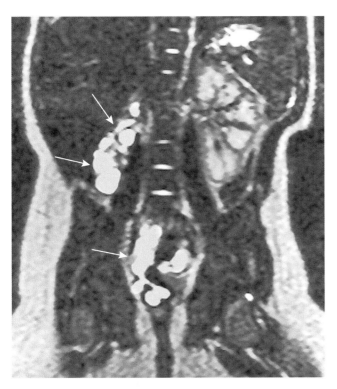

图 119-12　异位输尿管注入。MRU 证实异位肾芽的囊状残留(顶部箭号),仅残存轻微功能,扩张和迂曲的发育不良的输尿管(底部箭号),异位开口入阴道

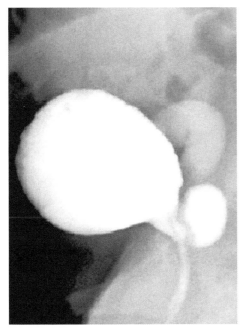

图 119-13　女孩排泄性膀胱尿道造影,反流性异位输尿管囊肿开口于尿道,排尿期显示憩室形的输尿管囊肿充盈,与后尿道相连

输尿管囊肿

概述　输尿管囊肿是输尿管末端的囊样扩张。本病相对常见,分为两个亚型:①膀胱内输尿管囊肿,完全位于膀胱内;②异位输尿管囊肿,通常体积较大,可延伸到膀胱颈部或尿道近端。两种类型均可合并重复畸形。90% 以上的病例在 3 岁前被发现,大多数病例在产前或在新生儿期被发现。泌尿系感染(UTI)是最常见的临床表现。幼儿和儿童的典型表现为喂养困难、排尿困难、尿潴留、腰痛及慢性肾衰竭。

膀胱内输尿管囊肿(也称为常位的、单纯的或成人型输尿管囊肿),成人较儿童更为常见,提示许多病例均为获得性的。儿童的大部分病例与严重的肾积水相关。输尿管囊肿位于正常输尿管开口位置(即膀胱三角区的侧角)且完全位于膀胱内(图 119-15)。输尿管囊肿的输尿管开口存在不同程度狭窄。膀胱内输尿管囊肿可为双侧,主要见于非重复畸形的单根输尿管,但也可见于重复畸形的上极或下极输尿管。

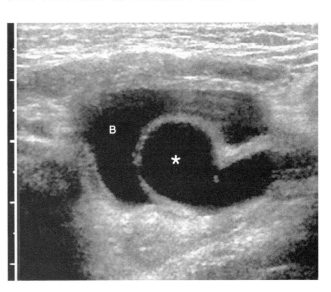

图 119-15　输尿管囊肿。典型超声图,大输尿管囊肿(星号),突出进入膀胱腔(B)

输尿管异位和婴儿输尿管囊肿在儿童常见,女性发病率是男性的 5~7 倍。90% 的病例为单侧,10% 为双侧。异位输尿管囊肿主要见于重复畸形患儿,且大多数为上极输尿管。合并囊肿的输尿管在正常位置进入膀胱,在黏膜下下行到膀胱颈,经过尿道内括约肌,异位开口于尿道近端。单纯输尿管囊肿的"囊肿"指输尿管远端形成的疝,而异位输尿管囊肿则是指黏膜下段输尿管的扩张和突出,开口于膀胱颈部。输尿管囊肿可造成膀胱颈或对侧输尿管开口的梗阻。在输尿管重复畸形的患者,输尿管囊肿可改变伴行输尿管的肌肉组织、位置以及走行,导致 VUR 进入下极输尿管(约占 40%~50%)。偶尔,输尿管囊肿可疝入尿道,产生尿道梗阻。

影像　超声显示膀胱内囊肿大小各异,附着于膀胱后外侧壁,突出到膀胱腔内("囊中囊"),通常与同侧重肾畸形的肾上极囊性结构相连(图119-16)。与输尿管囊肿相连的输尿管及肾盂肾盏系统可见扩张。在重复畸形患者中,输尿管囊肿一侧的两根输尿管均可扩张。

VCUG检查中表现为膀胱内的充盈缺损,在充盈早期显示最佳。当膀胱容积增大腔内压力增高时,输尿管囊肿可受压变扁紧邻膀胱壁(图119-18),甚至可以外翻,类似输尿管旁憩室。在VCUG排泄期可显示输尿管囊肿脱垂入尿道内(图119-21),导致膀胱流出道梗阻。VUR进入输尿管囊肿非常罕见,但是在行内窥镜切开术后较为常见。

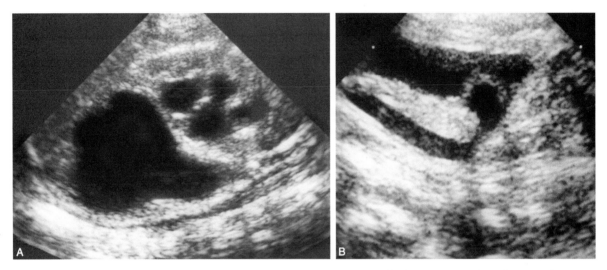

图119-16　输尿管囊肿。A,右肾纵轴超声图显示上极显著肾积水,实质变薄,伴随轻度下极肾积水。B,右侧盆腔纵轴超声图显示扩张的右输尿管终止于一个突出到膀胱内的输尿管囊肿内

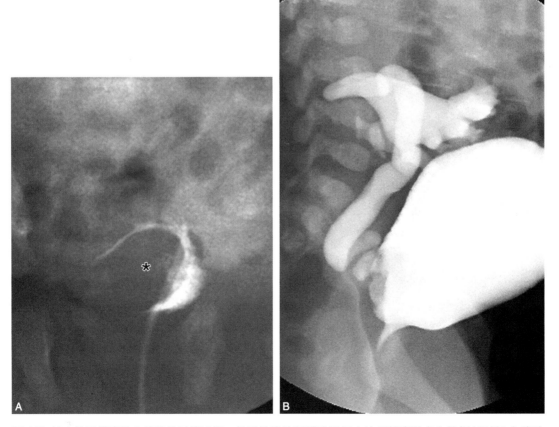

图119-18　输尿管囊肿和膀胱输尿管反流。排泄性膀胱尿道造影证实输尿管囊肿产生缺损(星号)在膀胱充盈早期(A)和充盈晚期被遮盖(B)

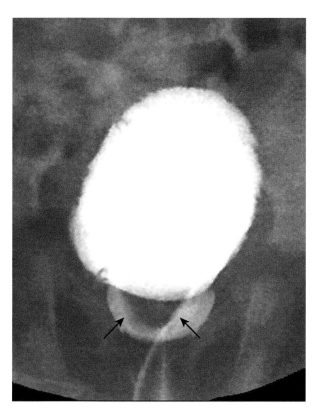

图 119-21 输尿管囊肿。排泄性膀胱尿道造影证实输尿管囊肿(箭号)下疝入膀胱颈

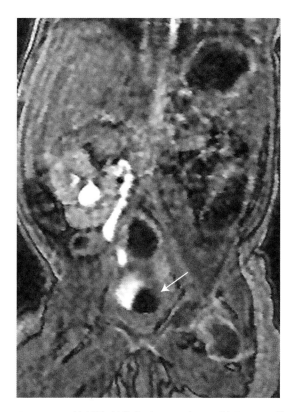

图 119-23 输尿管囊肿典型 MRU 表现。增强 T1WI 梯度回波序列勾画出膀胱内无对比剂充盈的输尿管囊肿(箭号)

肾核素扫描显示肾上极功能降低,经常在膀胱内看到输尿管囊肿的放射性缺失区。术前静脉尿路造影已经被动态 MRU 等方法所替代,动态 MRU 能提供详细的功能信息,清晰显示解剖细节,同时可以显示相关的肾脏异常和生殖系畸形(图 119-23)(框 119-1)。

框 119-1　输尿管异位的影像表现

- 上极肾功能差或无功能,发育不良,扩张和超声波血流少
- "下垂的百合花"征在静脉尿路造影或排泄性膀胱尿道造影(如果反流到下肾)
- 膀胱充盈缺损,检查为双充盈缺损(静脉尿路造影+排泄性膀胱尿道造影在膀胱充盈早期)
- 超声波显示膀胱内或附近囊性结构
- 少有反流,但是可发生在仪器或插管损伤后
- 可外翻,如同憩室
- 可显示为尿道肿物,可产生膀胱出口梗阻
- 核素药物研究显示上极肾功能减低,膀胱内见反射性缺失区
- MR:"囊中囊"经常在无强化的检查中经常显示不清难,但是在 MRU 的 T1WI 使用对比剂利尿剂时变得明显

治疗　治疗包括输尿管囊肿膀胱镜开窗和(或)切除术,以及输尿管再植术,尤其适用于输尿管囊肿导致 VUR 或膀胱流出道梗阻的情况。

获得性输尿管梗阻

概述　获得性输尿管体部狭窄罕见。可归因于局部手术损伤,使用仪器,输尿管壁炎症或输尿管周围炎症;也可能为过敏性紫癜,结节性动脉周围炎,结核,或儿童肉芽肿疾病(如克罗恩病)的并发症;可为创伤或抗凝血药物治疗患者的黏膜下出血的结果;还可见于局部放疗后。其他获得性输尿管梗阻包括球形沉淀物、血凝块、多种钙化及真菌球。值得注意的是,急性梗阻可仅表现为轻度的集合系统扩张,但患者却表现严重的疼痛和肾绞痛。

影像检查首选超声,利用充分充盈扩张的膀胱评估输尿管远端和输尿管的尿流喷射情况。继而观察上段输尿管和肾盂肾盏系统,最后评价肾实质、肾血流和多普勒改变。除超声外,通常要拍摄腹部 X 线平片。CT(非增强或增强)在北美洲得到广泛使用,但在欧洲罕见使用。一般不需要进行 MRU 等先

进的检查。

原发性输尿管肿瘤

概述 原发性肾盂和输尿管肿瘤在儿童极为罕见,如横纹肌肉瘤或尿路上皮癌。Wilms 瘤可能引起肾盂肾盏及输尿管的继发受累。婴幼儿和儿童期的其他腹膜后肿物也可浸润或累及输尿管,如神经母细胞瘤,横纹肌肉瘤,周围神经外胚层肿瘤或恶性畸胎瘤。输尿管上三分之一良性肿瘤和有蒂的纤维性息肉已有报道(图 119-25),病变可导致血尿,引起梗阻者罕见,且无恶变趋势。纤维性息肉更常见于成人。超声仅用于探查体积较大的肿瘤,或发现梗阻存在的间接征象。此外,常用的影像检查还包括 CT、MRI,甚至输尿管造影术。

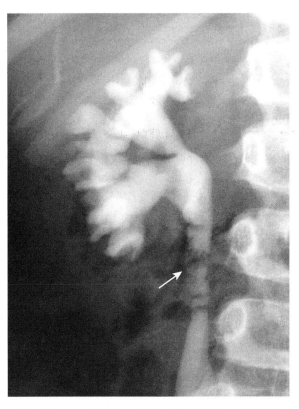

图 119-25 输尿管息肉导致的输尿管梗阻。静脉尿路图像显示轻度肾积水和输尿管近端充盈缺损(箭号),手术证实为息肉

先天性巨输尿管症

概述 巨输尿管症有两种类型:①源于器质性病变的巨输尿管症(框 119-2);②先天性巨输尿管症,多

为功能性的。先天性巨输尿管是一种罕见的非遗传性疾病。是由于远段输尿管(长度范围约 0.5~4cm)无力,致使输尿管尾端无法正常蠕动而形成。本病可见于任何年龄患者,男性多于女性。四分之三的病例为单侧,左侧较右侧更易受累。双侧受累病例主要见于 1 岁以下儿童。受累输尿管的扩张程度多样,下端突然变细,而不是逐渐平缓收缩的,影像上显示输尿管节段性管径正常或轻度狭窄。输尿管扩张通常局限于(或程度最显著)输尿管下半段。肾实质通常厚度正常,但在严重的病例,可不同程度变薄、甚至发育不良和萎缩。先天性巨输尿管的症状包括反复 UTI、腹痛(如果巨输尿管严重且双侧受累,可出现腹胀),以及血尿。此外,输尿管结石形成已有报道。实际上,先天性巨输尿管多是在无症状患者中偶然发现的。

在大体病理上,输尿管远段大致正常,经输尿管插管探查无明显狭窄。组织学上,输尿管显示神经节细胞正常(数量可减少),肌纤维发育不良和萎缩,以及胶原组织增加。残余的肌纤维呈圆形,在严重病例,肌纤维极少甚至缺失。由于过度蠕动,输尿管近端扩张段肌肉肥大。膀胱镜检查可见输尿管开口正常。

影像 影像检查可显示输尿管和肾脏的病变(图 119-27)。在透视下输尿管造影、超声及动态 MRU 图像中,输尿管正常或蠕动增强,蠕动波起自近端输尿管,波幅增大,向远端衰减进入扩张的输尿管。可见逆蠕动波。VCUG 显示膀胱或尿道无器质性或功能性异常。VUR 不是本病的典型表现,但是确实在一些儿童中存在。肾缺如和其他对侧异常已有报道,此外,还可合并同侧巨肾盏和肾积水。

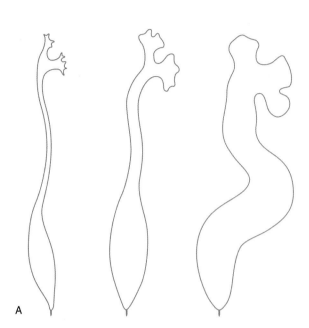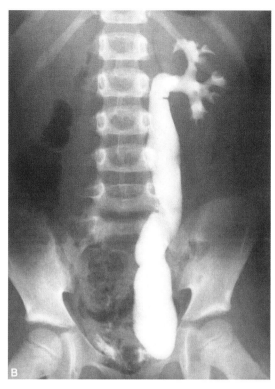

图 119-27 巨输尿管。A,各种严重程度的先天性巨输尿管输尿管和集合系统示意图。B,排尿后排泄性膀胱输尿管造影图显示左侧膀胱输尿管反流和输尿管膀胱连接部梗阻,提示先天性巨输尿管。输尿管扩张左侧最显著,肾盂和肾盏轻微受累

张力减退、运动减弱和运动障碍

概述和影像 张力减退、运动减弱和运动障碍是输尿管原发性运动和功能失调。无力的或发育不良的输尿管段可致其功能受损,在尿液重力负荷作用下导致输尿管节段性扩张。此外,在泌尿系感染过程中或病后短期内可以出现输尿管肌张力降低。使用仪器,手术或放置肾输尿管支架等异物后,也可能导致反应性的输尿管肌张力减退、蠕动减弱。此外,由于手术药物对平滑肌的影响,术后患者可出现短暂的输尿管动力减退。输尿管蠕动情况可使用超声循环电影进行评价和明确,输尿管引流和功能可经由核素扫描或动态 MRU 进行评价。

其他

概述 术前影像需要全面显示相关信息,以辅助外科医生制定手术计划。由于疾病相关信息的全面性至关重要,所以单纯依靠超声检查是远远不够的,尤其是在输尿管全程显示方面存在局限性。因而,VCUG 和 MRU 通常被纳入术前影像检查范畴;输尿管造影

术等侵袭性的检查可在手术前或手术期间,在同一次麻醉过程中进行。

术后影像检查主要为超声。然而,超声在尿液排泄评价和分级方面价值有限;这种情况下,功能性核素扫描和 MRU(或 CT)可提供辅助信息。如果出现术后并发症(例如抗反流治疗后出现输尿管梗阻、血凝块引起的输尿管梗阻、输尿管手术后 UPJ 梗阻、输尿管纤维化、狭窄和压迫),影像学不仅可以发现病变的存在,还可以提供治疗建议。影像介导的干预和治疗策略包括输尿管再通、纤维性狭窄球囊扩张、输尿管支架及经皮肾造口术等。

✓临床医生须知

- 有或无输尿管扩张
- 输尿管近端与远端梗阻模式
- 单一集合系统与重复肾的表现
- 输尿管囊肿的表现
- 异位输尿管开口部位
- 膀胱输尿管反流的表现;单侧或双侧
- 动态核素扫描评估输尿管功能和引流
- 功能 MRU 的需求

关键点

输尿管较泌尿系统其他部分成像困难。

MRU 是输尿管成像的新方法。

利尿性核素成像是目前评价输尿管引流的最佳方法。

大多数输尿管梗阻发生于 UPJ 或 UVJ。

远端输尿管梗阻和 VUR 可共存。

VCUG 早期充盈像对诊断输尿管囊肿非常重要。

能够正常排尿的女孩出现持续滴尿,提示膀胱外输尿管异位。

先天性巨输尿管症是由于远端输尿管无力,阻止了输尿管由近及远蠕动波的正常传递。

推荐阅读

Cerwinka WH, Damien Grattan-Smith J, Kirsch AJ. Magnetic resonance urography in pediatric urology. *J Pediatr Urol.* 2008;4(1):74-82, quiz 82-83.

Ehammer T, Riccabona M, Maier E. High resolution MR for evaluation of lower urogenital tract malformations in infants and children: Feasibility and preliminary experiences. *Eur J Radiol.* 2011;78(3):388-393.

Gordon I, Riccabona M. Investigating the newborn kidney—update on imaging techniques. *Semin Neonatol.* 2003;8:269-278.

Jones RA, Perez-Brayfield MR, Kirsch AJ, et al. Renal transit time with MR urography in children. *Radiology.* 2004;233(1):41-50.

Kim S, Jacob JS, Kim DC, et al. Time-resolved dynamic contrast-enhanced MR urography for the evaluation of ureteral peristalsis: initial experience. *J Magn Reson Imaging.* 2008;28(5):1293-1298.

Riccabona M, Fotter R. Radiographic studies in children with kidney disorders: what to do and when. In: Hogg R, ed. *Kidney disorders in children and adolescents.* Birmingham: Taylor & Francis; 2006.

Riccabona M, Fritz G, Ring E. Potential applications of three-dimensional ultrasound in the pediatric urinary tract: pictorial demonstration based on preliminary results. *Eur Radiol.* 2003;13:2680-2687.

Riccabona M, Lindbichler F, Sinzig M. Conventional imaging in paediatric uroradiology. *Eur J Radiol.* 2002;43:100.

Riccabona M, Simbrunner J, Ring E, et al. Feasibility of MR-urography in neonates and infants with anomalies of the upper urinary tract. *Eur Radiol.* 2002;12:1442.

Riccabona M, Sorantin E, Hausegger K. Imaging guided interventional procedures in paediatric uroradiology—a case-based overview. *Eur J Radiol.* 2002;43:167.

Riccabona M, Uggowitzer M, Klein E, et al. Contrast enhanced color Doppler sonography in children and adolescents. *J Ultrasound Med.* 2000;19:783.

Roy Choudhury S, Chadha R, Bagga D, et al. Spectrum of ectopic ureters in children. *Pediatr Surg Int.* 2008;24(7):819-823.

参考文献

Full references for this chapter can be found on www.expertconsult.com.

第 120 章

膀胱输尿管反流

D. GREGORY BATES and MICHAEL RICCABONA

定义和影像检查目的

概述 膀胱输尿管反流（vesicoureteral reflux，VUR）指的是尿液从膀胱逆流进入输尿管甚至肾盏。本病常见，可见于各个年龄段的儿童。随着近年对胎儿和新生儿尿路发育过程认识的逐渐深入，对本病的诊断出现了越来越多的争议。VUR 本身既不会引起尿路感染（urinary tract infection，UTI），也不会导致肾脏损伤，但是可与膀胱功能障碍有关。然而，VUR 是发生上 UTI 和肾盂肾炎的危险因素，继而可能发生瘢痕肾和潜在的长期后遗症（框 120-1）。

框 120-1　膀胱输尿管反流患者表现

- 非裔美国人输尿管反流（VUR）发生率较低
- VUR 有家族史组成：父亲-孩子或兄弟姐妹-兄弟姐妹
- VUR 儿童肾盂肾炎有两倍发病率
- 50% 感染后肾病不患 VUR
- 重复排尿检查增加婴儿 VUR 检出率
- VUR 评价，可采用排泄性膀胱尿道造影，核素膀胱造影以及回波增强尿路超声波检查
- 充盈最初排空的膀胱到容量增加 VUR 检出；VUR 也发生在排尿期和排尿后，也见于早期充盈期
- 无尿路感染（UTI）的儿童 VUR 发生率几乎与 UTI 儿童相等
- 膀胱感染不产生 VUR
- UTI 独立于 VUR
- 无菌 VUR 不产生肾瘢痕或其他损伤
- 青春期后罕见新瘢痕发生；肾脏在 1 岁内最易受累
- VUR 尽管最初严重或持续，肾脏生长率仍不受影响，除了合并先天性发育不良
- VUR 和无症状菌尿不产生瘢痕
- 在 VUR 治疗中，连续性抗生素预防或仅 UTI 发作时治疗在肾瘢痕发生中无差别存在
- 大多数 VUR 患者二巯基丁二酸核素扫描不显示缺损，有缺损的儿童经常无 VUR
- 有症状和无症状 VUR 拥有相同的自然史和恢复过程
- 膀胱尿动力学与 VUR 的表现和恢复有关
- 在药物和手术治疗的 VUR，出现突破性的感染进展，肾功能或生长改变，以及新发或进展性瘢痕的频率相同

既往对已经确诊 UTI 的患儿进行影像检查的主要目的是诊断或排除 VUR。目前，UTI 的影像检查重点已转换到评价肾脏感染或既有的肾脏瘢痕，评估可造成肾脏损害的结构性或功能性异常（如产前"肾积水"），复杂 UTI 以及 VUR，特别是早期发现需要及时干预或手术治疗的异常情况，以避免肾脏损害。

病因学

概述 VUR 最常见的原因是输尿管膀胱连接部（ureterovesicular junction，UVJ）的发育异常，输尿管开口可偏外或太大或黏膜下层输尿管太短和（或）纵行肌纤维缺陷。VUR 经常见于合并其他尿路异常的患者（框 120-2）。此外，输尿管膀胱连接部发育不成熟在胎儿和新生儿 VUR 中起着重要作用，大部分先天性 VUR 在一岁内会自发好转。这型 VUR 通常称为原发或先天性 VUR，在女孩较男孩中更为常见。男婴的重度先天性 VUR 经常伴随严重的先天性肾发育不良（"先天性反流性肾病"），一个预后更为严重的独立疾病。

框 120-2　膀胱输尿管反流的原因和关联分析

原发

- 发育性、特发和免疫性
- 输尿管膀胱交界部发育异常
- Prunebelly 综合征
- 憩室

继发

- 膀胱出口堵塞，特别是后尿道瓣膜
- 神经性膀胱/脊髓脊膜膨出
- 膀胱排空功能紊乱
- 术后膀胱变化
- 插管
- 异物
- 膀胱钙化
- 医源性
- 输尿管囊肿手术

继发性 VUR 可见于膀胱出口梗阻的患者(如后尿道瓣膜)或神经性膀胱(如脊髓脊膜膨出)。一定程度上是由于膀胱内压力缓慢增高,导致 UVJ 肌肉薄弱。然而,事实上,这些疾病也可能不发生 VUR,即使有也可经常为单侧,提示可能存在先天性 UVJ 区肌肉薄弱,而增厚的膀胱壁形成的保护性压力可能导致输尿管梗阻。虽然在 UVJ 完全正常的患者中,轻度的下尿路梗阻本身并不引起 VUR,但由于输尿管开口处局部水肿和炎性细胞浸润,导致 UVJ 的进一步减弱,继而促进 VUR 发生(伴随上行性感染)。

影像技术

概述 用于评价 VUR 的影像方法包括超声、排泄性膀胱尿道造影(voiding cystourethrogram,VCUG),以及核素膀胱造影(框 120-3)。对比剂增强排泄性超声造影(contrast enhanced voiding urosonography,ce-VUS)是一项全新的检查方法。该技术使用超声对比剂(如摇动的盐溶液,空气或者已经投入市场的对比剂)经耻骨上或尿道插管注入膀胱,使膀胱充盈(图 120-1)。在充盈期和排尿前与排尿后,通过交替扫描双侧肾脏以及膀胱后间隙,可清楚地发现对比剂反流进入上尿路。声波影像、刺激声频发射或其他特殊造影剂技术等超声技术,进一步增强了 ce-VUS 检测 VUR 的潜能和分级,得到与 VCUG 一样的敏感性和特异性(图 120-3)。

VCUG 始终是评价 VUG 的基础影像检查技术。采用 X 线阳性对比剂充盈膀胱,检测 VUR 进入上尿

框 120-3　膀胱输尿管反流的影像研究

排泄性膀胱尿道造影

- 显示解剖(男性尿道)
- 对膀胱输尿管反流(VUR)进行精确分度,随访具有可比性
- 观察憩室和(如果反流)膀胱输尿管连接以及输尿管解剖

核素研究

- 显示男性尿道能力减低
- 连续性影像
- VUR 分度欠精确
- 不需要观察女性尿道;可用于女性的最初研究
- 减少性腺辐射剂量;有利于筛查家族性 VUR 和检查随访

回声增强尿路超声波

- 无辐射,因而用于筛查、随访和女性
- 较排泄性膀胱尿道造影(VCUG)观察时间长,VUR 发生率/检出率相同或较高
- 倾向于低度 VUR 分度略高于 VCUG
- 提供解剖细节较少(例如尿道,输尿管以及憩室),全景显示较少
- 提供关于肾实质,充盈前解剖以及未反流集合系统信息

路的情况。为提高检查结果的可靠性,膀胱必须充盈到接近其最大容量。对于小于 1 岁的婴儿,膀胱容量(ml)为婴儿公斤体重×7。1 岁以上的患者,膀胱容量(ml)为年龄(岁)乘以 2,加 30。透视下观察膀胱充盈相,输尿管远端(斜位投照),肾脏集合系统,以及排尿期的尿道(男孩侧位投照),使影像聚焦在关键区域和状态,例如肾内 VUR 和 UVJ 解剖。由于婴儿患者第一次充盈和排尿时可不发生 VUR,因此需要进行重复 VCUG,以避免遗漏显著的 VUR。

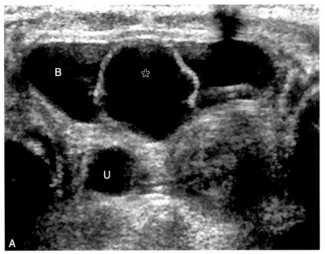
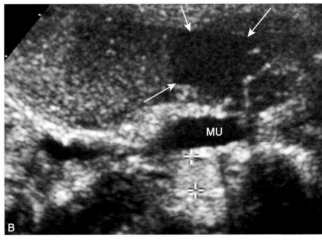

图 120-1 增强尿路超声证实膀胱输尿管反流。A,膀胱横断位增强超声波输尿管囊肿(星号)在膀胱后(B)的扩张输尿管内(U)。B,在膀胱内注入对比剂(利声显)纵轴超声显示非反流的输尿管囊肿(箭号)和相应巨输尿管(MU)以及反流的下极输尿管内对比剂(光标)

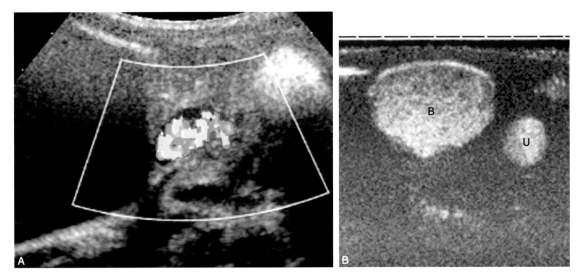

图 120-3　使用对比剂增强技术提高检测膀胱输尿管反流。A,与图 120-1 同一个患者,反流入右侧下极。反流显示采用高能超声(高机械指标)刺激性声发射爆发对比剂泡,这样产生强彩色信号。B,一例反流性巨输尿管患者的对比特异图像技术提供细腻的对比显示,采用双重图像技术用于观察对比图像(B,膀胱;U,输尿管)

对于肾脏实质研究,通常采用超声和二巯基丁二酸(DMSA)核素扫描。其他评价上尿路的方法包括增强 CT 和 MRI,可用于评价复杂疾病。VUR 的影像方法选择大部分取决于医生个人偏好,操作可行性以及检查者的经验。其他因素包括年龄,性别以及患者的种族;是初检还是随访复查;以及费用和检查需要的时间。全部男婴和全部术前患者都应该在进一步评价解剖结构前进行常规 VCUG 检查。

分级

概述　VUR 分级的国际标准基于 VCUG(图 120-

5)。ce-VUS 和核素膀胱造影的分级标准与其类似。该分级方法虽然简便易用,却只反映了上尿路的受累表现,而忽略了其他很多重要因素,例如患者的年龄和性别,出现肾内反流、尿路梗阻,肾功能和瘢痕形成,高压或低压 VUR,早期或晚期 VUR,集合系统清除缓慢或迅速,膀胱镜发现,以及有无出现相关异常(如输尿管重复畸形、输尿管异位、输尿管囊肿、膀胱憩室、梅干腹综合征、尿道梗阻、巨膀胱-巨输尿管、神经源性膀胱)。这些信息有时对于制定治疗方案非常重要。

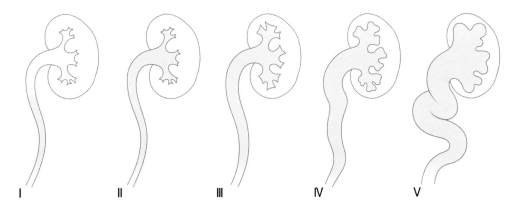

图 120-5　排泄性膀胱输尿管造影线图显示膀胱输尿管反流分度系统(From Lebowitz RL,Olbing H, Parkkulainen KV,et al. International reflux study in children:international system of radiographic grading of vesico-ureteral reflux:International Reflux Study in Children. *Pediatr Radiol*. 1985;15;105.)

VUR 影像

超声

　　超声图像中,VUR 患者的输尿管和肾盂肾盏系统通常表现正常,即使在 VCUG 中表现为扩张(特别是当膀胱排空或插管)时超声也可能无异常发现。超声中 VUR 的间接征象包括输尿管或肾盂的尿路上皮增厚,肾盂肾盏系统和输尿管管径改变,膀胱排空后迅速再充盈,输尿管尿液喷射不对称,输尿管开口偏外或形态异常(图 120-6)。在一些严重病例,反流的上尿路显著扩张,肾盏呈杵状,输尿管延长迂曲。输尿管蠕动一般较弱,特别是在尿路感染和高级别 VUR 情况下。近端输尿管或输尿管远段扭曲更为常见。VUR 的直接超声征象可经上述的 ce-VUS 方法证实。

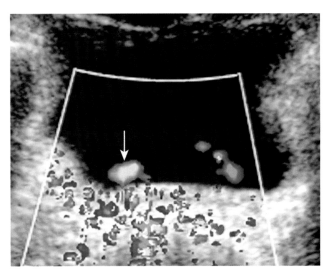

图 120-6　外侧的输尿管开口。横断位多普勒超声图像显示外侧的方向异常的右输尿管喷射(箭号)。该间接征象有助于超声诊断膀胱输尿管反流

排泄性膀胱尿道造影

　　VCUG 中反流的输尿管和肾盂肾盏系统表现各异,从上尿路径线正常到极度扩张和输尿管显著迂曲不等(图 120-8)。这些改变可仅反应输尿管容量增加和动力减低,但是在一些病例,需要考虑是否存在与宫内 VUR 或者与输尿管肌肉发育不良(如梅干腹综合征)相关的输尿管发育性缺陷。部分患者中,VUR 伴随肾盂肾盏系统显著球形扩张,而无 UPJ 梗阻。这一现象可为临时的,反映了上集合系统不明原因的弹性增加。有时 VUR 可引起 UPJ 扭曲,在抗反流程序启动后瓣膜机制甚至会恶化,产生功能性的 UPJ 梗阻(图 120-11)。这

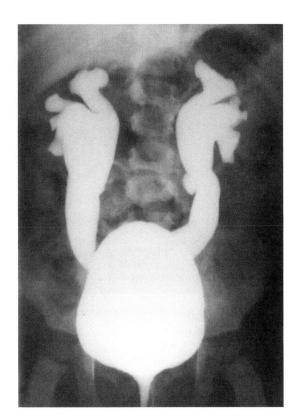

图 120-8　膀胱输尿管反流。排泄性膀胱尿道造影图像显示双侧Ⅳ度膀胱输尿管反流

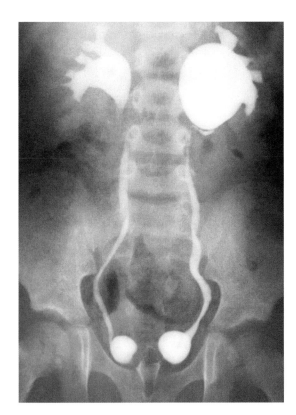

图 120-11　膀胱输尿管反流和功能性输尿管肾盂连接部梗阻。排泄性膀胱尿道造影图像在排尿后显示双侧膀胱输尿管反流和左侧肾盂球形扩张。静脉尿路造影图像(未显示)完全正常。双侧输尿管旁憩室也显示

一梗阻可能与局部感染后瘢痕形成,输尿管扭曲,或覆盖的异常血管或纤维索带有关。原发 UPJ 梗阻和原发 VUR 可作为彼此相关的异常同时存在。

在 VUR 反流到肾盏的患者,可观察到一过性的肾小管反流和间质反流。对比剂从一个或多个肾乳头到肾皮质表面形成一种楔形模式(图 120-12)。肾内反流与瘢痕肾相关,是一个重要征象。据说肾乳头 Bellini 集合管开放的形态部分与肾内反流相关。这些小管的开放位于扁平肥大的肾乳头(肾两极更常见)上,管口是圆形的,因而抵抗尿液反流等能力低于裂隙样开放的小管。事实上,并不是全部婴儿均会出现肾内反流,4 岁以上相当罕见,提示随年龄增长局部缺陷将改善。

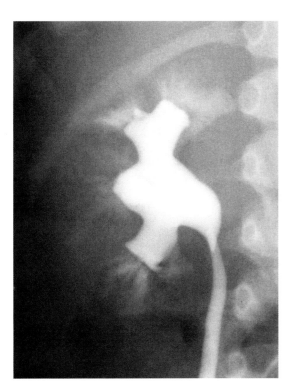

图 120-12 肾内反流。2 岁女孩排泄性膀胱尿道造影图像显示右侧膀胱输尿管反流和弥漫性肾内反流

自然史

概述 VUR 有自我恢复并且在 10 岁内自发消失的倾向,经常在学龄前自愈。这一现象归因于 UVJ 随年龄增长而成熟,伴随壁内输尿管长度和肌肉力量的增加。轻度 VUR(I 度和 II 度)的输尿管管径和输尿管开口正常,预后好,80%以上的病例随年龄增长而消失,而伴随输尿管扩张的更为严重的 VUR 类型自发性恢复的发生率较低(III 度约 50%;IV 度约 30%;V 度罕

见)。与解剖异常相关的 VUR 不能自愈,如较大的输尿管开口等。发生在异位输尿管(如 UVJ 缺陷伴随重肾下输尿管外侧异位)或与具大输尿管旁憩室相关的 VUR 也多不能自愈,特别是如果输尿管终止于憩室时。存在于下尿路梗阻患者的 VUR 可在梗阻解除后消失,但是如果梗阻解除术后 1 年仍然存在则为顽固性 VUR。存在于患神经源性膀胱或膀胱功能障碍患者的 VUR,也倾向于持续存在,直到功能异常被成功治疗。

肾瘢痕和 VUR

概述和病理生理学 肾瘢痕是 VUR 和上 UTI(急性肾盂肾炎)患者一个常见的和潜在的严重问题。肾瘢痕的特征是一个或多个区域肾脏皮质萎缩,伴随邻近肾盏或一组肾盏变钝或扭曲、肾乳头回缩以及髓质带减少。组织学上,受累肾脏显示局部皮质缺失,小管破坏和萎缩以及间质纤维化。此外还可以看到肾小球闭塞、小动脉改变以及细微的间质炎症征象。瘢痕的特征为局部或肾段模式,上极相对好发(38%),下极较少见。在一些病例中病变可弥漫性累及全肾。瘢痕区域导致肾脏轮廓上出现一个或多个大小不等的裂隙或压痕。未受累的肾实质可肥厚增生,有时类似肾肿物(假瘤)。当瘢痕弥漫且严重时可导致全肾萎缩。

VUR 在细菌从膀胱传播到上尿路过程中起着重要作用。但不管有无反流的患者都有可能出现肾瘢痕,所以 VUR 并不是瘢痕的必要条件。瘢痕多位于肾两极,该处复合乳头和肾内反流较为明显,该现象提示肾内反流在肾瘢痕的发生中起着重要作用。无菌肾内反流通常不会产生实质瘢痕(除某些发生在产前的严重病例外),来自临床和动物实验的证据显示肾瘢痕可能在某种程度上是感染尿液的肾内反流导致的。

影像 超声可直接显示实质改变,肾脏轮廓局部凹陷,邻近实质回声增强、皮髓质分界不清,同时合并肾盏的扩张扭曲;彩色多普勒影像揭示局部肾周血管减少(图 120-13)。使用皮质因子(如 DMSA)的核素扫描,对检测肾皮质瘢痕特别敏感,被认为是诊断的金标准。MRU 在 UTI 和肾瘢痕患者的肾脏受累中也显示了具有巨大潜能。增强 CT 也可用于显示实质病变,但对评估肾瘢痕价值有限。

瘢痕在影像上变明显可能需要数周到数月的时间。随访检查中新出现的肾瘢痕可能是早期不明显

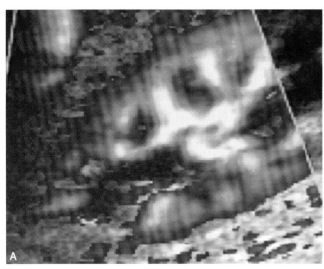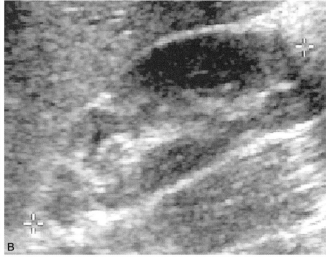

图 120-13　急性肾盂肾炎。A，急性纤维性上尿路感染婴儿，纵轴多普勒图像显示上极局部灌注缺失，伴随肾盏扩张。检查发现Ⅲ度膀胱输尿管反流。B，随访纵轴超声显示发生上极瘢痕

的肾脏损伤的终末阶段，也可能是并发感染的结果。此外，如果既往证实的瘢痕在随访中疑似进展，可能是由于邻近正常肾脏组织的持续过度增长，而萎缩区域形态相对固定，二者在生长过程中变得逐渐不协调。

终末期肾疾病

概述和病理生理学　严重肾瘢痕与不同程度的肾功能减低相关，是终末期肾疾病（end-stage renal disease，ESRD）的常见原因，多需要透析和肾移植。严重肾瘢痕约占全部 ESRD 病例的 8%，但是要明确究竟有多少瘢痕肾儿童最终发展到这一阶段非常困难，因为既往做过输尿管再植或部分患儿 VUR 已自愈，所以患儿在确诊时可能不存在 VUR。瘢痕所致 ESRD 最常见于年长儿，青少年以及年轻成年人，高血压患者风险增高。这些患者的 ESRD 可能是肾单位减少的结果，未感染的肾单位生长潜能有限，此外，这些肾小球工作负荷增加（过度灌注）导致获得性肾小球硬化，与后尿道瓣膜患者的先天性肾发育不良相似。

治疗

概述　根治和早期治疗 UTI 以及预防复发是儿童 VUR 的主要治疗目的，尤其是患肾瘢痕风险特别高的婴儿和幼儿需要格外重视。通过长期使用抗生素进行抑制治疗，直到患者长到 4~5 岁或者直到 VUR 消失，绝大部分患儿都可以达到治疗目的。既往认为低级别 VUR 通常只需要药物治疗即可。然而，随着人们对

VUR 自然史的全新认识以及因应用抗生素导致的感染暴发病例逐渐增多，对低级别 VUR 的治疗策略仍存在争议。对于许多有症状和持续存在的高级别 VUR 患者，抗反流的处理成为必须，该方法常用于反流 V 度的 VUR 患者，有时需要先经输尿管造口进行临时尿路改道后再行抗反流处理。输尿管再植在 Ⅰ 和 Ⅱ 度 VUR 患者的成功率非常高（高达 95%），但是当受累输尿管管径增加时成功率会降低（据报道 V 度 VUR 的成功率是 60%）。通过膀胱内窥镜向输尿管壁内段后方的膀胱壁内注射少量某种物质（如硅胶，耐落胶或聚糖酐/透明质酸），可作为手术的替代方法（图 120-14）。注入物质使得输尿管开口抬高、管口变窄，在膀胱三角区的包含输尿管开口的外侧角膀胱壁上形成局部突出。注射物质在超声中显示清晰，为圆形强回声灶（图 120-15）。

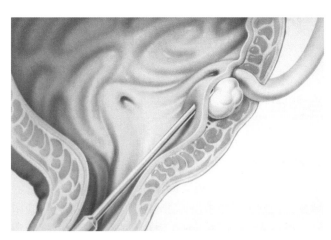

图 120-14　输尿管下注射。图示在输尿管入膀胱处下方注射物质，以消除膀胱输尿管反流

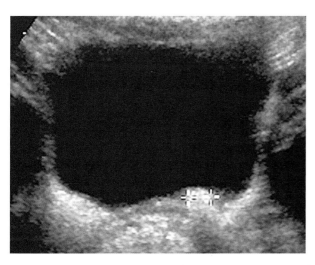

图 120-15　旁输尿管反流术后影像。膀胱镜注射后横断位膀胱超声波显示做输尿管膀胱连接部(光标)强回声物质

评价和随访的影像方法

概述　世界范围内,对 VUR 以及 UTI 的成像方法

存在不同的推荐指南。随着对 VUR 的自然史与病理生理学及其对肾脏损害认识的不断更新,相关的影像学检查方法也发生了改变。成像的重点逐渐集中在有助于判断预后和评价远期后遗症风险的征象上,例如有潜在形成肾瘢痕和膀胱功能失常的异常改变。

影像　在欧洲和美国的大部分地区,对首次患 UTI 后的全部婴儿和 2 岁以内的幼儿,以及已经证实的肾脏受累、肾瘢痕患者出现 UTI 或反复上尿路 UTI 的年长儿都需要进行 VUR 评价。此外,患严重肾积水的全部新生儿以及所有尿路畸形的患者,特别是术前,都需要进行膀胱造影。患 UTI 的学龄患者应首选超声检查,尿动力评价,晚期可进行 DMSA 扫描;VUR 评价可用于有肾瘢痕,严重功能异常,以及反复感染的患者。对于十几岁的患有 UTI,无发热,既往无尿路疾病病史,伴有膀胱炎的临床征象的女孩,仅需要进行上尿路超声检查。对于有家族史风险者,可进行超声和膀胱造影,优选 Ce-VUS 和核素膀胱造影以减少放射辐射。

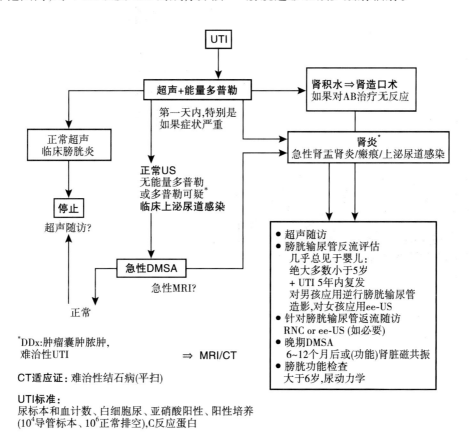

CT适应证:难治性结石病(平扫)

UTI标准:
尿标本和血计数、白细胞尿、亚硝酸阳性、阳性培养
(10^4导管标本、10^6正常排空),C反应蛋白

可靠的临床诊断是进行影像检查的最基本和最重要的标准!

图 120-17　影像检查规范图。AB,抗生素;CT,计算机断层扫描;DDx,鉴别诊断;DMSA,二巯基丁二酸;ee-US,回声增强超声;MRI,磁共振成像;RNC,放射学核素膀胱造影;US,超声;UTI,尿路感染。(Modified from Riccabona M, Fotter R. Reorientation and future trends in paediatric uroradiology. Minutes of a symposium held in Graz, 5-6 September, 2002. *Pediatr Radiol*. 2004; 34;295.)

对于患 UTI 的患者,需重点观察肾脏;因而,在全部患上尿路 UTI 且发热的患者,都必须早期进行超声或 DMSA 检查。为区别急性肾脏感染与慢性瘢痕,建议在感染后的 6~12 个月进行 DMSA 检查。随访检查以及再植后研究中,核素膀胱造影(或 ce-VUS)可替代 VCUG 用于评价 VUR,超声和 DMSA 可用于监测上尿路情况(框 120-4 和图 120-17)。

框 120-4　尿路感染影像目的和影像策略

- 鉴别下或上尿路感染(UTI)(肾受累)
- UTI 后评价肾瘢痕和生长
- 发现已存在的尿路畸形
- 发现并发或非典型感染征象
- 发现病情迁延的临床过程的并发症以及协助鉴别诊断
- 评价膀胱输尿管反流,特别是上 UTI 和肾瘢痕患者

✔ 临床医师须知

- 肾脏大小,回声特点,以及皮髓质界限
- 梗阻性尿路病或先天性畸形的表现
- 肾盂积脓、急性肾盂肾炎或肾脓肿的表现
- 多普勒超声或上尿路 UTI 的 DMSA 灌注缺失
- 肾瘢痕表现
- 膀胱造影 VUR 分度
- 推荐和指导需要随访的影像学方法

关键点

VUR 本身既不会引起 UTI 也不会造成肾损害。

VUR 是发生上尿路 UTI 和肾盂肾炎的一个危险因素,伴发肾瘢痕和潜在长期损害的后遗症。

输尿管管径和开口正常的人,患轻度 VUR(Ⅰ和Ⅱ度),预后较好,80% 以上的病例可随时间消失,而伴随输尿管扩张的严重 VUR,自发恢复的发生率较低(Ⅲ度,约 50%;Ⅳ度,30%;Ⅴ度,罕见)。

现今 VUR 的重要性是基于对其自然史和治疗方案的新认识进行再次评估。

对于 UTI 患者的影像重点已转变为评价肾脏炎症范围、判断肾瘢痕形成,以及评估可能导致肾损伤的尿路结构或功能异常。

推荐阅读

Brandström P, Esbjörner E, Herthelius M, et al. The Swedish reflux trial in children: III. Urinary tract infection pattern. *J Urol.* 2010;184(1):286-291.

Brandström P, Nevéus T, Sixt R, et al. The Swedish reflux trial in children: IV. Renal damage. *J Urol.* 2010;184(1):292-297.

Fernbach SK, Feinstein KA, Schmidt MB. Pediatric voiding cystourethrography: a pictorial guide. *Radiographics.* 2000;20:155.

Fouzas S, Krikelli E, Vassilakos P, et al. DMSA scan for revealing vesicoureteral reflux in young children with urinary tract infection. *Pediatrics.* 2010;126(3):e513-e519.

Giordano M, Marzolla R, Puteo F, et al. Voiding urosonography as first step in diagnosis of vesicoureteral reflux in children: a clinical experience. *Pediatr Radiol.* 2007;37:674-677.

Hannula A, Venhola M, Renko M, et al. Vesicoureteral reflux in children with suspected and proven urinary tract infection. *Pediatr Nephrol.* 2010;25(8):1463-1469.

Hernandez RH, Goodsitt M. Reduction of radiation dose in pediatric patients using pulsed fluoroscopy. *AJR Am J Roentgenol.* 1996;167:1247.

Holmdahl G, Brandström P, Läckgren G, et al. The Swedish reflux trial in children: II. Vesicoureteral reflux outcome. *J Urol.* 2010;184(1):280-285.

Keren R, Carpenter MA, Hoberman A, et al. Rationale and design issues of the Randomized Intervention for Children with Vesicoureteral Reflux (RIVUR) study. *Pediatrics.* 2008;122(suppl 5):S240-S250.

Leslie B, Moore K, Salle JL, et al. Outcome of antibiotic prophylaxis discontinuation in patients with persistent vesicoureteral reflux initially presenting with febrile urinary tract infection: time to event analysis. *J Urol.* 2010;184(3):1093-1098.

Montini G, Tullus K, Hewitt I. Febrile urinary tract infections in children. *N Engl J Med.* 2011;365(3):239-250.

Peters CA, Skoog SJ, Arant Jr BS, et al. Summary of the AUA Guideline on Management of Primary Vesicoureteral Reflux in Children. *J Urol.* 2010;184(3):1134-1144.

Riccabona M, Fotter R. Reorientation and future trends in paediatric uroradiology: minutes of a symposium. *Pediatr Radiol.* 2004;34:295.

Riccabona M. VUR. In: Carty H, Brunelle F, Shaw D, et al, eds. *Imaging children.* 2nd ed. Edinburgh: Churchill Livingstone; 2006.

Sillén U, Brandström P, Jodal U, et al. The Swedish reflux trial in children: v. Bladder dysfunction. *J Urol.* 2010;184(1):298-304.

Skoog SJ, Peters CA, Arant Jr BS, et al. Pediatric Vesicoureteral Reflux Guidelines Panel Summary Report: Clinical Practice Guidelines for Screening Siblings of Children With Vesicoureteral Reflux and Neonates/Infants With Prenatal Hydronephrosis. *J Urol.* 2010;184(3):1145-1151.

Subcommittee on Urinary Tract Infection, Steering Committee on Quality Improvement and Management. Roberts KB. Urinary tract infection: clinical practice guideline for the diagnosis and management of the initial UTI in febrile infants and children 2 to 24 months. *Pediatrics.* 2011;128(3):595-610.

Zier JL, Kvam KA, Kurachek SC, et al. Sedation with nitrous oxide compared with no sedation during catheterization for urologic imaging in children. *Pediatr Radiol.* 2007;37:678-684.

参考文献

Full references for this chapter can be found on www.expertconsult.com.

第 121 章

膀胱和尿道

D. GREGORY BATES

脐尿管异常

概述　脐尿管的纤维性退化一般从脐部向膀胱方向进行,最终形成脐正中韧带。脐尿管未正常退化可导致以下四种异常:①脐尿管未闭(50%);②脐尿管窦道(15%);③脐尿管憩室(3%~5%);④脐尿管囊肿(30%)(图 121-1)。临床表现包括脐部溢液,局部感染,下腹痛以及泌尿系感染。

影像　对于怀疑脐尿管异常的患儿,腹部超声、排泄性膀胱尿道造影(VCUG)及瘘管造影是主要的影像检查方法。脐尿管未闭导致膀胱脐部瘘(图 121-2)。

可经脐部向膀胱插管(图 121-3)或通过 VCUG 侧位投照明确诊断。脐尿管窦道指脐尿管在膀胱水平闭合,但在肚脐水平持续存在。脐尿管窦道的诊断完全依靠插管显示脐部窦道。脐尿管憩室,脐尿管在肚脐水平退化,但与膀胱相通。超声易于显示,但脐尿管憩室在膀胱侧位投照片中显示最佳(图 121-5)。在脐尿管囊肿,脐尿管的两端均已退化,但在中间段持续存在。脐尿管断续节段性退化时可形成多发小脐尿管囊肿。

治疗　6 个月以内的脐尿管残留物可能不经手术而自行吸收。如果 6 个月后症状持续存在或脐尿管残留物未能吸收,应予以切除以避免反复感染。

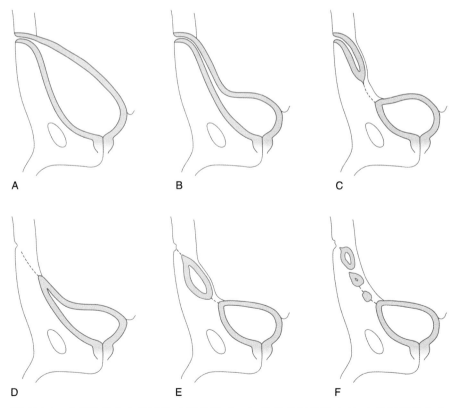

图 121-1　脐尿管发育和脐尿管畸形的类型。A,胎儿早期膀胱表现,在脐尿管发育之前。B,永存脐尿管(膀胱脐尿管瘘)。C,脐尿管窦。D,脐尿管(膀胱脐尿管)憩室。E 和 F,脐尿管囊

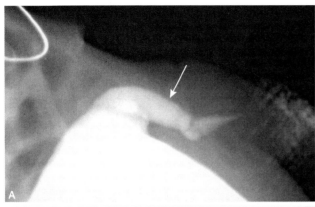

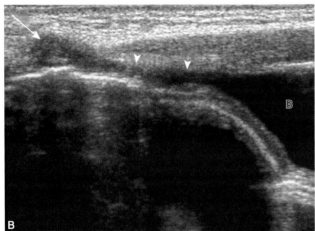

图 121-2　永存脐尿管。A,排泄性膀胱尿道造影排尿期侧位投照显示瘘道(箭号)从膀胱顶部到脐尿管。B,纵轴超声波显示充盈尿液的异常脐尿管(箭头)从膀胱顶(B)延伸到脐(箭号)

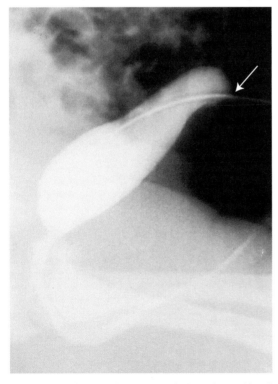

图 121-3　永存脐尿管。排泄性膀胱尿道造影排尿期侧位在从脐部插管到膀胱(箭号)

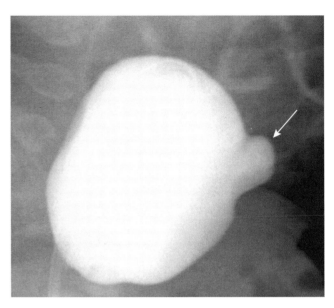

图 121-5　脐尿管憩室。排泄性膀胱尿道造影排尿期侧位显示尿道憩室从膀胱顶延伸而来(箭号)

膀胱憩室

概述　膀胱憩室非常常见,可为原发(先天性)、继发,或医源性(术后)(框 121-1),男性常见,可为单发或多发,最常见于膀胱三角区。继发性膀胱憩室是膀胱内压力缓慢增加的结果,最常见于输尿管旁区域。医源性憩室最常见于膀胱前壁,即既往膀胱造口或耻骨上引流管插管处,以及输尿管再植后的输尿管膀胱连接部。患者表现为反复尿路感染、尿潴留、尿失禁、结石形成、膀胱输尿管反流,以及尿道和膀胱的流出道梗阻。

框 121-1　膀胱憩室的类型和原因
原发性(先天性,特发性)
多个综合征:表皮松弛,Ehlers-Danlos,胎儿酒精,Menkes,　Williams
继发性
后尿道瓣膜
后尿道梗阻
神经源性膀胱
医源性
膀胱造口术处
耻骨联合引流部位
尿道再植部位

影像　VCUG 是本病首选的诊断方法。膀胱憩室可能仅在排尿期显示,因为排尿期膀胱收缩时尿液受挤压进入憩室内(图 121-7)。输尿管旁憩室或

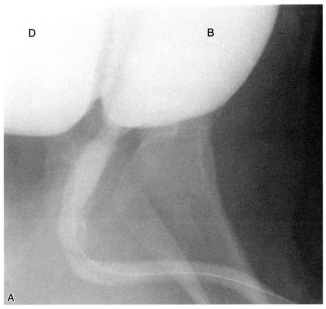
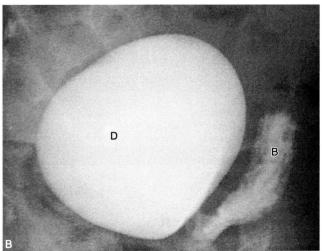

图 121-7 大憩室。A,排泄性膀胱尿道造影斜位观显示扩大的右膀胱憩室(D)。B,排尿期末,大憩室充盈造影剂(D),膀胱排空(B)

Hutch 憩室位于外侧,指向输尿管开口处。如果憩室体积较大,可包绕输尿管开口,输尿管内尿液可完全排至憩室内。大约半数病例同时合并膀胱输尿管反流。

治疗 可采取膀胱内、膀胱外或联合路径手术切除憩室,预后良好。对膀胱壁肌肉缺损应仔细修复。手术憩室切除术后通常可恢复正常排泄功能。

膀胱肿瘤

横纹肌肉瘤

概述 横纹肌肉瘤(RMS)是下泌尿生殖道最为常见和重要的肿瘤,在儿童 RMS 中大约占 20%。RMS 是 20 岁以内儿童及青少年最常见的膀胱肿瘤,高发年龄集中在 2~6 岁及 15~19 岁两个年龄段。男性患者中,50%以上的病灶起源于前列腺。女性 RMS 起源于阴道和子宫颈。组织学上,肿瘤分为三个亚型:①胚胎性;②腺泡性;③多形性。胚胎性 RMS 进一步细分为三类:①经典胚胎型;②葡萄簇型;③梭形细胞型。其中胚胎性最为常见,约占全部 RMS 的 90%。胚胎性葡萄簇亚型约占四分之一,呈分叶水螅状,类似一串葡萄,因此得名葡萄状肉瘤。

起源于膀胱、前列腺以及阴道的 RMS 在局部生长、向周围蔓延,累及相邻区域及腹膜后淋巴结和肌肉。10%~20%的初诊病例已出现淋巴结受累或远隔转移。RMS 可转移到任何部位,最常见于肺部、骨皮质以及淋巴结,较少转移到骨髓和肝脏。血尿、排尿困难、尿频、尿潴留及梗阻是最常见的临床表现。部分患者可触及腹部包块。女性患者的阴道肿物可表现为阴道口脱垂的肿块。

影像 超声检查中,以周围正常组织做参考,RMS 可以表现为高回声或低回声,可伴有局部无回声区,提示坏死或出血。彩色双能多普勒检查显示血管增多。VCUG 显示膀胱后下方的充盈缺损。当病变起源于前列腺时(图 121-11),膀胱 X 线成像显示膀胱底部向上移位,或膀胱底部光滑分叶状肿块。增强 CT 可以显示前列腺或膀胱底部的 RMS,表现为巨大的盆腔肿物,密度不均匀,可侵袭尿道和膀胱周围组织,甚至累及坐骨直肠窝。钙化罕见。阴道肿瘤经常起自前阴道前穹窿,与原发膀胱肿瘤鉴别困难。MRI 图像中,RMS 表现为无特异性,T1WI 呈低信号,T2WI 呈高信号。增强 MRI 检查肿瘤呈不均匀强化。

治疗 儿童泌尿生殖系统肿横纹肌肉瘤的分期和部分治疗建议见框 121-2。采取最大程度手术切除、联合化疗及放疗的综合疗法。膀胱和前列腺肿瘤的 5 年生存率约 70%。肿瘤起源于除膀胱或前列腺以外部位(睾丸旁、阴道及子宫颈)5 年生存率较高,约 84%~89%。与其他组织学分型比较,葡萄簇型的预后最好。

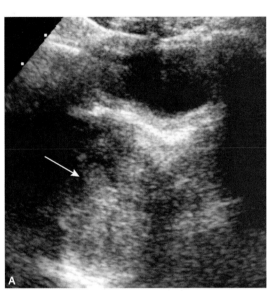

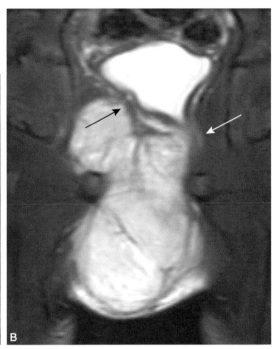

图 121-11   前列腺横纹肌肉瘤。A,5 岁男孩,盆腔横断位超声检查显示膀胱底部下显著等回声的大肿块(箭号)。B,冠状位 T2WI 显示膀胱底部移位到左侧(黑箭号),直肠移位到左侧,部分被包裹(白箭号)

框 121-2   横纹肌肉瘤团体膀胱肿瘤分期系统研究
Ⅰ期:局部肿瘤,完全切除
ⅡA 期:局部肿瘤,大体切除,显微镜下存留
ⅡB 期:肿瘤伴局部病变或淋巴结受累,完全切除
ⅡC 期:肿瘤伴局部病变或淋巴结受累,大体切除,显微镜下存留
ⅢA 期:大体存留肿瘤,仅活检
ⅢB 期:诊断时远隔转移

良性肿瘤

概述与影像   膀胱血管瘤是最常见的良性肿瘤(约占全部膀胱肿瘤的 0.6%)。血管瘤表现为离散的孤立肿块,大小不等(可<1cm 或>10cm),通常从膀胱后壁或侧壁突出。血尿是最常见的临床表现。超声可显示膀胱壁增厚,腔内无回声区,偶见钙化。膀胱镜检查仅可显示肿块的部分结构及形态。CT 和 MRI 可全面显示病变范围,辅助制定手术方案。

肾源性腺瘤是膀胱罕见的良性病变,呈乳头状。大多数病例都存在以下病史:上尿路感染,炎症,创伤或近期手术(如输尿管再植),钙化或插管。膀胱是儿童最常见的部位。发病率女性:男性为3:1。临床表现包括血尿,尿频或尿急,以及遗尿。超声表现缺乏特异性,表现为从膀胱壁向腔内突出的乳头状强回声肿物(图 121-13)。大多数肾源性腺瘤小于 1cm;也有大于 7cm 的病例报道。治疗包括经尿道切除和电灼。儿童复发率为 80%,复发高峰时间是治疗后第 4 年前后。

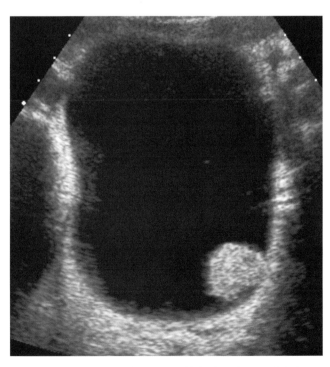

图 121-13   肾源性腺瘤。膀胱横断位超声显示膀胱底左侧可见强回声肿块

后尿道瓣膜

概述　后尿道瓣膜（posterior urethral valves，PU-Vs），先天性后尿道薄膜结构，是先天性膀胱流出道梗阻的最常见原因。瓣膜在精阜底部，梗阻导致后尿道扩张和慢性膀胱流出道梗阻。尿道梗阻程度各异。当产前检查时，由于发育过程中的肾盏、集合管以及肾实质受到压力损伤，表现为不同程度的肾发育不良。如果胎儿存活下来，大约 45% 将发展为肾功能不全或终末期肾疾病，需要在 5 岁前肾透析或进行肾移植。产前检查未查出的患儿通常在出生后第 1 个月或 1 岁内出现尿路感染、败血症、排尿障碍、血尿、呕吐、喂养困难、尿潴留、肾积水、腹水及充血性心衰。但部分 PUVs 患者由于病情较轻，可延迟到青春期才出现症状。这些患儿表现为功能性排尿异常或尿路感染。

影像　超声显示不同程度的肾盂输尿管积水，膀胱壁增厚。发育不良的肾脏回声增加，皮髓质界限不清，以及皮质囊肿形成。肾周积液（尿瘤）通常与穹窿部破裂有关（图 121-15）。当男性新生儿出现无法解释的腹水时，强烈提示 PUVs 导致的尿路梗阻。与此同时，可不合并肾盂输尿管积水，其原因是穹隆部破裂与腹膜腔的相通类似"安全阀"机制，使得一侧或双侧肾脏的压力得到降低。经会阴超声可显示扩张的后尿道，儿童在检查过程中排尿有助于显示。

VCUG 是诊断 PVUs 的首选方法（图 121-18）。VCUG 能够直接显示 PUVs，以及它对膀胱的影响；膀胱壁增厚，小梁形成，多发小囊、憩室，以及输尿管肥厚。大约半数到三分之二的男性 PUV 患儿会出现膀胱输尿管反流，其中约三分之二为单侧反流（框 121-3）。

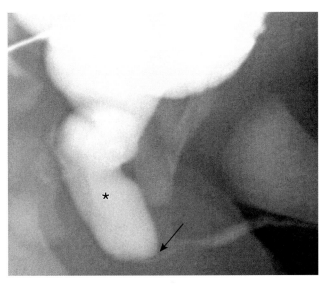

图 121-18　后尿道瓣膜。排泄性膀胱尿道造影斜位观显示扩张的后尿道（星号）伴随在瓣膜突然过渡到狭窄的前尿道（箭号）

框 121-3　后尿道瓣膜患者影像表现
超声
肾囊肿
双侧（单侧）肾积水
膀胱壁厚
真实的瓣膜
排泄性膀胱尿道造影
后尿道扩张
真实的瓣膜
反流到前列腺管，射精管或两者
膀胱颈增粗
膀胱小梁
反流（50% 病例）

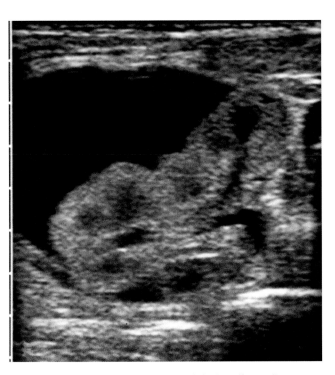

图 121-15　肾周积液。俯卧位横断位图像，包膜下尿瘤，左肾肿物效应

治疗　PUVs 治疗包括经尿道切除或电灼梗阻性瓣膜结构。梗阻性瓣膜组织残留并不常见，但作为手

术的并发症,在既往后尿道瓣膜的位置或尿道膜部可能形成狭窄。在诊断上述异常时,通常尿道镜较尿道造影更为可靠。

后尿道息肉

概述　后尿道息肉通常起源于后尿道,表现为起自精阜区的细长结构,多有蒂,游离端可活动(框 121-4)。本病一般在 10 岁以内被确诊,平均年龄 8～10 岁。典型表现是间断尿道梗阻,伴随排尿变形,排尿异常,以及尿潴留。还可能出现血尿(30%～60%)和尿路感染。

框 121-4
后尿道息肉特征
起自精阜
通常在 3～6 岁发现
错构瘤有肌肉,神经和血管组织
有蒂
症状/体征
间断尿道梗阻
尿潴留
血尿
感染
膀胱痉挛
影像表现
膀胱颈到尿道中段充盈缺损
膀胱输尿管反流
上尿路扩张

影像　VCUG 是影像诊断金标准。在排尿前,息肉尖端通常位于膀胱颈水平,表现为小的圆形充盈缺损(图 121-22)。在排尿期,息肉向下移动进入后尿道末端,偶尔进入尿道球部。在排尿终末期,受尿道外括约肌收缩影响,息肉向后移位到膀胱流出道水平。超声可显示在膀胱底部移动的带蒂肿物,同时可发现膀胱流出道梗阻的间接征象(肾积水和大膀胱伴或不伴膀胱壁肥厚)。

治疗　尿道息肉的治疗包括手术切除(可经尿道镜或通过耻骨上膀胱造口术),经尿道电灼或激光治疗。

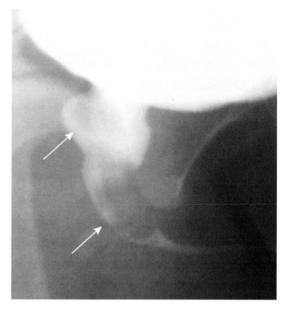

图 121-22　尿道息肉。排泄性膀胱尿道造影斜位观显示后尿道分叶状充盈缺损为带蒂的息肉(箭号)

前列腺囊

概述　前列腺囊是内衬上皮细胞的尿道前列腺部憩室,是米勒管尾端融合的残留物。前列腺囊位于两个射精管开口之间的精阜处。当抗米勒抑制因子不足时,米勒管退化不完全,导致前列腺囊增大和不同程度的尿道下裂(继发于雄性激素介导的泌尿生殖窦的不完全闭合)。尿道下裂的严重程度与前列腺囊的大小呈正相关。排空差导致尿潴留。临床上,本病表现为下尿路排泄综合征、尿潴留、附睾炎,由尿路感染或结石所致排尿异常,或因前列腺囊排空延迟导致的排尿后滴尿。

影像　VCUG 和逆行造影(retrograde urethrography,RUG)可以显示前列腺囊起源于尿道前列腺部、明确病变大小,同时显示伴发的尿道下裂(图 121-24)。前列腺囊患者经尿道插管时很少能够顺利插入膀胱,而是更容易进入前列腺囊内。经腹部超声可发现膀胱后囊肿,病变逐渐变细止于后尿道,内部可伴碎片样结构。CT 和 MRI 表现为起源于尿道前列腺部的薄壁囊肿,伴或不伴对膀胱和输尿管的相关占位效应。

治疗　对于有症状的米勒管残留物,手术切除是明确的治疗方法。由于前列腺囊与射精管、盆腔神经、直肠、输精管及输尿管关系密切,手术具有很大挑战性。

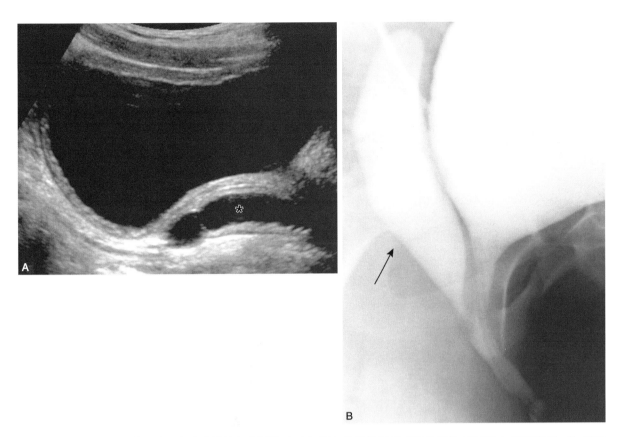

图 121-24　囊。A,尿道下裂患者膀胱纵轴超声图像显示末端为盲端的无回声管状结构(星号)向后到膀胱。B,排泄性膀胱尿道造影斜位观显示大囊(箭号)向后延伸到膀胱

尿道球腺异常

概述　尿道球腺(Cowper's Glands,Cowper 腺)是两个豌豆大小的球形器官,位于尿道膜部的两侧,泌尿生殖隔的两层结构之间(图 121-26)。排泄管长约 2~3cm,从海绵体的球部走行至尿道球部的腹侧。尿道球腺可分泌透明黏液,有润滑尿道的作用,并构成精液的一部分。

影像　当排泄管远端开口开放时,排泄管和腺体在 VCUG 中均可显影。表现为尿道球底部平行的管状造影剂充盈结构。该征象通常无临床意义。当排泄管开口狭窄时,可以看到尿道球腺和排泄管明显扩张。VCUG 检查中看到沿尿道球部腹侧面走行的光滑充盈缺损,即可明确诊断(图 121-28)。

治疗　尿道镜检查,这些病变表现为囊性。经尿道袋形缝合术或切开术可见病变内充满清亮或少许血性液体。

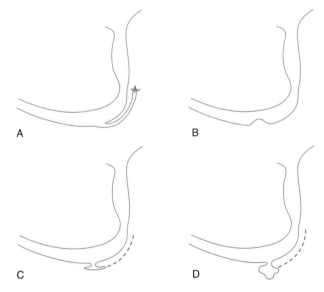

图 121-26　尿道造影 Cowper 管的多种形态以及 Cowper 腺。A,管充盈到腺体。B,开放的管是闭锁的,在尿道球部底部产生一个小肿块。C 和 D,尿道球部底部的憩室;在这些病例中管不经常显影

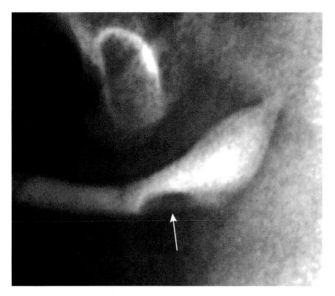

图 121-28　Cowper 管囊肿(syringocele)。后退性尿道造影斜位图像显示沿着尿道球部腹侧可见分叶状充盈缺损(箭号)

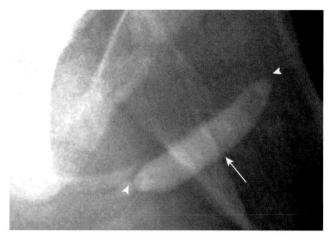

图 121-29　尿道憩室。排泄性膀胱尿道造影斜位观显示小囊突出(箭号)沿着腹侧尿道。在前和后唇与尿道连接处形成锐角(箭头)

前尿道憩室、前尿道瓣膜及巨尿道

概述　本组男性尿道畸形罕见,且存在共同的特征,通常被认为是一组相关畸形疾病谱不同时期的表现。区别在于它们与尿道海绵体的关系。弓形尿道合并瓣膜时呈现"假憩室"样改变,但是以海绵体为边界。相比之下,真正的憩室通过超过海绵体的范围,缺少明确憩室边界。尿道憩室与巨尿道之间存在更多的解剖学联系,后者的尿道海绵体(舟状巨尿道)和阴茎海绵体(梭形巨尿道)可能同时存在发育缺陷。

前尿道憩室

概述　前尿道憩室指前尿道腹侧突入尿道海绵体的囊状肿物,通常位于阴茎阴囊连接部。阴茎海绵体是完整的。排尿时尿液进入憩室,使前尿道憩室前壁移位抵到尿道背侧壁,造成梗阻。排尿时,在憩室水平可观察到阴茎背侧出现一个张力性的膨出。临床表现取决于梗阻程度,包括尿潴留、尿流细、尿滴沥、遗尿及泌尿系感染。

影像　VCUG 是首选检查方法。斜前位观察尿道,表现为尿道腹侧宽基底的袋状突出物,大小不等(直径大约 3~5cm)。邻近憩室的近端尿道扩张,与通畅的远端尿道之间存在清晰的分界(图 121-29)。尿道憩室的近端边缘与腹侧尿道底形成一个锐利的角度。病变在逆行尿道造影中显示不清。

治疗　用带钩的导线或电烙刀经尿道切除憩室的

远端边缘,手术成功率高。开放式手术可进行基础重建,包括憩室切除术和尿道成形术,使得尿道管径达到更均匀的状态。出现感染时,建议先行憩室造袋术和尿道改道术,后期再进行修复。

前尿道瓣膜

概述　前尿道瓣膜(anterior urethral valves,AU-Vs)是位于尿道膜部远端的先天性黏膜褶皱。瓣膜组织附着于侧壁,向后走行,排尿时会抬高抵在尿道背侧造成尿流梗阻。与尿道憩室的区别在于本病缺乏后唇,且排尿时在阴茎背侧局限性扩张的程度较轻。尿道海绵体或阴茎海绵体无异常。临床表现和并发症与前尿道憩室一样,但是程度较轻。

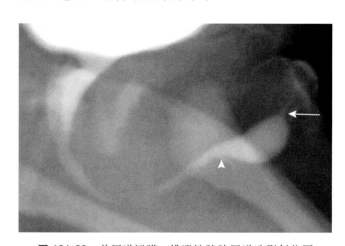

图 121-30　前尿道瓣膜。排泄性膀胱尿道造影斜位图像显示前尿道远端局部囊状扩张。远处在与狭窄的尿道连接部形成锐角(箭号)。近端,形成钝角(箭头)(From Bates DG, Coley BD. Ultrasound diagnosis of the anterior urethral valve. *Pediatr Radiol*. 2001;31:634-636.)

影像 VCUG 是首选检查方法。靠近瓣膜处的尿道呈梭形扩张，其远端狭窄。在移行区可以见到增厚的瓣膜结构，呈半月形或尖刺形（图 121-30）。AUVs 表现为尿道近端扩张，与憩室相似。但 AUVs 形成的"假憩室"中，扩张的尿道近端与尿道腹侧呈钝角，而真正的尿道憩室中该角为锐角。

治疗 通常在儿科前列腺切除器辅助辅助作用下行尿道瓣膜消融术。其他手术方式包括：开放式尿道切开术，瓣膜切除术，或瓣膜附着区局部尿道切除术后端端吻合术。

舟状和梭形巨尿道

概述 舟状巨尿道较梭形巨尿道更为常见。是由于尿道海绵体局部缺乏或发育不良导致的局限性囊状扩张。从前面看，阴茎软、下垂，皮肤松弛。排尿时，尿道受累区显著膨胀，在阴茎腹侧面产生一个大的、表面光滑的突起。阴茎和下垂的尿道如同舟状。患者排尿时尿流细。

梭形巨尿道较舟状巨尿道少见，但更为严重，其特征性改变为由于尿道海绵体和阴茎海绵体缺如或发育不良，继发尿道海绵体部弥漫性扩张，阴茎大、形态异常、松软，皮肤皱褶多。排尿时，尿道和阴茎显著扩张。患者尿流细小。临床症状和预后多样，随相关畸形严重程度不同而不同（如梅干腹综合征）。

影像 在 VCUG 或 RUG，舟状尿道扩张的腹侧扩张段与其两端的正常输尿管呈纺锤形逐渐过渡。梭形巨尿道显著扩张，远端和近端突然变细，进入相对正常的尿道（图 121-32）。近端尿道可见扩张。有时异常仅影响尿道的局部节段。

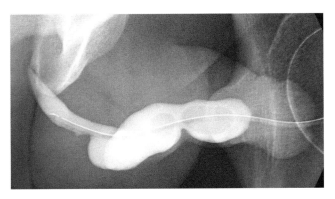

图 121-32 巨尿道。后退性尿道造影斜位图像显示阴茎尿道梭形扩张

尿道重复畸形

概述 至今，尚无可解释多种重复畸形的统一理论，文献中至少有一种以上的理论假说。这些发育异常的共同特征是存在完整或部分的副尿道，从膀胱延伸到远端尿道。不完全的重复畸形起自阴茎表面或尿道，末端止于尿道周围组织。矢状位重复最为常见，可以见到腹侧和背侧两个尿道（两个尿道上下排列）。需要记住的是，几乎全部尿道重复畸形的病例中，腹侧尿道都是功能性尿道、包含尿道括约肌和精阜。根据副尿道开口于阴茎背侧或腹侧的位置，尿道重复可分为尿道上裂（最常见的类型）和尿道下裂型。

在尿道上裂型，不完全的副尿道开口于阴茎背侧，末端呈盲端。重复尿道起自膀胱或近端尿道，走行于阴茎背侧，终止于龟头至阴茎根部的任何部位。起自无功能的重复膀胱（体积很小）的重复尿道非常罕见，位于耻骨联合后方，正常膀胱前方。腹侧尿道位置正常，终止于腺体开口（尿道下裂罕见）。

在尿道下裂型，不完全的副尿开口于阴茎腹侧，末端呈盲端，或起自正常尿道近端，盲端终止于尿道周围组织，与尿道憩室或 Cowper 管类似。重复尿道起自膀胱或尿道近端，走行于阴茎腹侧，终止于尿道下裂位置。

尿道下裂型中一个重要的重复形式是 Y 型重复畸形。腹侧尿道起自尿道下裂的中段，终止于肛管或肛门前方的会阴部。其尿液通常先流入腹侧尿道，并且横穿括约肌，因而常被误认为是正常尿道。而正常位置的背侧尿道通常狭窄或部分闭锁。

先天性尿道会阴瘘与 Y 型重复畸形的位置相似，但却属于完全不同的发育异常（图 121-34）。其正常位置的背侧尿道是功能性尿道，排尿正常。临床上在会阴开口区可见少许滴尿。

重复尿道可无症状，也可产生双股尿流、尿失禁、尿路感染及尿潴留。

影像 尿道重复畸形的评估包括全部管道的结构评价、功能性尿道的识别以及明确相关伴随畸形。如果两根尿道均可清晰显示，则 VCUG 就足够了（图 121-36）。VCUG 无法显示的发育不良的尿道可利用 RUG 进行评估。膀胱镜检查可证实放射学中的发现，并且准确识别包含括约肌和正常精阜的尿道。

治疗 保留和重建功能性尿道是治疗的首要目的。先天性尿道会阴瘘可进行腹侧切除术。

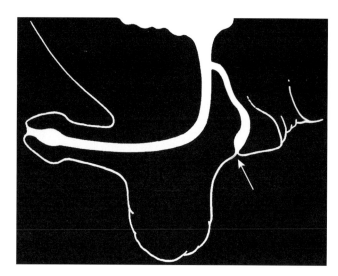

图 121-34　尿道会阴瘘。示意线图显示会阴瘘（箭号）起自正常背侧尿道。这是特例，规律是，在重复尿道中，腹侧尿道是正常尿道（From Bates DG, Lebowitz RL. Congenital urethroperineal fi stula. *Radiology*. 1995;194:501-504.）

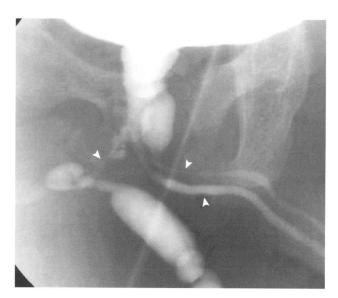

图 121-36　重复尿道。排泄性膀胱尿道造影斜位图像显示三支尿道（箭头），起自尿道前列腺部

尿道狭窄

概述　大约三分之二的尿道狭窄都位于阴囊与阴茎连接部，该部位是特别易受伤的部位。骨盆骨折，穿透伤，直接撞击会阴，以及骑跨伤是外伤最常见的原因。儿童尿道感染很少引起尿道狭窄，这点与成人不同，成人尿道狭窄经常是由于奈瑟氏菌淋球菌感染引起的。不明原因的症状性男孩尿道狭窄并不罕见。可能的原因包括不明显的外伤或尿道炎，Cowper 管感染，或 Cowper 管囊破裂，或者可继发于泄殖腔和生殖

沟连接部的泌尿生殖膜的不完全吸收。尿道狭窄的临床表现包括尿流细，排尿困难，尿潴留，尿痛，血尿，泌尿系统感染以及反复附睾炎。

影像　VCUG 即可确诊。排尿期阴茎远端压迫或 RUG 导致正常尿道扩张，可清晰显示狭窄的真实范围。尿道膜部固定于泌尿生殖隔，是最常受伤的部位。骑跨伤所致狭窄通常位于尿道球部（图 121-38）。先天性狭窄最常位于尿道球部，通常较短，呈膈状（图 121-40）。尿道超声可以提供关于尿道和尿道周围的信息。在尿道造影中，重要的是要认识发生于泌尿生殖隔区域的正常狭窄，如海绵体或外括约肌痉挛时，可与狭窄相似。

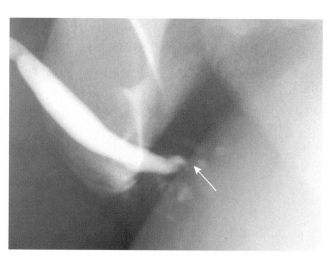

图 121-38　骑跨伤。后退性尿道造影显示尿道球部破裂（箭号），造影剂溢出

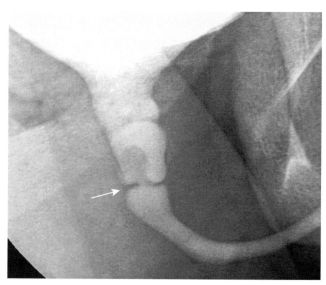

图 121-40　先天性尿道隔。排泄性膀胱尿道造影斜位图像显示在后尿道线样充盈缺损，在精阜底部（箭号）。可见轻度后尿道扩张

治疗　尿道狭窄有三种主要的治疗方式：①尿道扩张，最古老和最简单的治疗方法；②开放式尿道重建和成形术，被认为是金标准；③内置尿道切开术，经尿道切开或去除狭窄。

✓ 临床医生须知

- 脐尿管残留的类型
- 膀胱憩室的数目，大小和部位
- 膀胱 RMS 的局部传播和（或）远隔转移，或者两种都存在
- 确认 PUVs，相关膀胱形态，以及 VUR 的表现
- 前列腺囊的表现和大小
- 前尿道病变的表现——瓣膜，憩室
- 尿道重复畸形的分类——特别是先天性尿道会阴瘘与 Y 型重复的区别
- 尿道损伤，狭窄，或两者并存

关键点

　　脐尿管正常退化失败可导致以下四种畸形：脐尿管未闭（50%），脐尿管窦道（15%），脐尿管憩室（3%~5%），脐尿管囊肿（30%）。

　　膀胱憩室可为原发（先天性），继发，或医源性（术后）。

　　RMSs 是最常见和最重要的下尿道生殖道肿瘤。胚胎型最常见，占全部病例的近 90%。

　　25%~40%的 PUV 患者会出现晚期肾功能不全或衰竭，患者从青春期到成人。

　　前列腺大囊一般与男性尿道下裂相关。

　　Y 型尿道重复畸形，腹侧尿道是正常尿道。在先天性尿道会阴瘘，正常位置的背侧尿道是功能性尿道。医源性尿道狭窄约占儿童病例的三分之二。

推荐阅读

Agrons GA, Wagner BJ, Lonergan GJ, et al. From the archives of the AFIP. Genitourinary rhabdomyosarcoma in children: radiologic-pathologic correlation. *Radiographics*. 1997;17(4):919-937.

Berrocal T, Lopez-Pereira P, Arjonilla A, et al. Anomalies of the distal ureter, bladder, and urethra in children: embryologic, radiologic, and pathologic features. *Radiographics*. 2002;22:1139-1164.

Evangelidis A, Castle EP, Ostlie DJ, et al. Surgical management of primary bladder diverticula in children. *J Pediatr Surg*. 2005;40:701-703.

Jones EA, Freedman AL, Ehrlich RM. Megalourethra and urethral diverticula. *Urol Clin North Am*. 2002;29:341-348.

Kawashima A, Sandler CM, Wasserman NF, et al. Imaging of urethral disease: a pictorial review. *Radiographics*. 2004;24(suppl 1):S195-S216.

Koff SA, Mutabagani KH, Jayanthi VR. The valve bladder syndrome: pathophysiology and treatment with nocturnal bladder emptying. *J Urol*. 2002;167(1):291-297.

Krishnan A, deSouza A, Konijeti R, et al. The anatomy and embryology of posterior urethral valves. *J Urol*. 2006;175:1214-1220.

Levin TL, Han B, Little BP. Congenital anomalies of the male urethra. *Pediatr Radiol*. 2007;37(9):851–862; quiz 945.

Little DC, Shah SR, St Peter SD, et al. Urachal anomalies in children: the vanishing relevance of the preoperative voiding cystourethrogram. *J Pediatr Surg*. 2005;40:1874-1876.

Pavlica P, Barozzi L, Menchi I. Imaging of the male urethra. *Eur Radiol*. 2003;13:1583-1596.

Poggiani C, Teani M, Auriemma A, et al. Sonographic detection of rhabdomyosarcoma of the urinary bladder. *Eur J Ultrasound*. 2001;13:35.

Schneider G, Ahlhelm F, Altmeyer K, et al. Rare pseudotumors of the urinary bladder in childhood. *Eur Radiol*. 2001;11:1024-1029.

Troiano RN, McCarthy SM. Müllerian duct anomalies: imaging and clinical issues. *Radiology*. 2004;233:19-34.

Wu HY, Snyder HM 3rd, Womer RB. Genitourinary rhabdomyosarcoma: which treatment, how much, and when? *J Pediatr Urol*. 2009; 5(6):501-506.

Yapo BR, Gerges B, Holland AJ. Investigation and management of suspected urachal anomalies in children. *Pediatr Surg Int*. 2008;24(5):589-592.

参考文献

Full references for this chapter can be found on www.expertconsult.com.

第 122 章

先天性和新生儿疾病

OSCAR M. NAVARRO and ALAN DANEMAN

正常肾上腺

出生时由于胎儿肾上腺皮质(约占整个腺体的80%)的存在,致使肾上腺体积相对较大,正因为如此,新生儿超声检查可以很容易地发现双侧肾上腺(图122-1)。

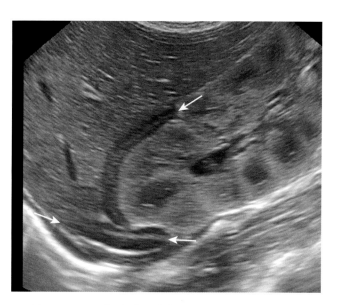

图 122-1　1 天新生儿正常肾上腺纵向超声图像。中央高回声条纹影代表中央静脉、结缔组织、髓样组织和胎儿皮质内侧充血的血窦。周围低回声带代表充血较少的胎儿皮质外层和外围限定的薄皮质。腺体表面光滑

在超声图像中,正常肾上腺表现为中心为条状高回声,周围环绕低回声带。低回声带代表胎儿期的外周皮质(见图122-1)中心的条状高回声包括肾上腺髓质、肾上腺中央静脉、结缔组织,可能还包括部分胎儿肾上腺皮质。肾上腺表面平滑,或呈轻微波浪状(见图122-1)。最容易且最有用肾上腺测量指标是肾上腺分支宽度,正常时应小于4mm。

除非存在肾上腺肿瘤,否则 CT 和 MRI 很少用于肾上腺检查。

肾上腺形态和大小的异常

平直或盘状肾上腺

概述及影像　在超声影像上可以看到平直或盘状肾上腺,通常伴随同侧肾脏的某些先天性畸形,如正常肾区的肾脏缺如,或是由于胎儿期损伤和发育不良造成的肾脏体积异常变小。发育正常的肾上腺还可能呈平展的盘状(图122-2)。在超声图像上,肾上腺回声正常。平直的肾上腺较正常肾上腺要长且稍厚。

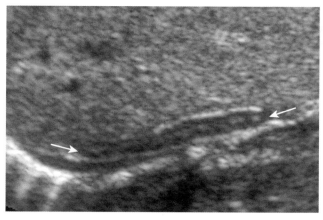

图 122-2　右侧肾缺如患者,其右侧肾上腺纵向超声图像显示笔直的肾上腺(箭号)。肾上腺是笔直的,缺乏成角,形态图示见图 122-1。中央高回声条纹,周围低回声带,腺体表面仍然光滑

马蹄状肾上腺

概述和影像　马蹄形肾上腺是一种罕见的先天畸形,左右两侧肾上腺融合。通常合并肾脏和中枢神经系统的其他畸形,以及无脾伴内脏异位等畸形。

在超声影像中,马蹄状肾上腺表现为上腹部肾脏上方双侧发育正常的肾上腺组织跨越中线相连续,其回声正常。马蹄形肾上腺的峡部通常走行于主动脉的后方,但在无脾症患者中,通常走行于主动脉的前方。

肾上腺充血

概述和影像 围产期窒息和呼吸窘迫时可能出现肾上腺充血,但其发生机制尚不清楚。在超声图像上,肾上腺明显增大,但仍能维持肾上腺正常的形态和光滑的表面(图 122-4)。肾上腺充血通常两侧同时发生,但也可见于单侧或在单侧肾上腺的局部区域。正常的中心条状高回声区消失,胎儿肾上腺皮质表现为宽带状、回声轻度增高。外周菲薄的无回声带代表真正的皮层。超声随访示局部低回声区进展,提示灶状出血或梗死。这种改变是可逆的,幸存者的超声图像中可表现为正常的肾上腺影像。

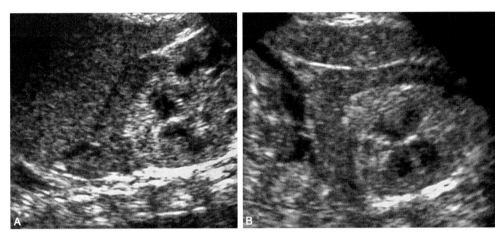

图 122-4 8 天足月儿患有坏死性小肠结肠炎,心血管衰竭,多器官衰竭,其肾上腺充血纵向图(A)和横断位图(B)显示左侧肾上腺明显增大,尽管保留了正常形态和光滑的表面,正常的中央高回声条纹影消失。腺体显示更均匀的低水平的回声图像。部分病例可见外围无回声的薄的边缘。尸检组织显示胎儿皮质充血。周围薄的边缘代表周围确定的皮质

先天性肾上腺皮质增生症

概述 先天性肾上腺皮质增生症(congenital adrenal hyperplasia,CAH)是指一组常染色体隐性遗传病,由于皮质激素合成过程中所需酶的先天缺陷所致。最常见的酶缺陷是 21-羟化酶缺乏,这种缺乏多见于女性。这将导致女性新生儿的性别发育不清,以及无性别差异的失盐表现。

通常,血清中 17-羟孕酮(17-OHP)升高即可明确诊断 CAH。此外,还包括女性新生儿的外生殖器两性畸形,盆腔超声提示内生殖器正常,其染色体核型为(46,XX)。需要注意的是,只有新生儿满 3 天后测量出的 17-羟孕酮水平才具有诊断意义,因为正常新生儿刚出生时血清中 17-羟孕酮的水平相对较高。此外,17-羟孕酮的检测并不容易。上述延迟因素尽管时间相对较短,但会给医生诊断带来困难,增加家长的焦虑。因此,新生儿出生时的超声检查作用巨大,能够显示 CAH 的一些特征性征象。

影像 超声诊断 CAH 的敏感性为 92%,特异性为 100%,涉及的征象包括:肾上腺大小[肾上腺分肢(内、外侧肢)宽度>4mm],表面特征(脑回型或钝齿状),内部的回声类型(弥漫点状高回声,或相对少见的弥漫宽带高回声)(图 122-5)。上述三个征象中存在 2 个以上即可诊断肾上腺皮质增生症。这些改变也可以发生在肾上腺的局部或两侧明显不对称。需要强调的是,肾上腺表现正常(缺乏上述征象)并不能完全除外肾上腺皮质增生症。

通过治疗,肾上腺皮质增生症的超声改变是可逆的。患病胎儿的母亲接受类固醇治疗后,该胎儿出生时的超声影像可能正常。

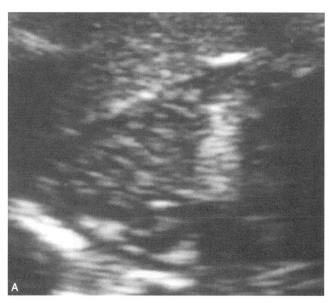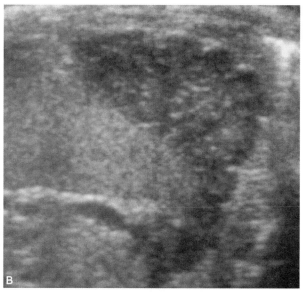

图 122-5　先天性肾上腺皮质增生症的患儿,26 天,左侧肾上腺的纵向图(A)和横向图(B)显示腺体明显增大,分肢厚度大于 4mm。在纵向图可见肾上腺清楚的分肢表面明显较横断面清楚。中央条纹状回声被弥漫性点状回声影所推移

沃尔曼病

概述　沃尔曼病(Wolman disease)是罕见的脂质代谢紊乱病(家族性黄色瘤病)。这种遗传性溶酶体酸性脂肪酶缺陷导致胆固醇脂类和甘油三酯在多个脏器内蓄积,肾上腺易受累。这种疾病在生后前早期出现症状,表现为肝脾肿大、黄疸、呕吐、脂肪痢、腹胀和生长障碍。本病进展迅速,往往在 1 岁内死亡。

影像　两侧肾上腺明显增大,在影像上,肾上腺仍能保留外形。同时伴有明显弥漫性点状钙化。这些征象可以在腹部平片上和横断位图像上辨认出来。在超声上,沃尔曼病表现为密集点状或颗粒状的钙化,并伴有明显的反射声影,后者在肾上腺出血中很少见。在 CT 影像上,表现为双侧肾上腺增大,弥漫分布的钙化,此种类型的钙化有别于肾上腺出血,后者表现为腺体较小,伴有更多的球形钙化。

肾上腺占位

概述　新生儿期的肾上腺占位主要包括出血或肿物,特别是神经母细胞瘤。肾上腺以外的占位罕见,主要是腹腔内的隔离肺。准确的诊断至关重要,因为不同的疾病治疗方法各不相同。然而,不同疾病影像征象的相互重叠给准确诊断带来很大困难,有些病例仅凭借最初的影像资料并不能做出明确诊断,通常需要

影像随访(主要是超声随访),同时结合相关临床病史,以及尿中儿茶酚胺的测量值综合考虑。由于围产期的神经母细胞瘤预后相对较好,因此可以采取保守治疗。CT 和 MRI 在这些病变中作用不大,主要是评估肿块侵及的范围以及对可疑的神经母细胞瘤进行分期。

肾上腺血肿

概述　肾上腺血肿是新生儿期最常见的肾上腺占位。常发生于生后数天内,也可于产前超声检查时被发现。最常发生于右侧(70%),也可两侧同时发生(10%)。肾上腺出血通常见于围产期应激状态,包括难产和产伤、缺氧和败血症。出血体质的人也易患此病。母亲患有糖尿病的婴儿更容易受累。偶然发现的新生儿肾上腺血肿并不少见。

影像　超声是显示肾上腺血肿并进行随访的首选影像检查方法。表现为肾上腺区混杂回声的占位(图 122-7),彩色多普勒超声检测不到血流。这些征象与神经母细胞瘤的征象有重叠,因此需要进一步超声随访证实。肾上腺血肿在一周内会变小,回声发生变化(见 122-7),随后肿块外周由于钙化形成致回声逐渐增强。以后钙化变得更加致密,肿块变小,肾上腺最终恢复正常大小和形状。

神经母细胞瘤

概述和影像　神经母细胞瘤是在胎儿及新生儿超声检查时最常见的肾上腺肿瘤。产前诊断主要见于孕

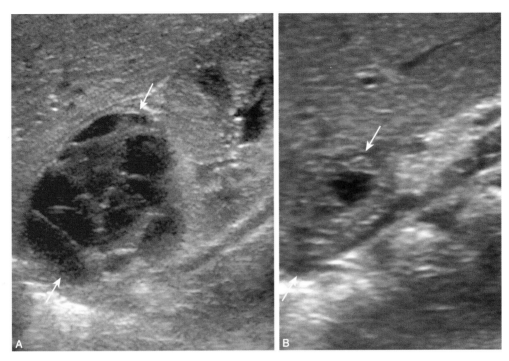

图 122-7 肾上腺出血可在晚期妊娠中被诊断出来。A,17 天患儿右上腹纵向超声图显示多个分隔,囊性为主的肿块(箭号),位于右肾上方。在多普勒超声上未见分隔内有血流征象。B,38 天后超声随访显示肿块明显减小,其回声反射发生变化,病灶的演化模式与肾上腺出血一致,此外,此患儿的儿茶酚胺和碘苄胍是阴性的

晚期。右侧多见,大小差异很大(图 122-8),较年长的幼儿和儿童更容易囊变(图 122-9)。超声检查其回声差异较大,可能是均匀的(图 122-10),也可能呈明显

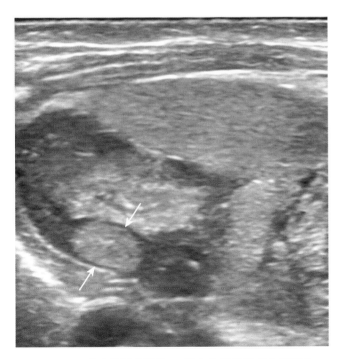

图 122-8 患有膀胱穿孔的 13 天患儿偶然发现左侧肾上腺神经母细胞瘤。左上腹纵向超声图像显示在左侧肾上腺的分肢内可见一个非常小的高回声包块(箭号)

不均匀回声。多普勒超声可以检测到血流,有助于与肾上腺血肿相鉴别(见图 122-10)。但是,即使未检出血流也不能除外神经母细胞瘤。

围产期的神经母细胞瘤也可能出现转移病灶,常见的转移部位包括肝脏、皮肤和骨髓,相当于 MS 期(等同于以前使用的国际神经母细胞瘤分期系统中的 4S 期)(见第 123 章)。肝脏的弥漫性浸润可导致肝脏明显增大。

与年长儿的神经母细胞瘤不同的是,仅有 40% 的围产期神经母细胞瘤患儿尿儿茶酚胺代谢产物病例中会升高,只有 70% 病例存在碘苄胍活性。

腹腔内的肺隔离症

概述和影像 腹腔内肺隔离症是一个与正常肺组织分离的独立肺组织,由体动脉供血,肾上腺区常见,通常位于左侧。与肾上腺的神经母细胞瘤和血肿不同,肺隔离症多于妊娠中期得以诊断。实际上,如果妊娠中期超声检查正常,而妊娠晚期超声发现肾上腺包块,则可基本排除肺隔离症。超声中,肺隔离症表现为均匀高回声,由于合并先天肺气道畸形,一半以上的病灶内可见边缘清楚的小囊(小于 5mm)(图 122-12)通常可以找到正常的肾上腺,被隔离肺向前推移。超声随访可以显示隔离肺明显减小,甚至消失。

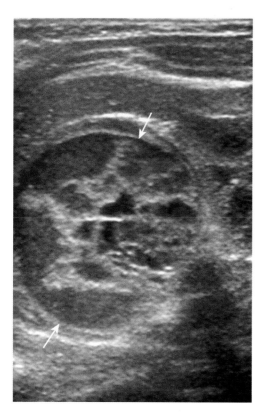

图 122-9 8天女孩,在妊娠晚期发现右侧肾上腺神经母细胞瘤。纵向超声图像显示一个复杂多分隔,囊性为主的肿块影(箭号),累及右侧肾上腺。在彩色多普勒超声图像上其分隔内未见血流(未显示)。肿块表现的特征与肾上腺出血类似(见图 122-7),尽管在此病例中,尿中儿茶酚胺升高,肿块具有碘苄胍活性

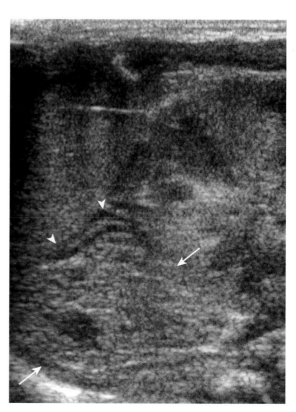

图 122-12 2天的女婴在妊娠中期发现左侧腹腔内肺隔离症。左肾上腺区等回声包块影(箭头)推挤正常的左侧肾上腺向前移位(箭号),隔离肺的特征。在肿块内部,圆形低回声区代表继发于先天性肺气道畸形的囊泡

✅ 临床医生须知

- 肾上腺分肢的宽度
- 肾上腺的外形
- 肾上腺回声
- 肾上腺占位
- 肾上腺占位中的血流
- 肾上腺占位随访时的变化

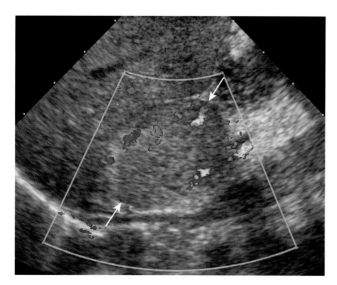

图 122-10 10天男婴在妊娠晚期发现右肾上腺神经母细胞瘤。纵向超声图显示相对均匀的高回声肿块(箭号)位于右侧肾上腺前下方,有点外生型生长方式。彩色多普勒超声显示病灶内可见血流

关键点

笔直或盘状肾上腺多合并同侧肾脏异常。

马蹄形肾上腺常伴随泌尿生殖系以外的畸形,包括无脾症。

超声检查有助于诊断肾上腺皮质增生症

超声检查的随访有助于区分肾上腺神经母细胞瘤和肾上腺出血。

产前的诊断时间对鉴别肾上腺神经母细胞瘤和腹腔内肺隔离症至关重要。

推荐阅读

Balassy C, Navarro OM, Daneman A. Adrenal masses in children. *Radiol Clin North Am*. 2011;49(4):711-727.

Paterson A. Adrenal pathology in childhood: a spectrum of disease. *Eur Radiol*. 2002;12:2491-2508.

Rosado-de-Christenson ML, Frazier AA, Stocker JT, et al. Extralobar sequestration: radiologic-pathologic correlation. *RadioGraphics*. 1993;13: 425-441.

参考文献

Full references for this chapter can be found on www.expertconsult.com.

第 123 章

获得性疾病

OSCAR M. NAVARRO and ALAN DANEMAN

神经母细胞瘤

概述 神经母细胞瘤是儿童最常见的颅外实性肿瘤,占全部儿童肿瘤的10%。2/3的神经母细胞瘤起源于腹部,其中2/3位于肾上腺,其余病例可见于沿交感神经链走行的任何区域。

神经母细胞瘤,神经节神经母细胞瘤和神经节细胞瘤属于起源于神经嵴组织的一组相关性肿瘤,它们之间的区别在于细胞的成熟及分化程度。其中绝大多数为神经母细胞瘤,内部含有最原始、恶性度最高的细胞。神经节细胞瘤是这组疾病中细胞分化最好的,属于良性肿瘤。神经节神经母细胞瘤是一组具有混合组织形态的中间型肿瘤。

大多数神经母细胞瘤发生于1~5岁,中位年龄在2岁左右。神经母细胞瘤更常见于神经纤维瘤病1型、Beckwith-Wiedemann综合征、巨结肠、中枢性肺换气不足综合征和DiGeorge综合征患儿。

神经母细胞瘤典型表现为可触及的包块,以及与肿块局部浸润、肿瘤转移、激素代谢效应或自身免疫应答(斜视眼阵挛-肌阵挛综合征)相关的症状和体征。患儿就诊时已经发生转移的多达70%。最常见的转移部位包括局部及远隔淋巴结、骨骼、骨髓、肝脏和皮肤。

组织活检可以明确诊断神经母细胞瘤,此外,骨穿结果阳性和尿儿茶酚胺代谢产物增高(香草扁桃酸和高香草酸)两个条件同时存在也足以确诊。几乎90%的神经母细胞瘤病例尿中儿茶酚胺的代谢产物都会增加。世界范围内应用最广泛的神经母细胞瘤分期方法是国际神经母细胞瘤分期系统。但由于这一分期系统依赖于外科切除肿瘤的范围,所以在实际应用遇到了很多困难。鉴于这种情况,2009年推出了一个新的分期系统——国际神经母细胞瘤风险分级系统,这一系统依据术前影像学表现和转移情况进行评估(框123-1)。

框 123-1　国际神经母细胞瘤危险人群分期系统

L1 期:肿瘤局限于身体的一个间隔腔内,不累及体内重要结构

L2 期:局限性肿瘤至少有一项有影像清晰的风险因素

M 期:远处转移(不包括 MS 期)

MS 期:不足 18 月婴幼儿,转移局限于皮肤、肝脏和/或骨髓

Modified from Monclair T, Brodeur GM, Ambros PF, et al. The international neuroblastoma risk group (INRG) staging system:an INRG task force report. *J Clin Oncol.* 2009;27:298-30

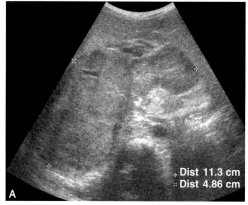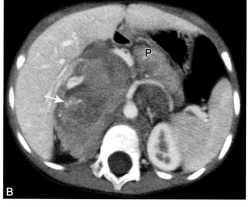

图 123-1　4 岁男孩,较大的腹膜后神经母细胞瘤。**A**,横断面超声图。**B**,腹部横断面 CT 增强图像,显示较大分叶状,实性肿块,肿块中心位于腹腔右上象限,但肿块越过中线浸润至左侧腹腔。**A** 显示肿块(鼠标间部分)与肝实质比较相对低信号。**B** 显示肿块为不均质,可见高密度区和低密度区混杂,可见钙化(箭头)。值得注意的是,肿块特征性地包绕主要大血管,在本例中,包绕主动脉。腹腔干及其主要分支。肿块推挤胰腺向前、向左移位

神经母细胞瘤的预后取决于它的分期、患儿年龄（年龄小于 12~18 个月的婴幼儿预后较好）、组织学分类、肿瘤分化级别、MYCN 致癌基因状态、染色体 11q 情况以及 DNA 倍体的综合情况。

影像 发生于肾上腺和邻近的腹膜后区域的神经母细胞瘤在发现时体积就已经比较大，通常可以通过超声、CT 或 MRI 清晰显示（图 123-1）。非常小的肿块相对少见，对于新生儿期以后发现的病例，CT 和 MRI 优于超声检查（图 123-2）。在超声检查中，病变表现多样，特征性的改变为实性不均匀高回声占位，其内可见钙化引起的小的强回声灶，伴或不伴有声影。病灶内的囊变、出血及坏死表现为无回声区。

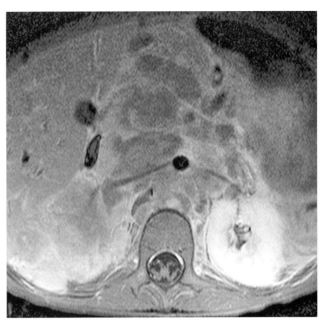

图 123-5 4 岁女孩，腹膜后神经母细胞瘤。在横断面 MRI 钆增强图像，T1 压脂序列中显示较大的腹膜后肿块，包绕主动脉和肾动脉，并推挤下腔静脉向右移位。肿块显示不均匀的强化

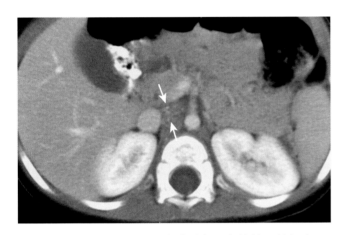

图 123-2 19 个月男孩，腹膜后发生小的神经母细胞瘤，出现共济失调和眼球震颤。横断面 CT 增强图像上显示在主动脉和下腔静脉之间区域小的低密度肿块（箭号），伴有点状钙化。由于肿块较小，在超声检查中很难发现

新的国际神经母细胞瘤风险分级系统要求参考 CT 和（或）MRI 对肿瘤进行分期。由于神经母细胞瘤多合并坏死、出血和囊变，所以在 CT 图像中表现为不均匀强化（见图 123-1）。90% 以上的病灶中存在钙化（见图 123-1 和图 123-2）。在 MRI 图像上，神经母细胞瘤表现为不均匀混杂信号，主体表现为 T1WI 低信号，T2WI 高信号，同时伴有不同程度强化（图 123-5）。

神经母细胞瘤的特征性表现为对邻近器官的推移，对邻近大血管的推移及包绕（见图 123-1 和图 123-5）。局部浸润可累及邻近淋巴结。少数情况下可以直接浸润同侧肾脏（图 123-6）或肝脏，个别情况下可以进入椎管内。

神经母细胞瘤可出现肝内转移，表现为单发或多发结节、肿块，或弥漫浸润，尤其以新生儿期更为常见（见第 122 章）。碘苄胍扫描及放射性骨扫描对显示

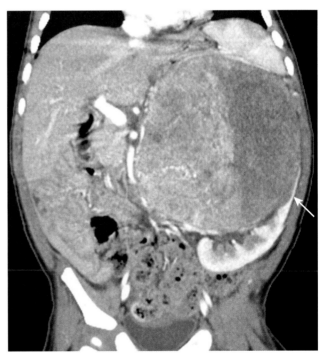

图 123-6 9 个月女孩，左侧肾上腺神经母细胞瘤。重建的冠状面 CT 增强图像显示较大的不均匀强化的肿块侵犯左侧肾脏。左肾被推挤向下及外侧移位，可见左肾边缘的"足爪征"（箭号），此征象可能被错误地解释肿块起源于左肾

骨转移具有明显优势。

有效的化疗能够使病灶逐渐缩小，成为很小的软组织肿物并钙化。

神经节细胞瘤

概述 神经节细胞瘤是成熟的良性神经嵴肿瘤。与神经母细胞瘤相比，这种肿瘤非常少见。可以由已知的恶性神经母细胞瘤成熟后发展而来，也可能以新生肿瘤形式直接发生。

神经节细胞瘤最常发生于后纵隔，其次是肾上腺外腹膜后区及肾上腺区。好发于年长儿。通常无症状，经常在影像检查中偶然发现。偶尔，肿瘤可以进入椎间孔压迫脊髓神经根而引起症状。尿内儿茶酚胺水平通常正常。

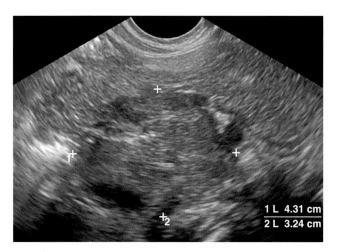

图 123-7　7 岁女孩，腹膜后神经节瘤。横断面超声图像显示在腹膜后中线附近，较大的圆形肿块（在鼠标标记之间）中等回声反射，伴有散在点状钙化。神经节瘤的超声表现与神经母细胞瘤很难鉴别

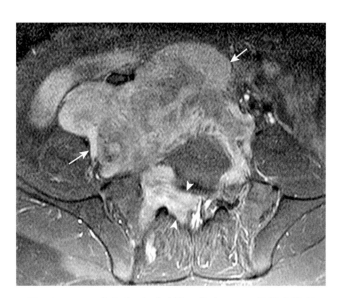

图 123-8　10 岁女孩，腹膜后神经节瘤。MRI 钆增强横断面 T1 加权压脂序列显示较大不均匀强化的腹膜后肿块（箭头）。肿块侵入骶骨椎间孔，并进入远端椎管（箭号）。神经节瘤的影像特征与神经母细胞瘤影像表现非常相似

影像 神经节细胞瘤的影像表现与神经母细胞瘤非常相似，无法区分（图 123-7 和图 123-8）。最终诊断需要依赖肿瘤的组织学检查。

嗜铬细胞瘤

综述 嗜铬细胞瘤是起源于肾上腺嗜铬细胞的少见的神经内分泌肿瘤。如果肿瘤发生于肾上腺外，则称为副神经节瘤，最常见于肾血管附近、主动脉旁和肠系膜下动脉周围。在儿童期，70%嗜铬细胞瘤发生于肾上腺，20%~70%病例累及双侧肾上腺。儿童病例中 12%为恶性，恶性的诊断通常基于转移的出现，而不是组织学改变。

嗜铬细胞瘤好发于年长儿（平均年龄 11 岁）。通常为散发，也可以作为恶性肿瘤易感综合征的组成部分出现，主要包括 Hippel-Lindau 病和多发型内分泌腺瘤病 2A 型和 2B 型，少见的包括神经纤维瘤病 1 型，多发内分泌腺瘤 1 型和结节性硬化症。

临床症状通常与儿茶酚胺的分泌有关，患者可出现高血压、头痛、心动过速，发汗、神经质和体重减轻。

影像 对于明确肿瘤准确位置，CT 和 MRI 检查比超声更具有优势。具文献报道，碘苄胍功能成像特异性更高，对检测多发病变敏感性更高。

在超声检查中，嗜铬细胞瘤表现为均匀或不均匀成分的病灶（图 123-9）。体积较大的病灶由于容易合并出血、坏死及少许钙化，多表现为不均匀回声。CT 图像中，除坏死及出血区域外均呈明显强化。在嗜铬细胞瘤患者的 CT 检查中使用非离子型低渗造影剂是安全的。MRI 图像中，嗜铬细胞瘤相对肝实质在 T1WI 中呈低或等信号，在 T2WI 中呈高信号（见图 123-9），

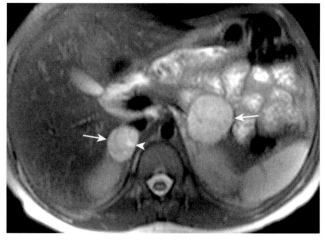

图 123-9　11 岁男孩，患有 won Hippel-Lindau 病和高血压，并出现双侧嗜铬细胞瘤。MR 检查横断面 T2 压脂序列显示双侧肾上腺肿块（箭头），左侧较大。右侧肿块中间可见高信号小囊性变（箭号）

增强后明显强化。

治疗 手术切除全部病灶。临床随访非常重要,同时需要检测尿儿茶酚胺,以便及时发现复发灶或新病灶。

肾上腺皮质肿瘤

概述 肾上腺皮质肿瘤包括两种类型:肾上腺腺瘤和肾上腺皮质癌。两种肿瘤在儿童期均不常见。4 岁以下儿童发病率相对较高。女孩多见。肾上腺皮质癌发生率比腺瘤高。这些肿瘤中绝大部分是功能性肿瘤,最常见的内分泌异常是雄性激素过多。女孩表现为男性化,男孩表现为假性性早熟。糖皮质激素和盐皮质激素同时分泌过多时,会导致混合性的内分泌紊乱。两种恶性肿瘤易感综合征:Li-Fraumeni 综合征和 Beckwith-Wiedemann 综合征与肾上腺皮质肿瘤有显著相关性。

影像 就诊时,儿童肾上腺皮质肿瘤通常都大于 5cm。大多数病变可以通过超声被发现,但 CT 和 MRI 对于评估较大病变的局部浸润和远隔转移非常重要。三项影像检查中,较小的病变往往表现为较均质的组成,较大的病变则容易合并出血、坏死和钙化,以皮质癌更为常见(见图 123-11)较大病灶的特征性表现为中央瘢痕,即放射状的线样带,提示坏死和钙化区(图 123-13),除非出现局部的播散和浸润,或者发现转移灶,否则很难准确判断病变的恶性程度。转移灶最常

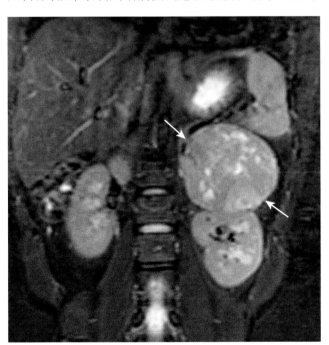

图 123-11 14 岁女孩,肾上腺皮质癌,表现为女性男性化,睾丸酮水平升高。MR 检查,冠状面压脂序列显示左侧肾上腺较大的不均质肿块(箭号),邻近的左肾受压变扁,并向下移位。肿块中可见多发高信号病灶代表坏死区

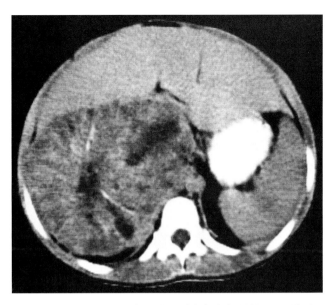

图 123-13 8 岁女孩,肾上腺皮质癌伴有性早熟。CT 增强检查图像显示较大,边缘相对清楚的右侧肾上腺肿块,密度不均匀。肿块内可见放射状钙化,邻近区域可见坏死造成的密度减低区,这些就是肾上腺皮质癌的特征性影像表现

见于肺、肝和骨骼。

治疗 彻底切除原发肿瘤是治疗的基础。化疗对于改善预后具有重要意义。腺瘤经完整切除后预后较好,但必须进行临床和影像随访,因为腺瘤和腺癌的组织学差异并不是非常清楚。

其他腹膜后病变

概述 除了起源于泌尿道、肾上腺和交感神经链的肿瘤外,其他少见的腹膜后病变包括:淋巴结病变

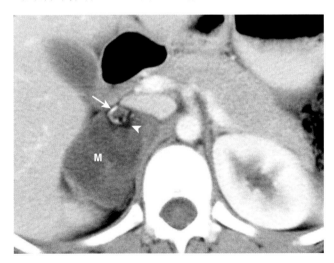

图 123-14 11 岁女孩,腹膜后畸胎瘤。CT 增强检查的横断面图像显示右侧肾上腺边缘清楚的肿块(M),肿块主要为液体密度,还有一些软组织密度分隔,肿块前方可见钙化(箭头)和脂肪密度组织(箭号)

（主要有淋巴瘤和转移性的淋巴结肿大），血管畸形，血管瘤，神经源性肿瘤（神经鞘瘤，神经纤维瘤，恶性外周神经鞘肿瘤），脂肪细胞肿瘤，生殖细胞肿瘤（图123-14），横纹肌肉瘤，纤维瘤，特发性纤维化，血肿和脓肿。

临床医生须知

- 肿瘤的范围
- 转移灶的表现
- 分泌儿茶酚胺肿瘤的定位（嗜铬细胞瘤或副神经节瘤）
- 治疗后的肿瘤变化

关键点

神经母细胞瘤是儿童期颅外最常见的实性肿瘤，占全部儿童肿瘤的近 10%。

高达 70% 的神经母细胞瘤患者就诊时已经发生转移。

神经母细胞瘤的特征性影像表现是推挤邻近器官组织，同时包绕和推挤邻近大血管

单纯依靠影像学无法区分神经节细胞瘤与神经母细胞瘤

Li-Fraumeni 和 Beckwith-Wiedemann 综合征与肾上腺皮质肿瘤显著相关。

推荐阅读

Balassy C, Navarro OM, Daneman A. Adrenal masses in children. *Radiol Clin North Am.* 2011;49:49(4):711-727.

Hiorns MP, Owens CM. Radiology of neuroblastoma in children. *Eur Radiol.* 2001;11:2071-2081.

Lonergan GJ, Schwab CM, Suarez ES, et al. Neuroblastoma, ganglioneuroblastoma and ganglioneuroma: radiologic-pathologic correlation. *RadioGraphics.* 2002;22:911-934.

Paterson A. Adrenal pathology in childhood spectrum of disease. *Eur Radiol.* 2002;12:2491-2508.

Rescorla FJ. Malignant adrenal tumors. *Semin Pediatr Surg.* 2006;15:48-56.

参考文献

Full references for this chapter can be found on www.expertconsult.com.

第 124 章

泌尿生殖器创伤

GEORGE A. TAYLOR

肾脏损伤

概述 肾脏损伤是儿童腹部第三常见的脏器损伤,在儿童腹部钝性创伤中,肾损伤占 1.3% ~ 15%。由于儿童肾脏活动度大、肾周脂肪较少、胸壁顺应性的保护作用较弱,所以与成人相比,儿童腹部钝性损伤更容易伤及肾脏。肾脏畸形如马蹄肾(图 124-1)或盆腔异位肾、肾积水、囊性肾疾病和肾肿瘤会使肾脏体积增大或改变肾脏位置,导致肾脏更容易受到损伤。

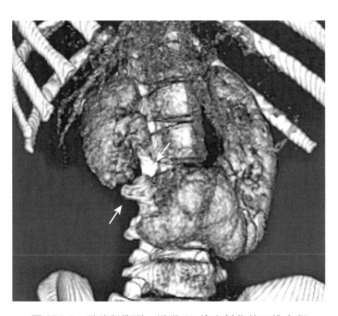

图 124-1 马蹄肾撕裂。增强 CT 检查斜位的三维容积成像显示马蹄肾完全性撕裂(箭号)

大多数肾脏损伤的患儿都表现为血尿,有肉眼血尿的患儿存在肾脏损伤的可能性(22%)明显高于有少量血尿者(8%)。无症状的镜下血尿对肾脏损伤的提示意义很小。

儿童单纯肾损伤相对少见,多同时伴有肺损伤(45%)、脾损伤(33%)和肝损伤(29%)。

影像 对于可疑肾脏损伤且血流动力学稳定的患儿首选 CT 检查作为初步评估手段,CT 检查具有临床应用广泛、成像快捷,提供信息准确的优势。评估肾脏情况时必须进行增强检查,于混合静脉期进行扫描。延迟扫描对于探查尿外渗非常有帮助。CT 平扫对评价肾损伤无意义,而且会增加患儿不必要的辐射。病情不稳定的患者需要进行紧急评估时,应在复苏或手术前进行床旁超声检查。大多数患者的常规临床随访采用灰阶超声和多普勒超声检查即可。如果超声检查显示不清或合并其他部位损伤时,需进行 CT 检查。

肾脏损伤最常见的类型是肾实质挫伤,CT 图像中表现为增强扫描肾内局灶性或弥漫性的无强化或延迟强化区(图 124-2)。镜下,挫伤内部为出血区伴周围水肿。水肿可导致 CT 图像中受累肾脏体积增大。

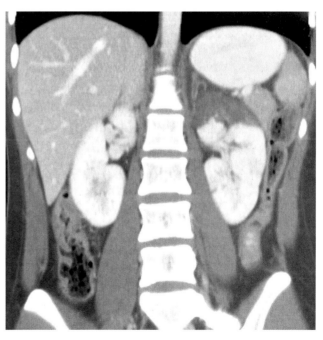

图 124-2 肾挫伤。冠状面增强 CT 图像显示左肾上级明显增强减低区,左肾轮廓存在

肾脏损伤可以合并肾周血肿,位于肾被膜下或肾周间隙内。CT图像可以鉴别不同出血部位。被膜下出血局限于肾被膜下,对肾实质有更明显的占位效应。而肾周血肿则弥漫分布于整个肾周间隙内,对肾实质的占位效应小。

肾内集合系统损伤可以导致含造影剂的尿液外渗(图124-3)。外渗的尿液局限于肾周围间隙内称为尿性囊肿。由于肾周围间隙与盆腔的膀胱前腹膜外间隙相通,偶尔可见肾损伤的出血及外渗的尿液进入盆腔。

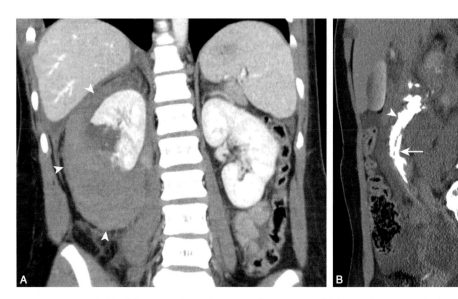

图124-3　Ⅳ级肾撕裂伤。A,冠状面增强CT图像显示右肾横行断裂,肾周围血肿(箭头)。B,矢状面增强CT延迟期图像显示沿着输尿管可见含对比剂的尿外渗(箭号)

美国创伤外科协会提出了对肾脏损伤严重程度进行分级的量表(表124-1)。1级到3级的考虑为低级别损伤,占所有肾脏损伤的69%～99%。

表124-1　肾损伤分级	
损伤级别	肾脏损伤
Ⅰ	肾脏挫伤,较小,未蔓延的被膜下血肿
Ⅱ	肾脏表面的裂伤,未累及收集系统或深部髓质,未蔓延的肾周围血肿
Ⅲ	深部的肾裂伤,未累及肾的收集系统,未蔓延的肾周围血肿
Ⅳ	肾收集系统的撕裂,累及血管蒂
Ⅴ	粉碎肾,多发肾断裂,肾碎裂

治疗　绝大多数肾损伤(69%～99%)采用非手术疗法都取得良好效果。即使在高级别的损伤中,60%～70%的病例也不需要手术干预。高级别肾损伤者,如果患侧输尿管内看不到造影剂,则需要考虑早期放置输尿管支架。

膀胱损伤

概述　膀胱的钝性损伤通常是由于在膀胱胀大时,下腹部受到撞击或骨盆骨折所致。幸运的是,儿童下尿路损伤发生率相当低,仅占全部因外伤住院患儿的0.2%。尽管近50%的膀胱撕裂患儿合并骨盆骨折,但只有0.5%～3.7%的骨盆骨折患儿合并膀胱损伤。CT膀胱造影检查有广泛的适应症,包括肉眼血尿,骨盆骨折,和损伤的高风险因素(如车祸以及安全带勒出的瘀斑)。膀胱损伤可以分为腹腔内损伤、腹腔外损伤和联合损伤。

影像　常规腹部创伤CT扫描时由于膀胱未完全充盈,很容易漏诊膀胱损伤。CT膀胱造影术是探查膀胱撕裂的首选检查技术,据报道其敏感度和特异度分别为95%和100%。用稀释的水溶性造影剂充盈膀胱(125ml浓度为60%水溶性对比剂配375ml盐水),依据患儿年龄评估膀胱充盈量[4.5×年龄(0.4)=盎司量]。

当膀胱突然受到强烈挤压,膀胱内压力瞬时增高,导致膀胱顶部撕裂,即腹腔内损伤。导致含有对比剂的尿液外渗进入腹膜腔、肠管周围间隙,常常渗入结肠旁沟和肝下间隙(图124-4)。儿童期,在所有膀胱撕裂的病例中腹腔内破裂可高达60%。

与成人相比,儿童腹膜外膀胱破裂相对少见,约占所有膀胱破裂的40%。通常合并盆腔骨折,是由于在

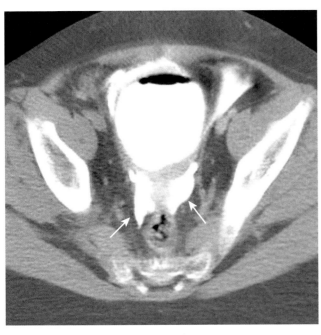

图 124-4　腹膜内膀胱破裂。CT 膀胱造影盆腔横断位图像显示含有对比剂的尿液外渗进入膀胱后间隙（箭号）

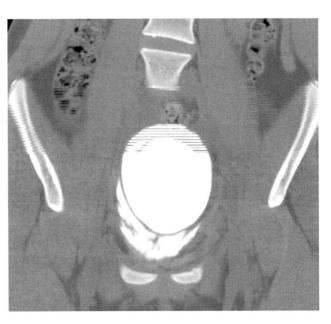

图 124-6　腹膜外膀胱破裂。冠状位 CT 膀胱造影显示膀胱周围间隙内可见外渗的含有对比剂的尿液

腹膜返折处的下方、附着于盆腔的膀胱三角区发生扭曲并受到剪切力所致。CT 膀胱造影时外渗的尿液通常局限于膀胱周围（图 124-6），少数情况下可以向下进入阴囊，或沿着前腹壁或腹膜后间隙向上达到肾脏水平。

治疗　腹膜内的破裂需要尽快进行外科修补，而腹膜外破裂通常仅放置引流管即可。儿童期腹膜内和腹膜外损伤并不常见，多于外科手术探查时发现。绝大多数膀胱破裂预后良好，但从膀胱底直达尿道近端的纵行破裂例外，这种损伤常常导致尿失禁，需要多种附加手术才能得以修复（图 124-8）。

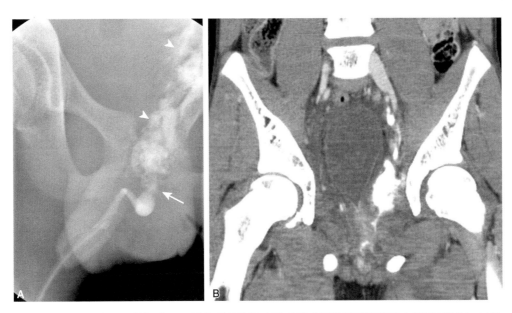

图 124-8　膀胱颈和尿道撕裂。A，斜位逆行膀胱造影显示后尿道及膀胱颈完全断裂（箭号），可见对比剂外渗到腹膜外（箭头）。B，冠状面 CT 增强盆腔图像显示膀胱底抬高，膀胱周围"哨兵"血肿。对比剂外渗

尿道损伤

概述 尿道损伤可分为后尿道和前尿道损伤。大多数后尿道损伤是由于会阴部遭到直接撞击,坠落或车祸造成,常伴随骨盆骨折发生。由于耻骨前列腺韧带的剪切力和破裂,多累及尿道膜部。前尿道损伤通常是由于骑跨伤,很少伴有骨盆骨折(见图124-8)。尽管各种程度的血尿都可能伴随尿道损伤,但最有提示意义的临床症状是尿道内出血。对于可疑尿道损伤的患者,在确定尿道完整性之前不能进行任何尿道仪器操作,向膀胱插管可能使部分尿道损伤变为完全的尿道断裂。

影像 将Foley管的尖端插入尿道远端进行逆行尿道造影。在舟状窝附近缓慢充起气囊,患儿采用斜位或侧位,通过注射器注入水溶性对比剂。尿道损伤表现为受累尿道不规则狭窄,造影剂外渗进入周围的软组织。(图124-10)。

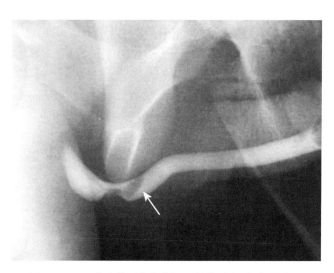

图124-10 骑跨伤,尿道膜部。斜位逆行膀胱造影显示局部尿道狭窄以及尿道内血肿(箭号)

尽管逆行尿道造影是评估尿道的首选检查方法,但临床上,多发损伤的患儿通常都会放置尿管,而且逆行尿道造影多在CT检查后才进行,所以熟悉尿道损伤的CT表现非常重要。包括泌尿生殖隔周围的脂肪层消失,前列腺和闭孔内肌的轮廓模糊不清(见图124-8)。

阴囊损伤

概述 绝大多数阴囊的钝性损伤发生于年长儿,通常是对于腹股沟区的直接撞击造成的,常见于体育运动伤(50%)、车祸(9%~17%)、坠落或骑跨伤。影像检查的适应证包括急性阴囊疼痛、淤血和触诊时未触及睾丸。阴囊损伤通常不需要手术治疗。损伤严重者,如果在损伤后72小时内进行外科修复的话,超过80%的睾丸破裂可以成功地恢复。

影像 超声检查是评估阴囊损伤最有效的方法。应选用高频(7~14MHz)线性矩阵探头灰阶超声评估睾丸,使用彩色或多普勒超声明确损伤的位置及范围。超声检查在鉴别睾丸破裂,指导临床进行紧急外科探查及修补过程中发挥着关键作用。

积血及血肿是阴囊损伤最常见的表现。病灶可以单发也可以多发,其回声特点差异大,取决于损伤与进行影像检查的间隔时间(图124-11)。随时间延长,血肿回声逐渐减低,最终表现为阴囊积液。

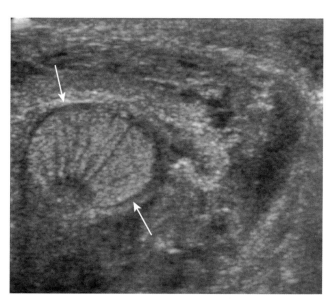

图124-11 阴囊血肿。阴囊横断位超声图像显示完整睾丸周围可见不均匀的睾丸周血肿(箭号)

睾丸破裂可以是单纯的睾丸实质破裂,也可以合并白膜撕裂。超声图像中,由于梗死和出血的存在,睾丸实质表现为不均匀的回声反射。正常光滑的睾丸边缘变得不规则,偶尔可表现为正常的睾丸实质结构消失。超声检查中见到睾丸轮廓异常及不均匀的回声特点是由于出血和细精管的挤压扭曲造成的,这些征象对睾丸破裂的诊断具有很高的敏感性和特异性(图124-13)。

需要注意的时,创伤后阴囊超声中表现的异常不均匀回声,有可能只是血肿,正常的睾丸已被推挤向上进入腹股沟管内。其他睾丸外的发现包括反应性阴囊积水,外伤后的副睾炎和睾丸扭转。

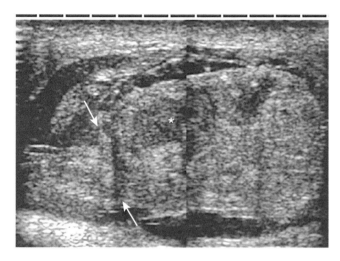

图 124-13　睾丸破裂。矢状位合成睾丸超声图像显示不均质回声的睾丸内可见血肿（星号），睾丸内容物通过白膜和被膜（箭号）撕裂口挤出

✓ 临床医生须知

- 肾脏损伤的分级及其伴发的腹腔内损伤
- 是否存在活动性出血
- 膀胱破裂是腹膜内还是腹膜外
- 尿道损伤是否存在，如果有是否为完全性尿道断裂
- 是否有睾丸破裂发生

关键点

肾脏损伤很少表现为无症状的镜下血尿。

应该对损伤肾脏进行延迟扫描以明确是否发生尿外渗。

高度提示膀胱损伤的征象包括肉眼血尿、骨盆骨折和高风险损伤机制。

对可疑尿道损伤的男孩，行逆行尿道造影是非常必要的。

超声检查诊断睾丸破裂既敏感又特异。

大多数泌尿系损伤不需要手术治疗，但腹膜内的膀胱破裂、尿道断裂和睾丸破裂除外。

50%的膀胱损伤患儿合并骨盆骨折。

推荐阅读

Adu-Frimpong J. Genitourinary trauma in boys. *Clin Ped Emerg Med.* 2009;10:45.

Bixby SD, Callahan MJ, Taylor GA. Imaging in pediatric blunt abdominal trauma. *Semin Roentgenol.* 2008;43:72.

Gomez RG, Ceballos L, Coburn M, et al. Consensus statement on bladder injuries. *Br J Urol Int.* 2004;94:27.

Harris AC, Zwirewich CV, Torreggiani WC, et al. CT findings in blunt renal trauma. *Radiographics.* 2001;21:S201-S214.

Ramchandani P, Buckler PM. Imaging of genitourinary trauma. *AJR Am J Roentgenol.* 2009;192:1514.

参考文献

Full references for this chapter can be found on www.expertconsult.com.

第 125 章

性分化异常

HARRIS L. COHEN and VIRENDERSINGH K. SHEORAIN

胚胎学、性分化及性腺分化

概述 生殖系统发育的三个重要前体分别为生殖嵴与两组内生殖管,即中肾旁米勒管以及中肾午非管。妊娠第 7 周左右,胚胎的生殖嵴即可变为卵巢或睾丸。男性生殖系统的发育为"主动"过程,需要睾丸和缪勒抑制物质(müllerian inhibiting substance,MIS)的参与。Y 染色体短臂上的性别决定基因(*SRY* 基因)编码睾丸决定因子。在此决定因子的影响下(正常 XY 染色体男性的细胞膜上出现 H-Y 抗原),睾丸才能正常发育,生殖嵴中的生殖细胞才能分化为睾丸支持细胞和睾丸间质细胞。睾丸支持细胞分泌 MIS,引起米勒管系统完全退化。睾丸间质细胞生成睾酮。5α 氧化还原酶使睾酮在细胞靶组织内转化为强劲的二氢睾酮(di-hydrotestosterone,DHT)。DHT 使午非管系统发育为附睾、输精管、射精管和精囊。如果没有 Y 染色体、睾丸决定因子编码错误或存在两条 X 染色体时,生殖腺将在妊娠 11~17 周时被动分化为卵巢。两条 X 染色体缺失可引起卵巢异常或条状卵巢。卵巢及其激素在女性生殖道的性别分化中无明显作用。MIS 的缺乏导致缪勒氏结构持续存在,继而发育为输卵管、子宫、子宫颈和阴道上段。睾酮缺乏可使午非管逐渐消失。未分化的外生殖器包括泌尿生殖结节、泌尿生殖隆起以及生殖褶。男性在 DHT 的刺激下,上述组织分别发育为龟头、阴囊和阴茎。女性则各自发育为阴蒂、大阴唇和小阴唇。泌尿生殖窦发育为前列腺。

无外生殖器两性畸形的性分化异常(框 125-1)

女性表型

Turner 综合征(XO 性腺发育不全)

概述 经典的 Turner 综合征(染色体核型为 45,XO)为最常见的性腺发育不全,伴有女性染色体核型异常,但并非家族性疾病。一条 X 染色体可能导致条纹卵巢(输卵管系膜内的条纹或嵴状结缔组织与输卵管平行)而非正常卵巢。极少数病例出现具有功能的卵巢成分。患者可具备输卵管、子宫和阴道,但无午非管衍生结构。

框 125-1 无外生殖器模糊不清的性分化异常

- 特纳综合征
- 马赛克特纳综合征
- 46,XY 性腺发育不全
- 家族性 46,XX,性腺发育不全
- 克兰菲尔特综合征
- 永存苗勒氏管综合征

经典的 Turner 综合征患者具有以下躯体表现,包括身材矮小、面部特征性改变,如低位耳、发际线低、上颚高且呈拱形,颈部为短、宽的璞颈、乳头间距宽及盾状胸。患者常见骨骼异常,包括典型第四、第五掌骨短小或两者均短小。胎儿期颈部可见囊性水瘤,璞颈被认为是其残余物。其他征象很多,包括主动脉根部宽大、主动脉缩窄、肾动脉异常(马蹄肾)、重复畸形、肾盂输尿管交界部梗阻以及桥本氏甲状腺炎。特纳综合征患者的青春期延迟,无乳房发育或阴道黏膜雌激素化(但可出现腋毛和会阴区阴毛)、内外生殖器幼稚及

原发性闭经。

影像　青春期前的子宫(图 125-1)和阴道形态正常,对外源性激素的刺激可出现反应。发育不全或条形生殖腺很难显影。测量附件时,附件体积通常小于 1cm³。

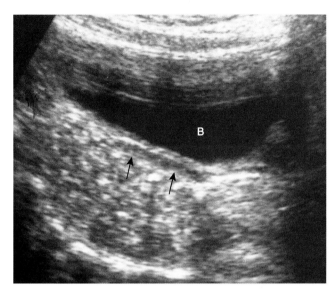

图 125-1　特纳综合征。骨盆纵向超声图显示,16 岁原发性闭经患者的子宫为体积小且呈管状(箭号所指),该患者染色体为为 45,XO 的特纳综合征。她的卵巢和膀胱无法明确区分

Mosaic Turner 综合征

在 45,XO Turner 综合征患者中,四分之一为染色质阳性类型,出现染色体核型镶嵌,常为 45,XO 和 46,XX 染色体的混合。其他少见类型还包括镶嵌型(如 XO/XXX 或 XO/XX/XXX)或 46,XX 与一条异常的 X 染色体。在此情况下,性腺可出现一侧条纹卵巢,而另一侧卵巢发育正常或发育不全、双侧卵巢发育不全或卵巢基本正常。内外生殖器均为完整女性表型,无午非管残留。此类患者通常无经典 Turner 综合征的躯体异常,但多数患者可出现身材矮小。Mosaic Turner 综合征患者在青春期可出现第二性征(约 50%),部分患者月经规律。

促性腺激素分泌过多性性腺功能低下导致的闭经

原发性闭经(定义为 16 岁仍未出现月经来潮)患者的血浆可见卵泡刺激素和黄体生成素水平增高,此现象由卵巢功能衰退、性腺组织对内源性促性腺激素应答无效所致。此类患者涵盖经典型 Turner 综合征、性腺发育不全(包括 46,XY 和家族性 46,XX)、由放化疗或自身免疫(自身免疫性卵巢炎)引起的卵巢继发性功能减退。

46,XY 性腺发育不全

46,XY 性腺发育不全(X 连锁隐性或限性常染色体显性遗传)的表型为女性,伴有条纹性腺以及婴儿型女性内外生殖器。患者通常于青春期异常而确诊。其他类型的性腺发育不全患者,性染色体可存在,但表现异常。Y 染色体短臂(睾丸决定因子或 MIS)可缺失。镶嵌核型可导致卵巢发育。如果 Y 染色体属于性腺功能不全或卵巢的表型成分,那么患者罹患性腺母细胞瘤伴卵巢未发育的风险大大增加。此类患者亦可见精原细胞瘤。

家族性 46,XX 性腺发育不全

家族性 46,XX 性腺发育不全的患者(散发或常染色体隐性遗传),部分出现双侧条纹卵巢,而其他患者可出现卵巢发育不全、一侧卵巢发育不全而另一侧为条纹卵巢。内外生殖器均表现为完整女性,无午非管残留。有残余卵巢组织的患者可出现不完整的青春期表现。

对于双侧条纹性腺的患者,典型的临床表现为性幼稚和原发性闭经。

男性表型

Klinefelter 综合征(47,XXY 输精管发育不全)

输精管发育不全(Klinefelter 综合征)为最常见的人类性染色体异常。典型的 47,XXY 染色体组型见于男性表型伴原发性腺功能减退。本病非家族遗传性,发病率为每 750~1000 位男性中 1 例。报道的变异型染色体异常较少见,包括 XX/XXY 或 XY/XXY 镶嵌型,还包括 XXXY,XXXXY,XXYY,或 XXXYY 性染色体组型。外生殖器,尤其睾丸均细小,通常睾丸长径小于 3cm 且质地坚硬。常伴有隐睾及尿道下裂,大多数患者未来可进展为无精症和不育症。本病通常于青春期后才能诊断。年长儿几乎一半可出现男性乳房发育,受累患者发生乳腺癌的风险增加(尤其为经典 47,XXY 染色体组型患者)。睾丸和性腺外生殖细胞瘤的病例报道极少。

永存米勒管综合征

永存米勒管综合征为罕见的男性性分化异常疾

病,由缪勒抑制因子(Müllerian inhibiting factor, MIF)缺乏所致。此类患者通常具有正常的46,XY染色体组型,表型为男性。但患者的子宫、输卵管和阴道均细小,阴道在精阜水平与后尿道相连接。常伴有单侧或双侧隐睾,单侧或双侧腹股沟斜疝也常见。斜疝中可发现子宫(子宫疝综合征)、输卵管,有时可见睾丸。本综合征典型表现为散发性,但也有兄弟姐妹患病的报道。

外生殖器两性畸形的性分化异常(框125-2)

假两性畸形(阴阳人)

假两性畸形或阴阳人为染色体、性腺及性别不一致的异常病变。本病与真性雌雄同体不同,后者同时具备两种类型的性腺组织。假两性畸形只具备一种性腺组织。按照定义,男性阴阳人具有睾丸组织,女性阴阳人具有卵巢和卵巢组织。

> **框125-2 外生殖器模糊的性分化异常**
> - 女性阴阳人(假两性畸形)
> - 男性阴阳人(假两性畸形)
> - 生殖腺发育不全
> - 真两性畸形

女性阴阳人

概述 女性阴阳人通常于新生儿即可诊断,具备正常女性染色体(46,XX),但外生殖器形具有男性特征。原因为胎儿肾上腺雄激素产生增加,最常见于先天性肾上腺增生或肾上腺生殖综合征。先天性肾上腺增生(图125-2)为导致女性性分化异常的最常见病因,全世界发生率为15 000新生儿中1例。本病由参与肾上腺皮质激素合成的酶遗传缺陷所致。患者具有正常的卵巢、子宫和输卵管,无睾丸组织或内生午非管衍生物。大多数病例中,外生殖器无法分辨性别(图125-3),具有明显的阴茎或部分融合的阴唇阴囊皱褶。

影像 阴道大小不同,但均与后尿道相连,形成尿生殖窦,阴茎基底部通常空虚。患者腹股沟管内或阴唇阴囊皱褶处不能触及内生殖腺,因为后者位于盆腔内。排泄性膀胱尿道造影(voiding cystoure-throgrphy, VCUG)常显示具有男性特点的细长尿道

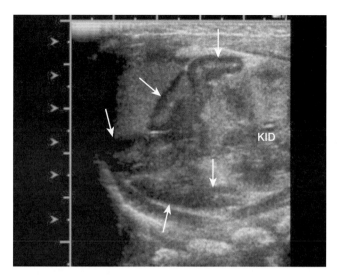

图125-2 肾上腺超声。肾上腺和左肾上部的矢状面图像。可见一个非常巨大的肾上腺(箭号所指)位于肾脏上部。患者为外生殖器模糊且17羟孕酮高于正常3倍的新生儿。该患者的染色体组型被证实为46,XX。她被确诊为失盐型的21羟化酶缺乏症,其病因为先天性肾上腺增生

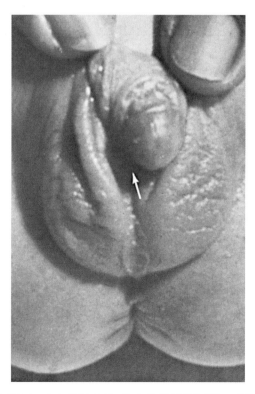

图125-3 1个月新生儿,外生殖器模糊不清。可见阴茎和阴囊,但内生殖腺无法触及。在阴茎底部可能发现一条开放的会阴部。

(图125-4)。患者经外生殖器重建和性别矫正后,可以生育。

男性阴阳人

男性阴阳人为真男性,具有正常的男性染色体

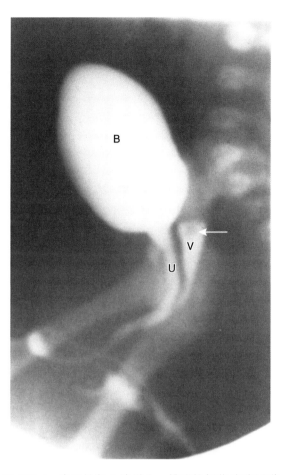

图 125-4　先天性肾上腺增生。排泄性侧位膀胱尿道造影显示：膀胱（B）和具有男性特征的扩张的尿道（U）。其后面为阴道（V）和细长的子宫颈显影（箭号所指）跨越。该患者是来自波多黎各，有 46，XX 染色体组型的婴儿，该地区先天性肾上腺增生较常见。（From Cohen HL，Haller J. Pediatric and adolescent genital abnormalities. *ClinDiagn Ultrasound*. 1988；24：187-216. With permission. Copyright Elsevier Science USA）

组型（46，XY）、H-Y 抗原、睾丸正常或轻度异常（通常为隐睾），但其外生殖器男性化不完全或无法辨认性别。睾酮生成减少以及 MIF 缺乏导致具有正常男性的染色体核型，但表型为女性（部分外生殖器男性化除外），米勒管成分不完全抑制，发育为子宫、阴道和输卵管（图 125-5）。此类患者在青春期通常无第二性征发育，超声可显示为幼稚子宫。如果睾丸生成 MIF 未受影响，则内部米勒管系统结构（子宫和输卵管）就不会发育。生物化学方面，由于5a-还原酶或雄激素受体的缺乏，导致雄激素合成减少、双氢睾酮生成减少。多数病例的确切病因尚不明确。

睾丸女性化综合征（雄激素受体缺乏）

睾丸女性化综合征（X 连锁隐性遗传）患者具有

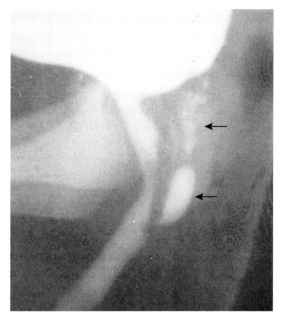

图 125-5　一位男性新生儿有严重尿道下裂（阴囊和会阴阴囊）及双侧隐睾，小阴茎以及未融合的阴囊皱褶。图像显示：一个小阴囊或阴道盲端的小袋非常短，并延伸至尿道后端的末端平面。箭号所指的是：精囊管向阴囊排空。男性的尿道有时较短

46，XY 染色体组型，睾丸形成良好（通常未下降，位于腹部或腹股沟区），可产生雄激素和 MIF。但是，由于缺乏特异性细胞质受体蛋白（胞浆受体），导致雄激素无终末器官反应，此类受体蛋白通常将 DHT 与质膜结合，并将其转运至核染色质。米勒管系统发育受到抑制，患者不会发育子宫、输卵管以及阴道的上三分之二。但通过循环中的雌激素（由睾酮或肾上腺类固醇分解，或由睾丸直接产生）可继发出现女性特征。完全型畸形患者的表型为正常女性，但因睾丸未下降，可在腹股沟或阴唇区出现包块（图 125-7）。此类患者乳腺发育正常，阴道短、呈盲端，位于尿道开口后方。患者常出现闭经，且对雌激素替代治疗有反应。与完全型相比，睾丸女性化不完全型（雄激素受体不完全缺失）患者（约占 10%~20%）早期即有表现，外生殖器难以分辨性别。受累患者可主要表现为女性表型（不完全型睾丸女性化）或主要表现为男性表型（Reifenstein综合征）。

性腺发育不全

混合型性腺发育不全（发育不全的男性假两性畸形）

混合型或非对称型性腺发育不全（即 XO/XY 性腺发育不全）为性分化异常中较常见的类型，多为散

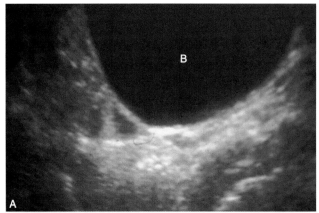

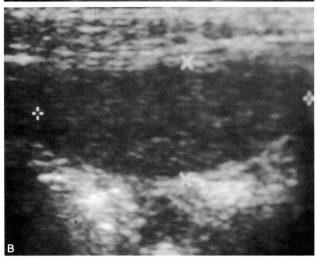

图 125-7　睾丸女性化综合征。A,表型正常的 16 岁女性,其主要表现为原发性闭经。纵轴面超声显示:膀胱(B)后面没有子宫,也未发现卵巢。染色体组型显示为46,XY,患者被证实为睾丸雌性化。B,在针对原发性闭经的检查中,发现患者有双侧腹股沟包块。超声显示:患者左侧腹股沟区有一个椭圆形(像鼠标)的未包裹的囊性组织,被证实为未下降到阴囊的睾丸。(Courtesy of Joseph Yee,MD.)

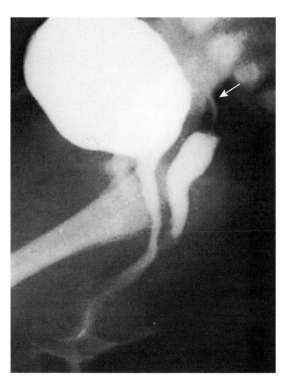

图 125-8　混合型性腺发育不全。排泄性侧位膀胱尿道造影显示:一个出生 11 天有外生殖器模糊的患者的尿道生殖窦和发育完整的阴道。并且可见宫颈切迹,对比剂使得子宫管腔不透明(箭号所指)

发。患病染色体组型多为 45,XO 与 46,XX 镶嵌。有时亦可见 XO/XYY 或其他镶嵌类型。此类患者与Turner 综合征相似,于一侧出现条纹性腺,而另一侧睾丸通常发育不全(有时也可正常)。条纹性腺一侧常可见输卵管,睾丸一侧则可见输精管。睾丸常位于腹内,也可部分或全部下降。外生殖器的外观变化很大,可从几乎正常的女性外观到基本正常伴尿道下裂的男性外观。大多数患者的外生殖器难以分辨性别(也其他类型的阴阳人一样),阴茎或阴蒂的大小不同,阴唇阴囊皱襞未融合,不同大小的阴道与尿道相通(尿生殖窦),阴茎基底部常空虚(图 125-8)。所有患者均具有子宫,但体积较小或未发育。大多数患者以女性身份抚养长大,但青春期时,患者会发生女性男性化(通常无男性乳房发育)。

家族性 46,XY 性腺发育不全

家族性 46,XY 性腺发育不全为 X 连锁常染色体显性遗传病,伴弯肢性侏儒。性腺形态多样,可为双侧条纹卵巢、双侧睾丸发育不良或一侧条纹卵巢另一侧睾丸发育不全(混合型性腺发育不全)。双侧条纹卵巢患者为女性表型,具有正常的输卵管、子宫和阴道,通常表现为阴蒂增大,午非管衍生物缺失。青春期出现性发育幼稚和闭经。双侧睾丸发育不全或混合型性腺发育不全患者,外生殖器难以分辨性别,或外生殖器男性化不完全。米勒管及午非管衍生物存在,但可发育不全或退化。

Drash 综合征-性腺发育不良,肾病与肾母细胞瘤

Drash 综合征为少见的性腺发育不良和男性阴阳人病变。患者常具有 46,XY 组型,双侧性腺发育不良,组织学形态多样,外生殖器难以分辨性别,睾丸位于腹腔内。本病患有肾小球肾炎,组织学表现与先天性肾病相似。患者早期即可发展为终末期肾病。过半患者在幼年期发展为肾母细胞瘤,据报道肿瘤只见于女性表型患者。Drash 综合征患者,约 20%~30% 可发展为性腺肿瘤。

46,XY 性腺未发育（睾丸消失综合征）

本病患者具有 46,XY 组型,为男性,但无性腺,由于胎儿早期（妊娠 13~14 周）出现不明原因的睾丸再吸收,导致男性分化缺失或不完全。患者外生殖器难以辨别性别,通常米勒管及午非管衍生物均缺失。睾丸消失综合征应与双侧无睾症（先天性睾丸缺如）相鉴别。前者由妊娠 13~14 周胎儿睾丸再吸收所致。而后者具有正常的男性发育,无米勒管残留。

XX 男性

XX 男性综合征（de la Chapelle 综合征）为导致外生殖器难以分辨性别的少见病因,发生率为每 10 万人中有 4~5 例。由于细胞减数分裂错误,导致性染色体交换不均衡,使得一条或两条 X 染色体内包含了男性 SRY 基因。此类患者不能生育,通常具有两个小睾丸,可均下降至阴囊。本病可见男性乳房发育,但男性表型更多见。尽管遗传学上为女性,但腹腔内无米勒管组织。

真两性畸形

真两性畸形极为罕见。本病为散发,患者同侧或对侧性腺同时具备睾丸和卵巢组织。过半患者呈 46,XX 染色体组型。镶嵌染色体类型至少含有一条 Y 染色体,包括 XO/XY,XX/XXY 或 XX/XY 嵌合型（30%）。15% 的患者为 46,XY 染色体组型。不论染色体组型如何,所有真两性畸形患者均表现为 H-Y 抗原阳性。45,XX 染色体组型患者,未发现的 Y 染色体可能位于其他染色体。睾丸或卵睾体可位于腹腔、腹股沟区、阴囊或大阴唇。两性畸形患者的卵巢基本位于腹腔内。体内性腺导管通常位于相同性腺一侧（如输精管位于睾丸侧,输卵管位于卵巢侧）。具有卵睾体的患者,相关性腺导管通常为输卵管。所有患者均具有子宫,但大多数情况下发育不全或为双角子宫。

外生殖器的形态表现广泛,从正常男性表型到外生殖器难以分辨性别再到正常女性表型。隐睾及腹股沟斜疝均常见。与正常患者一样,性腺可包含性腺导管甚至子宫。约 75% 的真两性畸形患者以男性身份被抚养长大,但在青春期,常出现女性男性化或男性乳房发育。

性分化异常患者性腺肿瘤

部分两性畸形病变（有或无外生殖器性别难以分辨）进展为肿瘤的风险增高。出现性腺肿瘤风险最高的病变为 XO/XY 混合性腺发育不全以及 46,XY 性腺发育不全。两者的性腺肿瘤发生率 10 岁时为 3%~4%,10~20 岁时上升至 10%~20%,随年纪增长可上升至 70%。肿瘤均为生殖细胞类型,包括精原细胞瘤、无性细胞瘤以及性腺母细胞瘤。较少情况下,患者可进展为性腺畸胎瘤、恶性畸胎瘤、卵黄囊瘤、胚胎癌成人型或绒毛膜癌。表型中未出现 Y 染色体的患者,此类肿瘤较罕见。风险因素与 H-Y 抗原相关。

外生殖器性别不明的诊断评价

概述　无论从社会角度亦或临床角度,新生儿外生殖器性别不明或异常均为紧急情况。通过超声、瘘管造影或阴道造影来鉴别子宫、阴道或泌尿生殖器对于儿童的后期抚养非常重要。上述表现可与染色体核型分析判定性别相互对照,后者包括 Y 染色体的荧光染色、Y 染色体睾丸决定基因的特异性分析、生殖器皮肤成纤维细胞培养雄激素结合受体,并测定雄激素的反应性。仅通过外生殖器外观很难诊断两性畸形,但大多数情况下,当腹股沟管、阴唇阴囊褶以及阴囊可扪及性腺组织时,可除外女性假两性畸形。有时只能通过腹腔镜、剖腹手术以及性腺活检才可做出明确的解剖学诊断。超声检查相对容易,其主要作用在于鉴定女性新生儿的子宫。

影像　详尽的下泌尿生殖道影像学检查（生殖泌尿系 X 线片）对诊断和指导手术重建尤为重要。患者通常出现泌尿生殖窦,为前尿道与后部阴道袋的常见终末通道。生殖窦在阴茎基底部空虚。VCUG,特别侧位像,可完整显示诊断所需的解剖学轮廓。如果尿管只能置于阴道,那么在此位置注射对比剂可使阴道、尿生殖窦以及近端尿道显影。如果 VCUG 检查仍持续出现解剖位置的困惑,可将尖端导管插入"尿道"口逆行注入对比剂。有时,可透视下插入库德氏导尿管（尖端弯曲）进入尿道、膀胱或阴道,注射对比剂以提高该区域的清晰度。VCUG 或阴道造影应仔细检查已确定有无子宫颈。通常情况下,如果子宫存在（尤其为正常子宫）,当对比剂填充阴道时,宫颈可清晰显影（图 125-4）。如果阴道扩张不充分或子宫发育不全,宫颈切迹可显示不清。女性两性畸形患者均存在子宫颈。许多混合型生殖腺发育不全或真两性畸形患者也可发现子宫颈。此类患者的子宫可发育不全或子宫退化,导致无法显影。男性假两性畸形或男性尿道下裂患者不存在宫颈切迹。

部分患者的 VCUG 或阴道造影可见泌尿生殖窦短小,于会阴表面区连接阴道(图 125-9)。而其他患者,泌尿生殖窦可为长管状,在较高位置与阴道连接,甚至有时可接近膀胱颈。泌尿生殖窦与阴道连接的位置较高,在阴道重建时可引起尿道外括约肌损伤。在评价性分化异常或外阴性别不明患者时,阴道的形态

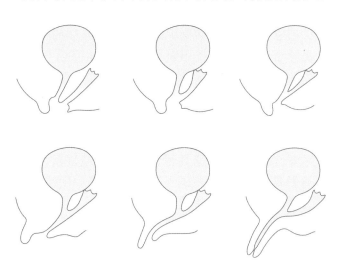

图 125-9 按照男性化程度的增加,不同类型的泌尿生殖窦排列,从几乎正常的女性化类型到尿道海绵体。尿道生殖窦长度不同,而且阴道可能在不同水平进入尿道海绵体窦

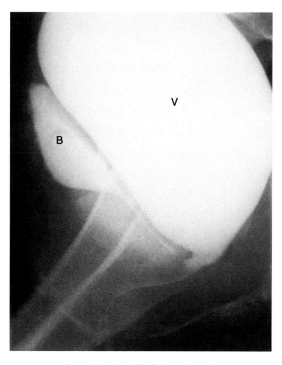

图 125-10 肾上腺生殖器综合征患者阴道积水。一位患有肾上腺生殖器综合征的 14 岁女性,其侧位的逆行阴道造影显示:泌尿生殖窦显示为一个导管在膨大阻塞的阴道内。该患者主要表现为:腹痛,骨盆肿块,有阴道(V)和膀胱(B)

各异,可从小腔至与患者年龄相符的正常大小。有时,阴道远端可狭窄或者完全闭塞,导致新生儿阴道积水或青春期阴道积血(图 125-10)。

在评价新生儿外阴性别不明方面,骨盆超声很有价值。尽管对子宫发育不全很难鉴别,但超声仍可极好地分辨子宫组织。近端阴道也可显影,尤其当阴道内含有尿液时,但此检查无法探查尿道及泌尿生殖窦。超声无法替代泌尿生殖系统造影,但当后者不成功时,超声检查就显得异常重要。卵巢通常可显影,但除非输卵管梗阻,否则很难显影。超声在探查新生儿或者年长儿肾上腺方面极具价值。对于解剖结构复杂的患者,盆腔 MRI 作用更大,尤其对于超声和阴道造影无法提供更多信息的复杂缪勒管系统畸形的患者(图 125-11)。

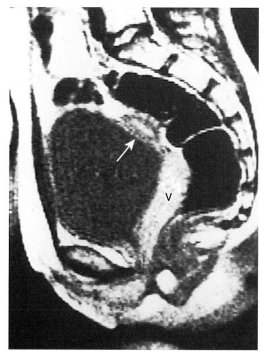

图 125-11 一位 13 岁已确诊肾上腺性生殖综合征的患者在外科阴道成形术前进行解剖学评估。磁共振矢状位 TI 加权成像显示:阴道(V)穿过膀胱后部和直肠前部,子宫(箭号所指)位于阴道的前上部

临床医生须知

- 盆腔超声检查中阴道、子宫和卵巢缺失与否
- 青春期前后子宫形态的变化
- 睾丸组织缺失与否
- VCUG 中泌尿生殖窦的表现与分类
- VCUG 中阴道上端子宫颈切迹存在与否
- 性腺肿瘤的出现

关键点

引起性分化异常的原因包括激素产生异常、终末器官反应异常、染色体异常或者性腺异常。

男性生殖系统发育为"主动"过程，需要睾丸及其产生的 MIS 参与。

Turner 综合征为最常见的伴女性染色体组型异常的性腺发育不全。

原发性闭经指 16 岁时仍未月经，大多数病因可能与性发育迟缓有关。

假两性畸形或者阴阳人指染色体、性腺以及生殖器性别不一致，或仅性腺仅表现为一种类型。男性阴阳人具有睾丸组织，女性阴阳人具有卵巢组织。

真两性畸形较罕见，多为散发。此类患者的同侧或者对侧性腺同时具备睾丸及卵巢组织。

部分类型的两性畸形患者进展为生殖细胞肿瘤的风险较高。

泌尿生殖窦的长度以及与阴道的连通位置是判断女性男性化的指标，但并非判断基础病的特异指标。为进一步确定疾病类型，阴道造影中宫颈切迹存在与否更为重要。所有女性两性畸形患者均具有子宫颈。

推荐阅读

Ahmed SF, Rodie M. Investigation and initial management of ambiguous genitalia. *Best Pract Res Clin Endocrinol Metab.* 2010;24(2):197-218.

Barthold JS. Disorders of sex differentiation: a pediatric urologist's perspective of new terminology and recommendations. *J Urol.* 2011;185(2):393-400.

Chavhan GB, Parra DA, Oudjhane K, et al. Imaging of ambiguous genitalia: classification and diagnostic approach. *Radiographics.* 2008;28(7):1891-1904.

Choi HK, Cho KS, Lee HW, et al. MR imaging of intersexuality. *Radiographics.* 1998;18(1):83-96.

Cohen-Kettenis PT. Psychosocial and psychosexual aspects of disorders of sex development. *Best Pract Res Clin Endocrinol Metab.* 2010;24(2):325-334.

Gillam LH, Hewitt JK, Warne GL. Ethical principles for the management of infants with disorders of sex development. *Horm Res Paediatr.* 2010;74(6):412-418.

Lambert SM, Vilain EJ, Kolon TF. A practical approach to ambiguous genitalia in the newborn period. *Urol Clin North Am.* 2010;37(2):195-205.

Vidal I, Gorduza DB, Haraux E, et al. Surgical options in disorders of sex development (DSD) with ambiguous genitalia. *Best Pract Res Clin Endocrinol Metab.* 2010;24(2):311-324.

参考文献

Full references for this chapter can be found on www.expertconsult.com.

第 126 章

男性生殖系统疾病

HARRIS L. COHEN and VIRENDERSINGH K. SHEORAIN

概述

  超声,包括多普勒图像在内的所有检查,为评价阴囊的主要工具。CT 主要用以评价睾丸肿瘤或其他阴囊肿瘤的转移播散。MRI 主要用以探查腹腔内未下降的睾丸组织。MRI 与 CT 一样,可用以观察睾丸肿瘤的转移和播散。MRI 在腹腔、盆腔以及阴囊的应用正不断拓展。

超声技术

  阴囊超声检查需使用高频探头。正常睾丸位于薄壁的阴囊内,使用 7.5MHz 或更高频率的探头即可获得清晰图像。每侧阴囊均应获取长轴、横断以及冠状位图像。横断位,增加凸形阵列探头能获得较好的双侧睾丸并列图像,可进行两侧大小、回声以及血运差异的比较。

正常表现

  睾丸应为卵圆形,双侧大小对称(框 126-1),回声均匀一致。线状的高回声(睾丸后方及上方)代表睾丸纵隔(图 126-3),此隔膜覆盖并紧贴睾丸,向内伸延,为白膜组织。睾丸纵隔扩展出纤维分隔,将睾丸分隔出至少 250 个小叶。精索、引流静脉、淋巴、神经、输精管以及一条睾丸动脉在睾丸纵隔内穿行。

框 126-1   正常阴囊体积
新生儿:1.0cm 长
0~1 岁:2cm²
1~12 岁:2~5cm³
13~15 岁:5~10cm³
15~18 岁:15~25cm³

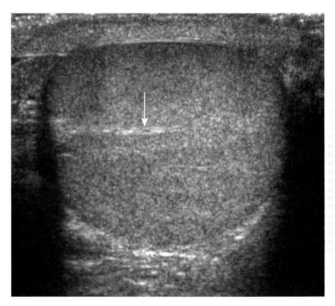

图 126-3 纵隔睾丸。横断位超声图像显示正常睾丸内可见线状回声反射影(箭号),这就是纵隔睾丸

  附睾头位于同侧睾丸的上极。附睾头连接附睾体和附睾尾,沿睾丸的后外侧缘向下走行。正常情况下,附睾的回声均匀,与睾丸的回声相比,可相同,也可稍高或略低。

  阴囊壁厚度应为 3mm~6mm,阴囊壁下方为两层白膜组织(图 126-5),外膜(壁层)和内膜(脏层)为鞘状突的残余(睾丸从腹腔内下降时带下来的腹膜)。脏层覆盖于睾丸前缘,同时与白膜相连。两层白膜间存有潜在腔隙,正常情况下,其内含 1-2ml 液体。鞘膜积液中的液体就汇集于此处。

  当正常睾丸周围包绕鞘膜积液时,偶尔可见 3 个较小的结构,为中肾管和缪勒管系统的永久性残余。这些残余结构为睾丸附件(米勒管残余),与睾丸上极相连(最可能发生扭转的结构),附睾附件(中肾管残余)位于附睾头,而输精管(中肾管残余)位于附睾体部与尾部的交界处。

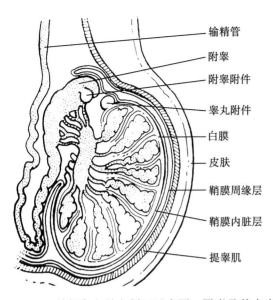

图 126-5 单侧睾丸纵向剖面示意图。阴囊及其内容物:可见到白膜包裹着有多个小叶结构的睾丸。而白膜是被鞘膜的脏层部分包绕,更外侧被鞘膜的壁层包裹。(From Cohen HL, Sivit C, eds. *Fetal and pediatric ultrasound : a casebook approach*. New York : McGraw-Hill ; 2001. Reproduced with permission of McGraw-Hill Companies.)

输精管
附睾
附睾附件
睾丸附件
白膜
皮肤
鞘膜周缘层
鞘膜内脏层
提睾肌

隐睾症

概述 妊娠 32 周时,男性胎儿中,93%的睾丸会经腹股沟管下降至阴囊。生后 6 周时,仅 4%的足月儿无法扪及睾丸。这些婴儿中,20%患有真性隐睾症(睾丸未下降)。右侧隐睾更多见(70%),双侧隐睾占所有病例的 10%~33%。1 岁以后,真性隐睾症的患病率接近 1%。本病的病因未明,可能由激素原因或机械性因素(如睾丸的固定结构不足,或异常的睾丸引带),或两种因素共同所致。

影像 如果阴囊内未触及睾丸,应首先进行超声检查。通常情况下,未下降的睾丸与正常睾丸的回声相通,但体积较小或发育不良。对于腹腔内睾丸的观察,MRI 压脂序列较 CT 更有效。正常睾丸的 T2 加权序列呈均匀高信号。

治疗 治疗睾丸未降的外科手段为睾丸固定术。尤其是腹腔内睾丸,需进行此手术,因为未下降睾丸发生睾丸肿瘤的风险明显增高(发生最常见的精原细胞瘤的风险为 10~40 倍)。1 岁以内由于内源性促黄体激素分泌高峰,睾丸可自行下降。因此,外科干预常延迟至 18~24 个月时。睾丸固定术后,53%的病例有报道出现异常,包括位置、体积、结构及灌注的异常。

鞘膜积液

概述 鞘膜积液为小儿最常见的阴囊包块(图 126-8),由液体聚集于睾丸鞘膜层内所致。鞘膜积液可分为几种类型(图 126-9)。50%~70%的人群生后即关闭鞘突,剩余人群中大部分于 1 岁末关闭。超过

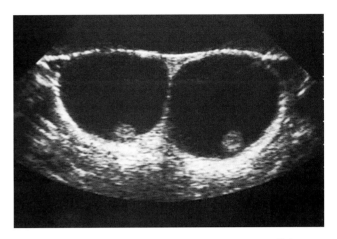

图 126-8 鞘膜积液。患有大量鞘膜积液的小儿横断面超声检查显示:两侧正常睾丸为小的回声结构,同时有一个非常巨大的阴囊。通常使用高频传感器(如 7.5MHz 或更高)来改善。浅表结构(如睾丸)的分辨率。在这个病例如有大的鞘膜积液中,需要使用低频传感器,能更好地渗透更远距离在阴囊的前后壁之间显示睾丸

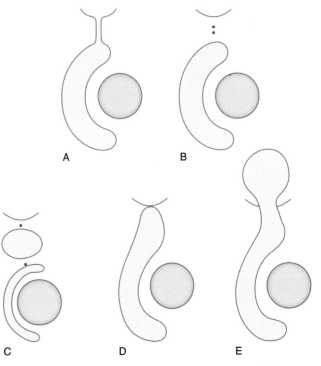

图 126-9 鞘膜积液类型。A,先天性或间歇性鞘膜积液。B,阴囊鞘膜积液。C,精索鞘膜积液。D,腹股沟阴囊鞘膜积液。E,腹部阴囊鞘膜积液

妊娠28周的男胎中,有报道至少15%因睾丸下降形成残余液体聚积,形成非交通性鞘膜积液。如果鞘突未闭,则形成交通性鞘膜积液。

索带状鞘膜积液(条索鞘膜积液)中,鞘突的近端和远端均闭合,积液位于两点间的空间内。腹股沟鞘膜积液中,鞘突只在腹股沟管内环处闭合,积液可自阴囊头部流入腹股沟管。腹部阴囊鞘膜积液中,腹股沟内环可出现纤维索条状闭锁,进而形成哑铃状囊性包块,表现为突出于腹膜外间隙高于腹股沟区的包块。

大多数儿童或青少年鞘膜积液均为特发性。获得性鞘膜积液见于阴囊外伤后或作为睾丸炎-附睾炎、睾丸扭转以及睾丸肿瘤的并发症(反应性鞘膜积液)。如果无阴囊内因素而出现鞘膜积液量增大,应考虑鞘突未闭合或合并腹股沟疝。

影像　阴囊超声显示睾丸正常,回声均匀,周围可见囊性鞘膜积液。可见分隔和碎屑物,尤其见于鞘膜积液感染(如鞘膜积脓)或鞘膜出血(如血肿)。慢性鞘膜积液中,沿偶发钙化的边缘常可见碎屑回声(如胆固醇结晶)(图126-12)。

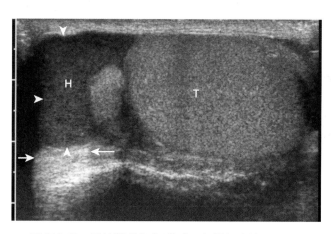

图126-12　慢性阴囊积水(箭头)长轴超声检查显示,一名少年阴囊内可见慢性积液(H),其中充满高回声碎屑。声波穿过顺利(箭号)有助于提示高回声物质为混合性积液而非实性物质。T,睾丸

治疗　如2岁后鞘膜积液仍未消失,则需外科干预。排空远端积聚的液体,高位结扎未闭的鞘突。

睾丸扭转

概述　睾丸扭转可见于任何年龄段,但最常见于11~18岁的青少年,可能与此阶段睾丸体积和重量增速较快有关。正常睾丸与附睾紧密牢固相贴,作用于阴囊后壁。如果这些附着发育欠佳(铃舌现象),睾丸悬浮于鞘膜中,可能发生旋转,进而引起精索扭转。急

性睾丸扭转患者阴囊突然疼痛,伴恶心和呕吐。查体可见阴囊内睾丸长轴由正常的垂直变为水平。扭转发生数小时后,阴囊发红,可伴或不伴有阴囊肿大。

影像　超声为诊断睾丸扭转并建议是否进行手术探查的唯一检查。睾丸大小可正常或增大,回声可正常或减低(图126-13)。睾丸增大及回声减低可能由静脉充血所致。回声改变通常较均匀。部分睾丸扭转病例中,早期可见附睾增大。至少10%的睾丸扭转病例可见反应性鞘膜积液。出现症状后48小时以上,超声可见睾丸回声不均匀或高回声,可能由出血或出血坏死所致。

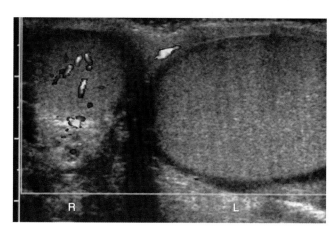

图126-13　睾丸扭转和睾丸轴的变化。横断位彩色多普勒超声显示右侧睾丸的彩色血流。右侧睾丸是卵圆形或圆形,因为是在横断面观察。左侧睾丸是细长的,因为是从纵轴观察。睾丸轴的改变同样是超声检查中令人困惑的问题。当伴有急性疼痛病史,临床提示睾丸扭转,左侧睾丸在彩色多普勒检查中缺乏血流,证实为睾丸扭转

先进的彩色或能量多普勒成像使超声成为术前诊断睾丸扭转的金标准。动脉血流停止之前,静脉血流即已消失。与对侧睾丸的血流进行对比非常有帮助,尤其在扭转不完全时,此时诊断本病的标准并非动脉血流消失,而是双侧血流不对称。精索始终显影,且走行平直。当出现扭转时,精索可见螺旋扭转或漩涡征。睾丸扭转自发性恢复时,血流可正常或增加。

治疗　为保证睾丸的生育功能,扭转睾丸必须进行矫正。扭转24小时内,60%~70%的睾丸可得以挽救。但超过24小时,只能挽救20%。由于睾丸固定异常可见于双侧,因此,也常对尚侧未发生扭转的一侧睾丸进行预防性固定。

胎儿及新生儿睾丸扭转

概述　发生于新生儿期的睾丸扭转通常无疼痛,表现为阴囊肿块常伴有阴囊红肿。受累睾丸一般不能

存活。出现阴囊肿块常常伴有阴囊红肿。受累睾丸一般不能存活。如果扭转发生于宫内,则新生儿成像相当于扭转延迟表现。

影像 产前睾丸扭转可经胎儿超声确诊。当胎儿睾丸回声不均匀或大小不对称时,应考虑产前睾丸扭转(图 126-15)。确诊新生儿期睾丸扭转的表现也类似。

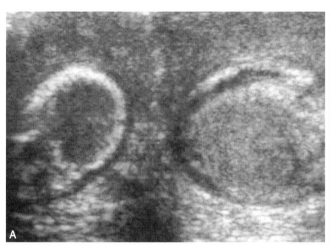
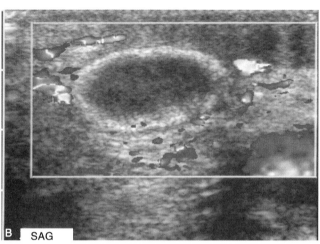

图 126-15 双侧产前睾丸扭转。横断面超声检查显示一个阴囊肿胀的新生儿两个睾丸在不同时期出现扭转。可见到睾丸的远侧及表面的阴囊壁增厚。右侧睾丸为低回声反射,同时周围有一些高回声反射,提示是陈旧性扭转。左侧灰白色的睾丸在这张图像上并没有出现特殊的异常。尽管它的周围其余睾丸实质相比有更多的回声反射。多普勒显示两侧睾丸均没有血流。在手术中证实两侧睾丸都发生过扭转。左侧睾丸扭转可能在妊娠后期发生。两侧均匀轻微鞘膜积液。因为新生儿的阴囊较小,可使用高频(14MHz)线状阵列探测器,尽管其垫脚较小,但也可以完全显示阴囊结构。B,右侧睾丸纵向超声图显示,在胎儿期睾丸出现扭转的新生儿,其睾丸实质呈低回声反射,周围是高回声影,而且睾丸实质内未见血流

睾丸及附睾附件扭转

概述 睾丸及附睾附件扭转最常见于 6~12 岁年

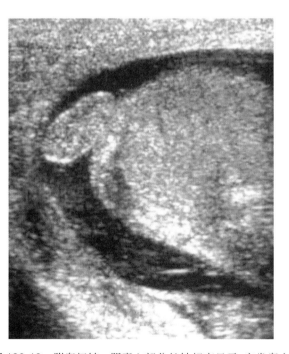

图 126-16 附睾扭转。阴囊上部分长轴超声显示,突发睾丸疼痛患儿睾丸上方可见一个显著的卵圆形结构。卵圆形结构与睾丸的声像信号相同,且增大扭转的附件。睾丸超声正常,证实并非睾丸扭转。周边积液中可见少许碎屑影

龄段。患儿表现为局部疼痛,睾丸上极出现豌豆大小肿块,有时,透过覆盖的阴囊表面可见点状变色("蓝点"征)。即使在稍低年龄组,此临床表现与睾丸扭转也无法鉴别。

影像 超声可见受累侧睾丸及附睾附近小圆形肿块,回声形态多样,为扭转增大的附件(图 126-16)。常出现反应性附睾肿胀和充血。通常情况下,睾丸的回声和血流正常。

治疗 附件扭转通常为自限性疾病,对非类固醇类抗炎药物以及一些措施反应效果最好,如限制活动以及热敷。附件出现梗死和坏死,疼痛可缓解。当症状持续存在,未见自发缓解时,应予以外科干预。

附睾炎

概述 青春期后的男性中,导致急性阴囊疼痛的最常见原因为附睾炎。病因通常为细菌感染,部分儿童和青少年中,附睾炎可为病毒感染(如腮腺炎)。附睾炎患者常出现发热,至少半数的患者出现排尿困难。脓尿较常见,还可见恶心、呕吐和白细胞增多。可触及增大的附睾,还可见阴囊肿胀和压痛。

感染通常经输精管达到附睾。诱发因素包括尿路感染、尿道内仪器与留置导尿管、远端尿道梗阻以

及尿返流入输精管,由先天性管口扩张所致,异位输尿管开口引流至输精管以及异位输精管引流入膀胱或输尿管。

附睾炎的并发症包括感染直接蔓延至睾丸(如睾丸-附睾炎),此并发症见于20%的病例。尽管少见,但阴囊或睾丸内可发生脓肿,需引流。少数病例,附睾炎还可阻碍睾丸血流,甚至在无扭转的情况下,导致睾丸或附睾局灶或弥漫性梗死。

影像 超声显示附睾增大,常见反应性鞘膜积液或鞘膜积脓。阴囊外壁增厚。增大的附睾回声可正常,也可减低或增高。受累附睾尽管体积增大,但外形正常。彩色多普勒显示血流增加可支持诊断(图126-18)。如果患有睾丸附睾炎,在附睾病变区相邻的睾丸区发现低回声。彩色多普勒通常显示受累附睾和邻近睾丸的血流增加。青春前期的男性,如附睾炎由先天畸形所致,应进行排泄性尿路造影探查畸形情况,如对比剂返流入输精管。

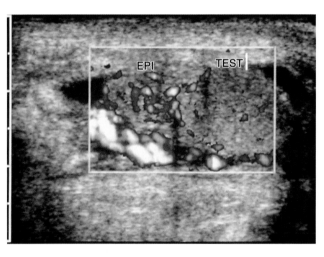

图126-18 纵向超声图显示10岁儿童的右侧附睾(EPI)血流明显增多,大于睾丸(TEST)的血流

治疗 所有的附睾炎患儿均应进行尿培养。小婴儿以及脓尿和尿培养阳性的患儿需抗生素治疗。

过敏性紫癜

概述和影像 过敏性紫癜病因未明,其临床特点为全身血管炎,包括皮肤紫癜、腹痛、关节症状和血尿。睾丸和附睾受累将导致阴囊肿胀和阴囊压痛。重度紫癜常造成阴囊肿胀。应进行影像检查以除外睾丸扭转。阴囊壁明显肿胀,且睾丸血流正常的可提示诊断,无需阴囊手术探查。

睾丸和睾丸旁肿瘤

原发性睾丸肿瘤

概述 在婴儿及儿童中,睾丸肿瘤较少见,仅占儿童恶性肿瘤的1%~1.5%。一旦出现,则多见于年幼儿,发病高峰约2岁,60%的病例见于2岁之前。此类肿瘤常为无痛性、无触痛阴囊肿块,病史可数周或数月。如果出现睾丸扭转,可出现阴囊疼痛和阴囊触痛。睾丸肿瘤偶见双侧发病。原发性睾丸肿瘤依据其组织起源进行分类(框126-2)。

框126-2 原发性肿瘤分类

生殖细胞瘤(卵黄囊瘤、畸胎瘤、恶性畸胎瘤、绒毛膜癌、精原细胞瘤)。可以发生单纯组织类型的肿瘤,也可以发生各种组合类型肿瘤(混合型细胞瘤)

性腺间质肿瘤(支持细胞-颗粒细胞肿瘤、睾丸间质细胞或颗粒细胞肿瘤)

生殖细胞+基质细胞肿瘤(性腺母细胞瘤)

支持组织肿瘤(纤维瘤、平滑肌瘤、血管瘤)

影像 超声为探查和评价阴囊肿瘤及其内容物的最重要手段。大多数睾丸肿瘤表现为低回声。肿瘤内无回声区为囊性成分或更多见的灶性坏死,由肿瘤供血不足所致。病变可见急性出血回声以及肿瘤内钙化,钙化后方可见声影。至少15%~20%的病例可伴有反应性鞘膜积液。彩色或能量多普勒可见恶性肿瘤的血管增多,同时有助于勾勒出瘤体本身。腹部超声、CT及MRI常用以探查盆腔或淋巴结肿大以及有无实性器官转移。胸部平片和CT用以筛查肺内转移。

生殖细胞瘤

概述和影像 大多数儿童期的睾丸肿瘤(65%~75%)起源于生殖细胞。卵黄囊肿瘤为目前儿童期最常见的恶性生殖细胞瘤(80%~90%)。四分之三的卵黄囊瘤病例于2岁前确诊。出血,特别是血凝块溶解后经常导致肿块内无回声区,瘤体通常边界清晰。近90%的患者出现AFP水平增高,可作为肿瘤标记物。

在儿童期的睾丸肿瘤中,睾丸畸胎瘤占10%~15%,65%的病例于2岁前确诊。肿瘤包含三个生殖细胞层的组织成分,包括软骨、骨、上皮组织如角蛋白、纤维组织、平滑肌和脂肪。畸胎瘤的超声表现为复杂肿块,包含囊性、实性成分(图126-21)。骨骼与牙齿成分都可在回声后方出现声影,而脂肪成分具有回声

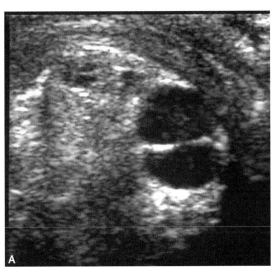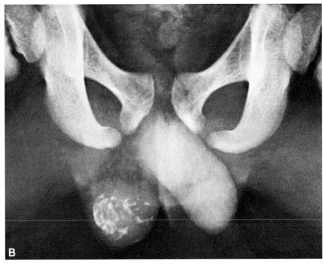

图 126-21　睾丸畸胎瘤。A,右侧睾丸横断面图像显示较大的睾丸肿瘤伴有碎片的囊性灶和周围高回声影。B,盆腔下部锥形 X 片显示右侧睾丸内可见钙化灶。(Courtesy Dr. Leslie E. Grissom.)

但无声影。发生于青春期前的畸胎瘤,即使瘤体内包含恶性生殖细胞岛(15%),也总遵循良性病程。而青春期后畸胎瘤与之相反,具有潜在恶性,因其具有倾向发展其他生殖细胞肿瘤的成分,导致形成胚胎癌。此肿瘤患者的血清人绒毛膜促性腺激素水平通常升高。

性腺间质瘤

　　概述和影像　非生殖细胞来源的睾丸肿瘤仅占儿童期睾丸肿瘤的 25% ~ 30%。间质细胞肿瘤和支持-颗粒细胞肿瘤非常少见,但却是儿童期最常见的性腺间质肿瘤。这些肿瘤几乎均为良性腺瘤。近半数(45%)睾丸间质细胞瘤于 2~9 岁间确诊,峰值年龄为 4 岁。间质细胞肿瘤通常为无痛性,如果细胞生产雌激素,会出现过早男性化(图 126-22)。非生殖细胞瘤中,20% 为支持细胞肿瘤。其中半数与生后一年内确诊。雌激素分泌可至男性乳房女性化。肿瘤也可包含各种非生殖细胞组织。

表皮样囊肿

　　概述和影像　表皮样囊肿又称角化囊肿,为生殖细胞来源的良性肿瘤,在所有睾丸肿瘤中,占比不到 1%(图 126-23)。睾丸实质内可见单层鳞状细胞回声区,通常位于白膜下方。囊肿壁由纤维组织构成,腔内含有角化质或无定形碎片。患者通常于睾丸处扪及无痛性结节,0.5~4mm 大小,多为体检时偶然发现。超声可见四种基本征象:中央回声增强的晕环;边缘清晰周围可见钙化的包块;有环形回声的实性肿块;经

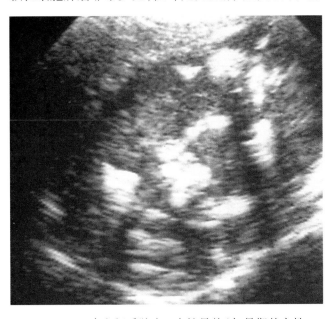

图 126-22　睾丸间质肿瘤。有性早熟(如早期的女性男性化)的患者纵向超声图显示:杂睾丸实质内可见散在多发钙化(亮的回声增强)。多个钙化可见声影的存在。(Courtesy Dr. Kenneth Glassberg.)

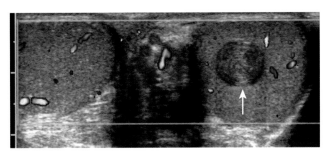

图 126-23　睾丸表皮样囊肿。横断面彩色多普勒图像显示,十几岁少年右侧睾丸正常,左侧睾丸内可见肿块,肿块呈洋葱皮样分层。这是典型的睾丸内表皮样囊肿表现。肿瘤内未见彩色血流,说明这些肿块常常是无血管的

典表现为洋葱圈样高低回声交替出现的包块,通常无血管。

继发性睾丸肿瘤

概述和影像 睾丸转移瘤儿童期罕见,发病率远不到睾丸肿瘤的1%。白血病和淋巴瘤为最常见病因。白血病和淋巴瘤浸润导致睾丸增大不常见,但可能为病变的首发症状,或骨髓缓解后复发的表现。病变通常为双侧。至少8%的急性白血病患儿在疾病某一阶段出现睾丸受累。肿大的睾丸在超声中可见局灶性或弥漫性低回声区(图126-24)。出血区可见回声,淋巴管阻塞可导致积水。彩色多普勒图像可见肿瘤浸润睾丸的血流明显增加,但分布不对称性。

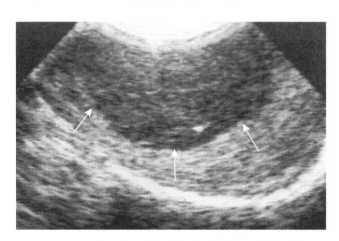

图126-24 白血病患者。十几岁青少年患有白血病,目前被认为在缓解期,纵向超声图像显示右侧睾丸增大,其内可见低回声肿块(箭号)。这个回声区被证明是由于白血病累及睾丸导致的。(From Cohen HL,Sivit C,eds. *Fetal and pediatric ultrasound:a casebook approach.* New York:McGraw-Hill;2001. Reproduced with permission of McGraw-Hill Companies.)

肾上腺残余

概述和影像 肾上腺残余与睾丸内肿瘤类似。在胎儿期,迷走的肾上腺细胞可随性腺组织游走,与睾丸组织融合。在高水平促肾上腺皮质激素以及皮质细胞刺激下(如患有先天性肾上腺增生和Cushing综合征),这些残余组织可增大(图126-25)。患者表现为睾丸肿块或睾丸增大。超声一般可见数个低回声或高回声肿块,通常两侧睾丸均有。典型的彩色多普勒超声表现以每个独立的残存组织为中心,周边呈放射状分布血管,类似轮辐。

睾丸微石症

概述和影像 睾丸微石症以输精管钙化为特征。

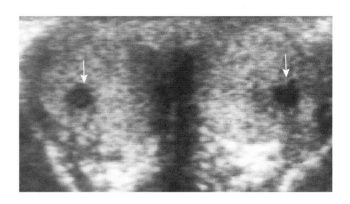

图126-25 肾上腺残余。先天性肾上腺皮质增生症的男孩睾丸横断面超声图像显示:两侧睾丸那均可见单纯回声反射的肿块(箭号)(Courtesy Dr. Carlos Sivit, Cleveland,OH.)

超声表现为睾丸实质内多发微小的(2~3mm)高回声灶,但无声影(图126-26)。部分临床医生在一张超声图像中发现5个细颗粒钙化才可确诊(典型的睾丸微石症)。在无任何症状的0~19岁男性中,报道其发病率为2.4%。本病也可合并隐睾症、不育症、男性良性畸形、Kline-felter综合征及肺泡微石症。本病多偶然发现。睾丸微石症是否与睾丸肿瘤的发生关联尚有争论(有报道风险系数为13~21.6倍),特别是生殖细胞瘤。由于睾丸微石症与睾丸肿瘤有关,单独出现睾丸微石症的患者需密切随访,无论是临床还是超声(需随访6个月至1年),以避免肿瘤发生。

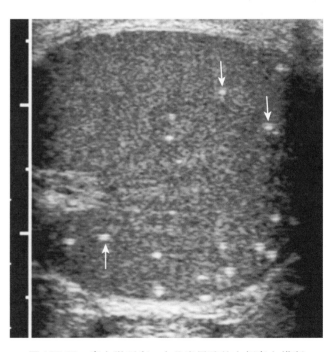

图126-26 睾丸微石症。十几岁男孩的右侧睾丸横断面超声图像显示睾丸内可见多个、小的无声影的高反射灶(箭号)。在两侧睾丸中均可偶然发现睾丸微石症

阴囊内睾丸外肿物

睾丸旁横纹肌肉瘤

概述和影像　在儿童期,横纹肌肉瘤为最常见的恶性睾丸旁肿瘤,占所有儿童期阴囊肿瘤的 10%。它起源于精索、睾丸附属物和睾丸旁被膜的支持基质,常位于睾丸上极。阴囊内的横纹肌肉瘤有两个明显的发病高峰,一个位于 2~4 岁之间,另一个位于 15~17 岁之间。横纹肌肉瘤生长快速,为无痛性肿瘤,发现时多为较大肿块。病变早期即可播散至区域或腹膜后淋巴结。肿瘤侵犯静脉并远处转移,尤其为肺转移,但上述表现不常见。超声检查,肿瘤主要表现为坏死导致的局部无回声区。所有睾丸外肿瘤,一旦累及睾丸,那么与起源于睾丸的肿块难以鉴别。

精索静脉曲张

概述　青少年阴囊内包块,多为静脉曲张,为蔓状静脉丛的扩张。依据包块的大小可对静脉曲张进行分级(框 126-3)。若病变为单侧,99% 见于左侧,因为精索静脉汇入肾静脉的角度合适。与右侧相比,此解剖位置与静脉功能不全更有关,因为右侧精索静脉直接以斜角进入下腔静脉。双侧精索静脉曲张很常见。但是,孤立性右侧精索静脉曲张非常罕见,检查人员必须排除腹内肿瘤或其他肿块等病因。

框 126-3	精索静脉曲张的分级
Ⅰ级(65%)	小精索静脉曲张,表现为只有精索的轻度增粗
Ⅱ级(24%)	中等大小精索静脉曲张,由直径达 2mm 静脉团块组成
Ⅲ级(10%)	精索静脉曲张是由直径大于 2mm 的个别静脉组成

影像　超声检查,精索静脉曲张常为迂曲、管状的无回声结构团,位于睾丸外上方或后方(图 126-27)。患者进行 Valsalva 动作可予以诊断,仰卧或站立位的多普勒超声,在做动作前可见管状血管不显示血流,随后被彩色充填。

治疗　当同侧睾丸体积损失 2ml 或更多时,建议外科手术或介入结扎精索静脉。此情况下的睾丸组织学分析显示输精管发育不良,精子形成减少,局灶性纤维化或生殖细胞成熟障碍。

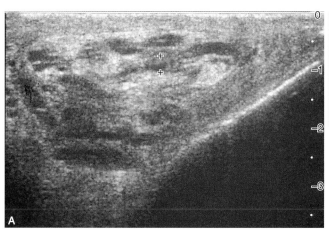
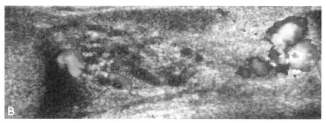

图 126-27　精索静脉曲张 。A,横断面超声图像显示:十几岁少年左睾丸外侧无回声结构。可见该结构(鼠标)宽约 2.7mm 。B,患者压紧该处的多普勒图像显示管状结构内可见多个彩色条纹充填,获得的静脉频谱被证实为精索静脉曲张,其左侧可见正常睾丸结构

✓ 临床医生须知

- 睾丸大小、对称性、回声以及位于阴囊内
- 鞘膜积液的分类
- 体检时未扪及睾丸,超声可确认是否位于腹股沟管内
- 睾丸肿瘤患儿可表现为无痛性睾丸肿胀
- 睾丸与睾丸旁肿瘤

关键点

　　未下降的腹腔睾丸与正常睾丸相比,发生恶性肿瘤的风险大 10~40 倍。

　　鞘膜积液为儿童期最常见的阴囊包块。

　　睾丸(和附睾)附件的扭转最常发生于 6~12 岁年龄段。

青春期后男孩,附睾炎为急性阴囊疼痛的最常见病因。

新生儿期的睾丸扭转常为无痛、固定的阴囊肿块,常伴有蓝色或红色的阴囊颜色改变。

有活性的扭转睾丸可进行睾丸固定术,无活性的睾丸需切除。对侧正常的睾丸需进行预防睾丸固定术。

儿童期最常见的睾丸生殖细胞肿瘤为卵黄囊瘤。

横纹肌肉瘤为儿童期最常见的恶性睾丸旁肿瘤。

孤立性右侧精索静脉曲张要注意腹腔内肿块。

推荐阅读

Ahmed HU, Arya M, Muneer A, et al. Testicular and paratesticular tumours in the prepubertal population. *Lancet Oncol.* 2010;11(5):476-483.

Akbar SA, Sayyed TA, Jafri SZ, et al. Multimodality imaging of paratesticular neoplasms and their rare mimics. *Radiographics.* 2003;23(6):1461-1476.

Coley BD. Sonography of pediatric scrotal swelling. *Semin Ultrasound CT MR.* 2007;28(4):297-306.

Hörmann M, Balassy C, Philipp MO, et al. Imaging of the scrotum in children. *Eur Radiol.* 2004;14(6):974-983.

Karmazyn B, Steinberg R, Livne P, et al. Duplex sonographic findings in children with torsion of the testicular appendages: overlap with epididymitis and epididymoorchitis. *J Pediatr Surg.* 2006;41(3):500-504.

Marulaiah M, Gilhotra A, Moore L, et al. Testicular and paratesticular pathology in children: a 12-year histopathological review. *World J Surg.* 2010;34(5):969-974.

Munden MM, Trautwein LM. Scrotal pathology in pediatrics with sonographic imaging. *Curr Probl Diagn Radiol.* 2000;29(6):185-205.

参考文献

Full references for this chapter can be found on www.expertconsult.com.

第 127 章

女性生殖道病变

HARRIS L. COHEN and ANAND DORAI RAJU

成像技术

在分析女性生殖道、生殖系统以及鉴别类似疾病方面,超声检查为关键手段。超声可迅速观察子宫、卵巢及输卵管。与之相比,CT 与 MRI 则提供更为全面的骨盆和腹部影像,更擅长观察肿瘤大的范围以及病变是否转移。但两者也有缺点,CT 存在辐射,MRI 需镇静患儿,且 CT 和 MRI 减弱了对患儿外环境的掌控。

卵巢和子宫的发育

正常卵巢

概述和影像 卵巢为卵圆形结构,通常位于子宫

后侧或外侧的阔韧带卵巢系膜中。在胚胎发育过程中,卵巢可见于肾脏下缘至阔韧带间的任何部位。卵巢也可参与腹股沟斜疝的形成,见于约 15% 的女性。疝入的卵巢将至阴唇,该部位相当于男性的阴囊。

附件的体积由超声经修正的长椭圆形公式计算得出:(0.523)×L×W×D。长径(L)与高径(D)通常经长轴(旁矢状轴)测量,宽径(W)经横断面测量(图 127-2)。生后 3 个月内,促性腺激素的水平为儿童期最高,卵巢的平均体积为 1.06cm³,但正常的最大范围可达 3.6cm³。4~12 个月内,卵巢的正常体积最大为 2.7cm³。13~24 个月,为 1.7cm³。大于 2 岁且小于青春期年龄的儿童,报道其卵巢平均体积为 1cm³。月经来潮的女性,卵巢平均体积为 6~9.8cm³。

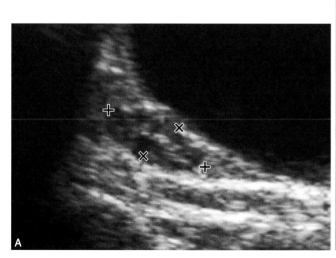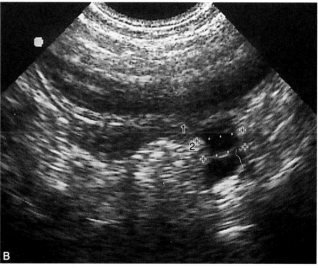

图 127-2 　A,正常的青春期前卵巢,矢状位超声检查显左侧正常卵巢(光标),其内可见无回声卵泡。B,青春期前 6 岁女孩横断位超声图像显示子宫旁卵巢内可见 2 个囊肿(光标)。膀胱内液体影受到周围伪影影响

在各年龄段的儿童中,超声常规检查绝大部分可见卵泡或囊肿。新生儿至 2 岁的正常儿童中,约 80% 的卵巢检查可见卵巢囊肿,2~6 岁年龄组为 72%,7~

10 岁年龄组为 68%(图 127-3)。所有年龄组的儿童,均可偶见大囊。儿童期得卵巢并非静止性器官,而是在期间内动态变化。

1255

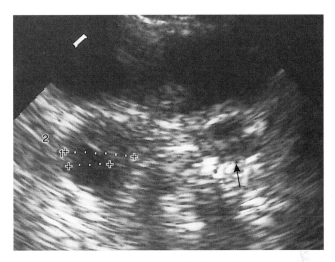

图 127-3 正常的婴儿卵巢。横断面超声显示用光标测量卵巢(2)的宽度及其内的卵泡(1),这个征象在 2 个月的婴儿的卵巢内较常见。也可以看见左侧附件(箭号)内的卵泡

正常子宫

概述和影像 新生儿子宫的平均长度为 3.5cm,随促性腺激素水平的下降,生后第 4 个月时,子宫长度降为 2.6~3cm。新生儿子宫超声检查,宫腔条状带回声伴周围低环状回声以及宫腔积液的征象不常见。典型的新生儿子宫为铲形,子宫颈前后径为基底部的 2 倍(图 127-4)。新生儿的宫颈也长于基底部。1 岁之后,典型的子宫形态为管状,且以此形态持续数年。

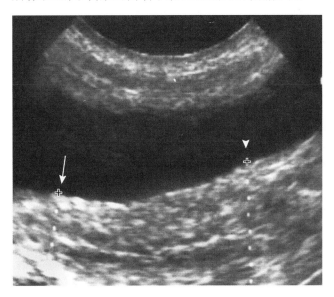

图 127-4 正常新生儿的子宫。纵向超声图像显示在膀胱后方可见铲自形状的子宫,光标(箭号)显示与新生儿子宫明显较宽的子宫颈(箭头)比较,其子宫底相对较窄,可见到中央回声线影,此为子宫内膜腔。(From Cohen HL. The female pelvis. In: Siebert J, ed. *Syllabus: current concepts: a categorical course in pediatric radiology.* Chicago: RSNA Publications; 1994.)

3 至 8 岁年龄段,子宫的长度逐渐增加。月经前期,长度为 4.3cm。青春期后,典型的子宫形状为梨形(图 127-6),长约 5~8cm。子宫降至盆腔深处,且子宫不在保持月经前期的中立位,而变成前倾或后倾位。

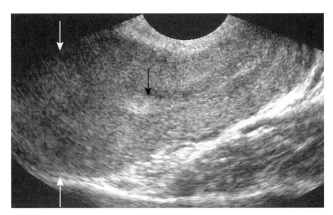

图 127-6 正常的月经后子宫。在性行为活跃的青少年经过阴道矢状位超声图像可见白箭号标出子宫的最宽部位:子宫底。右侧的子宫颈的宽度要小的多。黑箭号指向正常的回声增强的子宫内膜腔

女性盆腔的非肿瘤性疾病

米勒管管畸形

概述 米勒管系统(Müllerian duct system, MDS)发育为输卵管、子宫以及阴道的上三分之二,同时伴随 wolffian 系统退化。除非雄激素出现,否则外生殖器的发育与女性的发育进程一致。妊娠 11 周时,Y 形的子宫阴道胚基已发育为两个输卵管,随两侧大部分 MDS 的融合,形成一个子宫和阴道的上三分之二。MDS 不融合或各种程度的不完全融合可导致一组畸形(图 127-7)。子宫和肾脏的畸形较常见,当患儿出现妇科畸形时,应评价有无肾脏畸形或发育不全,反之依然。

阴道横隔与处女膜闭锁

概述 阴道横隔患者,其阴道被具有血管和肌肉成分、被覆鳞状上皮的纤维结缔组织所闭塞。闭塞部可为一层薄膜,但阴道部分受累(部分阴道闭锁)的更常见。处女膜闭锁为一层薄膜,位于 MDS 尾侧和尿道生殖窦头侧的交界处。阴道横隔与处女膜闭锁均可表现为子宫和阴道梗阻。

阴道或子宫扩张,多由分泌物(黏液)、液体(积液)或血(积血)聚积所致。如子宫阴道积血指血性物

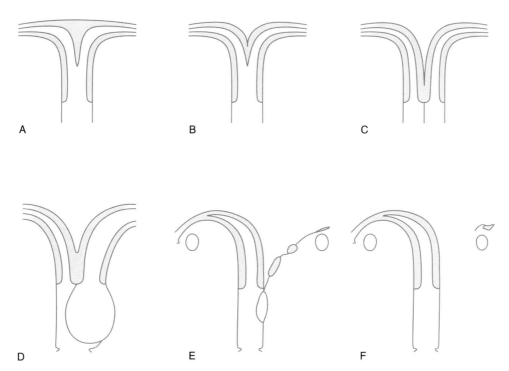

图 127-7　米勒管融合缺陷(有正常子宫的分隔阴道不包括在内)。A,不全分隔子宫(子宫分隔伸延到子宫颈)。B,双角单颈子宫 。C,重复双角双颈子宫 。D,重复子宫中一个阴道先天性闭塞。E 和 F,一侧子宫退化和单角子宫

质填充扩张的子宫和阴道。体检时阴唇间团块或触诊盆腔肿块可提示诊断。青少年期临床症状包括:闭经(第二性征发育正常)、腹部周期性痉挛性疼痛或因经血聚积于近端阴道(以及子宫和输卵管)形成盆腔肿物。MDS 畸形病变可合并完全性或部分性阴道梗阻。

　　影像　无论新生儿亦或月经初潮的青少年,超声

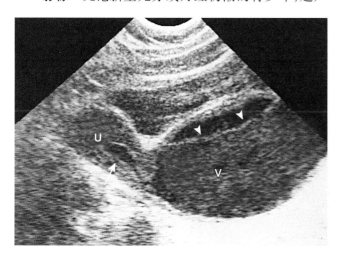

图 127-9　子宫阴道积血。闭经伴有腹痛的患者纵向超声图像显示阴道扩张(V);其内含有残渣,并可见前方液体-残渣液面(箭头)的。子宫(U)含有较少量的液体(箭号)。较厚的肌肉层将子宫和阴道分开。此病人病因是处女膜闭锁。(From Cohen H,Haller J. Pediatric and adolescent genital abnormalities. *Clin Diagn Ultrasound*. 1988;24:187-216.)

表现均相似。扩张的阴道类似管状团块,通常位于中线区,内见回声物质,可为宫颈的黏性分泌物或为激素刺激子宫内膜的脱落物。子宫壁较厚,而阴道壁薄(图 127-9),因此可将两者区分开来。盆腔 MRI 矢状位或冠状位图像亦可显示扩张的阴道(图 127-10)。

　　治疗　先天性阴道积水的阴道梗阻患儿,应在新生儿期予以纠正。青春期患者表现为阴道子宫积血的,应立即治疗梗阻,以免因阴道远端梗阻导致经血经输卵管反复逆流入腹腔,引起子宫内膜异位。阴道未发育伴子宫退化、功能性子宫内膜、孤立性宫颈闭锁或合并阴道未发育的均为子宫切除的适应证(Mayer-Ro-kitansky-Küster-Hauser 综合征)。

青少年女性阴唇间肿物

　　概述和影像　阴唇间肿物的鉴别通常建立于肿物位置与外观的基础上。与尿道口有关的肿物包括:异位输尿管脱垂,以及尿道旁腺(Skene 腺)梗阻囊性扩张。前者表现为体积较小的,红色肿物,类似面包圈,其中央开口即尿道口本身。后者肿物位于移位尿道口的任意一侧。与阴道口有关的肿物包括:阴道囊肿脱垂、Wolffian 管与米勒管系统残留或尿道生殖窦来源的上皮性包含物、处女膜闭锁、前庭大腺梗阻囊性扩张、阴道葡萄状肉瘤或横纹肌肉瘤的脱垂。

　　为进一步明确病变,需膀胱与上泌尿系超声检查、

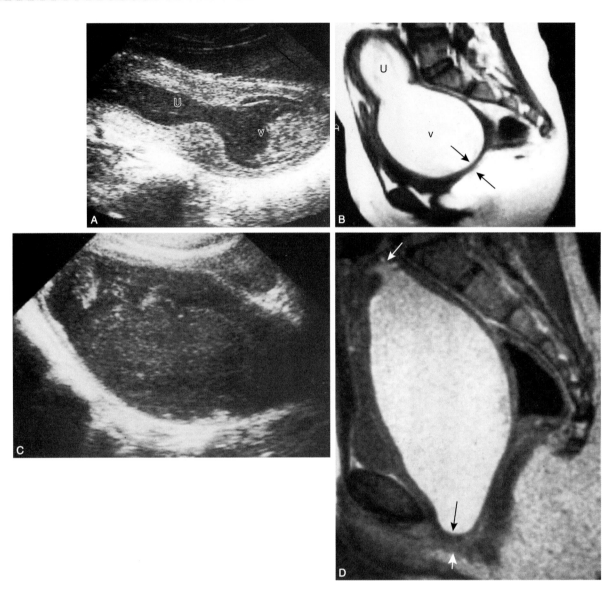

图 127-10 处女膜闭锁的子宫阴道积血。A,纵行超声显示中线上的囊性结构与扩张的阴道和子宫表现一致。阴道下方部分包含有回声物质。这是一个 13 岁女孩,临床上表现为腹部绞痛和盆腔肿块。体检外生殖器正常。B,正中矢状面 MRIT2 加权像显示提供了术前治疗计划:显示增大的阴道(V)和子宫(U)其内含有陈旧血液。阻塞是在阴道有远端,约有 0.5cm 厚度(箭号)。手术显示有一个非常低的阴道隔或是肥肠厚的处女膜闭锁。C 和 D,12 岁女孩由于腹部痉挛性疼痛和盆腔肿块进行检查,发现处女膜闭锁导致的子宫阴道积血。C,纵向超声检查显示中线上较大的囊性结构包含一些 2 残渣,是子宫阴道积血。D,MRI 中 T2 加权中线矢状位图像显示明显增大的阴道,其内充填物质为陈旧性血液。子宫(上方箭号)没有扩张。阻塞在阴道远端,测量厚度为 0.5cm(下方箭号)。外科手术可见梗阻为较厚的阴道隔或是较短的处女膜闭锁区

膀胱造影及阴道造影检查。CT 和 MRI 可解决余下的解剖问题。有时,只有外科手术才能得到确凿证据。

骨盆炎性疾病

概述　骨盆炎性疾病(pelvic inflammatory disease,PID)为性传播疾病中最严重的并发症。PID 包括一组病变,从单独的子宫内膜炎到延伸至管腔(输卵管炎)和卵巢(卵巢炎)的炎症,具有引起输卵管卵巢脓肿(tuboovarian abscess,TOA)的潜在风险,甚至可累及腹膜,导致弥漫性腹膜炎。奈瑟菌属和沙原体为最常见的病原。

临床表现包括:下腹部/盆腔疼痛、阴道脓性分泌物、发热、白细胞增多、血沉增快。通畅双侧附件区压痛以及宫颈活动后疼痛,为双合诊的临床诊断标志。

影像和治疗　输卵管炎或 PIC 早期时,超声无异常表现,只能依靠临床和实验室检查予以诊断。输卵管卵巢炎的病例中,超声表现有助于诊断,最突出

的征象为卵巢与子宫粘连。更多进展期病例,急性或反复发作的慢性 PID 可出现输卵管积水、输卵管积脓以及 TOA。受累的输卵管管壁增厚,管腔内可见线性回声。输卵管内液性回声不能作为诊断炎症存在与否的可靠证据(图 127-13)。TOA 的超声表现为正常卵巢组织被不均质肿块或含有碎屑的回声区所代替(图 127-14)。通畅,经阴道超声检查可较好的显示 TOA 内容物(碎屑)。TOA 的治疗通常较积极,如静脉输注抗生素,如有必要,可经皮切开引流或手术治疗。

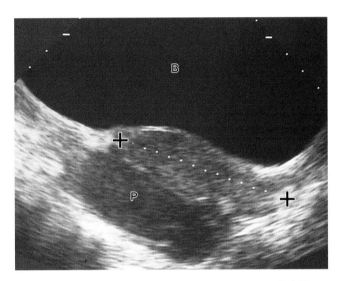

图 127-13 输卵管积脓。中线纵向超声显示充满液体的管状结构(P),其透音性良好,其位于子宫(光标)后方,其内含有残渣,病证实为脓液。B,膀胱

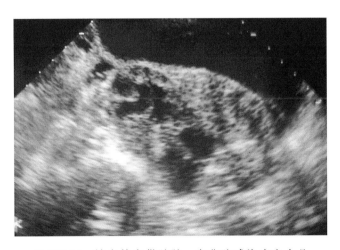

图 127-14 输卵管卵巢脓肿。有盆腔感染病变十几岁的少年。右侧附件的斜行横断位超声图像显示较大,不均质卵巢结构,含有无回声的圆形和管状结构,这并不是正常的卵泡横断面和纵向图像。有时,一个扩张的输尿管由于输尿管卵巢积脓引起,囊性结构一部分是这样的。这种情况在至少一个层面结构呈管状时最常见

卵巢扭转

概述 以卵巢蒂为轴,部分或完全旋转导致卵巢扭转。最初为淋巴管,然后是静脉,最终影响动脉血流,导致出血性梗死。卵巢扭转多见于围青春期或更年长的女孩。卵巢扭转既可见于正常卵巢,亦可见于合并卵巢内或卵巢旁肿物/肿瘤的卵巢。

典型的卵巢扭转痛为急性或突发性。伴随的主诉包括:恶心、呕吐或便秘,从而误导临床医生。发热极少见,可伴白细胞增多与核左移。至少一半的卵巢扭转患者既往出现阵发性疼痛并缓解,提示早前已发生扭转并恢复。

影像 卵巢扭转因成像当时的内部出血、基质水肿及梗死程度不同而表现多样。卵巢可表现为囊性、囊性伴分隔、囊性伴碎片层、囊实性成分混杂或单纯为囊性或实性成分。相对特异的卵巢扭转超声征象为:单侧实性卵巢增大伴外周多发卵泡(皮质区)(图 127-15)。

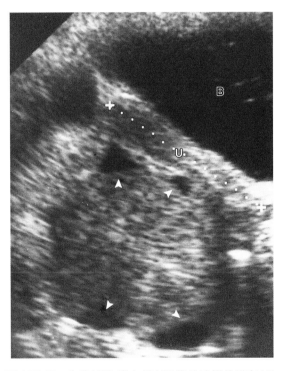

图 127-15 卵巢扭转 纵向超声图像显示管状子宫(U;光标)位于膀胱(B)后方,周围有多个囊肿的实性肿瘤(箭头)的前方。这张图像是卵巢扭转早期相对较常见的表现。扭转后的卵巢,梗塞和出血使得卵巢内容物很不均质。(From Cohen HL, Safriel YI. Ovarian torsion. In: Cohen HL, Sivit C, eds. *Fetal and pediatric ultrasound: A casebook approach.* New York: McGraw-Hill; 2001:516.)

卵巢急性持续性扭转,其体积大于正常卵巢,有报道为正常卵巢的 3.2～24 倍,可达 150cm³ 或大于月经

后卵巢体积。在适当的临床情况下,与对侧卵巢体积和形态进行比较有助于诊断本病。

在分析卵巢扭转方面,彩色多普勒超声的可靠性不佳。有确切手术证实且记录完整的卵巢扭转病例,而彩色多普勒超声仍可见外周甚至中央动脉血流。有学者表明,对于卵巢扭转,中心静脉血流成像较可靠。据报道,通过血管蒂自身扭转导致血流改变进而判断组织存活的准确性为87%。蒂扭转且无血流的患者,可出现卵巢坏死。

治疗　有时扭转可自行恢复。必要时可切除引起扭转的肿块以挽救生殖腺、保护其功能。从临床主诉到诊断治疗,时间在保留卵巢功能方面起到重要作用。彩色多普勒超声在卵巢扭转术后随访,评价卵巢恢复方面具有意义。

卵巢肿物

卵巢囊肿

概述和影像　滤泡来源的非肿瘤性囊肿(如功能性卵巢囊肿)为导致卵巢肿大的最常见原因。青春期后,青少年的卵巢即与成人卵巢相似,月经早期,几个卵泡发育,至中期一个主卵泡发育并破裂,其他卵泡则萎缩吸收。偶然情况下,一个或多个这样的卵泡未被吸收,而是增大形成功能性囊肿或潴留囊肿。这些囊肿体积较大,但通常不会超过3cm。典型囊肿的超声表现为无回声、后壁锐利、穿透性极佳。大多数功能性卵巢囊肿可保守治疗,可自然吸收。通过6周的随访,分析另一半不同月经周期的卵巢囊肿,记录其消退率或萎缩的程度,可证明为生理性囊肿,进而降低囊性肿瘤的诊断。

卵巢囊肿出血

概述　功能性囊肿可发生内部出血,由卵泡内膜血管破裂,血液进入囊腔内所致。此类出血性卵巢囊肿可发生于卵泡成熟的各个阶段,即便卵泡消失亦可受累。卵巢囊肿出血的典型临床表现为突发、剧烈、暂短的下腹痛,可持续1~3小时,或小腹痛伴可触及的包块。疼痛由出血导致卵巢囊肿突然扩张导致。

影像　大多数出血性卵巢囊肿回声不均匀。可表现为低回声或高回声区,被不同方向的薄厚不同的线性回声所分隔(图127-16),无回声区伴大小不同的点块状回声,可出现液体-碎屑平面,或表现为凝块填满囊肿形成的实性肿物。超声表现随时间变化有助于诊断急性出血溶解、纤维蛋白沉积以及凝块溶解。

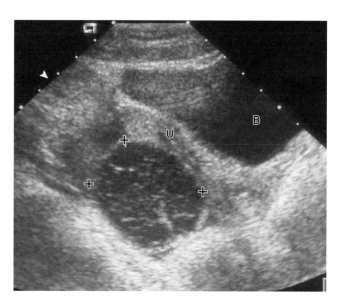

图127-16　卵巢囊肿出血 12岁急性腹痛女孩,纵向超声显示低回声肿块(光标)含有纵横交错的回声增强在附件区域。输卵管卵巢积脓和子宫内膜瘤与之表现相似,但临床症状不同。B,膀胱;U,子宫

多囊卵巢综合征

概述　多囊卵巢综合征(polycystic ovary syndrome,PCOS)也被称为Stein-Leventhal综合征,为高雄激素状态,导致外周雌激素转化超过正常。长期高雌激素以及高雄激素刺激可导致长期排卵停止,由引起典型的双侧卵巢增大,可不对称,但通常包含多发小滤泡或囊肿。PCOS为导致闭经的最常见病因,通常为继发性,多见于青少年或青年。患者经常,但并非一定出现经典三联征,即肥胖(31%)、多毛(62%)及月经紊乱(80%),包括闭经、月经周期不规律、子宫出血延长。实验室检查表现为促黄体生成素与卵泡刺激素比值升高、雄烯二酮水平升高。

影像　有助于诊断PCOS的征象为卵巢回声增强,代表卵巢基质肥大,这被认为是雄激素过多症的证据。PCOS患者的卵巢被膜下具有大量卵泡(图127-17)。在经腹超声检查时,典型表现可见每个卵巢内至少五个以上直径为5~8mm的囊肿。典型病例的滤泡直径小于10mm。当滤泡体积大或出现单一(主要的)大囊肿时,不太可能为PCOS。卵巢体积可大于或不大于正常卵巢体积的平均值。

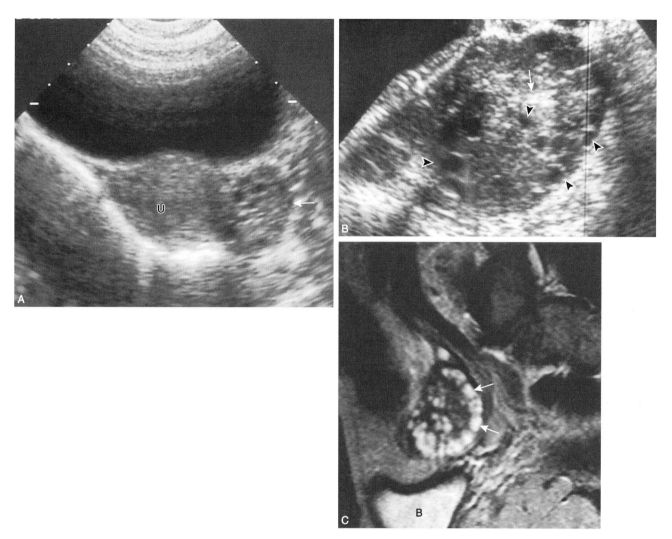

图 127-17　多囊性卵巢综合征。A,横断为图像显示子宫旁(U)可见增大的左侧卵巢(箭号):其内见含有多个小囊。在另一个层面可见相似的右侧卵巢。卵巢基质的回声反射是增高的。B,在患有多囊卵巢综合征的 10 岁女孩,经阴道的矢状位超声图像显示卵巢内多发小囊泡(箭头)。一些正常卵巢影像未见的亮回声反射影(箭号)在卵巢图像上方 1/3 处上出现。C,一个十几岁孩子右侧卵巢的 MRI 图,在 T2 加权图像上显示卵巢内多个皮质囊肿,围绕在卵巢周围,证实为多囊卵巢综合征。卵巢位于膀胱(B)之上,而且小囊肿(箭号)呈相似的高亮信号。(A and B from Cohen HL, Ruggiero-Delliturri M. Polycystic ovary syndrome. In: Cohen HL, Sivit C, eds. *Fetal and pediatric ultrasound : A casebook approach.* New York : McGraw-Hill; 2001:496. C courtesy Mark Flyer, MD.)

生殖道肿瘤

阴道和子宫

　　概述和影像　无论男性还是女性,胚胎性横纹肌肉瘤均为最常见的生殖器肿瘤。本病常见于 3 岁前的幼儿,但新生儿罕见,亦罕见于年长儿。有观点认为部分横纹肌肉瘤起源于残存的尿生殖窦,常位于宫颈附近的阴道前壁。有时,肿瘤可起源于宫颈。肿块可自阴道入口突出,常呈息肉或葡萄样串状表现(簇状葡萄改变)。上述横纹肌肉瘤为浸润性肿瘤,进展迅速,直接侵犯阴道壁和盆腔结构。肿瘤可累及子宫、膀胱、输尿管或直肠。肿瘤可转移至局部淋巴结、肺以及其他脏器。局部复发亦很常见。

　　阴道内胚窦瘤,又称为卵黄囊癌或新生儿阴道腺癌,常见于 8~15 个月大的婴儿,且罕见于生后第二年。本病常起源于阴道后壁,可呈息肉样,与葡萄状肉瘤表现类似。肿瘤可侵犯盆腔软组织、主动脉旁淋巴结、肝脏以及肺脏。

　　透明细胞(或中肾细胞)腺癌常起源于阴道,很少起源于宫颈。本病常见于月经初潮后。在过去的几十年间,约三分之二的患儿,其母亲具有孕前 3 个月内暴露于己烯雌酚或相关物质的病史。本病体积巨大,确诊时可占据整个阴道。肿瘤经淋巴管转移播散至盆腔淋巴结。局部复发较常见。本病可发生肺转移。

卵巢

概述　卵巢肿瘤一般按细胞成分起源进行分类，包括生殖细胞肿瘤、性索/间质肿瘤和上皮细胞肿瘤。60%的儿童卵巢肿瘤为生殖细胞肿瘤。其中，70%为畸胎瘤，25%为无性细胞瘤，5%为内胚窦瘤或卵黄囊瘤。儿童卵巢囊肿中，仅20%来源于上皮细胞，包括囊腺瘤（80%）与囊腺癌（10%）。起源于性索或基质/间叶成分的卵巢肿瘤占10%。其中15%为睾丸间质细胞瘤，75%为颗粒细胞/膜细胞瘤。

总的来说，卵巢肿瘤中三分之一为恶性。发病率随年龄增长而下降。半数激素活性肿瘤为恶性。在恶性病变中，85%为生殖细胞瘤（无性细胞瘤、未成熟畸胎瘤、内胚窦瘤、胚胎细胞癌以及绒毛膜癌），10%为基质瘤（支持细胞、颗粒细胞/膜细胞以及未分化肿瘤），5%为上皮细胞瘤（浆细胞以及黏液细胞腺癌）。恶性肿瘤可破坏卵巢包囊，侵犯相邻器官。转移多见于腹膜、对侧卵巢、盆腔、腹膜后淋巴结、大网膜、肝脏以及腹腔脏器。病变累及腹膜和胸膜层可导致腹水或胸腔积液（框127-1）。

框 127-1　卵巢肿瘤的分期

Ⅰ：肿瘤局限于卵巢
ⅠA：肿瘤局限于一侧卵巢，无恶性腹水
ⅠB：肿瘤局限于双侧卵巢，无恶性腹水
ⅠC：ⅠA 或 ⅠB 期，并伴有恶性腹水
Ⅱ：肿瘤侵犯一侧或双侧卵巢，并转移到骨盆
ⅡA：转移或侵犯到子宫或输卵管，无恶性腹水
ⅡB：侵犯骨盆的其他组织，无恶性腹水
ⅡC：ⅡA 或 ⅡB 期，并伴有恶性腹水
Ⅲ：肿瘤侵犯一侧或双侧卵巢，并伴有骨盆外的腹膜转移或腹膜后淋巴结转移
ⅢA：骨盆外腹膜微小转移瘤
ⅢB：骨盆外腹膜微小转移瘤，小于 2cm，甚至更小
ⅢC：骨盆外腹膜微小转移瘤大于 2cm，或局部淋巴结转移
Ⅳ：远端转移包括肝脏转移

根据美国癌症联合会和国际妇产科联合会有关卵巢肿瘤的分期制定

Modified from Emans S, Laufer M, Goldstein D, eds. *Pediatric and adolescent gynecology*. 5th ed. Philadelphia: Lippincott Williams & Wilkins; 2005.

卵巢畸胎瘤

概述　卵巢成熟性畸胎瘤（或皮样囊肿）为儿童最常见的卵巢肿瘤，通常于青春期才被发现。肿瘤大小各异，从只位于卵巢内至卵巢外 5～10cm 不等。几乎所有的皮样囊肿或畸胎瘤都为良性，2%～10%甚至更少为恶性。本病通常于青春期因其他原因进行盆腔超声检查时偶然发现。四分之一为双侧。有时，畸胎瘤在平片检查中因发现钙化（尤其牙齿或骨骼）而被确诊。

影像　三分之二的畸胎瘤超声表现为无回声、低回声或高回声并存的复杂成分囊肿。有报道三分之一的病例即可表现为单纯无回声肿块（可能为实性组织位于肿块周围而无法显影）亦可表现为单纯回声性肿物。典型的超声表现为囊性成分为主的病变，至少内含一个壁结节（皮样栓或 Rokitansky 投影）（图 127-21），病变通常具有回声，后方可见声影，由脂肪、头发、油脂或钙化（如牙、骨骼）等成分所致。声影可导致深部肿瘤显影模糊，此表现称为"冰山角"征。畸胎瘤的无回声区由浆液或油脂组成，在体温下，这些物质为液体状态。部分囊性成分内可见脂-液平面以及毛发-液体平面。CT（图 127-22）或 MRI 可见相似征象。CT 可见其他检查无法显示的钙化。在显示肿瘤脂肪成分方面，MRI 极具价值。MRI 的信号特征反映了畸胎瘤的组成成分。钙化、骨骼以及毛发表现为 T1/T2

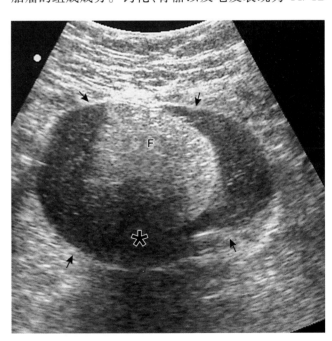

图 127-21　卵巢畸胎瘤。横断位超声图像显示较大左侧附件肿块（箭号），其内可见高回声成分（F）。中央部分的远端的阴影（星号）代表皮样栓子。回声增强主要是由于脂肪的存在，在这张图像上未见明显的钙化，也未见声影。肿块周围的液体内含有碎渣。（From Ruggierro M, Awobuluyi M, Cohen H, et al. Imaging the pediatric pelvis: role of ultrasound. *Radiologist*. 1997; 4: 155-170. ）

加权像低信号。脂肪为 T1 加权高信号,液体为 T2 加权高信号。不成熟性、部分分化恶性畸胎瘤较少见,通常为实性病变,且几乎为单侧。

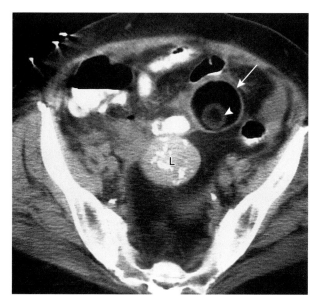

图 127-22　卵巢畸胎瘤。增强 CT 图像显示左盆腔前方圆形低密度的肿块(箭号)。所使用的 CT 技术使其看起来像附近结肠内的气体密度,或者像盆腔后方,直肠前方的脂肪密度。实际上它的密度与脂肪密度一致。它含有壁结节(箭头),并没有钙化成分。偶然发现在盆腔中央含有钙化的圆形肿块影,证实为平滑肌瘤。(From Cohen HL, Safriel YI. Benign cystic teratomas of the ovaries. In: Cohen HL, Sivit C, eds. *Fetal and pediatric ultrasound: a casebook approach.* New York: McGraw-Hill; 2001:516.)

卵巢无性细胞瘤

概述和影像　继畸胎瘤之后,无性细胞瘤为儿童和青少年第二常见的卵巢肿瘤。本病为儿童最常见的卵巢恶性肿瘤,但肿瘤恶性程度低。在组织学上,无性细胞瘤与男性精原细胞瘤相对应。影像表现为实性肿瘤,表面光滑,外有包囊。通常此类肿瘤在确诊时体积已较大。五分之一的病例可见双侧受累。无性细胞瘤可起源于发育不良的性腺,但与性腺母细胞瘤相比较,此情形较少见。单纯的无性细胞瘤不具备功能,但在生殖细胞瘤中,因其包含其他生殖细胞岛,因此可成为功能性肿瘤。此类肿瘤可局部播散至腹膜后淋巴结。本病对射线极为敏感,放疗预后良好,总存活率大于 90%。

内胚窦瘤

概述和影像　内胚窦瘤(卵黄囊瘤、卵黄囊癌或 Teilum 瘤)为少见恶性肿瘤,可见于任何年龄段。通

常确诊时体积较大(图 127-23),超声表现为实性为主的肿瘤,内可见囊腔。大多数病例的血清 α-甲胎蛋白水平升高。部分内胚窦瘤可分泌人绒毛膜促性腺激素,刺激卵巢形成雌激素,导致不完全性早熟。此现象可导致青春后期女性月经不规律。此类肿瘤对射线极为敏感。虽然复发率较高,但接受治疗的患者生存率也较高。

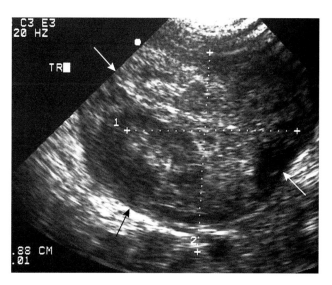

图 127-23　内胚窦瘤。13 岁女孩,表现为腹胀,盆腔横断位超声图像显示较大的实性肿块(箭号),肿块向周围浸润超过测量的鼠标。在 CT 上可见明显的转移病变

囊腺瘤和囊腺癌

概述和影像　儿童上皮细胞肿瘤与成人相似,主要包括囊腺瘤和囊腺癌。在青春期前,囊腺瘤很少见,通常为单侧。其大小各异,体积可从 3cm 至 30cm 不等。囊腺瘤分为两型:浆液型囊腺瘤包含清亮水样液体;黏液型囊腺瘤相对少见,内含黏蛋白,类似胶冻样物质。超声显示,此类肿瘤绝大部分为多发分隔的囊性肿块(图 127-24)。囊腺瘤为良性肿瘤,但浆液性乳头状类型具有破裂倾向,使肿瘤内容物散入腹膜腔,导致浆液性乳头状瘤病。与良性的囊腺瘤相比,囊腺癌较少见。其表现可与囊腺瘤类似,但边缘不规则,间隔增厚,且有乳头状突起,提示为恶性病变。出现腹水、网膜或腹膜转移、淋巴结肿大以及肝脏转移提示为恶性肿瘤播散。

颗粒细胞/膜细胞瘤

概述和影像　颗粒细胞/膜细胞瘤在确诊时一般体积较大。此类肿瘤主要为实性,但也可见囊实性混合或囊性为主的类型。四分之三的幼年颗粒细胞瘤患

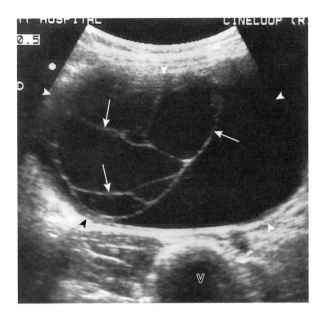

图127-24　卵巢囊腺瘤。十几岁女孩的横断位超声图像显示较大的囊性肿块(箭头),其内可见交叉的分隔(箭号)。其被证实为卵巢囊腺瘤。与儿童期比较,此病在成人中更加常见(From Ruggierro M, Awobuluyi M, Cohen H, et al. Imaging the pediatric pelvis: role of ultrasound. *Radiologist*. 1997;4:155-170.)

者可分泌雌激素,导致同性青春期性早熟。无功能性颗粒细胞瘤可在体检或超声检查时偶然发现。绝大部分无功能性颗粒细胞瘤为良性,复发和转移较罕见。

卵巢含睾丸母细胞瘤

卵巢含睾丸母细胞瘤(间质细胞瘤)通常体积较大,单侧多见,可为实性或囊性。此类肿瘤分化好,为良性,但也存在分化较差的肿瘤。大部分可产生雄性激素类物质,导致青春期前女性男性化、男性化表现、多毛症,以及青春期后月经过少或闭经。

✓ 临床医生须知

- 青春期前或青春期后子宫的表现
- 子宫的大小和子宫内膜的厚度
- 卵巢的大小、回声表现及内部结构
- 阴道和(或)子宫的液性扩张
- 卵巢肿物的特点(无回声、混杂或实性,存在钙化)
- 单侧或双侧卵巢病变
- 急性扭转的超声及多普勒表现
- 盆腔非妇科性肿瘤的表现

关键点

- 超声为分析小儿妇科生殖道的主要工具。
- 绝大部分的儿童卵巢存在滤泡或囊肿。
- 随时间的推移,超声影像的变化可帮助确诊卵巢囊肿出血。
- 新生儿与婴儿期的盆腔肿物,可为扩张的阴道或子宫,由分泌物、液体或血液填充。
- 病史、临床表现及实验室检查在鉴别输卵管卵巢脓肿、卵巢囊肿出血、子宫内膜瘤方面很有必要,因为上述疾病的超声表现相似。
- 多囊卵巢综合征患者的卵巢回声增强,典型表现可见每个卵巢内至少5个以上直径为5~8mm的囊肿。
- 急性扭转的卵巢体积远大于正常卵巢。
- 成熟畸胎瘤与皮样囊肿为最常见的儿童卵巢肿瘤。
- 无论男性还是女性,胚胎性横纹肌肉瘤均为最常见的生殖器肿瘤。
- 三分之一的卵巢肿瘤为恶性,激素活性肿瘤中半数为恶性。

推荐阅读

Capito C, Echaieb A, Lortat-Jacob S, et al. Pitfalls in the diagnosis and management of obstructive uterovaginal duplication: a series of 32 cases. *Pediatrics*. 2008;122(4):e891-e897.

Chiou SY, Lev-Toaff AS, Masuda E, et al. Adnexal torsion: new clinical and imaging observations by sonography, computed tomography, and magnetic resonance imaging. *J Ultrasound Med*. 2007;26(10):1289-1301.

de Vries L, Phillip M. Role of pelvic ultrasound in girls with precocious puberty. *Horm Res Paediatr*. 2011;75(2):148-152.

Garel L, Dubois J, Grignon A, et al. US of the pediatric female pelvis: a clinical perspective. *Radiographics*. 2001;21(6):1393-1407.

Lang IM, Babyn P, Oliver GD. MR imaging of paediatric uterovaginal anomalies. *Pediatr Radiol*. 1999;29(3):163-170.

Ratani RS, Cohen HL, Fiore E. Pediatric gynecologic ultrasound. *Ultrasound Q*. 2004;20(3):127-139.

Schultz KA, Ness KK, Nagarajan R, et al. Adnexal masses in infancy and childhood. *Clin Obstet Gynecol*. 2006;49(3):464-479.

Schultz KA, Sencer SF, Messinger Y, et al. Pediatric ovarian tumors: a review of 67 cases. *Pediatr Blood Cancer*. 2005;44(2):167-173.

Servaes S, Victoria T, Lovrenski J, et al. Contemporary pediatric gynecologic imaging. *Semin Ultrasound CT MR*. 2010;31(2):116-140.

Shah RU, Lawrence C, Fickenscher KA, et al. Imaging of pediatric pelvic neoplasms. *Radiol Clin North Am*. 2011;49(4):729-748, vi.

Stranzinger E, Strouse PJ. Ultrasound of the pediatric female pelvis. *Semin Ultrasound CT MR*. 2008;29(2):98-113.

Ziereisen F, Guissard G, Damry N, et al. Sonographic imaging of the paediatric female pelvis. *Eur Radiol*. 2005;15(7):1296-1309.

参考文献

Full references for this chapter can be found on www.expertconsult.com.

第 128 章

闭经和青春期异常

HARRIS L. COHEN and ANAND DORAI RAJU

青少年进行盆腔检查的适应证包括腹盆痛或肿物。相关的很多鉴别诊断在 127 章中已经进行讲述。对于女孩来说，其他需要进行影像评估的临床症状还包括青春期第二性征发育异常。可表现为发育提前（如性早熟）、发育延迟（性发育延迟），或是不发育（如性腺功能减退和性幼稚病）。另外一种青少年妇科评估的重要原因是闭经，包括原发和继发。导致青春期发育延迟的因素也可以导致原发或继发性闭经。

青春期

女孩的青春期是指儿童期至成人期之间的发育阶段，此时下丘脑-脑垂体-卵巢-子宫性腺发育轴激活使性腺成熟，导致性激素分泌增加、第二性征发育、身高增长迅速以及生殖能力出现。女孩青春期最早出现的征象是乳房发育（通常发生在 8~13 岁），和阴毛出现（在 8~14 岁）。随后身高迅速增长（9.5~14.5 岁），腋毛初夏和初潮来临（在 10~16 岁）。青春期通常在 4 年内发育完成。

男孩青春期开始于 9~14 岁，3.5 年至 4 年内完成。最初表现为睾丸增大（常见于 9~13.5 岁），随后阴毛出现（11~12.5 岁），腋毛和面部毛发生长，同时伴随身高迅速增长（10.5~16 岁）。

青春期的生理变化和月经周期的正常排卵

通常情况下，在 8 岁之前，未知的中央抑制机制阻止了下丘脑弓形核脉冲式释放促性腺素释放激素（GnRH）。GnRH 的脉冲式释放是排卵和黄体发育的必要条件。在青春早期，GnRH 脉冲式释放最大量仅见于夜晚，随着时间推移，逐渐转变为典型的成人型连续脉冲式释放。

GnRH 最早激活时，大多数女孩都会出现卵泡形成但无排卵。没有拮抗的雌激素产物导致子宫逐渐增长和子宫内膜的增殖。乳房开始发育、出现生理白带，身高迅速增长。由于下丘脑-垂体-卵巢-子宫轴的成熟

需要近 2 年的时间，孕酮生产周期短于正常，致使月经周期间隔缩短，被正常的黄体功能周期所取代。

典型的排卵周期为 24~35 天，常伴有经前不适。月经间隔的延长通常与停止排卵相关。在过去 100 年间，明显改善的营养和生活条件使平均月经初潮的年龄逐渐降低。在北美，初潮年龄为 9~17 岁，平均为 12.4 岁。月经初潮通常发生在乳房发育后的 2~5 年。

乳房和肾上腺功能发育提前

概述和临床表现 乳房和肾上腺功能提前发育是女孩正常青春期发育过程中相对常见的自限性改变。乳房发育提前是指不满 8 岁的女孩出现乳房发育，但不伴有其他性早熟症状。通常见于 1~4 岁。1/3 的病例能够自发缓解。肾上腺功能提前发育是指在没有其他性成熟特征时出现阴毛和腋毛。同时伴有乳房和肾上腺功能提前发育的患儿，其骨龄和身高正常或有轻度的增加。出现乳房和肾上腺功能早熟的原因并不清楚。性激素循环水平通常是正常的。终末器官对正常水平的雌激素或雄激素的敏感度增加可能是其原因。

在男孩中，阴毛和腋毛发育而不伴有其他性征发育，或仅有轻微的青春期早熟征象是正常发育过程中的常见变异，可能与不明原因的肾上腺早熟导致的雄激素循环水平增高有关。阴茎无增大，可能是由于雄激素循环水平增高不足所致。骨龄和生长速度轻度增加，其他青春期发育改变均在正常年龄范围内。

性早熟

性早熟指女孩在 8 岁之前，男孩在 9 岁之前出现第二性征。性早熟可分为 2 个主要类型：①完全性，中枢性，促性腺激素依赖型或称真正的性早熟；②不安全性，外周性，非促性腺激素依赖型，假性性早熟或早熟性假青春期。完全性以同性性早熟为特征，其第二性征的发育与性别一致，不完全性可以是同性性早熟，也可以是异性性早熟。不完全性异性性早熟主要表现为

女孩男性化和男孩乳房发育等女性化特征。

完全性或中枢性同性性早熟

概述和病理生理 完全性或中枢性同性性早熟是由于促性腺激素和性激素增高致下丘脑-垂体-性腺复合体轴过早激活导致的,出现排卵和精子生成。完全性性早熟可以是特发的,也可以继发于中枢神经系统病变。

病因和影像检查 至少 80% 的女孩性早熟为特发性。约 20% 的女性患儿存在下丘脑或垂体病变。不足 10% 的男孩真正性早熟为特发性。部分特发性病例存在家族倾向。

性早熟的可能病因包括颅内肿瘤或囊肿、脑积水、颅内感染或创伤后遗症,以及其他可能压迫或侵及下丘脑而导致下丘脑功能激活的病变。在导致真性性早熟的中枢神经系统肿瘤中,灰结节错构瘤是最常见的肿瘤(图 128-1)。肿瘤通常较小,男孩比女孩多见,一般为非进展性的良性肿瘤。下丘脑错构瘤分泌 GnRH,其症状通常无法经过手术治疗得到纠正。患下丘脑错构瘤的患儿出现青春期症状通常比特发性性早熟患者早 2 年。其他可以导致真性性早熟的中枢神经系统肿瘤通常位于或邻近下丘脑,包括下丘脑或视神经胶质瘤,星形细胞瘤,室管膜瘤,无性细胞瘤和泌乳素瘤。男孩蝶鞍上的无性细胞瘤(异位松果体瘤)也可以通过分泌人绒毛膜促性腺激素导致不完全性性早熟(hCG)。

部分长期患有甲状腺功能减退而未经治疗的患儿可出现真性性早熟。这些患儿的促性腺激素和泌乳素分泌增加,可能是垂体对甲状腺激素缺乏做出的反应性改变。受累的患者或多或少存在第二性征发育,其

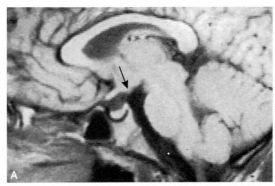
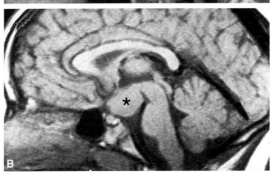

图 128-1 灰结节错构瘤导致的性早熟。A,8 岁孩子,颅脑 MRI 检查中,正中矢状位 T1 加权图像上箭号指向小错构瘤。B,7 岁孩子,颅脑 MRI 检查中,正中矢状位 T1 加权图像上,星号指示罕见的较大错构瘤。这两个孩子都有长期的性早熟历史

中阴毛出现最为明显。所有这些变化在甲状腺功能低下得到有效治疗后都会消失。

女孩不完全性性早熟(假性性早熟)

概述 女孩假性(不完全性)性早熟通常发生于 5 岁之前。过多的雌激素并非由下丘脑和腺垂体激发分

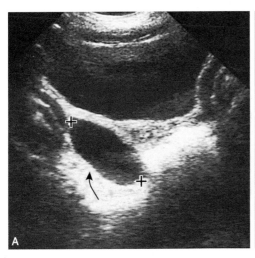
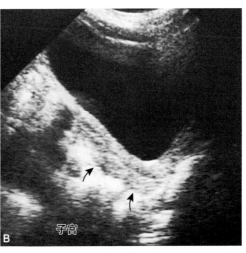

图 128-2 有自主分泌雌激素的卵巢囊肿导致的性早熟。A,3 岁孩子右侧附件(箭号)矢状旁超声图像显示较大囊肿(光标),这个囊肿被证实能自主分泌雌激素。左侧附件正常。B,中线矢状位图像显示女孩的子宫(箭号)大于她这个年龄的子宫。这不是儿童期的管状形状,而几乎呈"梨状"中心内膜腔的回声反射性显示已经雌激素化

泌,而通常是由卵巢或肾上腺分泌,或者可能来自外源性的摄入,如食物,肠外或口服药物或其他物质。

病因和影像检查 患儿的促性腺激素水平低,而且性腺仍不成熟。最常见原因是来源于卵巢的自主分泌雌激素的卵泡囊肿(图 128-2)。其他病因还包括分泌雌激素的卵巢肿瘤,特别是颗粒细胞瘤(图 128-3),以及少见的分泌雌激素的肾上腺肿瘤(腺瘤或肾上腺皮质癌)。

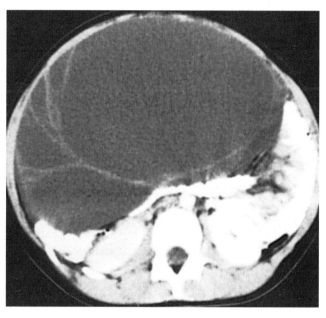

图 128-3 颗粒细胞瘤导致的性早熟。10 岁女孩的腹部增强 CT 检查显示巨大囊性,有分隔的肿块占据大部分腹部,这个囊肿被证实为能分泌雌激素的幼年型颗粒细胞瘤

McCune-Albright 综合征由多发骨纤维发育不良、皮肤牛奶咖啡斑和性早熟构成。该综合征主要发生于女性。部分病例中可合并具有自主分泌功能的卵巢囊肿。另有部分病例可无解剖学异常改变。McCune-Albright 综合征有时可表现为完全性或真性性早熟,有病例显示最初的部分或不完全性性早熟可转变为完全性性早熟,其原因主要是长期的雌激素暴露使下丘脑-垂体-性腺复合体过早成熟。

男性化疾病(异性性早熟)

概述和临床表现 正常女性体内的睾酮 25% 由肾上腺产生,25% 由卵巢产生,50% 由 D4 雄烯二酮转化而来,其中只有 1% 具有生物学活性。当女孩体内的雄性激素分泌过多或终末器官对正常量的雄激素敏感性增加时,则会发生假性性早熟。这两种情况都可以导致异性性早熟,表现为女孩男性化或男性的第二性征发育。临床表现包括身高增长、面部多毛(多毛症)、痤疮、声音低沉、阴蒂增大、肌肉增加和暂时性秃头。青春期患者最常见的症状是月经异常。

先天性肾上腺皮质增生症

概述和影像 先天性肾上腺皮质增生症是雄激素增多症最常见的病因。雄激素物质增加主要是由于 21-羟化酶的缺乏,少数情况为 11β-羟化酶缺乏,3β-羟化类固醇脱氢酶缺乏或其他参与皮质醇和醛固酮合成的酶缺乏。肾上腺的影像表现为肾上腺体积增大(图 128-4),通常为双侧和弥漫的,但肾上腺的形态保持正常。

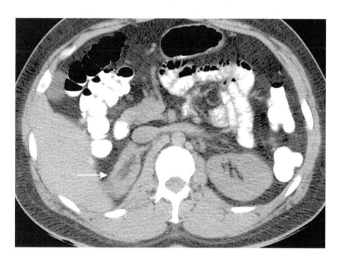

图 128-4 先天性肾上腺增生症。患有单纯性先天性肾上腺增生的 24 岁成人 CT 平扫显示右侧肾上腺较正常增厚。这是此病变的典型表现,先天的形态仍维持正常

其他原因导致的女孩男性化

概述,病因和病理生理学 肾上腺腺瘤或肾上腺皮质癌可以使雄性激素水平升高,发生女性男性化。由于肿瘤分泌糖皮质激素,患者可出现 Cushing 综合征表现。

部分卵巢肿瘤可以分泌雄激素导致女性男性化。包括间质细胞瘤,卵泡膜细胞瘤(黄体瘤,一种包含膜细胞,可导致男性化的无性细胞瘤),或性腺母细胞瘤。接触外源性的雄性激素或类雄性激素也可以导致男性化,可见于任意年龄。此外,青春期女孩出现男性化表现还可见于部分罕见的性分化异常,如 46,XY 性腺发育不全,本病患者出生时为正常女性表型。

特发性多毛症和多囊卵巢综合征也可以导致女性男性化。特发性多毛症可仅表现为身体及面部广泛的毛发增多,或以此为主要异常表现,这也是青春期或青春后期女孩相对常见的疾病。具有家族倾向,或是多囊卵巢综合征(PCOS)和多个小卵泡囊肿(见第 127 章)引起雄激素增多导致的结果。其原因通常是特发性的,或者是由于末梢器官(毛囊)对血循环中正常水平的雄激素的反应异常所致。

男孩不完全性同性性早熟（假性性早熟）

概述、病因和病理生理 男孩发育过程中出现的同性假性性早熟是由于血循环中雄激素或类雄激素物质增多引起的，这些异常雄激素或类激素物质多由肾上腺或睾丸分泌，或外源性接触所致。其中肾上腺皮质增生症（CAH）是最常见的肾上腺来源病因。受累的男孩出生时外生殖器正常，如果CAH病未经有效治疗，患儿将很快出现性早熟。男孩同性假性性早熟有时伴随糖皮质激素分泌过量的表现，可能与肾上腺皮质肿瘤（腺癌或良性腺瘤）分泌雄性激素有关。分泌雄激素的睾丸间质细胞瘤是男孩同性性早熟的罕见病因（见第126章）。一些垂体外分泌hCG的肿瘤也可以由于刺激睾丸间质细胞分泌睾酮导致不完全性同性性早熟。这些肿瘤包括肝癌、肝母细胞瘤、一些畸胎瘤和纵隔或腹膜后恶性绒毛膜上皮癌，鞍上生殖细胞瘤或异位松果体瘤。男孩家族性的青春期非促性腺激素依赖性的性早熟是由于睾丸间质细胞的早熟和增生，导致睾酮分泌增多。接触外源性的雄激素，或因睾丸未降使用hCG也可能出现男孩的不完全性男性化。

男孩青少年期乳房发育和女性化

概述和病因 13~15岁青春期男孩可以出现暂时性的轻度乳房发育。通常是双侧、特发性的，可以存在家族倾向。通常不伴有激素水平的异常。这种男孩的乳房发育一般会在2~3年后消退，但在少数病例可能会持续到成人期。男孩乳房发育的病因包括接触外源性的雌激素、分泌雌激素的睾丸或肾上腺皮质肿瘤、分泌催乳素的垂体肿瘤、Klinefelter综合征、先天性双侧无睾症、获得性睾丸衰竭，以及其他伴有睾酮或雄激素分泌终端受体存在生化缺陷的疾病。

性早熟的临床及实验室评价

概述和临床表现 体格检查对准确诊断具有重要意义。体格检查能够确定性早熟的分型及程度，以及睾丸的大小、形态和质度。在完全性性早熟，双侧睾丸均增大；在部分性性早熟，睾丸大小多正常。单侧睾丸增大提示睾丸肿瘤可能。对于侧腹部或盆腔肿块应该同时评估腹部。咖啡牛奶斑对骨纤维发育不良或神经纤维瘤具有提示意义。实验室检查应该包括：促黄体生成素、卵泡刺激素和雌二醇水平；促性腺激素对于GnRH的应答反应；甲状腺检查；女孩的阴道涂片，以及血清和尿中睾酮水平的测定。

性早熟的影像检查

影像 包括腕骨和前臂远端的左手前后位X线片可用来评估骨龄。对于真性性早熟和雄激素刺激的患儿，骨龄常常提前。骨龄提前的患儿骨骼增长较早。尽管如此，如果性早熟未得到及时治疗，骨骺提前闭合将导致患儿最终的身材矮小。

腹部超声（重点是肾上腺和卵巢）是性早熟患儿最主要的影像评估方式。真性性早熟的女孩盆腔超声显示双侧卵巢增大，子宫增大明显。个别情况下可以看到具有雌激素分泌功能的较大的卵巢囊肿，可以导致下丘脑-垂体复合体被激活。由于较高的促性腺激素水平，在性早熟的女孩可出现多发小的卵泡囊肿。这些囊性卵巢看上去与正常儿童卵巢相似。假性性早熟见于能够分泌雌激素的卵巢囊肿或肿瘤，表现为双侧卵巢不对称，病变位于较大的卵巢内（图128-2）。青春期以前出现的女孩子宫增大和子宫内膜显示清晰提示血中雌激素水平升高，需要进一步检查。当怀疑骨纤维结构发育不良时应进行骨骼检查。

怀疑完全性或中枢性同性性早熟的患儿需进行颅脑MRI检查，应特别关注灰结节区。头颅X线片的诊断价值有限，但可以显示颅内钙化和蝶鞍增大、颅内压增高或骨纤维结构发育不良的骨骼改变。

青春期发育延迟或不发育

女孩到13岁仍没有出现第二性征（超过正常两个标准差），称为青春期延迟。男孩到14岁仍未出现阴毛、腋毛或其他第二性征改变，尤其是睾丸和阴茎无增大，称为青春期发育延迟。青春期延迟或不发育可能是特发性的或是由于慢性系统性疾病、下丘脑-垂体综合征导致促性腺激素减少引起的，或者是继发促性腺激素分泌升高的性腺原发病。

特发性（体质性）青春期延迟

概述和临床 一些儿童的青春期可以延迟数年才出现，而无其他异常表现。当青春期开始后，通常会持续直至正常的第二性征发育全部完成。这些现象提示青春期延迟很有可能是内在的或是基因的原因造成下丘脑-垂体复合体成熟延迟。这些患儿通常会伴随骨龄和身高发育的延迟。要区分单纯体质性青春期延迟与真正下丘脑-垂体轴病变造成的发育迟缓十分困难。

慢性系统性疾病导致的青春期延迟

概述和病因 青春期延迟可以见于部分慢性疾病患儿。神经性厌食等造成的患儿长期处于虚弱状态可以导致青春期发育延迟。此外，还可能见于长期从事长跑或芭蕾舞等高强度体能活动的儿童或青少年。改善或消除这些相关病因后,大部分患儿可以恢复青春期发育。尽管如此,任何青春期发育停滞的现象都需要给予关注,并进行内分泌检查。

下丘脑-垂体轴疾病导致的性腺功能减退(促性腺激素分泌不足的性腺功能减退)

概述和临床表现 部分下丘脑-垂体复合体病变可导致促性腺激素的释放减少,继发性腺性激素减少。性腺功能的低下或缺失导致青春期不发育。女孩表现为幼稚子宫,无月经初潮,乳房及其他第二性征不发育。男孩表现为幼稚型阴茎和阴囊,睾丸发育落后、低于正常同龄儿。阴毛和腋毛稀疏或缺失。声音持续高调,髋部、盆腔、腹部和乳房等部位常会发生脂肪堆积。除合并生长激素缺乏的情况外,患儿可以出现因长骨的骺干闭合延迟导致的肢体长度增加。

病因和病理生理 病因包括颅内肿瘤,如颅咽管瘤、下丘脑和视神经胶质瘤、无性细胞瘤以及下丘脑、垂体或邻近区域的其他肿瘤。同时可能出现糖尿病、尿崩症、身材矮小等垂体分泌不足的表现。原发性或继发性低促性腺素性功能减退症也可见于朗格汉斯组织细胞增多症和有先天性中线结构(如面部、颅底和中枢神经系统)缺陷的病人,中枢神经系统受累包括视隔发育不良或前脑无裂畸形,这些疾病可以伴有下丘脑和脑垂体的发育异常导致促性腺功能减退。

导致性腺功能减退的功能性原因包括特发性垂体功能减退,以因生长激素缺乏导致的身材矮小为主要特征,有时伴随其他垂体激素分泌不足的临床表现。单纯的促性腺激素分泌不足的病例,无论散发还是家族性,均可能合并嗅觉缺失症或嗅觉减退症,以及以Kallmann综合征为代表的其他异常。男性单纯黄体激素缺乏也可以导致青春期不发育,本病可以是家族性的,常常伴有男性乳房发育,但能保留精子生成能力。性腺功能减退也可能与下丘脑功能异常有关,见于Prader-Willi和Laurence-Moon-Biedl综合征中。

性腺病变导致的性腺功能减退(促性腺激素分泌多的性腺功能减退)

概述、病因和病理生理 部分先天性或获得性腺病变可以导致性腺功能减退和青春期不发育。性腺分泌的性激素减少,导致垂体分泌的促性腺激素分泌增多。与促性腺激素分泌不足的性腺功能减退表现一样,出现男孩或女孩的青春期不发育。女孩重要的性腺病变包括Turner综合征、XX性腺发育不全、XY性腺发育不全、伴有半乳糖血症的性腺发育不全和免疫性卵巢炎(常合并桥本氏甲状腺炎、甲状旁腺功能减退、肾上腺功能不良、恶性贫血、慢性活动性肝炎和念珠菌病)。在染色体正常的人群中,促性腺激素分泌增多的性腺功能减退可见于曾经患有继发性卵巢衰竭或者梗死的患者、双侧卵巢扭转、手术切除双侧卵巢、盆腔的放射性治疗(通常放射量大于或等于800cGy)、化疗病人或自身免疫性卵巢炎的患者。

导致男孩性腺功能减退的性腺病变包括因妊娠13周以后睾丸再吸收导致的先天性双侧无睾症(其他外生殖器正常),因双侧睾丸扭转导致的继发性睾丸萎缩,双侧睾丸固定术中造成的睾丸损伤、辐射等。在一些出生时为女性表型,基因为男性的人群中可见到青春期缺失,包括XY性腺发育不全患者和部分因遗传性酶缺乏导致的性激素活性合成受损的男性假两性畸形患者。

诊断和病史评价

概述、临床表现和影像 患儿的家族史、病史、相关疾病和体格检查均可以提供重要信息。体格检查时需重点关注患儿的青春期分级(Tanner分类),评估整体的发育情况,进行神经系统疾病相关的症状和体征检查,以及系统性疾病或综合征的相关检查。如果有相关指征,还要进行视野测试、妇科评估和染色体分析等检测。激素检查包括:血浆睾酮、雌二醇和促性腺激素;促性腺激素对GnRH的刺激反应和睾酮对hCG的刺激反应。此外,还需要检测血中催乳素和生长激素数值,以及甲状腺功能。影像检查包括骨龄测定、颅脑MRI、盆腔超声(评估卵巢和子宫大小)等。

对闭经患者的分析

概述和病因 女性青春期延迟的原因与原发性或继发性闭经的原因类似。女孩到16岁还没有月经就可确定为原发性闭经。继发性闭经是指在月经初潮之后,更年期以前的任何时间的月经停止。

原发性闭经的病因很多,累及多个器官和系统(框128-1)。可以见于正常青春期发育的青少年,也可以见于性发育延迟者、青春期部分发育但初潮延迟者,以及初潮延迟合并女孩男性化者。许多病因前文已经介绍过,包括促性腺激素分泌不足的性腺功能减退、促性腺激素分泌增多的性腺功能减退、假两性畸形、女孩男性化、多囊性卵巢综合征、生殖器阻塞(如子宫积血)和子宫发育不全或发育低下。继发性闭经常见于生理性怀孕和多囊性卵巢综合征。

框 128-1 原发性闭经的病因

下丘脑
- 系统性疾病
- 慢性疾病
- 家族性
- 压力/紧张
- 竞技体育
- 饮食失调
- 肥胖
- 肿瘤,放射
- 药物

脑垂体
- 原发性脑垂体功能低下
- 肿瘤
- 血色沉着症
- 梗死
- 辐射,手术

甲状腺
- 甲状腺功能减退
- 甲状腺功能亢进

肾上腺
- 先天性肾上腺皮质增生症
- 库欣综合征
- 爱迪生病
- 肿瘤

卵巢
- 性腺发育不良
- 卵巢衰竭
- 多囊性卵巢综合征
- 卵巢肿瘤,双侧卵巢切除术

子宫颈:发育不全

阴道
- 发育不全
- 横膈膜

处女膜:无孔的、闭锁的

Modified from Emans SJ. Amenorrhea in the adolescent. In: Emans S, Goldstein D, eds. *Pediatric and adolescent gynecology*. 5th ed. Philadelphia: Lippincott Williams and Wilkins; 2005.

✔ 临床医生须知

- 骨龄延迟、正常或提前
- 骨纤维结构发育不良的骨骼改变(McCune-Albright 综合征)
- 中枢性同性性早熟患者的 MRI 或 CT 检查中可以发现颅内病灶或先天性畸形,这些病变可以压迫或侵及下丘脑,导致促性腺激素分泌减低引起性腺激素分泌不足的性腺功能减退
- 假性性早熟的女孩超声检查可显示卵巢内病变(囊肿或肿瘤)
- 假性性早熟的男孩超声检查可发现睾丸肿瘤
- 异性性早熟可以发现肾上腺增大(肾上腺皮质增生)或肾上腺肿瘤

关键点

无拮抗的雌激素分泌导致进行性的子宫生长和子宫内膜增生。腋毛和阴毛的发育是由于卵巢和肾上腺分泌雄激素的结果。

性早熟是指女孩在 8 岁以前,男孩在 9 岁以前出现的青春期外观性征。

至少 80% 的女孩性早熟是特发性的,而男孩中少于 10%。

下丘脑错构瘤是最常见导致真性性早熟的中枢神经系统肿瘤。

女孩假性性早熟常常出现在 5 岁之前。血中过多的雌激素及相关物质的产生不依赖中枢刺激。最常见的雌激素来源是自主分泌雌激素的卵巢卵泡囊肿。

先天性肾上腺皮质增生症是最常见的雄激素过多症的原因;多数由于 21-羟化酶的缺乏引起。

青春期延迟是指女孩到 13 岁,男孩到 14 岁还没有出现第二性征的发育。

青春期延迟可发生于患有慢性消耗性疾病的病人,也可见于长期高强度体育锻炼者或神经性厌食患者。

原发性或继发性促性腺激素分泌不足的性腺功能减退可以见于组织细胞增多症、先天性中枢神经系统中线缺陷、中枢神经系统肿瘤和原发性促性腺激素缺乏症。

原发性闭经是指到 16 岁仍没有月经。继发性闭经是指在月经初潮之后和更年期之前出现的月经停止。

推荐阅读

Argyropoulos M, Kiortsis D. MRI of the hypothalamic-pituitary axis in children. *Pediatr Radiol*. 2005;35:1045.

Cohen HL, Bober S, Bow S. Imaging the pediatric pelvis: the normal and abnormal genital system and simulators of its diseases. *Urol Radiol*. 1992;14:273.

Garel L, Dubois J, Grignon A, et al. US of the pediatric female pelvis: a clinical perspective. *Radiographics*. 2001;21(6):1393-1407.

Stranzinger E, Strouse PJ. Ultrasound of the pediatric female pelvis. *Semin Ultrasound CT MR*. 2008;29(2):98-113.

Warren MP, Goodman LR. Exercise-induced endocrine pathologies. *J Endocrinol Invest*. 2003;26(9):873-878.

参考文献

Full references for this chapter can be found on www.expertconsult.com.

第八篇

肌肉骨骼系统

第 129 章

胚胎学、解剖学与正常表现

J. HERMAN KAN and PETER J. STROUSE

胚胎学

横纹肌和骨骼均由中胚层分化而来。胚胎第 4 周末四肢胚芽形成。近第 2 个月末时,胚胎软骨性主体骨架结构分化产生,成为四肢骨骼的前身。软骨细胞局部增生肥大、形成空泡后,钙在软骨基质内沉积形成一次骨化中心。在长管状骨中,上述过程发生于骨干中心,随后骨化中心会再次吸收,形成原始骨髓腔。

骨干在成长过程中,原始骨髓腔两端的钙化盘逐渐发育为先期钙化带。先期钙化带两端的软骨发育成为骨骺。骨骺内邻近骨干的一层细胞产生新的细胞,这些细胞位于骨骺内其他休眠软骨和邻近骨干已钙化的陈旧细胞之间。陈旧细胞周围的基质中充满来自骨髓的毛细血管和骨细胞。软骨钙化形成骨骼,新骨和软骨在破骨细胞与成骨细胞作用下塑形,使得骨骼长度逐渐增加(图 129-1)。骨膜下成骨细胞活动使骨骼周径变大、骨皮质增厚。在管状骨发育过程中,骨干

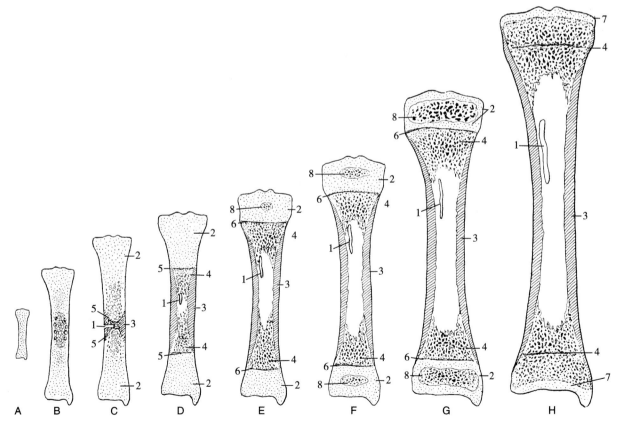

图 129-1　胫骨发育成熟过程模式图。A,胚胎软骨结构是胫骨的原基。B,中心软骨细胞的初级增大和倍增以及软骨基质内软骨增生构成了初级骨化中心的前体。C,早期的初级骨化中心表现为骨膜下骨中央带(即早期骨皮质)形成,骨膜成分穿透软骨基质;这些穿通的管道就是形成后来的血管沟,持续存在。D,骨干向两端不断延伸骨化,中央则再吸收形成骨髓腔。E,出生时的胫骨,近侧骺软骨内出现二次骨化中心。F,大约出生后第 4 个月,两端的骺软骨内都可见到骨化中心。G,青少年阶段的胫骨,各个组成部分明显增长,二次骨化中心增大。H,成人胫骨,骨骺与骨干完全闭合。关节软骨板覆盖在骨两端,终生存在。1,血管沟;2,骺软骨;3,皮质;4,松质;5 和 6,先期钙化带或骺板;7,关节软骨;8,二次骨化中心。(Modified from an original drawing by W. M. Rogers, MD.)

两端会发生重吸收,以维持正常干骺端轻度外展的形状,这也正是所谓"塑形"的发生机制。骨干内不成比例的破骨活动导致骨髓腔的形成。随后,上述过程稳步进行,在维持其形态与相邻结构正常的情况下,管状骨由小到大。二次骨化中心位于软骨性骨骺及骨突内,其生长过程与骨干类似,但增长速度明显低于骨干。二次骨化中心在正常骨化过程中常表现为密度不均匀、结构不连续,与病变表现类似。骨化中心首次出现与融合的时间可成为身体发育成熟的指标(图 129-2 和图 129-3;表 129-1)。

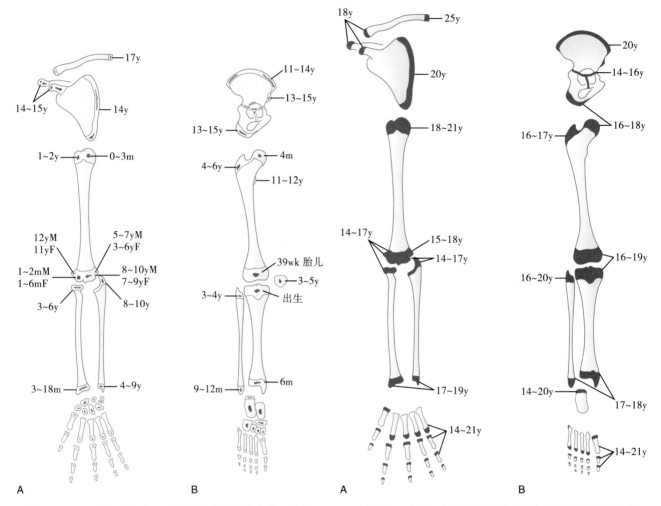

图 129-2　上肢骨(A)和下肢骨(B)主要骨骼出现二次骨化(包括骨骺和骨突)的时间。F,女;M,男;m,月;wk,周;y,年。(Reproduced from Ogden JA:Skeletal Injury in the Child,3rd ed. New York,Springer,2000)

图 129-3　上肢骨(A)和下肢骨(B)主要骨骼骺干闭合的时间。y,年。(Reproduced from Ogden JA:Skeletal Injury in the Child,3rd ed. New York,Springer,2000)

表 129-1　胎儿和新生儿骨骺骨化的第 5 和 95 百分位数

骨化中心	第 5 百分位数	第 95 百分位数
肱骨头	37 周	生后 16 周
股骨远端	31 周	39 周(女)40 周(男)
胫骨近端	34 周	生后 2 周(女)5 周(男)
跟骨	22 周	25 周
距骨	25 周	31 周
骶骨	37 周	生后 8 周(女)16 周(男)

Data from Kuhns LR,Finnstrom O. New standards of ossifi cation of the newborn. Radiology. 1976;119:655-660.

骨骺是原始骨软骨模型两端的残留结构。长骨的纵向生长发生于生长板与干骺端的连接部,通过生长板软骨细胞增殖,周围基质钙化,干骺端血管以及成骨细胞与破骨细胞的活动最终转化为骨。骨化中心在骨骺内发育,当其穿过生长板与干骺端融合时停止生长。骨突是肌腱起始或附着部的骨性突起。与骨骺相似,骨突形成的骨化中心最终也会与其骨干主体相融合。骨突与骨骺的区别在于前者对骨骼的纵向生长没有贡献。骨突和骨骺的骨化和生长与球形生长板基质沉积有关,其生理学表现与生长板相似。骨骺骨化完成后,球形生长板和骺软骨消失,只有关节软骨覆盖在骨骺表面。上述表现与骨骼成熟生长板闭合过程同步进行。

生理学

骨骼为身体提供刚性支撑,为肌肉提供附着点,发挥杠杆作用。婴幼儿与儿童的骨骼生理机能活跃,可随生长发育、激素水平(与维生素 D 水平、甲状旁腺素、降钙素或血清钙磷水平有关)以及机械应力的变化而产生大小和形状的改变。

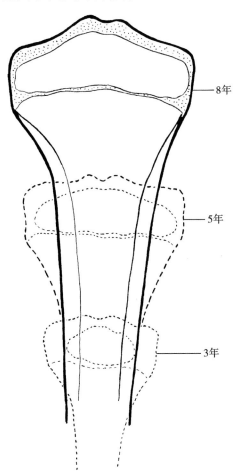

图 129-4 胫骨的发育和外形变化过程。模式图中叠加式地展示了骨干逐渐向心性地收缩、并远离增宽的骺板

在整个生长过程中,骨干除了长度和宽度持续增长外,还在不断地塑形和重构以达到最终形态。引起这种形状变化的机制被称为“塑形”或“管状化”。塑形最显著地特征是骨干在增宽后逐渐向心性收缩,这种变化过程明显快于骨端部分(图 129-4),这就形成了骨端外展形的外观。

多种慢性疾病可干扰骨干的塑形过程,进而影响骨骼发育。过度管状化的骨骼管径明显变窄,干骺端显著增宽。此表现常见于正常肌张力丧失的脑瘫或其他神经肌肉病变的患儿。当管状化不足时,骨干管径异常增宽,干骺端正常外展形态消失,可见于戈谢病,Pyle 发育不良和骨软骨瘤病。

由全身性疾病引起的急性骨改变最常见于邻近生长板的干骺端,它是发育期骨代谢最活跃的部位,也是原始骨沉积的部位(例如,佝偻病患儿表现为干骺端毛糙,白血病患儿出现生长板旁的硬化带,其内见骨质稀疏的透明带)。

解剖学

四肢骨分为三种:①长、短管状骨;②腕关节和踝关节的圆形骨;③籽骨,位于肌腱和关节囊内的小骨。功能上,发育中的长管状骨由下列部分组成:骨干、干骺端、生长板和骨骺(图 129-5)。“长骨”的两端有骨骺,短管状骨(“短骨”)只有一侧有骨骺,多位于骨关节活动度较大的部位。在手和脚,二次骨化中心位于指/趾骨基底部,第 2~5 掌骨或跖骨的远端。第一掌骨和跖骨的骨骺位于骨干近端。二次骨化中心的出现似乎多位于骨关节活动度最大的一侧。如果在短骨的非正常骨化中心侧也出现骨化中心,则称为“假骨骺”。

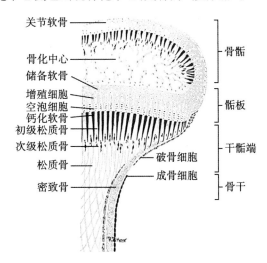

图 129-5 管状骨生长端的功能性组成和组织学基质

正常表现

骨龄测定

多种射线检查方法可估计新生儿的胎龄。肱骨近端骨化中心生后不久即可骨化,其5%至95%可信区间为妊娠37周到产后16周。由于肱骨近端骨化中心在妊娠37周前罕见骨化,因此它的出现提示胎儿已经或接近足月。牙齿的出现时间具特征性:第33周形成第一颗乳磨牙,第36周形成第二颗乳磨牙。包括早产儿在内的四肢骨骨骺的X线出现时间,具有很重要的意义(见表129-1)。

骨龄的测定用于判断骨骼的发育成熟情况是否发达到相应年龄标准。家族、种族以及社会经济学等因素的差异限制了Greulich和Pyle标准在当代儿童中的应用(该标准于1940年被提出)。种族间骨骼成熟速度不同这一观点已被广泛接受。例如,美国非裔儿童比白种人儿童成熟快。手部具有大量的二次骨化中心(指骨、掌骨以及腕部),被用作判断全骨成熟度的指标。基于年龄的标准差较宽泛,骨龄在5%~95%可信区间内(或±2个标准差以内)均可认为正常。

Greulich和Pyle的标准对小于2岁的幼儿具有局限性,因为此时期手和腕的骨化中心变化相对较小,相较而言,膝关节和足的变化更快一些。2岁以下幼儿常用左膝关节和左足X线平片(前后位+侧位)与已颁布的标准对比[膝关节,参照Pyle和Hoerr标准(1969);足踝部,参照Hoerr, Pyle和Francis标准(1962)]。

Risser分级法通过评价髂嵴的形态以及骶干愈合状态评估骨骼成熟度。髂嵴的骨化由外周向中心进行:0级:未骨化;Ⅰ级:0%~25%骨化;Ⅱ级:25%~50%骨化;Ⅲ级:50%~70%骨化;Ⅳ级:75%~100%骨化;Ⅴ级:完全骨化且融合。

平片评估骨龄对诸多临床工作很有帮助。框129-1和框129-2分别列出了引起骨成熟超前和延迟的疾病。典型的月经初潮出现在远节指骨干骺融合后。骨龄与长骨测量值一起可预测儿童成人身高。评估骨龄对制定骨科的治疗方案很有价值,包括骶干固定术、下肢延长术和脊柱侧弯的治疗。

框 129-1　骨骼发育提前

- 肢端发育不全
- 肾上腺性征综合征(肾上腺皮质肿瘤或增生)
- 巨脑畸形
- 性腺肿瘤(雄激素或雌激素分泌)
- 生长激素过量(巨人症)
- 甲状腺功能亢进症(母亲遗传或获得性)
- 下丘脑肿瘤
- 特发性家族性骨龄提前
- 特发性同性性早熟
- 脂肪代谢障碍
- 肝肿瘤(绒毛膜上皮癌,肝癌)
- 综合征(多发性骨纤维发育不良)
- 药物与性激素
- 松果体瘤
- 早产肾上腺机能初现
- 乳房过早发育
- 假性甲状旁腺功能减退症
- 各种综合征

框 129-2　骨骼发育落后

- Addison病
- 染色体疾病(例如,21-三体和18-三体综合征)
- 慢性疾病
- 慢性肾脏疾病
- 慢性重度贫血(例如,镰状细胞贫血和地中海贫血)
- 先天性心脏病(尤其是青紫型)
- 先天性畸形综合征
- 原发性延迟
- Cushing综合征
- 生长激素缺乏症
- 性腺功能减退症(例如,Turner综合征)
- 甲状腺功能减退症
- 特发性原因
- 炎症性肠病
- 胎儿宫内生长迟缓
- 青少年糖尿病
- 吸收不良综合征(例如,腹腔疾病)
- 营养不良
- 神经病学的紊乱
- 全垂体功能减退症
- 佝偻病
- 骨骼发育不良
- 类固醇治疗

解剖变异

经验与学识是辨别正常变异的关键。正常变异大全(Keats和Anderson编写的 *An Atlas of Normal*

Roentgen Variants That May Simulate Disease；Frey-schmidt 等人编写的 *Borderlands of Normal and Early Pathological Findings in Skeletal Radiography*）是极有价值的参考资料。

　　很多骨骺和骨突的骨化中心形态不规则,发育早期可呈碎片样(图 129-7)。看到某一区域内骨化中心不规则时,切记正常的不规则骨化通常双侧对称,且其他区域骨骼会伴有类似改变。正常骨骺和骨突的碎裂状骨化边缘光滑,呈圆形伴有硬化。碎裂状骨骺有时表现为拼图样外观。正常碎裂状骨骺需与急性骨折相鉴别,后者常为线状、无硬化缘,同时伴有软组织肿胀和关节积液。

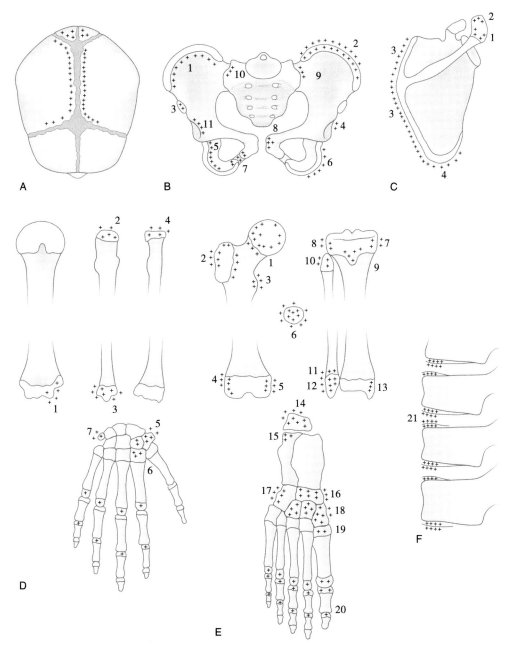

图 129-7　骨骼发育过程中常见的不规则骨化部位已用十字标注。A,颅骨。出生后第一周和接下来的数月内,颅缝的骨质边缘多是不规则的,许多婴幼儿由颅缝延伸入骨体的颅裂也可以出现。颞骨的颅缝边缘也常为不规则形(没有显示)。B,骨盆:1,髂骨嵴;2,髂骨嵴的二次骨化中心;3,髂前上棘二次骨化中心;4,髋臼缘;5,坐骨体;6,坐骨二次骨化中心;7,坐骨和耻骨的软骨结合部;8,耻骨体;9,骶髂关节的髂骨侧;10,骶髂关节的骶骨侧;11,髋臼窝底部和髂骨缘。C,肩胛骨:1,和 2,肩峰的二次骨化中心;3,骨质边缘的二次骨化中心;4,下角的二次骨化中心。D,上肢:1,滑车的二次骨化中心,常为不规则形;2 和 3,尺骨近侧和远侧的骨骺;4,桡骨近侧骨骺;5,大小多角骨;6,多变的第二掌骨中心(假性骨骺);7,豆状骨。E,下肢:1,股骨近侧干骺端;2 和 3,大小转子旁的二次骨化中心;4,和 5,股骨远端骨骺侧缘和中心;6,髌骨;7 和 8,胫骨近端骨骺的中心和侧缘;9,胫骨前的二次骨化中心;10,腓骨的近端骨骺;11 和 12,腓骨的远侧干骺端和远端骨骺;13,胫骨远端骨骺构成的内踝;14,跟骨粗隆;15,跟骨初级骨化中心;16,舟骨;17,骰骨;18,楔状骨;19,第一跖骨近端骨骺;20,趾骨骨骺。F,脊柱:21,边缘骨化中心(终板骨骺)

新生儿生理性骨硬化很常见。胎儿、早产儿和足月新生儿的长管状骨骨硬化表现较年长儿明显,这是因为胎儿和新生儿期骨皮质成比例地增厚且松质骨丰富。这种骨硬化的征象在生后数周内逐渐消失,至第2~3个月时完全消退。

无论早产儿还是足月儿,1~4个月龄的婴儿常见生理性骨膜反应。生理性骨膜新生骨位于骨干,边缘光滑规则,且厚度≤2mm(图129-9),最常见于胫骨、股骨和肱骨骨干,偶见于尺桡骨。对大多数婴儿而言,骨膜新生骨双侧对称,但也有1/3~1/2的婴儿不对称出现。与生理性骨膜新生骨相比,创伤性骨膜新生骨多不对称性,位于干骺端,增厚且不规则。

很多婴幼儿干骺端正常变异易与损伤相混淆。将这些正常变异与儿童受虐后典型的干骺端损伤相区分十分重要(见第145章)。最常见的正常变异是位于干骺端邻近骺板位置的骨膜下骨领,表现为干骺端表面的塌陷,属于正常变异,与虐童干骺端的表现类似(图129-10)。

关节内气体(氮气)很常见,是由于X线检查摆位时,对婴幼儿的关节牵拉造成的。平片中真空关节的出现可除外关节积液。

下列重要的正常变异不可与病理改变相混淆。

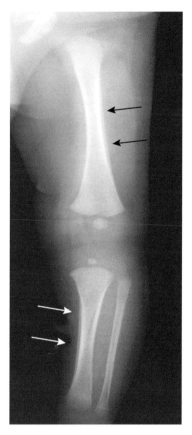

图129-9 9周男孩,生理性骨膜新生骨,位于股骨干和胫骨干中间段的内侧面(箭号)

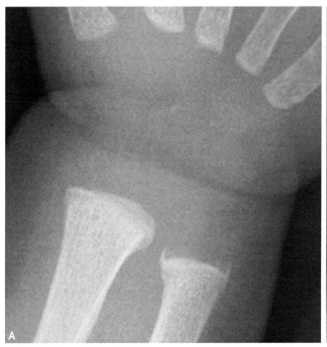

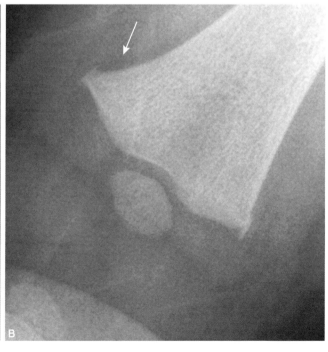

图129-10 5个月女孩,由于骨膜下骨延伸超出干骺端,形成的尺骨远端(A)和股骨远端(B)的小毛刺。股骨远端可以见到正常的"台阶样"改变(箭号)

手和足

象牙骨骺

指/趾骨的骨化中心硬化称为"象牙骨骺"。发病率约为 1/300。象牙骨骺常见于远节指/趾骨或小指/趾的中节指/趾骨。发育可有延迟。象牙骨骺也可能见于发育不良综合征的锥形骨骺。与手指相比,象牙骨骺更常见于脚趾。

锥形骨骺

指/趾骨的锥形骨骺可单个或多个出现其他,常见于远节指/趾骨。单发的锥形骨骺可能与外伤引起的生长板中央发育障碍有关。多发者可见于发育不良综合征和代谢性骨病。脚趾的锥形骨骺比手指更常见(图 129-13)。

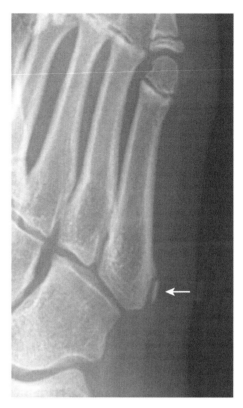

图 129-14 10 岁女孩,正常的第 5 跖骨隆突(箭号)。骨突的生长板是纵向的"鳞状"

17)。它们是由条状成骨组织进入骨干近端软骨而形成。条状成骨组织末端增大形成蘑菇状骨组织,在平片中表现为"假骨骺"。假骨骺与骨干的融合处常可见凹痕。假骨骺在 4~5 岁时形成其外观,在骨骼发育成熟时与邻近骨干融合。假骨骺常见于甲状腺功能低下和颅锁骨发育不全患儿。

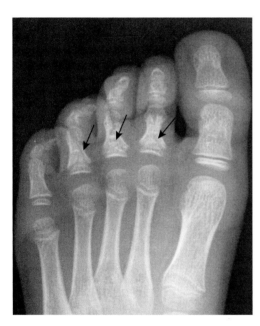

图 129-13 无症状的 5 岁女孩,第 2~4 近节趾骨的锥形或钟形骨骺(箭号),双侧对称。与这些骨骺相连的骨干远端凹陷。第一和第五趾的近节趾骨骨骺正常,各趾骨的骨骺通常应该是扁的、横向圆盘状

第五跖骨骨突

指青春期阶段,第 5 跖骨基底部骨突软骨内纵行的鳞状二次骨化中心(图 129-14)。不规则形骨突骨化中心较常见。正常骨突的骨化中心与第 5 跖骨距离稍远,类似于骨折。第 5 跖骨的骨突可以是分裂的。此时要与第 5 跖骨腓骨短肌附着部的撕脱骨折相鉴别,后者呈水平走行(见第 143 章)。

假骨骺

假骨骺骨化中心可见于发育中的第 2~5 掌/跖骨近端软骨区和第 1 掌/跖骨的远端软骨区(图 129-

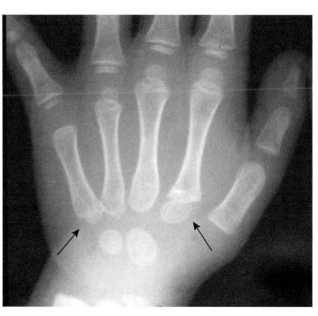

图 129-17 3 岁男孩,第 2 掌骨和第 5 掌骨近端的假性骨骺(箭号)

籽骨

籽骨见于手和足。蹲趾的籽骨位于第 1 跖骨头上覆盖的蹲短肌腱的内侧和外侧。4%~33%的人可见双侧蹲趾内侧籽骨。足部籽骨可产生应力反应或完全性骨折,其平片表现很难与二分籽骨鉴别。MRI 对鉴别正常的二分籽骨和应力损伤很有帮助。对于第一跖/趾骨,内侧籽骨较外侧籽骨更易发生应力损伤。除籽骨外,足和踝关节还有很多额外的小骨(图 129-20)。

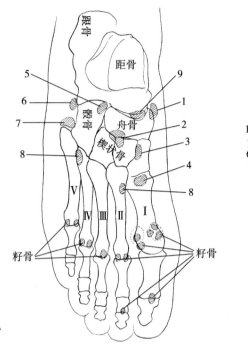

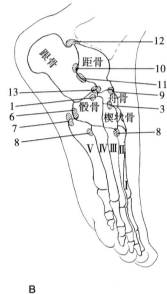

图 129-20　足部正常的副骨腹背侧(A)和侧位(B):1,胫外侧骨;2,钩突;3,楔间骨;4,pars peronea metatarsalia 5,骰骨旁骨;6,腓籽骨;7,os vesalianum pedis;8,距间骨;9,副舟骨;10,距骨副神经;11,sustentaculum tali;12,三角骨;13,跟骨偏侧骨

腕骨骨化不规则

不规则骨化常见于发育过程中的腕骨。豌豆骨最常受累。此外,腕骨边缘有时会呈波浪状,不要误诊为骨侵蚀。

茎状骨(腕背隆凸)

茎状骨是腕关节背侧一个骨性突起,位于小多角骨、头骨与第 2~3 掌骨之间,可活动,或与相邻骨融合固定。大约 1%~3%正常人群中可见茎状骨,表现为可触及的包块(图 129-23),腕关节背部扪及肿块的鉴别诊断包括茎状骨和腱鞘囊肿。

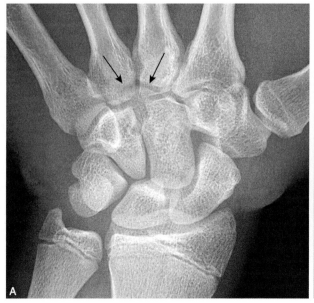

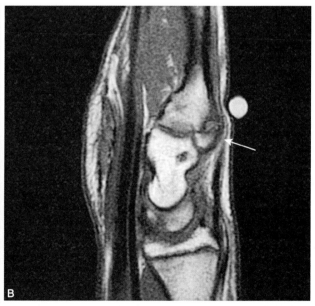

图 129-23　14 岁男孩的柱骨("腕骨头")。A,前后位片:几乎看不到副骨。B,矢状位 T1 加权 MR 图像显示腕关节背侧的副骨(箭号)。注意骨块形成了腕关节背侧的"肿块"

桡骨和尺骨茎突

尺骨和桡骨（图 129-25）的茎突区在与主骨化中心融合前，出现孤立的骨化中心。

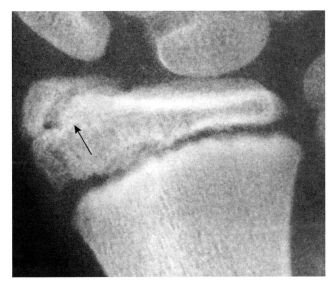

图 129-25　13 岁健康男孩，桡骨茎突较大的副骨化中心（箭号），与骨折片类似

二分骨骺

指/趾骨和跖骨的骨骺区可见副骨化中心。姆趾最常出现二分骨骺，在骨化中心完全融合前容易与骨折混淆。二分骨骺相对硬化。

骨骺缺失

健康儿童中常见指/趾骨，尤其是中节指/趾骨的骨骺缺失；可能与受累关节的粘连有关。40% 人群的小趾为两节，可引起锤状趾或爪状趾畸形。

二分跟骨

跟骨骨化中心出生时即出现。跟骨骨化偶见两个或多个独立的骨化中心（图 129-28）。此种正常变异较罕见，大部分与基础病相关，如唐氏综合征、粘脂贮积症或 Larsen 综合征。

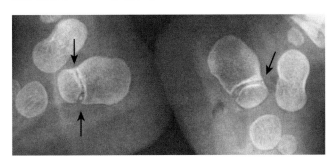

图 129-28　20 个月婴儿，双侧跟骨双骨化中心（箭号）。本患儿其他正常，由于数小时前左踝关节外伤拍片。我们还在唐氏综合征 I 型黏脂沉积症患儿的跟骨体见到类似的双骨化中心

跟骨骨突

约 5 岁时跟骨骨突出现，10~20 岁时，通常表现为碎裂状和（或）明显硬化，直至与跟骨体完全融合。跟骨骨突炎（Sever 病）是儿童足跟痛的主要原因，其病因尚不明确，不能仅靠平片诊断本病，MRI 显示骨突部水肿提示本病，但 Sever 病属于临床诊断。

跟骨副骨

跟骨的副骨与跟骨前突骨折相似。骨块位于跟骨前内侧、骰骨、距骨头和舟骨之间。临床罕见，不伴有骨折的临床症状。

跟骨假囊肿

跟骨体前半部的三角形假囊性透亮区。此区域内缺乏骨松质，但属正常表现。假囊肿本身无临床意义，但要与真性骨囊肿和髓腔内脂肪瘤相鉴别，后两种病灶的形状更圆。平片不能明确诊断时，MRI 或 CT 有助于病灶的鉴别。

距后三角骨

近 15% 的人群于距骨后缘出现距后三角骨，易与骨折相混淆（图 129-31）。反复的跖屈运动可能引起后踝关节撞击综合征，又称"距后三角骨综合征"。这种综合征最常见于芭蕾舞演员、足球运动员、篮球运动员等易引起姆长屈肌肌腱病的人群。

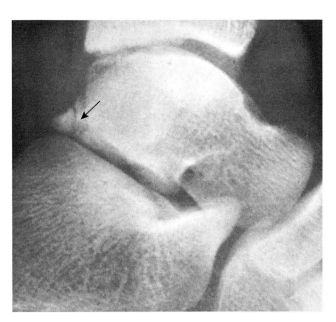

图 129-31　健康的 11 岁男孩，距骨背侧正常的骨突骨化中心（箭号）。距骨体和骨化中心的透亮带是正常的软骨联合，不是骨折线。如果超过正常的骨骺与距骨体愈合时间后，软骨联合持续存在，持续存在的骨化中心就被称作三角骨

距骨上骨

距骨上骨位于距骨顶部，与损伤表现类似。

舟骨上骨

足舟骨骨化中心在 5 岁前常不规则,有时甚至更晚(图 129-33)。舟骨上骨属于副骨,易与未和母骨融合的副骨化中心相混淆,两者均需与骨折鉴别。

副舟骨

众所周知,副舟骨是足部最重要的变异之一,位于舟骨内侧胫骨后肌附着处,约见于 21% 的人群,50%~90% 为双侧。副舟骨症状的出现通常与胫骨后肌功能障碍引起的扁平足疼痛有关。

Ⅰ型变异("胫外侧骨"或"舟骨二次骨化中心")是真性圆形籽骨,直径 2~6mm,位于胫骨后肌肌腱内,距离舟骨约 3mm。Ⅰ型变异无症状,且不与舟骨融合。Ⅰ型变异占儿童病例的 10%~15%。

Ⅱ型变异("前蹈趾"或"两分蹈趾")通过软骨或纤维软骨桥与舟骨相连,表现为舟骨结节的副骨化中心(图 129-36)。该骨块较大(9~12mm),呈三角形或

心形,通过软骨联合与邻近舟骨紧密相连。通常于 10~20 岁间出现症状,此型绝大部分会与舟骨融合。

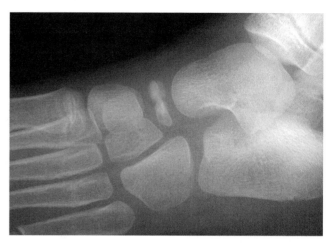

图 129-33　2 岁男孩,舟骨不规则骨化

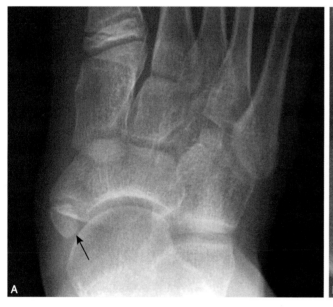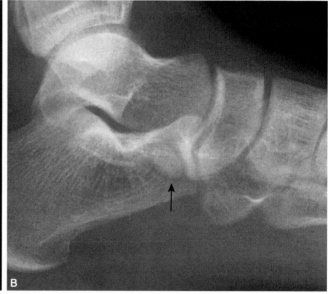

图 129-36　Ⅱ型副舟骨(箭号)。A,11 岁女孩。B,13 岁女孩

Ⅲ型变异为角状舟骨,指舟骨内侧向距面延长,无独立骨块,此型多为Ⅱ型变异副舟骨与骨干融合所致。

楔骨

无任何足部症状的健康儿童,其三块楔骨也可不规则骨化。二分内侧楔骨内可见冠状裂,分为近端和远端。重复楔骨呈纵向排列。

肘关节

肘关节主要的 6 枚骨化中心按下列顺序依次骨

化——肱骨小头(capitellum)、桡骨头(radial head)、内上髁(internal/medial epicondyle)、滑车(trochlea)、鹰嘴(olecranon)和外上髁(external/lateral epicondyle)。骨化顺序可按首字母缩写记为 CRITOE(CRMTOL)。如果在不应该出现骨化中心的区域内出现骨性密度影,则极有可能为创伤性骨片。这点对判断肘关节内侧损伤尤为重要,如肱骨内上髁和滑车撕脱骨折(图 129-38)。内上髁骨骺出现必定早于滑车骨骺,所以当内上髁骨骺未出现,而滑车处出现骨块时,应考虑为内上髁撕脱骨折伴移位。极少数情况下,骨化顺序会

出现变异。最常见的是内上髁骨骺出现在桡骨头之前。肘关节的骨化中心早期形成时可为不规则形,尤其是滑车骨化中心。鹰嘴骨化中心(图 129-41)大小变异大,需与急性鹰嘴骨折相鉴别,鉴别点包括骨化中心的形状和边缘(有无硬化缘)。

骨化早期,外上髁骨化中心呈不规则小骨片,易被误诊为撕脱骨片。内上髁骨化中心有时也呈不规则、分裂状(图 129-45),此时需与撕脱导致的生长板增宽或不规则相鉴别。

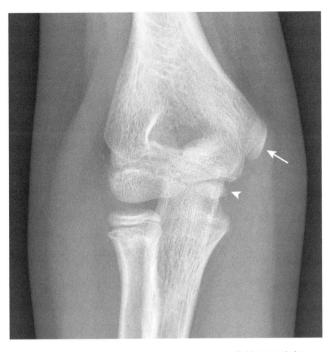

图 129-38 11 岁男孩的正常肘关节。正常情况下内侧髁上骨化中心(箭号)应该早于滑车骨化中心(箭头)。如果单纯见到滑车骨化中心,需要考虑肱骨内侧髁撕脱骨折的可能

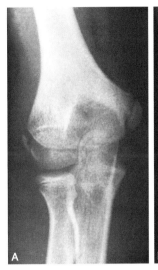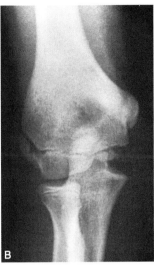

图 129-43 11 岁时外上髁骨骺独立于肱骨小头和肱骨干(A);12 岁半时外上髁骨骺与肱骨小头融合(B),这个融合后的骨化中心随后与骨干融合。内侧髁骨化中心直接与骨干融合(A 和 B)。图 B 中,肱骨滑车不规则是正常的

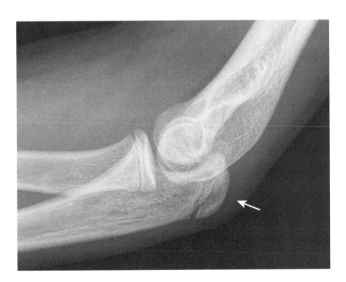

图 129-41 12 岁男孩,正常光滑的尺骨鹰嘴骨化中心(箭号)

与内上髁直接与肱骨干融合不同,外上髁先与邻近的肱骨小头融合,后再与肱骨干融合(图 129-43)。

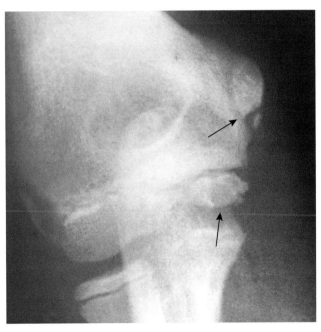

图 129-45 健康 12 岁男孩,肱骨内上髁下极的副骨(近侧箭号),与骨折片类似。远侧箭号显示的是正常肱骨滑车不规则的边缘

肱骨髁上突

肱骨髁上突是肱骨干距离内上髁 5~7cm 处前内

侧的退化结构（图129-47和图129-48）。出现率为1%。肱骨髁上突可通过Struthers韧带与内上髁相连。部分旋前圆肌与肱桡肌可附着于髁上突、Struthers韧带或两部位同时附着。由于正中神经走行于髁上突、Struthers韧带和其他结构围成的通道内，如有包埋或压迫神经，会出现正中神经痛。

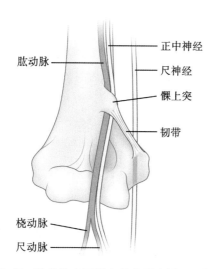

正中神经
尺神经
髁上突
韧带
肱动脉
桡动脉
尺动脉

图129-47 肱骨前表面髁上骨突示意图，显示了骨突与肱动脉及其分支和正中神经的关系。（From Spinner RJ，Lins RE，Jacobson SR，et al：Fractures of the supracondylar process of the humerus. J Hand Surg［Am］1994；19；1038-1041.）

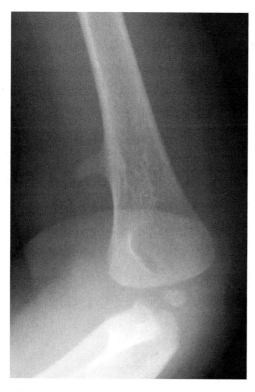

图129-48 21个月女孩，肱骨远端髁上骨突

肩关节

肱骨近端骨骺骨化

肱骨近端可见两枚偶尔三枚二次骨化中心。第一个中心（肱骨头本身）约生后2周时出现，位于骨骺的内半侧。由于其位置偏离中心，当上臂内旋时可表现为假性外移（图129-49）。大结节骨化中心0.5~1岁时出现，位于外侧。第三个骨化中心较罕见，位于小结节处，3岁时出现，6~7岁时与肱骨头融合。此骨化中心可见于肩关节腋窝位，与骨折片相似。

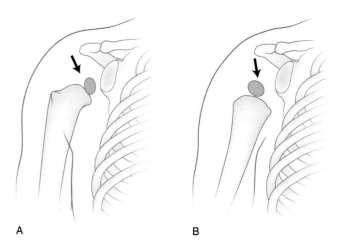

A   B

图129-49 正常肱骨近侧偏心的骨化中心通过人为旋转体位发生偏移（箭号）。A，肱骨的解剖学体位上，骨化中心位于骨骺的内侧。B，肱骨内旋时，骨化中心向侧方移位

肱骨近端骺板

肱骨近端骺板呈幕状，顶端位置高，前后两个斜坡。在肱骨旋转位上，斜坡投影在不同的水平面，与骨折类似。骨骺中心偏移干骺端外缘时与Salter-Harris骨折表现类似。

结节间沟

肱骨前缘的结节间沟与骨质破坏或增生表现类似。

肌肉附着点

上肢主要肌肉的附着点处局部骨皮质增厚，类似于病理性骨膜反应。此征象最常见于肱骨干外侧缘三角肌附着处。

肱骨近侧干骺端凹痕

肱骨近侧干骺端内侧皮质正常情况下可见凹痕，非病理改变。

肱骨头假性囊肿

肱骨头骨化完成后，大结节范围表现为相对透亮区，且无骨小梁。此表现可被误认为骨质破坏灶。

肩峰和喙突

肩峰在骨化过程中可呈碎片状,与肩峰骨折类似(图 129-54)。肩峰通常在 25 岁时与肩胛骨主体融合。若肩峰在 25 岁后持续以独立骨块存在,则成为肩峰上骨。由于儿童期肩峰有大量透 X 线的软骨成分,所以肩锁关节间隙看上去会增宽。因此成人肩锁关节损伤的测量标准不适用于儿童。肩锁关节间隙会随着肩峰的骨化变窄。怀疑肩锁关节异常时可与无症状的对侧比较,有助于诊断。

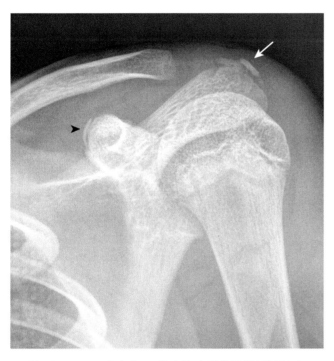

图 129-54 12 岁女孩,正常肩峰碎裂状骨骺(箭号)和喙突骨骺(箭头),容易误诊为骨折

喙突是肱二头肌短头与喙肱肌的起点,是胸小肌的附着处。喙突还是肩关节多条韧带的起点和附着点。喙突的骨化过程复杂,起自多个发育不同程度的骨化中心,与骨折表现类似(图 129-56)。10～20 岁时,喙突基底部与肩胛骨之间可见正常透亮区,不要误诊为骨折。青少年晚期,喙突尖表现为孤立的骨化中心,类似于撕脱骨折。

骨盆

髋臼

髋臼顶不规则骨化是发育过程中的正常现象。近 10 岁时,孤立的骨化中心相互融合形成规则、光滑的髋臼顶。

副骨化中心

副骨化中心可出现于坐骨棘和髋臼缘(髋臼骨)

的软骨中,髋臼骨位于髂棘的前下方(图 129-58)。髋臼骨不要与髋臼缘骨折相混淆。这些骨化中心常见于 14～18 岁间,而后分别与坐骨和髂骨的主体融合。以独立骨块形式持续存在的髋臼骨很罕见。罕见的髋臼中央骨是一个独立的或一组骨化中心,出现在青春期时期髋臼壁的中心区域。副骨化中心还可见于耻骨联合和尺骨上支。

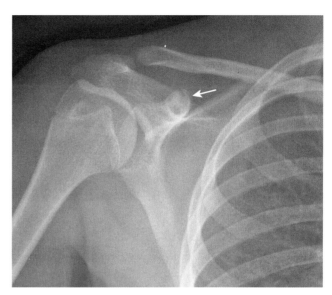

图 129-56 15 岁男孩,正常喙突骨骺(箭号),不要误诊为撕脱骨折

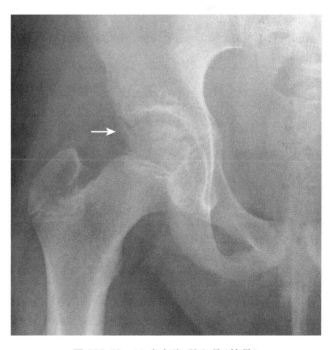

图 129-58 10 岁女孩,髋臼骨(箭号)

坐耻骨软骨联合

双侧坐耻骨软骨联合不对称是极常见的正常变

异,通常因患者其他症状就诊时偶然发现。坐耻骨软骨联合骨化的速度和形式差异很大,通常在青少年期完全闭合。

非优势腿一侧的坐耻骨软骨联合较优势腿一侧更为明显。坐耻骨软骨联合部反映了两侧干骺端的融合情况:①坐骨;②耻骨部分。该部位是软骨炎和

创伤的潜在发生区域(图 129-59)。

坐骨

坐骨后外侧缘可不规则,常见于青春期前。形态不规则区正是肌腱复合体的起始部位。两侧可不对称受累。在坐骨体融合前的发育期,坐骨下缘可呈鳞状。

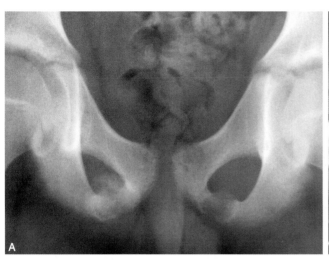
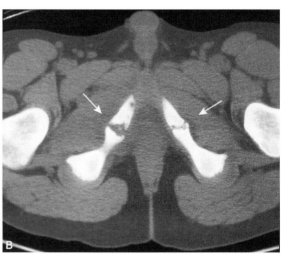

图 129-59　A,11 岁男足球运动员,平片显示双侧坐耻骨软骨联合增大,有症状一侧更大一些。B,CT 显示不规则的坐耻骨软骨联合(箭号)

骨盆正位片中,位于后册的坐骨棘通常不可见。其下是更小的坐骨切迹,有时表现为坐骨外缘的凹痕,这也是坐骨不规则的最常见区域。

耻骨支

出生时可见到延迟的耻骨支不规则骨化,而后出现数个骨化中心。骨盆片中偶见耻骨支垂直裂隙,为增宽的骨化中心间未骨化的软骨带。生长发育期的耻骨体内缘常表现为不规则骨化。

髋关节

股骨头不对称性骨化

双侧股骨头骨骺的骨化时间及大小轻度不一致是正常的。在 3~6 个月的幼儿中,多达 30% 的双侧股骨头存在至少 2mm 的差异。

股骨头不规则骨化

股骨头骨化中心约 4 个月时出现并逐渐增大。由于股骨头骨化发生在半圆形的软骨内,正常情况下可见其形状和密度不规则。骨化起初可为粗糙的斑点,而后逐渐增大,边缘不规则。二分股骨头与股骨头裂变异实属罕见(图 129-62)。股骨头顶端的凹痕(区别于股骨头凹)也可见到。在骨化中心最终完成前,可见其略变

扁,随后出现股骨头凹。股骨头骨化和形状的变异有时与无菌坏死(Perthes 病)或骨骼发育不良相似。

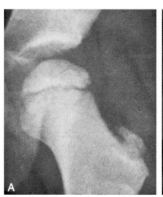
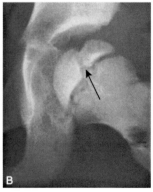

图 129-62　无症状的 4 岁女孩,股骨头假性分裂。A,正位片中,股骨头表现正常。B,外展侧位片中,股骨头被一条低密度带(箭号)纵向分成两部分。这条低密度带代表两个骨化中心间的软骨联合提示两个骨化中心的发育顺序不一致

体位性髋外翻

股骨外旋姿势会增大股骨的颈干角,导致假性髋外翻改变。真性髋外翻(图 129-65),大转子投影在外侧,而不会与股骨重叠。当股骨外旋时,大转子转到后面,投影与股骨重叠。

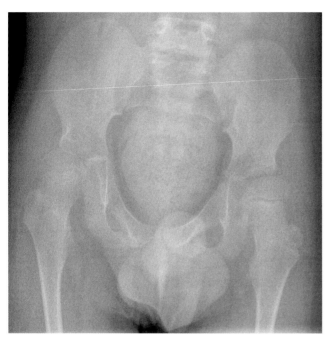

图 129-65 11 岁脑瘫男孩,髋外翻伴轻度继发性发育性髋关节发育不良

转子

大、小转子骨化中心的骨化通常不规则。小转子

的生长板有时很宽。小转子的撕脱骨折很少见,与健侧对比可有助于诊断。

膝关节

股骨远侧干骺端皮质不规则(撕脱性皮质不规则)

股骨远侧干骺端后内侧骨皮质不规则是较常见的正常表现,易被误认为疾病(图 129-67)。此位置常见的正常表现还有囊状皮质缺损,内收肌附着或腓肠肌内侧头起始部出现的链条样增生。囊状骨皮质缺损又称为"皮质硬纤维瘤",有时很难与非骨化性纤维瘤鉴别,其实这两种疾病的鉴别意义不大,因为同属于良性改变,无需组织活检。

股骨远侧骨骺不规则骨化

2~6 岁时股骨远端骨化中心横向生长迅速,导致内外侧缘粗糙不规则。侧位片,正常股骨远端骨化中心边缘粗糙呈穗状。骨化基本完成时,软骨与骨干连接处边缘可见持续存在的副骨。年长儿中,股骨髁边缘骨化的典型表现为不光滑,常伴有超出主骨边缘以外的孤立骨化中心。

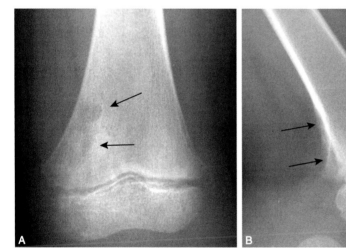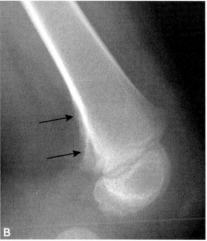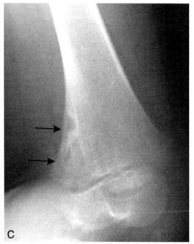

图 129-67 4 岁女孩,股骨远侧干骺端的"皮质纤维瘤",位于后内侧。A,正位显示边界不清的透亮区(箭号)。B,侧位显示股骨远侧干骺端后缘不规则(箭号)。C,斜位片显示皮质透亮区(箭号)

股骨髁软骨下碎裂状骨化与剥脱性骨软骨炎相似。Caffey 等发现当弯曲膝关节侧位投照时,约 30% 的健康儿童出现这种变异(图 129-71)。与剥脱性骨软骨炎相比,此表现外侧髁多于内侧髁。另外,此表现出现年龄小于剥脱性骨软骨炎年龄。

股骨外侧髁骨化中心的后缘可以是不规则的,且轻度变扁。这个改变在平片、CT、MRI 很明显,表现类似于剥脱性骨软骨炎。正常的不规则发育多位于后部,双侧

对称,且见于少儿,8~10 岁最常见。MRI 中,正常变异与剥脱性骨软骨炎鉴别要点在于前者位于股骨髁后下方,表面关节软骨完整,邻近有较大的软骨组织,副骨化中心伴毛刺样边缘,不伴有邻近骨髓水肿。

膝后沟

膝后沟出现在青春期以前,是股骨外髁后外侧缘正常边界的缺损,有时非常明显。沟内包含腘肌腱,婴儿期或儿童早期不可见。

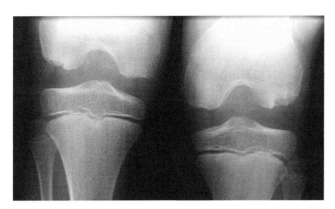

图 129-71　10 岁男孩，股骨髁后部正常不规则发育，呈凹陷状，以外侧髁更为明显

股骨髁

儿童后期，随着髁间窝变深，侧位片中股骨远端

骨骺前部比其他部分密度更低。产生这种现象的原因是骨骺后部宽于前部，后部 X 线需要穿过四层骨皮质（两个髁的内侧壁和外侧壁），而前部只有两层皮质。膝关节侧位片中，可区分内外侧髁，与内侧髁圆形外观相比，外侧髁相对平直。

髌骨和籽骨

髌骨是人体最大的籽骨，位于股四头肌肌腱内。正常髌骨骨化起自多个骨化中心。儿童期边缘可不规则。点状骨化中心彼此融合后，其上外方可出现另一枚骨化中心，并以独立的骨块形式持续存在（图 129-75）。这种变异，被称作二分髌骨，很常见，约占总人数的 1%~6%。90% 为男性，40% 为双侧。两个平行骨块的软骨联合处可发生应力损伤或急性骨折，进而出现症状。由于骨外侧肌附着于髌骨外上象限，二分髌骨可能与它的异常牵拉有关。有时还可见三分髌骨。

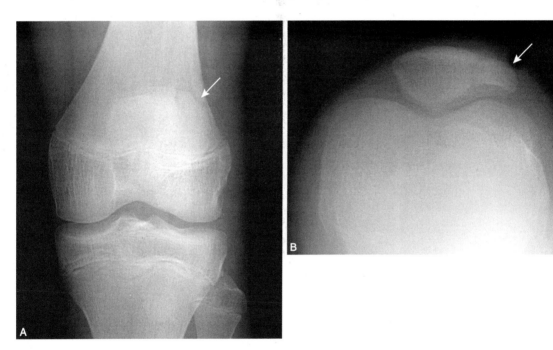

图 129-75　13 岁男孩，正位（A）和轴位（B）片显示的二分髌骨。副骨化中心位于上外侧（箭号）

有报道称髌骨分为前后两部分与多发骨骺发育不良有关，但也有报道称与任何骨骼异常无关。

髌骨下极的不规则骨化很常见，很难与 Sinding-Larsen-Johansson 综合征相鉴别。正常骨化变异和陈旧性撕脱骨折很难鉴别。髌骨急性套袖损伤伴有相应症状，可见线性非硬化行骨折片，同时伴软组织肿胀。

正常情况下，膝关节还可以见到另外两枚籽骨，豆骨和腘窝骨。豆骨（更为常见）位于腓肠肌外侧头

肌腱内。腘窝骨（少见）位于腘肌腱内。侧位片显示豆骨最佳。腘窝骨位于股骨外侧髁边缘的膝后沟内。豆骨综合征特征性的表现为间歇性膝关节后外侧痛，牵拉时加重，豆骨处局部压痛。

髌骨背侧缺损

髌骨背侧缺损见于髌骨的外上部，通常无症状（图 129-77）。MRI 中，表面覆盖的软骨完整。髌骨背侧缺损有时见于二分髌骨。髌骨背侧缺损需与髌骨剥脱性骨软骨炎相鉴别，后者常累及髌骨的下部。

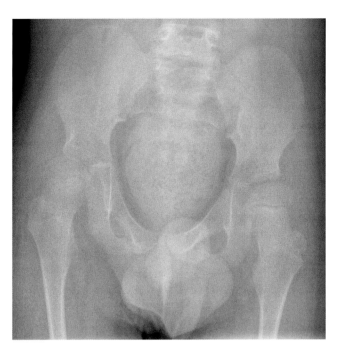

图 129-65 11 岁脑瘫男孩,髋外翻伴轻度继发性发育性髋关节发育不良

转子

大、小转子骨化中心的骨化通常不规则。小转子的生长板有时很宽。小转子的撕脱骨折很少见,与健侧对比可有助于诊断。

膝关节

股骨远侧干骺端皮质不规则(撕脱性皮质不规则)

股骨远侧干骺端后内侧骨皮质不规则是较常见的正常表现,易被误认为疾病(图 129-67)。此位置常见的正常表现还有囊状皮质缺损,内收肌附着或腓肠肌内侧头起始部出现的链条样增生。囊状骨皮质缺损又称为"皮质硬纤维瘤",有时很难与非骨化性纤维瘤鉴别,其实这两种疾病的鉴别意义不大,因为同属于良性改变,无需组织活检。

股骨远侧骨骺不规则骨化

2~6 岁时股骨远端骨化中心横向生长迅速,导致内外侧缘粗糙不规则。侧位片,正常股骨远端骨化中心边缘粗糙呈穗状。骨化基本完成时,软骨与骨干连接处边缘可见持续存在的副骨。年长儿中,股骨髁边缘骨化的典型表现为不光滑,常伴有超出主骨边缘以外的孤立骨化中心。

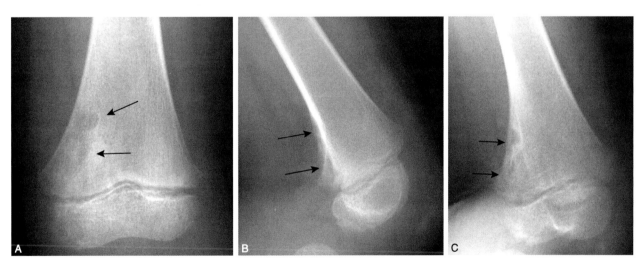

图 129-67 4 岁女孩,股骨远侧干骺端的"皮质纤维瘤",位于后内侧。A,正位显示边界不清的透亮区(箭号)。B,侧位显示股骨远侧干骺端后缘不规则(箭号)。C,斜位片显示皮质透亮区(箭号)

股骨髁软骨下碎裂状骨化与剥脱性骨软骨炎相似。Caffey 等发现当弯曲膝关节侧位投照时,约 30% 的健康儿童出现这种变异(图 129-71)。与剥脱性骨软骨炎相比,此表现外侧髁多于内侧髁。另外,此表现出现年龄小于剥脱性骨软骨炎年龄。

股骨外侧髁骨化中心的后缘可以是不规则的,且轻度变扁。这个改变在平片、CT、MRI 很明显,表现类似于剥脱性骨软骨炎。正常的不规则发育多位于后部,双侧对称,且见于少儿,8~10 岁最常见。MRI 中,正常变异与剥脱性骨软骨炎鉴别要点在于前者位于股骨髁后下方,表面关节软骨完整,邻近有较大的软骨组织,副骨化中心伴毛刺样边缘,不伴有邻近骨髓水肿。

膝后沟

膝后沟出现在青春期以前,是股骨外髁后外侧缘正常边界的缺损,有时非常明显。沟内包含腘肌腱,婴儿期或儿童早期不可见。

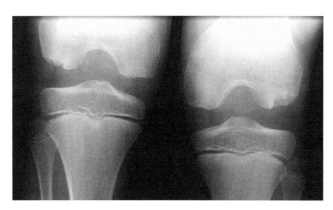

图 129-71　10 岁男孩,股骨髁后部正常不规则发育,呈凹陷状,以外侧髁更为明显

股骨髁

儿童后期,随着髁间窝变深,侧位片中股骨远端骨骺前部比其他部分密度更低。产生这种现象的原因是骨骺后部宽于前部,后部 X 线需要穿过四层骨皮质(两个髁的内侧壁和外侧壁),而前部只有两层皮质。膝关节侧位片中,可区分内外侧髁,与内侧髁圆形外观相比,外侧髁相对平直。

髌骨和籽骨

髌骨是人体最大的籽骨,位于股四头肌肌腱内。正常髌骨骨化起自多个骨化中心。儿童期边缘可不规则。点状骨化中心彼此融合后,其上外方可出现另一枚骨化中心,并以独立的骨块形式持续存在(图 129-75)。这种变异,被称作二分髌骨,很常见,约占总人数的 1%~6%。90% 为男性,40% 为双侧。两个平行骨块的软骨联合处可发生应力损伤或急性骨折,进而出现症状。由于骨外侧肌附着于髌骨外上象限,二分髌骨可能与它的异常牵拉有关。有时还可见三分髌骨。

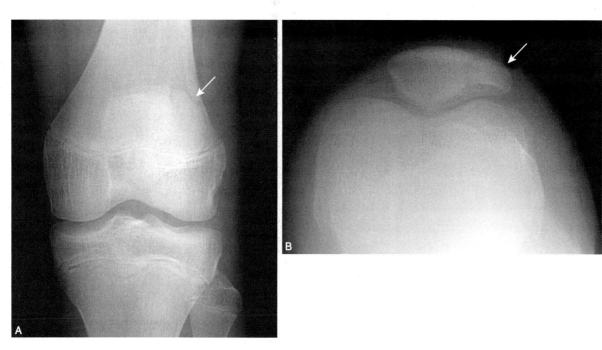

图 129-75　13 岁男孩,正位(A)和轴位(B)片显示的二分髌骨。副骨化中心位于上外侧(箭号)

有报道称髌骨分为前后两部分与多发骨骺发育不良有关,但也有报道称与任何骨骼异常无关。

髌骨下极的不规则骨化很常见,很难与 Sinding-Larsen-Johansson 综合征相鉴别。正常骨化变异和陈旧性撕脱骨折很难鉴别。髌骨急性套袖损伤伴有相应症状,可见线性非硬化行骨折片,同时伴软组织肿胀。

正常情况下,膝关节还可以见到另外两枚籽骨,豆骨和腘窝骨。豆骨(更为常见)位于腓肠肌外侧头肌腱内。腘窝骨(少见)位于腘肌腱内。侧位片显示豆骨最佳。腘窝骨位于股骨外侧髁边缘的膝后沟内。豆骨综合征特征性的表现为间歇性膝关节后外侧痛,牵拉时加重,豆骨处局部压痛。

髌骨背侧缺损

髌骨背侧缺损见于髌骨的外上部,通常无症状(图 129-77)。MRI 中,表面覆盖的软骨完整。髌骨背侧缺损有时见于二分髌骨。髌骨背侧缺损需与髌骨剥脱性骨软骨炎相鉴别,后者常累及髌骨的下部。

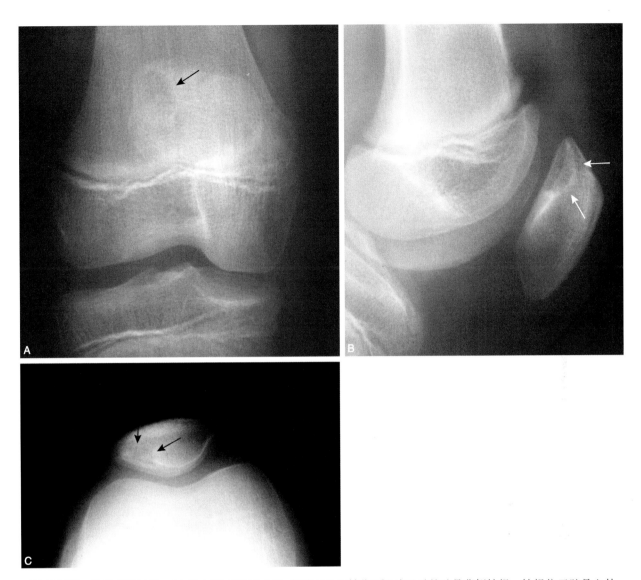

图 129-77 髌骨背侧缺损。11 岁女孩,前后位(A)、侧位(B)和轴位(C)片显示的髌骨背侧缺损。缺损位于髌骨上外侧部分的后面(箭号)

胫骨和腓骨

胫骨结节

在胫骨前结节骨化中心开始骨化前,侧位片胫骨前上缘可以见到阶梯状缺口。胫骨结节也可起自多个骨化中心,融合前与撕脱骨片类似。前结节骨化接近完成时,骨化中心与骨干之间的软骨可表现为凹痕或呈水平走行透亮带。

骨骼发育不成熟时,胫骨结节呈碎裂状属正常现象。但是,如果触诊时伴随局部压痛、邻近 Hoffa 脂肪垫水肿和胫前肿胀,则需考虑诊断 Osgood-Schlatter 病。

胫骨和腓骨形态变异

骨间膜不规则可表现为胫骨外侧和腓骨内侧骨皮质的波浪状改变,与骨膜反应类似。腓骨近侧干骺端外形可略凸,可能与肌肉牵拉有关。

内外踝不规则骨化

内外踝最初充满软骨成分,类似软组织肿胀(图 129-79)。在骨骼发育未成熟前,内外踝碎裂状骨化很常见,不要与骨折混淆。

内踝孤立的骨化中心(胫骨下骨)很常见,外踝(腓骨下骨)相对少见(图 129-81)。不管哪个位置,均需与撕脱骨折相鉴别。急性撕脱骨折边缘不规则且锐利,缺乏皮质硬化缘。距腓前韧带损伤伴腓骨下骨骨折易被误诊。

腓侧小骨

腓骨远侧干骺端先期钙化带可出现向上凹陷,凹槽内可见额外的细小骨块。凹陷通常见于双侧。

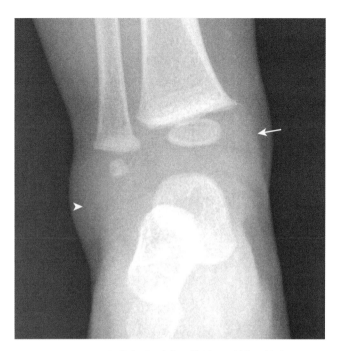

图 129-79 9个月女孩,内侧(箭号)和外侧(箭头)的软骨性骨骺看上去很像踝关节软组织肿胀

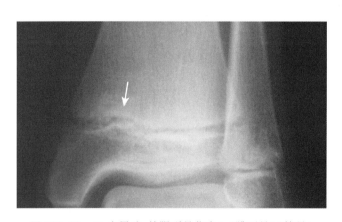

图 129-81 14岁男孩,外踝副骨化中心(腓下骨)(箭号)

关键点

　　球形生长板决定着骨骺骨化,它的生理作用与骺板一致。

　　干骺端骨膜下"项圈征"不要与儿童受虐时典型的干骺端病变混淆。

　　坐耻骨软骨联合可不对称性闭合,看上去类似骨折或肿瘤。不规则的一侧通常为非优势腿。

　　股骨髁骨化中心可显著碎裂,不要误诊为骨折。

　　肩峰骨骺主要为软骨成分,尤其是10岁以内,肩锁关节间隙假性增宽,类似肩锁关节分离。观察对侧有助于诊断。

　　髋臼骨是沿髋臼缘的正常骨化中心,注意不要与髋臼缘骨折或髂骨嵴前下方撕脱骨折混淆,后者与股直肌起源有关。

　　肘关节内上髁骨骺早于滑车骨骺。如果仅见到滑车骨骺,则需要考虑肱骨内上髁撕脱骨折伴移位。

推荐阅读

Duncan AW. Normal variants—an approach. In: Carty H, Brunelle F, Stringer D, et al, eds. *Imaging children*. 2nd ed. Philadelphia: Elsevier; 2005.

Greulich WW, Pyle SI. *Radiographic atlas of skeletal development of the hand and wrist*. 2nd ed. Stanford, CA: Stanford University Press; 1959.

Hoerr NL, Pyle SI, Francis CC. *Radiographic atlas of skeletal development of the foot and ankle*. Springfield, IL: Charles C Thomas; 1962.

Ogden JA. Diagnostic imaging. In Ogden JA, ed. *Skeletal injury in the child*. 3rd ed. New York: Springer; 2000.

Pyle SI, Hoerr NL. *A radiographic standard of reference for the growing knee*. Springfield, IL: Charles C Thomas; 1969.

参考文献

Full references for this chapter can be found on www.expertconsult.com.

第 130 章

影像技术

J. HERMAN KAN and PETER J. STROUSE

儿童骨骼肌肉系统放射学涵盖广泛,内容涉及正常生长发育、变异、未成熟骨骨折特殊表现、骨发育不良,以及儿童好发肿瘤与肿瘤样病变等。尽管影像技术的进步大大提升了准确诊断疾病的能力,但仍需专业人士学习儿科影像,学习如何选择适宜的检查,从看似简单的影像中解读更多信息。本章涵盖儿童骨骼肌肉系统疾病成像的全部成像方法。关键图像以纸质方式呈现于本书。

成像技术概述

X 线平片

X 线平片目前仍然是评价急性创伤、炎性关节炎、感染、可疑原发骨肿瘤及骨发育不良等病变的首选检查。急性外伤时,长管状骨至少拍摄两个位置(正位和侧位),关节部位则需拍摄三个位置(正位、侧为和斜位)。当患者某个手指或足趾有症状时,建议局部针对性拍片,而非手或足整体拍片。急性损伤时首先平片检查,然后才是 CT 或 MRI。排列紊乱病变包括脊柱侧弯、足部畸形等,应常规负重位投照。可疑虐童时,应积极进行骨骼检查。骨扫描和 MRI 也是评价虐童的补充检查,但可能遗漏经典干骺端边角骨折。

感染性病变,尽管正常平片不能除外急性骨髓炎,需进一步 MRI 检查,但其仍是各项高级检查的基础。在 MRI 检查前拍摄平片可明确可疑感染灶是否存在骨折或原发骨肿瘤等基础病。

对于原发骨肿瘤,平片是 MRI 检查前明确病变范围的关键,也是对 MRI 诊断的补充。这是因为平片对骨质破坏的显示优于 MRI,有利于疾病的诊断。

超声

超声对骨骼肌肉系统具有三大主要作用:评价发育不良、软组织肿块及化脓和非化脓性关节炎。

超声对发育不良的评价包括髋关节发育不良、臂丛神经相关的肩关节盂发育不良及某些足部先天畸形。对于髋关节发育不良,最佳检查时间在股骨头骨骺骨化之前,即 4~6 月或更早。超声波可穿透软骨但不能穿透骨结构。检查可观察股骨头与髋臼的关系,继而计算髋臼角大小。超声对某些先天性足畸形的诊断也有帮助,在先天性垂直距骨中,超声可判断未骨化的舟骨与距骨的关系。

超声对判断病变实性或囊性软组织成分亦有帮助。但无论结果阳性与否都不妨碍进一步影像学检查。当超声发现腱鞘囊肿时,无需再做其他影像检查,因为超声可明确显示囊肿尾部与腱鞘或关节腔相连。对于实性软组织肿物,超声检查不具特异性,因此在判断病变良恶性方面需谨慎。

超声可明确任何部位是否出现积液,但病因则需通过临床病史判断。单纯依靠超声检查不能鉴别其是化脓性、非化脓性或创伤后。

CT

CT 在骨骼肌肉系统的三大主要作用包括:骨折评估,包括骨科支具固定失败;排列紊乱性病变,包括骺板损伤的评价;对肿瘤瘤体、术后复发或肿瘤切除植入物的评价。

骨具有天然对比,故使用低 kVp 扫描即可。如有骨科支具存在,则需选用高 mAs 和 kVp 扫描,以确保射线穿透支具减少伪影。所有骨骼肌肉系统 CT 检查应常规进行多平面和容积重建。

当平片不确定有无骨折时需进一步 CT 检查。当临床高度怀疑骨折,但平片显示正常,同时又存在 MRI 检查禁忌情况下,也应进行 CT 检查。其适应证包括:平片显示关节内骨折片;明确有无其他骨折;骨折断端的精确测量;明确平片无法显示的关节内游离体。

对于排列紊乱性病变,CT 可评估髋臼和股骨关系、胫骨弯曲、肩关节盂发育不良及髌股关节紊乱等。髌股关节紊乱通常需要膝关节屈曲不同角度动态观察,以明确是否存在髌骨脱位。由于下肢 CT 是仰卧位扫描,不能评估承重下状态,因此 CT 下肢长度检查的应用受到限制。

MRI

由于青少年运动相关损伤逐渐增加,因而骨肌系统各种 MRI 检查的数量也逐年递增。MRI 在肿瘤、代谢和运动医学影像中发挥着重要作用。对肿瘤性病变,如果患儿肿瘤切除后支具固定或有植入物存在,建议 CT 检查。

骨骼肌肉系统 MRI 包括四个基础序列:一个解剖序列(通常是 T1,PD)、一个水敏感序列(脂肪抑制 PD,脂肪抑制 T2,短时反转恢复成像,水加权梯度回波序列)、一个增强序列(伴/不伴脂肪抑制的增强 T1)及一个磁敏感序列(梯度回波序列)。

解剖序列用于评价骨髓转换、骨小梁解剖以及韧带异常。总的来说,小于 10 岁的儿童应扫描 T1 加权序列以评价骨髓转换,大于 10 岁的儿童可通过水敏感序列评价骨髓异常。但是对于肿瘤或代谢病的患儿,即使年龄大于 10 岁,也应扫描 TI 加权序列。无脂肪抑制的 PD 序列对评价骨折时骨小梁解剖、关节羽唇以及软骨的解剖很有帮助。

水敏感序列用于评价骨髓水肿、韧带和软骨的解剖。评估儿童软骨,自旋回波水敏感序列优于梯度回波序列。自旋回波序列可很好的区分球形生长板、骺软骨、关节软骨和骺板,而在梯度回波序列中上述四种软骨信号无区别。

对于大多数骨骼肌肉系统 MRI 扫描方案来说,磁敏感序列是自选序列。它的价值在于评价任何产生磁敏感伪影的物质,包括骨骼游离体和血液。当常规解剖和水敏感序列未发现异常时,磁敏感序列可提供少量辅助信息。

增强扫描序列用于明确肿瘤血供,判断感染病变是肉芽组织亦或是脓肿形成,同时还可评估滑膜情况。正常的非炎症性滑膜最终会出现强化,不要误诊为病理改变。关节积液患儿怀疑化脓或非化脓关节炎时,测量增强扫描序列中的滑膜厚度很重要。当平扫图像完全正常时,增强扫描提供额外信息的能力有限。

通常情况下,6 岁以上的女孩和 8 岁以上的男孩进行 MRI 检查无需镇静。MR 检查患儿的镇静需要由专业、合格的团队完成。

核医学

骨核素扫描对骨的病理改变较平片更敏感,它可反映骨折、肿瘤和感染情况下成骨细胞的活跃程度。常用的放射性药物为锝-99m 标记的亚甲基二磷酸盐。静脉注射药物后的影像反映的是骨骼病理生理改变(血流和骨代谢),但缺乏特异性,而且不能提供准确的解剖信息。因此在解读图像时,需结合患者临床表现与相关影像学检查。图像中最难显示与解读的部位是骨化中心。在骺板闭合以前,生长快速的部位对核素摄取尤为明显,可掩盖邻近病灶对核素的摄取情况。单光子发射 CT 提高了连续重叠组织的空间分辨率,此而可对病灶准确定位。

骨核素扫描的适应证包括骨痛、早期和慢性骨髓炎的诊断、骨坏死、隐匿性骨折,包括非意外创伤和应力骨折。随着 CT 和 MRI 技术的持续改进发展,它们已经在很多领域取代了骨核素扫描,但骨核素扫描仍是一项很有价值的成像技术。

利用 FDG 成像的正电子发射断层扫描(PET)可提供良好的空间分辨率,同时对发现侵袭性骨肿瘤具有很高的敏感性。FDG-PET 对发现活动性肿瘤具有独特优势。但由于 PET 敏感性高,图像中的浓聚信号也就缺乏特异性。PET 图像与 CT 或 MRI 的融合可以更好地明确病变位置、展现病变特征。PET 还可有效监测恶性骨肿瘤的治疗效果。

参考文献

Full references for this chapter can be found on www.expertconsult.com.

第 131 章

产前骨骼肌肉影像

CHRISTOPHER I. CASSADY

概述

在胎儿影像学中,评价胎儿的骨骼颇具挑战性,因为妊娠期胎儿骨骼系统变化迅速,每个孕周的骨骼骨化程度和分布均有变化。超声作为胎儿成像的首选,由于穿透能力有限,不能清晰显示骨骼的完整形态。很多骨骼疾病都是随着发育越来越明显,但在胎儿期则很隐匿。尽管如此,通过超声或 MRI 了解骨骼轮廓和比例可以间接地对胎儿骨骼进行评价,从而帮助我们克服上述困难。下列几类骨骼肌肉系统疾病可在胎儿期诊断:

1. 骨发育不良
2. 短肢缺陷和羊膜束带综合征
3. 原发脊柱畸形
4. 神经肌肉疾病,包括马蹄足
5. 肿瘤

骨发育不良

病因学 发育不良通常由影响生长板发育的蛋白编码基因突变而导致。目前临床应用的"骨发育不良检测试剂盒"作用非常有限。检测的突变基因范围和敏感性均有待提高。对散发病例进行宫内检查仍存有争议。

影像 文献报道的发育不良超过 450 多种,仅一小部分可在宫内通过影像学明确诊断,超声为首选方法。由于多数征象缺乏特异性,如形态(形成)异常或长度(生长)异常,所以产前评估的目的在于明确预计无法存活的病例。胎儿的筛查要有相关资讯,同时对父母制定恰当的护理方案。为此,超声确立了多项标准用于区分致死或非致死性骨病,具有较高的可靠性(框 131-1)。大多数标准与存活儿肢体长度有关。检查的重点还包括测量并预测致死性肺发育不良。比如,在轴位四腔心层面测量胸廓周径;当胸廓周径等于或低于该孕龄的 95% 可信区间时,需要考虑致死性肢端纤细骨发育不良。还有一些征象可能与致死相关,包括羊水过多、非免疫性胎儿水肿,这些征象可以

提高诊断准确性。对于临界病例,应避免误诊为致死性病变。同时应组合诊断标准以提高诊断准确性。胎儿宫内发育迟滞,表现为骨骼短但比例正常的,不应考虑为一般的骨发育不良性病变。无论哪一组病变,可疑病例应进行定期的超声随访。

框 131-1 致死性发育不良的诊断标准

- 肢体短小,落后于正常 4 个标准差
- 妊娠晚期股骨长度低于 2 个标准差 5mm 以上
- 股骨长度或腹围<0.16
- 胸围或腹围<0.6
- 胸围小于正常值 95% 可信区间的下限
- 胸部与躯干比值<0.32

最常见的三种致命性骨发育不良是:①致死性发育不良;②软骨发育不全;③Ⅱ型成骨不全。这三种疾病涵盖了绝大部分的致命性病变。因此,熟悉它们的超声表现就变得至关重要(框 131-2)。

框 131-2 最常见的致死性发育不良的影像特征

致死性骨发育不全
- 听筒状股骨
- 鼻梁塌陷,巨头畸形
- 扁平椎
- 肋骨短小
- 三叉戟样手
- Ⅱ型分叶状头
- 颞叶内下方脑沟增多

软骨发育不全
- 椎体骨化不良(可累及颅骨)
- 肋骨短、外展,可合并骨折
- 积水(约占 25%)
- 小下颌,中面部发育不良

成骨不全Ⅱ型
- 多发长骨骨折
- 漏斗状胸廓(外伤所致),肋骨长度正常(约占胸廓的 2/3)
- 超声下颅脑结构越来越显著(矿化减低)
- 颅骨畸形

上述各病均可以明显的短肢畸形

对可疑骨发育不良的胎儿,超声显示特定的骨骼形态提示特定的疾病。例如,长骨骨折可提示成骨不全或低磷酸酶症,而且肋骨骨折在其他疾病中非常罕见(图131-1)。Kleeblattschadel 综合征或三叶草形头颅畸形可以见于多种尖颅并指(趾)畸形综合征(Apert 综合征、Carpenter 综合征、Crouzon 综合征及 Pfeiffer 综合征),弯肢发育不良,狭颅症和致死性发育不全 II 型(图131-2)。肩胛骨发育低下是弯肢发育不良和 Antley-Bixler 综合征的特征性表现。但是,诸如扁平椎等征象并不具特异性,需要综合其他征象(如肋骨短小、骨化异常、实质脏器畸形)以缩小鉴别诊断的范围(图131-3)。在周围存在适量羊水的前提下,三维超声检查可显示局部结构的形态,如面部、手、足等。

由于 MRI 对已骨化的骨骼成像不清,所以不能作为评价胎儿骨发育不良的常规检查。但在超声具有局限性的肺部观察中,MRI 对胎儿肺容积的定量检测更具优势。此外,胎儿 MRI 可以利用骨髓含水量高,

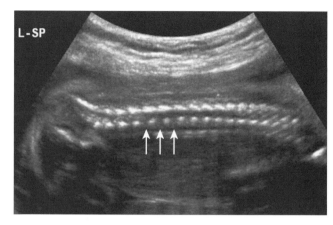

图 131-3 扁平椎。椎间隙(箭号)较椎体骨化部分增宽

T2 加权图像中呈高信号的特点,准确诊断原发于骨骺的发育不良。

孕期应避免辐射检查,除非明确诊断对病患的护理至关重要方可进行。在此情况下,可进行低剂量 CT 扫描,通过三维重建观察具有精细结构的胎儿骨图像(图131-4)。所得图像需与确诊病例的尸检图谱对比,以明确诊断。此方案的的辐射剂量为 3~5 毫西弗,可得到分辨率极佳的骨骼图像。

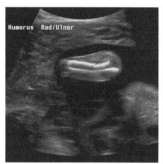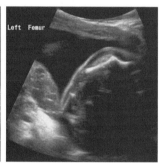

图 131-1 严重短肢畸形的胎儿长骨骨折。诊断为 II 型成骨不全

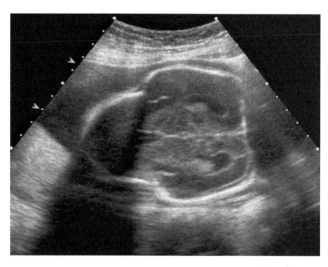

图 131-2 Kleeblattschadel 症或四叶头畸形。合并致死性骨发育不良时,鉴别诊断包括 II 型致死性骨发育不全,弯肢发育不良和狭颅症

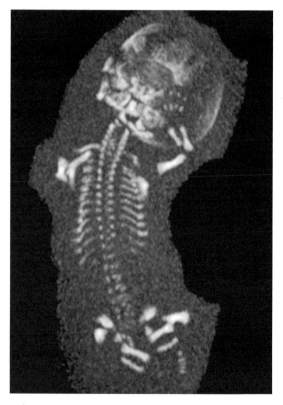

图 131-4 致死性骨发育不良 I 型。CT 三维重建可以全方位显示图像。对 21 周胎儿的辐射剂量是 3.9 毫西弗特。基因学检测证实为 FGFR 突变。(Courtesy of Teresa Victoria, MD.)

治疗和随访 当超声发现胎儿存在致死性骨发育不良时,孕妇及胎儿护理小组可决定继续妊娠或引产,并适时协调进行新生儿临终关怀。尽管超声鉴别致死性和非致死性骨发育不良较可靠,如有必要,新生儿体格检查、X 线片、适当的基因检测以及尸检等针对特定病变的检查,对患儿家庭的精确咨询很有必要。

短肢缺陷和羊膜束带综合征

病因学 多种原因可导致短肢缺陷,部分病例可截肢,如羊膜束带继发产生。尽管疾病发生的最初事件尚不明确,但最被认可的理论是羊膜撕裂,导致胎儿暴露于黏稠性较高的绒毛膜,继而导致紧缩的束带形成或组织丢失。另外,部分肢体缺失由原发血管疾病所导致,部分病例与某些致畸剂(如沙利度胺)高度相关。短肢缺陷可见染色体异常,尤其是 18-三体。股骨近端缺陷为短肢缺陷的特殊表现,累及股骨头、股骨颈,常合并腓骨不发育或发育不全。可单侧或双侧发病(图 131-5)。

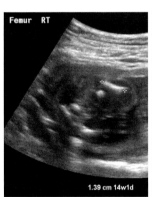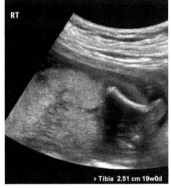

图 131-5 股骨近端缺失合并腓骨发育不全。孕 20 周胎儿显示股骨短,小腿处仅见一根长骨

影像 部分孤立性病例,短肢缺陷可表现轻微,仅为手指或脚趾的末端缺如。超声可较好显示受累部位的形状,并作出诊断,通常无需 MRI 检查(图 131-6)。伴发征象包括束带远端肢体水肿(图 137-7)。若病变累及关节造成半脱位或脱位,超声电影可捕捉到异常活动。随机性多部位缺损多见于羊膜束带继发改变,而对称性缺损则多与染色体畸形或综合征相关(图 131-8)。由于羊膜束带可累及身体任何部位,所以需要对胎儿进行包括期待在内的全身检查。脐带受累常被忽视,但它可引起脐带闭塞,引发严重后果。

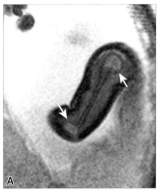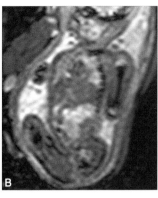

图 131-6 A,孕 33 周胎儿,矢状位稳态梯度回波序列显示了肱骨软骨高信号区(箭号)与骨化的骨干之间的信号差异。B,27 周胎儿,冠状位梯度回波序列图像。对于孕龄小的胎儿,回波平面成像对骨骼形态的显示比其他序列更可靠

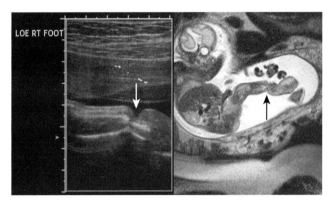

图 131-7 羊膜束带综合征。超声和矢状位 T2WI 图像显示大腿远端软组织和骨骼的局限性收缩(箭号),伴远侧踝关节和足水肿

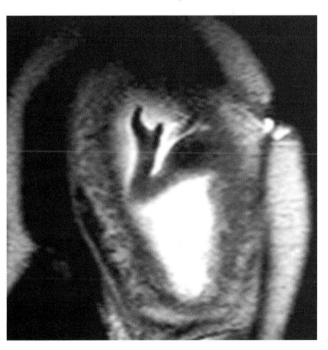

图 131-8 Branchmann-Delange 综合征。孕 30 周胎儿双侧缺指畸形(手/足裂畸形),双手分别只有两根手指

治疗和随访　已有报道成功应用胎儿镜溶解羊膜束带改善受累肢体血供及生长发育。此外,胎儿分娩后可通过整形外科手术挽救受累肢体。

原发脊柱畸形

病因学　原发脊柱畸形为产前最常见的骨骼异常。本病的典型表现为曲度异常、包括侧凸或后凸。需明确畸形是否真实存在,而不是体位或空间受限而引起(羊水过少)。固定的脊柱侧弯可能由栓系导致,与体壁综合征并存(图131-9),体壁综合征是发生于羊膜束带的重症致死病变,包括肋骨融合,如 Jarcho-Levin 综合征(图131-10);或胎儿运动不能或运动功能减退。脊柱畸形常表现轻微,继发于脊柱分隔异常,如半椎体或蝴蝶椎(图131-11)。复杂脊柱畸形可合并神经管缺陷和 Currarino 三联症,后者是一种遗传性复杂畸形,包括骶骨畸形、骶前肿物和直肠肛门畸形。骶骨缺如伴不同程度近端脊柱受累,见于尾端退化综合征,与糖尿病孕妇胎儿葡萄糖水平升高显著相关。

胎儿最常见的脊柱异常多涉及神经管缺损背侧闭合不全。这组疾病将在第 42 章详细讨论。

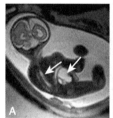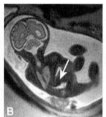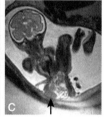

图 131-9　体壁综合征。多个图像显示胎儿固定的脊柱侧弯、扭曲,腹部内容物受挤压与羊膜粘连(黑箭号)。白色箭头表示胎儿的椎管,合并神经管闭合畸形

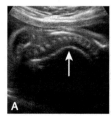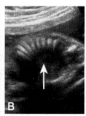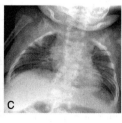

图 131-10　A 和 B,固定的脊柱侧弯伴胸廓受限,后肋部分融合、前肋呈扇形展开。C,典型的脊柱肋骨发育不全的胸部表现(Jarcho-Levin 综合征)

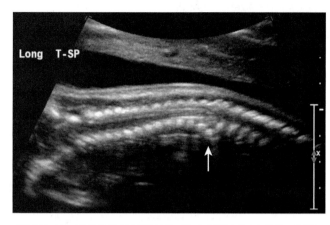

图 131-11　椎体连续性局部异常,提示分隔异常(半椎体,箭号)

影像　胎儿脊柱畸形可孤立出现,但它的出现提示我们需仔细寻找是否存在其他畸形,包括 VACTERL 综合征(椎体畸形、直肠肛门闭锁、心脏病变、气管食管瘘、肾脏畸形、肢体缺失)(图131-12)。超声可明确肛门窝的存在,同时应着重观察胃的大小,以及桡骨与手的形态。怀疑心脏病变的病例应超声心动检查。MRI 可用于显示食管局部扩张,但其并不可靠。重复动态自由稳态进动序列(SSFP)序列矢状位正中层面对一过性食管扩张具有较高敏感性。MRI 多平面成像在显示复杂脊柱畸形方面具有优势(图131-13)。T2 加权序列,不管是单次激发快速自旋回波序列还是梯度回波 SSFP 序列,都具有良好的显示能力。快速T1 加权梯度回波序列可发现异位脂肪。

治疗和随访　产后体格检查结合影像表现对可疑畸形病变的诊断尤为重要,同时还可指导治疗。由于超声和 MRI 在评价脊柱方面均有局限,所以胎儿影像表现不一定直观,因此不能认为绝大多数病变产前即可明确诊断。

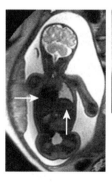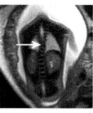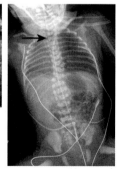

图 131-12　VACTERL 综合体(椎体畸形、直肠肛门闭锁、心脏病变、气管食管瘘、肾脏畸形、肋骨缺失)。冠状位 T2WI 图像显示右位心,胃泡内缺少正常的液体信号,半椎体产生的胸椎侧弯(白箭号),最右侧为新生儿期图像。注意近端食管旁管状影(黑箭号)

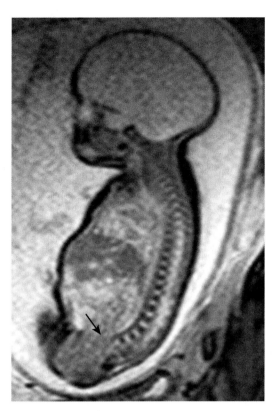

图 131-13　尾椎退化。妊娠 31 周的矢状位梯度回波序列。脊柱下端尾椎缺如(箭号)

神经肌肉疾病

病因学　很多引起胎儿和新生儿普遍肌张力减退的疾病都具有遗传性。从产科治疗的角度认为,其中最重要的是先天性肌营养不良。本病为常染色体显性遗传,患儿体内细胞分裂过程中异常基因组扩增、复制并插入,患儿此种表现比作为携带者的双亲要显著。症状轻微的成人多被漏诊,携带异常基因的母亲可无任何肌肉功能障碍表现,直到应用呼吸抑制麻醉剂后才会出现,因为本病对呼吸抑制麻醉剂极为敏感。在镇静过程中由于心脏传导异常引发猝死的病例也有报道。因此,怀疑胎儿肌强直性营养不良时,需对其母亲进行基因学检测,并为其制定详细的分娩麻醉方案。

大多数情况下,由于胎儿活动度小、四肢体位固定、蜷缩姿势多样等原因,导致很难明确诊断。对于上述表现,目前使用先天性多关节挛缩症这一差强人意的术语进行概括,其具体病因可多种多样。肌肉、神经和结缔组织疾病均可与本病有关。鉴别诊断包括多翼状胬肉综合征,皮肤网状结构在关节部

位拴住四肢,继而限制胎儿活动。关节弯曲的主要病因是胎儿运动不能的继发改变,后者与 Pena Shokeir 综合征(假 18-三体)、线状体肌病和母亲重症肌无力有关。

马蹄足通常用于描述足与腿的位置相对异常,更准确的名称应为畸形足。尽管畸形足包括几种不同形式(内翻/外翻等),但足底屈曲伴踝关节内旋(马蹄内翻足)最常见。如为单侧,通常病变孤立,与其他综合征少有关联。双侧畸形足,多继发于脊髓病变,如脊髓脊膜膨出;胎儿肾脏或膀胱梗阻引起的羊水过少;胎儿运动不能或基因异常。摇椅足(先天性垂直距骨)多为双侧,且与异倍体(9、13 或 18-三体)高度相关,大部分病例与脊髓脊膜膨出等神经系统疾病有关(图 131-14)。

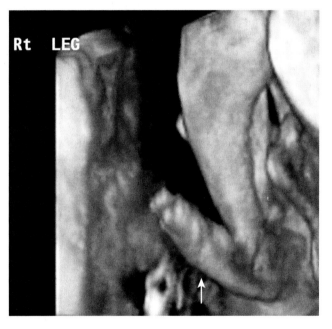

图 131-14　先天性垂直距骨(摇椅足)。超声三维表面重建显示足背曲(箭号)

影像　超声可探及大多数胎儿的运动,切胎儿姿势和活动度的评价胎儿健康评估的重要内容。不活动的胎儿可能在睡觉,因此需间隔一段时间再次检查,避免不必要的深入检查。活动受限应判断全身性或局灶性,并仔细寻找栓系、收缩束带或神经轴索病变,同时应评价肌肉体积。胎儿不能吞咽可出现羊水过多;呼吸不足可导致小胸廓和肺发育不全。对全身性肌张力减退或关节挛缩的胎儿,可通过 MRI 评估神经轴索病变,同时测量肺容积。MRI 图像中肌肉轮廓、厚度以及信号的改变提示神经肌肉病变引起肌肉

萎缩其他。

超声或MRI在双足和大腿同时位于冠状面时,方可诊断畸形足(图131-15)。需注意的是,畸形足的特殊姿势是固定的,实时超声下踝关节的自然屈曲不随时间变化的。

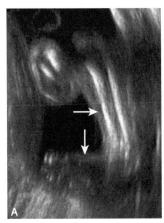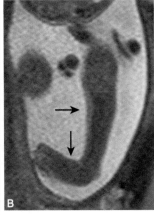

图131-15　先天畸形足。超声(A)和T2WI(B)腿部(水平箭号)的冠状面显示畸形足(垂直箭号)

治疗和随访　新生儿肌张力减低、关节挛缩或两者同时存在,采用支持疗法。对肌营养不良患儿的母亲应予以检测以避免其罹患并发症,除此之外尚无针对胎儿的治疗方法。通常畸形足生后即可治疗,手术效果主要取决于操作和塑形成功与否。

肿瘤

病因学　除骶尾部畸胎瘤外,胎儿骨骼肌肉系统的肿瘤极为罕见。实际上,骶尾部畸胎瘤也并不常见,发病率约1/40 000。骶尾部畸胎瘤源自与尾骨相关的胚胎细胞,手术时需将这些细胞连同肿瘤一起彻底切除,才能预防复发。骶尾部畸胎瘤Altman分类法应用于胎儿,但不同孕期需进行调整(框131-3)。

框131-3　骶尾部畸胎瘤 Altman 分型
1型:肿瘤完全位于盆腔外
2型:肿瘤大部分位于盆腔内,小部分超出盆腔
3型:肿瘤体积较大,向上超出盆腔进入腹腔
4型:完全位于盆腔内

影像　与发生在胎儿其他部位的畸胎瘤一样,肿瘤特点均为实性和囊性成分混合,实性部分有血管穿行。超声对盆腔肿物以及直肠背侧受累的显

示具有极大优势。当肿瘤位于外侧表浅时,无一例外地将直肠向前推挤。彩色多普勒用来评价肿瘤内血供分布。由于肿瘤血管分流,胎儿可发展为高输出量性心力衰竭,若不加干预,会引发典型的胎儿水肿。若准备进行干预治疗,需短期紧密超声复查以了解心功能和水肿进展。由于骨盆诸骨可干扰超声对深部结构的探查,因此MRI此时具有明显优势,可明确病变范围、与膀胱直肠关系、测量肿瘤-人体重量比值用以评价预后(图131-16)。单次激发T2和T1序列均对胎粪、直肠位置以及出血的显示有帮助。某些情况下,胎儿MRI可代替新生儿MRI。有报道称盆腔内神经母细胞瘤表现与畸胎瘤类似,但极为少见。

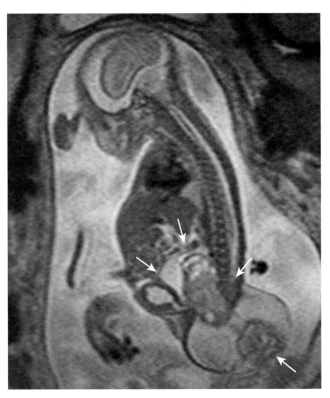

图131-16　骶尾部畸胎瘤。胎儿骨盆内位于膀胱与脊柱之间的囊实混合性肿物,突出到盆腔外(箭号)

横纹肌瘤、横纹肌肉瘤、纤维肉瘤或纤维瘤(肌纤维瘤病)在胎儿期极为罕见。上述疾病表现为特征性实性肿块,内部密度不均匀,定期检查见瘤体逐渐增大。典型病变位于胎儿颈部或盆腔,也可见于四肢、腹膜后或胸壁。上述肿瘤易与血管肿瘤相混淆,如卡波西样血管内皮瘤,但后者侵袭性更强。淋巴管畸形也具侵袭性,且具有实性(微囊)及囊性(大囊)成分等混杂成分。实性肿瘤的鉴别诊断包括畸胎瘤(较常

见,通常有囊及脂肪成分)和潜在的神经母细胞瘤,上述肿瘤均可出现钙化。

治疗和随访 在胎儿不具备独立生存条件前,有医疗机构实行宫内胎儿骶尾部畸胎瘤切除术,改变胎儿心衰胎儿水肿等致死的结局。具体步骤包括切开子宫暴露部分胎儿,切除肿瘤,将胎儿放回子宫后缝合子宫肌层。此手术最显著的并发症为早产,因此要尽量减少手术创伤。此术式较罕见,但已有成功案例。随胎龄增长,患儿独立存活率逐渐增加,可分娩进一步宫外治疗。

新生儿骶尾部畸胎瘤需手术完整切除肿瘤。胎儿或新生儿骶尾部畸胎瘤恶性程度很低。若尾骨连同肿瘤一并切除,术后复发率几乎为零。

✔ 临床医生须知

- 若发现肢体长度异常,需考虑致死性疾病(小胸廓)
- 肢体缺陷的分布及程度
- 脊柱侧弯固定,颈部、躯干或四肢异常姿势
- 对肿物起源脏器血管情况的评估
- 相关的其他异常

关键点

- 显著的限制性胸廓提示致死性骨骼发育不良的可能。
- 绝大多数致死性骨骼发育不良包括下列三种疾病:致死性发育不全,软骨发育不全,成骨不全 II 型。
- 发现四肢缺陷时,应对胎儿及其外界环境进行全面评估,如脐带等。
- 诊断固定或异常体位要考虑胎儿体位因素。
- 胎儿期骨骼肌肉肿瘤较罕见,骶尾部畸胎瘤最常见,动脉分流可导致胎儿高输出量性心力衰竭。

推荐阅读

Avni FE, Massez A, Cassart M. Tumours of the fetal body: a review. *Pediatr Radiol*. 2009;39:1147-1157.

Avni FE, Rypens F, Zappa M, et al. Antenatal diagnosis of short-limb dwarfism: sonographic approach. *Pediatr Radiol*. 1996;26(3):171-178.

Cassart M. Suspected fetal skeletal malformations or bone diseases: how to explore. *Pediatr Radiol*. 2010;40:1046-1051.

Dighe M, Fligner C, Cheng E, et al. Fetal skeletal dysplasia: an approach to diagnosis with illustrative cases. *RadioGraphics*. 2008;28:1061-1077.

Teele R. A guide to the recognition of skeletal disorders in the fetus. *Pediatr Radiol*. 2006;36(6):473-484.

参考文献

Full references for this chapter can be found on www.expertconsult.com.

第 132 章

先天性骨畸形

TAL LAOR and J. HERMAN KAN

不论起源如何,异常发育的肢体终会变成可被临床与影像学分辨的类型(图 132-1)。大多数先天性畸形基于骨性结构分类,但周围软组织也伴有异常。尽管发育不良可累及整个肢体,但通常以某个肢体缺失为主。

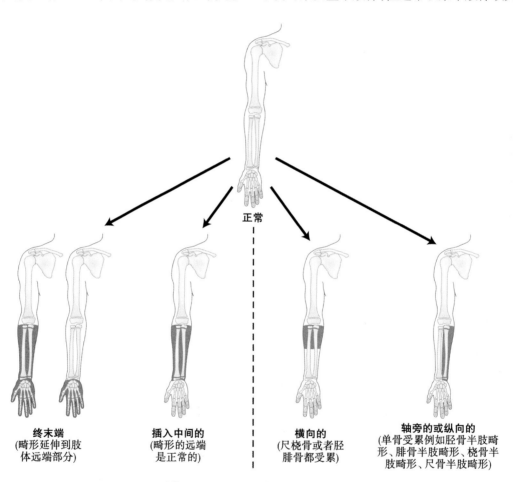

正常

终末端
(畸形延伸到肢体远端部分)

插入中间的
(畸形的远端是正常的)

横向的
(尺桡骨或者胫腓骨都受累)

轴旁的或纵向的
(单骨受累例如胫骨半肢畸形、腓骨半肢畸形、桡骨半肢畸形、尺骨半肢畸形)

图 132-1　肢体的骨骼畸形。灰色阴影部分表示缺失部分

在儿童中,先天缺陷远比后天截肢更普遍。Frantz与 O'Rahilly 制定的分类系统,仍普遍应用于四肢先天畸形的评估。每个畸形病变均由缺陷的部分定义。例如腓侧半肢畸形有腓骨缺陷,若畸形延伸至肢体远端,则为终末型畸形;若畸形远端肢体正常,则为中间型。例如腓侧半肢畸形,如果足部异常,则为终末型缺陷;如果足部正常,则为中间型缺陷。同理,畸形病变也可分为纵向型(轴旁型)及横向型。若畸形只腓骨受累,则为轴旁型;若胫腓骨均受累,则为横向型。

仅少数缩减性畸形已明确病因。少数畸形病变可遗传,大多数为散发病例。病变与环境因素鲜有关联。沙利度胺等药物可诱发缩减性畸形,病变严重程度可从轻微的肌肉发育不良到严重的肢体缺如。畸形多见于桡骨侧或胫骨侧,上肢比下肢更易受累。诸如多指/趾畸形等增殖性畸形相对少见。

肢体缺陷

近端股骨局灶性缺损

病因学　近端股骨局灶性缺损指股骨异常伴髋臼发育不良,病变严重程度可从股骨轻微缩短和发育不全到严重的骨缺损。此病变由宫内股骨近端软骨细胞增殖和成熟变异所导致,继而引起同侧髋臼发育落后。近端股骨局灶性缺损患儿通常在婴儿期出现肢体短小和髋关节不稳等症状。发育良好的髋臼意味着存在股骨头,而软骨性股骨头早期拍片不显影。多数病例为散发性。双侧股骨缺损伴容貌异常称为股骨发育不良-容貌异常综合征,为常染色体显性遗传病。

近端股骨局灶性缺损的鉴别诊断包括髋关节发育不良、婴儿型髋内翻和先天性短股骨。髋关节发育不良的

表现包括近端股骨颈和股骨头发育不良。股骨粗隆下区正常,远端也无先天性畸形,且髋臼水平的畸形重于股骨头和股骨颈水平。婴儿型髋内翻患儿的股骨粗隆下区及远端股骨正常,股骨长度正常,仅为弯曲表现。与近端骨骨局灶性缺损不同,婴儿型髋内翻多在承重后发生。先天性短股骨可单侧亦可双侧,往往与同一肢体的缩减性畸形有关。病例多为散发,但复杂性畸形病变中还涉及一些外部因素。已知的病因包括药物(如沙利度胺)、创伤、辐射、感染及局部缺血。天性短股骨患者的髋关节较稳定,此点与近端股骨局灶性缺损不同。

影像学　近端股骨局灶性缺损最常用的分类由 Aitken 提出(图 132-2)。A 型最轻,指近端股骨和髋臼正常或仅轻微发育异常。股骨头出现但与缩短的股骨远端分开。随着年龄增长,股骨头和股骨远端的纤维连接部骨化,但多不完整。粗隆下内翻畸形固定存在。C 型畸形见残余髋臼显影(图 132-3)。D 型最严重,股骨大部分与同侧髋臼缺如。

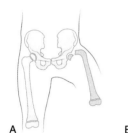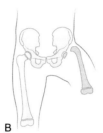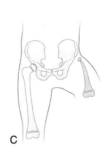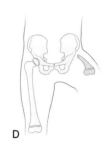

图 132-2　近端股骨灶缺失的 Altken 分类

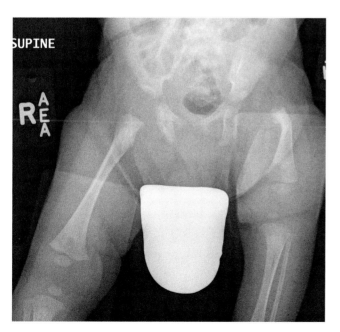

图 132-3　患儿,男,4 周,左髋近端股骨灶缺失 Altken 3 型。股骨大幅度缩短和左髋臼发育不良严重。右髋臼表现为轻度发育不良

近端股骨局灶性缺损可伴随其他同侧畸形病变,包括腓侧半肢畸形(超过一半的患儿受累)、胫骨缩短、外翻足(较内翻足更常见)、足外侧缺如。近端股骨局灶性缺损中,15% 为双侧受累。

超声在早期即可观察平片无法显影的结构。若超声可见股骨头及其与骨干的连接,则髋关节的稳定性比平片观察的关节稳定性更好更可靠。与超声类似,磁共振在观察髋关节解剖与相关肢体畸形方面具有价值,可对病变进行早期分类。尽管髋臼可表现为发育成熟,但即使最轻型的近端股骨局灶性缺损也伴有髋臼缺损。与发育性髋臼发育不良前壁缺损为主相比,近端股骨局灶性缺损通常出现髋臼后壁缺陷。与健侧相比,患侧髋关节肌肉大部分发育不良。缝匠肌除外,表现为膨胀肥大。此情况导致髋、膝关节屈曲畸形。MRI 也能明确软组织的解剖结构,能指导外科手术,为定制义肢做准备。

治疗和随访　儿童近端股骨局灶性缺损的治疗基于缺陷严重程度、生长预测和成熟后肢体最终长度

等几方面。治疗目的应尽所能使肢体长度最大化,提高髋、膝、踝关节的稳定性,矫正解剖对位。轻度病变无需手术。股骨近端缺损是否需要固定,目前尚存争议,通常病变进展时,则需固定治疗。重度畸形患儿可通过足部截肢与膝关节融合改善症状。胫骨旋转成形术,足旋转180°(脚趾向后,踝关节发挥膝关节作用),使用足、踝控制远端义肢。足的完整感觉反馈提供本体感觉以实现对膝关节的控制。因此,必须评估近端股骨和髋臼形态、膝关节软骨骨骺以及起支持作用的软组织。例如前交叉韧带缺如可引起膝关节不稳。双侧近端股骨局灶性缺损较罕见,此情况下禁忌截肢,应以延长假体为基础增加患儿身高。

腓侧半肢畸形

病因学　腓侧半肢畸形是最常见的半肢畸形,也是腓骨最常见的先天畸形。也被称为先天性短胫骨伴有腓骨缺如综合征。单侧缺如较双侧更常见。强韧的结缔组织群取代缺如的腓骨。腓侧半肢畸形合并胫骨缩短并弯曲、外足结构缺如、跗骨畸形(特别是融合),15%患者可合并短股骨或股骨缺如。Caskey 和 Lester 报道的畸形足患者中,16%合并腓侧半肢畸形。其他合并症包括小髌骨、髌骨半脱位或脱位、股骨髁发育不全及膝关节韧带缺如。

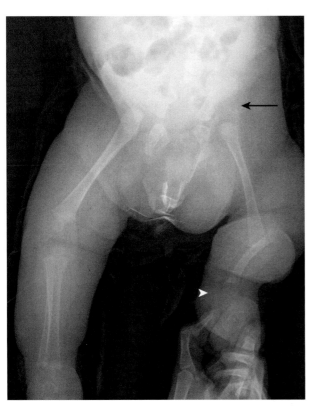

图 132-4　患儿,女,5 个月,左腓骨半肢畸形。左膝脱臼和胫骨短弯曲。左股骨短,远端骨骺尚未骨化和髋臼是发育不良（箭号）。距骨小(箭头)

影像学　腓侧半肢畸形的范围可从近端骨轻微缺陷到完全缺如伴有相邻结构多发畸形(图 132-4)。若考虑手术治疗,MRI 在显示相关病变外,对膝关节韧带异常的显示也很有帮助。

治疗和随访　马蹄外翻足及重度肢体缩短伴腓侧半肢畸形导致肢体功能障碍。累及腓骨、患侧胫骨、股骨与足的重症患儿,应早期足及近端结构截肢。若症状较轻,应延长患侧、重建胫距关节、患肢髋干融合术。重度肢体发育不良的延长治疗效果不满意。

胫侧半肢畸形

病因学　尽管有报道称胫侧半肢畸形呈常染色体显性遗传表现(尤其双侧受累病变),但大多数胫侧半肢畸形为散发病例。Jones 等人将胫骨发育不良分为四型。I 型最重,出生时平片无法识别胫骨。股骨远端骨骺缺乏骨化提示胫骨近端缺如。Ⅳ型最轻,包括先天性胫骨骺干分离。此型患儿,胫骨短,且在踝关节与腓骨分离。距骨向近端移位。胫骨远端无正常关节面。

影像学　胫侧半肢畸形(图 132-5)的范围从胫骨远端部分缺如到完全缺如伴相邻结构多发畸形。若考虑手术治疗,MRI 在显示相关病变外,对相关肌肉和韧带异常的显示也很有帮助,这对手术尤为重要。MRI 还可观察平片无法显影的残存胫骨的软骨。

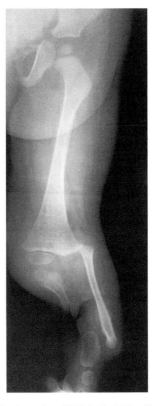

图 132-5　患儿,女,2 岁。胫骨半肢畸形。明确可见近端发育不良残余胫骨。腓骨短而侧向半脱位和多跗骨缺失

治疗和随访 胫侧半肢畸形的治疗方法因畸形严重程度而异。胫骨完全缺如建议膝关节离断。对于完全性胫侧半肢畸形,Brown 开创骨融合伴足 Syme 截肢的术式。对于股四头肌发育良好的病例,此法可获得满意效果。股四头肌结构异常时,常伴有髌骨经常缺如。术前应 MRI 检查评价病变,使临床医生更准确辨别功能恢复情况,膝关节离断(多数病例)即可获得较好效果,而无需进行膝关节重建。

桡骨缺陷(桡侧发育不良,手桡侧畸形)

病因学 桡骨缺陷相关病变见框 132-1。通常整个肢体不同程度受累,导致肩、肘、腕及手部小关节功能异常。相关肌肉缺陷的严重程度与骨骼病变成正比。神经血管异常包括桡动脉和表浅桡神经缺如。

框 132-1 疾病合并胫骨缺失(发育不良)
综合征合并先天性心脏病
• Holt-Oram 综合征
综合征合并恶血质
• Fanconi 贫血(全血细胞减少-肢体畸形综合征)
• 血小板减少-胫骨缺失综合征
综合征合并智力障碍
• Brachmann-de Lange(Cornelia de Lange)综合征
• Seckel 综合征
综合征合并染色体畸形
• 13-三体
• 18-三体
综合征合并致畸剂
• 萨力多安胚胎病
• 水痘胚胎病
其他
• VACTERL 联合

无论孤立性病变亦或伴有相关综合征,其主要病变可能由胚胎期血管异常所导致,发生在间质分化成肌肉和骨骼之前。大多数为散发病例,但有报道称符合常染色体显性及常染色体隐性遗传方式。其他病因包括肢芽形成阶段来自病毒、化学物质、辐射及药物环境等方面的损害。

影像学 先天性桡骨缺陷可从拇指发育不全到各种程度的桡侧发育不全。纵向缺陷的最常见表现为完全缺如。通常伴有桡骨与手掌背离,由桡侧腕屈肌和肱桡肌牵拉所致。

大多数桡骨发育不全的病例,前臂向桡侧弯曲,尺骨远端突出(图 132-6)。前臂缩短(通常为正常对侧长度的三分之二),剩余部分成比例生长。通常只

有头状骨、钩骨、三角骨、掌骨及尺侧四列指骨表现正常。大多角骨、舟状骨及拇指往往畸形或缺如。如果桡骨最近剩余部分存在,通常与尺骨融合,且弯曲、缩短、增厚。约 50% 的患儿双侧受累。手的畸形程度与前臂病变严重程度有关。

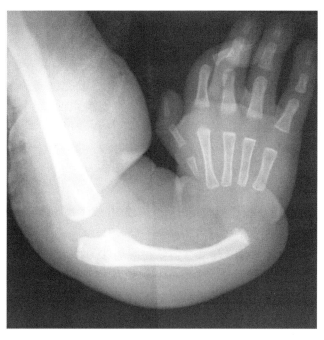

图 132-6 患儿,男,10 个月。桡侧缺失(桡侧畸形手)伴有桡骨完全缺少。尺骨短而弯曲,拇指发育不良

治疗和随访 治疗纵向桡骨缺损,首先应固定、牵拉软组织以改善桡偏。随后进行手部手术改善功能和外观,如拇指重建或示指拇指化整复。

尺骨缺陷(尺侧发育不良,手尺侧畸形)

病因学 尺骨缺陷或手尺侧畸形发生于上肢尺侧或轴背侧。与桡侧缺损(手桡侧畸形)相比,本病相对少见。约 48% 的病例可伴有对侧肢体异常。多数为散发病例,有报道可同时伴有其他综合征,最常见为 Brachmann-de Lange 综合征。

影像学 尺骨缺陷患者,多伴有腕骨、掌骨及指骨异常,豌豆骨及钩骨缺如。并指畸形、腕骨融合、桡肱骨融合也较常见。前臂缩短弯曲伴尺侧凹陷。手尺偏,肘关节畸形也较常见。肩袖及上臂发育不全与尺骨缺损共存。对侧上肢和下肢病变(如近端股骨局灶性缺损)也有报道。

治疗和随访 治疗尺骨缺陷包括早期固定校正手的尺偏。功能显著受限患者可手术治疗。必须解决前臂不稳及相关手部畸形问题。

一般性病变

先天性环状束带

病因学　环状束带由宫内羊膜破裂导致,随后引起胎儿肢体机械性挛缩。当羊膜与绒毛膜分离时,躯体不同部位卷入其中。在某些情况下,束带牵拉相邻结构,最终导致融合,形成软组织并指/趾畸形。骨性并指/趾非常罕见。羊膜破裂越早,畸形越严重。肢体畸形可从轻微的软组织凹槽到横向宫内截肢。末端并指、颅面及内脏畸形、死胎为先天性环状束带综合征的部分表现。散发先天性环状束带综合征的发病率为新生儿人口的1∶1200~1∶15 000。

另一种解释为固有理论,认为由肢体胚胎形成时的固有缺陷导致。

影像学　平片会低估软组织病变,且无法辨别相关异常血管解剖。典型的平片表现包括手指呈拴绳样,并指软组织腰部显著变窄(图 132-8)。MRI 可评价束带的深度、淋巴水肿程度及相关肌肉组织的完整性。

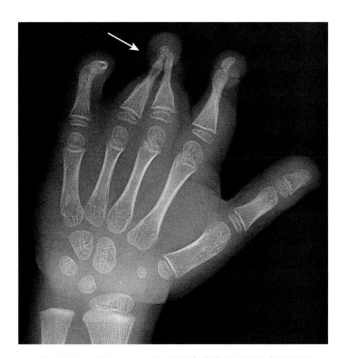

图 132-8　患儿,女,3 岁,环状束带伴有"腕绷紧"表现(箭)和多数远端手指截肢

治疗和随访　尽管手术治疗可用于缓解束带远端水肿,改善神经血管功能,但通常起到美化修饰。治疗末端并指畸形可纠正局部畸形,促进纵向生长。

关节挛缩

病因学　关节挛缩为描述性诊断,泛指诸如限制宫内运动的先天性挛缩病变累及两个或两个以上的关节。妊娠期活动受限越早,持续时间越长,出生后挛缩程度越严重。子宫内运动正常是关节正常发育的必要条件。

肌肉病变(如肌病)、神经功能或神经支配异常病变、结缔组织病变及机械运动受限(如羊水过少或多胎)均可导致关节挛缩。其他原因还包括遗传缺陷、致突变药物、有丝分裂异常及有毒化学物质或药物(框 132-2)。

框 132-2　关节弯曲病因:限制性胎儿关节运动的病因
神经源性
• 大脑疾病
• 前角细胞缺失
• 神经功能和结构的异常(中枢或外周)
肌肉源性
• 异常的构成或功能
• 先天性肌营养不良
• 线粒体疾病
结缔组织或骨骼
• 原发病
血管危害
• 严重出血
• 同卵双生
• 羊膜带
机械压缩
• 多胞胎胎儿拥挤
• 羊水过少
• 子宫肌瘤/其他肿瘤
• 外伤
母源性
• 糖尿病
• 体温过高
• 感染
• 药物使用或滥用

Modified from Jones K. *Smith's recognizable patterns of human malformation*. 5th ed. Philadelphia:WB Saunders;1997.

影像学　出生时关节挛缩往往对称,通常累及远端肢体。常伴有畸形足。超过半数的患者伴有上肢畸形,但下肢也多有受累。关节僵硬及张力减退导致频繁的围产期骨折。受累关节可见软组织内凹,受累肢体的肌肉容积变小。受累肌肉被脂肪和纤维组织部分或全部取代。多数患儿最终发展为脊柱侧凸。当计划手术以最大限度的恢复功能时,应 MRI 检查评价关节完整性。

治疗和随访 大多数关节挛缩患儿长期预后良好。但合并中枢神经系统病变的患儿,通常寿命有限。所有关节挛缩的患儿应进行神经肌肉检查。早期手术治疗以及推拿按摩等增加活动范围的治疗均有益于疗效。

融合性畸形

跗骨融合

病因学 跗骨融合为原始间质先天分割障碍,导致两个或两个以上跗骨融合。青春期前或青春期患儿中足和后足疼痛,伴距下区活动减少应怀疑跗骨融合。美国的发病率约占人口的1%或更少。至少50%的患者双侧受累。有报道称本病为常染色体显性遗传且外显率高,尽管融合病变无需累及相同关节。尽管本病多在20岁左右发病,但直到成年跗骨融合才可显示。

跗骨融合的定义基于解剖位置及骨化的完整性。完整的钙化带形成骨性联合,软骨连接形成软骨联合,纤维联合称为韧带联合。距跟融合及跟舟融合最常见。中间面是距跟骨最常见的融合部位。距跟融合通常可向后延伸,累及关节中间面和后侧面。距舟骨及跟骰骨融合不常见。骨性联合可见于足的其他骨骼,但常与其他肢体异常有关,如腓侧半肢畸形、短股骨,或与疾病有关,如Apert综合征。

跗骨融合表现为骨化加速。活动时疼痛为其临床表现。患儿可有腓侧痉挛性扁平足,引起疼痛和前、后足僵硬的外翻畸形及腓侧肌肉痉挛。此情况不是真性痉挛,而是为了适应脚跟外翻,发生的反应性腓侧短缩,使距下关节维持在一个相对疼痛轻的姿势。

影像学 足45°斜位可直接显示跟舟骨融合。侧位片,跟舟融合的次要征象包括扁平足、食蚁兽征(图132-11)及距骨鸟嘴征。足前后位可见反食蚁兽征,说明前后位舟骨外侧高度变小(与舟骨中间部相比),舟骨外侧相对距骨头显著向外延伸。

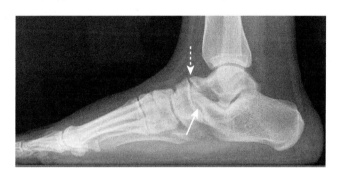

图132-11 患儿,食蚁兽征伴跟舟联合(箭号)和距骨鸟嘴征(虚线箭头)。前面伸长的跟骨表现类似食蚁兽的鼻子

距跟骨融合影像表现包括C字征(图132-13A)、距骨鸟嘴征、载距突增大呈卵圆形(图132-13A)及距骨外侧缘增宽。

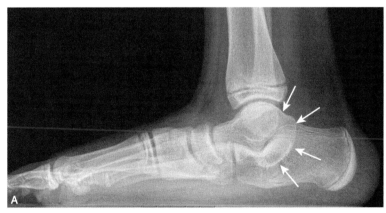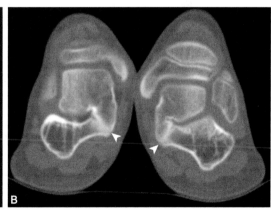

图132-13 距跟联合。A,侧位X线片显示了C征(箭号),卵圆形、瘦长形载距突和扁平足。B,计算机断层扫描,在不同的患者冠状面重建显示双侧中间面距下关节联合(箭头)

距骨鸟嘴征合并跗骨融合为距骨头背侧外延。距骨鸟嘴征不应与距骨嵴相混淆。距骨嵴为插入胫距关节囊前部的骨质增生,位置更靠近背侧距骨颈而不是远端距骨头。

远端胫骨与距骨球窝关节的跗骨联合较罕见。然而,此踝关节结构为非特异性,除跗骨融合外,还可合并先天长骨畸形。

CT与MRI有助于观察骨融合的性质及横截情况。临床高度怀疑融合时,CT的性价比最高(图132-13B)。若考虑其他原因引起的疼痛和后足受限,应选择MRI。MRI可直接显示骨、软骨和纤维联合。融合关节周围多见骨髓水肿(图132-14)。

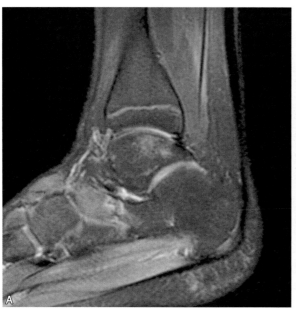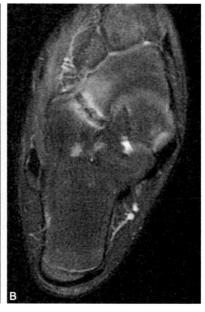

图 132-14　患儿,女,12 岁,跟舟联合。矢状位 STIR 序列(A)和轴位 T2 饱和脂肪磁共振(B)影像显示出纤维联合两侧骨髓水肿

　　治疗和随访　有症状的患儿应最先使用石膏固定及非甾体抗炎类药物。也可选择注射类固醇和理疗。若症状不缓解,且无退行性变,可手术切除异常的跗骨桥。插入趾短伸肌腱可阻止跟舟融合再生长。距下关节骨融合切除后可出现脂肪嵌入。难治性病例可采用距下关节融合或三关节融合。

腕骨融合

　　孤立性腕骨融合为正常变异,可见于 0.1% 的白种人及约 1.6% 的非裔美国人。腕骨融合最常见于月骨与三角骨之间。近排和远排的腕骨融合多与综合征有关。骨融合也可为继发性,如青少年特发性关节炎或创伤后。

并指/趾

　　并指/趾指宫内相邻指(趾)分裂失败继而引起融合畸形(亦称"蹼趾"或"蹼指")。融合可仅累及软组织(简单并趾),或者也可累及骨(复杂并趾)。若累及全长,称为完全性并指/趾。若仅部分融合,称为不完全性并指/趾。融合可单侧亦可双侧,常见于二至四指/趾。并指/趾畸形可孤立单发,也可合并先天性疾病,如 Poland 综合征、Apert 综合征(图 132-16)及 Carpenter 综合征。Poland 综合征包括短指/趾并指/趾畸形(指/趾过短、并指/趾),同侧胸壁异常,胸大肌发育不良或未发育最常见。Apert 综合征包括并指/趾、颅

缝早闭、面骨异常。Capenter 综合征包括多并指/趾、颅缝早闭及面骨异常。并指/趾畸形为常染色体显性遗传。手指畸形,早期手术可改善外观和功能。脚趾畸形,不建议手术治疗。

指关节粘连

　　指关节粘连为一种少见的手足指/趾间关节融合的常染色体显性遗传病(图 132-17)。尽管近指关节融合较常见,但亦可见于远指关节融合。病变多为双侧,小指/趾最常受累。直至儿童后期,平片才可发现融合病变。尽管平片可见病变,但鲜有引起残疾或丧失功能的报道。指关节粘连可合并其他骨骼病变,各种手指/趾畸形(如短指/趾、指弯曲变形和屈曲指)、桡尺骨融合、髋关节脱位、跗骨融合与脊柱异常。

桡尺骨融合

　　病因学　先天性桡尺骨融合畸形由桡骨和尺骨纵向分裂失败所致。在子宫内,肱骨、桡骨及尺骨的软骨间叶原基连在一起。正常应从前臂远端向近端分裂。宫内发育早期,分裂过程受阻可引起骨性或纤维骨性融合。桡尺骨融合可合并其他上肢畸形,如多指/趾、并指/趾、腕骨融合,也可见于综合征,如 Apert 综合征及 Carpenter 综合征。

　　临床查体,患儿肘关节呈固定内旋并轻度屈曲。青少年期常伴有疼痛,病变进展可见桡骨头半脱位症状。

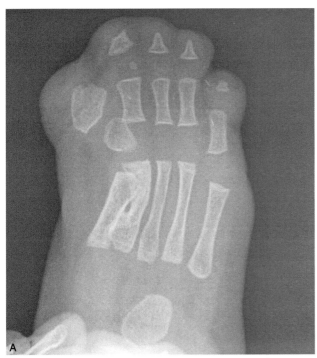

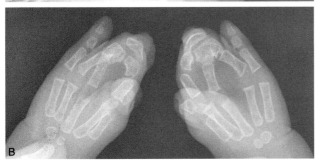

图 132-16 患儿,女,1 岁,Apert 综合征。A,脚正位图显示并趾畸形。足的许多骨骼发育不全伴中间指骨缺乏。第一和第二跖骨部分融合。B,双手的正面 X 线片同一孩子表现出双手并指畸形、骨性愈合、双侧指关节粘连

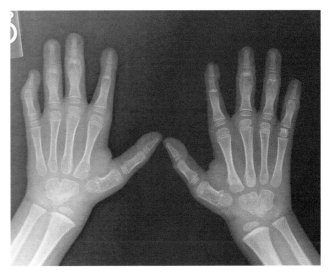

图 132-17 患儿,女,3 岁,双侧指关节粘连累及多列合并腕骨联合

影像学 前后位为观察骨融合的最佳体位(图 132-18)。由于在桡骨头与肱骨小头之间缺少正常发育所需关节,因此桡尺融合可引起继发性桡骨头发育不良(图 132-18B)。还可见桡骨头后脱位。

治疗和随访 严重内旋畸形或有症状的桡骨小头半脱位患儿,尤其累及惯用手的,应手术治疗。前臂骨关节外解旋截骨术科改善内旋症状。切除近端骨性融合较为复杂,且可能并未改善前臂及手的功能。

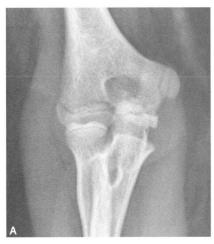

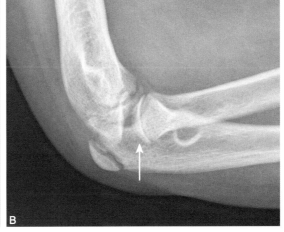

图 132-18 患儿,男,12 岁,尺桡骨骨性连接。A,前后 X 线片表现出骨骨性连接。B,侧位片表现为凸形的桡骨小头(箭号),与继发性桡骨小头发育不良相关

其他先天畸形

指弯曲

指弯曲为手指背离关节屈伸轴线,弯向桡侧或尺侧(内外平面)。尽管本病可累及任意手指,但多见于小指远指关节弯向桡侧(图 132-20)。指弯曲合并中节指骨短小,通为双侧。病变可散发于正常人群,也可表现为常染色体显性遗传。大量综合征可见本病(唐氏综合征最常见),还可见于骨发育不良、创伤后及其他疾病。弯曲畸形可见于骺板生长异常的正常指骨,或与纵向括弧型骨骺有关。治疗的目的在于手指过度修剪与美观的修复。

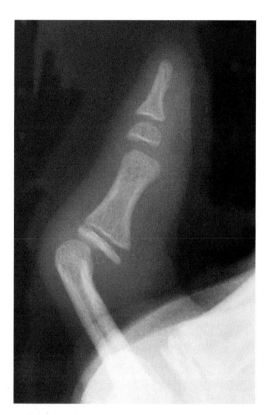

图 132-21 患儿伴有屈曲指。近端指间关节弯曲伴随小指中节指骨掌关节半脱位。孩子皮肤没有皱纹

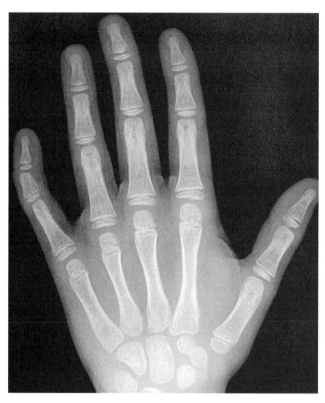

图 132-20 患儿,女,7 岁,第五指指弯曲。可以观察到手指中间弯曲和缩短的中节指骨

屈曲指

屈曲指为先天性或获得性手指屈曲挛缩。常见于小指的近指关节,亦可累及第二至四指(图 132-21)。远指关节偶见受累。病因未知,可能与蚓状肌或屈指浅肌腱的异常嵌入有关。与指弯曲相似,屈曲指可散发或呈常染色体显性遗传。本病有时与染色体异常、骨发育不良或其他综合征有关。治疗包括矫形或手术松解,后者少见。

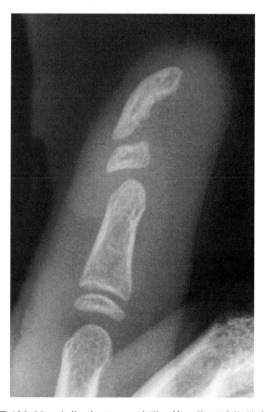

图 132-22 患儿,女,Kimer 畸形。第五指远端指骨表现为掌侧弯曲。骨骺处于正常位置。(From Oestreich AE, Crawford AH. Atlas of pediatric orthopedic radiology New York:Thieme;1985:166.)

Kirner 畸形

小指末节指骨掌侧弯曲被称为 Kirner 畸形,为双侧对称的孤立性畸形。远节指骨沿长轴弯向掌心,骨骺朝向正常(图 132-22)。骺板变宽。随着骨骼发育的成熟,骺板融合成角。远端指骨向掌侧永久性弯曲。与其他手指畸形类似,Kirner 畸形可为散发性或常染色体显性遗传。

短指/趾

短指/趾为描述性诊断,指手或足的指(趾)发育不全或未发育。受累骨形态无异常,仅比其他指/趾骨短小。中节指/趾骨受累最常见。短指/趾可与其他病变共存,如纵向括弧型骨骺和指关节粘连。短指/趾可散发或常染色体显性方式遗传。短指/趾可见于其他综合征,如 Apert 综合征和 Poland 综合征。

纵向括弧型骨骺(Delta 指/趾骨)

病因学 纵向括弧型骨骺为先天性畸形,常累及骨骺骨化中心位于近端的短管状骨(如指骨、第一掌骨及第一跖骨)。畸形可散发或并发其他疾病,如 Rubinstein-Taybi 综合征与进行性骨化性纤维发育不良。其原因可能为胎儿生长早期,骨初级骨化中心发育不完全。生长紊乱影响括弧型软骨的分布,导致"C"形弯曲生长。

影像学 受累骨呈梯形或三角形(图 132-24)。骨干-干骺端外缘由括弧型骺板及骨骺包绕。骺板呈

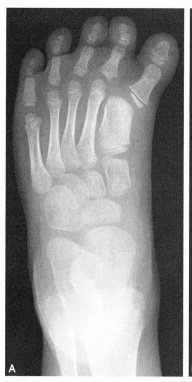
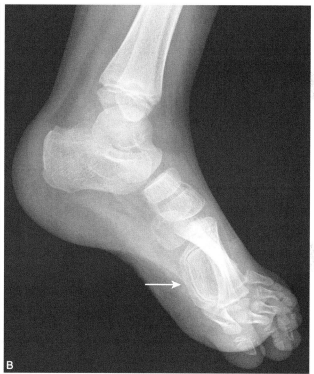
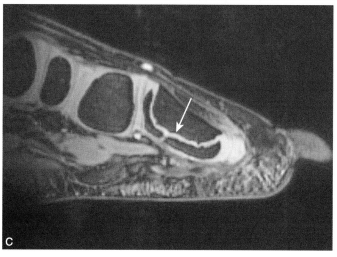

图 132-24 纵向骨骺支架。A,患儿,女,4 岁,足正位 X 线片。第一跖骨短、加宽、内侧的长度比外侧短,形成梯形形状。B,同一孩子的侧位片显示了 C 形骨骺和第一跖骨的骨骺(箭号)。C,矢状位梯度回波图像显示 C 形骺板(箭号)和相邻骨骺高信号

弧形(图 132-24,B),纵向沿骨近端内缘向远端内缘延伸,形态类似括弧。拇指常受累。其他指/趾畸形经常并发纵向括弧型骨骺。

治疗和随访 婴儿期夹板矫正无效。早期楔形截骨治疗有助于骨的重塑,促进骨的纵向生长。

手足裂畸形

病因学 手足裂畸形指手或脚先天分裂成两半,由一个或多个指/趾骨、掌骨、跖骨发育不良或未发育所致。本病又称缺指(趾)畸形、手裂或足裂、龙虾手或螃蟹手畸形。

手足裂畸形可孤立出现或合并先天性环状束带综合征,或为缺指(趾)畸形-外胚层发育不良-唇/腭裂综合征最常见组成部分。超过 75 种综合征与手足裂畸形有关。虽然有常染色体隐性遗传的报道,但缺指(趾)畸形-外胚层发育不良-唇/腭裂综合征通常为常染色体显性遗传型,外显率不完全,表达多样。产前超声可检出手足裂畸形,并指导咨询和整复。

影像学 手足裂畸形的表现五花八门。从轻度的指/趾改变到最严重只剩第五指的单指/趾畸形。病变分两种类型,即典型和不典型。典型病变为常染色体显性遗传,涉及指骨和掌骨缺如,形成深 V 形裂状两半手,类似龙虾钳(图 132-25)。不典型病变少见,为散发病例,分裂更宽,中心形成 U 形缺陷。不典型病变极少累及足。其病因为血管破坏。大多数病例的指/趾常向裂隙弯曲,可伴有指/趾数目的减少。常伴有并指/趾畸形和骨性融合。

治疗和随访 手足裂畸形患儿通常四肢功能良好,因此无需手术治疗。

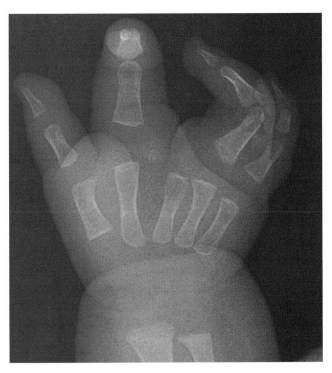

图 132-25 患儿,男,6 岁,手足裂开畸形。孩子长手指已经接近完全缺乏

先天性桡骨头脱位

病因学 先天性桡骨头脱位是最常见肘关节先天畸形。过半病例可合并其他疾病,如下肢异常,脊柱侧弯及各种综合征(如 Klippel-Feil 综合征)。无论病变是否孤立或合并其他疾病先天性桡骨头脱位均为常染色体显性遗传。病变可单侧亦可双侧。

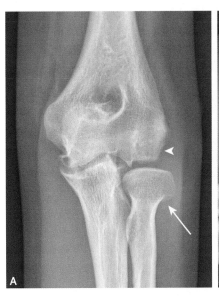
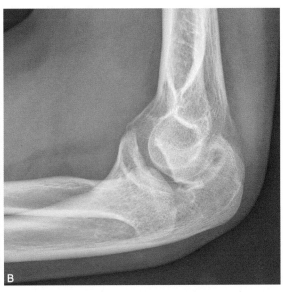

图 132-26 患儿,女,12 岁,先天性桡骨头脱位。前后位(A)和侧位(B)X 线片显示出发育不良凸状桡骨小头(箭号)伴发后脱位以及近端尺骨骨干的后弯曲。注意到肱骨小头骨软骨病变(箭头)和内侧部骨关节炎,这可能是与肘关节异常生物力学相关

影像学 先天性桡骨头脱位合并前臂小,发育欠佳,肱骨小头扁平发育不全,尺骨变短。尺骨近端骨干见向后尖状弯曲(图 132-26B)。桡骨头发育不良,变长、变薄、关节面呈凸形,失去正常内凹的外形。桡骨头后脱位最常见(图 132-26)。桡骨头发育不良的程度与脱位的严重程度有关。平片应仔细观察有无桡尺骨融合。

治疗和随访 脱位无症状无需治疗。若患儿疼痛,可切除桡骨头。然而,桡骨头切除常伴有腕关节力学异常引起的疼痛。最新研究表明,幼年时期桡骨近端切开复位可获益最大。

胫骨弯曲畸形

病因学 后内侧先天性弯曲影响胫骨、腓骨和下肢的软组织。本病的起源和发病机制仍不明确,可能与早期胚胎发育异常有关,而并非异常胎位或宫内骨折所致。胎儿血管功能不全也起到一定作用。先天性弯曲是胎儿经检查后,De Maio 及同事认为,羊膜破裂合并压迫性事件与本病有关。随患儿生长,胫骨弯曲和短缩可部分缓解。

后内侧先天性弯曲应与先天性胫骨发育不良相鉴别。先天性胫骨发育不良又称胫骨前外侧弯曲或先天性胫骨假关节。病变罕见,少数患者见于 1 型神经纤维瘤病。约 20% 至 50% 的先天性胫骨发育不良患者未合并 1 型神经纤维瘤病。

先天性胫骨发育不良表现为胫骨前外侧的弯曲或骨折,常出现在 1 型神经纤维瘤病其他临床表现之前。病变未累及腓骨,提示弯曲会自发好转。病理研究显示胫骨内异常的细胞纤维血管组织与大量纤维软骨和透明软骨。骨的生长和修复异常。异常的纤维组织导致本病发育不良或囊性的特征性表现。

影像学 后内侧先天性弯曲的胫骨和腓骨表现为骨干中段或远 1/3 段向后内侧显著弯曲(图 132-27)。外侧弯曲罕见。出生时,足呈跟骨外翻位(背屈)。

先天性胫骨发育不良的平片表现多样,包括胫骨向前外侧弯曲、骨折、假关节形成、胫骨干中段呈沙漏状缩窄、胫骨中上段交界处囊性改变,硬化使髓腔变窄,少见胫骨单独受累(图 132-28)。

治疗和随访 后内侧先天性胫骨弯曲可采用保守治疗。如石膏或夹板可固定足,有助于腿的生长与重塑。若超过幼儿期,严重畸形持续存在,两腿长度相差 3~7cm,则需截骨和延长治疗。有时对侧肢体需骺骨干固定治疗。

后外侧弯曲合并 1 型神经纤维瘤病的患者,可发生反复骨折。肢体不等长较常见,为胫骨远端骺板生长异常及失用性萎缩所致。脚踝外翻畸形也能观察到。手术疗效不佳,因截骨后频发骨折不愈合或假关节形成。

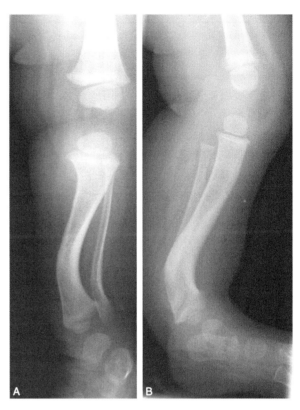

图 132-27 患儿,女,先天性后中弯曲。A,正位 X 线片,胫骨中间和远侧三分之一交界处见内侧弯曲。腓骨也同样弯曲。B,侧位 X 线片见后部组件的弯曲

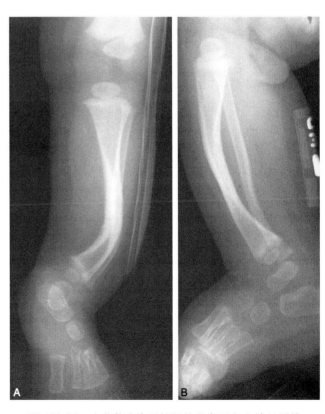

图 132-28 患儿伴有先天性胫骨发育不良和神经纤维瘤 1 型。前后位(A)和侧位(B)X 线片显示胫骨前外侧弯曲。髓腔几乎闭塞,但没有明显骨折

关键点

对于近端股骨局灶性缺损,股骨头和髋臼畸形是相关的,股骨头畸形越严重,髋臼畸形也越严重。

腓侧半肢畸形多与膝盖和足水平的畸形并存。

距下关节融合最常见于中间面。

完整的骨化带形成骨性联合,软骨带形成软骨联合,纤维连接称为韧带联合。

指关节粘连最常累及小指或小趾。

先天性桡骨头脱位的桡骨头外凸,而外伤性桡骨头脱位,桡骨关节面正常,呈内凹形。

推荐阅读

Poznanski A. *The hand in radiologic diagnosis.* 2nd ed. Philadelphia: WB Saunders; 1984.

参考文献

Full references for this chapter can be found on www.expertconsult.com.

第 133 章

骨发育不良与某些染色体病变

JERRY DWEK and RALPH LACHMAN

与十年前不同,学习先天性综合征不再像写作业般死记硬背。如今,复杂遗传密码的神秘面纱已被掀开,发现既往许多未知的先天性综合征均与之有关。已被证实的是极少数基因导致了大量综合征。我们

框 133-1　疾病分类学与遗传骨骼疾病分类

FGFR3 组
- 致死性发育不良 1 型和 2 型
- 纯合子性软骨发育不良
- 软骨发育不良
- 软骨发育低下

2 型胶原组
- 软骨生长不全 2 型
- 先天性骨骺发育不良
- Kniest 综合征

11 型胶原组
- Stickler2 型综合征
- Marshall 综合征
- 耳-脊柱-巨大-骨骺发育不良(Oto-spondylo-mega-epiphyseal dysplasia)

硫化作用异常组
- 软骨生长不全 1B 型
- 弯曲变形发育不良
- 多发骨骺发育不良:多层膝盖骨/指过短/畸形足

丝蛋白组
- 耳-腭-指综合征 1 型和 2 型
- Larsen 综合征

TRPV4 组
- 变型骨发育不良
- 人脊柱干骺端发育不良 Koslowski 型

短肋发育不良
- 短肋-多指畸形
- 窒息性胸廓发育不良
- 软骨外胚层发育不良

多发骨骺发育不良和假性软骨发育不良组
- 多发骨骺发育不良
- 假性软骨发育不良

干骺端发育不良组
- Jansen 型干骺端软骨发育不良
- Schmid 型干骺端软骨发育不良
- McKusick 型干骺端软骨发育不良
- Shwachman-Diamond 发育不良

人脊柱干骺端发育不良组
- 脊柱软骨神经纤维瘤病

肢端发育不良组
- 鼻咽毛囊综合征 1 型和 2 型
- Maroteaux 型肢端发育不良

肢中段发育异常
- 软骨骨生成障碍

弯曲骨发育不良组
- 短指发育不良

点状软骨发育不良

- 肢根型

骨密度增加组(骨形状没有改变)
- 骨硬化病
- 致密性成骨不全
- 骨斑点症
- 多条纹状骨病
- 蜡油样骨病

骨密度增加伴干骺端和(或)骨干受累
- 颅骨干骺端发育不良
- 颅骨骨干发育不良
- Pyle 病

成骨不全症和骨密度减低组
- 成骨不全症

骨盐沉积异常组
- 低磷酸酯酶症

溶酶体贮积症
- Hunter 综合征或 Hurler 综合征
- Morquio 综合征
- 黏多糖症 II 型(I-细胞病)

骨质溶解组
- Hajdu-Cheney 发育不良

过度生长综合征伴骨骼受累
- Marfan 综合征
- 先天性挛缩性细长指
- Proteus 综合征

锁骨颅骨发育不良和孤立性颅骨钙化缺陷
- 锁骨颅骨发育不良

骨发育不全伴主要脊椎受累
- Currarino 三联症

短指(趾)畸形
- Rubinstein-Taybi 综合征
- Poland 异常

肢体发育不良减少缺陷组
- 指过短 A-E
- Brachmann-De Lange 综合征
- Holt-Oram 综合征

混杂综合征和染色体疾病
- 婴儿酒精谱疾病
- Noonan 综合征

VATER/VACTERL
- Klinefelter 综合征
- 13-三体
- 18-三体
- 21-三体
- X 染色单体

以错误基因为基础将家族性综合征及发育不良分组,得出一种分类法。在其框架内,我们可以理解许多发育不良与综合征之间的关系。

我们以国际骨骼发育不良学会颁布的《骨骼发育异常分类》(skeletal dysplasia classification)缩减版作为本章主线(框133-1)。完整疾病分类请查阅 http://isds. ch/uploads/pdf_files/Nosology2010.pdf(2012 年 8 月 12 日上线)。每组病变我们列出其主要基因家族,并对疾病具有的显著共性特征进行简要说明。我们对受累基因、蛋白及其作用机制加以讨论,并对每组病变的主要内容加以展开,力图为读者展现病变全貌。

在本章中,综合征和发育不良两词的内涵略显宽泛。综合征为一组聚集发生的特征性病变,提示某种特定的诊断,但有时病因未知。发育不良为一组病因及结果均已知的特征性病变。如今,此区别已无价值,因为许多"综合征"的病因已被发现,发育不良不仅用来描述某组症状,亦可指某个疾病本身。

影像学评估

历史上,影像学在大量特殊骨发育不良疾病的具体描述中起着重要作用。通过有序的步骤进行影像学分析,一般类型的发育不良即可诊断。许多骨发育不良和综合征具有独特的影像学表现,有时可仅通过某一特征表现即可做出准确诊断。同时,这些征象也可用来搜索骨发育不良的参考书。如 Taybi 和 Lachman 的《综合征影像学》(Radiology of Syndromes,Metabolic Disorders and Skeletal Dysplasias)及《代谢性疾病与骨发育不良》(Bone Dysplasias,An Atlas of Genetic Disorders of Skeletal Development)。涵盖内容全面。还有 Spranger 及同事撰写的《骨发育不良》与《遗传性骨发育病变图谱》,书中的图片极有助益。Taybi 与 Lachman 的专著还有在线版本,输入征象越多,匹配的标准越多,通过多次检索,得出的诊断亦更具选择性。还可通过孟德尔人类遗传数据库进行在线搜索,可访问美国医学图书馆门户网站 http://www. ncbi. nlm. nih. gov/pubmed/进行查询。

步骤一:评估肢体比例

肢短为四肢的整体缩短。肢根短为股骨和肱骨的相对缩短。中肢短为桡骨、尺骨、胫骨及腓骨的相对缩短。肢端短为手骨、足骨的相对缩短。

按肢体缩短部位分类对诊断很有帮助。肢根短有助于特异性诊断肢根型点状软骨发育不良。中肢的显著短缩与一组特定的病变有关,这组疾病被宽泛的定义为中肢发育不良。肢端短小可见于多组疾病,若其孤立出现,与一些特定疾病有关,包括肢端发育不全、肢端过小性发育不良或假性甲状旁腺功能减退症。

短指/趾表现亦有助于诊断。例如,E 型短指/趾畸形表现为掌骨与远端指/趾骨缩短;A4 型短指/趾畸形表现为仅限于第二和第五中节指/趾骨的缩短。甚至无肢端短小表现也有意义。先天性脊柱骨骺发育不良的显著特点即不伴有手足短小,为一种 2 型胶原病。

步骤二:评估骨骺骨化

如果骨骺骨化延迟或相应骨龄下骨骺骨化细小、不规则,或两者皆有,则提示骨骺发育不良。腕骨及跗骨常受累。在单纯骨骺发育不良疾病中(如多发骨骺发育不良和假性软骨发育不全),腕骨和跗骨具有明显细小呈锯齿形(图133-1)。另一分析骨骺发育的部位为椎体,骨骺发育不良的椎体环形突起,说明骨骺骨化延迟、不规则。Morquio 综合征及假性软骨发育不全中可见明显椎体前缘中部的突起(舌样或鸟嘴样),它们也是与环形突起相关的疾病。

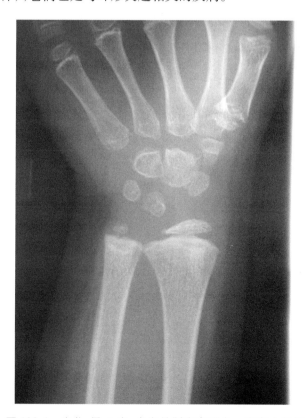

图 133-1　患儿,男,8 岁,多发骨骺发育不良。注意小和锯齿形的腕骨

步骤三：评估干骺端及骺板

骺板磨损、不规则以及干骺端扩张表示软骨内骨化受阻。骺板显著不规则为单纯干骺端发育不良的特征，如干骺端发育不良 Jansen 型或 Schmid 型。当仅出现干骺端扩张而骺板正常时，说明软骨内骨化速度放缓，但骨化过程正常。此表现见于软骨发育不全。干骺端扩张，但骺板及先期钙化带轮廓分明（图 133-2）。

必须牢记的是，佝偻病也可累及骺板。佝偻病患儿的骺板磨损，呈杯口状。除治愈期外，其先期钙化带不明显。在干骺端软骨发育不良中，先期钙化带存在，但明显不规则（图 133-3）。先期钙化带的硬化线是极其重要的鉴别点。其他因素包括佝偻病显著骨质疏松伴与骨小梁模糊，临床资料也很有帮助。

步骤四：评估骨干

骨干异常主要包括骨的弯曲和增厚硬化。经典骨弯曲发育不良病变为弯肢发育不良。其他包括低磷酸酯酶症及 Kyphomelic 发育不良。骨干皮质增厚、硬化提示为某种颅骨-管状骨发育不良。

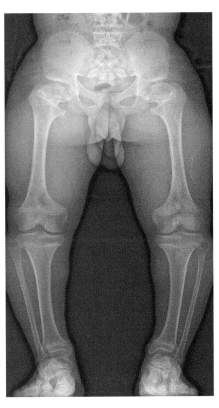

图 133-2 患儿，男，14 岁，软骨发育不全。长骨缩短和增厚。注意正常、外形尖锐的骺板

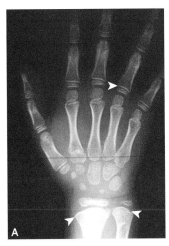
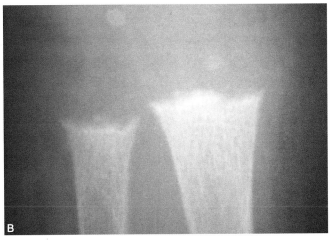

图 133-3 患儿，男，8 岁，Schmid 干骺端软骨发育不良。A，注意临时钙区的表现（箭头）。正常实验室标准可以帮助确认诊断。B，患儿，女，15 个月，佝偻病。骺板磨损伴有干骺端杯口征。临时钙化区的明亮白线并不明显

步骤五：评估椎体

椎体高度变小称为扁平椎。与颈椎相比，腰椎椎体是最佳分析部位，尤其在婴幼儿期。与其他部位椎体相比，正常婴儿的颈椎椎体相对发育不全。这是因为颈椎椎体的骨化晚于其他椎体。除扁平椎外，椎体的其他改变也很重要。正常儿童的腰椎，椎弓根间距通常从上至下逐渐增大。椎弓根间距变窄为纤维母细胞生长因子受体 3 异常的一个特征，如软骨发育不全和致死性软骨发育不全。

异形椎指椎体形态变化大。可存在多骨化中心。此征象罕见，为节段不良性骨发育不良的特殊表现。

步骤六：评估骨盐沉积

评价骨密度，不应仅观察骨骼的"白度"，也应确定骨皮质与髓腔的相对厚度以及骨小梁的粗糙程度。骨质疏松，尤其是严重程度时，提示骨盐沉积不足，见于佝偻病、低磷酸酯酶症和成骨不全。骨密度异常提示某种颅骨-管状骨发育不良病变，如致密性骨发育不全及石骨症。新生儿中，通常表现为骨质硬化和骨髓腔变窄。区分骨密度异常和新生儿正常骨硬化较困难。

步骤七：评估关节

多发关节脱位为某些发育不良病变的显著且持续性特征。标准骨骼筛查，尤其在婴儿中，常仅拍摄正位片，因此很难观察有无关节脱位。在一些发育不良病变中，常伴有肘关节继发性脱位。当临床怀疑脱位时，建议加照侧位片。

步骤八：总结

当所有影像表现已确立，结合临床表现进行全范围筛查，可得到具体诊断。如果已归类到某组发育不良病变，可参照 Taybi 与 Lachman 建立的鉴别诊断表查找具体诊断。

骨骼发育不良和综合征

纤维母细胞生长因子受体 3 型组

概述 本组病变包括致死性侏儒和软骨发育不全。前者为最常见的致死性骨发育不良，后者为最常见的骨发育不良。本组病变的轻微变异型称为软骨发育低下和纯合子软骨发育不全，与致死性软骨不全类似。

基因位点（4p16.3）常见受累。不同等位基因突变导致病变的表现差异巨大。编码蛋白为纤维母细胞生长因子受体 3，其作用为控制软骨生长速度。过去很长时间都认为软骨发育不全和致死性发育不良是由功能突变丧失所致，实际上该组突变正是纤维母细胞生长因子受体 3 活性上调的结果，它与软骨生长速度负相关。纤维母细胞生长因子受体 3 突变与父亲年龄较大有关。理论上，该突变随着精子生成而积累。

几种常见影像表现贯穿本组病变。纤维母细胞

生长因子受体 3 减缓软骨生长，因此长骨缩短。但病变不累及骨皮质厚度，因为骨皮质由膜化骨产生。因此，长骨相对增厚。腓骨通常长于胫骨。股骨颈短宽，外形呈水盏样。股骨颈可见椭圆形透亮区，外形酷似冰淇淋盏子。此表现见于所有类型的致死性发育不良。也常见于软骨发育不全，但软骨发育低下类型病变不常见。

正常个体，正位片椎弓根间距从上至下逐渐变大。而纤维母细胞生长因子受体 3 组的异常表现为腰椎椎弓根间距逐渐变小。软骨骨化速度下降导致扁平椎。手部诸骨表现为短指畸形。由于软组织相对不受影响，因此手指展开呈"三叉戟"样。

纤维母细胞生长因子受体 3 组共同特征

- 扁平椎
- 坐骨切迹变窄
- 椎弓根间距变窄
- 长骨缩短、增粗
- 股骨颈卵圆形透亮区（盏子样外观）
- 额部隆起
- 三叉戟手
- 腓骨长于胫骨

致死性侏儒症

鉴于本病可致命，因此以希腊死亡之神 Thanatos 命名（Thanatophobia，意为"死神钟爱的"）。尽管本病几乎一律致命，但也有罕见幸存的报道。

1 型包括"三叶草颅"，由宫内颅缝早闭所致，以及长骨弯曲。股骨有"法式电话听筒"样外观。2 型变异的长骨直，无颅缝早闭。

扁平椎严重。前后位投照时，椎体呈 U 形或 H 形。

影像学表现（图 133-5）

1. 颅骨：与躯干相比，头颅相对增大，颅底变窄，三叶草颅（仅 1 型）。
2. 胸廓：长而窄；肋骨短小；锁骨呈车把状。
3. 脊柱：重度扁平，椎体小，前缘圆隆。
4. 骨盆：髂骨变小、扩张呈喇叭状；坐骨切迹明显变窄；髋臼扁平、发育不良。
5. 四肢：普遍短肢；股骨颈卵圆形透亮区，股骨近侧干骺端呈圆形伴内缘刺突，长骨弯曲（仅 1 型）。

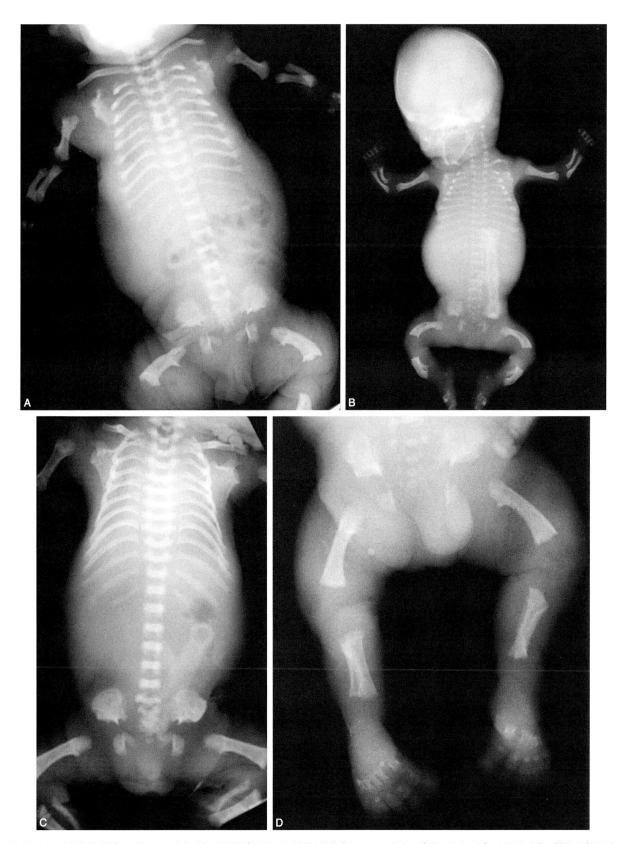

图 133-5 致死性发育不良。A 和 B,致死性发育不良 1 型的平片表现。A,患儿,胎儿,孕 30 周。可以观察到长而窄的主干;缩短的肋骨;严重的扁平椎。注意 H 和 U 形身体是由 X 线入射的角度引起的;小而张开的髂骨翼;坐骨切记的缩窄;发育不良(三叉戟)髋臼顶;和法国电话听筒形股骨。(B),患儿,胎儿,孕 22 周,相对性增大的头颅,短肢畸形。其他的影像学表现与在(A)中观察到的相似。C 和 D,致死性发育不良 Ⅱ 型的影像学表现。C,受累的早产胎儿影像学表现与 Ⅰ 型类似,除了椎体更高和股骨更直外。D,另一受累胎儿表现出与 Ⅰ 型相似的影像学表现,但是伴有更直的股骨

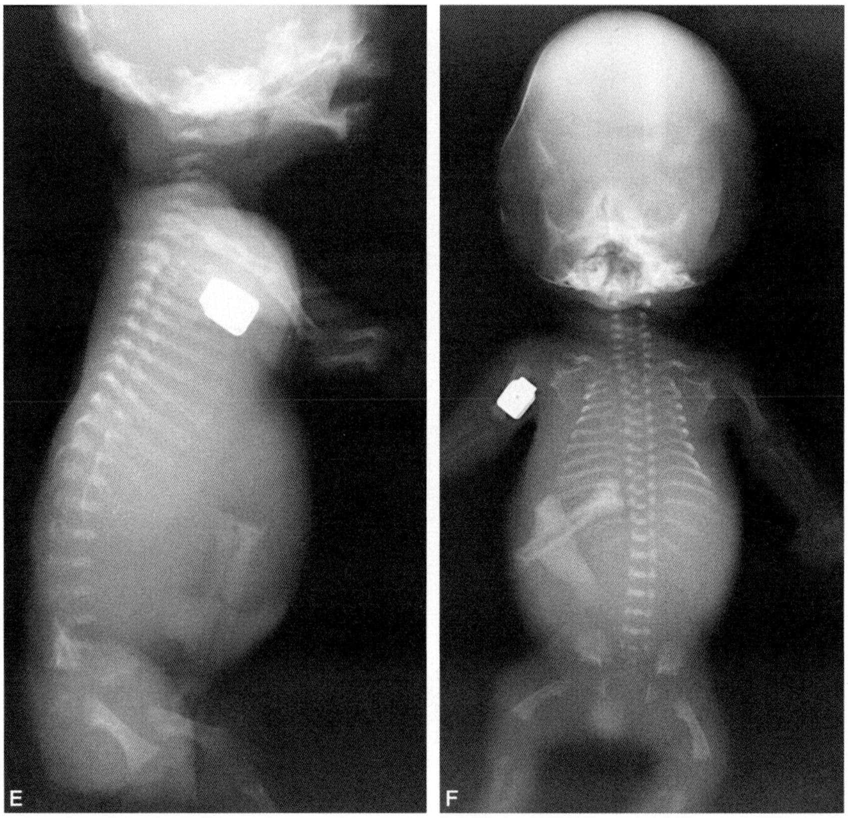

图 133-5(续) E,受累婴儿有严重扁平椎、前方迂曲的椎骨,直股骨,颅底严重狭窄。
F,三叶草头颅和几乎笔直的股骨;另外,X线表现与C类似。注意观察所有病例的卵
圆形透亮的股骨颈

软骨发育不良

软骨发育不良(achondroplasia)患者智力及精神正常,预期寿命正常或近似正常。作为纤维母细胞生长因子受体3家族的成员,长骨缩短、增粗。椎弓根间距逐渐变窄。婴儿期股骨颈呈舀子样外观。由于坐骨切迹变窄,骨盆入口呈广口香槟酒杯样表现。

除形成枕骨大孔边缘的部分枕骨外,所有颅骨均为膜化骨。前额增大被称为额部隆起。相反,枕骨大孔变窄导致颈髓压迫。症状可能包括枕颈部疼痛、共济失调、失禁、呼吸暂停、麻痹和呼吸暂停。

影像学表现(图 133-6)

1. 颅骨:增大,具有典型的面中部发育不全;脑积水罕见,颅底小伴枕骨大孔缩小。

2. 胸廓:小;肋骨缩短伴前段外展。

3. 脊柱:椎弓根缩短,椎弓根间距从上至下逐渐缩小,腰椎最明显;椎体后缘呈扇贝形,驼背畸形。

4. 骨盆:髂骨翼呈圆形,外展不足(象耳状),髋臼顶扁平,坐骨切迹变窄,骨盆入口呈香槟酒杯样改变。

5. 四肢:肢根型短肢。

6. 手:短指伴三叉戟手。

7. 膝关节:骺板中心深切迹(Chevron 畸形)。

8. 髋关节:股骨近端卵圆形透亮区(婴儿期);股骨头骨骺呈半球形,短股骨颈。

9. 腿:胫骨结节骨突明显,腓骨过度生长。

10. 臂:肱骨前外侧三角肌附着处骨皮质增生。

软骨发育低下

与软骨发育不良相比,软骨发育低下(hypochondroplasia)的影像学表现和临床表现相对较轻,本病的诊断富有挑战性。身高略矮,但变异幅度很大,鉴于社会平均身高,也可处于正常范围。平片中,除长骨缩短外,椎弓根间距缩小为极敏感征象(图 133-8)。

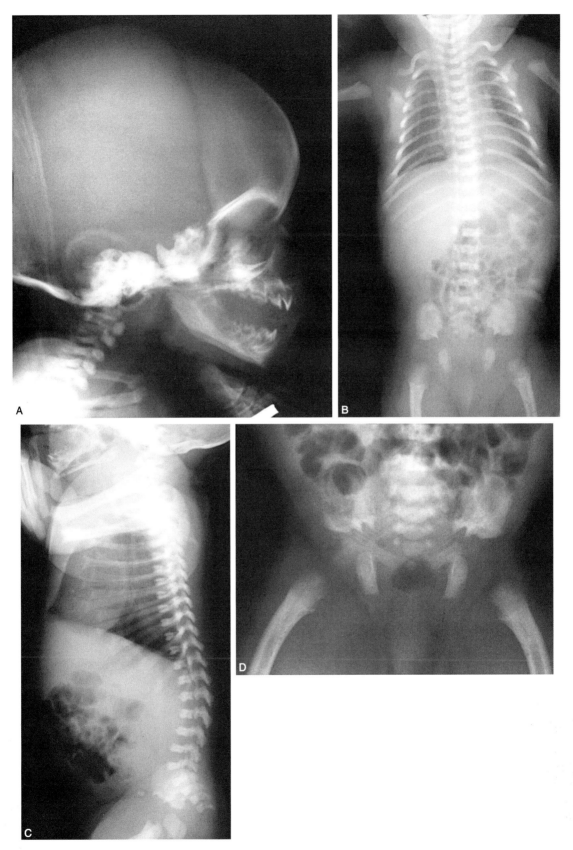

图 133-6　软骨发育不良。A~D,受累新生儿的 X 线片。A,严重的面中部发育不全。B,胸部:小胸廓和短肋骨。C,胸廓:短肋骨伴前方扇形和子弹形椎骨。D,骨盆:半球形(象耳形)髂骨,坐骨切迹缺口变窄,髋臼顶扁平,股骨近端卵圆形透亮。软骨发育不全

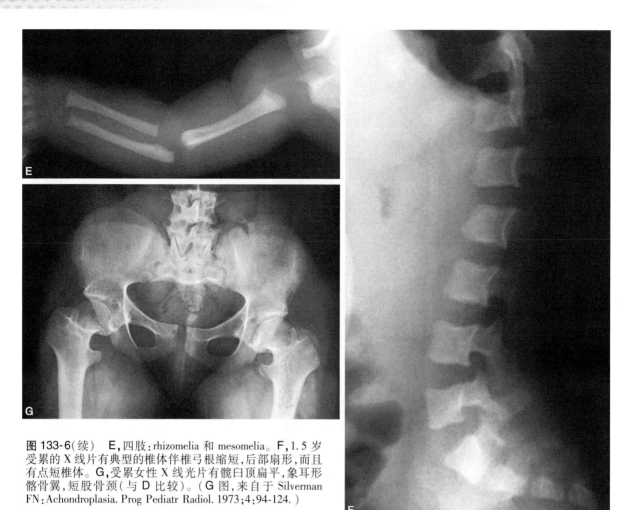

图 133-6(续)　E,四肢:rhizomelia 和 mesomelia。F,1.5 岁受累的 X 线片有典型的椎体伴椎弓根缩短,后部扇形,而且有点短椎体。G,受累女性 X 线光片有髋臼顶扁平,象耳形髂骨翼,短股骨颈(与 D 比较)。(G 图,来自于 Silverman FN:Achondroplasia. Prog Pediatr Radiol. 1973;4:94-124.)

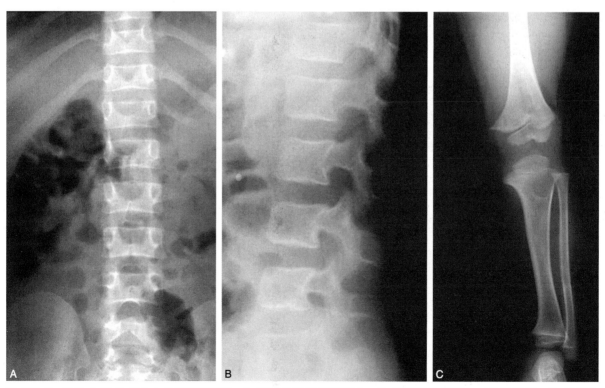

图 133-8　患儿,3 岁,X 线片上软骨发育低下。A,腰骶椎弓根间距缩小。B,后侧椎体扇形与正常椎弓根。C,近端和远端腓骨过度生长。可见股骨远端轻度 chevron 畸形

2 型胶原组

概述　染色体 12q13.1-13.3 缺陷导致 2 型胶原异常。2 型胶原蛋白存在于骨骺软骨及眼玻璃体中。因此,2 型胶原蛋白异常表现为扁平椎,由环形骨骺缺乏生长所致,骨骺通常骨化延迟,近视及腭裂。

本组常见病变包括(按严重程度排序):2 型软骨生长不全、软骨发育低下、脊椎骨骺发育不良、Kniest 发育不良、Strudwick 型脊椎干骺端发育不良、1 型 Stickler 综合征和脊柱外周发育不良。

2 型胶原病组的共同特征

- 扁平椎
- 骨骺骨化延迟,股骨头最明显
- 腭裂
- 近视
- 身材矮小

- 枕寰关节或寰枢关节不稳

软骨生长不全 2 型

本组受累最重的疾病,软骨生长不全(achondrogenesis)2 型为致命疾病。软骨生成低下患儿也可在生后数月死亡。

影像学表现(图 133-9)

1. 颅骨:成比例增大。
2. 胸廓:肋骨极短小。
3. 脊柱:几乎无骨盐沉积;颈椎和骶骨后部常未骨化。
4. 骨盆:髂骨翼变小伴前内缘凹陷;坐骨、耻骨、骶骨缺如。
5. 四肢:短肢畸形,多为肢根短小或中肢短小,伴手、足相对正常;干骺端扩张呈喇叭状;距骨及跟骨未骨化(骨骺同样未骨化)。

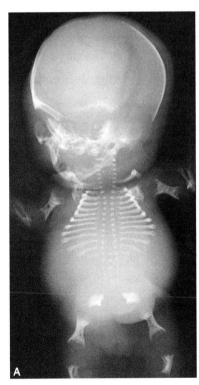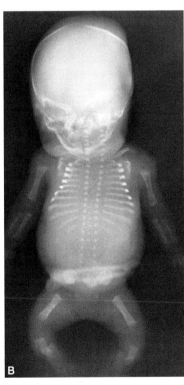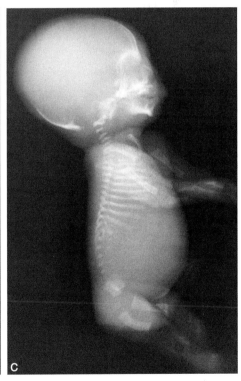

图 133-9　A,死胎婴儿患有软骨生长不全 2 型的 X 线片。影像学表现包括增大的头颅;微小的胸廓与短肋;椎体几乎无骨化伴低位椎弓根骨化缺失;小而宽的髂骨,髋臼顶有缺口,坐骨和耻骨骨化缺失;短肢畸形;股骨正常形态伴有干骺端张开和杯口征。B 和 C,孕 21 周胎儿,软骨生成不全的 X 线片,更好展示了椎体骨化,更好定义了骨骼建模

软骨发育低下

影像学表现

1. 胸廓:肋骨增大、变长
2. 脊柱:椎体多发骨化(发育不全和扁平椎)

注意:软骨生成低下(hypochondrogenesis)在其他方面类似轻型软骨生成不良2型。

先天型脊柱骨骺发育不良

先天型脊柱骨骺发育不良由扁平椎及长骨短缩组成,为短肢、短躯干侏儒。也是骨骺发育不良典型范例。胎儿期,椎体骨化始于下段胸椎,并向上、向下骨化。颈椎最后骨化。正常颈椎椎体在出生时呈轻度背侧楔形且椎体细小。患有先天型脊柱骨骺发育不良的婴幼儿,颈椎椎体未骨化或极少骨化。胸椎和腰椎椎体小,背侧呈楔形,前缘圆隆(梨形或椭圆形),外形与正常婴儿颈椎表现类似。儿童期,椎体中心可见鸟嘴样凸起,为典型的骨骺延迟。成人期,椎体扁平,终板不规则。

出生时,距骨、跟骨未骨化,膝关节骨骺存在。正常情况下,距骨与跟骨在妊娠20~24周时骨化,骨骺约在妊娠36周时出现。

除腕、足中部以及足跟骨化延迟外,手、足正常为本病一大显著特点。

影像学表现(图133-10)

1. 胸廓:小;肋骨短。
2. 脊柱:背侧呈楔形或椎体呈卵圆形(出生);扁平椎伴前缘圆隆(随后)。
3. 骨盆:耻骨未骨化(出生或婴儿期),坐骨垂直伴髂骨短小。
4. 四肢:正常神经套管伴轻度短肢,显著的全身骨化延迟(早期)和发育不良表现或骨骺发育不良(后期),在新生儿没有骨化的距骨或跟骨,正常的手和脚伴骨化延迟(骨骺或腕骨,跗骨)。

Kniest 发育不良

本病可见扁平椎伴骨骺骨化延迟。随患儿增长,异常增大的骨骺内可见云雾状营养不良性钙化。磁共振成像(MRI),钙化区 T2 值延长,可能与异常胶原基质变性有关。

影像学表现

1. 胸廓:小或正常。
2. 脊柱:冠状裂(出生和婴儿期),扁平椎伴终板不规则(随后)。
3. 四肢:股骨呈哑铃状;广泛骨化延迟,骨骺发育低下或发育不良,甚至随后成为巨骺,骺板区云雾状不规则钙化(儿童后期和成年早期);手关节呈球形(干骺端扩张或骨骺碎裂)类风湿关节炎表现类似。

注意:新生儿期,Kniest 综合征除存在冠状裂和哑铃状股骨外,平片与先天型脊柱骨骺发育不良表现完全相同。

11 型胶原病组

概述　本组病变包括 Stickler 综合征 2 型,Marshall 综合征,耳-脊柱-巨骺发育不良(oto-spondylo-mega-epiphyseal dysplasia,OSMED)常染色体显性遗传型(Weisenbach-Zweymuller 表型和 Stickler 3 型)。

本组中不同病变有个命名和别名,因此常造成混淆。2 型 Stickler 综合征为 11 型胶原病,患者外观与 1 型 Stickler(见上文 2 型胶原病)表现类似,眼部改变轻微,听觉病变严重。为常染色体隐性遗传。Marshall 综合征与 Stickler 综合征 2 型非常相似,可认为两者为同一疾病。

耳-脊柱-巨骺发育不良常染色体显性型也为 11 型胶原病。也被称为无眼部症状的 Stickler 综合征或 Stickler 综合征 3 型。本病扁平椎及长骨短缩表现严重。本病亦被称为 Weisenbach-Zweymuller 综合征。

另一组与 Stickler 综合征表现极为类似的病变为 9 型胶原病。这种相似并不是巧合。11 型、2 型及 9 型胶原蛋白形成胶原纤维,因此 2 型、11 型或 9 型胶原病的表达可相似。对异常基因表型的表达来说,此点非常重要。尽管组成人体组织的成分不同,但从产物生成的角度来看,不同的基因或生化表现异常,也可产生类似的结果。

临床实践中,当病例介于轻度或中度严重性 2 型或 11 型胶原病时,两种路径均应调查。

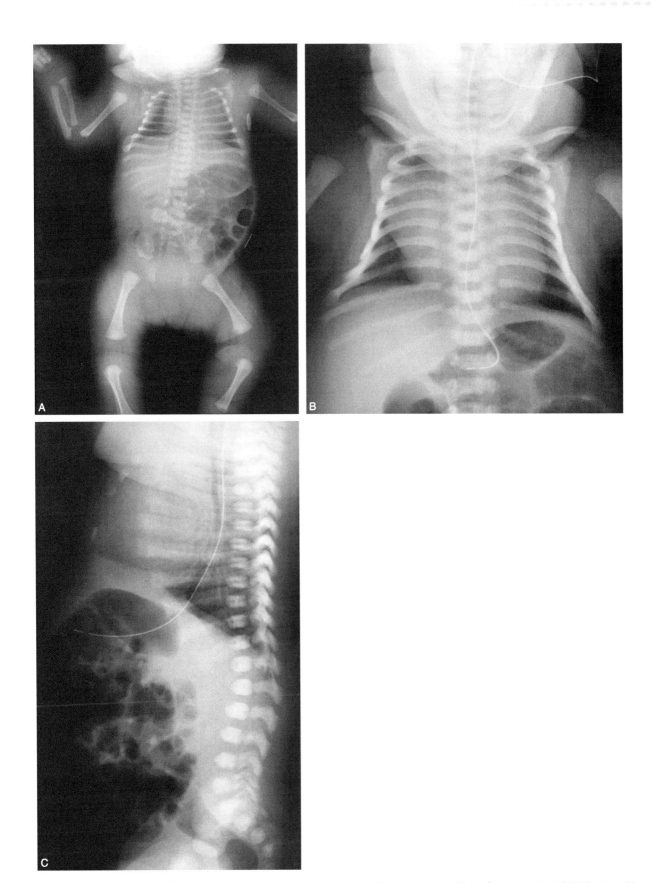

图 133-10　先天型脊柱骨骺发育不良。A,受累新生儿的 X 线片,小胸廓、圆形的髂骨翼、垂直坐骨、耻骨骨化缺失、短股骨和长骨干骺端迂曲。B,受累新生儿 X 线片,钟形胸廓,短肋骨,和瘦长的锁骨。C,受累新生儿 X 线片,伴有中度短肋骨,轻度前面张开和前方半球形椎体,以及极小的扁平和无冠状裂

11 型胶原病组的共同特征

- 与 2 型胶原病组表现类似
- 腭裂
- 感觉神经性耳聋
- 近视(除 Stickler 3 型)
- 骨骺发育不良(可增大或轻度变扁)
- 早期关节炎
- 扁平椎

硫酸盐病变组

硫酸盐病变组为分子层面的定义,为一组位于 5 号染色体负责编码畸形发育不良硫酸盐转运蛋白(diastrophic dysplasia sulfate transporter,DTDST)的硫酸盐转运基因缺陷所致的病变。本组病变不仅包括弯曲变形性发育不良,还包括多发骨骺发育不良(multiple epiphyseal dysplasia,MED)即多层髌骨/短指趾/马蹄足,以及软骨生长不全 1B 型和骨发育不全症 Ⅱ 型。上述病变均为常染色体隐性遗传,其表型的严重程度是与硫酸盐水平呈负相关。

硫酸盐病变组共同特征

- 扁平椎
- 脊柱侧弯
- 第一掌骨变短,拇指近位("搭便车手势",拇指竖起)
- 马蹄足
- 长骨变短、增粗

软骨生长不良 1 型

实际上,软骨生长不良(achondrogenesis)1 型为两种独立疾病,X 线表现几乎完全一致。软骨生成不全 1B 型属于弯曲变形性发育不良(分子)组。软骨生成不全 1A 型,异常的分子或基因尚未明确。临床上,两种类型表现相同:头颅成比例增大、短肢畸形、水肿、躯干呈梨形、羊水过多及具有致死性。

影像学表现(图 133-12)

1. 头颅:骨化减少。
2. 胸廓:微小;肋骨明显短小伴前段展开。
3. 脊柱:椎体未骨化或极少骨化。
4. 骨盆:髂骨短伴髋臼顶凹陷,耻骨(坐骨)未骨化。

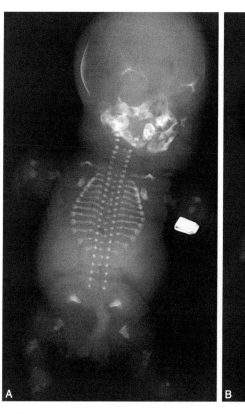
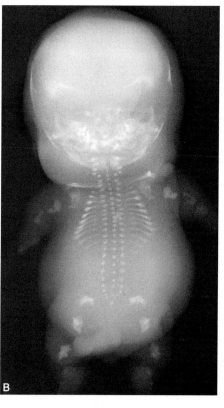

图 133-12　软骨生成不全。A,死产婴儿,患有 1A 型软骨发育不良,X 线片显示一个很小的胸廓;肋骨缩短、前方呈杯口状,生成肋骨串珠;短肢畸形;楔形股骨;椎体骨化很差到缺失。B,死产婴儿,软骨发育不良 1B 型,X 线片。表现与 1A 型表现相似,但具有拱形髂骨翼,无肋骨串珠,和梯形股骨

5. 四肢:严重短肢畸形伴肢体末端扩大,股骨呈梯形或楔形。

注意:1A 型软骨生成不全的平片表现包括多发性骨折、串珠肋、楔形股骨。1B 型软骨生成不全无肋骨骨折或串珠,但有梯形股骨。

变形性发育不良

与本组其他病变一样,变形性发育不良(diastro-phic dysplasia)为常染色体隐性遗传病。一般出生即可确诊,通常不致命。

影像学表现(图 133-13)

1. 头:耳廓钙化,腭裂或高腭弓。
2. 胸廓:中度变小。
3. 脊柱:渐进性脊柱侧弯、脊柱后凸、上颈椎半脱位(齿突发育不全)、颈椎后凸畸形、椎板裂(颈椎和骶骨)。

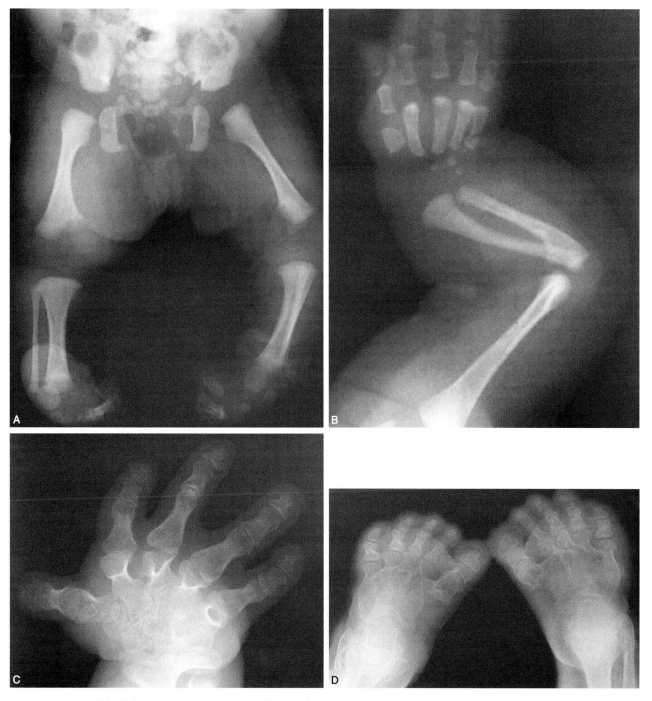

图 133-13 扭曲性发育不良。A 和 B,受累新生儿的 X 线片。A,下肢:近侧短肢畸形、远侧短肢畸形和严重的马蹄足畸形。B,上肢:肘关节脱位和短、卵形的第一掌骨。C 和 D,患儿,21 岁,X 线片。C,上肢:搭便车拇指、卵形第一掌骨、短指、不规则和额外的腕骨。D,下肢:异常的马蹄内翻足和跖骨扭曲

4. 四肢：常伴短肢畸形；管状骨短粗；广泛短指/趾；第一掌骨短小呈卵圆形，指骨呈希腊字母 Δ 形，导致拇指近位（搭便车手势，拇指竖起）。跖骨扭曲，腕骨不规则及副骨；骨骺发育不良伴多关节挛缩。

5. 其他部位：肋软骨早熟及喉部软骨钙化；胸骨和髌骨多个骨化中心。

多发骨骺发育不良：多层髌骨/短指趾/马蹄足

多发骨骺发育不良中，部分病例异常存在畸形发育不良硫酸盐转运蛋白基因。平片可见多发骨骺发育不良改变，但患者身高正常或略矮，伴有马蹄足以及其他由畸形发育不良硫酸盐转运蛋白基因异常导致的畸形。

影像学表现 四肢表现如下：骨骺发育不良，特别是髋关节（呈半月或新月形）；双层或多层髌骨（见于膝关节侧位片）；轻度短指/趾畸形；马蹄足或跖骨扭曲；长骨轻度缩短，部分伴轻度管状化不良。

细丝蛋白组

本组病变涵盖一大组发育不良，常见腕骨、跗骨、椎体的外形与数目异常及关节脱位。本组病变的确立为分子遗传领域的又一贡献。它对既往诊断为"综合征"的病变重新进行了正确分类。与其他发育不良病变一样，这些病变均由相同的基因结构所致。本组病变包括耳-腭-指（otopalato-digital，OPD）综合征 1 型和 2 型、Larsen 综合征、额骨骨骺发育不良、Melnick-Needles 骨发育异常和脊柱-腕骨-跗骨骨性融合。

细丝蛋白组的共同特征

- 感觉神经性耳聋
- 腕骨及手指畸形
- 关节脱位
- 颅骨增厚

耳-腭-指（OPD）综合征

OPD 综合征会导致听力丧失、腭裂及手指畸形，尤其为拇指畸形。听力丧失为听小骨畸形所致。多发腕骨畸形，包括副骨形成及腕骨融合。头状骨可畸形，长轴位于在横轴面。小多角骨常与第二掌骨基底部融合，但此征象可直到青春期后期骨骼骨化接近成熟时才被发现。拇指远节指骨短宽，足部亦可见同样表现，蹈趾变短。额骨和枕骨突出明显，伴眉弓突出。2 型表现更重，肋骨显著缩短，常伴有桡骨小头脱位。

OPD 的影像学表现

1. 头部：眉弓突出。
2. 脊柱：椎弓根变小伴有椎弓根间距增宽。
3. 四肢：腕骨副骨，月骨双骨化中心，腕骨融合尤见于小多角骨及舟状骨，青春期小多角骨与第二掌骨融，足也有类似表现；第一跖骨及蹈趾趾骨变短，拇指的远节指骨变短、增宽；桡骨小头脱位。

Larsen 综合征

Larsen 综合征表现为多发性关节脱位。与细丝蛋白组病变主要表现一致，本病常见腕部副骨及手指改变。跟骨双骨化中心有助于明确诊断本病。脊柱侧弯亦常见，为 B 型细丝蛋白异常。此病变按受累骨骼及表现形式命名，称为脊柱-腕骨-跗骨骨性融合综合征。

影像学表现（图 133-15）

1. 脊柱：颈椎后凸畸形。

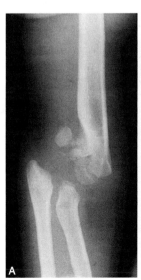
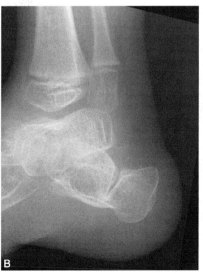

图 133-15 患儿，女，5 岁，Larsen 综合征。A，肘关节正位 X 线片显示慢性脱位伴骨骺畸形。B，5 岁男孩，脚踝侧位片显示跟骨裂开，距骨和胫骨远端骨骺畸形

2. 四肢：多发关节脱位，跟骨双重或三重骨化中心，腕部副骨、掌骨不规则增宽。

TRPV4 组

TRPV4（瞬时受体电位阳离子通道，亚族 5，成员 4）为可透过钙离子的非选择性通道，在软骨形成中发挥重要作用。该通道病变也可导致其他非骨骼性综合征，如 Charcot Marie-Tooth 病，肩胛骨-腓骨脊髓性肌萎缩，先天性远端脊髓性肌萎缩。

正位片椎体形态为本组病变的关键。由于椎体扁平但相对较宽，椎弓根表现为"盖脸征"。即两侧椎弓根完全投影在椎体轮廓内，取代椎体边缘置于终板上方。此征象亦被称为"阶梯敞开征"。此外，本组病变的主要成员：间向性发育不良，短躯干症（常染色体显性型），以及脊柱干骺端发育不良（spondylometaphyseal dysplasia, SMD）Koslowski 型也表现为腕骨骨化延迟。尽管短躯干主要累及椎体，但在间向性发育不良以及脊柱干骺端发育不良 Koslowski 型病例中，可见干骺端轻微改变。鉴别间向性发育不良与脊柱干骺端发育不良 Koslowski 型非常困难。

TRPV4 组共同特征

- 扁平椎伴椎弓根反置"盖脸征"
- 腕骨骨化延迟
- 干骺端或骺板不规则

间向性发育不良

间向性发育不良或间向性侏儒，指新生儿期躯干相对较长而肢体较短。这种"变化性"的发育不良随时间推移表现为短躯干或短肢体类型的侏儒，并伴有"尾巴"。病变虽表现多相，但绝大多数病例为非致命性常染色体显性遗传。

影像学表现（图 133-17）

1. 胸廓：小；肋骨短小。
2. 脊柱：椎体致密呈薄片样（新生儿），扁平椎（儿童和成人），脊柱侧弯（成人）。
3. 骨盆与髋关节：短，髂骨翼呈方形；髋臼顶扁平，不规则；坐骨切迹窄；股骨近侧干骺端增大伴有内缘侧小粗隆明显（近端股骨呈戟或猎斧状）。
4. 四肢：干骺端扩张（喇叭状）伴骨骺发育不良及变短（哑铃状）。

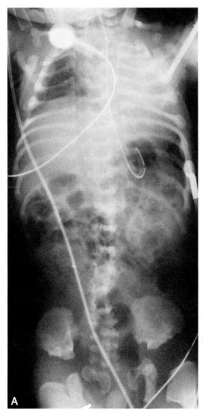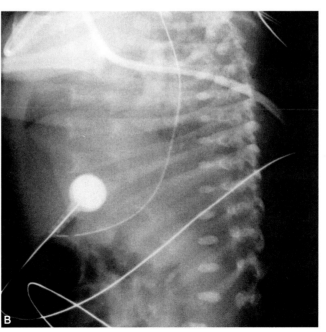

图 133-17 患儿，新生儿，变形性发育不良。A，胸部：长躯干和小胸部。B，脊柱：密集薄片样椎体和短肋伴有前端张开

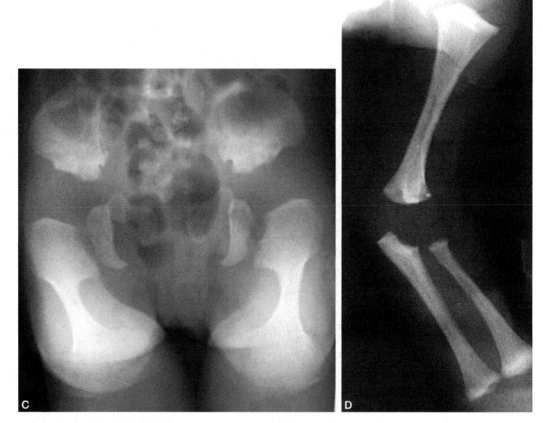

图 133-17(续)　C,骨盆:短髂骨翼,坐骨切迹狭窄,髋臼顶不规则,圆润、增大的股骨近端干骺端(戟形)伴有明显漏斗形远端干骺端(喇叭状)。D,上肢:肱骨近端和远端桡尺骨干骺端喇叭状;长骨缩短

脊椎干骺端发育不良 Koslowski 型

特征性影像表现包括严重扁平椎,伴椎弓根"盖脸征"。四肢表现为干骺端硬化,扩张不规则。腕骨骨化延迟,直到 5~6 岁才明显。

短肋-多指趾畸形组

短肋发育不良伴或不伴多指趾畸形[短肋-多指趾畸形(short rib-polydactyly,SRP)]为一组表现多变的疾病,与之相关的平片表现仅为极为严重的肋骨变短。

本组病变包括所有短肋-多指趾畸形(I ~ IV 型),窒息性胸廓发育不良(asphyxiating thoracic dysplasia,ATD,各种类型)以及软骨外胚层发育不良。上述疾病均为常染色体隐性遗传。

本组部分疾病为纤毛病变。部分短肋-多指趾畸形与窒息性胸廓发育不良病变是由编码正常纤毛蛋白重链或其他形成纤毛方面的基因突变导致的。有趣的是,上述发育不良病变的一大特点为内脏位置异常,说明纤毛运输功能在人体内脏位置方面具有重要作用。原发性纤毛运动障碍(纤毛不动综合征)患者,约 50% 伴有内脏转位(Kartagener 综合征)。

短肋-多指趾发育不良

短肋-多指趾发育不良为本组发育不良病变依据平片分出的一个亚群。 I 型和 III 型十分相似, II 型和 IV 型也十分相似。儿科影像医生的作用为明确亚群诊断,鉴别窒息性胸廓发育不良与软骨外胚层发育不良。因此,需要注意的是,在所有骨发育不良病变中,只有短肋-多指趾发育不良的肋骨最短小。

影像学表现(图 133-19)

1. 胸廓:小;肋骨水平且极短小。
2. 脊柱:形状相对正常。
3. 骨盆:小,髂骨发育不良。
4. 四肢:短肢畸形,干骺端内外缘毛刺;卵圆形或微小,胫骨形态正常;严重短指趾伴中节及远节指趾骨发育不全;通常伴有多指趾。

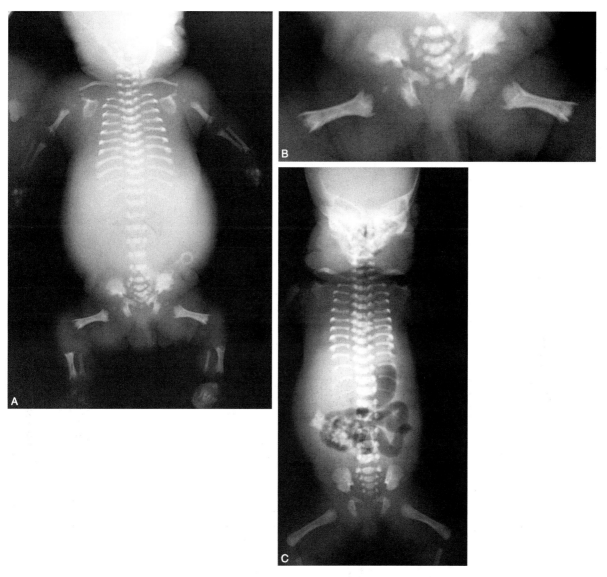

图 133-19 短肋-多指趾发育不良。A,死产婴儿,Ⅰ/Ⅲ型,X 线片,显示很短的肋骨和车把状锁骨。B,放大,骨盆锥形图显示骨盆发育不全伴有髋臼缺口和股骨的尖干骺端。C,死产婴儿,短肋-多指趾发育不良Ⅱ型,X 线片。影像学表现与Ⅰ型/ Ⅲ型相似,但伴有汤匙形股骨和髋臼发育不全

窒息性胸廓发育不良(Jeune 综合征)

窒息性胸廓发育不良为遗传异质性疾病,预后复杂。多数患儿在围产期死于小胸廓导致的呼吸并发症。幸存者在随后生涯中也可死于肾脏并发症(进展性肾病)。其他内脏器官也可受累。有时候,轴后多指趾存在。本病的影像表现(非临床表现)与软骨外胚层发育不良很类似。怀疑两者具有等位基因的关系,但尚未被证实。有些病例的影像表现惊人的相似,因此最好称其为窒息性胸廓发育不良/Ellis-van Creveld 综合征复合体。

影像学表现(图 133-20)

1. 胸廓:长,呈桶形,锁骨呈车把状,肋骨水平,变短,前段呈球形。

2. 脊柱:正常。

3. 骨盆:小;短,髂骨翼外展;髋臼顶呈三叉戟形;坐骨切迹缩小。

4. 四肢:广泛缩短,股骨近端骨骺过早骨化,手部锥形骨骺,干骺端扩张不规则(儿童更显著)。

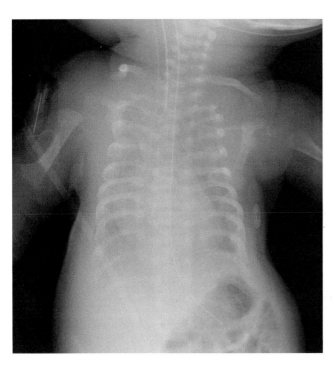

图 133-20　新生儿,窒息性胸廓发育不良。注意短肋（虽然没有短肋-多指趾的肋骨短（见图 133-19）和干骺端张开和肱骨近端的不规则

软骨外胚层发育不良（Ellis-van Creveld 综合征）

软骨外胚层发育不良为非致死性骨发育不良。本病骨外系统表现对明确诊断以及鉴别致死性胸廓发育不良极为重要。包括毛发、指甲、牙齿异常及先天性心脏疾病。本病几乎均伴有多指趾畸形。影像学表现与窒息性胸廓发育不良非常类似。已确定基因为常染色体隐性遗传（EVC 基因 1 和 2），位于染色体 4p16。

影像学表现

1. 胸廓：小，肋骨中度缩短。

2. 骨盆：小；缩短，髂骨翼张开呈喇叭形；髋臼呈三叉戟样；坐骨切迹小。

3. 脊柱：基本正常。

4. 四肢：广泛缩短伴有短中肢及短肢端畸形；股骨头骨骺过早骨化；胫骨近端骨骺骨化延迟；肱骨与股骨弯曲；胫骨近端/内缘外生骨疣。

5. 手：特征性轴后多指趾，头状骨/钩骨（及其他腕骨）融合，副腕骨，锥状骨骺。

6. 脚：多趾。

多发骨骺发育不良和假性软骨发育不良组

假性软骨发育不良及部分典型多发骨骺发育不良病变为 19 号染色体软骨寡聚蛋白（COMP）基因缺陷所致，两者的平片表现具有共性。然而，其他多数多发骨骺发育不良病变（具有相同影像表现）为 1 号染色体或 Matrilin 3 上的 IX 型胶原缺陷所致。除多发骨骺发育不良-多层髌骨/短指/马蹄足为常染色体隐性遗传外，本组病变均为常染色体显性遗传。

多发骨骺发育不良

历史上，多发骨骺发育不良被分为症状轻微的 Ribbing 型及症状严重的 Fairbanks 型。尽管此不符合分子遗传学规律，从临床角度看，此分型较实用。Ribbing 型多发骨骺发育不良只累及髋关节，易与双侧 Legg-Calvé-Perthes 病及 Meyer 发育不良相混淆。上述疾病的鉴别并不难，因为几乎所有多发骨骺发育不良患者临床上均表现为显著身材矮小。不少多发骨骺发育不良患者随后出现无症状的股骨头骨骺缺血性坏死期。在无既往平片资料的情况下，多发骨骺发育不良与 Legg-Calvé-Perthes 病的鉴别非常困难。在某种程度上，Fairbanks 型累及所有长骨的骨骺。多发骨骺发育不良约在 2 岁左右出现症状，但最好在青春期或成年早期确诊。病变累及双侧，且对称分布。缩短的表现相当轻微。

影像学改变可提示分子层面的病变。软骨寡聚蛋白组与假性软骨发育不全更相似。受软骨寡聚蛋白基因点位的影响，出现股骨头骨骺小、不规则以及髋臼形成不良；膝关节呈蘑菇样扩张，短指伴近端圆形掌骨，环形骨突骨化延迟引起的椎体中部突起。正如本章其他内容所描述的一样，椎体中部突起为骨骺发育不良的一个极好的影像学标志。

多发骨骺发育不良多层髌骨型包括髌骨多层骨化中心、马蹄足及短指趾。

影像学表现（图 133-22）

1. 脊柱：青少年，椎间盘膨出疝入椎体终板（许莫结节）。

2. 四肢：骨化中心（骨骺）扁平，小且不规则；腕骨（及跗骨）小且不规则。

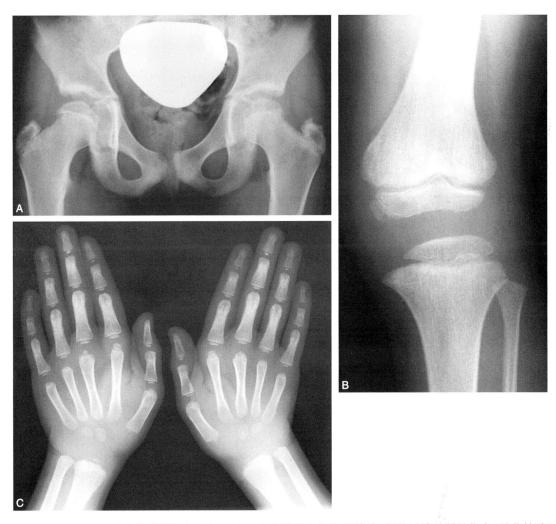

图 133-22　Fairbanks-型多发骨骺发育不良。A,10 岁的受累患儿的 X 线片,股骨近端骨骺骨化小(骨化缺陷)。B 和 C,6 岁受累患儿的 X 线片。B,膝关节相似的骨骺骨化缺陷。C,手短管状骨小骨骺和腕关节骨化延迟(骨骺当量),但没有短指畸形

假性软骨发育不良

　　此型骨发育不良为短肢、短躯干型,被称为"面容正常的软骨发育不良"。实际上,患者的面容通常在家族中最为俊俏或娇美。

影像学表现(图 133-24)

　　1. 头颅:正常。

　　2. 胸廓:前肋轻度增宽。

　　3. 脊柱:椎体从上至下呈圆形,椎体前缘中部舌状突出(未骨化的环形骨骺),椎体正常(后期)。

　　4. 骨盆:髂骨翼呈圆形;发育不良,髋臼顶成形不良。

　　5. 四肢:髋关节骨骺小,骨骺普遍中度至重度"发育不良"(小、不规则、骨化不良),膝关节干骺端蘑菇样增宽、不规则,手掌骨近端呈圆形伴小骨骺,腕骨及跗骨不规则。

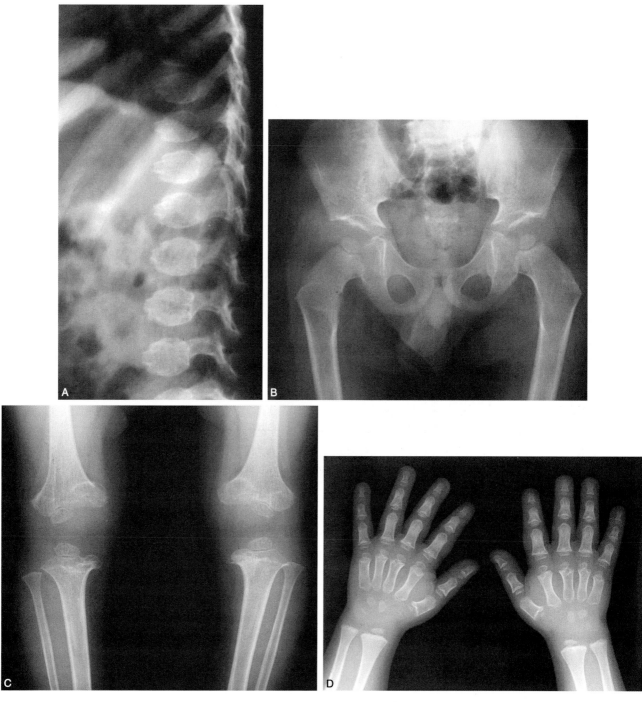

图 133-24　假性软骨发育不良。3 岁患儿（A 和 C）和 4 岁患儿（B 和 D）的影像学表现。A，中央前部舌头征及从上到下的圆形椎体。B，髋臼顶发育不良和小骨骺。C，膝关节小骨骺和干骺端增宽伴骨化缺陷。D，圆形的近端掌骨，小骨骺中心，干骺端增宽和不规则，腕骨骨化延迟

干骺端软骨发育不良组

　　干骺端软骨发育不良（metaphyseal chondrodys-plasias，MCDs）为一组具有共同影像学表现的异质性疾病。该组的成员包括干骺端软骨发育不良 Jansen 型、Schmid 型、McKusick 型及 Shwachman-Diamond 发育异常。除 Schmid 型干骺端软骨发育不良可见脊柱轻度扁平椎以外，其余病变的脊柱表现正常。Shwachman 综合征及 McKusick 型干骺端软骨发育不良（软骨-毛发发育不全）中可见显著免疫缺陷表现。

Jansen 型干骺端软骨发育不良

　　此型为干骺端软骨发育不良中的最严重类型。

新生儿期或婴儿晚期发病，伴显著身材矮小及摇摆步态。本病为明确的常染色体显性遗传病伴甲状旁腺受体基因（*PTHR*）异常，导致高钙血症及并发症。然而，骨骼平片并不是典型甲状旁腺功能亢进或甲状旁腺功能减退表现。

影像学表现（图 133-25）

　　1. 头颅：短头畸形，颅底扁平，下颌骨发育不良。

　　2. 胸廓：正常大小；前肋末端不规则扩张。

　　3. 四肢：干骺端显著不规则扩张，所有干骺端区均受累；手表现为骨骺与干骺端距离增宽。

　　注意：与其他甲状旁腺疾病一样，病理性骨折（45%患者受累）及骨膜下骨重吸收（50%患者受累）较常见。

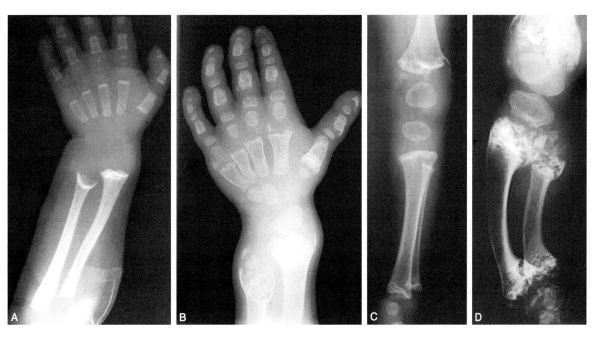

图 133-25　Jansen-型干骺端软骨发育异常的影像学表现。A,1 岁,手腕和手部骨头表现为严重的干骺端杯口征和张开。B,7 岁,可以观察到手腕干骺端改变增加与骨骺增大;手部也表现出增大的骨骺伴增大的骺板。C,1 岁,膝关节和踝关节干骺端严重的不规则(股骨、胫骨和腓骨)和增大,圆润的骨骺存在。D,7 岁,严重碎裂、硬化的干骺端,增宽的骺板和增大的骨骺都存在

Schmid 型干骺端软骨发育不良

　　本型干骺端软骨发育不良为常染色体显性遗传病，由 X 型胶原的特异性缺陷所致，该基因位于 6 号染色体。本型为干骺端软骨发育不良组病变中症状最轻的。通常 2 岁或 2 岁后发病，伴步态蹒跚、弓形腿或两者均有。身材轻度矮小。

影像学表现（图 133-26）

　　1. 胸廓：前肋末端增宽。

　　2. 脊柱：轻度扁平椎。

　　3. 四肢：干骺端扩张，杯口征和磨损征，膝关节尤为明显；股骨头骨骺巨大呈圆形，伴骺板增宽；通常不累及手部。

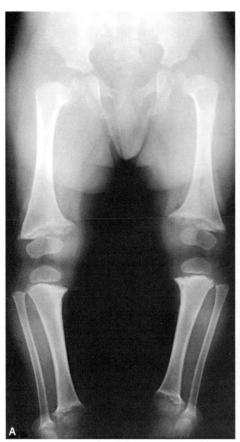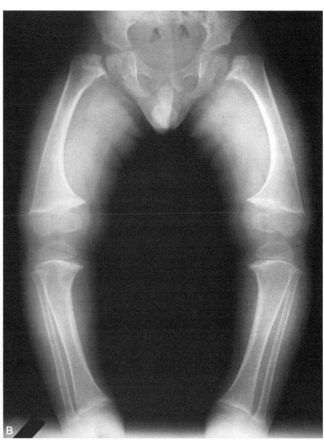

图 133-26　Schmid 型干骺端软骨发育异常。A,19 个月受累患儿的 X 线片,重度髋内翻和膝关节中度干骺端改变(不规则的杯口,增宽)(没有展现出来的踝关节)。B,3 岁受累患儿的 X 线片,髋内翻、膝内翻、髋关节和膝关节中度干骺端改变(增宽,不规则)

Mckusick 型干骺端软骨发育不良

本病被熟知的另一名称为软骨-毛发发育不全,为常染色体隐性遗传病。基因缺陷在 9p 区(RMRP 基因),在阿米什人及芬兰人群中发病率较高。表现为幼年早期不同程度的短肢型侏儒。其典型的临床表现对明确诊断和治疗至关重要,包括:毛发稀疏、纤细、色浅;先天性巨结肠;免疫异常;恶性肿瘤的发病率增加。

影像学表现

1. 胸廓:前肋增宽/张开。
2. 脊柱:椎体轻度变小呈方形。
3. 四肢:干骺端呈喇叭状、杯口状、碎裂状(膝关节尤明显),髋关节通常不受累;短指/趾畸形及锥形骨骺。

Shwachman-Diamond 发育不良

本病为干骺端软骨发育不良病变中罕见的常染色体隐性遗传病。主要临床表现包括胰腺功能不全和周期性中性粒细胞减少。婴儿期发病,表现为反复感染和生长迟缓。骨骼平片表现轻微。病变缺陷,位

于染色体 7q11 的 Shwachman-Bodian-Diamond 综合征(SBDS)基因。

影像学表现

1. 胸廓:前肋不规则或张开。
2. 四肢:干骺端不规则性和硬化,尤其是膝关节和髋关节。
3. 胃肠道:小肠检查表现为吸收不良;胰腺脂肪过多症。

脊柱干骺端发育不良组

脊柱内生软骨瘤病

本病又称为脊柱内生软骨发育不良,为常染色体隐性遗传病。其特点为身材处于正常下限或轻度矮小,伴脊柱后凸、前凸或两者均有。可伴有关节增大。

影像学表现

1. 脊柱:重度扁平椎伴终板不规则。
2. 四肢:长骨内生软骨瘤病,但极少累及手和足。

肢端/肢端中肢发育不良组

肢端/肢端中肢发育不良组囊括一大类异质性疾病。其中许多病变已发现其致病分子。本节只对毛发鼻指综合征(trichorhinophalangeal syndrome,TRPS) Ⅰ 型和 Ⅱ 型以及 Maroteaux 型肢端中肢发育不良(肢端中肢发育不良性侏儒症)详加描述。

毛发鼻指综合征Ⅰ和Ⅱ型

两种疾病均位于 8 号染色体长臂。TRPS Ⅰ 型(又称为 Giedion 综合征)的受累基因为 *TRPS1*。TRPS Ⅱ型(又称为 Langer-Giedion 综合征)略复杂。TRPS Ⅱ型为连续性基因异常,由 *TRPS1* 以及位于 TRPS 远端引起多发遗传性骨软骨瘤的 *EXT1* 基因缺失所致。TRPS Ⅰ 型为常染色体显性遗传,然 TRPS Ⅱ 型大多为散发病例。两者的临床表现包括轻度身材矮小;毛发稀疏、生长缓慢;梨形鼻("软管鼻");手指短小、弯曲。连续 zinfandel 基因异常可解释 TRPS Ⅱ 型的额外表现,其中包括多发性外生骨疣和智力发育迟滞。

影像学表现(图 133-30)

四肢:髋关节 Perthes 病样改变,短指畸形伴双手指骨多发锥状骨骺。TRPS Ⅱ型,伴多发外生骨疣。

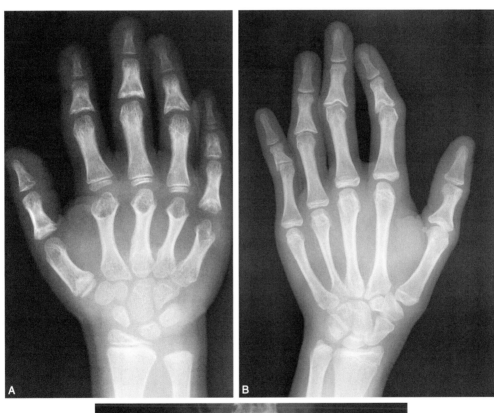

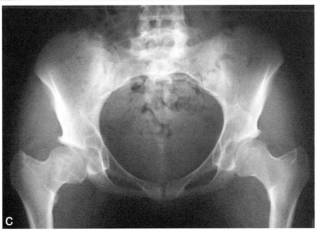

图 133-30　鼻咽毛囊综合征 Ⅰ 型的影像学表现。A,8 岁受累患儿,锥形骨骺累及第一掌骨,第五指骨近端,所有中节指骨和掌骨,第二到第五手指(早期融合)都存在。B,18 岁的受累患儿 X 线片显示了同样的变化。C,受累的年轻人,髋内翻和存在小的股骨头骨骺

MAROTEAUX 型肢端中肢发育不良

本病的命名并不准确,因为在肢端以及中肢发育不良同时,本病还伴有显著的脊柱畸形。本病为常染色体隐性遗传,源于位于染色体 9p 的 NPR2 基因存在缺陷,该基因参与调节骨骼生长。出生时即可发病,但 1 岁时尤为显著。临床表现包括中度身材矮小、短前臂、手足粗短、小腿短。

影像学表现

1. 脊柱:椎体呈椭圆形(早期)、椎体前缘鸟嘴征及后缘呈楔形(后期)、驼背、脊柱后侧凸或最终出现上述全部症状。

2. 四肢:所有管状骨缩短,特别为尺桡骨及胫腓骨;手和脚的短指伴锥形骨骺,踇趾相对增大。

中肢发育不良组

中肢发育不良(中肢侏儒)由肢体中间段骨骼缩短病变组成。其他部分骨质可也轻度变短。本组病变最常见的为软骨骨生成障碍。

软骨骨生成障碍

本病也称为 Leri-Weill 综合征,为常染色体显性遗传病,由位于 X 染色体短臂的一个假常染色体同源异型基因(SHOX 基因)组成。软骨骨生成障碍表现为轻至中度的身材矮小,通常伴有前臂及小腿缩短。马德隆畸形为本病标志。有意思的是,马德隆畸形也可见于 Turner 综合征,因为只存在一条 X 染色体,故缺乏两个 SHOX 基因拷贝(见 Turner 综合征)。

从治疗的角度看,MRI 检查很重要。Vickers 及 Nielsen 描述病变为韧带增厚,像栓绳样系在桡骨骺板内侧。可见于关节掌侧,也可是掌侧桡尺三角韧带异常增厚。如果早期手术松解此结构可改善马德隆类型的畸形。平片中,当桡骨远端干骺端内缘可见三角形透亮区时,应考虑本病。MRI 韧带表现为起源自桡骨内侧骺板的边界清晰的显著低信号带。

影像学表现(图 133-32)

四肢:双侧桡骨对称性弯曲、缩短,尺骨缩短,平片马德隆畸形改变,胫腓骨不同程度短缩,身材矮小伴上下段比例异常。

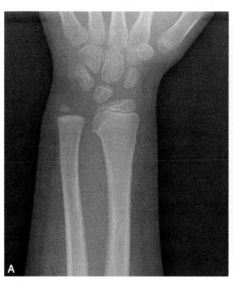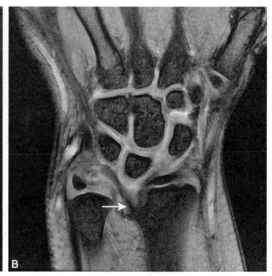

图 133-32 7 岁患儿,女,软骨骨生成障碍。A 和 B,Madelung 畸形在常规 X 线上的表现。注意桡骨远端的三角形透亮区。MRI 表现为 Vickers 韧带(箭头)插入到三角形透亮区像系在骨骺

点状软骨发育不良组

点状软骨发育不良(斑点状骨骺)组病变多样,影像学具有斑点状骨骺的共性特征。其中数个病变(不是全部病变)彼此相关。肢根型点状软骨发育异常为过氧化物酶异常;Conradi-Hünermann 型与 X 染色体长臂基因(EBP 基因缺陷)有关;指/趾端短指/趾型与 X 染色体短臂基因有关(ARSE 基因缺陷)。

肢根型点状软骨发育不良

本病为点状软骨发育不良的独特类型,为常染色体

隐性遗传。表现为婴儿期发病的对称性肢根型骨发育不良。受累患儿通常在一年内死亡。相关的临床表现包括:白内障、皮肤损害、脱发以及关节挛缩。后期症状为重度精神运动性迟滞及痉挛。患儿表现为持续疼痛。迄今,已发现三个异常基因(*PEX7*、*DHPAT*、*AGPS*)。

影像学表现(图 133-33)

1. 脊柱:冠状裂,椎体前缘圆隆。
2. 四肢:骨骺点状骨化,双侧股骨(及肱骨)对称性缩短伴其他骨中重度缩短。

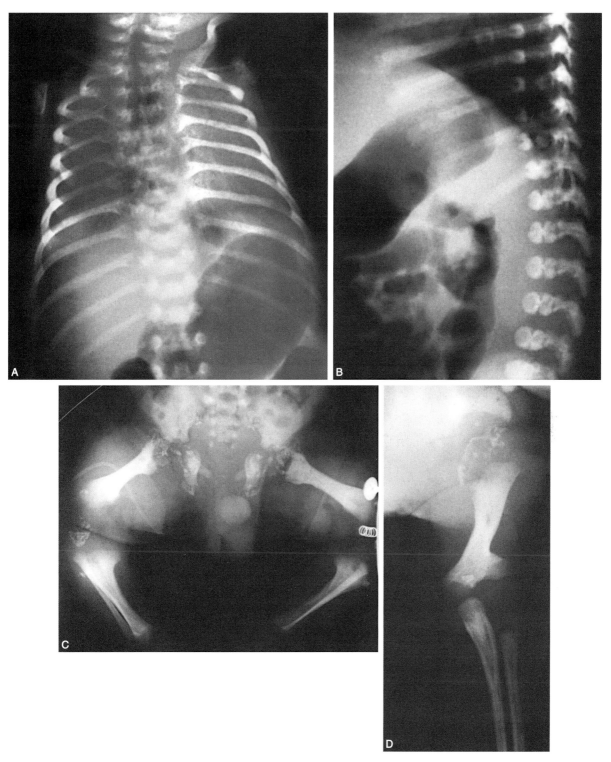

图 133-33　新生儿,肢根型点状软骨发育异常。A 和 B,X 线片显示小的胸廓、点状椎体骨化和冠状裂。C 和 D,骨骺区域弥漫性点状和肢根型发育异常(股骨和肱骨)

弯曲骨发育不良组

弯曲骨发育不良组病变少,但表现多样。弯肢发育不良(弯肢侏儒)已在分子水平上找到病因。将其归为一组,是因为它们的影像学表现。

弯肢发育不良

本病少见,为常染色体显性遗传性病,出生即可诊断,表现为大腿弯曲、马蹄足、呼吸窘迫以及面庞异常变小。常伴有性反转。所有肢体中度缩短。绝大多数病例于新生儿期或围产期死亡。分子层面表现为位于 17 号染色体上的同源基因 *SOX9* 缺陷。平片可见股骨扭曲与肩胛骨重度发育不良,因此本病很易诊断。

影像学表现(图 133-34)

1. 头颅:增大,窄伴面庞变小。
2. 胸廓:肋骨轻度缩短,11 根;肩胛骨体重度发育不良。
3. 脊柱:胸椎椎弓根未骨化,颈椎后凸,颈椎椎体

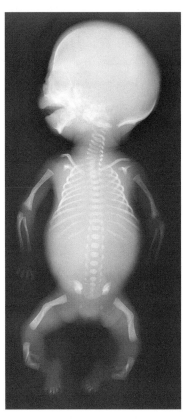

图 133-34 孕 21 周胎儿,弯肢发育异常。影像学表现包括大头小脸;肩胛骨体发育不全或缺如;11 根肋骨;胸椎椎弓根骨化不良;高而窄的髂骨翼;短四肢伴有相对性长、弯曲的股骨

发育不全。

4. 骨盆:狭窄,髂骨翼增高。
5. 四肢:成比例变长,股骨弯曲伴胫骨缩短、弯曲;上肢长骨缩短。

骨密度增高而骨形态无改变的疾病

本组骨密度增高而形状无改变的病变,包括数个疾病。这些疾病依据影像表现分组,但其共同特征为弥漫性或局灶性骨硬化。

石骨症

我们对石骨症的认识已有相当大的变化,已知的基因突变位点不少于 13 个。从临床角度考虑,本病可通过发病年龄加以区分。婴儿期发病最为严重。

早发型或恶性型最为严重,为常染色体隐性遗传。此型患者在婴儿期表现为肝脾肿大、全血细胞减少、多发感染(骨髓炎)和白血病。早期死亡很常见。延迟型(晚发型)为常染色体显性遗传。生命预期正常,通常为轻度外伤所致骨折拍片时才被诊断。此型患者持续多发骨折,可增加发生骨髓炎的危险,下颌骨尤为明显。

染色体位点 8q 和 CA2 基因(碳酸酐酶Ⅱ)导致罕见的骨硬化伴肾小管性酸中毒(Ⅱ型碳酸酐酶缺乏症)。颅内弥漫性钙化可正确诊断。

生后十岁以内发病称为中间型,尽管包括血液系统病变在内的临床病变明显,但其影像表现较婴儿型为轻。

尽管病变由多个基因,但引起病变的最终因素为甲状旁腺激素无应答导致的破骨细胞功能障碍。当破骨细胞失去正常重塑功能,骨骼遂变硬变脆。长骨骨折很常见。

重要的是,石骨症伴佝偻病时,病变表现看似矛盾。此表现见于重度恶性型。当两者合并时,同时可见高密度的骨质硬化与佝偻病骺板改变。可以理解的是,99%的钙贮存于高度钙化的密致骨中。无破骨细胞的帮助,钙无法正确用于骺板生长和骨盐沉积,表现为钙相对缺乏。

骨髓移植具有疗效,因为植入骨髓使破骨细胞具备正常功能。

影像学表现(图 133-36)

1. 骨密度普遍增加。
2. 头颅:增厚、致密,基底部尤为明显。

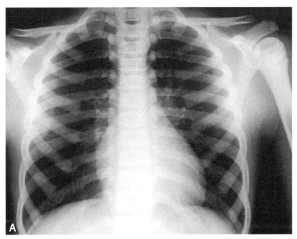

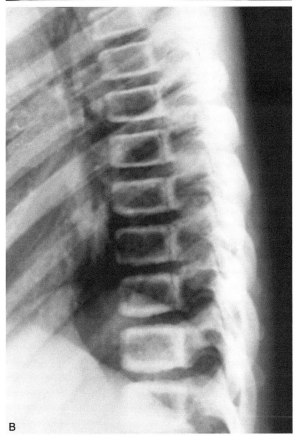

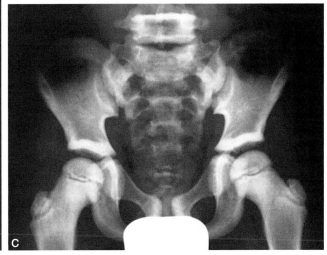

图 133-36　患儿,8 岁,迟发型骨硬化病(常染色体显性)。A,X 线片显示致密的胸骨没有髓质侵犯左肱骨。B,"三明治","相框"椎体(致密的外边框)。C,回肠轮廓的骨密度增加,包括髋臼上区域、耻骨联合区域、股骨近端骨骺和股骨颈致密伴低髓腔未受累

3. 胸廓:前肋张开。

4. 脊柱:"三明治"椎体,"相框"椎体。

5. 四肢:干骺端扩张,骨中骨结构,干骺端致密带。

6. 中枢神经系统:碳酸酐酶Ⅱ缺乏,颅内可见弥漫性致密钙化。

致密性成骨不全

致密性成骨不全为常染色体隐性遗传病,多见婴儿期发病。临床表现包括短肢侏儒、小颌畸形、骨折、指尖短。后印象派画家洛特雷克可能罹患本病。

影像学表现(图 133-37)

1. 普遍性骨质硬化。

2. 头颅:囟门及颅缝明显闭合延迟,缝间骨,下颌角钝圆或缺如,颅骨致密。

3. 胸廓:锁骨肩峰末端再吸收。

4. 四肢:指骨多发骨质再吸收,类似肢端溶解症。

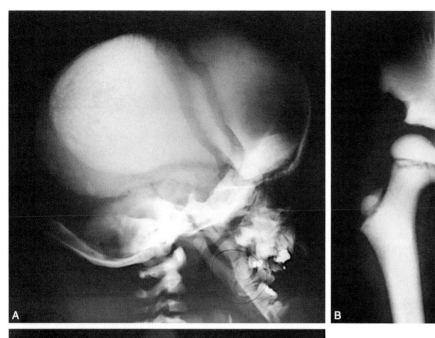

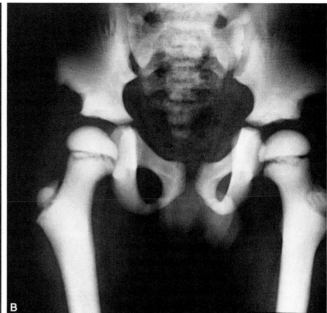

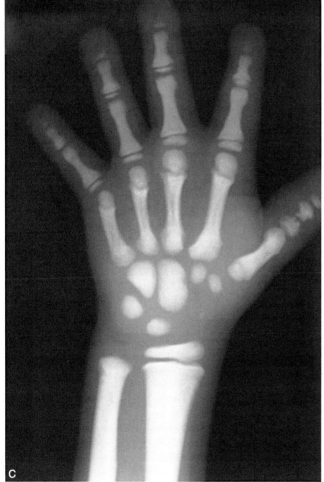

图 133-37   患儿,8 岁,石骨症。A,X 线片显示出颅骨凸面和基底部致密,广泛分离的缝伴囟门开放,和下颌角缺乏。B,髋关节和骨盆:广泛增加的骨密度伴有长,过度塑形的(再吸收)股骨颈。C,手:高密度骨,过度塑形的掌骨和指骨,指骨成簇吸收

骨斑点症

本病为 *LEMD3* 基因突变引起的常染色体显性遗传病。基因功能及其与本病的关系尚不清楚。本病常无症状,多在常规 X 线检查时发现。骨扫描表现为病变区摄取增加。当合并皮肤纤维病变存在时,被称为 Buschke-Ollendorff 综合征。

影像学表现（图 133-38）

主要分布于骨松质区的小灶性骨硬化（圆形,椭圆形,透镜状）。

条纹状骨病

本病为无症状性散发疾病。当合并颅骨硬化时,为 X 连锁显性遗传病。常规 X 线检查时,本病常被当作"正常变异"。本病亦可作为其他病变的表现,如发育不良性脊柱改变、鼻骨异常、条纹状干骺端（spondylar changes,nasal anomaly,and striated metaphyses,SPONASTRIME）。

影像学表现（图 133-39）

1. 垂直、清晰、致密、线性条纹。
2. 最常见于长管状骨的两端,颅骨和锁骨不受累。
3. 骨扫描无吸收。

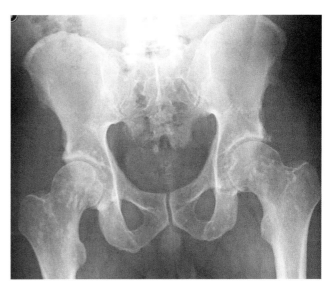

图 133-38 脆性骨病的影像学表现。骨盆和髋关节前后位视图显示出散在硬化的小病灶,患者累及近端股骨、髂骨、坐骨

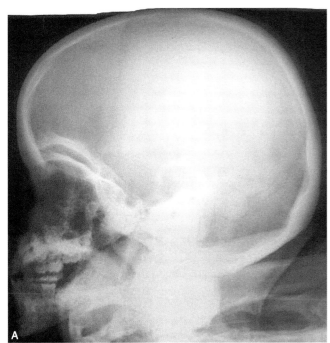

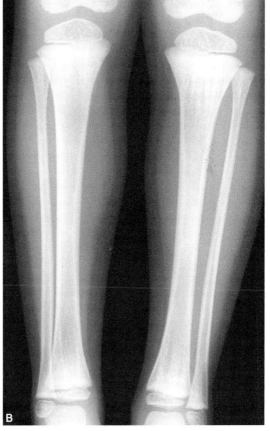

图 133-39 条纹性骨病伴颅骨硬化的影像学表现。A,头颅侧位片表现出致密增厚的颅骨与基底部增加和眼眶硬化。B,下肢的前后位 X 线片表现出胫骨和腓骨两端干骺端区域的线性条纹

蜡泪样骨病

本病多为散发,但也可见于常染色体显性遗传的家族 *LEMD3* 基因突变,类似骨斑点症。患者查体有骨痛、关节僵硬以及肢体不对称。

影像学表现(图 133-40)

1. 同一肢体单骨或多骨受累。
2. 沿骨长轴分布的致密线性骨皮质肥厚,类似熔化或滴落的蜡油。
3. 跨越关节间隙。
4. 骨扫描摄取增加。

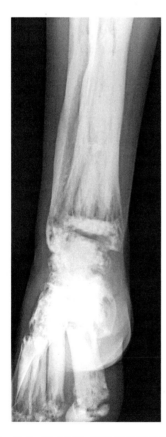

图 133-40 患儿,男,14 岁,蜡油样骨病的影像学表现。胫骨、腓骨和脚踝的图像表现为致密的"烛蜡油滴样"改变,同时累及胫骨和腓骨,延伸入骨骺和穿过关节进入跗骨干骺端

骨密度增高组伴干骺端及骨干受累

本组病变包括颅骨管状骨发育不良。其标志为长骨硬化伴骨干或干骺端病灶,颅骨异常增厚、硬化。

本组病变还包括颅骨骨干发育不良,颅骨干骺端发育不良以及 Pyle 发育不良。

颅骨骨干发育不良

本病为罕见的常染色体隐性遗传病,婴儿早期发病,表现为渐进性颅面骨增厚。颅空狭窄引起猝死。

影像学表现(图 133-41)

1. 头颅:颅面骨明显增厚、硬化,孔、窦闭塞。
2. 胸廓:肋骨及锁骨弥漫性增宽、硬化。
3. 四肢:长骨变直,塑形不良,骨干增宽,干骺端扩张;管状骨短(手),见"火焰"状硬化(骨皮质增厚)。

颅骨干骺端发育不良

本病分为两种类型,其基因点位各自不同。两型基本相似,但常染色体隐性遗传型症状重,表现为颅面骨增厚,常伴有鼻塞。随年龄增长,症状可有改善,也可因病变侵犯颅内,诱发神经系统疾病。

影像学表现(图 133-42)

1. 头骨:颅顶基底部及面骨弥漫性骨质增生,鼻窦闭塞。
2. 四肢:骨干硬化伴干骺端塑形正常(早期),长骨骨干正常伴干骺端塑形不良呈扩张表现(后期)。

PYLE 发育不良

本病又称家族性干骺端发育不良,为常染色体隐性遗传病,类似于颅骨干骺端发育不良,但不同的是其颅面骨受累轻微。患者常无症状或发展为 X 形腿(膝外翻)。

影像学表现(图 133-43)

1. 头颅:颅面骨轻度受累,颅底硬化轻,眉弓突出。
2. 胸部:锁骨及肋骨轻度增,轻度扁平椎。
3. 骨盆:坐骨和耻骨增厚。
4. 四肢:长骨管状化不全,股骨远端尤著(锥形瓶畸形);掌骨远端及指骨近端扩张。

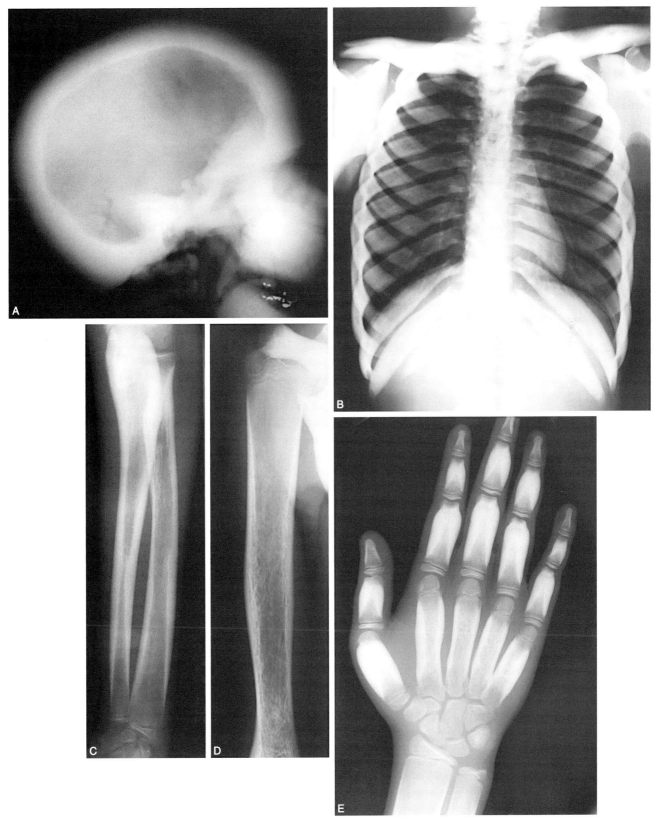

图 133-41 患儿,13 岁,颅骨骨干发育异常的影像学表现。A,极其致密的骨填充面部区域和板障空间增厚。B,广泛致密,肋骨和锁骨增厚。C 和 D,弥漫性长骨骨干皮质增粗和骨干成型不良。E,手管状骨的"火焰状"硬化(皮质增厚)

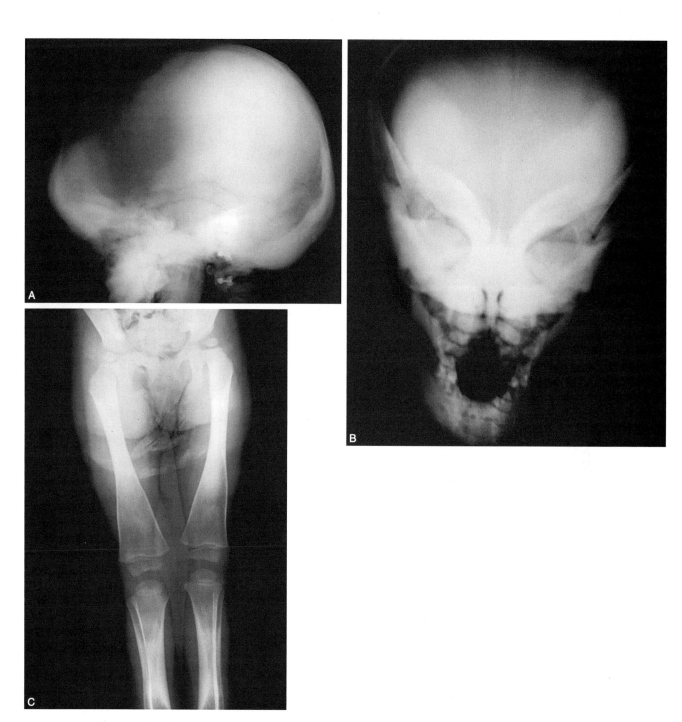

图 133-42 患儿,2 岁,颅骨干骺端发育异常的影像学表现。A 和 B,颅底的基底部和穹窿标记性骨密度增加,面骨密度增加伴骨窦闭塞。C,股骨远端干骺端成型不良、张开(锥形瓶畸形)

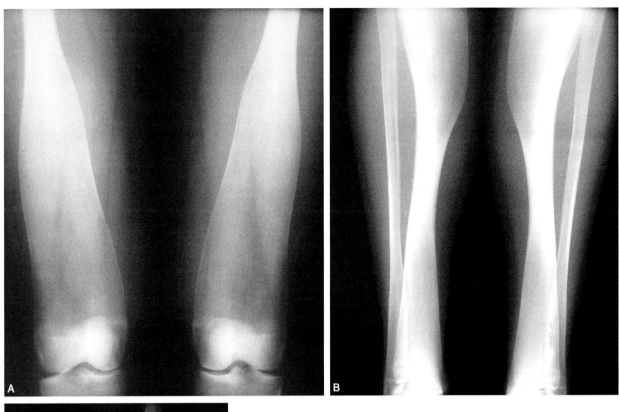

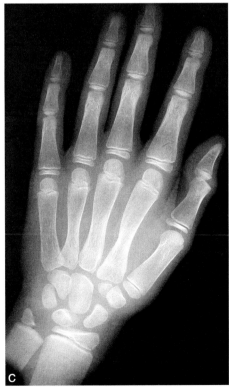

图 133-43　pyle 发育异常的影像学表现。A 和 B,受累患儿,17 岁,(A)股骨远端明显增宽,管状骨成型不良。(B)近端和远端胫骨标志性增宽、管状骨成型不良,伴有轻度近侧向内弯曲。C,不同的患者,可以看到掌骨远端和指骨的近端张开。尺桡骨远端干骺端变宽

成骨不全症和骨密度减低

成骨不全症(osteogenesis imperfecta, OI)的特征表现为骨脆性增加。临床可见蓝色巩膜。

成骨不全症最初分为先天型和晚发型。随着我们对本病遗传方面的认知逐步深入,先天型/晚发型分类系统已停止使用。自 1979 年开始,成骨不全症按 Sillence 标准进行分类。最初只包括四型,现分为八型(表 133-1)。Sillence 分型是对疾病谱的描述,而并非基于客观科学层面的(如分子遗传学)精确分类系统。尽管其他类型的成骨不全与 I 型胶原异常无关,但实际上,现在已知很多等位基因突变会影响 I 型胶原导致成骨不全。

表 133-1 成骨不全症分类系统

1 型	轻微	轻度骨脆性	常染色体显性	I 型胶原异常
2 型	重度,致死	最低程度的颅骨钙化,短、可折叠股骨伴有长骨多发骨折,串珠状肋	常染色体显性	I 型胶原异常
3 型	重度	出生时多发骨折、身材矮小、长骨畸形、脊柱侧凸	常染色体显性	I 型胶原异常
4 型	中度,严重程度极富变化	多发骨折伴畸形,没有 3 型严重	常染色体显性	I 型胶原异常
5 型	中度严重	前臂骨间膜钙化	常染色体显性	未知
6 型	中度严重,非常罕见	多发长骨和脊柱骨折	常染色体隐性	活检类骨质骨盐沉积缺陷;色素上皮衍生因子错误
7 型	重度	多发长骨和脊柱骨折	常染色体隐性	软骨相关的蛋白(CRTAP)基因错误
8 型	重度	多发长骨和脊柱骨折	常染色体隐性	LEPRE1 基因突变导致的脯氨酰 3-羟化酶严重缺陷

影像学表现,重型(图 133-44)

1. 头颅:发育差、未骨化。

2. 胸廓:小,胸部狭窄;肋骨骨折愈合呈串珠样。

3. 脊柱:骨质丢失严重,椎体压缩。

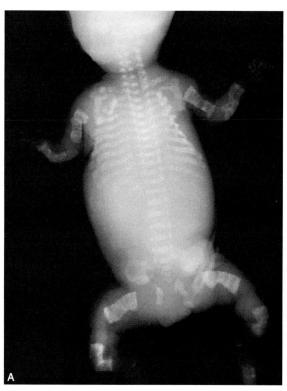
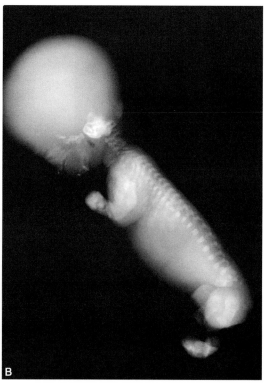

图 133-44 怀孕足月的死胎,成骨不全症 II 型的影像学表现。A 和 B,表现为包括全身骨质疏松症、颅骨骨化缺失、肋骨串珠和皱褶的长骨

4. 四肢:广泛骨质疏松伴有或不伴骨折;龙骨缩短、增宽伴皮质变薄;股骨折叠样改变。

影像学表现,轻型

1. 头颅:缝间骨数量异常(>8~10 个),骨化数量不同程度减少。

2. 脊柱:椎体压缩或呈楔形。

3. 四肢:轻度骨质疏松,不同数量的骨折(尤其为病理性骨折)。

骨盐沉积异常组

在所有骨盐沉积缺陷的发育不良性疾病中,最为重要的病变为低磷酸酯酶症。

低磷酸酯酶症

低磷酸酯酶症有两种不同的遗传型,分别为:①常染色体隐性遗传围产期致死型或婴儿型;②迟发性常染色体显性遗传成人型。两者均为碱性磷酸酶异常所致。其染色体位点均为 1p36.1-34 和 *TNSALP* 受累。围产期或致死型表现为常染色体隐性遗传,而成人型可能为常染色体显性遗传。碱性磷酸酶缺陷导致骨形成受损,因为局部磷酸盐增加,导致羟基磷灰石形成受损,加之高钙血形成佝偻病样改变。

影像学表现

围产期致死型/婴儿型:

1. 头颅:额叶、枕叶及顶骨骨化减少,骨化中心呈孤立岛样。

2. 胸廓:肋骨骨化差;纤细、波浪状、肋骨骨折;锁骨不受累。

3. 脊柱:散发未骨化椎体,椎体骨质疏松,散发扁平椎,蝴蝶椎,散发椎弓根缺如。

4. 四肢:广泛骨化减少,股骨呈染色体样,干骺端呈杯口状、不规则,中央可见透亮缺损,"股骨弯曲",散发手和足管状骨缺如。

成人型:

1. 广泛骨质疏松。

2. 四肢:干骺端增宽(佝偻病样改变),干骺端穿凿样病变,病理性骨折。

3. 异位钙化。

溶酶体贮积症

本组发育不良病变包括含了所有黏多糖贮积症(MPS)、黏脂贮积症,以及其他引起骨发育不良的贮积症。本组病变存在明确的酶学异常,可以通过尿、血液或纤维母细胞培养分析确诊。这类病变作用骨骼的表现类似,均可引起不同程度的异常,又称为多发骨发育障碍。影像科医生的真正作用是提示本组疾病的可能,再由遗传学家经生化方法确定为何种发育不良病变。Hurler 或 Hurler 综合征(黏多糖 IH 型和 II 型)为本组的典型病变。Morquio 综合征(黏多糖 IV A 型和 IV B 型)常可通过影像表现区别其他黏多糖病变,因为该病具有显著的骨骺改变。Hurler 或 Hunter 综合征,可见主要集中在胸腰椎连接处的椎体下缘鸟嘴征伴脊柱后凸。又称为驼背型异常,与患者张力减退有关。这是由于慢性压力或作用力作用于胸腰椎连接处椎体的继发性改变,导致第 12 胸椎及第 1 腰椎下缘的骨化延迟。Morquio 综合征,椎体中央舌状突出或鸟嘴征外观为骨骺骨化延迟所致的原发性发育不良,导致椎体上、下缘终板骨化延迟。

Hurler 或 Hunter 综合征(黏多糖贮积症 IH 型和 II 型)

本病为 α-L-艾杜糖醛酸苷酶异常,位于染色体 4p。与本组其他病变一样,本病为隐性遗传。大多数黏多糖贮积症在婴儿后期或童年早期发病。

影像学表现(多发性骨发育障碍)(图 133-47)

1. 头颅:脑颅增大,异常 J 形蝶鞍。

2. 胸廓:锁骨缩短、增粗;肋骨呈球拍(桨)形;肩臼发育不良。

3. 脊柱:驼背,胸腰段椎体上缘缺损(下缘鸟嘴征),上颈椎半脱位。

4. 骨盆:喇叭形,髂骨翼以小伴下段变细;髋臼顶陡直。

5. 四肢:长骨骨干增宽;手部特征性短指畸形,近端掌骨"变尖",掌骨和近节或远节指骨骨干增宽,腕骨小而不规则。

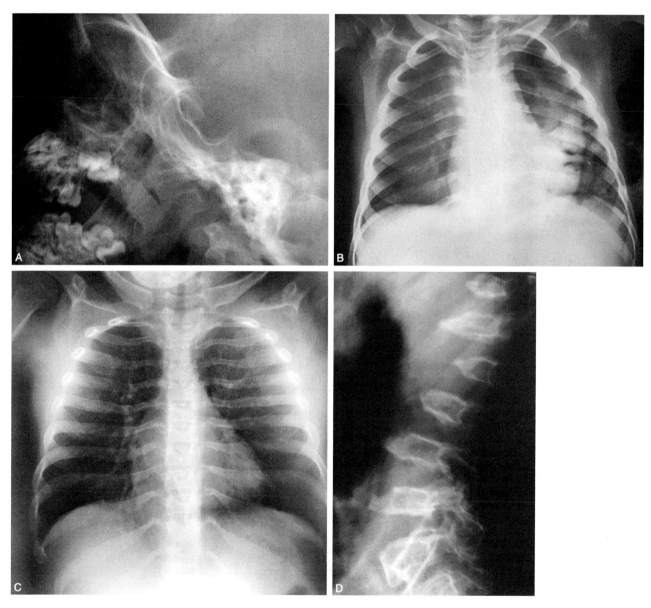

图 133-47 Hurler 综合征（黏多糖病 IH 型）。A,受累患儿,3 岁,头颅出现异常的,凿出的 J 形蝶鞍。B 和 C,受累患儿,3 岁（B）和 8 岁（C）的胸部。锁骨增厚,桨形肋（后部薄,前方厚）。D,受累患儿脊柱,8 岁,椎体上端缺口（下端鸟嘴征）。Hurler 综合征影像学表现（黏多糖病 IH 型）

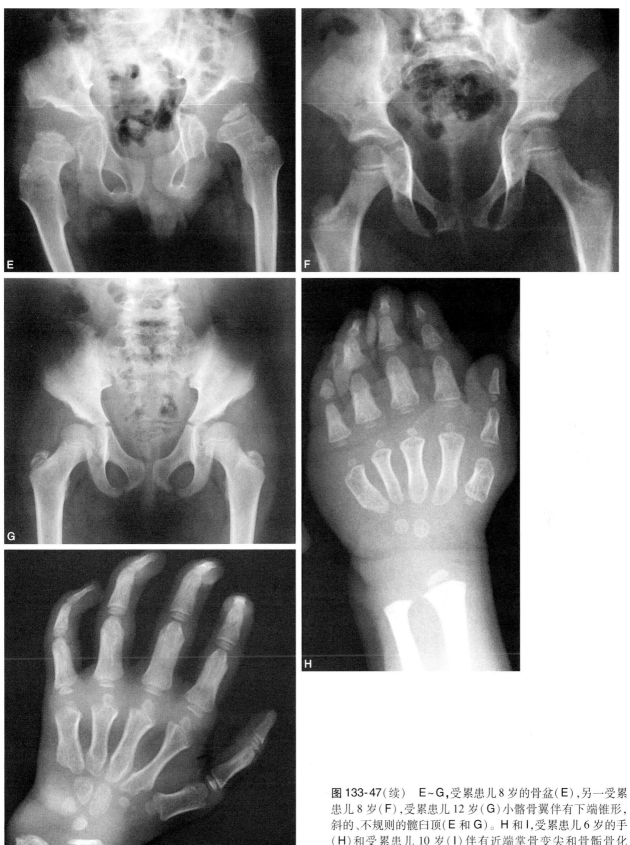

图 133-47(续) E~G,受累患儿 8 岁的骨盆(E),另一受累患儿 8 岁(F),受累患儿 12 岁(G)小髂骨翼伴有下端锥形,斜的、不规则的髋臼顶(E 和 G)。H 和 I,受累患儿 6 岁的手(H)和受累患儿 10 岁(I)伴有近端掌骨变尖和骨骺骨化延迟

Morquio 综合征（黏多糖贮积症ⅣA型和ⅣB型）

本病为半乳糖-6-硫酸酯酶异常，导致黏多糖物质在包括骨骼系统在内的多个器官系统中多度累积。与黏多糖贮积症ⅣA型患者比较，ⅣB型影像及临床表现更轻微。

影像学表现（与其他黏多糖贮积症鉴别的特征表现）（图133-48）

1. 头颅：无 J 形蝶鞍。
2. 胸廓：增宽，无桨状肋。

3. 脊柱：椎体中部鸟嘴征或舌样突出；齿状突发育不全及颈椎不稳。
4. 骨盆：髂骨无锥形改变，髋臼顶陡直。
5. 四肢：近端掌骨圆形，膝外翻；腕骨和股骨头骨骺发育不良。

黏脂贮积症Ⅱ型（Ⅰ-细胞病）

黏脂贮积症Ⅱ型为 N-乙酰葡萄糖胺磷酸转移酶异常，其异常基因位于染色体 4q。新生儿期及产前即可出现临床和影像学异常，大多数患儿死于婴儿期。其影像学表现十分特异。

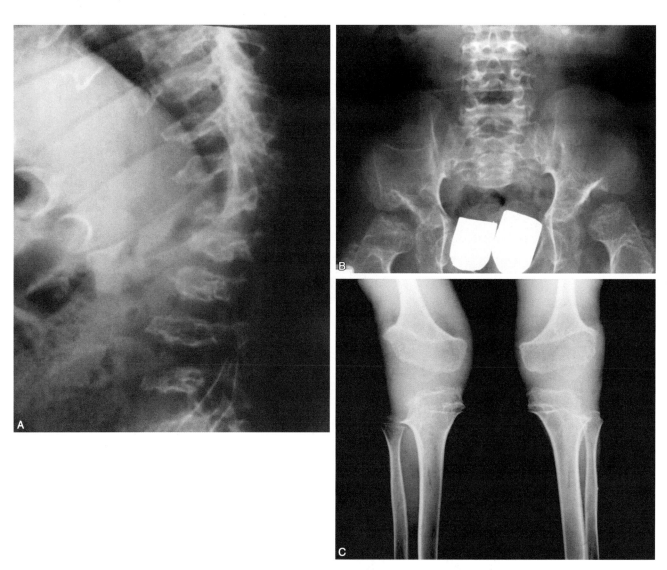

图 133-48　Morquio 综合征（黏多糖病ⅣA型和ⅣB型）。A，受累患儿 7 岁的影像学，伴有扁平椎与中央鸟嘴征（舌）。B，受累患儿，18 岁，X 线片。重度股骨头骨骺和髋臼发育不良，但髂骨下端无锥形变。C，受累患儿，15 岁，股骨外侧远端和胫骨近端骨骺骨化缺陷与膝内翻

影像学表现

1. 四肢:重度骨质疏松伴干骺端杯口征和磨损表现,皮质边界模糊,"骨膜隐形"或皮质区弥漫性骨质破坏伴骨膜反应。

2. 骨盆:髂骨翼增宽、喇叭形伴髂下段发育不全,髋臼顶陡直。

3. 脊柱:终板双侧外凸伴椎体前缘凹陷。

4. 后期表现为多发骨发育障碍。

骨质溶解组

本组病变包括一系列不同程度骨质溶解的综合征。依据病变原发受累部位进行分类最佳。

1. 手足多中心病变

a. 腕骨或跗骨多中心骨质溶解伴或不伴肾病

b. Torg 综合征或 Winchester 综合征,关节病综合征伴结节病变

2. 肢端骨质溶解

a. Hajdu-Cheney 综合征(HCS)

b. Mandubuloacral 综合征

3. 骨干和干骺端

家族膨胀性骨质溶解

Hadju-Cheney 综合征

本病具有特征性横向(带状)肢端骨质溶解表现。永存颅缝,J 形蝶鞍及缝间骨,为 Hadju-Cheney 综合征的头颅表现。然而重要的是,骨质疏松呈渐进性表现,可导致椎体骨折。确诊本病的患者,多数腓骨细长、扭曲,同时伴有多囊肾。既往认为弯曲腓骨多囊肾为一种独立的遗传综合征。但近期发现,相同的基因缺陷,经 NOTCH2 信号通路可导致此两种综合征,这完善了两者的病变机理。

NOTCH2 可作用于骨骼及肿瘤发生。Hadju-Cheney 综合征病变导致 NOTCH 信号上调,抑制软骨生长和成骨细胞的分化,导致骨质疏松。NOTCH 信号通路错误与 T 细胞白血病及淋巴瘤(NOTCH1)相关。NOTCH 信号异常可见于多发性骨髓瘤。最近,NOTCH2 信号增强与骨肉瘤及和巨大肿瘤侵袭有关。

影像学表现(图 133-50)

1. 头颅:缝间骨;颅缝持续开放至成年期,鼻窦发育不全,下颌骨牙齿缺如。

2. 四肢:肢端带状骨质溶解症;渐进性骨质疏松。

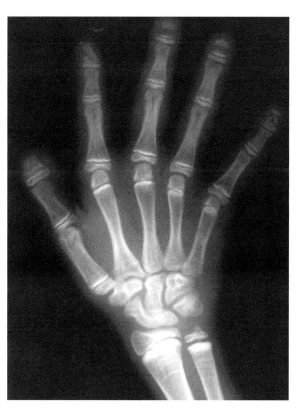

图 133-50　患儿,男,14 岁,Hajdu-Cheney 综合征。手的前后正位图显示远端指骨横向肢端-骨质溶解症。注意干骺端高密度硬化,病人采用双膦酸盐提高骨密度

过度生长综合征伴骨骼受累

本组的重要病变包括 Marfan 综合征,先天性挛缩性蜘蛛样指(CCA)和 Proteus 综合征。

MARFAN 综合征和先天性挛缩性蜘蛛样指

此两种先天性综合征均为原纤蛋白异常所致。原纤蛋白为一种为微小弹性纤维提供结构支架作用的糖蛋白。原纤蛋白大量存在于大血管壁、肺、骨及眼睛的结缔组织内。马凡样体形固定表现为蜘蛛足样手指(术语为蜘蛛指)和身材高大。正常原纤维蛋白缺少可引起转化生长因子 β 从结缔组织释放,导致过度表达造成高大身材。

眼晶状体支持性结缔组织内可见原纤蛋白,导致晶体脱位。大血管壁缺乏正常原纤维蛋白导致血管壁弹性受损。主动脉根部扩张和破裂为死亡的首要原因。

Marfan 综合征为 1 型原纤维蛋白异常,而先天性挛缩性蜘蛛样指为 2 型原纤维蛋白异常。两者表型类似,均表现为典型马方样体型。然而,先天性挛缩性蜘蛛样指患者还伴有近指间关节、肘、膝关节挛缩。尽管 Manfan 综合征亦可见关节挛缩,但在该病不是标志性征象。

影像学特点

1. 头颅:长头,拱状腭。
2. 胸廓:脊柱侧弯,漏斗胸畸形,硬脑膜扩张。
3. 骨盆:髋臼突出畸形。
4. 四肢:肢体细长(四肢或骨骼细长),蜘蛛指,关节过度伸展,骨质疏松。
5. 其他:主动脉根部扩张,自发气胸。

Proteus 综合征

Proteus 综合征以希腊神祇 Proteus 命名,他可随意改变形状。Proteus 综合征为先天性错构瘤样病变,为常染色体显性遗传。患者手、足过度生长,肢体不对称,颅骨骨质重度增生,面部不对称形成怪诞样外观。Proteus 综合征患者可合并复杂的血管畸形。有人认为,历史上著名的"象人"Joseph Merrick 可能为 Proteus 综合征患者,而并非患有神经纤维瘤病。

Proteus 综合征的影像表现反映了临床所见,也就是肢体以及指趾骨质与软组织的过度生长。某些肿瘤与 Proteus 综合征有关,包括侵袭性生长的脂肪瘤、卵巢囊腺瘤、单型性腮腺瘤、睾丸肿瘤及中枢神经系统肿瘤(特别是脑膜瘤)。

影像学表现

1. 头颅:巨颅伴骨皮质增生,长颅,面部不对称。
2. 胸廓:脊柱侧弯,脊柱后凸,椎体增大且不对称。
3. 四肢:骨骼不对称,软组织过度生长。
4. 其他:混合性血管畸形,脑积水,肺气肿性肺病(12%)。

其他疾病

颅锁骨发育不良

本病为常染色体显性遗传,染色体基因位于 6p21,编码 *CBFA1* 基因(核心结合因子 a1),也被称为 *RUNX2*。本病较常见,临床表现多样,通常出生即可诊断。临床表现包括颅骨增大,囟门闭合延迟;牙齿畸形;肩关节下垂、柔软性增加;轻度身材矮小;胸廓窄。

影像学表现(图 133-53)

1. 头颅:增大,短头畸形;缝间骨;缝增宽;前囟持续开放。
2. 胸廓:锁骨缺如或发育不全,肋骨轻度缩短伴向下倾斜,11 根肋骨。
3. 脊柱:胸椎后缘显著楔形变。
4. 骨盆:髂骨翼增高、变窄,耻骨缺如或发育不全。
5. 四肢:掌骨大量假骨骺,手远端指骨呈锥形。

Currarino 三联征

Currarino 三联征(遗传性骶骨未发育综合征)由肛门闭锁或狭窄、骨骶缺陷及骶前肿块组成。骶前肿块可为畸胎瘤(见于三分之二的病例)、脂肪瘤、皮样肿、肠源性囊肿或脊膜向前膨出。骶骨第一段不受累,其余骶骨由于部分未发育呈镰刀形改变。当骶骨前出现脑脊膜向前膨出时,可并发致命性脑膜炎及败血症。此外,Currarino 三联征中约 50% 的骶前肿瘤与椎管相通,使得无神经系统并发症的手术亦很难修复。本综合征为另一同源序列类型的基因突变,位于 7q36,影响 *HLXB9* 同源基因。

影像学表现

1. 先天性肛门狭窄或低位肛门闭锁。
2. 半骶骨呈镰刀或弯刀形。
3. 骶前肿块(畸胎瘤、脂肪瘤、皮样囊肿、肠囊肿或脊膜向前膨出)。

短指/趾畸形组

Rubinstein-Taybi 综合征

Rubinstein-Taybi 综合征表现为身材矮小、特征面容、精神发育迟滞、拇指及踇趾短宽。本病由散发突变所致,多数影响在胚胎发育中起到重要作用的 CREB 结合蛋白。稍过半患者可见细胞遗传学异常。平片第一指/趾的近节骨质呈 Δ 形(纵向骨骺)(图 133-55)。第一远节指/趾骨短而宽。有时,可见中央透亮提示重复畸形。其他表现包括先天性心脏病,胼胝体未发育,椎体及胸骨异常。罹患肿瘤的风险增加,主要为脑膜瘤、白血病及淋巴瘤。

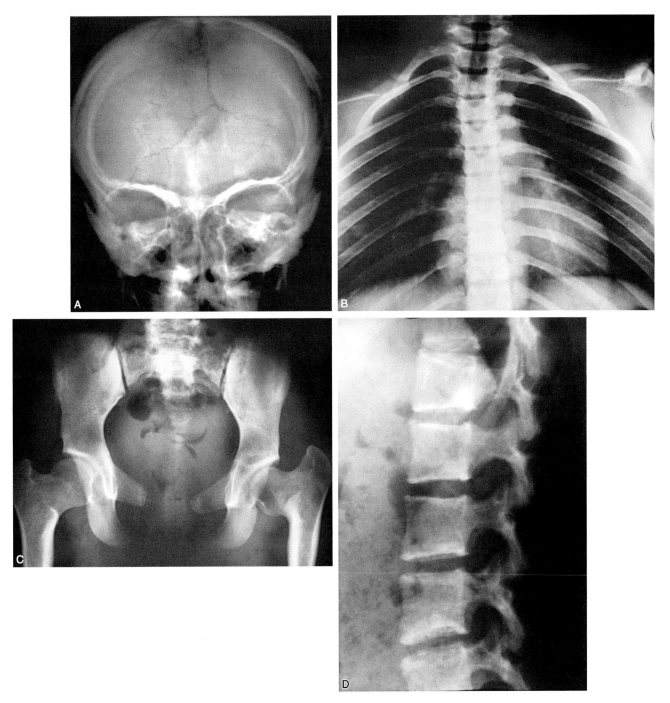

图 133-53 患儿,15 岁,锁骨颅骨发育异常。A,头颅:前囟增大、开放和很多缝间骨。B,胸部:非对称性发育不全或锁骨缺如和向下倾斜的肋骨。C,骨盆:髂骨翼又高又窄和耻骨发育不全。D,脊柱:后部楔形,但其他为正常椎体

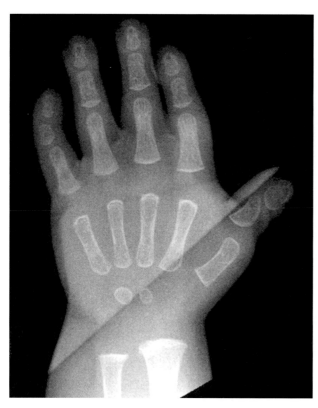

图 133-55　患儿,男,8 个月,Rubinstein-Taybi 综合征。手的正位图表现为第一近节指骨典型的 delta 指骨

Poland 综合征

Poland 综合征包含一组异常:胸大肌缺如或发育不全,患侧上肢不同程度的畸形。最轻型的病变,可见胸大肌缺如或发育不全。重型病变,胸部可见部分肋骨缺如、脊柱侧弯、背阔肌缺如以及乳腺发育不全。半侧胸廓缩短伴锁骨头低位及腹直肌的高位嵌入。手部表现为同侧二至四指缩短伴皮肤并指畸形。

其病因为妊娠第 6 周时,胚胎血供中断,此时胸壁肌肉及手部正值分化期。通常情况下,胸大肌的胸骨头受累,由于锁骨头最先形成,因此亦可见受累。

影像学表现(图 133-56)

1. 半侧胸廓透亮度增高,胸大肌缺如导致腋窝皱褶消失。
2. 患侧上肢并指畸形及多指畸形。
3. 中肢短指畸形(中间指骨短指畸形)。

肢体发育不良——短缩类畸形

短指趾畸形 A-E

目前最常用的短指趾畸形分类系统由 Bell 于在

1951 年确立,1978 年由 Temtamy 及 McKusick 再次修订。自有分类以来,发现与阐明了许多与孤立性短指畸形类型相关的遗传位点。对于某些手骨头缩短类型的改变,影像科医师可轻易识别。短指 A3 型,即小指中节指骨缩短最常见。此型可与①Kirner 畸形(远端指骨向桡侧弯曲)和②屈曲指(指间关节挛缩弯曲)相鉴别。

短指趾畸形通常为孤立性基因异常,但有些可与综合征或代谢病有关。掌骨不同程度短缩为短指 E 型,受累最多的为第四及第五掌指骨。第四掌骨短缩为许多综合征的特征表现,包括 Turner 综合征与假性甲状旁腺功能减退症或假假性甲状旁腺功能减退症(pseudohypoparathyroidism or pseudop-seudohypoparathroidism,PHP/ PPHP)。许多 E 型短指患者亦可出现短缩表现,因此不能与 PHP/ PPHP 鉴别。

Brachmann-De Lange (Cornelia De Lange) 综合征

Brachmann-De Lange 综合征的特点为多发先天畸形,包括小头畸形、肢体畸形、手指异常,显著智力发育迟缓及特征性面容。

小头伴融合眉。鼻上翘,上唇下翻,致使人中扁平边长,其外貌与胎儿酒精谱系障碍相似。先天性心脏病、泌尿系畸形、先天性膈疝也有报道。

肢体异常包括小肢畸形、短肢畸形以及半肢畸形。鉴于桡骨缺如可见于多种综合征,在本病中,尺骨也可有缺陷。桡骨头可出现脱位。手指表现包括并指畸形,少指畸形,手指头以及拇指近位。骨骼成熟迟滞。胸部小和肋骨细长而且有波浪状外观。

影像学表现(图 133-57)

1. 头颅:小头畸形。
2. 胸廓:肋骨细长。
3. 四肢:四肢畸形,包括短肢畸形、桡骨头脱位、尺骨缺如,并指畸形与拇指近位。

Holt-Oram 综合征

Holt-Oram 综合征也称为心-手综合征,由 12q2 上的 TBX5 完全渗透性突所致。TBX5 编码的蛋白在心脏发育以及肢体发育与构形方面起重要作用,为 T-box 基因家族成员,其编码转录因子在身体发育中起重要作用。

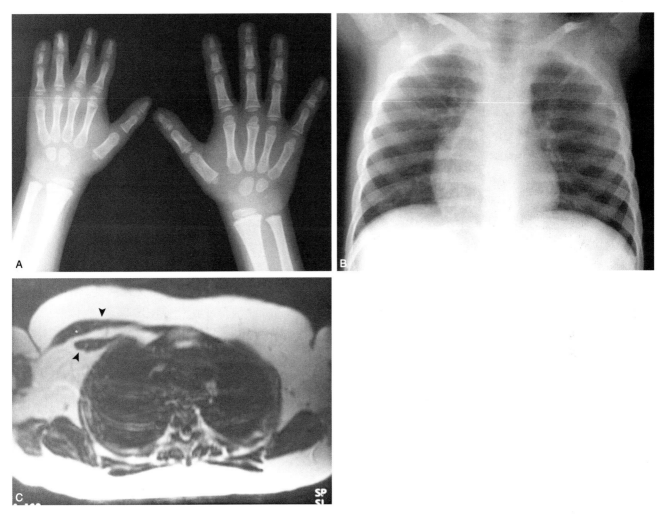

图 133-56 Poland 综合征。A,手的 X 线片显示右手广泛的发育不全,软组织并指畸形影响了第二指到第四指。B,不同患者的正位胸片上表现出左侧半胸相对性透亮,伴有肺的影子缺失。C,轴向 T1 加权磁共振成像扫描显示左前胸壁肌肉缺失(箭头指示右侧正常的肌肉组织)

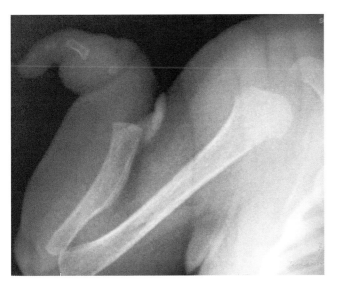

图 133-57 Brachmann-de Lange(Cornelia de Lange)综合征。右上肢的 X 线片显示出尺骨的缺失,桡骨缩短,和拇指的单一手指

本病 60%~70% 为家族性病例,剩余病例为新的基因突变所致。肢体畸形从短肢畸形伴肱骨缺如或发育不全(部分病变的 10%)拇指三节指畸形。最常见的肢体异常为桡侧骨质畸形,包括桡骨缺如和发育异常,拇指畸形伴双边舟骨或舟骨发育不全。由于桡侧骨质常通常累及桡侧最远端,因此出现拇指三节指畸形时,为诊断本病的重要标志。拇指三节指畸形较有趣。正常的第一掌骨,骨骺位于近端,而二至五掌骨骨骺位于远端。在指骨中,骨骺基本位于近端。最常见三节型拇指,又称为"五指手",拇指与二至五指一样骨骺位于掌骨远端,三节指骨的骨骺均位于基底部。此型病变的拇指常不能与其他手指相对,形成的关节平面与二至五指相同。

最常见的心脏畸形为间隔缺损,房缺(58%)和室

缺(28%)。*TBX5* 在四心腔分隔形成方面发挥重要作用。此外,它在腔室间电传导通路中也起到决定作用,因此偶见传导异常(18%)。

其他染色体病变

胎儿酒精谱系障碍

胎儿酒精谱系障碍(fetal alcohol spectrum disorder,FASD)表现为显著神经系统病变伴典型异常面容。其特征面容包括眼睑裂、人中不清、中面部发育不全以及上唇变薄。神经系统病变包括小头畸形、胼胝体未发育、小脑发育不全以及神经元迁移障碍。即使未见大脑结构变化,其智力水平也会大幅下降。胎儿酒精谱系障碍被认为是发达国家智障缺陷的首要原因。有趣的是,本综合征的严重程度与暴露程度直接相关。面容异常越显著,脑损伤越重,也就是说,面容预测脑改变。

本病可见广泛异常。骨骼改变包括椎体分裂和融合畸形、尺桡骨骨性融合、胫骨外生骨疣以及手部异常,包括缺指、短指及腕骨融合。心脏病变包括间隔缺损、法洛四联症和主动脉弓离断。

与胎儿酒精谱系障碍相关的泌尿生殖系统病变包括马蹄肾、输尿管重复畸形和肾未发育。胃肠道病变包括食管闭锁伴气管食管瘘、肛门与小肠闭锁及膈疝。肝胆系统病变包括肝功能不全、胆道闭锁及肝纤维化。

Noonan 综合征

Noonan 综合征为较常见的常染色显性遗传病,由 *KRAS*、*PTPN11*、*RAF1* 和 *SOS1* 基因中任意一个突变所致。一半患者为 *PTPN11* 受累。*KRAS* 基因突变的表现更重。过去将 Noonan 综合征称为"男性 Turner 综合征",尽管两者遗传学表现完全不同,但此说法有助于记忆本病。

本病可见身材矮小、面容异常及特征性先心病,包括肺动脉狭窄及肥厚性心肌病。与 Turner 综合征类似,约 20% 的患者出现淋巴管异常,包括淋巴管扩张及水肿。约 50% 的患者有出血倾向。

VACTERL 联合畸形

VATER 联合畸形目前扩大至 VACTERL 综合征,指多器官系统特征性综合性畸形。本病为发生于妊娠第五周的发育缺陷性病变。缩写意义表示如下:

V:vertebral,椎体(融合与分裂畸形)

A:anorectal,肛门直肠(肛门闭锁)

C:cardiac,心脏(间隔缺损、法洛四联症、大血管转位)

T:tracheoesophageal,气管食管(食管闭锁)

R:renal,肾(未发育、发育不全、马蹄肾)

L:limb,四肢(尤其桡侧线异常)

VACTERL 称为联合畸形,而不称作综合征,是原因不明。多个不同器官联合畸形。可能由妊娠第五周胚芽发育异常所致。它与面部畸形、学习障碍、生长障碍、头颅大小或形状异常均不相关。若出现上述任一表现,应除外下列遗传相关性病变,伴食管闭锁的如 Feingold 综合征或 CHARGE 联合征,伴肛门闭锁的如 Townes-Brocks 综合征。

在肛门闭锁、骶骨畸形及脊柱后部融合患者中,合并脊髓栓系与脂肪脊髓脊膜膨出较常见。

VACTERL 联合畸形合并脑积水,在再次怀孕的胎儿中具有较高发生率。此型被称为 VACTERL-H 联合畸形,将代表脑积水的"H"加入其中。VACTERL-H 多为 X 连锁,可出现导水管狭窄,提示预后差(图 133-58)。

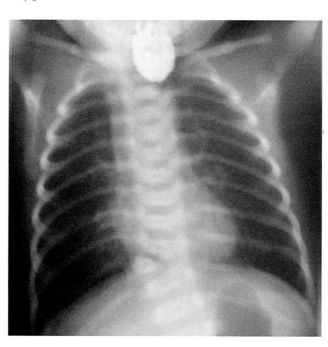

图 133-58　VACTERL 联合征(脊椎、肛门直肠、心脏、气管、肾、四肢)。新生儿的胸部 X 线片显示气管食管瘘和食管闭锁。造影剂存在于近端食管囊中。腹部的空气表示存在远端的气管食管瘘。注意半椎体。该病人也有盆腔肾

Klinefelter 综合征

男性增加一条或多条 X 染色体会导致 Klinefelter 综合征。受累患者的女性特征表达过度增加,包括男性乳房发育、女性躯体脂肪分布表现、睾丸小、卵泡刺激素水平增高。患者男性乳腺癌、纵隔生殖细胞瘤、白血病、非霍奇金淋巴瘤及肺癌的发病率增高,但罹患列腺癌的风险降低。

骨骼病变多样,包括脊柱后侧凸、尺桡骨骨性融合及第四掌骨缩短。当患者超过两条 X 染色体时,骨骼表现更加明显。

其他器官系统也可受累。患者罹患狼疮、糖尿病、二尖瓣脱垂、支气管扩张、肺气肿及内脏转位的风险增加。

13-三体(PATAU 综合征)

13-三体为嵌合型纯三倍体病变。患儿很难活过 10 岁,多于婴儿期夭折。本病常见重度颅内病变,包括前脑无裂畸形、Dandy-Walker 畸形、胼胝体未发育及无脑畸形。先天性心脏疾病伴各种肾脏畸形亦常见。本综合征的其他病变包括先天性垂直距骨(摇椅足),手指畸形,小眼畸形,小颌畸形以及腭裂。

18-三体(Edwards 综合征)

18-三体病变包括重度中枢神经系统病变,如前脑无裂畸形、非特异性迁徙性疾病、先天性心脏疾病、马蹄足(摇椅足)及手指畸形。胎儿在宫内紧握双手,出生时拇指内收,示指搭于中指上。其他病变还包括生殖泌尿系、胃肠道及胆道系统受累。预期寿命短。存活至童年期的病例极少。少见嵌合型。

21-三体(Down 综合征)

21-三体为最常见的染色体综合征。几乎所有器官系统均可受累及,并已被完整描述。配子形成过程中未分离为导致 21-三体的最常见原因,通常见于母亲一方。有时,胚芽的细胞分裂早期未分离可导致 21-三体嵌合的发生。罕见情况下,亲代的不平衡易位可以导致 21-三体,即 21 号染色体长臂连接到 14 号染色体长臂。

Down 综合征中均可见寰枕关节和寰枢椎不稳。

寰枕关节在伸展运动时幅度超过 2mm 成为前后位寰枕关节不稳。如果存在上述征象,建议颈部 MRI 以评价脊髓信号变化。寰枢间距小于或等于 4.5mm 为正常。间距为 4.5~10mm 且神经系统检查正常时,建议避免高风险运动(跳水、足球)。若间距大于 4.5mm 伴神经系统异常,应限制活动并 MRI 检查评估脊髓病变。然而,征象难以重复以及观察者自己与观察者之间存在差异,导致很难通过一次测量,即可为上颈椎不稳提供手术和临床治疗方案。

21-三体患者的大脑容量较正常人小,但无其他持续性病变。患者的智力水平各不相同,但在部分帮助下,多数患者能完成正常社会活动。

临床和影像学表现

- 头颅:短头畸形
- 脊柱:寰枕关节和寰枢椎不稳
- 胸廓:胸骨柄分节过多,11 对肋骨,呈小钟形伴肋骨变短
- 骨盆:髂骨翼张开,髋臼顶扁平
- 胃肠道:十二指肠闭锁、先天性巨结肠病、肠旋转不良、气管食管瘘、肛门闭锁
- 心脏:心内膜垫缺损最常见,但其他类型也可发生
- 其他:白血病(急性淋巴细胞白血病)风险增加

Turner 综合征

45,XO 染色体型为 Turner 综合征的最常见病因。15% 的病例可见一条完整的 X 染色体,以及一条只有长臂的等臂 X 染色体。最初认为,正常 46,XX 女性,第二条 X 染色体完全失活时,失活 X 染色体短臂的一些基因仍具有活性,可满足必要的正常发育,这解释了为什么患者具有一条等臂 X 染色体和经典 XO 的表型是相似的。X 染色体短臂累及的位点为假常染色体区 Xp22,其基因被称为身材矮小同源基因(SHOX)。最初认为 SHOX 与某些患者特发性身材矮小综合征相关,其身材矮小显著(>2 SDS),随年龄增长其生长率持续维持低位,也为发现特定代谢生长阻滞性疾病。随后,发现 SHOX 在 Turner 综合征中活跃表达。后来,发现纯合子丢失导致 Langer 肢中端发育不良,杂合子丢失导致软骨骨生成障碍(Leri-Weill 综合征)。上述三种疾病的共同点为身材矮小、第四掌骨缩短以及存在不同程度

马德隆畸形。

Turner 综合征或 X 单体,最初称为不孕、颈蹼以及肘外翻畸形三联征。从那时起,累及多器官系统的影像学征象也被逐一描述。

1. 头颅:短头畸形。

2. 脊柱:扁平椎。

3. 胸廓:鸡胸,锁骨外侧面菲薄。

4. 骨盆:骶骨发育不全。

5. 四肢:肘外翻,长骨过度管状化,股骨内侧髁扁平及髌骨脱位,胫骨近端外生骨疣,指骨异常。

手部平片的典型表现包括骨质疏松、第四及第五掌骨缩短、骨化延迟、指骨显著、远端桡腕关节呈 V 形(马德隆畸形)及远端指骨呈鼓槌形。

心血管典型表现为动脉导管后主动脉缩窄,但间隔缺损、主动脉缩窄和离断、二尖瓣脱垂也很常见。肾脏异常包括旋转异常、肾盂裂、马蹄肾(常见)和多囊性肾发育不良。自身免疫性病变包括甲状腺功能低下、糖尿病、幼年型类风湿关节炎,也与 Turner 综合征相关联。生殖器病变最好的评价方法为盆腔超声或 MRI 检查,包括卵巢和子宫缺如或发育不全。血管异常包括肠道毛细血管扩张、淋巴水肿及血管性病变(血管瘤、淋巴管瘤)发生率的增加。

关键点

1. 有序分步评价骨骼发育异常患者的 X 线片为正确诊断的关键。

2. 对异常病变应进行一般性分类。累及骨骺或干骺端? 有无椎体受累? 表现为肢根性、中肢性,还是肢端性病变?

3. 根据一般分类进行病变搜索以确定特异性或具体诊断。

4. 经过适当分析,结合本章涉及的相关文献对诊断很有帮助。

推荐阅读

Alman BA. Skeletal dysplasias and the growth plate. *Clin Genet.* 2008;73(1):24–30.

Ikegawa S. Genetic analysis of skeletal dysplasia: recent advances and perspectives in the post-genome-sequence era. *J Hum Genet.* 2006;51(7):581–586.

McAlister WH, Herman TE. Osteochondrodysplasias, dysostoses, chromosomal aberrations, mucopolysaccharidoses, and mucolipidoses. In: Resnick D, ed. *Bone and joint disorders.* 4th ed. Philadelphia, PA: Elsevier; 2002.

Superti-Furga A, Bonafe L, Rimoin DL. Molecular-pathogenetic classification of genetic disorders of the skeleton. *Am J Med Genet.* 2001;106(4):282–293.

Rimoin DL, Cohn D, Krakow D, et al. The skeletal dysplasias: clinical-molecular correlations. *Ann N Y Acad Sci.* 2007;1117:302–309.

参考文献

Full references for this chapter can be found on www.expertconsult.com.

第 134 章

排列紊乱

PETER J. STROUSE

概述

四肢骨骼的排列紊乱可能是先天性或后天获得性的。导致排列紊乱的原因可以是骨骼发育缺陷或继发于软组织或神经肌肉的疾病。排列紊乱通常合并胚胎发育障碍导致的先天性畸形,见第 128 章。最常见的排列紊乱是发育性髋关节发育不良,在第 133 章已有讨论。

上肢

ERB 麻痹

病因学、病理生理与临床表现 ERB 麻痹是由于出生时损伤 C5、6 神经根导致的。与产程长、难产和巨大儿有关。婴儿表现为生后很快出现的受累肢体活动减少。病变持续至儿童期,患儿表现为手腕屈曲、前臂内旋。臂丛神经损伤是导致继发盂肱发育不良的最主要原因。

影像学 出生时,平片可以帮助排除锁骨和肱骨的骨折。超声和 MRI 被用来直接评价臂丛神经;但是,由于臂丛神经的修复很困难,所以,各种先进成像方法的主要目的还是用来评价骨骼解剖结构,继而判断关节功能、制定治疗方案。

渐进性的继发盂肱发育不良表现为肱骨头小、扁平,关节窝浅小、后倾,可以合并关节向后半脱位(图 134-1)。在正常肩关节,关节窝相对于肩胛骨体轴线的垂直线轻度向后倾斜约 5°。Erb 麻痹时,关节窝后倾角的平均值达 25°。肩胛骨发育不全、位置抬高;肩峰和喙突变尖、朝向下方;锁骨短小。

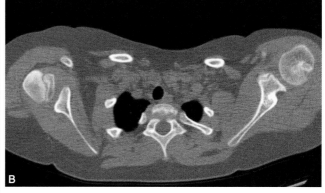

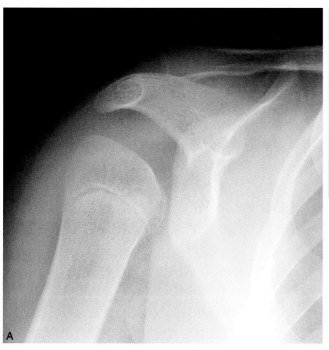

图 134-1 9 岁女孩,ERB 麻痹。**A,**平片显示右侧肱骨头小、表面呈波浪状,关节窝模糊,肩峰弯曲。**B,**轴位 CT 图像显示右侧关节窝小且后倾。右侧肱骨头小、近似方形,但相对关节窝位置正常。注意右侧肩带肌群与左侧肩带肌群不对称

上述很多畸形都可以在平片中被发现,但 CT 和 MRI 有助于定量评价关节窝后倾的程度、关节窝和肱骨头的畸形、关节窝与肱骨头的一致性,以及相应肌肉的体积和受累肩关节的情况。正常关节窝表面凹陷,盂肱发育不良时,关节窝渐进性变平,突出,甚至呈双凸状,与肱骨头形成假关节。MRI 是 5 岁以下幼儿首选的检查方法,CT 则是年长儿首选的检查方法。为了评估关节窝的情况,需要利用 MRI 了解关节软骨情况,利用 CT 了解关节窝的骨皮质情况。超声可用于评价婴幼儿盂肱关节的稳定性。

治疗　显微外科技术可以改善潜在的创伤性神经损伤,但具体疗效及治疗时间的选择仍存在争议。治疗的重点内容是肩、肘、前臂和手腕的重建,旨在保证关节的完整性和功能最大化。因此,影像学检查的重点应关注骨骼解剖结构,而不是臂丛神经本身。

马德隆畸形

病因学、病理生理与临床表现　马德隆畸形,桡骨变短、远端关节面向尺侧倾斜。绝大部分病例的病因不明,女性常见,患儿可能出现疼痛,但治疗的主要目的是改善畸形或活动受限。作为一种综合征,马德隆畸形多为双侧受累。本病偶尔见于 Turner 综合征,是软骨骨生成障碍(Léri-Weill 综合征)特征性的改变(图 134-3)。上述情况时,10% ~ 15% 为家族性的。遗传性骨软骨瘤病或内生软骨瘤病的患者中,可以出现类似马德隆畸形样的畸形,提示桡骨远端成熟缺陷。感染或外伤时,桡骨远端骺板的内侧和掌侧受累时,也可以导致马德隆畸形。

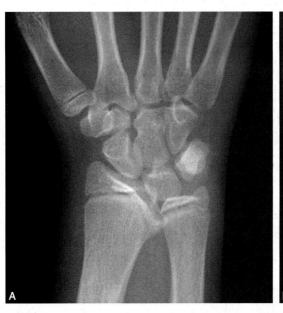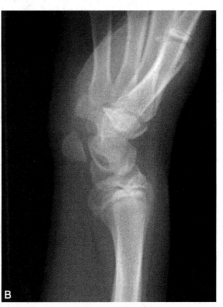

图 134-3　10 岁女孩,马德隆畸形,右腕关节痛。**A,**正位平片显示右桡骨远端关节面和骺板向内侧倾斜,桡骨远端骨骺内侧变薄。**B,**侧位显示桡骨远端关节面向前倾斜,腕骨轻度向前移位

影像学　桡骨远端关节面向尺侧倾斜,桡骨短且向背侧及外侧弯曲("刺刀畸形")。继发的腕骨畸形包括腕骨角变窄和月骨近侧移位。尺骨远端半脱位。桡骨远端生长板的尺骨侧提前闭合。CT 和 MRI 可以用来评估桡骨远端骨骺融合的程度。

治疗　治疗的目的是减轻尺骨与腕骨撞击产生的疼痛,改善腕关节活动性。尺骨短缩和桡骨楔形截骨术是常用方法。

尺骨变异

病因学、病理生理与临床表现　外伤、感染、炎症性疾病(幼年特发性关节炎)或其他能够使骺板提前闭合的情况都可以导致尺骨相对桡骨变短(负性尺骨变异),或桡骨相对尺骨变短(正性尺骨变异)(图 134-4)。本病大部分为特发性,病理性病例与局部充血有关,如骨折愈合、感染或血管源性病变都可以导致局部骨骼的过度生长。

影像学　骨骼发育成熟期,尺桡骨远端的关节面几乎在同一平面上,桡骨茎突远端距尺骨关节面约 9 ~ 12mm。负性尺骨变异时,尺骨远端相对桡骨较近,正性尺骨变异时,尺骨远端较远。前臂内旋位可能夸大尺骨变异的程度,外旋位可以减小变异程度。

治疗　尺骨或桡骨的短缩截骨术可以改善症状,避免后遗症。负性尺骨变异与月骨的缺血坏死(Kienböck

病)有关。正性尺骨变异与尺骨与月骨的撞击综合征(图 134-6)和三角骨的纤维软骨复合体退变有关。

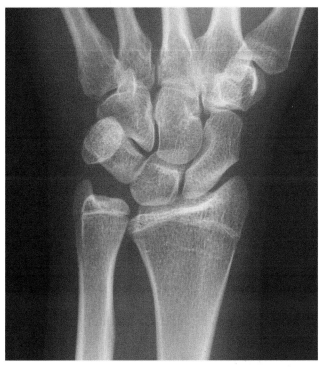

图 134-4 14 岁女孩,既往尺骨骨髓炎病史,正性尺骨变异。尺骨过度生长导致。该患儿由于临床存在尺骨撞击综合征,需要进行尺骨短缩术

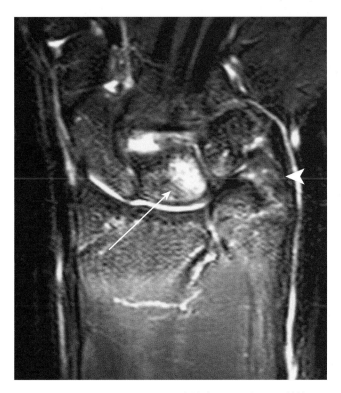

图 134-6 14 岁男孩,尺月撞击综合征。冠状面反转恢复序列显示尺月撞击综合征时的尺骨变长(箭号),月骨水肿(箭头)

下肢

髋关节/股骨

髋内翻

病因学、病理生理与临床表现 正常的股骨颈干角约为 150°,出生时至儿童期该角度大约为 120°～130°。髋关节外旋、内旋或股骨头前倾可能会影响测量结果。

一些导致股骨颈短缩的疾病可以继发功能性髋内翻,例如外伤、感染或骨骺坏死。真性髋内翻是由于骨软化(如佝偻病、成骨不全症或骨纤维结构发育不良)或发育异常(如先天性脊柱骨骺发育不良、脊柱干骺端发育不良和颅锁骨发育不全)引起的先天性畸形。发育性髋内翻的患儿表现为跛行(单侧畸形)或鸭步(双侧畸形)。股骨近端骺板角度异常继发的生长异常也可以导致髋内翻。先天性髋内翻与先天性股骨短小(如近侧股骨灶状缺损)有关,且不会自行缓解。婴儿型或发育性髋内翻患者,出生时髋关节正常,走路后才会发现畸形的存在。婴儿型髋内翻可能是自限性的。获得性的髋内翻则是由于创伤等引起的。

影像 髋内翻时,股骨颈干角减小,小于 110° 可以诊断为髋内翻。股骨近侧干骺端内缘可以见到骨质碎裂和硬化(图 134-7)。骨骺的 Hilgenreiner 角指 Hilgenreiner 线与通过骺板线的夹角。如果该角小于 45°,不太可能进展。如果大于 60°,则容易进展。如果 45°～60° 之间者预后差异较大,很难预测。

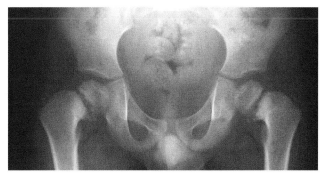

图 134-7 4 岁男孩,双侧先天性髋内翻。双侧股骨头近侧生长板向内下方倾斜。双侧股骨近端骺板的内侧分别见碎骨片影

治疗 进展性的髋内翻需要进行手术治疗,尤其

是双侧不对称、疼痛或下肢不等长的病例,需要进行截骨外翻术,有时为了阻止病情进展、改善机械功能还需要进行髋板固定或肌腱移位术。

髋外翻

病因学、病理生理与临床表现 髋外翻,股骨颈干角增大。髋外翻最常见于不能走动和不能站立的患者,如脑瘫或其他神经肌肉疾病的患者(图 134-9)。

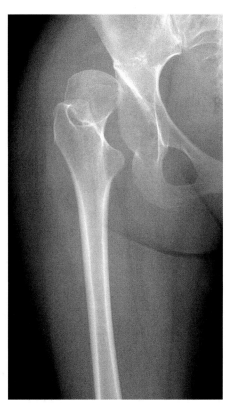

图 134-9 15 岁女孩,脑瘫。髋臼明显发育不良。股骨头半脱位。髋外翻,小转子相对股骨头不成比例增大

影像学 在平片中测量股骨的颈干角。髋关节外旋位拍片时可能类似髋外翻,但通过大转子的位置可以鉴别,外旋时,大转子投影于股骨上。真正的髋外翻时,大转子位于股骨外侧。股骨前倾可能造成股骨颈干角被夸大。髋臼发育不良和髋关节半脱位是常见并发症。

治疗 脑瘫的患者多同时行截骨内翻术和髂骨截骨术,从而将股骨头准确地置入髋臼内。

股骨前倾

病因学、病理生理与临床表现 股骨前倾角增大可能会影响股骨头相对于髋臼的正常位置。股骨前倾角增大见于发育性髋关节发育不良、Legg-Calvé-

Perthes 病和脑瘫患者,下肢呈内八字。在轴向图像上测量股骨颈相对股骨髁的角度(图 134-10),如果股骨颈相对股骨髁向前成角,则为股骨前倾。如果股骨颈相对股骨髁向后成角,则为股骨后倾。正常的股骨前倾角出生时为 35°~50°,而后逐渐减小,到成年期为 10°~15°(图 134-11)。

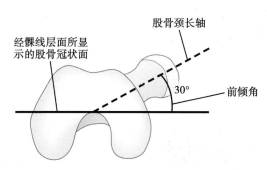

图 134-10 右侧股骨从下向上看的示意图。股骨颈相对股骨远端的髁间连线向前成角(前倾角)。(Modified from Greenspan A. *Orthopedic imaging: a practical approach.* 4th ed. Philadelphia, PA: Lippincott Williams & Wilkins;2004.)

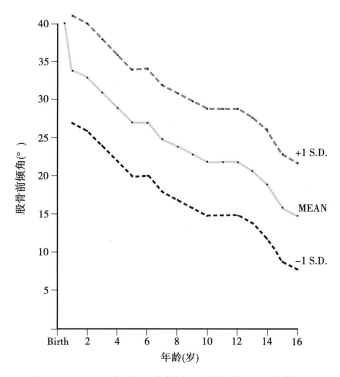

图 134-11 正常股骨前倾角。该组数据的均值是 Shands 和 Steele(1958),Crane(1959),以及 Fabry 及其同事(1973)所报道的数据的平均值。标准差是参考 Fabry 及其同事数据的估值。(From Ozonoff MB:*Pediatric orthopedic radiology.* 2nd ed. Philadelphia: WB Saunders;1992.)

影像 CT 图像中,股骨前倾角指股骨颈长轴与股骨远端髁间轴之间的夹角（图 134-12）。通常进行低剂量的横断面扫描，斜面图像或三维图像可以辅助提高测量准确性。

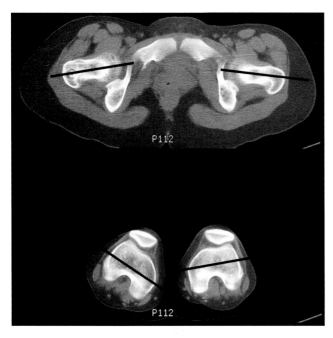

图 134-12 CT 图像中测量股骨前倾角的方法。17 岁女孩，既往右侧股骨骨折病史。画股骨颈长轴线和股骨远端髁间线。右侧前倾角为 49°，左侧为 14°

治疗 大部分股骨前倾的患者都给予保守治疗。股骨过度前倾继发内八字的患者需要进行手术治疗。股骨的旋转截骨术可以优化股骨位置。

下肢

胫骨扭转

病因学、病理生理与临床表现 胫骨扭转指胫骨远端相对胫骨近端旋转。新生儿相对年长儿童及成人，胫骨有一定程度的内旋。由于缺乏正常的发育，会导致内八字。胫骨内旋是引起学龄前儿童内八字最常见的原因。

影像 对胫骨近端和远端进行低剂量轴位 CT 扫描。测量胫骨近端骨骺后缘的切线与远端髁间线之间的角度，正常新生儿时存在 5° 的外旋角，到成人期，外旋角逐渐增加到 15°~20°。

治疗 95% 以上的病例到 8 岁时能够自行缓解，只有极少数患者需要进行手术治疗。胫骨旋转截骨术可以优化胫骨的顺列。

膝内翻

病因学、病理生理与临床表现 膝内翻畸形表现为大腿并拢时膝关节分离。病理性原因包括佝偻病、成骨发育不全、神经纤维瘤病、骨骼发育不良（如短指发育不良和软骨发育不全）、局灶性纤维软骨发育不良、先天性弯曲、Blount 病，偶尔还可以见于骺板损伤。近年，青少年运动员中膝内翻和胫骨内翻的患病率逐渐增加，尤其以足球运动员明显。胫骨近端骺板反复的应力损伤是导致本病的重要原因。大部分在正常婴儿及 2 岁以下幼儿见到的向外侧弯曲都是正常的，属于生理性改变，不需要治疗就可以消失。与 Blount 病一样，这种明显的生理性弯曲可以见于幼儿学步期、非洲裔美国人和体重大的儿童。

影像学 Ozonoff 对生理性弯曲的特征性表现总结如下：①胫骨和股骨均向外侧弯曲，胫骨扭转时胫骨上段相对于下段外旋；②股骨远端和胫骨近端骨骺侧边缘轻度致密、呈鸟嘴样突出；③胫骨和股骨的内侧骨皮质增厚；④股骨远端和胫骨近端骨骺内侧骨化不良，呈楔形；⑤胫骨远侧生长板可以倾斜。

X 线平片中，股骨和胫骨同时向前轻度弯曲，后缘呈鸟嘴状（图 134-13）。通常胫骨的生理性弯曲更为明显。个别情况下，只能见到股骨远端的弯曲。内翻畸形在正常婴儿很常见，外翻畸形则在 18~36 个月龄幼儿常见。外翻的程度可以自行缓解，至 6~7 岁时减小到很小，然后持续终身。膝关节正常的角度大致为新生儿内翻 17°，1 岁时内翻 9°，2 岁时外翻 2°，3 岁时外翻 11°，13 岁时外翻 5°~6°。

拍摄平片时，只要患儿能够站立就应该采取站立位（图 134-16）。平片可能会发现佝偻病或发育不良等潜在疾病。

治疗 婴儿期膝关节持续内翻、正常向外翻的转换过程延迟，高度提示 Blount 病（胫骨内翻）。第二年，很难区分正常的生理性弯曲和 Blount 病。1~2 岁期间，内翻角过大可以是发育性的或生理性的，不需要给予治疗。2 岁以后的膝内翻需要引起高度重视，应对些患儿加强监测，注意其是否进展为 Blount 病。如果没有合并潜在的发育不良、代谢性骨病或 Blount 病，单纯的膝内翻患儿基本不需要手术治疗。

Blount 病（胫骨内翻）

病因学、病理生理与临床表现 Blount 病（胫骨内翻、胫骨畸形性骨软骨病）是一种累及胫骨近端的进行性畸形（图 134-17），据推论，是由于胫骨近侧骺板的内后方受到应力导致生长抑制产生的。

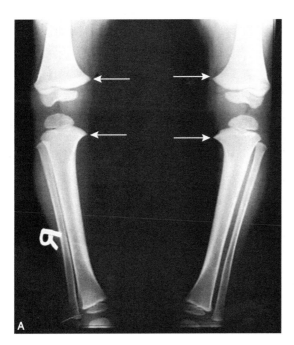
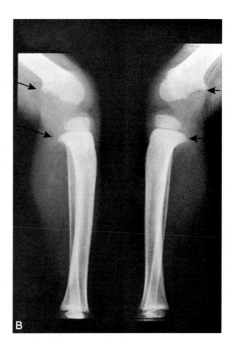

图 134-13　22 个月男孩,特发性双侧膝内翻。A,正位片。箭号指示股骨远侧和胫骨近侧干骺端内缘鸟嘴样突出。负重的增加导致胫骨内侧和背侧皮质增厚。股骨弯曲使股骨远端骨骺内侧承重增大,致使骨骺发育小。B,侧位片,箭号指示股骨远侧和胫骨近侧干骺端的鸟嘴样突出。膝内翻经矫正后数月,异常负重继发的表现即可消失

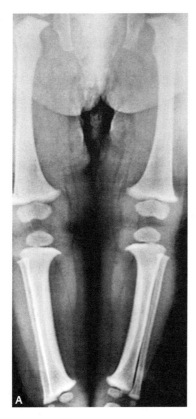
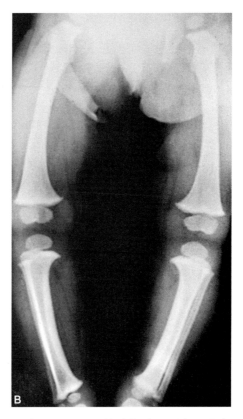

图 134-16　12 个月女孩,8 个月时开始走路,弓形腿。A,仰卧位时,胫骨与股骨弯曲,但是大腿并不弯曲,因为膝关节和踝关节能够并拢。B,站立位时,踝关节并拢直立承重时,大腿明显弯曲,双膝关节间距为 12cm。所以,站立承重位对弓形腿畸形的评估最准确

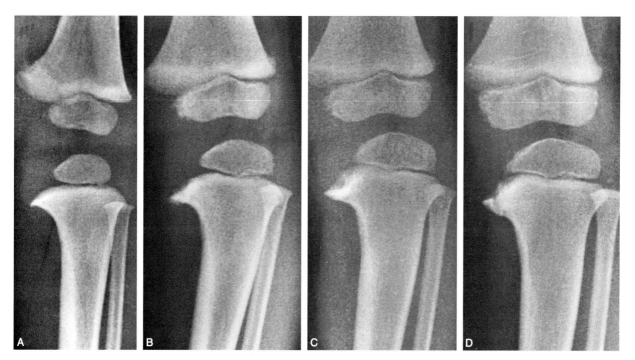

图 134-17　Blount 病，胫骨进行性改变。A,17 个月时，胫骨干骺端内侧增宽，呈短鸟嘴状或刺状突出，略向远端弯曲。B,26 个月时，上述突起变长、变尖，曲度增大；其上缘可见一透亮带代表非骨化的软骨。C,32 个月时，非骨化的软骨部分体积增大，刺状突起增厚。D,38 个月时，刺状突起向远侧移位，可能与外伤有关；骨化中心的内侧变平，股骨相对胫骨向内侧移位

婴儿型 Blount 病,见于 1~3 岁幼儿,需要与发育性弯曲进行鉴别。婴儿型 Blount 病可能表现为正常由内翻向外翻转换的发育性弯曲转换过程的延迟或停滞。当临床出现进展性弯曲,同时平片中胫骨近端出现特征性的改变时可以明确诊断。本病通常为双侧受累(60%~80%),但双侧多不对称,偶尔单侧受累(图 134-18)。多有家族史。本病多见于学步期幼儿、非裔美国人和肥胖儿童。

青少年或迟发型胫骨内翻完全独立于婴儿型。发生于 8~14 岁儿童;身高正常的肥胖非洲裔男性是高发人群(图 134-19)。青少年型胫骨内翻多为单侧,少数为双侧。青少年型 Blount 病进展缓慢,很可能是由于胫骨近侧骺板的内侧负重部位受到反复的创伤导致的。患者常伴疼痛。

影像　婴儿型 Blount 病特征性的 X 线表现为胫骨近侧干骺端内侧畸形(图 134-20)。生长板不规则、且呈垂直走向导致鸟嘴样外观。Langenskiöld 分类法基于本病的平片表现,将严重程度分为六级。级别越高严重程度越重;Ⅳ级以上者可以见到骨干与干骺端间的骨桥。骨骺的内侧骨化中心较外侧小。胫骨可能向外侧半脱位。

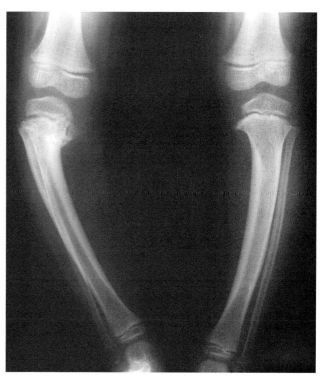

图 134-18　3 岁女孩,双侧 Blount 病,右侧为著,胫骨近侧干骺端的骨质硬化和形态不规则都较对侧明显

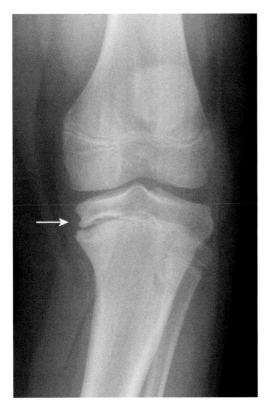

图 134-19　13 岁男孩，青少年型 Blount 病。胫骨内侧骺板增宽，干骺端形态异常，胫骨近端骨骺内侧高度降低（箭号）

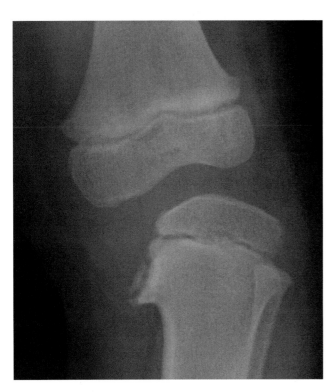

图 134-20　4 岁女孩，婴儿型 Blount 病。与青少年型 Blount 病不同，胫骨近侧干骺端成角锐利、鸟嘴样突出，胫骨近侧骨化中心的内侧部分明显减小甚至缺失

通过胫骨近侧干骺端的最宽处画条直线（连接内侧和外侧尖状突起处）、该线与胫骨长轴的垂直线构成干骺端-骨干角。生理性弯曲时，这个角度大约为 5°，Blount 病时该角度平均可达 16°。干骺端-骨干角大于 11° 提示 Blount 病。但是，一些研究已经开始质疑干骺端-骨干角的有效性，因为该角度的测量可能受到胫骨旋转的影响。

婴儿型与青少年型 Blount 病的改变不同（图 134-19）。青少年型患者干骺端成角畸形、内侧骨骺高度降低和胫骨内翻的程度相对较轻。

CT 或 MRI 可以评估胫骨近侧生长板融合的程度和骺软骨的异常情况。软骨敏感 MRI 序列可以清晰显示胫骨近端骨骺的软骨情况。

治疗　尽管有个案报道婴儿型 Blount 病可以自行缓解，通常都会在患儿 18~24 个月大时开始进行支撑治疗，持续时间平均为 2 年。如果保守治疗失败，患儿可能需要进行重排截骨术，这种手术在患儿 5 岁前进行效果最佳。对于青少年型 Blount 病患儿，如果存在继续生长的可能，则可以行胫骨外侧干骺端固定术。如果近侧骨骺几乎闭合完成，可以行胫骨近端外翻截骨术，从而达到正常的顺列关系。

膝外翻

病因学、病理生理与临床表现　膝外翻是儿童正常的发育阶段，可以从 2 岁持续至 12 岁，最常见于 3~4 岁儿童。持续性膝外翻与病理性疾病相关，如创伤、骨骼发育不良、肥胖、代谢性疾病或肌肉/韧带松弛。

影像　膝外翻时，双下肢向外侧偏离，两踝关节间距离明显增宽（图 134-24）。平片可以发现潜在的疾病或并发症。

治疗　主要为保守治疗，尤其是对于生理性膝外翻的儿童。偶尔需要给予支撑治疗。极个别情况下，需要进行外科截骨术。

下肢不等长

概述　双下肢长度差异小于 1cm 属于正常范围，觉大多数正常人的双下肢长度差异小于 1mm。下肢不等长可能反映了长侧肢体的过度生长，或短侧肢体生长缓慢。下肢不等长时，由于步态异常以及骨盆倾斜，临床表现非常明显。严重的骨盆倾斜会继发代偿性的脊柱侧弯。

折愈合期。在许多情况下,病因不明。生长缓慢可能由于发育不良或肢体的一部分发育不全引起的。获得性短缩最常见于创伤、感染或供血不足继发的生长板提前闭合。

影像 平片技术努力寻求能够准确测量下肢长度的方法,尽量使放大率和其他干扰因素最小化。正影描记术对髋关节、膝关节和踝关节利用准直技术进行三次独立的曝光。CT侦察图像可以用来测量骨骼长度。站立位X线平片是定量测量下肢长度和评估顺列异常的最佳方法。

除了定量测量下肢长度和双下肢间长度差异外,还应该对髋、膝、踝关节的对齐情况进行评估。任何引起双下肢不等长的潜在病因都需要进行讨论,如骺板发育障碍或异常的非骨关节性弯曲畸形。

治疗 轻度的双下肢不等长不需要治疗。依据患者年龄、预计生长潜力、异常的部位及双下肢长度差异的程度,治疗方法也有所不同。治疗的主要目的在于抑制长侧肢体的生长(如骺干固定术)或延长短侧肢体(如骨骼延长术)。骨延长术中,利用外部支架缓慢分离骨干两侧的皮质,间隙内将逐渐形成新骨,使骨延长。

足

概述 足部的排列紊乱可以是特发性的,也可以继发于某些潜在疾病。标准的足部X线评价方法包括承重位或近似承重位的正位和侧位片。非承重位拍片时,诊断足部的排列异常要慎重。

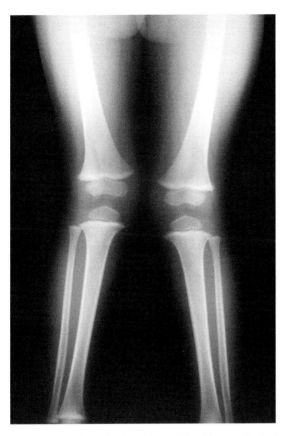

图134-24 3岁女孩,生理性膝外翻。随访显示,该患儿未经治疗下肢逐渐变直、恢复正常

病因学、病理生理与临床表现 对于过度生长和生长缓慢的鉴别诊断相当复杂。过度生长与很多综合征和血管异常有关。轻度的过度生长可以见于骨

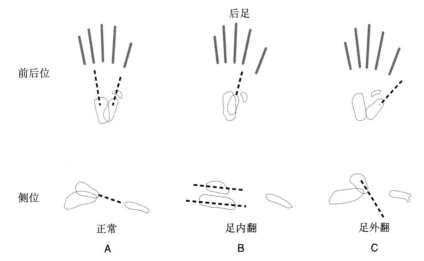

图134-25 正位及侧位时后足与前足的位置关系。A,正常后足,距骨长轴延长线穿过或位于第一跖骨基底部的偏内侧。舟骨位于距骨头的正前方。跟骨长轴的延长线指向第四跖骨基底部。跟骨与距骨长轴延长线间存在夹角。侧位时,距骨的前半部分轻度跖屈,跟骨轻度背屈。距骨的长轴延长线向下走行穿过第一跖骨。B,后足内翻,距跟角减小,甚至平行(实际上是重叠的)。舟骨向内侧移位,距骨长轴延长线位于第一跖骨基底部的外侧。侧位中,跟骨与距骨相互平行。C,后足外翻,距跟角增大,舟骨及其他中足骨相对距骨向外侧移位。距骨长轴延长线位于第一跖骨基底部的内侧。侧位中,距骨几近垂直走行。(From Ozonoff MB. *Pediatric orthopedic radiology*. 2nd ed. Philadelphia:WB Saunders;1992.)

距骨由于本身没有肌腱附着,相对踝关节位置固定。跟骨与中足和前足相连,可以随上述结构一起相对距骨活动。正常足的前后位平片中,距骨长轴的延长线通过第一跖骨基底部(图 134-25)。后足内翻时,跟骨远端向内成角,距骨长轴的延长线位于第一跖骨基底部的外侧。后足外翻时,跟骨远端向外成角,距骨长轴的延长线位于第一跖骨基底部的内侧。正常侧位跟距角大约为 45°,年长儿及成人可以减小到 30°。后足内翻时,侧位跟距角减小,外翻时则该角度增大。

中间跖骨相对第五跖骨的位置反映了足弓的情况。跟骨前部轻度向上倾斜,这种向上倾斜的位置被称为"后足跟骨位"。马蹄足跟骨的远端向下倾斜。正常跟骨的倾斜角与距骨远端的轻微倾斜角构成了足底的轻度骨性凹陷。

马蹄内翻足

病因学、病理生理与临床表现　马蹄内翻足是一种常见的先天性畸形,出生时即可出现明显的临床表现。主要的畸形内容包括踝关节跖屈、足跟内翻、前足内收(图 134-26)。异常的宫内压力与马蹄内翻足的形成有关,同时存在一定的遗传因素。

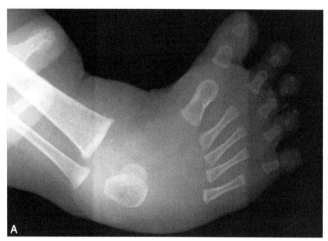
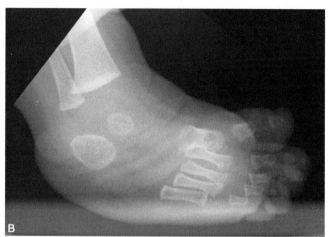

图 134-26　马蹄内翻足,近似承重位拍片。A,正位片中显示前足内收。B,侧位片显示跖骨呈"阶梯状"。马蹄足,跟骨与距骨平行

影像　承重位或近似承重位拍片,因为这种体位是最好的校正位置。正位片显示距骨与跟骨平行、部分重叠,距骨长轴的延长线位于第一跖骨的外侧(后足内翻)。侧位片中可以看到距骨与跟骨平行、跟骨跖屈(马蹄足)、跖骨呈阶梯状排列,第一跖骨位置最高、第五跖骨位于足的承重面。超声已被用于评估内翻足的活动性,指导治疗方案的制定。

治疗　治疗方法包括对灵活性大的内翻足畸形实行石膏矫正术,对僵硬的内翻足畸形先行外科矫正而后石膏固定。随患儿的生长发育,治疗后解剖畸形可能持续存在。很多经过治疗的马蹄内翻足患儿都会遗留下列改变:距骨小、方,且距骨头变平,跟距角变小,距下关节改变以及舟骨向内侧移位。矫正过度可导致外翻畸形。

先天性垂直距骨

病因学、病理生理与临床表现　先天性垂直距骨(先天顽固性扁平足)可以是完全独立的改变,可以与多种综合征(如染色体三体)或系统性疾病(如中枢神经系统缺陷、关节挛缩和神经纤维瘤病)等伴发。

影像　距骨几乎完全垂直走行(与胫骨的长轴平行),跟骨固定于跖屈位(马蹄足)(图 134-28)。正位片中,距骨长轴延长线位于第一跖骨基底部的内侧。舟骨向背侧移位。舟骨骨化完成后,它的位置异常有助于对垂直距骨与其他重度的外翻平跖足或扁平足畸形进行鉴别。在舟骨骨化完成前,舟骨的位置可以通过超声检查明确。

治疗　先天性垂直距骨首先进行保守治疗,对于顽固性病例需进行手术矫正。

摇椅足

病因学、病理生理与临床表现　摇椅足见于先天性垂直距骨和重度脑瘫伴后足外翻的患者,顽固性马蹄足矫治不当时也可并发摇椅足。

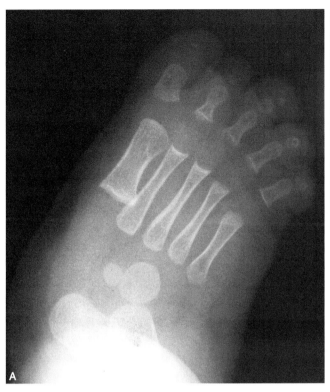

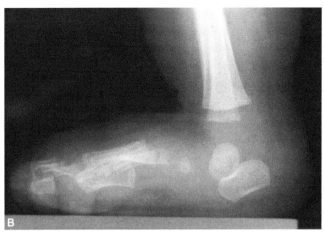

图 134-28　7 岁男孩,先天性垂直距骨。A,正位片,距骨长轴延长线位于第一跖骨基底部内侧,与后足外翻一致。B,侧位片,距骨垂直走行,跟骨跖屈

影像　摇椅足的跟骨位置与马蹄足相同,距骨背屈,足底凸出。

跖骨内收(内收足)

病因学、病理生理与临床表现　跖骨内收是造成内八字的原因之一,通常见于 5 岁以下幼儿。前足内收,但中足和后足的位置保持正常,区别于马蹄内翻足。查体时可见患侧足呈 C 形外观。胫骨过度内旋或股骨颈前倾角增大也可以导致跖骨内收。

影像　跖骨内收但后足关系正常。

治疗　随患儿的正常生长发育,跖骨内收通常可以自行消失,不需要干预治疗。

内收内翻跖

病因学、病理生理与临床表现　内收内翻跖(Z 形足,跖骨迂曲内收)被认为是一种严重的跖骨内收畸形。本病并不是先天性畸形,而是在幼儿期突发的或在其他先天性足畸形的治疗过程中出现的,如马蹄内翻足或垂直距骨等。脑瘫患儿、发育不良的患儿或正常儿童都可以出现内收内翻跖。

影像　内收内翻跖畸形中,前足内收、中足固定、后足外翻,导致足骨呈"Z"形畸形改变(图 134-29)。

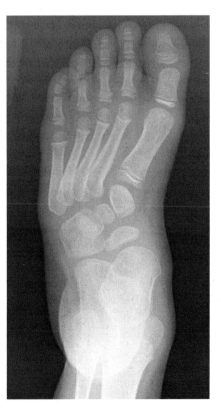

图 134-29　6 岁女孩,内收内翻跖。前足内收,中足相对固定,后足外翻,导致足部呈 Z 形外观

治疗　大部分特发性病例保守治疗即可。对顽固性或进展性畸形,可以采用多种手术方法以减少畸形。

扁平足

病因学、病理生理与临床表现　扁平足是一种描述性术语。鉴别诊断包括灵活性的扁平外翻足、与跗骨联合相关的腓骨肌挛缩性扁平足、先天性垂直距骨(先天性顽固性扁平足)、先天性跟骨外翻(先天性灵活性扁平足)。跗骨联合在第 128 章讨论。

扁平足通常是无痛性的,灵活的足外翻改变。后足不同程度外翻,足弓变平,前足内旋。病理学改变被认为是由于韧带的过度松弛、导致跟骨活动度增大呈外翻位。足缺少跟骨的支撑后逐渐外翻。病情进展,腓侧肌肉痉挛并受到刺激,患者可能出现疼痛。

影像　灵活的扁平外翻足,正位平片中显示后足外翻、跟距角增大、距骨中线延长线位于第一跖骨的内侧。侧位片中,后足外翻使得距骨比正常时更垂直一些。舟骨相对距骨头向背侧和外侧移位。跟骨与距骨的长轴平行,足弓消失。脑瘫患儿可以出现类似改变。对于顽固性或疼痛性的扁平足(腓肌痉挛性扁平足),可以进行 CT 检查发现潜在的距骨下异常。

治疗　扁平足的治疗方法取决于它的病因和畸形类型。灵活性的扁平外翻畸形保守治疗即可。顽固性(痉挛性)扁平足伴跗骨联合者需要手术治疗。

跟骨外翻

病因学、病理生理与临床表现　跟骨外翻是胎儿在子宫内的姿势异常导致的。30%～50%的新生儿都存在轻度的跟骨外翻畸形。严重的先天性跟骨外翻病例中,足呈背屈位。该畸形活动度大、可矫正。

影像　X 线平片显示后足明显外翻,距骨跖屈。舟骨位置正常。

治疗　跟骨外翻的治疗主要是物理疗法保守治疗。

弓形足

病因学、病理生理与临床表现　尽管有特发性先天性弓形足的报道,但绝大部分病例都与神经肌肉疾病相关,包括腓侧肌肉萎缩(Charcot-Marie-Tooth 病),遗传性共济失调,脊髓脊膜膨出,脊髓灰质炎和其他麻痹性疾病。马蹄内翻足患儿的治疗过程也可能导致弓形足。

影像　弓形足时,足弓增大。跟骨前部异常背屈,跖骨跖屈(图 134-31)。

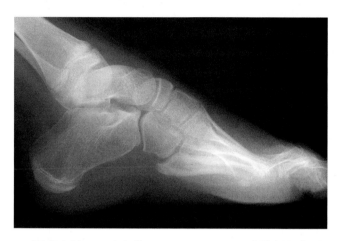

图 134-31　11 岁女孩,Charcot-Marie-Tooth 病腓侧肌肉萎缩伴弓形足。跟距角增大,足弓抬高。跖趾关节伸展、趾间关节屈曲(槌状趾)

治疗　包括保守治疗和手术治疗(软组织和足底筋膜松解,截骨,肌腱移位)。

跗外翻

病因学、病理生理与临床表现　跗外翻于儿童期出现症状,男女比例约为 1∶10。患儿可能出现疼痛和局部变形,正常尺码的鞋穿起来不合适。

影像　跗趾近节趾骨与第一跖骨内侧夹角的正常上限是 14°～16°。该角度增大考虑为跗外翻。随该角度增大,第一跖骨头内侧缘将逐渐突出。

治疗　需要进行第一跖骨截骨术对畸形进行矫正。

广泛性紊乱

脑瘫

概述　脑瘫患儿存在多发的骨骼异常,需要进行 X 线检查和监测。脑瘫患儿的临床表现差异大,与原发病灶的位置与严重程度密切相关。大多数情况下,脑瘫是由于在胎儿期或围产期大脑受到损伤后遗产生的,这种损伤的本质通常为缺氧缺血性或出血性的。发生于儿童早期的大脑损伤也可能导致脑瘫。

病因学、病理生理与临床表现　脑瘫性的骨骼异常是由于肌肉力量的不均衡造成的。尽管脑瘫本身是个相对静态的疾病,但其继发的肌肉骨骼疾病可能是进展性的,甚至在骨骼发育成熟后都可能加重。

影像　大约 25% 的脑瘫患者合并脊柱侧凸。神经功能受损越严重者合并脊柱侧凸的可能性越大。脊柱两侧受力不一致导致脊柱侧凸的产生。相对于特发性脊柱侧凸的“S”形畸形,脑瘫患者的侧凸畸形通常为“C”形,并且在骨骼发育成熟后仍可能进展。其他相关改变包括胸椎后凸或腰椎前凸、峡部裂或椎体滑脱和骨盆倾斜。卧床患儿由于在生长发育过程中缺乏正常负重可能导致椎体前后径变窄。

上肢异常包括桡骨小头脱位(图 134-33)以及肘、腕关节和手指挛缩。脑瘫患者的 Kienböck 病和负性尺骨畸形的发生率较正常人群高,但是至今尚没有证据显示上述两种改变之间存在相关性。此外,肘关节和腕关节的提前退行性改变在老年脑瘫患者很常见。

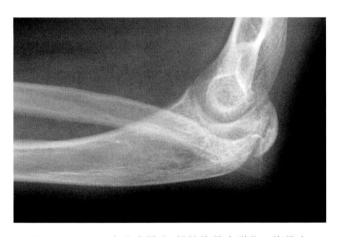

图 134-33　14 岁脑瘫男孩,慢性桡骨头脱位。桡骨小头变圆、向后移位。桡骨向前弯曲。对侧也可以见到类似的改变

髋关节异常包括由于缺乏负重引起的髋外翻、股骨前倾角增大、由于髂腰肌外旋力量的牵拉致使小转子突出、股骨头半脱位或脱位,髋臼发育不全或发育不良,股骨头扁平(图 134-9)。可以见到髋臼顶和后部形态异常。持续进展的髋关节半脱位可能合并局部疼痛。严重的僵直状态卧床患者,神经肌肉力量明显不对称,当一侧髋关节的内收肌挛缩同时另一侧的外展肌挛缩时,会形成“风刮样”骨盆(The “windswept” pelvis)。老年脑瘫患者或合并髋关节退行性改变。

膝关节可能出现屈曲挛缩。常见髌骨高位和细长。髌骨下极常见牵拉损伤,可以见到撕脱碎片。胫骨前结节形态不规则、位置可能抬高。股四头肌挛缩可以使膝反屈。踝外翻、马蹄足和后足外翻都很常见。骨质疏松可引起脑瘫患者骨折。

治疗　治疗脑瘫患者的骨骼畸形,主要目的是使功能最优化,同时控制畸形进展。

脊髓脊膜膨出

概述　儿童患脊髓脊膜膨出和相关脊柱疾病时,多合并脊柱和下肢多发骨骼异常,需要进行影像学检查和监测。不同水平的脊髓脊膜膨出的表现差异大。其他脊柱疾病的患儿,包括年幼时受到脊髓损伤的儿童,都可能出现与脊髓脊膜膨出伴发的骨骼改变类似的表现。

病因学、病理生理与临床表现　脊髓脊膜膨出患者出现的骨骼异常是由于肌肉缺乏正常的发育和功能引起的。本病可以导致脊柱侧凸和关节排列紊乱。

影像　脊髓脊膜膨出患者的脊柱侧凸可能是先天性的或后天进展性的。20% 脊髓脊膜膨出患者的先天性脊柱侧凸是由于椎体分节错误产生的。先天性脊柱后凸最常见于 L1 ~ L2。脊柱侧凸亦可以后天形成。腰椎容易受累。

1/3 ~ 1/2 的脊髓脊膜膨出患者合并髋关节发育不良。偶尔可以见到髋关节出生时即存在脱位,但大多数情况下,是由于髋屈肌和内收肌无力致使髋伸肌和外展肌麻痹,随时间进展缓慢出现发育不良。髋外翻和骨骼前倾角增大常见。还可以见到胫骨过度外旋伴外八字,或胫骨过度内旋伴内八字。80% ~ 95% 的脊髓脊膜膨出患者都合并足部畸形,如马蹄内翻足、先天性垂直距骨等。

患脊髓脊膜膨出的婴儿出生时下肢骨折的发生率较高,关节挛缩伴骨折以及高位脊柱畸形的发生率较高。脊髓脊膜膨出的患者由于骨质疏松和感觉缺乏可以继发神经性的损伤。骨折以干骺端和骨干最为常见,也可以累及骺板。由于延误诊断和缺乏固定,致使骨膜下出血,骨膜新生骨和骨痂可能特别明显。这种改变容易被误诊为肿瘤或感染。

治疗　对于脊髓脊膜膨出患者的骨骼改变,治疗的目的是使功能最大化和控制畸形进展。

✓ 临床医生须知

- 判断排列紊乱是否合并潜在的骨骼疾病或发育不良,以及对应的不同治疗方法
- 精确测量骨骼的长度、角度和位移
- 受累骨骼的骨骺闭合情况
- 初次诊断后畸形的进展情况
- 治疗的并发症

关键点

　　X 线平片在排列紊乱疾病的诊断和监测中发挥着重要作用。恰当的体位有利于对患者进行正确评估。

　　X 线平片可以发现临床未知的潜在的疾病或治疗并发症。

　　膝内翻和膝外翻可以是生理性的,要根据患儿的年龄和弯曲程度进行判断。

　　利用 X 线平片对足部进行评价时,需要充分了解正常的结构关系。

　　脑瘫患者的骨骼畸形很常见。由于肌肉力量不均衡,畸形可以持续进展,即使骨骼发育成熟后也不例外。

推荐阅读

Driscoll SW, Skinner J. Musculoskeletal complications of neuromuscular disease in children. *Phys Med Rehabil Clin North Am*. 2008;19:163-194.

Kling TF. Angular deformities of the lower limbs in children. *Orthop Clin North Am*. 1987;18:513-527.

Morrell DS, Pearson JM, Sauser DD. Progressive bone and joint abnormalities of the spine and lower extremities in cerebral palsy. *Radiographics*. 2002;22:257-268.

Ozonoff MB. *Pediatric orthopedic radiology*. 2nd ed. Philadelphia: WB Saunders; 1992.

Oestreich AE. *How to measure angles from foot radiographs: a primer*. 1st ed. New York: Springer-Verlag; 1990.

参考文献

Full references for this chapter can be found on www.expertconsult.com.

第 135 章

脊柱侧凸

SUMIT PRUTHI

脊柱侧凸指脊柱站立冠状位 X 线中,通过 Cobb 法测量,脊柱向侧方弯曲的曲率大于 10°。曲度小于 10°称为脊柱不对称。脊柱侧凸常伴有轴位和矢状位异常,即三维的异常,此概念对本病的评估和治疗均很重要。脊柱侧凸的分类多样,依据病因、侧弯部位、发病年龄及弯曲类型可有多种不同分类。脊柱侧凸研究学会将其分为以下几类:

1. 特发性(婴儿性,幼年性及青少年性)
2. 先天性(骨性与神经性)
3. 神经肌肉性(神经性与肌病性)
4. 发育综合征(发育不良性和骨发育障碍性)
5. 肿瘤相关性(椎体与和椎管内)

生物力学和发病机制

脊柱侧凸为一种累及冠状、矢状和轴面的三维立体畸形。目前认为,脊柱侧凸的发生受 Hueter-Volkmann 定律影响,即骨骼未成熟时,骨骺(椎体的环形隆起)所受压力增加,其生长受抑制,骨骺压力减小,其生长加速。起初,发生于轴面的异常导致压力更多作用于椎体或椎间盘腹侧,而背侧受力较少。这种导致脊柱前后发育不同的表现随时间推移逐渐加剧,特别是在骨骼生长快速期,脊柱左右两侧的发育速度不同,凹陷侧生长受到抑制,凸出侧生长过度,最终导致脊柱侧凸。这种不对称生长不仅是引起侧弯的原因,对手术也有显著影响。由于凹陷侧椎弓根发育小,使得脊柱矫形过程为椎弓根进行螺钉固定时增加了难度。

术语

在平片中,掌握病变测量法以及描述脊柱侧凸的术语对影像科医生尤为重要(图 135-1)。识别侧弯曲线的顶点或顶部椎体、显著椎体以及骶椎中心线(central sacral vertebral line,CSVL)不仅可提示侧弯类型、评价侧弯的稳定性、选择手式及器械,还可确定融合的最佳水平。

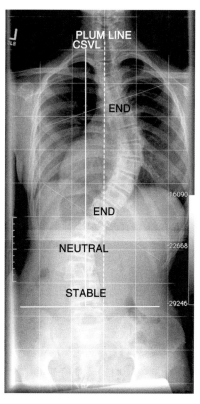

图 135-1 术语。脊柱侧凸患者的站立位后前位 X 线平片:骶骨中心垂直线(CSVL)(实线)是一条垂直于双侧髂骨嵴顶端连线,平分骶骨的直线。稳定椎被 CSVL 平分或近似平分。端椎指沿着曲线角度倾斜最大的椎体。切线(细点虚线)是沿上端椎的上终板和下端椎的下终板,用以测量 Cobb 角。中立椎是指没有旋转的椎体。垂直线是指自 C7 椎体中央垂直向下的直线,与图像的边缘平行。如果 CSVL 与垂直线间的距离大于 2cm,则提示冠状面失衡

- CSVL:虚拟垂直线,为两侧髂嵴顶端连线的中垂线,平分骶骨。此线用以确定椎体稳定性,评价冠状面平衡性,明确侧弯类型,独立于侧弯分类系统。
- 顶点:距 CSVL 最远的旋转最明显的椎体或椎间盘。

- 端椎:脊柱侧凸的顶端/最凹点倾斜度或成角最大的椎体。通常用来标定侧弯的近端和远端椎体,同时用于测量 Cobb 角。
- 稳定椎:侧弯近端和远端的椎体,通常被 CSVL 线平分或近似平分。
- 中立椎:完全没有旋转的椎体,可作为侧弯近段或远端同一平面的端椎。
- 垂直线:立位拍片时,自 C7 椎体中心向下的垂线,用以评估冠状面和矢状面的平衡性。测量 CSVL 和垂直线的距离可用以评估冠状面平衡性。评估矢状面平衡性则测量 S1 椎体后上缘与垂直线的距离。如果上述间距大于 2cm,则诊断冠状面或矢状面失衡。垂直线位于 CSVL 的右侧为正冠状面平衡,反之为负冠状面平衡。同样,垂直线位于 S1 椎体后上缘前方为正矢状面平衡,反之为负矢状面平衡。
- 矢状面平衡:原始矢状弯曲出生时即存在,包括胸椎和骶椎的后突曲线。后天弯曲为双足站立获得,包括颈椎和腰椎前突曲线。矢状位的正常弯曲于 6 岁时建立。胸椎后突曲度范围从 10° 到 15°,测量范围从 T5 至 T12,顶端通常位于 T6 至 T8。腰椎前突范围从 35° 到 80°,测量范围从 L1 至 L5,顶端位于 L3 和 L4。脊柱侧凸时,胸椎后突主要受脊柱畸形的影响,而腰椎前突主要受骨盆结构的影响。大部分特发性脊柱侧凸都与胸椎正常后突减小有关。真性后突可能提示先天性或神经肌肉源性疾病。然而,某些特发性病变也可见真性脊柱后突。相对于弯曲程度、位置或冠状面失衡,正矢状面平衡与疼痛和残疾关系更密切。
- 侧弯部位:由顶部椎体所在位置确定,分为:颈段(顶点位于 C2~C6),颈胸段(C7~T1),胸段(T2~T11),胸腰段(T12~L1),腰段(L2~L4),或腰骶段(L5 及以下)。
- 侧弯类型:广义上分为原发(主要)与继发(次要)侧弯,或结构与非结构侧弯。原发侧弯是最先出现的、表现最显著的异常。继发侧弯通常是为了稳定头部和骨盆而后天形成的。结构性侧弯伴有椎体的旋转畸形,不能通过侧弯体位或牵引进行矫正。非结构性侧弯通常可通过侧弯体位得到矫正,可能为继发性侧弯或功能性侧弯(如姿势性侧弯、继发于下肢不等长,肌肉痉挛等)。站立前后位拍片时,侧弯曲度达到或大于 25°,侧屈位片时曲度仍不小于 25° 时应该考虑结构性侧弯。站立前后位拍片时曲度小于 25°,矢状位显示后突大于 20° 则可考虑

为结构性。结构性侧弯者需要进行融合手术。
- 侧弯分类:脊柱侧弯存在多种术前分类系统。其重要性在于协助术式选择以及比较不同疗法的疗效。目前,Lenke 分类系统取代 King-Moe 分类系统成为最新的和应用最广的分类系统。相对于 King-Moe 分类系统的二维法,Lenke 系统考虑了脊柱侧凸的三维结构特征,被认为是更全面、更完整、更可靠的方法。Lenke 系统在侧弯部位和类型的基础上,区分结构性和非结构性侧弯,包括腰椎和矢状位修正,提出只有主要侧弯及次要结构性侧弯应予以脊柱关节固定。青少年特发性脊柱侧凸的典型侧弯通常位胸椎向右凸出,此原因尚不明确。

特发性脊柱侧凸

特发性脊柱侧凸占脊柱畸形的 80%,为排除性诊断。在扣上"特发性"帽子前,应准确地使用各种影像检查排除其他引起脊柱侧弯的疾病。

病因学、病理生理和临床表现 儿童和青少年特发性脊柱侧凸的患病率为 0.5/100~3/100。轻度侧弯组(小于 20°),男女比例为 1:1。但在大角度和进行性加重病例组(大于 30°),女性明显增多,男女比例达 1:5~1:7。只有 0.2% 的儿童出现严重的侧弯(大于 30°)。

特发性脊柱侧凸按患者确诊年龄进一步分为以下类型:婴幼儿型(0~3 岁);幼年型(4~10 岁);青少年型(11~17 岁);成人型(≥18 岁)。无论可引起脊柱侧凸的神经轴索病变还是脊柱侧凸本身的自然病史,其发病年龄对预后均具有重要意义。磁共振检查中,青春期前脊柱侧凸合并其他异常的发生率非常高,因此对于青少年脊柱侧凸是否为一个独立疾病,目前仍有争议。此外,分类有可能与提前出现的青少年正常弯曲相混淆。因此,对于 5 岁以后的患儿,使用早发和晚发分类的情况日益增多。其理论依据为 5 岁以前的重度侧弯患儿具有很高的心肺损害风险。

影像 影像检查旨在早期发现脊柱侧凸、判断侧弯类型及严重程度、评估病情进展,指导临床决定是否手术和手术时间、监测疗效,以及探查潜在结构性异常病变。成像的范围及方法取决于侧凸的类型。横断面成像广泛应用于发现先天性脊柱侧凸结构性异常。平片主要用于监测特发性脊柱侧弯的进展情况。

筛查 临床怀疑脊柱侧凸时,初筛检查为立位全脊柱正位片。照片应包括颈胸段脊柱和骨盆,完整显

示髂嵴和 Y 形软骨,用以评估骨骼成熟度。尽管立位片为首选,但对年幼儿、先天性脊柱侧凸患者以及重度神经肌肉病变的患者可采用坐位或仰卧位拍片。采用立位拍摄的理由是:本病的治疗方法是基于立位的,且立位时弯曲幅度最大。这正是幼儿学会走后发现先天性婴幼儿型脊柱侧凸的重要原因。当立位片与仰卧位片对比时,易得出侧凸程度加重的错误印象。患儿站立拍片时应双脚分开与肩等宽,目视前方,双肘关节弯曲、手指分别位于双侧锁骨上窝,保证侧位片可见上胸椎区域。初筛时无需侧位片,如若评估脊柱矢状位平衡,需拍摄侧位片。X 线拍片应尽量减少辐射暴露,尤其是敏感器官(如乳腺、甲状腺、眼晶体)。后前位拍片的乳腺辐射剂量低于前后位。图像中应标出网格,以帮助判断脊柱偏离垂直线的情况。当临床考虑手术治疗时,需拍摄侧位弯屈片以区分结构性或非结构性次要侧弯,从而指导最佳融合部位。拍摄侧位弯屈片方法多样,包括仰卧位弯曲,立位弯曲和垫枕弯曲。

曲度:Cobb 角为公认的评价脊柱侧凸程度的标准。Cobb 角指下列两条线的夹角,一条平行于上端椎的终板,另一条平行于下端椎的终板。当侧弯程度严重导致平片终板显示不清时,可通过椎弓根计算 Cobb 角。尽管 Cobb 角对畸形提供的帮助有限,且不考虑旋转的因素,它仍然为诊断、随访和治疗的基础。手工或设备自动绘制该角的可靠性一致。需要注意的是,多种因素可影响角测量的可重复性,包括患者体位、投照技术(已知的日间变化角度约 5°)、观察者自身和观察者间的差异等等。侧弯进展通常指连续 X 线片测量中 Cobb 角增加 5°或以上。手术过程中由于患者俯卧和麻醉,导致 Cobb 角可能减小,有时会导致术后站立位时的反弹效应。尽管多次说明,通常认为 Cobb 角的测量是可重复的,尤其当测量终板、患者体位和拍片技术保持不变情况下。

评估侧弯进展:不同脊柱侧凸患者的治疗和预后具有高度特异性,但通常由以下三个重要因素决定:①病因学;②发病时弯曲的程度和类型;③弯曲对进展速度。弯曲进展的风险与脊柱生长潜力、发病时严重程度及和患者性别有直接关系。评价患儿生长潜力的临床方法很多,包括生理年龄,女孩月经初潮,连续测量身高和 Tanner 分期。通常情况下,青春期生长峰值发生于男孩 13 岁、女孩 11 岁。女孩月经初潮意味生长峰值已过,增速开始放缓,对于小于 30°的特发性脊柱侧凸来说,病情进展的风险很小。多种影像学参数可预示生长潜力。Risser 法对髂骨骨突发育的定

量评价目前被广泛接受(图 135-2)。虽然 Risser 分级主要用于发育成熟的评价,但髂骨骨突通常出现于重要发育事件之后。鉴于其评价结果不够精确,需要结合其他影像方法评估骨骼成熟度。手和腕平片可评价骨龄,但由于青少年骨龄的标准差较大,且不同观察者间的结果差异大,导致其准确性较低。骨盆 Y 形软骨评价法被认为比 Risser 法更准确。Y 形软骨在 11 岁时闭合,恰为女孩生长发育高峰。肘关节鹰嘴生长板于 13 岁时闭合,略早于月经初潮,也可用于评价骨生长潜力。可惜的是,上述测量成熟度指标变异范围很大,很难抛开自身既往准确对生长发育记录而单独评价。有时,为准确评估骨骼成熟度需要结合多个影像学指标。

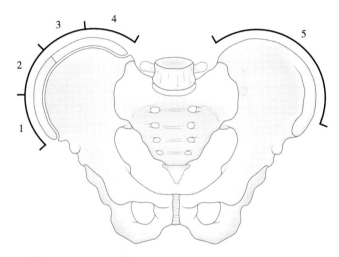

图 135-2 Risser 分级。Risser 分级分为 0 级(无骨化)~4 级(髂骨骨突的四个象限全部骨化)。骨突与髂骨完全融合为 5 级,这时骨骼发育成熟。(From Herring JA, ed. Scoliosis. In:Herring JA, ed. Tachdjian's pediatric orthopedics. vol 1. 3rd ed. Philadelphia:WB Saunders;2002:213-321.)

关于侧弯的类型,顶点位于 T12 以上者较单纯腰椎侧凸更易进展。关于侧弯的程度,Risser 分级为 0 或 1,初始曲度为 5°~19°时,约 22%患者会进展,初始曲度为 20°~29°时,约 68%患者会进展。初始曲度为 30°~59°时,病变进展风险增至 90%。

绝大多数特发性脊柱侧凸无需进行平片以外的影像学检查。没有证据显示 MRI 能对无其他异常对脊柱侧凸患者提供更多信息。MRI 仅适用于特殊类型的侧弯,临床表现严重或两者均有的情况。青少年特发性脊柱侧凸合并中枢神经系统异常的发生率很低,约 2%~4%。因此,对典型特发性脊柱侧凸、不伴有疼痛或神经系统症状的患者,是否需要术前 MRI 筛查神经轴索病变仍存有很大争议。

需进行 MRI 检查的指征包括:婴儿患者;幼年患者;胸椎左凸;神经系统检查异常,包括感觉诱发电位异常;伴有疼痛;矢状位过度后凸;侧弯进展迅速。

治疗和随访 特发性脊柱侧凸治疗方案因人而异,差异很大,每个手术都极具特殊性。大多数小于20°的特发性脊柱侧凸患者,即使不予治疗,其病变进展的风险亦很小。因此,对此类患者,通常只需要进行临床和平片随访。

支撑法:当弯曲角度由 25°进展到 30°,且有记录证明每年进展至少大于 5°,上限小于 45°情况下需进行支撑。支撑通过施加外力矫正脊柱生长,对生长潜力大的患者(Risser 2~3 或更小)有效。可根据临床环境调整支撑方法,具有显著进展型脊柱侧凸家族史的患者,外科医生应及早予以支撑。支撑可限制病变进展,但不能阻止或改善侧弯程度。

Risser 模具法:在某些病例中,与单独支撑相比,Risser 模具或塑形模可对脊柱施加更为准确的矫正力。Risser 模具适用于年龄过小无法使用融合术前机械固定的进展性脊柱侧凸,或因年龄过小而无法实施融合术的合并严重畸形的患儿。模具使用的目的在于尽可能避免多次手术,并可随后使用生长棒内固定系统。与支撑法类似,Rosser 模具只限制病变进展,不能完全阻止或改善病变。

手术治疗:手术的主要目的在于稳定病变进展,其次为改善脊柱顺利及椎体平衡。手术治疗的适应证是多层面的,包括侧弯程度、进展风险、骨骼成熟度和侧弯类型。此外,患者或其家属的审美差异也在一定程度上影响是否手术的决定。

骨骼尚未成熟的患者,如果胸椎侧弯 Cobb 角大于40°~50°,通常需手术矫正。对于骨骼发育成熟的,手术矫正适用于角度大于 50°的患者。但上述标准并非严格,可结合具体情况适当调整。手术治疗包括仪器校正合并椎前或椎后脊柱融合,从而同时矫正冠状和矢状面畸形,减少胸椎后凸和腰椎前凸程度。外科手术的目的在于实现稳定的骨性融合,使矫正效果持久保持,在融合过程中辅以内固定物支持(图 135-5)。早期用于脊柱融合的固定物包括 Harrington 棒,用以矫正冠状面失衡,以胸椎后突减小、腰椎曲线变平直为代价。由于大部分特发性脊柱侧凸患者具有轻度脊柱后凸,置入 Harrington 棒会引起平背畸形。有鉴于此,Harrington 棒已停止使用,由多个钩棒组成的装置取而代之,同时保持冠状和矢状面的平衡。对于侧弯进展迅速的年轻患者,可以暂时使用器械固定而无需骨质融合(如生长棒)。纵向可撑开型人工钛肋(vertical expandable prosthetic titanium rib,VEPTR)可用于婴儿型或幼年型特发性脊柱侧凸。

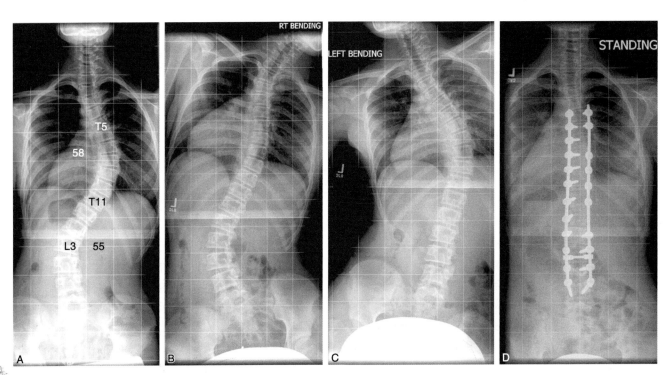

图 135-5 特发性脊柱侧凸。后前位 X 线平片(A)显示主要位于胸椎的侧弯畸形,Cobb 角达 58°,顶端位于 T8-9 椎间隙水平,端椎位于 T5 和 T11。向右弯曲的前后位片(B)显示胸椎的侧弯畸形有所改善;但是 Cobb 角仍大于 25°。向左弯曲的前后位片(C)显示 Cobb 角不超过 25°,提示为非结构性弯曲。术后平片(D)显示 T5~L3 范围脊柱后部的融合

椎体融合的长度取决于侧弯的类型及腰椎的畸形情况。从长远角度看,为提高手术疗效,椎体融合长度应在尽可能短的前提下,融合足够长度以改善病变。通常,将稳定椎,即 CSVL 平分脊柱的点,确定为椎体融合的下限。手术应避免非结构性侧弯,应尽量保证下腰椎的活动。

影像学随访　目前尚无用于监测特发性脊柱侧凸的标准指南。基于年龄和生长速度,通常建议特发性脊柱侧凸患者每 4~12 个月复查一次。在生长迅速阶段的患者复查间隔需要相对缩短(每 4~6 个月)。脊柱生长停止后,只需监测 Cobb 角大于 30° 的病变进展情况。随访期间,通常每 5 年进行一次影像学检查,具体时间间隔还取决于病人的症状和侧弯的严重程度。

随访内容除监测侧弯进展,还包括非手术治疗的效果(如支撑疗法)。支撑疗法矫正 Cobb 角的 30% 为有效。内固定后,患者通常随访至骨性融合完成,以确保固定安全,排除假关节形成和畸形复发。

先天性脊柱侧凸

先天性脊柱侧凸由胚胎期或宫内脊柱发育异常导致,大概发生于妊娠第 5 至 8 周的体节形成期。椎体畸形常合并椎体外骨骼肌肉系统畸形。很多已知的综合征可合并先天性脊柱侧凸。最常见的两种综合征为 VACTERL 联合畸形(V-椎体异常,A-肛门直肠闭锁,C-心脏病变,TE-气管食管瘘,R-肾脏异常,L-肢体缺陷)和 Klippel-Feil 综合征。骨发育不良病变中的脊柱侧凸,与先天性脊柱侧凸不同。骨发育不良的畸形病变由正常骨骼生长发育过程失败所致,而先天性脊柱侧凸由椎体分裂或形成异常所致。尽管两者均为先天性,但需特别注意的是,出生时可无明显临床畸形表现,通常于儿童后期随脊柱生长发育才会显现。

病因学、病理生理与临床表现　先天性脊柱侧凸由脊柱分裂、形成或两过程同时出现异常所致。Winter 及 McMaster 等人的分类方法(图 135-6)对畸形的描述以及预测病变是否进展方面很有帮助。如果椎体分裂或形成异常发生于椎体的左侧或右侧,则会导致脊柱侧凸。如果分裂异常发生于椎体的前缘或后缘,则会分别导致先天性脊柱后凸或前凸。大部分病例同时合并冠状面和矢状面畸形,所以本病的特点为三维面畸形。

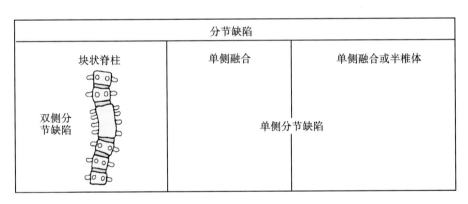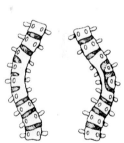
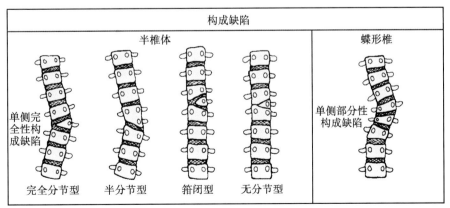

图 135-6　先天性脊柱侧凸的形成。基于细胞分裂或形成障碍的不同类型的先天性脊柱侧凸。(From McMaster MJ. Congenital scoliosis. In:Weinstein SL,ed. The pediatric spine. Philadelphia:Lippincott Williams & Wilkins;2001:161-177.)

最常见脊柱基础病为半椎体,约占到全部病例的40%,通常为半侧椎体完全不发育以及对侧椎弓根缺如。依据半椎体与头侧及尾侧椎体的关系,可进一步分为完全分节、半分节和无分节型。椎体半侧形成失败加之两侧椎弓根存在使得椎体呈楔形。成对体节在前缘中线融合失败时形成"蝴蝶椎"。前、后缘分节完全失败形成块状椎,而一侧前、后缘分节失败形成单侧块。

先天性脊柱侧凸的自然病史与进展风险与多种因素有关:①畸形的类型;②部位;③发病年龄;④侧弯为单发或多发;⑤伴发脊柱外畸形。脊柱侧弯的进展与畸形椎体的类型密切相关(表135-1),单侧无分节型骨块伴对侧半椎体预后最差,其次是半椎体,块状或楔形椎的预后相对较好(图135-7)。

表 135-1　单纯先天性脊柱侧凸患者不同部位受累时,未经治疗情况下每年进展的程度(角度)

弯曲部位	块状椎体	楔形椎体	半椎体 单发	半椎体 双发	单侧未分节	单侧为分节并对侧半椎体
上段胸椎	<1~1[†]	*~2[†]	1~2[‡]	2~2.5[§]	2~4[§]	5~6[§]
下段胸椎	<1~1[†]	2~2	2~2.5[‡]	2~3[§]	5~6.5[§]	5~8[§]
胸腰段	<1~1[†]	1.5~2[†]	2~3.5[‡]	5~*[§]	6~9[§]	7~14[§]
腰段	<1~1*[†]	<1~*[†]	<101[‡]	*	>5~*[§]	*
腰骶段	*	*	<1~1.5[§]		*	*

*,曲线太小或没有曲线;[†],无需治疗;[‡],可能需要脊柱手术;[§],需要脊柱融合。范围代表 10 岁之前和之后的恶化程度。

Modified from McMaster MJ, Ohtsuka K. The natural history of congenital scoliosis: A study of 251 patients. *J Bone Joint Surg Am*. 1982;66:588-601.
McMaster MJ. Congenital scoliosis caused by a unilateral failure of vertebrae segmentation with contralateral hemivertebrae. *Spine*. 1998;23:998-1005, and
McMaster MJ. Congenital scoliosis. In: Weinstein SL, ed. *The pediatric spine*. Philadelphia, PA: Lippincott Williams & Wilkins; 2001:161-177.

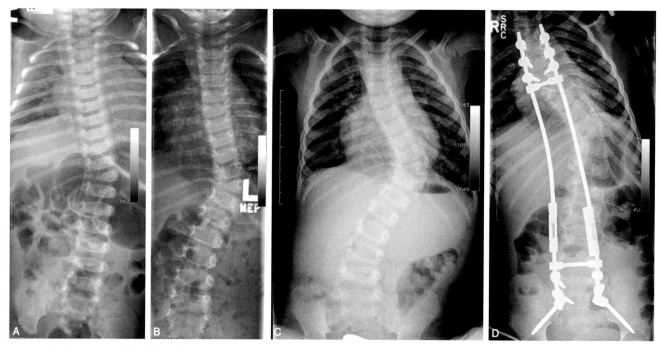

图135-7　先天性脊柱侧凸。完全分节型半椎体畸形患者脊柱侧弯迅速进展,从 32 个月(A)到 3 岁(B)到 4 岁(C)。术后平片(D)显示脊柱后部置入椎体融合支架,在控制畸形的前提下允许部分畸形椎体继续生长。先天性脊柱侧凸患者的曲线进展与潜在的椎体畸形有密切关系

影像　胎儿成像方法包括超声和 MRI,可早期全面探查胎儿脊柱畸形,但其早期诊断和判断预后的作用仍存有争议。生后诊断先天性脊柱侧凸的主要依据为 X 线平片。提示先天性脊柱侧凸的征象包括脊柱棘突缺如、肋骨融合、椎弓根融合或椎间隙变窄或消失。大多数病例都可通过平片判断畸形的类型。与脊柱畸形的整体形态及随生长发育变化相比,绝对的 Cobbe 角数值意义不大。生长过程中的平片随访是

临床监测和决定是否手术的重要依据。

平片有助于显示椎体前、后两部位的结构异常。但是,由前、后两部位结构异常引起的复发性未分型的畸形病变与前者并无明显区别,且并不少见。在此情况下,很难通过平片对椎体进行逐一评价,这也凸显了三维断层扫描(CT)评价复杂性畸形,尤其是背侧病变的优势。平片不能准确评价畸形病变是否会进展,因此,亟需一种新的先天性脊柱侧凸的三维分类法。目前,CT 仅限于术前评估,对切除畸形椎体制定手术方案很有帮助,因为 CT 可显示平片无法明确的异常病变。术前 CT 血管造影发现伴发的血管畸形,以及评估主动脉与脊柱的关系。

先天性脊柱侧凸的影像检查,除评价脊柱详细信息外,还需除外椎体外畸形,主要除外心血管和泌尿生殖系统异常。合并椎管内或神经轴索异常的病例占先天性脊柱侧凸患者的 20%~37%(图 135-8)。最常见的伴发畸形包括瘘管、Chiari Ⅰ 型畸形、脊髓或椎

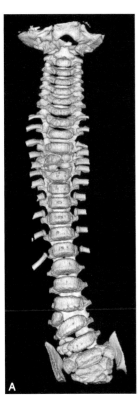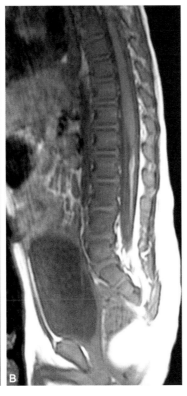

图 135-8　先天性脊柱侧凸合并神经轴索异常。脊柱表面容积冠状面三维成像(A)清楚地显示一个腰椎为半椎体,中段胸椎为蝴蝶椎。同一个病人的腰椎矢状位T1WI(B)显示圆锥低位伴椎管内脂肪瘤。椎管内异常在先天性脊柱侧凸患者并不少见,神经系统 MRI 检查是采取任何治疗方法的前提

管内肿瘤、脊髓纵裂和脊髓圆锥低位。脊柱超声适用于初步筛查。MRI 筛查先天性脊柱侧凸目前仍存有

争议,部分专家认为 MRI 应仅限于术前评估。若术前未对椎管内畸形给予处理,如脊髓栓系,可导致畸形进展,以及渐进性或急性神经损伤。

治疗　手术为先天性脊柱侧凸的最主要疗法,非手术治疗的效果不确切,手术越早效果越好。若合并脊髓畸形,应该脊柱侧凸术前给予矫治。具体的手术方案很复杂繁多,超出我们的讨论范畴。无论如何,传统方法仍为早期融合以避免进展为严重畸形。有些患者,采用VEPTR 装置进行扩张性胸廓成形术(图 135-9)以代替早期椎体融合。此项技术适用于脊柱较短需早期进行脊柱长段融合的患者,尤其适用于合并胸廓畸形者。VEPTR 技术在控制畸形的同时允许部分异常椎体继续生长。反复的延长操作为其主要缺点,但对某些特定儿童,不失为恰当的临时性处理方法。

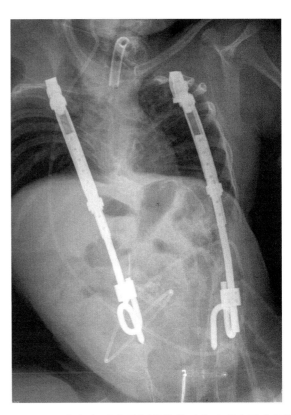

图 135-9　7 岁女孩,多发胸腰段椎体融合畸形伴严重的胸腰段侧凸畸形。钛合金固定物置于上位肋骨与髂骨嵴

神经肌肉性脊柱侧凸

神经肌肉性脊柱侧凸由中枢神经系统控制和协调肌肉活动的神经通路缺陷所致。

病因学、病理生理与临床表现　脊柱侧凸研究学会将神经肌肉性脊柱侧凸进一步分为神经性和肌病性两种。神经性包括神经系统疾病如脑瘫或脊髓肌

肉营养不良,肌病性包括肌肉系统疾病如肌营养不良。

影像　神经肌肉性脊柱侧凸的侧弯特点为发病早期呈长 C 形,进展迅速,远超骨骼的发育速度。也可见类似青少年特发性脊柱侧凸的侧弯形态。患儿矢状位通常可见重度脊柱后凸或前凸,并合并多种原发病相关病变。由于处于非负重状态,椎体通常高且细长。其他征象还包括胸椎广泛后凸,腰椎正常前曲消失。此外,由于基础病的存在,患儿常合并髋关节脱位,由骨盆肌肉失衡及非负重状态所致。

治疗　对侧弯程度不重、骨骼发育不成熟的儿童以及可行走的患者,通常采取保守支撑法,但不能阻止病变进展。手术融合为本病的最根本方法。神经肌肉性脊柱侧凸的侧弯矫正目的为修复坐姿平衡,以便使用轮椅,同时控制疼痛,支撑躯干以增强呼吸功能。神经肌肉性脊柱侧凸的术后并发症明显多于特发性脊柱侧凸,达到 44%~62%,可能与多发合并症有关。

脊柱侧凸与辐射

脊柱侧凸患儿需多次 X 线照射检查,辐射剂量相对较高,尤其对于乳腺,可能增加了罹患乳腺癌的风险。此问题有两个方面:①首先,脊柱侧凸 X 线片为前后位投照,使青春期乳腺接受最大剂量照射;②很多脊柱侧凸患者为青春期女孩,处于生长发育高峰,乳腺快速发育。脊柱侧凸拍片时必须优化参数尽量降低辐射风险,包括后前位投照、高管电压、高速屏片组合、轮廓滤过、乳腺防护、空气间隙技术替代滤线栅,以及在保证病变显示清晰的前提下尽可能降低辐射剂量。使用 CT 和数字化成像系统,可进一步降低辐射剂量。

✓ 临床医生须知

- 脊柱向侧方突出大于 10° 称为脊柱侧凸
- 脊柱侧凸依据病因、侧弯部位、发病年龄和侧弯类型分类
- 特发性脊柱侧凸占病例总数的 80%
- 直立姿势后前位全脊柱投照为筛查脊柱侧凸的标准体位,初筛时无需拍摄侧位片

- 由于脊柱侧凸患儿需长时间内多次拍摄 X 线片,所以减少辐射剂量很关键。选用后前位投照、适宜的屏蔽保护以及数字成像技术有助于降低辐射剂量
- 脊柱侧凸进展主要与发病初期侧弯严重程度及骨骼成熟度有关

关键点

矢状位平衡是正常脊柱稳定性的重要组成。在治疗脊柱侧凸过程中,要竭尽全力维持正常胸椎后凸、腰骶椎前凸曲度。

通常使用 Cobb 法测量侧弯程度。此方法的观察者自身与观察者间差异很大,但如果保持测量部位和患者姿势不变,测量具有较高的可重复性。

CT 主要用于观察复杂性脊柱侧凸。CT 三维重建通常用于术前评估和治疗方案的制定。

MRI 主要用于观察先天性、婴儿性以及幼年性特发性脊柱侧凸,因为上述疾病合并神经轴索病变的几率较高。也可用于疼痛性脊柱侧凸或脊柱侧凸合并特殊的神经或临床病变。

手术治疗主要用于曲度大于 45°,且具有生长潜力的患者。

推荐阅读

Cassar-Pullicino VN, Eisenstein SM. Imaging in scoliosis: what, why and how? *Clin Radiol*. 2002;57(7):543-562.

Goethem JV, Campenhout AV, Hauwe LVD, et al. Scoliosis. *Neuroimag Clin North Am*. 2007;17:105-115.

Kim H, Kim HS, Moon ES, et al. Scoliosis imaging: What radiologists should know. *RadioGraphics*. 2010;30:1823-1842.

Lenke LG, Betz RR, Harms J, et al. Adolescent idiopathic scoliosis: a new classification to determine extent of spinal arthrodesis. *J Bone Joint Surg Am*. 2001;83-A(8):1169-1181.

Lenke LG, Edwards II CC, Bridwell KH. The Lenke classification of adolescent idiopathic scoliosis: how it organizes curve patterns as a template to perform selective fusions of the spine. *Spine*. 2003;28(20): S199-S207.

参考文献

Full references for this chapter can be found on www.expertconsult.com.

第 136 章

发育性髋关节发育不良

SABAH SERVAES

发育性髋关节发育不良（developmental dysplasia of the hip, DDH），以前又称为先天性髋关节脱位，距首次记载已有数千年历史。希波克拉底认为宫内压力升高可能为本病病因。本章内容涵盖 DDH 病因学、多种影像诊断方法以及相关的治疗学。

病因学 发育性髋关节发育不良为一组疾病，从髋关节骨骼发育完全正常合并韧带松弛，到由原发髋臼发育不良引起的髋关节结构异常伴关节不稳，均在其范畴之内。通常情况下，骨性结构异常和韧带松弛共同作用导致 DDH。目前，尚未发现本病的确切病因。有人认为宫内发育性因素以及胎儿受挤压可能导致 DDH。妊娠 7 周时，胚胎出现髋关节裂。妊娠 12 周时，下肢向内侧旋转。妊娠 18 周时，髋关节肌肉发育形成。尽管如此，只有 2% 的病例为早期发育阶段宫内因素所致，其余 98% 的病例由妊娠最后 4 周或围产期，正常髋关节发育过程异常所致。有假说认为生后因素与 DDH 有关，包括包裹过紧或使用摇椅，导致髋关节延伸、内旋。

结构原因导致的 DDH 与原发髋臼发育不良继发改变影响股骨头引起关节不稳有关。韧带松弛常与母亲的激素水平有关，尤其是女婴，导致关节囊、圆韧带和横韧带松弛，继发髋关节不稳。髋臼与股骨头的协调发育需要关节面紧密吻合。因此，未经治疗的髋关节不稳性 DDH，可导致髋臼发育不良和继发性股骨头发育不良，病变随时间逐渐加重。

流行病学 DDH 与第一胎、臀位生产、羊水过少、相对孕龄发育大、头形异常、女孩和阳性家族史等因素有关。DDH 好发于左侧。上述理论中引起 DDH 的因素均宫腔空间受限有关。初产妇的子宫弹性较弱。臀围胎儿的髋关节要承受不断增大的压力，且保持过度蜷曲的姿势，单臀先露的风险性更大。羊水减少或胎儿过大导致胎儿宫内受限。头位为最常见胎位，胎儿脊柱位于母亲左侧。这使得胎儿左髋挤在母亲脊柱上，从而限制了关节发育，致使 DDH 更好发于左侧髋关节。本病女孩常见，可能与女孩对母体内松弛素周期变化更敏感有关，导致韧带松弛。

DDH 与脊髓发育不良、关节挛缩、多种综合征（如 Mobius 及 Poland 综合征）和染色体异常有关。DDH 还与马蹄内翻足等足部畸形、斜颈（颈纤维瘤病，报道发病率为 5.5%）和先天性膝关节脱位有关。

基于人群研究，DDH 的发病率约为 28.5/1000。发病率差异较大可能与检查者专业水平以及将孤立性韧带松弛也计算在内有关。有 DDH 家族史的发病率较高，为 6% 伴有兄弟姐妹发病，12% 伴父亲或母亲单方发病，36% 伴父母双方受累。生后 2 周内，髋关节存在生理性关节不稳，但随着母亲激素水平减少，胎儿韧带松弛得到改善，肌肉强度随时间逐渐增强，生理性关节不稳会自然消退。

自然病史 如果 DDH 未得到及时的诊断和治疗，在会行走年龄段的儿童中，可导致永久性髋臼发育不良，随髋臼倾斜角度增加，出现典型的髋臼顶浅平（眉状）伴前缘覆盖不全表现。同时，由于髋关节不稳，负重异常，导致股骨头继发性发育不良，球形生长板异常，塑形改变，失去其正常球状外观。股骨头必须位于髋臼内才能保证髋关节的正常发育。如果股骨头脱位，髋臼横韧带和前囊纤维插入关节，阻碍髋关节的一致性。枕核（纤维脂肪组织）也可插入股骨头与髋臼之间，干扰关节的一致性。纤维软骨性盂唇增生肥大，弥补浅平的骨性髋臼顶，历史上被称为异组织边缘。长期后遗症包括股骨头覆盖不全、股骨前倾角增大、髋外翻、巨大髋伴肌紧张（内收肌影响最大）（图 136-1）。鉴于上述形态学表现，未经治疗的 DDH 可发展为髋关节过早性退行性变和永久性跛行。股骨前倾角增大会导致内八字。髋臼与股骨头慢性对合不稳可导致关节面压力异常，继而引起髋臼软骨缺失与盂唇撕裂或韧带撕裂，这些均引起髋关节退行性改变。髋关节半脱位引起的退行性变主要见于 40 岁前的女性和 55 岁前的男性，但青春期即可出现症状。完全性髋脱位，多数患者股骨头与髂骨翼形成新的关节，甚至在青春期后期也能保持很好的关节功能。

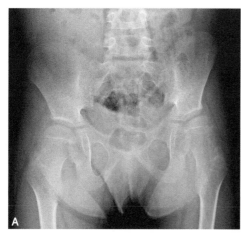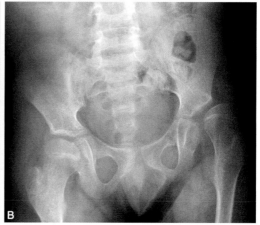

图 136-1 骨盆正位片显示晚发性的左侧发育性髋关节发育不良及进展状态。A,11 岁男孩,发病期,左侧髋关节发育不良,髋臼角增大,股骨头覆盖不全,此外股骨头形态异常。B,3 年后,股骨头外移加重,股骨头继发性发育不良显著,正常体位时股骨大转子位于股骨颈上方,提示股骨前倾角过大

体格检查 儿科医生 Ortolani 和骨科医生 Barlow 提出了 DDH 的体格检查法。Ortolani 于 1937 年描述了髋关节弹响,虽然髋关节不稳早在 1879 年已有报道,Le Damany 和 Saiget 于 1910 年在临床试验中也有所记录。Barlow 于 1961 年阐述其关于髋关节松弛的检查技术。

Ortolani 方法,婴儿仰卧位,髋关节屈曲外展,对双侧股骨头施加向前力,以缓解股骨头半脱位或脱位。当存在半脱位或脱位时,股骨头复位到髋臼内可听到的声音。Barlow 法为婴儿仰卧位,髋关节屈曲至半脱位时,对双侧股骨头施加向后的力。但上述方法均不能诊断双侧不可复性髋关节脱位。

双侧大腿皮纹不对称、外展受限、双腿不等长以及孤立性髋关节弹响均提示 DDH 可能。Galeazzi 征有助于年长儿童 DDH 的诊断。仰卧位屈膝屈髋位时,双侧膝关节不等高提示 DDH;但双髋关节受累时,此项检查可无异常。年长儿 DDH 可能仅表现为跛行。

影像

平片 拍片时,幼儿下肢应处于纵向伸直双侧对称的体位。为获得双侧对称的图像,中心线应位于耻骨联合中线上方。如存在股骨头脱位等异常情况,蛙式位片有助于评价股骨头复位情况,并有机会可再次观察髋臼形态。大腿外展内旋 45°(von Rosen 位)的观察信息与蛙式侧位类似。

几条径线可协助评价髋关节,但应注重关节的整体结构而非角度的测量,因为观察者间或相一观察者的测量结果差异很大。Hilgenreiner 线水平穿过两侧 Y 形软骨上缘。Perkin 线为髋臼外缘的垂线。正常股骨头位于 Hilgenreiner 线与 Perkin 线相交的内下象限(图 136-2A)。沈通氏为小转子、股骨颈、耻骨或闭孔下缘的连线,正常情况下应光滑连续(图 136-2B)。

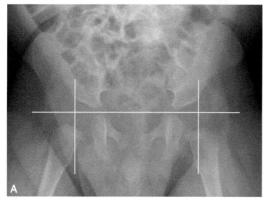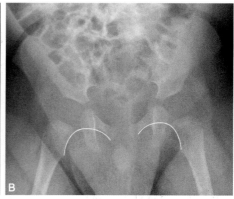

图 136-2 A,骨盆正位片显示水平的 Hilgenreiner 线和垂直的 Perkin 线。股骨头正常应该位于上述两线交叉的内下象限。B,骨盆正位片中的 Shenton 线,髋关节发育不良(半脱位或脱位)时该线不连续

髋臼角为髋臼（髋臼外上缘与 Y 形软骨外上缘连线）与 Hilgenreiner 线的夹角。髋臼角随年龄发生变化：新生儿时 28°，6 个月时 23.5°，1 岁时 22°，2 岁时 20°。正常髋臼角 4 个月时小于 30°，2 岁时小于 25°。平片中髋关节的位置会影响髋臼角的测量。

平片检查时，髋关节应处于轻度屈曲位，应注意图中髋臼的内凹形态，为股骨头外压所致。该区域由压力所致眉状形态逐渐硬化，髋臼中三分之一段最显著。此眉状结构通常具有圆形或拱形外观。

对于学龄前儿童和年长儿，可测量中心边缘角评估髋臼覆盖股骨头的情况。测量中心边缘角时，先绘制双侧股骨头中心连线，然后，以股骨头中心点做垂线作为参考线，再以股骨头中心点做髋臼外侧缘连线为第二条参考线。两条参考线夹角即为中心边缘角。此角度用于 5 岁以上儿童。当 6~13 岁儿童的中心边缘角小于 19°，或 13 岁以上儿童小于 25° 时需考虑 DDH。

4 月到 6 个月以后，股骨头已经骨化，超声检查的可靠性变小，需拍片筛查。DDH 平片表现包括髋臼眉状结构倾角增大、股骨头骨骺小和股骨头外上方移位（图 136-3 和图 136-4）。前后位拍片即可。当发现异常时，可拍摄蛙式侧位或 von Rosen 位以评价髋关节外展时股骨头是否复位。慢性未经治疗的 DDH 患儿，患侧股骨头骨骺不成比例变小（图 136-5）。未经治疗的 DDH 患儿，骨关节不会同轴排列，骨骺骨化可延迟。

超声 作为一名骨科医生，Graf 于 1980 件阐述了超声对评价婴儿髋关节解剖的应用价值。4 年后，包括 Harcke 在内的 4 名放射科医生阐述动态超声评价婴儿髋关节的技术。超声检查具有无电离辐射、应用方便、可动态检查等优势。

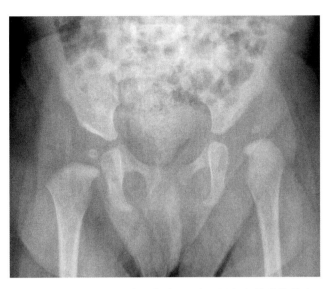

图 136-3 8 岁女孩骨盆正位片，显示双侧发育性髋关节发育不良，左侧较右侧重。双侧髋臼缘陡直。右侧股骨头位于髋臼中心位置，左侧股骨头向外上方移位

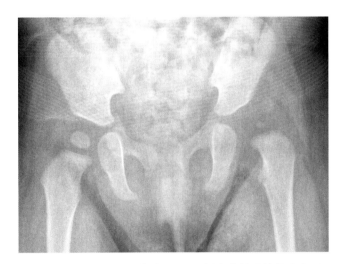

图 136-4 1 岁女孩正位片，显示左侧发育性髋关节发育不良，髋臼缘陡直、股骨头半脱位，左侧股骨头骨化延迟

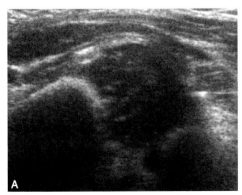
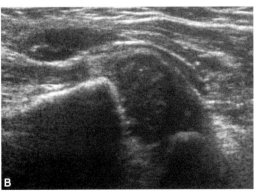

图 136-5 髋关节半脱位超声检查。A，内收体位的轴位图像，双侧股骨头位于髋臼中心正常位置。B，施加外力后，股骨头向后外侧半脱位

超声检查需要使用频率最高的线阵转换器,以保证足够的穿透性(通常为 12MHz)。检查时患儿侧卧或仰卧,探头置于髋关节外侧,下肢伸直或屈曲了解冠状位情况,内收或外展了解横断面情况。冠状面上,髂骨应显示为水平线,应看到髋臼中间部最深的位置,同时看到纤维软骨盂唇的中间部。当操作技术不准确时,正常髋关节也可表现异常。股骨头应与髋臼对应,髋臼应覆盖至少 50% 的股骨头。如果髋臼与股骨头接触,覆盖股骨头小于 50%,则提示髋关节半脱位。如果髋臼与股骨头之间无接触,则提示髋关节脱位。髋关节脱位可随体位改变而加以缓解,外展位和屈曲位时最典型。

α 角指冠状面髋臼后上缘相对髂骨线的斜率,正常应大于或等于 60°(图 136-7)。到 3 个月时,该角度为 50°~60°,为生理性,绝大部分无需治疗即可发育正常,但需随访至骨骼发育成熟。β 角指冠状面软骨顶前缘相对髂骨线的斜率,正常应小于 55°。在 DDH 诊断或治疗方面,β 角的意义不及 α 角。

DDH 除了股骨头向外上方移位和髋臼角异常以外,盂唇可增厚、回声增高。正常髋关节的髋臼缘在髂前线与眉拱形交叉部形成清楚锐利的角(图 136-7)。随髋臼发育不良进展,此角会变圆、发育异常(图 138-8A)。变形的上盂唇与枕核可插入髋臼与股骨头之间(图 136-8A)。

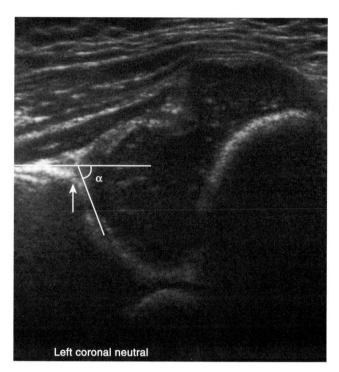

图 136-7 正常髋关节冠状位的超声图像,以及髂骨和髋臼顶间 α 角的测量。该 α 角正常,测量结果显示64°。髋臼顶发育成熟,髋臼缘锐利(箭号)

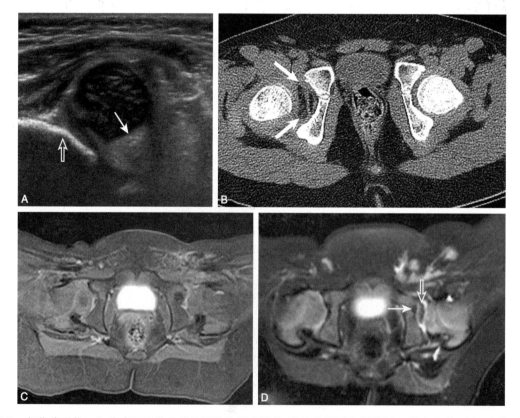

图 136-8 复位障碍物。A,发育不良髋关节的冠状位超声图像,见结节样回声(箭号)。髋臼发育不良、边缘圆钝(空心箭号)。B,低剂量 CT 扫描轴位图像显示右侧髋关节内结节状脂肪组织(箭号)。C,磁共振轴位 T1WI 图像显示左侧发育不良的髋关节内见结节状增厚的盂唇后角和圆韧带,该关节复位良好,增强扫描后双侧对称性强化。D,轴位 MRI 可以见到股骨头与髋臼(箭号)之间纤维脂肪组织枕和增厚的圆韧带(空心箭号)

超声对股骨头骨化中心的显示早于 X 线检查。除非股骨头骨骺骨化延迟,否则超声评价 DDH 不能超过 1 岁,实际上 6~8 个月以上就已较少使用了。

动态检查包括应力检查,参照 Ortolani 和 Barlow 的体格检查。正常情况下,股骨头无论在静息状态还是施压后均应位于髋臼内。当韧带松弛或髋关节半脱位时,施加压力使股骨头向后外侧移位。施加外力时,横断位为最佳观察面。当患儿进行固定器治疗时,不可进行上述检查。

由于生后 2 周内存在正常的生理性韧带松弛,因此不建议在此时段进行超声检查。有学者建议对临床具有较轻症状或病史的患儿最好在 6 周后再做超声检查,此时的自然分辨率较好。如果查体发现明确的脱位体征,则无需超声检查。具有以下情况时才需超声检查:查体不能明确诊断,存在危险因素但体格检查为阴性,治疗随访评价。

筛查　有学者提议对全部新生儿进行 DDH 筛查,也有人认为只需对存在危险因素、阳性体征或临床检查可疑的新生儿进行筛查。诸多研究分别阐述了上述两种方案的利弊。普遍筛查有助于避免延误诊断,予以外科干预,但同时会增加成本,导致不必要的治疗。对所有新生儿进行筛查的益处尚不明确,目前美国医疗机构只对体格检查异常的患儿或存在 DDH 危险因素的患儿,进行超声筛查。

CT　CT 对股骨头和髋臼可提供优异的空间分辨率,相较于 DDH 的诊断,它主要用于已接受治疗或准备接受开放性骨科支具修复术的患儿。DDH 外科复位术后可立即 CT 扫描,要具有低剂量和小范围扫描的理念(图 136-10)。对髋臼旁截骨术或股骨近端截骨术,髋关节面 2cm 内植入内固定物且不能进行 MRI 检查的患儿,必须进行 CT 检查。应用高千伏(增加 X 线穿透力)、增加管电流(允许足够的光子到达检测器)可以减少金属伪影。上述参数应手动修改,而不要使用自动曝光控制。

应在冠状位与轴位观察关节脱位和半脱位。明确有无手术固定物的任何异常,如钢针突入关节面、植骨移位以及任何可导致复位术失败的内在或外在原因。正常情况下,在轴位图像中,臀大肌前方与坐骨后缘切线间存在清晰的脂肪层。如果髋关节复位不佳时,脂肪层会中断、后移或同时存在。CT 后重建有助于显示解剖关系,对外科医生尤有帮助。冠状位重建为显示髋臼顶的最佳方位。

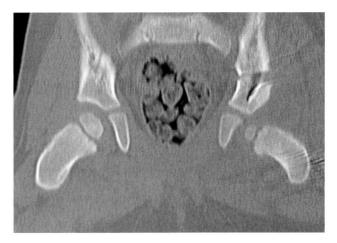

图 136-10　2 岁男孩,冠状位 CT 重建图像,左侧发育性髋关节发育不良 Salter 截骨术后。双侧股骨头位于髋臼中心位置,但左侧股骨头发育小

作为对年长(通常 20 岁以后)DDH 患儿外科治疗的一部分,骨盆和股骨远端 CT 扫描后应测量股骨和髋臼相关数据。此外,术前 CT 还可用于了解骨质密度以及髋臼旁截骨术和股骨截骨术的结构形态。

对于 DDH 骨科支具植入、髋臼旁截骨术后患儿,CT 仍为明确支具有无移位、植骨形态的首选方法。

MRI　MRI 无电离辐射,无需镇静即可检查,已越来越多地应用于复位并石膏固定术后的解剖结构评估(图 136-11)。除了显示股骨头与髋臼的关系外,MRI 对阻碍关节复位因素的显示优于 CT。脂肪垫、盂唇增厚或倒置、髋臼韧带水平走行、圆韧带肥厚(见图 136-8)均可阻碍关节复位成功。有时,术中股骨头复位至髋

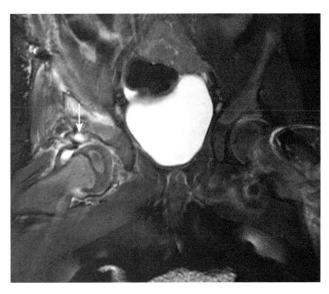

图 136-11　右侧髋关节髋臼成形术后人字石膏固定,磁共振脂肪抑制 T2WI 序列。该患儿没有镇静。股骨头位于髋臼中心位置。骨软骨交界部的盂唇上部内见球形高信号区(箭头),这个现象与复位时盂唇遭受损伤有关

臼内引起的创伤导致盂唇移位(图 136-13)。髋臼或股骨头骨骺形态异常也会影响关节复位。影响复位的外在因素包括外旋和内收肌短、髂腰肌内嵌和关节囊与髂骨粘连。最有用的序列包括轴位和冠状位 T1WI 和 PD。

增强 MRI 可发现股骨头缺血性改变,判断股骨头骨骺坏死的风险,后者为髋关节复位最常见的严重并发症,可见于超过 70% 的病例。股骨多度外展会增加骨骺坏死的风险,这就引出了"安全区"的概念。"安全区"指外展角度适中,既要防止再脱位,又要防止血管缺血,通常髋关节外展最大为 55°。由于股骨头骨骺血供主要源自股骨内侧深部血管环,因此外展位可影响股骨头的血供。缺血性改变在增强扫描 T1WI 中表现为低信号(图 136-14)。由于骨骺内的血管间缺乏吻合,强化减低区与邻近正常强化区通常分界清楚。目前,推荐外展位固定术后立即增强 MRI 检查。

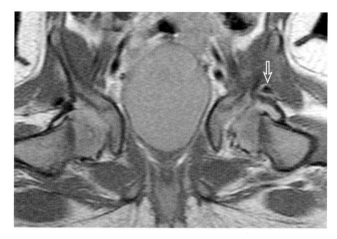

图 136-13　6 个月女孩,磁共振 PD 图像,显示关节复位后盂唇上缘游离(箭号)。可以见到髋臼缘外侧的透明软骨信号,盂唇上缘移位。右侧盂唇上缘正常

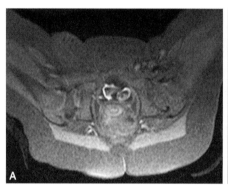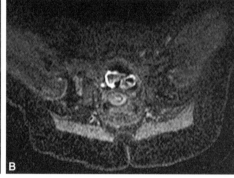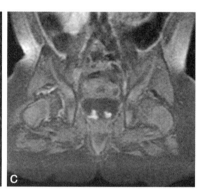

图 136-14　石膏固定后未经镇静的髋关节 1.5T 磁共振图像。A,脂肪抑制轴位 T1WI,显示右侧股骨头信号减低。B,减影图像更清晰地显示了双侧股骨头信号不对称。C,脂肪抑制冠状位 T1WI 显示右侧股骨头信号减低

治疗　DDH 治疗需进行同心圆复位,使股骨头位于髋臼内。实现此目的取决于患儿年龄及病变严重程度。半岁以上的患儿需用器械矫正,通常使用 Pavlik 支具将髋关节屈曲外展位固定。此法有助于髋臼外缘的发育。前文有述,髋关节过度外展会增大股骨头坏死的风险。复位成功后,矫形器通常需佩戴 3~6 周,同时进行通过体格检查和超声检查评估治疗效果。佩戴矫形器的患儿,超声检查时不可施加外力。

6 个月至 2 岁的患儿通常在闭合或开放性复位后进行石膏人字固定。术中常需要关节造影用以评估可能影响复位的结构以及评价解剖关系。造影剂总量为 3~4ml 即可满足需要,过多会影响导致关节囊松性。石膏固定后,需利用 CT 或 MRI 定位股骨头。MRI 的优势在于无电离辐射且能评价股骨头的灌注情况。平片可发现缺血坏死的晚期改变。8% 的患儿可见复发性脱位,常见于双侧或右侧病变的 DDH 患儿,人字石膏固定外展不足以及骨盆宽大的患儿。

诊断延迟或长期未经治疗的 DDH 患儿需手术截骨治疗。长期半脱位伴轻以及中度髋臼发育不良的患儿,需进行无名或 Salter 截骨术。此技术在髂骨上缘至髋臼间水平截骨,形成楔形空隙,填充由髂嵴截下的骨块。对于脑瘫引起的后外侧发育缺陷患儿,通常在髂骨外侧行 Dega 截骨术,该方法在平片中无法与 Pemberton 截骨术相鉴别。8 岁以上患儿需行 Chiari 截骨术,此法通过髋臼上缘截骨使髋臼增大。对于青少年和成人,Ganz 或髋臼旁截骨术可改善髋臼前倾,重新对位髋臼。

对于 2 岁以上的儿童,股骨短缩时常需旋转截骨。脑瘫性患儿可出现髋关节强直,最终导致髋外翻,限制股骨头短缩。可通过内收肌松解术克服上述问题。

临床医生须知

- 辨别筛查婴儿,利用超声(小于6个月)或平片(大于6个月)将其分为三组:正常组无需随访;临界组需随访或骨科查体;异常组需骨科转诊与治疗。
- 辨别复位后并发症,如骨骺坏死;辨别影响复位成功的因素,如盂唇倒置。

关键点

目前美国主要对双侧皮纹不对称、髋关节弹响以及臀位生产史的婴儿进行 DDH 筛查。

超声可动态评价股骨头位置与髋臼形态,同时还可发现影响关节复位的因素。

CT 主要用于需手术治疗的年长儿,或关节面 2cm 内放置骨科支具的人字固定的婴幼儿。

MRI 用于评价闭合复位情况,并有助于判断是否存在股骨头骨骺坏死的风险。

推荐阅读

Dezateux C, Rosendahl K. Developmental dysplasia of the hip. *Lancet.* 2007;369:1541-1552.

Grissom L, Harcke HT, Thacker M. Imaging in the surgical management of developmental dislocation of the hip. *Clin Orthop Relat Res.* 2008;466:791-801.

Karmazyn BK, Gunderman RB, Coley BD, et al. ACR Appropriateness Criteria on developmental dysplasia of the hip—child. *J Am Coll Radiol.* 2009;6:551-557.

Shipman SA, Helfand M, Moyer VA, et al. Screening for developmental dysplasia of the hip: a systematic literature review for the US Preventive Services Task Force. *Pediatrics.* 2006;117:e557-e576.

Tiderius C, Jaramillo D, Connolly S, et al. Post-closed reduction perfusion magnetic resonance imaging as a predictor of avascular necrosis in developmental hip dysplasia: a preliminary report. *J Pediatr Orthop.* 2009;29:14-20.

参考文献

Full references for this chapter can be found on www.expertconsult.com.

第 137 章

关节炎和炎症性关节疾病的鉴别

ANDREA SCHWARZ DORIA and PAUL BABYN

　　儿童风湿性疾病表现多种多样,其影像特征可能重叠,有时表面看起来很像感染性病变。与成人相比,儿童期的风湿性疾病缺乏典型的发病过程和临床表现。因此,国际风湿病协会联盟(International League of Associations for Rheumatology,ILAR)对不同类型儿童风湿性疾病的命名进行了修订(框 137-1)。在本章中,我们将对 ILAR 分类中非感染性滑膜增生的儿童关节炎的影像表现进行讨论,包括幼年特发性关节炎(juvenile idiopathic arthritis,JIA)及其鉴别诊断:血友病性关节病,树枝状脂肪瘤,滑膜软骨瘤病,色素沉着绒毛结节性滑膜炎和反应性滑膜炎(框 137-2)。JIA 的不同亚型,附着点炎相关性关节炎和银屑病性关节炎,由于其独特的临床表现和影像特征,将进行单独讨论。

框 137-1　幼年特发性关节炎分型
发病年龄<16 岁 病程:6 周 排除其他疾病 **亚型** 　1. 全身型关节炎 　2. 少关节型关节炎 **稳定型** **进展型** 　3. 多关节型关节炎(类风湿因子阴性) 　4. 多关节型关节炎(类风湿因子阳性) 　5. 银屑病型关节炎 　6. 附着点炎相关型关节炎 　7. 未分类型 　　a. 不符合上述 1~6 条中的任一诊断标准 　　b. 符合上述 1~6 条中 1 条以上的标准
From Petty RE,Southwood TR,Manners P,et al. International League of Associations for Rheumatology classifi cation of juvenile idiopathic arthritis;second revision,Edmonton,2001. J Rheumatol. 2004;31;390-39.

框 137-2　幼年特发性关节炎的鉴别诊断		
非感染性疾病 **滑膜病变** 少关节型 急性 ● 早期类风湿疾病 ● 与染色体异常相关的关节炎——Down、Turner 综合征 ● 血清阴性脊柱关节病 ● 急性短暂性滑膜炎 慢性 ● 类风湿疾病 ● 与染色体异常相关的关节炎——Down、Turner 综合征 ● 滑膜肿物 ● 结节状滑膜炎 　● 色素沉着绒毛结节性滑膜炎 　● 滑膜血管瘤(血管畸形) 　● 树枝状脂肪瘤 　● 滑膜骨软骨瘤 其他 ● 异物性关节炎 ● 血友病性关节病 ● 结节病	● 关节内骨样骨瘤 多关节型 血清阴性脊柱关节病 ● 结缔组织疾病 　● 系统性红斑狼疮 　● 结节病 遗传性疾病 家族性肥厚性滑膜炎 血友病性关节炎 免疫缺陷 **非滑膜性疾病** 少关节型 急性 ● 肿瘤 ● 白血病 ● 神经母细胞瘤 慢性 ● 非炎症性疾病 ● 缺血性坏死 ● 股骨头骨骺滑脱和发育不良 其他 ● 青少年骨质疏松 ● 多灶性骨质溶解	多关节型 代谢或遗传性疾病 糖尿病性关节病 Turner 综合征 溶酶体贮积病 Kniest 综合征 Winchester 综合征 软骨发育不全 冻伤 Goldbloom 病 **感染性疾病** **少关节型** 感染性关节炎 化脓性关节炎 反应性关节炎 结核性关节炎 感染后关节炎 **多关节型** 感染性关节炎 Lyme 病 反应性关节炎

幼年特发性关节炎(JIA)

临床概述

幼年特发性关节炎,在全球范围内均有报道,是青少年慢性骨骼肌肉疼痛最常见的原因,是儿童最常见的慢性骨骼肌肉疾病。是一种非迁移性的慢性,单关节或多关节受累的儿童关节病。

幼年特发新关节炎的诊断标准是指 16 岁以前发病,单关节或多关节炎症持续至少 6 周,发病类型的定义是依据发病 6 个月内诊断的类型(框 137-1),同时排除其他类型的幼年关节炎。幼年特发性关节炎可能伴随全身系统性损伤,包括发热、红斑性皮疹、结节和白细胞增多,少数情况下还会出现虹膜睫状体炎、胸膜炎、贫血、乏力和生长障碍。所以在发病初期,需要排除引起炎症的其他原因。幼年特发性关节炎区别于成人型风湿性关节炎,在于发病年龄不同,前者大关节容易受累、具有发生关节挛缩和肌肉萎缩的倾向,且合并关节外症状。

新的国际公认的分类系统于 1995 年建立并于 2001 年进行了修订(框 137-1)。以"幼年特发性关节炎"取代了既往的"幼年慢性关节炎"和"幼年风湿性关节炎"。

幼年特发性关节炎的早期诊断对阻碍或延迟病情进展至关重要,如果早期得不到及时的治疗,会导致关节畸形、严重的功能障碍和慢性疼痛。

早期,炎症导致的乏氧和血管改变是本病的主要生理改变,但是目前的临床和实验室检查对上述生理变化的评估均缺乏特异性。因此临床和实验室检查并不是 JIA 的早期诊断时的最优方法,而影像学正逐渐成为本病早期诊断、评估预后和随访疗效的理想的无创性检查方法。

流行病学

在欧洲和北美,发病率和患病率分别占到 16 岁以下儿童的 5/100 000~18/100 000 和 30/100 000~150/100 000。男女比例 1∶2,尽管关于 JIA 地域或种族的研究数据有限,但有研究表明,在美国,黑人比白人患 JIA 的要少。小于 6 个月的婴幼儿患 JIA 的非常少;但整体来说发病年龄通常很小,发病的高峰年龄集中在 1 到 3 岁之间。

X 线改变多见于多关节受累的 JIA 患儿,大关节是最常见的受累部位,其中以膝关节最为常见,其次是踝关节。偶尔,病变可累及颈椎或颞下颌关节。有研究显示,腕关节受累的多关节型 JIA 患者进行的 X 线检查的次数最多。腕关节是 JIA 患者早期 X 线检查中最容易发现异常的部位。

病理生理学

幼年特发性关节炎的病因尚未明确,一些学者认为本病是多种因素共同作用导致的,临床表现和病程差异都很大的一组疾病。JIA 的特征性改变是急性滑膜炎导致滑膜增生、血管翳形成。血管翳侵蚀邻近的关节软骨和软骨下骨,导致向心性的关节破坏;关节损伤开始于关节的外周而后向中心发展。炎症改变还可以侵及腱鞘和滑囊,引起骨膜炎。随炎症时间延长,会出现更广泛的关节改变,包括软骨损伤、骨侵蚀甚至关节畸形。

尽管幼年特发性关节炎通常是暂时的、且具有自限性,但是儿童期无活动性的滑膜炎到成年后,高达 10% 会出现严重的残疾,即使给予治疗,28%~54% 的患儿病情也会进展,出现软骨或骨侵蚀,X 线平片中发现异常的病程中位数为出现症状后的 2.2~5.4 年。病情进展可以导致关节不稳、半脱位和关节强直。关节发育障碍可以是疾病本身的结果,也可以是疾病治疗的结果。

影像

影像学检查在判断有无关节病变、评估关节病变的严重程度和范围方面发挥着关键作用,同时还有助于监测并发症、排除其他诊断,以及评估治疗效果。影像学可以提供早期诊断,直观显示炎症改变,包括滑膜炎和骨软骨损伤。

X 线平片是 JIA 的标准影像检查方法;但是其对软骨损伤的灵敏度较低(50%),特异性一般(85%)。

磁共振(MRI)和超声可以显示 JIA 患儿外周关节的滑膜增生、软骨损伤和关节积液,直观监测治疗效果。超声对显示软组织(敏感度为 62%)和浅表的软骨损伤(敏感度为 60%)的敏感度低于 MRI。总之,MRI 是 JIA 患儿首选的影像检查方法。但对于需要镇静才能进行 MRI 检查的年幼儿童,超声则可以成为一个很好的初始检查方法。

X 线平片

传统 X 线检查对 JIA 患者软骨损伤的前兆——软组织异常不能进行有效的评估。此外,现有的用于 JIA 的 X 线评分系统由于没有考虑到患者的性别和年龄因素,所以其缺乏内在一致性,结构效度较差。尽管X线平片具有上述的局限性,且有证据显示其对软骨损伤灵敏度低(50%)、特异性一般(85%),在很多医疗中心仍采用这种方法对 JIA 患者的病情进展进行评估,适当结合 MRI 和超声。

关节病变的 X 线平片可以有多种表现,具体取决于不同的疾病、慢性过程和对治疗的反应。系统性的且适用于各个关节的影像评价方法值得推荐,最常用的是关节疾病"ABCDS"法,以评估关节关系(alignment)、骨密度(bone density)和其他骨改变、软骨损伤(cartilage loss),关节病变的范围(distribution of joint disease)(不管是单关节型、少关节型还是多关节型)以及软组织异常(soft tissue abnormalities)(框 137-3)。

框 137-3 幼年特发性关节炎的 X 线表现

关节结构
- 寰枢椎半脱位
- 髋内翻/外翻
- 手指畸形(领结状或鹅颈样畸形)
- 膝外翻
- 指/趾外翻

骨密度
- 关节周围骨质疏松
- 弥漫性骨质疏松(晚期)
- 干骺端透亮带(罕见)
- 受累小关节旁骨膜反应

软骨和关节间隙
- 侵蚀(晚期),可能出现皮质破坏
- 软骨间隙变窄(晚期)
- 关节强直(脊柱和腕常见)

分布
单关节,少关节或多关节

生长障碍
- 受累的短骨较正常变短
- 受累的长骨过度生长(变长)
- 受累的骨骺提前闭合
- 骨骺增大
- 小颌畸形(可能出现下颌切迹)
- 髋关节内陷
- 小的颈椎融合
- 腕骨成角
- 方形髌骨
- 髁间窝增宽(同时是血友病的特征改变)

软组织
- 渗出和关节增大
- 结节
- 关节旁钙化(可能由于皮质类固醇注射产生)

From Johnson K, Gardner-Medwin J. Childhood arthritis: classification and radiology. *Clin Radiol*. 2002;57:47-58.

最早的异常表现包括软组织肿胀、骨质疏松和关节积液。偶尔可以见到骨膜反应。通常情况下,关节周围最早出现骨质疏松(图 137-1),随时间延长范围逐渐扩大。骨质疏松的程度有时很轻,需要与对侧肢体(没有受累情况下)进行对比才能被发现。长期患病时,可能出现均匀的骨质缺失,只留下薄薄的一层皮质。偶尔,骺板下方可以见到线性的低密度带,但这个征象缺乏特异性,可以见于白血病等疾病。

关节积液很常见,可以见于炎症或非炎症性关节疾病。膝关节积液的标志是髌上囊区饱满,侧位片显示最好。在肘关节、膝关节和踝关节,邻近的脂肪线和脂肪垫移位。骨膜反应常见于指骨、掌骨和跖骨,也可以见于长骨。关节间隙变窄可能是由于软骨损伤导致的(图 137-1)。JIA 患者的关节间隙变窄通常是均匀的。在一些类风湿因子阳性的多关节型或全身型 JIA 患者,可能出现早期的侵蚀性改变(图 137-2)。

骨侵蚀通常位于关节边缘的裸区,也可能出现在肌腱附着处。骨侵蚀还可以见于化脓性关节炎或血友病性关节炎,与骨内出血引起的炎性反应有关。大范围的骨侵蚀可以见于屈指髋内翻心包炎综合征。手指畸形,不管是否合并胸花畸形(指近节指间关节屈曲、远节指间关节背伸)或天鹅颈畸形(近节指间关节背伸、远节指间关节屈曲),都可以见于多种疾病,如 JIA(图 137-4)、屈指髋内翻心包炎综合征或系统性红斑狼疮。增大的或不规则骨骺骨化中心可以见于血友病、JIA 和结核性关节炎。寰枢椎半脱位或颈椎假性半脱位和强直可以见于 JIA、Down 综合征的关节病、多发性骨发育障碍和系统性红斑狼疮。

与成人的炎症性关节炎相比,儿童的骨侵蚀相对少见,这是因为骨骺的骨化中心不仅由关节软骨包绕,还有骺软骨和球形生长板包绕。所以在 X 线片中见到骨侵蚀以前,一定已经发生了显著地软骨损伤。因此 MRI 对儿童患者的作用比对成人更重要,可以在 X 线平片中发现骨侵蚀前,发现关节软骨和骺软骨的损伤。

骨化中心的大小异常和骨骼的塑形异常等骨骼发育、成熟的变化可以见于 JIA、感染性疾病和血友病患者。还可能出现骨化中心和骨骺的增大(图 137-4)、形态不规则、以及骨小梁异常。JIA 患者还可以出现胫距关节倾斜(踝外翻)。

JIA 的后遗症包括骨骺畸形、腕骨出现异常角、膝关节髁间窝扩大(图 137-4)和生长板的提前融合。发病越早出现生长紊乱的可能性越大。关节间隙变窄和骨侵蚀通常是晚期的表现。在髋关节,可以出现髋臼

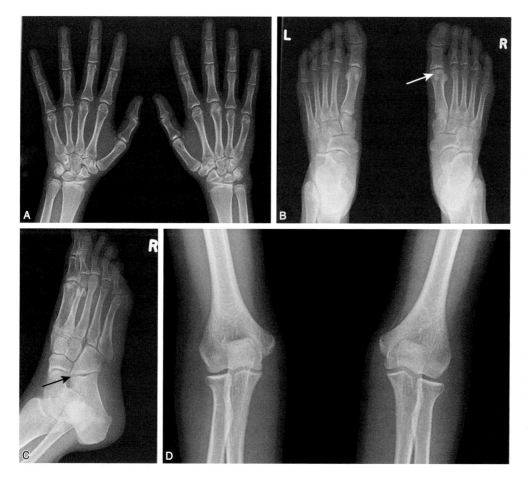

图 137-1 15 岁女孩,多关节型 JIA。手和腕的正位 X 线平片(A)显示双侧关节周围骨质疏松,舟骨、头状骨、钩骨和三角骨边缘骨侵蚀,以及桡腕关节和第 2、3 腕掌关节间隙变窄。足部平片(B 和 C)显示右足第一跖骨头增宽、软骨下硬化,提示缺血性、坏死(箭号,B),右侧跟骰关节变窄(箭号,C),与潜在的炎症性改变相关。肘关节正位(D)显示双侧骨骺过度生长(肱骨内侧髁上和桡骨小头)

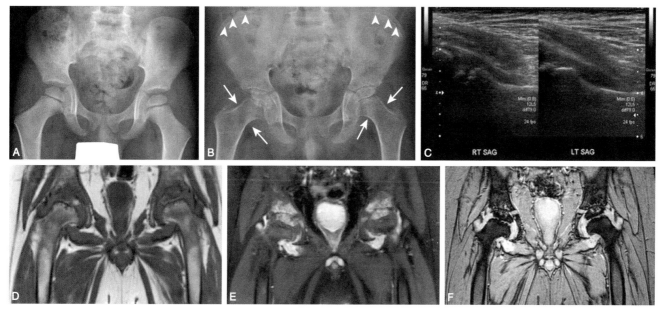

图 137-2 全身型 JIA 患者合并髋关节感染。4 岁时,正位片(A)中只显示股骨头近端骨骺轮廓轻度不规则(这种改变可以见于正常变异),关节间隙存在。11 岁时,双侧股骨头和髋臼出现了广泛的侵蚀征象,关节间隙进一步变窄,见图(B)。双侧髋臼顶进行性硬化。双侧股骨颈内侧见到非特异性的骨膜反应(箭号)。与二磷酸盐治疗前的平片比较,髂骨嵴出现硬化线(箭头)。11 岁时,MRI 检查前 1 个月的灰阶超声图像(C)显示左侧髋关节中度关节积液,右侧髋关节轻度积液。11 岁时的梯度回波平扫 MRI(D),冠状位增强扫描 T1WI(E)和梯度回波序列(F),显示双侧髋关节滑膜明显增生、呈分叶状,不均匀强化。髋关节上部可以见到异常强化信号、软骨下囊肿和表面不规则。双侧髋关节间隙明显变窄,股骨头变扁宽。这种表现很有可能提示炎症性关节炎进展到严重期,弥漫的血管翳形成。双侧股骨头出现继发的缺血坏死

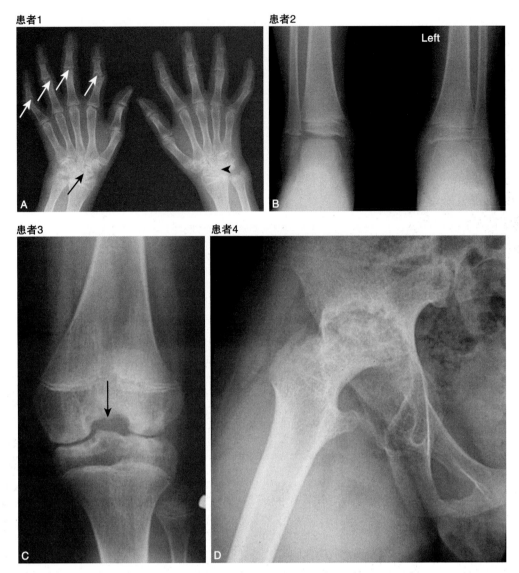

患者1　　　　　　　　　　　　患者2

患者3　　　　　　　　　　　　患者4

图 137-4　不同 JIA 患者晚期外周骨受累的平片改变。A,患者 1,指骨头和基底部的骨侵蚀(白箭号)、掌指骨的骨侵蚀(黑箭号)导致手畸形,合并关节间隙变窄,腕骨强直(箭号)和半脱位。B,患者 2,平片显示左踝关节间隙变窄,生长提前,骨骺过度生长(与右侧的正常关节对比)。C,患者 3,膝关节髁间窝增宽。D,患者 4,髋关节内陷

前突(见图 137-4),过早的退行性变,髋内翻或髋外翻。关节间隙消失可以进展为关节强直,尤其是在颈椎的关节突关节和腕关节。个别情况时,强直也可以见于髋关节等大关节。关节的半脱位,特别是在腕关节,可能很明显。颞下颌关节的生长障碍可能会导致小下颌畸形和颞下颌关节盘的异常。

　　X 线平片可以用于最初对关节的评价,断层成像技术使其对解剖结构的显示和疾病的诊断作用得到了显著提升。

磁共振(MRI)

　　MRI 由于具有很好的组织对比度,是评价软组织和骨软骨疾病的最佳检查方法。增强 MRI 对检测儿童和青少年的活动性关节炎、软骨损伤的早期改变、骨侵蚀和滑膜增生非常敏感。MRI 通常不需要静脉注射造影剂就可以明确血管结构。费用高、可用性有限、年幼患儿多需要镇静等因素都限制了 MRI 的广泛使用。MRI 可以提供多层面的图像,同时结合多个检查序列进行图像分析。T1WI,快速回波 T2WI,梯度回波序列、增强序列等都针对性地应用于临床。

　　此外,还可以获得 3D 图像,实现任意角度的观察。生长板等软骨结构在梯度回波序列或脂肪抑制质子加权序列显示最佳。钆增强扫描 MRI 有助于鉴别生长板和尚未骨化的骨骺软骨、能够显示已骨化的骨骺内的正常血管。MRI 对显示关节内的滑膜异常具有优势,可以用于监测治疗过程中的滑膜变化。此外,

MRI 还可以用来显示肌肉病变,典型者表现为不均匀的 T2WI 高信号、T2WI 信号正常。这种表现缺乏特异性,但有助于确定穿刺活检的部位。

MRI 平扫中,增生的滑膜在 T1WI 和 T2WI 中表现为增厚的中等信号(图 137-6)。在平扫 T1WI 中,可能比邻近的液体信号稍高。血管翳在 T2WI 中表现为增厚的等或低信号,当周围被高信号的关节液包绕时显示最为清楚。不同的信号强度反映了纤维组织和含铁血黄素含量的差异。静脉注射钆造影剂后增厚的滑膜显示清晰,特别是在使用脂肪抑制技术情况下。增生的滑膜表现为线性、绒毛状或结节状强化。应该在注射造影剂后立即进行扫描,因为随时间延长,造影剂会从滑膜扩散到关节液里。富血供的炎性血管翳显著

强化(见图 137-2E),而纤维性的非活动性的血管翳则无明显强化。软骨下囊肿和骨侵蚀(见图 137-2)在 T1WI 表现为低信号,表面的关节软骨和髌软骨的缺损在水敏感序列显示最清楚。部分 JIA 患者可以出现半月板发育不良。

近年,滑膜体积的定量测量技术取得一定发展。在颞下颌关节等特殊的关节受累时,MRI 评价比临床评价要更为敏感,MRI 通常在尚未出现临床症状前即发现炎性改变。

长期的滑膜炎症时,关节内可能出现边界清楚的游离结节,称为"米粒体"(图 137-8)。米粒体可能是由于过度增生的滑膜脱落产生。在 MRI 中,米粒体由于其本身的纤维组成,且周围是关节液和增生的滑膜,

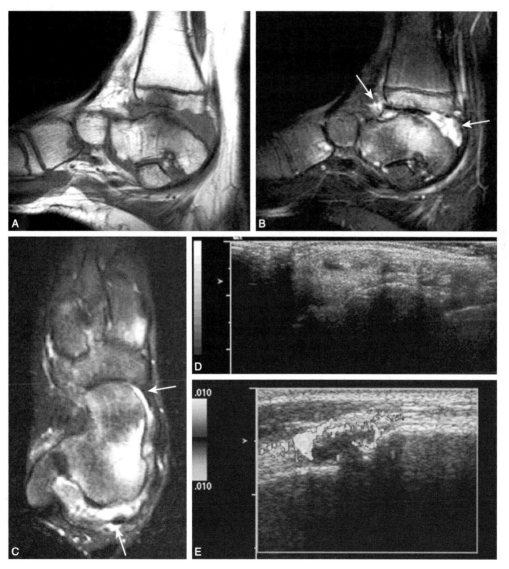

图 137-6 14 岁女孩,JIA 合并腱鞘炎症状。右踝关节 MRI 矢状位 T1WI(A)和脂肪抑制 T2WI(B)显示胫距关节内(箭号)和跗骨间关节内的滑膜增生。胫距关节见骨侵蚀和骨髓水肿(A 和 B)。T2WI 图像中,右足内侧肌腱的腱鞘内见少量液体信号,包括胫骨后肌腱(长箭号)和拇长屈肌腱鞘(短箭号),提示腱鞘炎(C)。纵向灰阶超声(D)和多普勒超声(E)显示右足内侧腱鞘内的少量液体(D)伴局部充血(E)

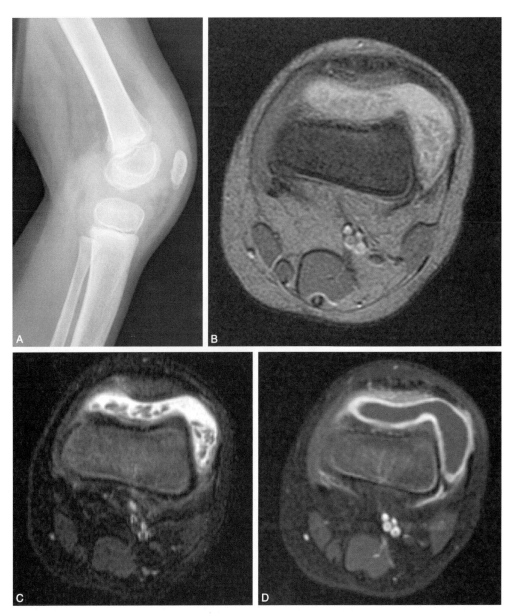

图137-8 米粒体。3岁男孩,外伤后持续膝关节痛1个月。膝关节侧位片(A)显示大量的关节积液,髌上囊扩大。轴位梯度回波序列(B)、脂肪抑制T2WI(C),和脂肪抑制增强扫描T1WI(D)显示关节腔内细长的游离体;这些游离体分布于关节间隙的深部,称为"米粒体",同时可见显著的滑膜强化。这些征象提示潜在的关节炎症性病程,不伴关节破坏

所以在T2WI中表现为高信号关节内的低信号,在增强扫描图像中滑膜强化信号升高,米粒体仍为低信号。骨髓水肿表现为T1WI低信号、T2WI1高信号,需要与水敏感序列中的正常骨髓进行鉴别,常见于踝关节和脚。

最近,一项对成人的研究显示,炎症性关节炎患者的软骨下骨髓水肿与X线中骨侵蚀的进展之间具有相关性。

尽管MRI已经被广泛地应用于对JIA患者的研究,但至今仍缺乏公认的标准检查方法和认识标准;因此,这项技术在临床和科研中都没有得到充分的使用。

此外,对发育生长过程中的关节进行MRI评价是具有挑战性的,因为关节软骨较薄可以是病理性的,也可以是正常的生理过程。这就导致在MRI评价过程中,幼儿关节早期的软骨损伤容易被掩盖,致使评价结果不够准确。少数的MRI评价方法已经被提出,用于对JIA患儿的关节改变进行评估。

MRI成像新技术

很多新的MRI技术正在逐渐地应用于对滑膜、软骨或骨骼改变进行评估(表137-1)。这些技术包括弥散加权成像(DWI)和关注成像,造影剂增强延迟软骨成像和T2定量技术。DWI用于评价所有组织内的水

分子平移运动(布朗运动),包括滑膜和软骨等组织。水分子的扩散发生变化可以见于感染、炎症和梗死等疾病。弥散张量成像(DTI)是 DWI 的一个演变方法,已经被用于研究组织的结构。DTI 指标与炎症细胞因子和黏附分子有关,并且具有评价滑膜炎的潜能;然而,在监测和评价治疗反应方面,这项技术并不优于常规的 MRI。尽管 DWI 不需要使用造影剂,并且通过使用 3D 稳态序列使获得高信噪比的短 T2 序列成像成为可能,但由于软骨 T2 弛豫时间短(30~70 秒),使用 DTI 评价膝关节的软骨受到限制。

表 137-1　MRI 序列选择与对应的组织学改变

组织	评价内容	MRI 序列/技术
滑膜	液体	T2 加权快速回波序列
	造影剂在血浆内与血管外细胞间隙内的移动速度	动态增强序列
	水分子活动受限	弥散张量成像
软骨	软骨水合作用和胶原定向	T2-mapping 成像
	糖胺聚糖含量	钆延迟强化 MRI
	蛋白多糖损耗	^{23}钠 MRI
	蛋白多糖含量	T1 rho MRI
骨骼	侵蚀	T1WI
	骨髓水肿	T2WI 快速自旋回波或 STIR

Modified from Borrero CG, Mountz JM, Mountz JD. Emerging MRI methods in rheumatoid arthritis. *Nat Rev Rheumatol.* 2011;7;85-95.

增强灌注 MRI 技术通过静脉注射顺磁性造影剂评估血液流动,对典型的缺血性或充血性区域有帮助。这项技术的潜在用途包括发现骨骺的缺血和量化、监测滑膜炎的变化。滑膜的强化率取决于组织的血管化和毛细血管的通透性,这两个因素都与滑膜炎高度相关。快速的强化提示活动性滑膜炎,缓慢延迟的强化提示亚急性/慢性滑膜炎。

利用药代动力学模型对滑膜周围组织的定量评估可以为主观对滑膜的评估提供更多信息。在这种以生理学为基础的模型中,滑膜信号随时间的强化过程通过等离子体室和细胞外血管外间隙进行描述。在经过治疗的关节炎患儿,这些代表组织强化信号的药代学参数已经被证明有所下降,并且对滑膜炎可以提供特异性的信息。

由于软骨是 JIA 和患儿最早的损伤部位之一,所以是 MRI 评估的重要内容。正常软骨在快速自旋回波和脂肪抑制质子密度序列中均呈高信号;其中,透明软骨信号最高,可以和骺软骨和骺板软骨相区分。关节软骨的评价内容应包括信号改变、变薄、侵蚀或深部软骨缺损累及软骨下骨质。随着一系列快速、且信噪比高的成像方法的发展,使软骨、滑膜和液体的对比度得到提高,从而大大提高了 MRI 对软骨形态学的评估价值。脂肪抑制三维扰相梯度回波序列中软骨呈明显高信号,与邻近结构具有非常高的对比度,但是其对区分骺软骨、关节软骨和骺板软骨存在局限性。其他对软骨评估有价值的序列还包括驱动平衡傅立叶转换(driven equilibrium Fourier transform),双回波稳态成像(dual-echo steady-state imaging),Dixon 水脂分离技术(Dixon water-fat separation technique)和稳态自由进动(steady-state free precession)。

钆增强延迟 MRI 软骨成像通过静脉注射带有负电荷的顺磁性造影剂,对评价软骨内的蛋白多糖含量非常敏感。由于黏多糖带负电荷,所以造影剂分布于黏多糖(GAG)减少的区域。注射造影剂后,T1 弛豫时间与黏多糖的含量近似线性相关。钆增强延迟 MRI 软骨成像可以用于在传统序列发现软骨形态学改变前,通过黏多糖的含量变化提示早期的软骨损伤。

软骨的评估还可以通过测量 T2 的弛豫时间来实现。这些测量结果有助于评价软骨组织的结构完整性,对软骨水合作用的程度和胶原蛋白方向进行定量评估。通常,从软骨表面至软骨深部 T2 的弛豫时间逐渐缩短。在 JIA 患者,软骨的 T2 弛豫时间增加被认为是疾病进展的早期标志,因为它能在肉眼发现损伤前识别出微观结构的变化。在一项对 JIA 患者随访 3 个月至 2 年不等的纵向研究中,临床评估得到改善,T2 图显示 T2 值增加。尽管临床症状经过治疗好转,但这种数值的增加可能代表了微观结构正在逐渐进展。

另一种 MRI 方法是^{23}Na MRI,这种方法通过带正电荷的 Na 与带负电的黏多糖分子结合,识别蛋白多糖减少的区域。这项技术的主要缺点是软骨内的含钠量低,这就明显降低了信号的信噪比。高场强的 MRI(7 特斯拉)在设计时正努力克服这一技术的挑战。随着高场强 MRI 和收发高频线圈的使用,信噪比得到大幅度提升,使对比度不是很高的组织得以清晰显示,这将有利于对小关节进行成像。

超声

近年,超声技术的发展,包括转换器的提高和在儿童骨骼肌肉系统疾病中应用经验的积累,激发了超声在儿童关节疾病评价中的广泛应用。超声是评价儿童骨骼肌肉系统疾病理想的检查方法,很大程度上是因为其可以显示软骨和滑膜增生等关节内结构,且无电离辐射。超声对检测关节积液很敏感,尤其是在髋关

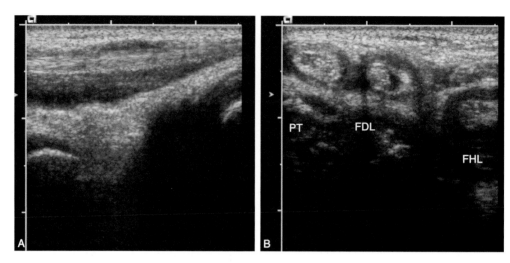

图 137-10 10 岁女孩,多关节型 JIA。左踝关节内侧纵向灰阶超声扫描显示胫骨后肌腱内液体信号增加(A)。相应的轴位超声图像(B)显示同一关节胫骨后肌(PT)、趾长屈肌(FDL)和拇长屈肌(FHL)的腱鞘炎

节(见图 137-2)和肩关节,而 X 线平片对这些部位都不敏感。超声可以发现关节内的肿物。肌腱和韧带也可以通过高频转化器进行评估。腱鞘内的液体表现为肌腱周围无回声晕(图 137-10),增生的滑膜表现为肌腱旁增厚的低信号。超声多普勒可以评价血管情况。滑膜充血也可以导致多普勒信号增高。在 JIA 患者的活动期和缓解期,能量多普勒对疾病活动性的判断比临床和(或)MRI 更敏感。此外,对于临床看似缓解的 JIA 患者,能量多普勒还可以用于进行短期复发的预测。

超声还可以用来评估其他关节周围软组织的异常,包括腘窝囊肿或其他软组织肿物,同时可以引导关节穿刺或注射。

超声的不足之处包括对评估发育中的关节缺乏标准的检查规范和统一的研究数据,对一些关节的中央部位观察能力有限,对颞下颌等特殊关节显示不佳(图 137-12)。对于 JIA 患者,超声的诊断准确率是有限的。对关节积液、滑膜增生和软骨损伤,超声检查可以提供有关疾病严重程度的信息。

软骨侵蚀,包括局灶性或弥漫性软骨变薄,都可以

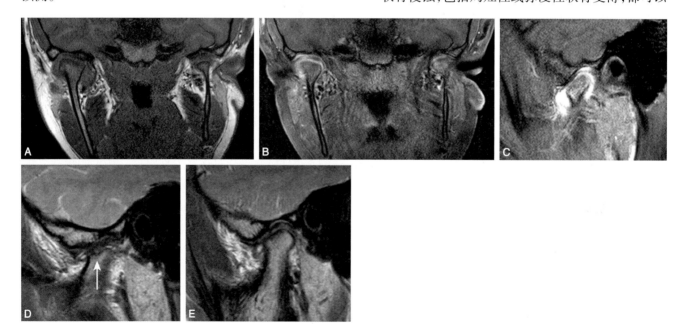

图 137-12 12 岁女孩,长期的 JIA 病史,临床有单侧颞下颌关节受累症状。冠状位 T1WI(A),增强扫描冠状位 T1 SPIR(B),增强 T1 SPIR(C,右侧颞下颌关节),矢状位质子密度加权序列(D,左侧颞下颌关节),和矢状位 PD 序列(E,右侧颞下颌关节)显示右侧颞下颌关节急性中度滑膜炎,左侧急性轻度滑膜炎。左侧颞下颌关节可以见到明确的侵蚀性慢性关节病改变。右侧颞下颌关节出现慢性关节病的初期改变。A 和 B 显示左侧下颌支发育不良

被检测到,但只局限于外周关节。彩色多普勒超声能够检测到滑膜周围的充血。有学者对彩色多普勒和能量多普勒超声在儿童的价值进行了研究,证明不管是否静脉注射造影剂,都可以对 JIA 患者的滑膜活动性进行评估。阻力指数和彩色像素的分数可用于对血流进行定量测量。增强超声可以发现亚临床型 JIA 患者的活动性滑膜炎,有助于指导早期治疗。

迄今只有很少的关于超声诊断性能与 MRI 或临床检查比较的资料,(在膝关节,关节积液的灵敏度为62%,占临床活动性关节的 60%~90%,占临床非活动性关节的 70%左右;对软骨的浅表损伤,整理灵敏度为 60%)。超声检测的膝关节滑膜厚度与临床和实验室结果(血沉和 C 反应蛋白)对疾病活动性的评分具有相关性,与疾病活动性的标记物具有相关性。然而,在踝关节,临床和超声评分间则不具有相关性。

治疗和随访

最近一项针对 JIA 治疗的系统回顾性研究显示,非甾体抗炎药只对少数患者是有效的,主要是少关节型患者。关节内注射皮质激素对少关节型非常有效。甲氨蝶呤对进展型的少关节型和多关节型有效,但对全身型效果欠佳。柳氮磺胺吡啶和来氟米特可以替代甲氨蝶呤。抗肿瘤坏死因子对那些使用甲氨蝶呤无效的多关节型非常有效,但对全身型关节炎效果一般。因此,尽管 JIA 的治疗已经取得了大幅度进展,但仍然缺乏对某些亚型的有效治疗方法。

对于关节内注射类固醇的使用,研究显示,大约70%的少关节型 JIA 患者在 1 年内经过治疗的关节不会复发,40% 2 年多都不会复发。X 线和 MRI 研究显示,关节内注射后软骨并没有收到损伤,而滑膜体积明显减少。

影像对治疗效果的评估

JIA 患者开始治疗后,影像学就成为评估疾病活动性和疗效监测的有力辅助。到目前为止,很多研究都对治疗前后的影像资料进行了比较,最近的研究使用 CT/MRI 观察关节改变,并且开始使用细化的定量评价方法对疾病活动性进行评估,定量方法包括滑膜体积测量等。

X 线平片

关节内注射曲安奈德后,X 线平片可以显示骨骺过度生长和骨质疏松。依据 Poznanski 等的研究,腕部的长度,指掌骨与桡骨间距离与正常腕骨生长表中第二掌骨长度的比值,这一参数可用于间隔随访腕部长度,长度增加提示病情改善。

超声

Eich 等人对 10 名 JIA 患儿的 15 个关节(11 个膝关节 4 个髋关节)关节腔内治疗前后分别进行了超声检查,观察内容包括关节积液、血管翳、腘窝囊肿和淋巴结肿大,得出结论,超声在显示关节积液和(或)血管翳方面与 MRI 一样敏感,但是很难区分积液与血管翳,尤其是在髋关节。Sureda 等人 16 例患者中有 2 例(12.5%)患者在软骨厚度变薄的情况下临床显著改善(证据尚不充分)。

MRI

尽管 CT 能够显示关节间隙变窄、骨侵蚀和股骨髁变扁,MRI 仍是目前观察治疗前后关节变化首选的检查方法。MRI 可用于检测软骨和骨侵蚀、关节积液、血管翳和滑膜体积。一项儿童关节炎患者关节内注射类固醇的研究显示,MRI 证明关节内类固醇注射治疗具有长期持久的疗效,可以抑制滑膜炎症,促进血管翳好转。

基于药代动力学模型的定量动态增强 MRI 可用于评价膝关节的疾病活动性。有研究显示,在关节内注射类固醇治疗 12 个月后,药代动力学参数和滑膜体积明显降低;然而,滑膜体积的改善要滞后于动态参数,表现为延迟或亚临床型滑膜炎。所有的影像学检查中,MRI 已被证明是评估儿童颞下颌关节炎最敏感的方法,并且已作为临床和超声检查的参考标准应用于临床研究中。在 JIA 患儿的颞下颌关节炎的活动性判断方面,超声检查不及临床体格检查。

关节注射的并发症与不利影响

对于 JIA 患儿关节内注射后出现的改变,很难确定其是否代表疾病本身或局部治疗反应的潜在严重程度。关节内注射后最常见的 X 线改变是关节内钙化。这种钙化可以溶解或持续一段时间,通常不影响关节功能。在手术过程中损伤软骨是一个潜在的并发症。关节内注射类固醇的其他并发症还包括皮肤色素脱失、表面皮肤萎缩和医源性感染。

附着点炎相关型关节炎

病因学、病理生理与临床表现

附着点炎相关型关节炎(ERA)占到全部 JIA 的1%~7%,包括关节炎伴随附着点炎,或单纯关节炎或附着点炎,以及符合下述五个标准中的两项者:具体包括骶髂关节压痛和(或)腰骶部疼痛史,HLA-B27 阳性,男性患者 6 岁以上起病,葡萄膜炎,或存在强直性脊柱炎、炎症性肠病、轻度葡萄膜炎病史。"附着点炎相关型关节炎"取代了"儿童脊柱关节病"的命名方法,强调了:①在儿童患者,中轴骨受累罕见,而四周大关节受累更为常见;②在儿童患者本病通常累及肌腱/韧带的附着点或起始部。

影像学

X线平片

附着点炎相关型关节炎与其他脊柱关节病(除骶髂关节炎和附着点炎以外)的平片主要表现为脊柱关节病(框 137-4)。在四肢骨,典型的 X 线平片表现为下肢大关节非对称性受累,包括髋关节、膝关节、踝关节和跗骨关节。此外,大踇趾的趾间关节也容易受累。发病初期,X 线平片可能是正常的,随病情进展,可出现软组织肿胀、关节积液、骨化提前或骨骺过度生长,甚至骨侵蚀(图 137-14)、骨质疏松、关节间隙变窄、骨性融合。骨侵蚀可能与关节边缘不规则的骨质沉积有关,被称为"毛刷"。髋关节受累时,在股骨头与股骨颈的交接部可以出现增殖性改变。指炎/趾炎表现为软组织肿胀,以及沿掌骨、跖骨或指/趾骨干的骨膜反应。

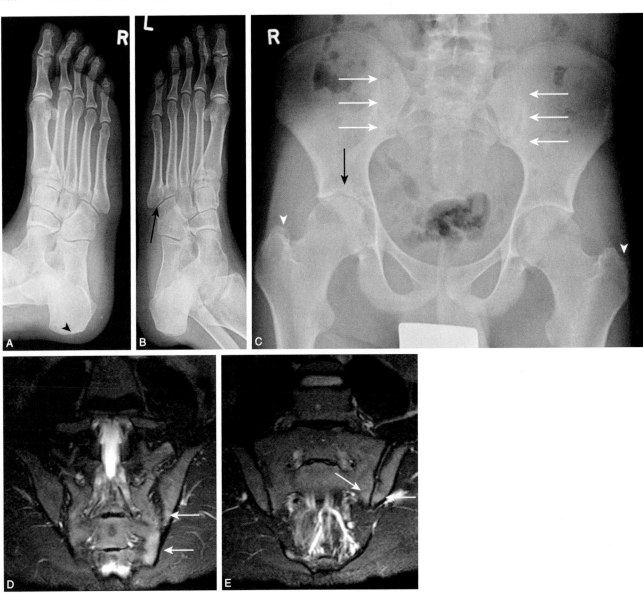

图 137-14　16 岁男孩,刚刚诊断附着点炎相关型 B27 阴性关节炎,足斜位平片(A)显示右跟骨结节跟腱附着处骨侵蚀(箭头)。B,左侧第五跗跖关节轻度变窄(箭号)。C,骨盆正位片,双侧骶髂关节缘轻度不规则伴硬化(白箭号),提示双侧骶髂关节炎。双侧髋关节均匀变窄,伴髋臼上缘骨侵蚀和软骨下囊肿(黑箭号),双侧大转子(箭头)骨侵蚀,提示附着点炎。D 和 E,拍摄上述平片后 2 个月的 MRI 检查,冠状位脂肪抑制 T2WI 显示左侧骶髂关节两侧不均匀的高信号(箭号),明确骶髂关节炎的存在

From Jacobs JC, Berdon WE, Johnston AD. HLA-B27-associated spondylarthritis and enthesopathy in childhood: clinical, pathologic, and radiographic observations in 58 patients. *J Pediatr.* 1982;100:521-528.

框 137-4	附着点炎相关型关节炎与脊柱关节病的 X 线表现

外周关节

- 下肢大关节非对称性受累
- 大踇趾趾间关节受累
- 骨侵蚀的边缘新骨形成
- 受累关节表现为肿胀、渗出、骨骺过度生长、侵蚀、骨质减少、软骨间隙变窄,融合罕见
- 指/趾炎,伴指/趾骨膜新生骨
- 骨膜新生骨,如距骨,股骨近端

附着点

- 尤其是胫骨结节和跟骨后结节
- 肿胀、侵蚀和新骨形成

骶髂关节炎

- X 线平片通常到青少年期才出现异常
- 早期可以是非对称性的,以后逐渐变得对称
- 侵蚀最先见于骶髂关节的髂骨缘
- 骨侵蚀可以造成关节间隙的"假性增宽"
- 病变进展出现骨质硬化,最终关节强直

附着点炎可以累及跟骨和胫骨结节,表现为肌腱附着处的软组织肿胀、局部骨质疏松、骨侵蚀和(或)骨刺形成。常见的部位包括跟腱附着处、足底腱膜起始部或髌骨。有时可以见到骨膜炎。

在附着点炎相关型关节炎患者,通常要等到 15 岁以后甚至成年期才会出现脊柱和骶髂关节的改变。在儿童期患者,发病初期即出现脊柱受累者很少见。脊柱受累包括局限性骨炎、侵蚀和硬化,特别是在椎体的边缘部位。儿童患者很少出现骨赘和寰枢椎半脱位。X 线平片可以显示单侧或双侧骶髂关节炎(图 137-14),表现为关节面模糊(也称为关节间隙假性增宽)、骨侵蚀和硬化,特别是在关节面的髂骨侧。平片中显示的骶髂关节间隙增宽最初不对称,但最终都会出现典型的双侧对称受累,伴关节间隙变窄和关节强直。利用平片对骶髂关节进行评价存在一定困难,尤其是对于十几岁的青少年。骨盆骨弥漫的骨质疏松也被视为本病的晚期改变。

超声

在超声上,附着点炎表现为肌腱的正常纤维结构回声消失,以及不规则的纺锤状增厚。多普勒超声可以用于评估小滑膜血管内的低流速。Tse 等利用多普勒超声对治疗过程中的儿童进行研究,结果证明彩色多普勒超声可以显示肌腱附着点处骨皮质的充血减少,和邻近滑膜组织的减少,提示这项技术可以在传统灰阶超声的基础上提供更有价值的信息。

磁共振(MRI)

MRI 可以显示四肢骨骼的骨髓水肿、腱鞘炎、肉芽组织或附着点处的皮质侵蚀。MRI 还可以显示骶髂关

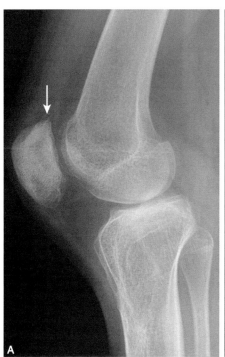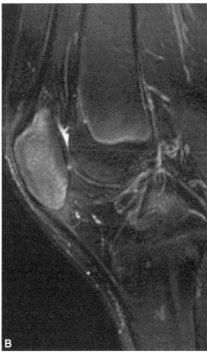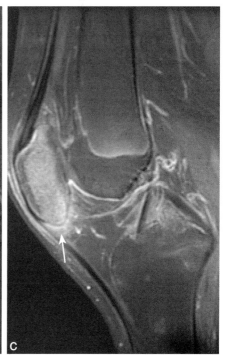

图 137-15 13 岁男孩,附着点炎相关型关节炎。**A**,膝关节侧位片显示髌骨上缘骨刺(箭号)。对应的矢状位脂肪抑制 T2WI(**B**)和脂肪抑制增强 T1WI(**C**)显示髌骨信号增高,髌韧带起始部和邻近的髌下脂肪垫增强后强化(箭号)

节早期的炎症改变,尤其对软骨下骨髓水肿特别敏感,而这一改变在其他影像学检查中都不能显示。

造影剂增强扫描可以提高对早期骶髂关节炎和附着点炎相关型关节炎的检出率(图 137-15)。MRI 中,骨髓炎性水肿表现为关节周围骨质内的 T1WI 低信号/T2WI 高信号,骨质硬化在上述两个序列中均为低信号。MRI 还可以显示关节软骨的侵蚀。全身 MRI 可以评估更广泛的解剖结构,目前正在研究过程中,已经证实至少对显示多部位的附着点炎具有优势。

CT

CT 或 MRI 都可以较平片更早地发现骶髂关节炎。CT 扫描有助于显示骶髂关节的硬化或骨质破坏性改变,而平片中这些改变则不明显。MRI 是首选检查方法,如果进行 CT 检查,应调整扫描角度沿骶髂关节走向扫描,从而降低对性腺的辐射剂量。

治疗和随访

目前尚无对附着点炎相关型关节炎的最佳治疗方案。频繁地传统治疗方法效果有限。非类固醇类抗炎药和糖皮质激素可改善症状,但不能该病疾病的进展。有研究显示,柳氮磺胺吡啶的效果并不比安慰剂好。甲氨蝶呤的效果尚不明确,且没有证据显示它可以改

变疾病进程。针对肿瘤坏死因子-α 的治疗似乎可以显著改善关节炎和附着点炎。英夫利昔对治疗青年外周附着点炎相关的足跟疼痛有一定疗效。

银屑病型关节炎

病因学、病理生理与临床表现

银屑病型关节炎占 JIA 的 2%~15%,可以累及膝、踝等大关节,也可以累及手、足的指/趾间关节,导致特征性的"腊肠指/趾"。与成人不同,儿童患者的关节炎可能早于皮肤改变。

影像学

X 线平片

发病初期,X 线平片可能显示正常或关节旁骨质疏松。银屑病型关节炎的特征性平片改变包括:不对称性受累,"腊肠指/趾"(图 137-16),关节侵蚀,关节间隙变窄,关节周围骨质增生和骨干骨膜炎,附着点炎,骨质溶解,包括"杯中铅笔"畸形(图 137-17),肢端骨质溶解,骨刺形成和关节强直。与 JIA 相比,本病的骨侵蚀范围较大,且多为对称性,但是 X 线平片的改

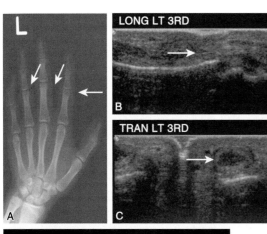
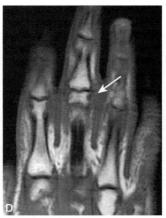
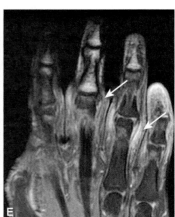
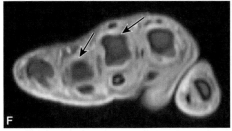

图 137-16　16 岁男孩,银屑病性关节炎。A,左手正位平片显示第 2~4 指近节指间关节周围软组织肿胀。相应的纵向(B)和轴向(C)超声显示右手近节指间关节周围梭形肿胀。第 3 指间关节可以见到局限性周围组织回声增强伴滑膜增生(箭号)。左手冠状位无脂肪抑制 MRI 平扫(D)、冠状位脂肪抑制增强扫描(E)和轴位 T1WI(F)显示第 3、4 近节指间关节显著的滑膜增生和软组织强化(箭号)

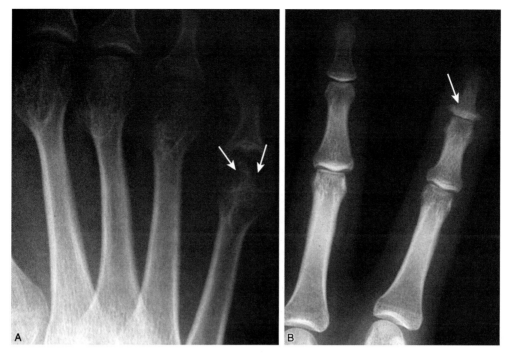

图 137-17 晚期的银屑病性关节炎。手指平片显示第 5 掌骨远端广泛的侵蚀改变,导致"杯中铅笔"样表现(A,箭号),远节指骨基底部骨质硬化(B,箭号)

变与其他亚型 JIA 没有区别。成人远端指间关节特征性的改变在儿童罕见。

　　骶髂关节炎和椎体受累是疾病进展后期的改变。青少年银屑病性的骶髂关节炎通常是不对称的,类似反应性关节炎。骨赘、椎旁钙化和寰枢椎半脱位在儿童罕见。

超声

　　对于银屑病型关节炎患者的手、腕关节和跟骨的异常改变,多普勒超声较临床体格检查更为敏感,所以是评估关节对生物制剂治疗反应的可靠工具。

磁共振(MRI)

　　银屑病型关节炎患者的 MRI 中可以显示骨侵蚀、关节间隙变窄、韧带断裂和腱鞘炎。腊肠指/趾可以见于银屑病型关节炎和反应性关节炎。这些肿胀的手指或脚趾是由于腱鞘炎、软组织肿胀和滑膜增生导致的。MRI 还可以用于评估疗效的评估,有研究显示经过英夫利昔治疗后,增强扫描时强化程度明显降低。在中轴骨,增强 MRI 可以显示滑膜炎,还可以作为随访和监测疗效的有用工具。

CT

　　CT 有助于评价脊柱疾病,但是对外周关节的评价作用有限。既往的研究表明,CT 对评价骶髂关节炎骨侵蚀改变与 MRI 一样准确,但是对滑膜炎的显示则远不如 MRI 敏感。CT 还可以用来引导进行骶髂关节注射。

血友病性关节炎

病因学、病理生理及临床表现

　　血友病为 X 连锁隐性遗传疾病,以凝血机制异常为特征。在北美,发病率占到 2/100 000。本病可以由于凝血因子Ⅷ缺乏导致,如经典血友病(血友病 A),也可以由于因子Ⅸ缺乏导致,如 Christmas 病(血友病 B)。

　　关节血肿可以见于 75% ~ 90% 的血友病患者,最早出现在 20 岁以内。最常见的受累关节包括膝关节、肘关节和踝关节。反复的关节出血可以导致继发的炎性改变,滑膜增生、软骨退变、骨侵蚀和软骨下骨囊肿都与原发的炎症性关节炎相似。这些患者还容易合并肌肉内的血友病性假肿瘤。

影像

X 线平片

　　X 线平片可能与 JIA 患儿的改变相同,但临床表现和典型的受累关节有助于两者的鉴别。关节积液和软骨下囊肿在血友病性关节病更为常见。膝关节的典

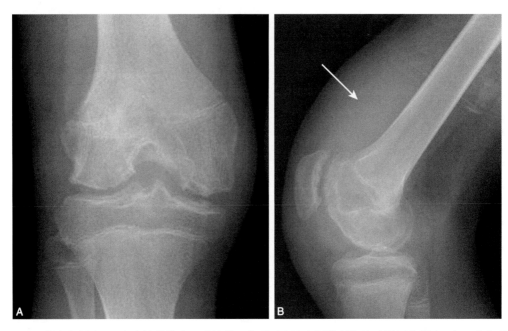

图 137-19　青少年男孩,血友病性关节炎。膝关节正位平片(A)和侧位(B)显示髁间窝增宽,由于多发骨侵蚀导致的骨骺皮质成角畸形,以及由于关节血肿导致的髌上囊密度增高(箭号)

型 X 线表现包括股骨髁变方(图 137-19),多发骨侵蚀,髁间窝增宽和髌骨变方。

磁共振(MRI)

MRI 能够发现急性和亚临床型的关节血肿。一项对 24 名严重血友病患儿的研究中,利用 MRI 对踝关节、肘关节和膝关节进行观察,中位年龄为 8.8 岁(范围 6.2~11.5 岁),在临床上没有明确出血史的关节中,MRI 发现 26% 的关节内(踝关节 63%,肘关节16%,膝关节 12%)含有含铁血黄素。

急性关节血肿和慢性关节积液可能很难区分,在T1WI 中表现为低信号,T2WI 中表现为高信号。亚急性血肿通常在 T1WI 和 T2WI 中均表现为高信号,这与细胞外高铁血红蛋白的存在有关。含铁血黄素沉积可以见于 JIA,但较其他疾病要少见,如血友病性关节炎、色素沉着绒毛结节性滑膜炎、滑膜静脉畸形和创伤后滑膜炎。

MRI 各序列中,梯度回波序列对检测滑膜内含铁血黄素沉积最敏感,由于磁化率增加表现为信号的缺失(图 137-20)。含有含铁血黄素的滑膜炎在MRI 各序列中表现为非常低的信号,这种表现在梯度回波序列中最明显。增厚的滑膜由于纤维化或含铁血黄素沉积,在 T1WI 和 T2WI 内表现为低信号。尽管增强扫描能够明确滑膜增厚的程度,但强化程度低于类风湿性关节炎,既往有研究表明动态 MRI

对评估血友病性关节炎没有帮助,钆造影剂通常不能显影。

超声

与 MRI 相比,超声在评价血友病性关节炎方面的一项主要优点是不存在磁敏感伪影的干扰,这种伪影在 MRI 梯度回波序列中最常见,可能与关节内的滑膜相混淆。当血友病患者出现关节内出血伴含铁血黄素沉积时,梯度回波序列不能区分该患者滑膜增厚的程度。但是超声则能够忽略含铁血黄素的影响,准确量化滑膜增厚的程度。超声检查的这一优势对准备进行滑膜切除术的患者尤其重要。

近年,有人提出了对血友病性关节进行超声检查的系统规范,使影像检查规范系统化,为今后的临床试验进行对照奠定基础。尽管以前有研究显示超声与MRI 在评价滑膜方面具有良好的相关性,且超声显示的软骨损伤程度与平片中骨骼改变的进展间具有显著相关性,但超声对软骨改变的评估价值仍需要进一步研究。超声对评估深层软骨的异常具有局限性,而深层软骨的改变正是血友病性关节病的早期改变,提示软骨退变的可能。

治疗与随访

血友病的治疗方法包括注射缺乏的凝血因子,冷冻疗法,关节内血液灌洗术(超声引导),以及动脉栓

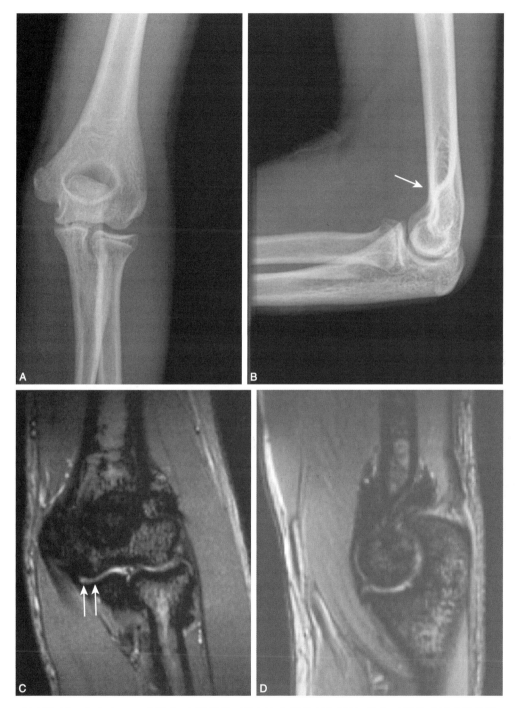

图 137-20 血友病。16 岁男孩,左肘关节正位(A)和侧位(B)平片,前方可以见到轻度的脂肪垫,提示关节积液/滑膜增厚(箭号)。桡骨头轻度过度增生。同一关节的冠状位(C)和矢状位(D)梯度回波序列 MRI 图像显示严重的滑膜增生和含铁血黄素沉积,关节面侵蚀伴软骨缺损(箭号)

塞(动脉造影明确出血血管的情况下)。放射性核素注射到关节内(放射性滑膜切除术)最初用于 JIA 患者,但现已被证明可以有效减少血友病性关节病患者的出血和积液。放射性核素滑膜切除术并发症发生率低;然而值得注意的是,儿童的辐射暴露可能导致放射性坏死或肿瘤的诱导。

预防是非抑制性血友病患者首选的治疗办法。这种方法可以减少关节症状、避免关节的进一步退化,应该在软骨病变出现前开始。MRI 可以用于发现早期的血友病,同时帮助指导恰当的治疗。超声在监测软骨早期改变中的作用仍处于研究过程中。

短暂性滑膜炎

病因学、病理生理及临床表现

短暂性滑膜炎是儿童髋关节痛最常见的原因,可能与很多严重的髋关节疾病表现相似,如股骨头无菌坏死、股骨头骨骺滑脱、JIA、化脓性关节炎、恶性肿瘤等。短暂性滑膜炎是一种急性、自限性疾病,病因不明。

影像

常用的影像学检查为 X 线平片和超声。有学者认为平片不应作为全部髋关节痛患儿首选的检查方法,因为平片的影像结果通常为正常或仅见到少量关节积液征象,但 1 岁以内婴儿和 8 岁以上儿童例外,因为这些年龄组短暂性滑膜炎的发病率低,而婴儿期发生虐婴和化脓性关节炎的风险大,年长儿童发生股骨头骨骺滑脱的可能性大。虽然超声在检测短暂性滑膜炎患者的髋关节积液方面很敏感,而且无创(图 137-22),但是不能鉴别不同类型的滑膜炎。因此,结合患者的年龄、发热病史以及实验室检查,对于区分短暂性滑膜炎和化脓性关节炎很有帮助。

超声的主要作用在于可以明确关节积液的存在。超声图像中,有症状关节与无症状关节间的关节间隙之差大于 2mm 被认为是关节积液存在的有力证据。其他检查方法如骨扫描、CT、MRI 由于价格高、提供的信息有限,并不作为急性期首选的检查方法。

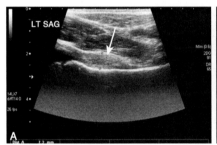 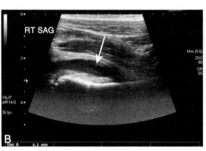 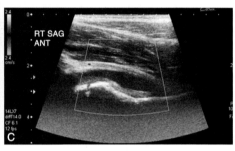

图 137-22　7 岁女孩,短暂性滑膜炎。右侧髋关节纵轴灰阶超声显示显著的滑膜增生(A,箭号)和关节积液(B,箭号)。彩色多普勒没有发现明显的滑膜充血(C)

治疗与随访

如果考虑存在感染,则需要在超声引导下进行穿刺吸引。治疗短暂性滑膜炎引起的髋关节痛,可以对髋关节进行屈曲 45°牵引,这个姿势可以降低关节囊内压力。布洛芬治疗可以缩短症状的持续时间。

恶性肿瘤

病因学、病理生理及临床表现

任何儿童恶性肿瘤,尤其是白血病和神经母细胞瘤,表现都可能类似风湿性疾病。这些肿瘤可以累及关节(图 137-23),也可能不累及。白血病性关节炎典型表现为短暂性的关节痛,常累及膝关节、肩关节和踝关节。关节积液被认为与白血病细胞浸润和(或)白血病相关的自身免疫反应有关。但是,白血病性关节炎与感染很难鉴别,需要进行穿刺检查。

影像

大多数 X 线平片通常是正常的,异常征象包括关节积液、骨质疏松、骨膜炎、溶骨性或硬化性病变及干骺端透亮带。MRI 图像中,可以见到骨髓内弥漫的长 T1WI 长 T2WI 异常信号(图 137-23)。

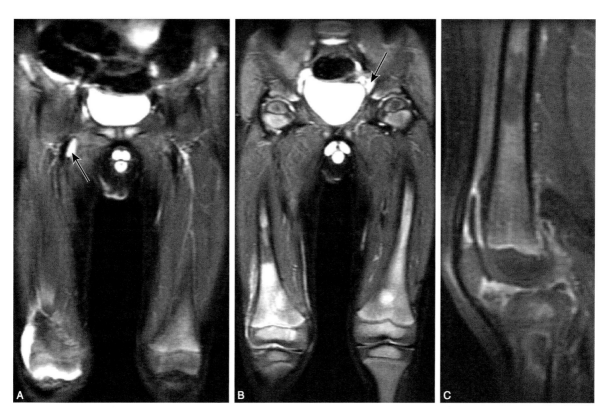

图 137-23　白血病患儿。下肢 MRI 冠状位反转恢复序列(A 和 B)和矢状位增强扫描脂肪抑制 T1WI(C)显示右侧大量关节积液(A)伴滑膜强化(C),提示滑膜炎。双侧股骨和右侧胫骨近端骨髓内见广泛的不均匀信号,伴淋巴结炎(A)。右胫骨近侧干骺端内斑点状强化有可能提示早期的局部骨髓缺血。该患儿确诊为急性淋巴细胞白血病

色素沉着绒毛结节性滑膜炎

病因学、病理生理与临床表现

　　色素沉着绒毛结节性滑膜炎(pigmented villonodular synovitis, PVNS)是一种良性的增生性疾病,病因不明,累及关节滑膜、滑囊和腱鞘(又称"腱鞘细胞瘤")。PVNS 各个年龄均可发病,主要见于 30～40 岁。

　　大体病理特征包括滑膜增厚伴绒毛状和结节状的增生,具体取决于受累部位。PVNS 可以使局限性或弥漫性的。显微镜下,PVNS 的特征性表现为含铁血黄素和多核巨细胞的出现。此外,还可以出现脂质巨噬细胞、成纤维细胞和其他大的单核细胞。含铁血黄素还可以见于关节周围组织内。广泛的色素沉着导致组织出现典型的色素沉着表现。病变往往血供丰富。尽管 PVNS 很少发生转移,但典型者容易侵蚀局部组织,造成局部组织的进行性破坏。

影像

　　X 线平片表现为软组织肿胀、不伴钙化;病变后期表现为退行性关节炎改变,包括骨侵蚀和软骨下囊肿。软骨下骨的侵蚀可以导致囊肿形成——本病的特征性改变。当 PVNS 累及髋关节等相对紧凑的关节时,关节内肿物导致的侵蚀出现的时间较膝关节等宽敞大关节要早。MRI 中,可以见到弥漫性或结节状滑膜增厚,呈低或等 T1 信号。厚叶状的滑膜赘生物在关节积液的衬托下容易识别。含铁血黄素沉积导致线性低 T2 信号,特别是在梯度回波序列中更为明显;但很有意思的是,这种表现在年幼儿很少看到。增强扫描,病变均匀强化(图 137-24)。局灶性结节通常表现为边界清晰的孤立性肿瘤样病变,表面看上去似乎并不起自滑膜(图 137-25),而弥漫性的 PVNS 则可以明确病变源于滑膜组织(见图 137-24)。

治疗与随访

　　确定性治疗需要进行滑膜切除,但局部复发的发生率较高(达 50%)。

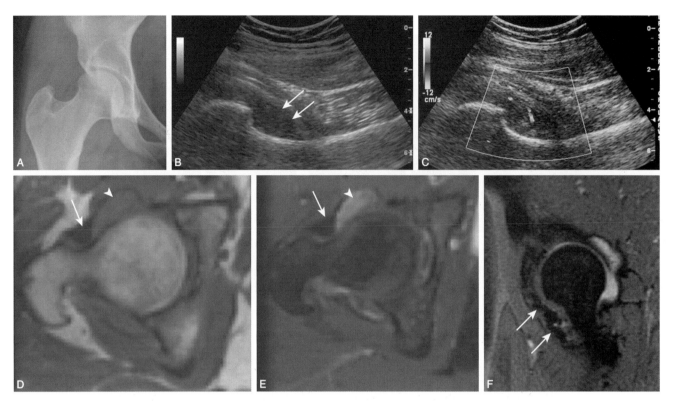

图 137-24   色素沉着绒毛结节性滑膜炎（PVNS）。17 岁女孩,右髋关节痛 3 年,活检诊断为 PVNS。骨盆正位平片（A）显示右侧髋关节密度轻度增高。随后的髋关节超声纵向图像（B 和 C）显示右髋关节前部局部滑膜增厚伴内部实性回声（B,箭号）,彩色多普勒超声（C）内部见血流信号。MRI 图像显示右髋关节轻度积液。右髋关节 MRI,轴位平扫（D）和增强扫描（E）T1WI 显示滑膜中度增生伴强化（箭头）。矢状位梯度回波序列（F）显示右髋关节前部低信号,伴细胞外含铁血黄素产生的轻度伪影（箭号）。邻近骨质未见明确侵蚀征

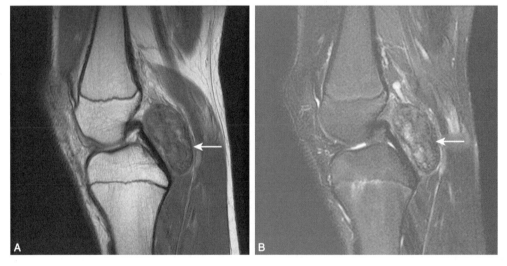

图 137-25   15 岁女孩,局灶性色素沉着绒毛结节性滑膜炎（PVNS）。膝关节 MRI,矢状位质子密度序列（A）和矢状位脂肪抑制 T2WI（B）显示膝关节后间隙内边界清楚的肿物,信号不均匀（箭号）,活检证实为 PVNS

滑膜软骨瘤病/骨软骨瘤病

病因学、病理生理与临床表现

滑膜软骨瘤病/骨软骨瘤病是一种病因不明的良性疾病,特征性改变为滑膜增生和化生。儿童罕见,主要见于 30～50 岁人群。疾病早期,滑膜的肿瘤结节增生,可能破裂成碎片进入关节内。在那里,由于滑液的滋养,碎片继续生长,继而钙化或骨化。碎片可以游离于关节腔内,也可以嵌入增生的滑膜内,继而扩展至周围的软组织。滑膜骨软骨瘤病逐渐进展,晚期出现关

节退变,继发骨关节炎。

影像

影像表现取决于软骨化-骨化的钙化程度。70%患者可以见到钙化密度(滑膜骨软骨瘤病)。与成人不同,儿童患者的 X 线片中很少出现钙化的游离体。

因此,最初的诊断通常依靠 MRI 检查,MRI 中这些病变小体可能类似于血管翳、米粒体和 PVNS。在 MRI 中,钙化的病灶表现为 T1WI 等信号 T2WI 高信号的肿物。在钙化病灶内,有时可以见到局灶性的骨髓信号,这种改变在全部序列中都能够看到(图 137-26),但在梯度回波序列中最明显。

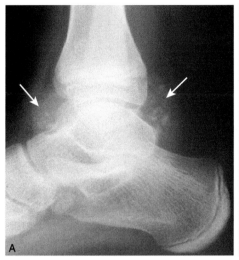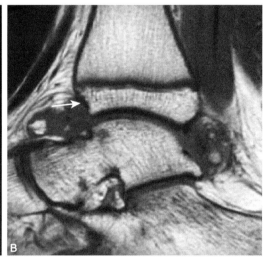

图 137-26 滑膜骨软骨瘤病。青少年患儿,右侧踝关节疼痛数年。侧位平片(A)显示右踝关节周围软组织明显肿胀,伴前后滑膜部位多发钙化(箭号)。相应的患侧踝关节矢状位 T1WI(B)显示关节囊前后的滑膜结节样增生,滑膜组织内见骨性碎片。MRI 可以清楚显示胫骨远端骨骺前缘的侵蚀改变(箭号)

当关节内游离体的大小相对一致时,可以诊断原发性滑膜骨软骨瘤病。当关节内游离体大小不均匀、且形状各异时,需要考虑继发性滑膜骨软骨瘤病。引起激发滑膜骨软骨瘤病的原因包括外伤、感染和慢性炎症性关节炎。

治疗与随访

滑膜骨软骨瘤病通常需要手术切除增生的滑膜,同时去除关节内游离体,但局部复发率高达 23%。

树枝状脂肪瘤

病因学、病理生理与临床表现

树枝状脂肪瘤是一种原因不明的罕见的关节内病变,特征性改变为滑膜细胞被脂肪细胞所替代,导致滑膜的绒毛状转化。本病并不是真正的肿瘤,膝关节髌上囊最常见,好发于 50~80 岁患者。临床表现为无痛

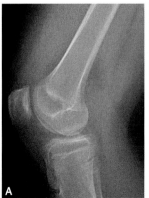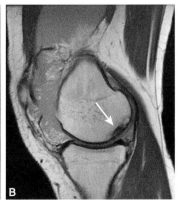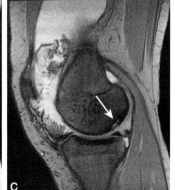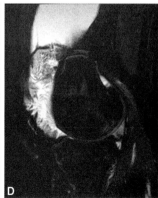

图 137-27 15 岁女孩,确诊银屑病性关节炎,树枝状脂肪瘤和剥脱性骨软骨炎。右膝关节侧位平片(A)显示大量关节积液以及局限性骨软骨缺损(肱骨内侧髁;箭号)。相应的右膝关节矢状位质子密度序列(B),梯度回波序列(C)和脂肪抑制 T2WI(D)显示除骨软骨缺损、关节积液外,还可以看到滑膜呈脂肪信号、树叶状增生

性关节肿胀和积液。

与退行性关节病和慢性炎症性关节病相关的树枝状脂肪瘤（继发性树枝状脂肪瘤）在成人更为常见，而原发性树枝状脂肪瘤（无原发病）则相对好发于年轻人。

影像

特征性的 MRI 表现为棕榈叶样的滑膜增生，在全部序列中均呈脂肪信号（图 137-27），但在 T1WI 和脂肪抑制 T2WI 中显示最清楚。

治疗与随访

树枝状脂肪瘤推荐的治疗方法是关节切开术和滑膜切除术，此外，关节镜、钇 90 放射性滑膜切除术也有报道。

血管畸形

病因学、病理生理与临床表现

血管畸形是一种良性病变，常见于儿童或年轻人。Mulliken 和 Glowacki 分类法将血管畸形分为高流速病变（动静脉畸形与瘘）和低流速病变（静脉、淋巴管和毛细血管），对婴儿期出现的血管肿瘤统称为血管瘤。伴随关节病的最常见的血管畸形是静脉畸形伴滑膜受

累，在很多文献中，这些病变常被误诊为"滑膜血管瘤"。临床上，由于受累的滑膜反复出血，导致血管畸形与慢性关节炎类似，延误诊断的情况并不少见。本病可以合并皮肤病变、反复性的关节血肿和关节病（图 137-28）。膝关节是最常见的受累关节，其他还可见于肘关节、腕关节和踝关节，腱鞘也可以受累。病变往往同时含有滑膜成分和大量的滑膜外成分。

影像

X 线平片能够显示滑膜静脉畸形内的静脉石，软组织肿物、关节积液、骨质疏松、骨骺发育提前、双下肢不等长、类似血友病性关节病和骨膜反应。

MRI 表现各异，可以表现为轻度分叶状无薄膜的肿物，也可以表现为浸润性的迂曲血管性肿物，亦可以表现为上述混合型。病变在 T1WI 中通常为中或低信号（相对肌肉信号），在 T2WI 中为高信号，增强扫描不均匀强化。静脉成分大部分强化，其内血流缓慢可有微血栓形成。静脉石是静脉畸形的特征性改变，典型者在全部序列中表现为低信号。此外，还可以见到关节内的液-液平面、梯度回波序列中由于滑液溢出产生的伪影（由于存在含铁血黄素）、由于关节内出血导致的反应性关节炎继发的骨侵蚀。

治疗与随访

关节内血管畸形，特别是静脉畸形，具有出血倾

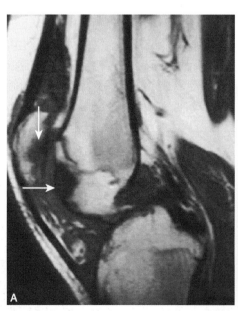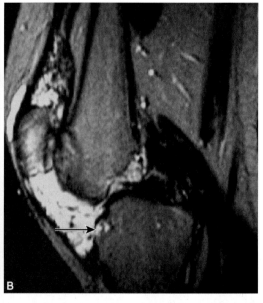

图 137-28　静脉畸形。青少年患儿，左膝关节慢性疼痛。MRI 矢状位 T1WI（A）和脂肪抑制 T2WI（B）显示广泛的软组织肿物，T1WI 主要呈低信号（A），T2WI 呈高信号（B），病变累及髌上囊和髌下脂肪垫。T1WI 和 T2WI 图像中均为低信号的局灶性病变为既往关节血肿后的含铁血黄素沉积。关节内血性产物继发炎性关节病后，胫骨平台关节面、髌骨和股骨髁前缘可以见到侵蚀和软骨下异常信号（箭号）

向。当病变出血时,出血产物会引起炎性反应,儿童患者可能仅表现为炎症性关节炎。因此,需要给予适当的治疗以降低出血的发生,包括畸形切除术,滑膜切除术和姑息硬化疗法。

幼年型皮肌炎

病因学、病理生理与临床表现

幼年型皮肌炎(juvenile dermatomyositis,JDM)是一种自身免疫性炎症性肌病,以肌纤维和批发弥漫性非化脓性炎症为特征。炎性病变主要累及血管周围,位于血管束的间隔内、或围绕血管束。美国 JIM 的发病率为每年 3.2/1 000 000。女孩:男孩为 2.3:1。JDM 最常见于 5~14 岁儿童。临床表现包括严重的肢体近端肌肉无力,疲劳,淡紫色皮疹(见于脸上或指间,呈粉色或紫色),以及与血管炎相关的一些症状。

影像

X 线平片

在 JDM 的急性期,平片改变很少,但在部分病例,能够看到近侧骨骼肌旁的脂肪层模糊,提示早期的软组织肿胀和皮下水肿。肩胛骨及骨盆旁肌肉最容易受累,通常为双侧对称性的(图 137-30)。慢性期,平片可以显示软组织减少和肌肉萎缩。还可以见到长骨与椎体明显的骨质疏松。但最具特征性的慢性期改变为软组织内的钙质沉积(图 137-31),大约见于 25%~50% 的病例。钙沉积可以表现为皮下斑块、结节,关节旁钙化灶,以及肌肉内或皮下组织内的团块状或大片状。JDM 合并的关节炎通常为短暂性关节炎。

超声

超声检查时,受累的肌肉组织表现为弥漫性的软组织回声增强,在肌肉内钙沉积区域的后方可以见到声影。从组织病理学角度,肌肉内脂肪增多导致肌肉回声增强。其他的超声检查征象还包括肌肉体积减小、肌萎缩,软组织收缩,腱鞘炎和软组织内结节状炎症。

MRI

超声与 MRI 对显示肌肉的炎性疾病能力相仿,但是 MRI 对发现急性期提示炎性改变的水肿更为敏感。MRI 与超声都能够引导对病变肌肉进行穿刺活检。血管炎导致肌肉血管梗死,病变区含水量增加(水肿),在 T2WI 与 STIR 序列中表现为高信号(图 137-29 和图 137-30)。事实上,T2 弛豫时间可以用于对肌肉的炎症进行定量测量,与其他疾病活动性的测量方法见具有显著相关性。由于体育锻炼也可能产生类似肌肉炎症样的改变,所以 JDM 患儿在进行 MRI 检查前,至少应休息 30 分钟,这样才能保证对疾病活动性的评估结果准确。慢性期,在 MRI 的全部序列中都能够看到局灶性的低信号,提示钙化和纤维化。T1WI 中局灶性的高信号提示肌肉的部分脂肪替代。此外,还可能见到腱鞘炎等相关改变。

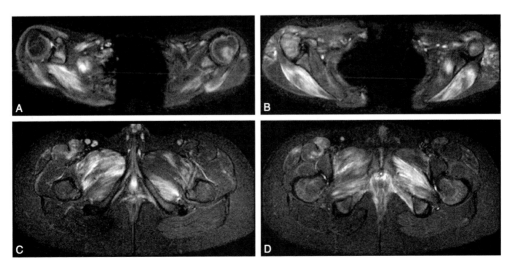

图 137-30 11 岁男孩,幼年型皮肌炎。上肢轴位反转恢复序列(A 和 B)显示双侧三角肌、胸小肌、三头肌、冈上肌、冈下肌、小圆肌、大圆肌、脊柱旁肌和肩胛下肌不对称性受累。下肢图像中(C 和 D),双侧内收肌、闭孔内肌、阔筋膜张肌、四头肌、髂腰肌、臀大肌、臀中肌和臀小肌内不对称性异常信号

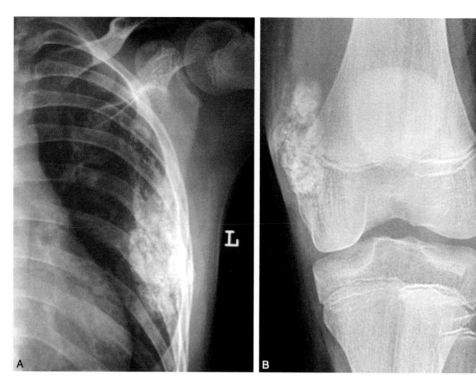

图137-31 15岁男孩,幼年型皮肌炎伴严重的异位钙质沉积。左侧胸壁正位平片(A)和左膝关节正位平片(B)显示软组织内广泛的钙沉积

CT

虽然CT不能显示肌肉的炎性改变,但它是明确JDM患者软组织内出现钙化的优势检查方法。CT还可以用于对肌肉萎缩与深部肌肉的脂肪替代进行定量评价。

核素扫描

全身铊-201和锝-99MDP肌肉扫描可以发现皮肌炎患者相对隐匿的受累肌群;然而,这种方法是否适用于儿童患者仍有待探讨。此外,锝-99MDP骨扫描可以作为评估JDN患者钙质沉着的辅助工具。

治疗与随访

自20世纪70年代以来,JDM标准的治疗方法就是大剂量口服糖皮质激素,直至临床和实验室检查明显改善,然后缓慢减少药量,持续至少2年。甲氨蝶呤是一种重要的辅助治疗药物。早期的研究表明,甲氨蝶呤对激素抵抗患者具有一定的疗效,可以改善患者的疲劳症状,降低其他疾病活动性的指标,同时副作用并不明显。其他的治疗药物还包括:环孢菌素、羟化氯喹、他克莫非、硫唑嘌呤和霉酚酸酯,重症者可以应用

环磷酰胺。生物制剂,已经广泛应用于其他风湿性疾病患者,对治疗儿童肌炎的治疗正处于研究阶段。一些研究显示JDM患者经利妥昔单抗治疗后效果明显;然而,生物制剂目前仅用于顽固性疾病的治疗。由于肌无力或挛缩导致的肢体残疾是本病患儿面临的重要问题。物理疗法在JDM患儿的恢复过程中发挥着重要的作用。一项利用MRI的T2WI弛豫时间进行的研究显示,适当的运动并不会加重肌肉的炎症。但另有一项研究显示,限制JDM患者的有氧运动与疾病损伤的评价结果(如世界损伤评估、T1WI和病程)间具有相关性。

慢性复发性多灶性骨髓炎

病因学、病理生理与临床表现

慢性复发性多灶性骨髓炎(chronic recurrent multi-focal osteomyelitis,CRMO)是一种原因不明的骨骼疾病,主要发生在儿童和青少年。本病的特征性表现为多灶性、非化脓性的炎症性骨骼病变,急性加重后可缓解,与其他炎症疾病有关。CRMO与皮肤病(如银屑病)、炎症性肠病有关,并且应用类固醇治疗有效,所

以有学者认为本病为自身免疫性疾病。最近,一项研究通过对兄弟姐妹间和同卵双胞胎间的观察,提出 CRMO 与遗传有关。

SAPHO(滑膜炎 synovitis,痤疮 acne,脓疱病 pustulosis,骨质增生 hyperostosis,骨炎 osteitis)综合征是成人期与 CRMO 相同的疾病。只不过典型的 CRMO 出现在 10 岁以内,而 SAPHO 综合征的平均发病年龄为 28 岁。CRMO 属于排除性诊断,不同于细菌性骨髓炎,具体见以下标准:

1. X 线平片中病变表现为亚急性或慢性骨髓炎。

2. 与感染性骨髓炎相比,发生部位比较特殊,且通常为多灶性。

3. 无脓肿、瘘或死骨形成。

4. 找不到致病菌。

5. 组织病理学改变缺乏特异性,实验室检查符合亚急性或慢性骨髓炎。

6. 病程长,反复性疼痛发作。

7. 偶尔合并皮肤疾病。

影像

CRMO 的影像评估应该从病变部位的 X 线平片开始。如果临床症状明显而平片中没有发现异常,则需要进一步 MRI 检查了解骨髓水肿情况。尽管全身 MRI 正在逐渐地用于对 CRMO 患者多病灶的评估,但传统上还是采用锝-99m 全身骨扫描。CRMO 需要活检明确诊断;穿刺需要在 MRI 引导下进行,MRI 中显示的骨骼病变区在平片或 CT 图像中可能难以显示。

发病初期,前三位好发部位为下肢(39.7%)(图 137-32)、脊柱(25.9%)和骨盆(20.7%),其他还可见于锁骨、下颌骨(图 137-34)等。在管状骨中,干骺端是最常见的受累部位,占到全部长骨病变的 49%。当肩带骨受累时,统称为"胸肋锁骨质增生"。

CRMO 的鉴别诊断包括亚急性和慢性感染性骨髓炎、组织细胞增多症、碱性磷酸酶减少症和部分恶性肿瘤,如白血病、淋巴瘤和尤文肉瘤。影像学表现可以与化脓性、慢性骨髓炎相似,对临床不能确诊的病例最终

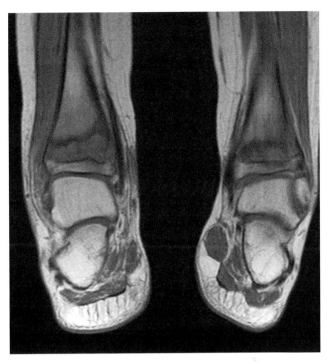

图 137-32 青春期女孩,冠状位 T1WI 显示双侧胫骨远端生长板增宽。排除感染后,诊断为慢性复发性多灶性骨髓炎

都需要进行活检。多灶性干骺端的病变,排除化脓性感染后,多倾向于 CRMO 的诊断。多发的干骺端病变多不考虑朗格汉斯细胞组织细胞增生症,因为后者多累及中轴骨或骨干。

发生在长骨的 CRMO 可以导致骨科并发症,如骨骼过度生长、成角畸形及肢体不等长。由于病灶具有好发在骺板旁的趋势,CRMO 还可能引起骺板的提前闭合、继而生长停滞。慢性炎症引起的充血可能导致弥漫的钙质丢失,容易出现骨折。

治疗与随访

放射诊断医生的诊断建议可能有助于避免不必要的诊断程序和抗生素治疗,同时给予恰当的治疗建议。很多不同的方法都被用于治疗 CRMO 患者,包括非类固醇抗炎药、糖皮质激素、阿奇霉素、肿瘤坏死因子拮抗剂和干扰素。双膦酸盐类药物已被用于缓解 CRMO 患者的疼痛、控制疾病进展,在简单的治疗未能控制症状或疾病进展情况下可以使用。

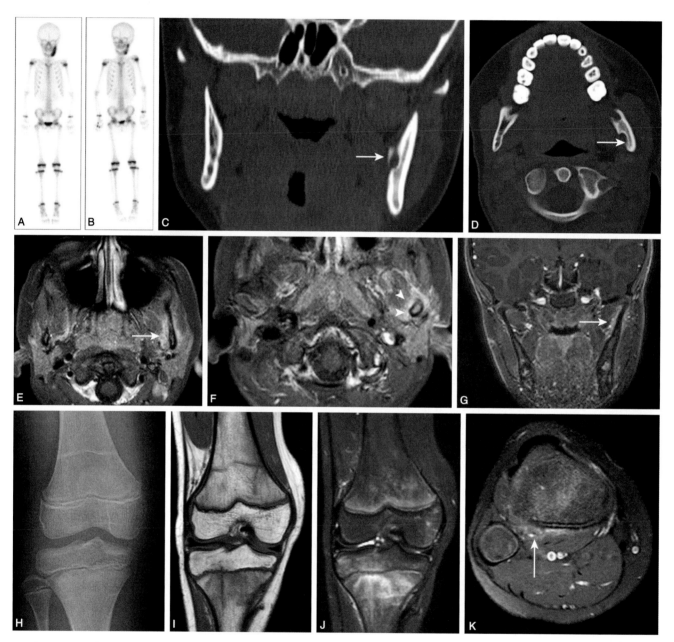

图 137-34   慢性复发性多灶性骨髓炎。6 岁时,该女孩开始出现左侧下颌骨疼痛,当时的骨扫描(A)显示左侧下颌支放射性浓聚。8 个月后的骨扫描中,该部位仍然见到弥漫的放射性浓聚灶(B);但较前一次有所变淡。接下来,患儿开始接受帕米磷酸钠治疗。3 年后,下颌骨的冠状位(C)和轴位(D)CT 显示左侧下颌骨磨牙后方的溶骨性破坏灶(9mm×6mm)(箭号)。CT 扫描 2 个月后的 MRI(增强扫描轴位 T1 SPIR,E 和 F;冠状位增强扫描 T1WI,G)明确了左侧下颌支的囊样病灶,为既往局灶性的炎症后遗改变。MRI 图像同时显示了受累骨以及邻近软组织进展期的炎性改变(箭号),伴轻度反应性滑膜炎(箭号)。上述 CT 和 MRI 扫描 3 年后,右侧膝关节出现疼痛。右膝关节正位平片(H)和 MRI(冠状位 T1WI,I;冠状位 STIR,J;和增强扫描轴位 T1 SPIR,K)显示右侧股骨远侧和胫骨近侧干骺端内灶状骨髓水肿信号,右侧胫骨近端骨骺和周围软组织轻度受累(箭号)

关键点

JIA 患儿早期关节改变的临床和实验室检查缺乏特异性,影像学作为一种无创性检查方法,是早期诊断关节病变、并进行随访的理想方法。影像学在明确关节病变的有无、判断严重程度和了解病变范围方面发挥着关键作用,同时有助于发现并发症,排除其他疾病,并进行疗效评价。

MRI 和超声都能够显示 JIA 的滑膜增生、软骨损伤和外周关节的关节积液,并对治疗效果进行监测。但是超声对软组织改变和表浅软骨缺损的敏感性不及 MRI。

除骶髂关节炎和附着点炎以外,ERA 和其他脊柱关节病的 X 线表现与其他亚型 JIA 的改变相似,骶髂关节炎和附着点炎是脊柱关节病相对特异性的改变。

血友病性关节病的 X 线表现可能与 JIA 相同,但是关节血肿的临床表现,以及典型的大关节受累有助于其与 JIA 鉴别。

色素沉着绒毛结节性滑膜炎是一种病因不明的良性增生性疾病,特征性改变为滑膜增生,累及关节内衬的滑膜、关节囊和腱鞘,可能引起局部骨质破坏。含铁血黄素的出现可以使组织出现特征性外观。

在幼年型皮肌炎,肩胛骨和骨盆带肌肉是最常见的受累部位,通常为对称性。急性期,血管炎导致肌肉梗死,MRI 在检测水肿方面较超声更为敏感。

慢性复发性多灶骨髓炎的特点是多发的非化脓性炎症性骨骼病变,症状加重和缓解交替,与其他炎症疾病有关。如果临床症状明显,但平片中没有发现异常,需要进一步 MRI 检查评估骨髓水肿情况。

推荐阅读

Chan WP, Liu GC. MR imaging of primary skeletal muscle diseases in children. *AJR Am J Roentgenol.* 2002;179:989-997.

Doria A, Lundin B. Imaging modalities for assessment of hemophilic arthropathy. In: Lee C, Berntorp E, Hoots K, eds. *Textbook of hemophilia.* West Sussex, UK: Wiley-Blackwell; 2009:191-199.

Khanna G, Sato TS, Ferguson P. Imaging of chronic recurrent multifocal osteomyelitis. *Radiographics.* 2009;29:1159-1177.

Miller E, Doria AS. Imaging for early assessment of peripheral joints in juvenile idiopathic arthritis. In: Santiago Medina L, Applegate K, Blackmore C, eds. *Evidence-based imaging in pediatrics: optimizing imaging in pediatric patient care.* New York, NY: Springer; 2010:219-273.

参考文献

Full references for this chapter can be found on www.expertconsult.com.

第 138 章

骨骼肌肉系统感染性疾病

J. HERMAN KAN and E. MICHEL AZOUZ

概述

骨骼肌肉系统感染性疾病至今仍然是医学诊断和治疗中的挑战。纵观历史,感染性疾病的检查和治疗均基于临床表现,附以诊断性穿刺,继而手术切开引流。如今,随着断层成像的广泛应用,影像学在骨骼肌肉感染性疾病的诊断和治疗方面扮演了至关重要的角色。

本章将介绍骨髓炎、化脓性关节炎、四肢骨软组织感染的临床表现、病理生理学、影像表现及治疗方法。

急性化脓性骨髓炎

病因学、病理生理学和临床表现　直接感染或血源性播散可导致骨髓炎,医源性骨髓炎与骨科植入物有关,原发化脓性关节炎或化脓性肌炎可导致继发性骨髓炎。血源性骨髓炎主要见于儿童,且婴儿甚至新生儿病例并不少见。主要病原为细菌,生长中的骨骼也可感染其他病原体,包括病毒、螺旋体和真菌。

在美国,儿童骨髓炎的发病率为 1/5150,在过去的 20 年里增长了 2.8 倍。此增长数据并不真实,与医疗环境的改善及影像诊断的进步有关。金黄色葡萄球菌仍为儿童急性骨髓炎的最常见病原。不幸的是,社区获得性耐甲氧西林金黄色葡萄球菌(methicillin-resistant *S. aureus*,MRSA)菌株的流行正逐渐增加。随疫苗接种(B 型流感嗜血杆菌疫苗)的有效性增加,嗜血杆菌骨髓炎和化脓性关节炎越来越少见。

镰状细胞疾病的骨并发症包括骨坏死和骨髓炎。骨坏死的发生率大约是骨髓炎的 50 倍。目前认为此

骨髓炎为血源性感染,细菌经缺血肠管进入血管,并在髓腔梗死灶内繁殖。镰状细胞患者中,常见金黄色葡萄球菌和沙门氏菌感染。

儿童慢性肉芽肿性疾病,为 X 连锁隐性遗传病,引起白细胞功能异常,实性器官、皮肤及骨骼反复感染。约 1/3 的患者进展为骨髓炎。吞噬细胞无法杀灭诸如金黄色葡萄球菌、曲霉菌的过氧化氢酶阳性菌。

血源性骨髓炎常发生于快速生长的血管丰富的骨干骺端,如股骨和桡骨远端、胫骨和肱骨近端。膝关节是血源性骨髓炎最常见的受累部位(股骨远端和胫骨近端)。最常见的临床首发症状为局部疼痛、发热、活动受限及负重能力下降。约 30% 患者有外伤史,男女发生率约 1.8∶1。

病原多在干骺端终末毛细血管窦内停留。极个别情况下,病原可首先出现在球形生长板旁与干骺端终末毛细血管窦相对应的骨骺内(图 138-1)。最初,干骺端骨髓腔内形成小脓肿,继而邻近骨质出现局限性脱钙和破坏。局灶性脓肿形成后,引起多发微小骨质破坏灶并逐渐融合。由于髓腔内骨壁坚硬,炎性水肿导致骨髓腔内压力增加,迫使感染行分泌物扩散到多个部位,如图 138-2 所示。最常见途径为经皮质哈弗氏管进入骨膜下间隙,继而形成骨膜下脓肿。同时,病变进一步向骨髓腔内扩展。骨膜脓肿破裂导致周围软组织感染。炎症与骨内压迅速增高可引起血管内血栓形成。

骨髓炎直接种植常见于足。足底部受到玻璃、金属(钉子)或植物材质(刺、牙签)等刺伤后,不管异物取出与否,均可导致感染性蜂窝织炎,足底筋膜炎和骨髓炎。跟骨最易受累,铜绿假单胞菌多与直接种植感染有关,患者多有足底穿刺外伤史。

影像　怀疑骨髓炎的患者,其影像检查路径为,平

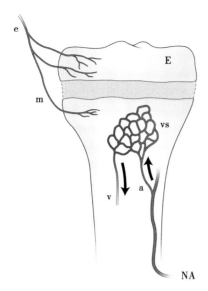

图 138-1 儿童干骺端的骨髓的血供和生物体进入骨骼的动脉。骨骺动脉(e)供应骨骺(E),其细小分支参与构成干骺端血管(m)。干骺端的主要血供来自营养动脉。a,动脉;NA,营养动脉;v,小静脉;vs,干骺端内的静脉窦

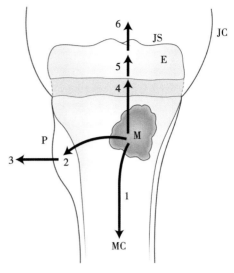

图 138-2 干骺端血行感染的路径和骨感染(骨脓肿)干骺端病变形成(M)。1,播散至骨髓腔(MC);2,骨膜下脓肿形成;3,穿透骨膜(P)累及邻近软组织;4、5和6,跨越生长板至骨骺(E),最终进入关节间隙(JS)。JC,关节囊

片除外骨折或肿瘤等其他引起症状疾病。若平片正常,且症状局限于骨关节范围,进一步超声检查。若超声正常,且症状并不局限,应进一步骨核素扫描。若症状局限,应 MRI 受累部位检查,有助于诊断及外科治疗方案的制定。

平片 急性骨髓炎平片的最早期改变为软组织肿胀,通常发病两周后出现骨质改变(图 138-3)。早期

骨改变的平片表现为单个或多个小透亮区,多见于干骺端,提示已经发生坏死和骨质破坏(图 138-4)。复查可见骨质破坏区增大并融合。

选用适宜抗生素治疗 2~3 周后,骨膜下产生新骨时可见骨膜炎表现(图 138-5)。骨膜成骨提示感染至少在局部得到控制。随后的愈合过程包括皮质新骨塑形、皮质下骨重建。若病变范围广,则需大量骨膜反应

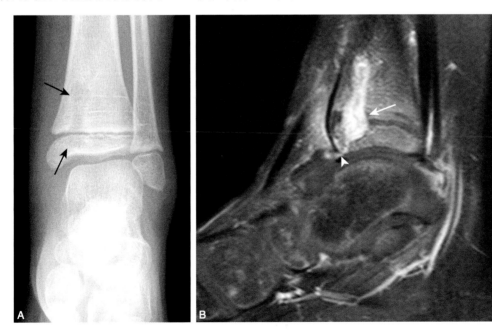

图 138-3 6 岁女孩,骨髓炎。A,正位平片显示胫骨远侧干骺端溶骨性破坏,累及骨骺(箭号)。B,增强扫描脂肪抑制 T1WI 显示病变周围强化的厚壁,中央见小的无强化区提示脓肿形成,病变主体位于干骺端(箭号),并可见病变通过小的通道(箭头)进入胫距关节

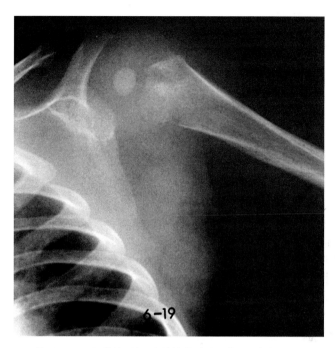

图138-4 左肱骨近侧干骺端骨髓炎早期 X 线表现。9个月大男孩,发热,出现局部症状和体征 12 天。干骺端可以见到不规则、边界不清的骨质破坏区

以形成完整包膜(图 138-6),在失活骨碎片(死骨)周围形成活的骨鞘。

骨核素成像 由于干骺端血管受压或闭塞,早期骨核素扫描表现为冷区。干骺端外,相邻骨干出现活性增高,继而形成热区、与邻近的活性增高区融合。多期相骨扫描非常敏感,常在症状出现后 24~48 小时内即可发现。此检查可发现干骺端骨髓炎是否经生长板累及骨骺(图 138-7)。

在急性骨感染早期,核素扫描比平片更敏感,可发现尚无临床症状的病灶。注药 5 分钟内采集血管期图像,针孔准直器采集延迟期,同时重点关注病变区已被证明具有很高实用价值。骨髓炎病变区标记物活性增高,提示充血,感染诱发出现骨转换。在一项 100 例急性肢体疼痛的研究中,三相骨扫描发现急性骨髓炎的敏感性和特异性分别为 84% 和 97%。与感染刺激表现类似,易误诊的还有骨折、镰状细胞病。此外,化脓性关节炎可掩盖骨髓炎,前期抗生素治疗以及由缺血导致的"冷区"均可引起误诊。由于感染灶和生长板都呈高摄取状态,因此很难发现邻近生长板的感染灶。

CT CT 对急性骨髓炎的作用有限。它主要用于病变进展期或慢性期,以明确骨骼情况,包括皮质破坏、骨包壳和死骨等(图 138-6)。

磁共振 MRI 是评价感染、明确病因的最佳方法,尤其当平片正常时。MRI 可发现早期骨改变,明确病变范围和骨髓受累程度。因此,它已成为怀疑骨感染的重要检查。然而,MRI 价格高、扫描时间长、需镇静或麻醉,可能延误诊断和治疗。因此,MRI 检查目的旨在必要时指导或修改治疗方案。

若 MRI 平扫完全正常,无任何骨髓炎征象,则无需增强扫描。当出现病变时,MRI 可显示骨髓改变、病变范围、软组织及邻近关节受累情况(图 138-8)。骨

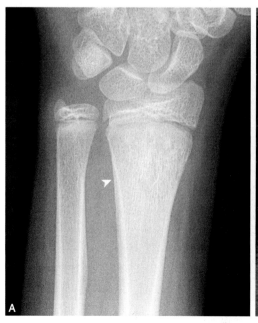

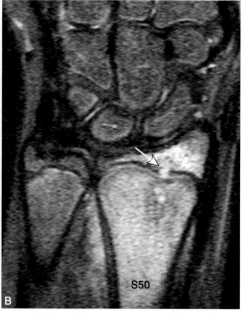

图138-5 12 岁男孩,骨髓炎。A,正位平片显示桡骨远端虫噬状骨质破坏,伴骨膜炎(箭头)。B,STIR 序列冠状位图像显示弥漫的骨髓水肿,穿越骺板(箭号)累及骨骺

髓炎早期 MRI 可表现为肿胀,而矛盾的是,水敏感序列呈低信号。随时间推移,病变仍类似肿物,但水敏感序列逐渐呈均匀高信号,反映其炎症本质(图 138-10)。最终,在骨髓炎早期可见骨膜炎和周围软组织受累。超声(图 138-12)或 MRI(图 138-13)均可早于 X 线发现骨膜下脓肿。急性骨髓炎后期可见"椒盐征",代表多发尚未融合的微脓肿和早期小的骨质破坏区(图 138-14)。

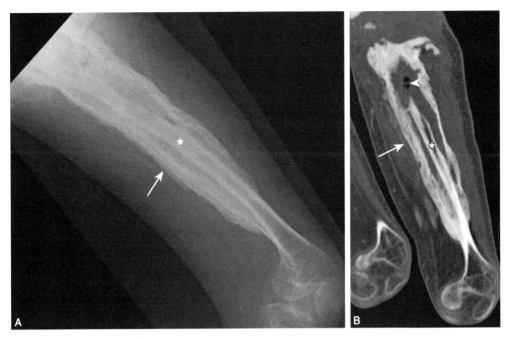

图 138-6 17 岁男孩,慢性骨髓炎。平片(**A**)和 CT 扫描(**B**)显示骨包壳(箭号)包绕死骨(星号)。注意股骨近侧干骺端内由于脓肿产生的气体(箭号)

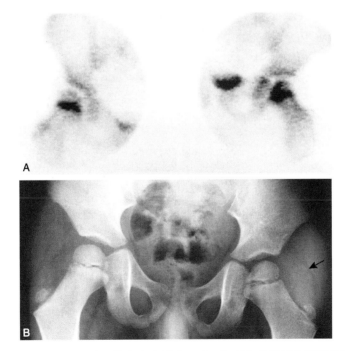

图 138-7 4 岁男孩,发热,左下肢不能走路或活动 6 天。**A**,骨扫描显示左侧股骨头和股骨颈的放射性浓聚,很有可能为原发干骺端感染灶扩散至骨骺形成。右侧髋关节显示生长板正常的放射性浓聚。**B**,出现症状 2 周后的髋关节 X 线平片显示左侧骨质密度减低,内侧干骺端和骨骺内见边界不清的低密度区,跨越生长板,并可以见到左侧髋关节积液的间接征象。脂肪线(箭号)被积液推挤向外侧移位。邻近的深部软组织较对侧肿胀

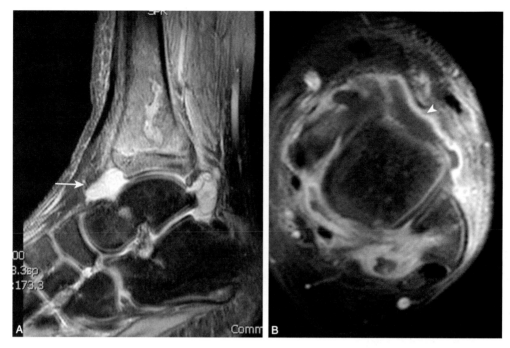

图 138-8 11 岁男孩,胫骨远端骨髓炎合并胫距关节化脓性关节炎。A,MRI 脂肪抑制 T2WI 矢状位图像显示弥漫的骨髓水肿,跨越骺板累及骨骺,周围软组织水肿和大量的关节积液(箭号)。B,增强扫描脂肪抑制 T1WI 显示滑膜增生强化(箭头)

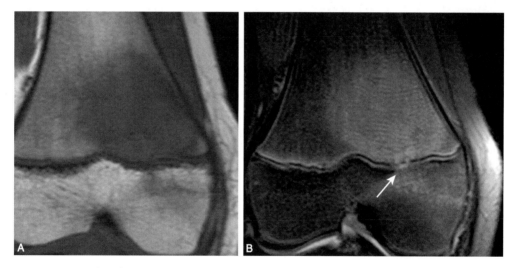

图 138-10 经组织活检证实的儿童股骨远端骨髓炎。A,MRI 冠状面 T1WI 显示股骨远端骨髓被水肿替代。B,冠状面 STIR 序列显示病变区弥漫的均匀高信号,和早期生长板受累(箭头)

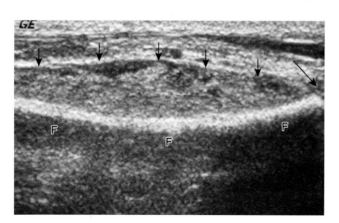

图 138-12 12 岁男孩,腓骨远端急性骨髓炎。超声显示大范围的骨膜下脓肿(短箭号)和腓骨远端生长板(长箭号)。F,腓骨

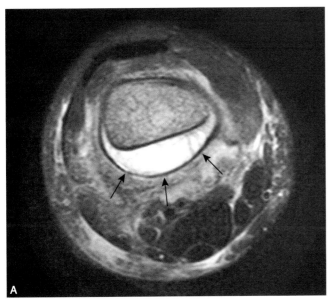
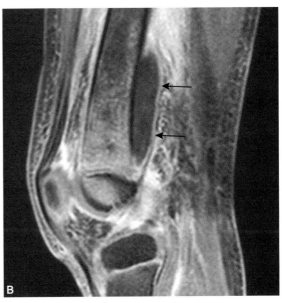

图 138-13　5 岁男孩,股骨远端急性骨髓炎。A,MRI 轴位脂肪抑制 T2WI 显示股骨背侧大范围的骨膜下脓肿(箭号)。骨内信号增高,周围软组织水肿。B,增强扫描脂肪抑制 T1WI 矢状位图像显示骨膜下脓肿纵向走行,壁强化(箭号)

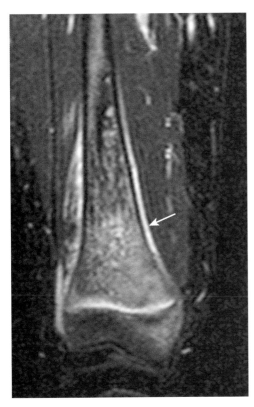

图 138-14　13 岁女孩,股骨骨髓炎。冠状位 STIR 序列显示骨髓水肿内"椒盐征"和骨膜反应(箭号)

亚急性和慢性骨髓炎

　　机体通过局部宿主反应以控制感染的过程可导致亚急性或慢性骨髓炎。区别亚急性和慢性骨髓炎无明确分界。肉芽组织替代早期脓性渗出物,临床症状轻,主要表现为局部疼痛。随后可进展为 Brodie 脓肿,典型者位于干骺端,骨骺受累相对少见,这是因为生长板在一定程度上阻挡了感染的传播。Brodie 脓肿的 X 线特点为向心或偏心透亮区,呈圆形或卵圆形。透亮区内可包含小的致密死骨。MRI 中,病变区具有特征性分层信号,周围可见双线征(边缘征),内缘为水肿高信号(半暗带),外缘为硬化,水敏感序列表现为低信号。双线征内侧为肉芽组织,表现为等信号。中央区为脓肿,表现为高信号(图 138-15)。增强扫描,中央脓肿无强化,周围肉芽组织强化。

　　周围软组织可见肿胀、水肿及骨膜新生骨形成。尽管生长板偶有受累,但罕见亚急性骨髓炎引起生长板提前闭合。

　　骨髓炎进展期的特点为骨皮质与松质硬化、空腔、包壳和死骨形成。受累骨皮质增厚,外缘可呈波浪状,伴或不伴新骨的骨膜覆盖。反应性骨包膜可掩盖感染灶(图 138-16)。该包膜可由连接骨与周围软组织的通道穿孔形成。若该通道累及皮肤表面,则称为窦道(见图 138-16)。被炎性肉芽组织包绕的死骨可位于骨脓肿腔内。死骨相对硬化,平片、CT 及 MRI 均可显示,但 CT 显示最佳(见图 138-6 和图 138-16)。由于影像学的发展和强效抗生素的使用,早期诊断与治疗导致死骨形成已相对少见。

　　平片可提示亚急性骨髓炎或慢性骨髓炎的诊断,同时可用于病变的随访。尽管 CT 对急性骨髓炎的临

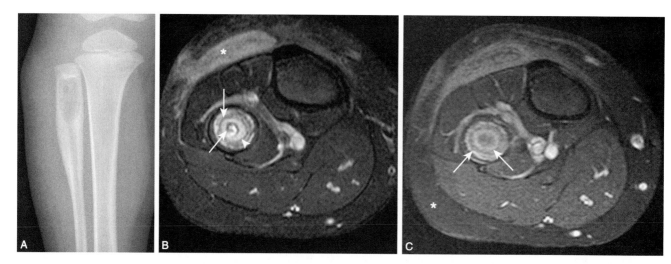

图 138-15 3 岁男孩,Brodle 脓肿。**A,**平片显示腓骨近端低密度灶,伴层状增厚的骨膜炎。脂肪抑制 T2WI(**B**)和增强扫描脂肪抑制 T1WI(**C**)显示 Brodle 脓肿伴周围硬化缘(星号),内部肉芽组织强化(箭头)。注意中央无强化的脓肿内含有一个小的死骨片(箭号),这个征象只有脂肪抑制 T2WI 可以显示

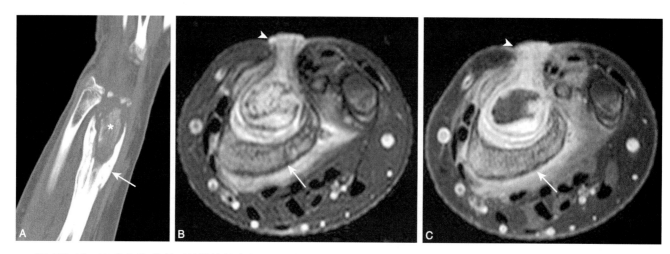

图 138-16 13 岁女孩,桡骨远端慢性骨髓炎。**A,**冠状面 CT 重建显示死骨(星号)周围的骨包壳(箭号)。轴位脂肪抑制 T2WI(**B**)和脂肪抑制 T1WI(**C**)增强扫描显示骨包壳(箭号)围绕不强化的死骨。注意窦道形成(箭头),自桡骨内的死骨和脓肿区延伸到皮肤表面

床价值有限,但对评价慢性期病变很有价值,可评估骨质情况,探查干骺端皮质窦道、死骨形成及骨质破坏。MRI 可通过观察骨髓内局灶性活动性病变发现复发病灶或持续性感染病灶,同时还可显示皮质旁软组织的充血水肿。明确骨髓炎诊断后,经药物或手术治疗的,MRI 检查作用有限。

MRI 中,不是所有骨髓水肿和肉芽组织都可诊断为骨髓炎。应密切结合临床病史及影像表现才可确诊。应激反应可与早期骨髓炎相似,Ewing 肉瘤可与亚急性或慢性骨髓炎相似,其软组织肿块很像炎性肉芽组织。

治疗　尽管骨感染性病变的发病率和死亡率已显著降低,但由于诊断延迟、对全身脓毒症及其并发症治疗不当等原因,仍会导致永久性后遗症。骨感染的并发症包括贯通骨质破坏区的病理性骨折、静脉血栓形成及周围感染性关节炎和关节破坏(图 138-18)。

对骨髓炎进行病原学检测,血培养的准确率约为 9%~22%,骨或关节穿刺为 40%~50%。MRI 有助于明确或排除骨髓炎的诊断,明确有无积液以用于培养,辅助制定术前计划,确定骨内和骨外穿刺引流脓肿的位置。

为减少并发症的发生,在细菌培养前可给予经验性抗生素治疗,包括注射抗生素,随后长疗程口服抗生素,前提为患儿无免疫功能低下。

若抗生素治疗 48~72 小时后无好转,或 MRI 提示脓肿形成,则建议外科引流。若邻近关节出现化脓性关节炎,也需关节穿刺引流。由于关节可出现无菌性反应性渗出,因此不是所有骨髓炎邻近关节积液即诊

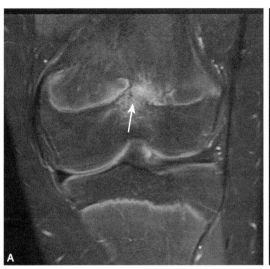
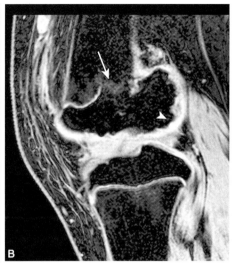

图 138-18　14 岁男孩,既往有骨骺远端骨髓炎和化脓性关节炎病史。冠状面脂肪抑制 T2WI（A）和梯度回波序列（B）显示生长板结痂（箭号）和股骨髁骨骺形态不规则（箭头）

断为继发化脓性关节炎。死骨可形成持续感染灶,发现死骨并准确定位是外科手术切除的重点。

新生儿骨髓炎

　　病因学、病理生理和临床表现　在新生儿期,骨骺和关节受累的发病率较高,并可见病变呈多灶性病变。这是由干骺端血管跨越骺板延伸到位于关节内骨骺所致。此外,骨髓炎发作通常无疼痛表现或被其他病症所掩盖。危险因素包括早产和血管导管相关脓毒症。最常见病原为金黄色葡萄球菌。其他病原包括大肠杆菌、B 组链球菌、革兰阴性杆菌和白色念珠菌。髋关节易受累,新生儿抽足跟血可引起跟骨骨髓炎。

　　影像　骨扫描对早期诊断很有帮助,尤其当临床症状和表现尚不能明确定位时。骨扫描能在平片发现病变（约 2 周）前数天出现阳性征象。平片最初表现为软组织肿胀,骨质疏松,继而出现骨质破坏。新生儿骨髓炎合并化脓性关节炎的发生率较高,因此需超声检查明确是否伴有邻近关节积液。MRI 可显示早期骺软骨受累（图 138-19）。新生儿骨髓炎的并发症包括骺干提前闭合、骨骺坏死、关节脱位和关节融合。

骨骺骨髓炎

　　病因学、病理生理学和临床表现　在管状骨中,血源性感染骨髓炎的早期改变常位于干骺端。因为干骺端微血管丰富,且微血管网中静脉一侧血流缓慢。感染病变可通过生长板累及骨骺（见图 138-2）。骨骺骨髓炎和化脓性关节炎常见于 15 个月以内的婴儿,因为此时的干骺端血管穿过生长板进入骨骺。

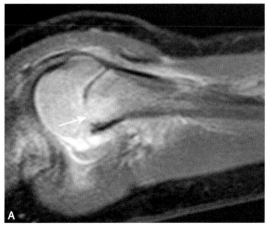
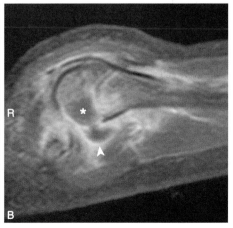

图 138-19　3 岁男孩,肱骨近端急性骨髓炎和化脓性关节炎。A,矢状位 STIR 序列显示肱骨近侧干骺端水肿、累及骨骺（箭号）。B,增强扫描脂肪抑制 T1WI 显示盂肱关节内积液伴滑膜强化（箭头）,肱骨骺软骨无强化,提示软骨受累（星号）

影像　平片通常表现为骨骺内灶性骨质破坏（图138-20A）。亚急性期和慢性期，骨骺内可见到小圆形或卵圆形脓腔，边界清晰。在显示骨脓腔及死骨方面，CT很有帮助。骨骺内感染灶在MRI T1WI表现为低信号，T2WI表现为高信号（图138-20B）。增强扫描，骨骺骨化中心可见脓腔边缘强化。Browne等学者总结18个月以下金黄色葡萄球菌感染患儿，52%累及骺软骨。骨骺骨髓炎增强扫描常表现为骨骺软骨内的强化缺损，但并不能真实反映骺软骨内脓肿（图138-19），只有1/5~1/3代表真正的骺软骨脓肿。识别骺软骨受累的重要性在于既可明确潜在骨骺脓肿形成，又可提供球形骺板生长障碍的信息，为判断预后提供帮助。

儿童骨骺（或骨突）透亮病变的鉴别诊断包括感染和软骨母细胞瘤。

治疗　骨骺骨髓炎可导致骨骺骨化中心及骺板生长障碍。早期骨关节炎可出现骨骺及关节软骨破坏。由于骨骺属于关节内结构，所以常合并化脓性关节炎。外科方面，基于术前MRI检查，对累及上述结构的患儿进行骨骺和关节腔清创术。应注意鉴别骺软骨强化缺损还是真性骨骺脓肿。

真菌性骨髓炎

随着免疫抑制人群的增长，骨的真菌感染越来越常见。病原体包括曲霉菌、念珠菌、组织胞浆菌、芽生菌及其他病原。平片表现与其他慢性化脓性骨髓炎或结核类似，表现为骨质破坏、皮质增厚型骨膜反应和骨小梁硬化。真菌性骨髓炎可呈多中心、肿物样表现，类似骨坏死。

结核性骨髓炎

病因学、病理生理和临床表现　尽管近年来骨结核相对罕见，但仍有病例直到耗费大量财力，病变广泛扩散后才得以诊断。肺原发综合征活动期或原发灶后期可引起结核杆菌经血行转移至骨骼。骨骼肌肉系统结核感染约占全部结核病例的10%~15%。结核菌植入骨骼后，会立即引发炎症反应，结核杆菌也可潜伏数年直至局部条件变化时被激活，如骨或关节创伤。骨骼受累之前可出现滑膜表面感染，接下来感染灶可从关节扩散到邻近的骨骺和干骺端。据南非的大样本量统计，儿童骨骼结核，60%~70%见于椎体，20%~25%见于大关节，10%~15%见于管状骨和扁平骨。

影像　结核引起骨慢性炎症反应，与慢性化脓性骨髓炎的宏观表现相似。最初结核菌繁殖部位的骨组织出现局灶性坏死，而后出现局部脱钙和骨破坏。感染播散的途径与化脓性骨髓炎一致。在婴儿期和儿童早期，骺软骨相对较厚，所以感染由关节直接侵犯骨或跨越关节均少见。结核性骨髓炎及关节炎的关节软骨受累晚于化脓性关节炎，这是因为结核渗出物中缺乏蛋白水解酶。窦道及冷脓肿形成常见，包壳及死骨形

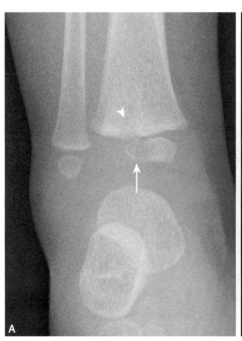
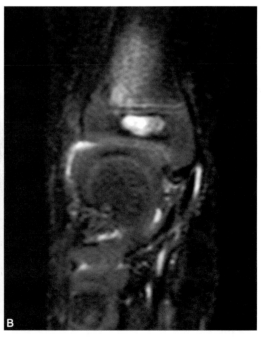

图138-20　1岁女孩，骨骺骨髓炎。A，平片显示骨骺内低密度（箭号）和干骺端骨质破坏（箭头）。B，冠状位STIR序列显示骨骺内脓肿和干骺端水肿

成罕见。

结核性骨髓炎的 X 线表现也与慢性化脓性骨髓炎相似，因此结核应作为局灶性骨疾病的常规鉴别诊断。与化脓性骨髓炎不同的是，结合性骨髓炎通常在临床出现症状的早期平片即可发现异常。

影像学的特征改变可提示结核感染。干骺端和骨骺的骨质破坏远比新生骨明显（图 138-21）。结核性关节炎早期关节间隙正常，这点为特征性表现。骨骺是原发骨结核的好发部位。在长骨的骨干可表现为长段骨质破坏与再生，但干骺端区域不受累。有时，骨质疏松区边界清晰，称为囊性骨结核。在手和足的短管状骨，结核病灶表现为骨膨胀，称为骨气臌（图 138-23）。骨结核可累及多个部位，骨扫描有助于发现静止期的病变。部分病例中，MRI 有助于显示清楚显示病变累及范围，包括骨髓、骨膜下和软组织以及邻近关节的受累情况。

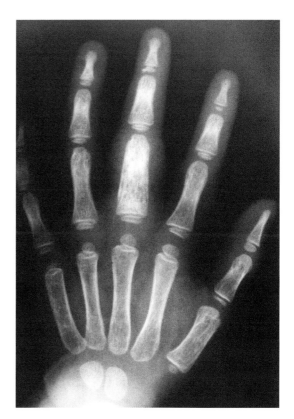

图 138-23　2 岁女孩，第三近节指骨结核（臌气骨）。病变累及全部骨干，骨骺未受累。指骨膨胀性改变，内部呈骨质破坏与硬化混杂密度

月。由于骨和纤维组织的药物穿透性差，所以肺外结核的治疗时间要更长（12~18 个月）。

先天性梅毒

病因学、病理生理与临床表现　先天性梅毒（梅毒螺旋体）可引起肝脾大、淋巴结肿大、皮疹和贫血。骨骼易受累，但生后 1 周内临床和 X 线平片可无异常表现。单个或多肢体可出现重度疼痛，导致患侧肢体活动减少，此现象被称为 Parrot 假性麻痹。临床尚未考虑骨梅毒诊断时，平片即可见特征性改变。尽管如此，最终诊断仍依赖于血清学检查。影像表现分两种类型，婴幼儿与青少年患者的影像表现不同。

影像　婴儿骨梅毒特征性的改变是多发选择性骨干骺端受累。既往认为干骺端宽大的透亮带为干骺端炎，现在认为此征象为播散性感染的非特异性应激反应。但梅毒性肉芽组织可出现于此区域。平片不能区分干骺端炎与骨梅毒，但如果干骺端出现锯齿样改变时（图 138-25）即可做出先天性梅毒的诊断。类似的特异性诊断征象还包括新生儿期后出现的 Wimberger 征，指管状骨干骺端出现的局灶性骨质破坏，尤其是膝关节胫骨内侧干骺端的骨质破坏（图 138-26）。干骺

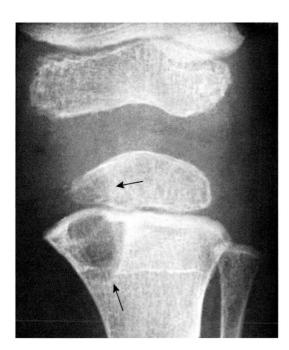

图 138-21　3 岁男孩，胫骨结核性干骺端炎和骨骺炎，膝关节炎。胫骨近侧干骺端和骨骺内见骨质破坏区（箭号）

结核感染的易导致骨骼生长障碍，引起局部骨质破坏和骺干提前闭合。如果骨骼活动受限超过数周，则会出现废用性骨质疏松。活动受限偶尔会导致关节两侧的生长板提前闭合，继而出现肢体变短。

若病灶多发，结核感染（多发性囊性结核性骨炎）及真菌感染易与转移瘤混淆。

治疗　结核感染的标准疗法为联合用药，包括异烟肼，利福平，吡嗪酰胺和乙胺丁醇，疗程至少 6~9 个

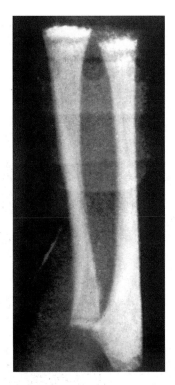

图 138-25 新生儿,先天性骨梅毒,干骺端呈锯齿状。该患儿同时有皮疹和皮肤黏膜特征性的改变

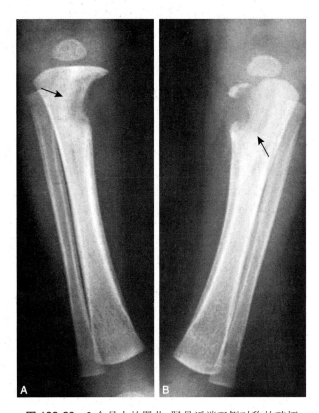

图 138-26 2个月大的婴儿,胫骨近端双侧对称的破坏性梅毒性干骺端炎(Wimberger征)。胫骨近端内侧松质骨和骨皮质的巨大骨质破坏(箭号)。左侧胫骨的生长板内侧部分破坏。注意骨干骨膜弥漫增厚

端溶骨性破坏可导致病理性骨折,需与虐童相鉴别。尽管干骺端病变为先天性梅毒的特征表现,但并不足明确诊断,此征象还可见于寻常骨髓炎,甲状旁腺功能亢进,婴儿骨骼肌纤维瘤病和转移瘤。1个月后可出现骨干受累,伴有骨膜新生骨形成,这可能与局灶性皮质破坏甚至散在皮质灶性破坏、骨髓腔膨胀有关。骨骺通常不受累。婴儿型病变的骨质破坏可自愈,通常不会留有畸形。

青少年梅毒见于儿童期,平片表现为弥漫或局限性骨膜下皮质增厚(图138-28),偶见局灶性骨质破坏,与囊性结核灶类似。患有先天性梅毒的年长儿童,胫骨前方的皮质增厚是形成"马刀胫"的原因。

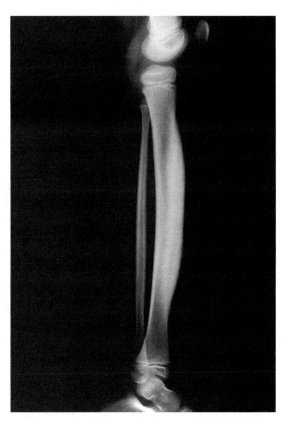

图 138-28 8岁男孩,先天性梅毒,马刀胫。小腿侧位片显示胫骨骨干前缘的皮质和骨膜弥漫性增厚

化脓性关节炎

病因学,病理生理和临床表现 有研究表明美国化脓性关节炎的发病率约为1/935 000。金黄色葡萄球菌是最常见的独立病原菌,其中绝大多数是耐甲氧西林金黄色葡萄球菌(MRSA)。膝关节为最常见受累关节(41.4%),其次是髋关节(22.6%)和踝关节(13.6%)。

细菌进入关节有两种不同机制:穿通损伤感染和血源性感染。滑膜可为血源性感染。另外,还可继发于骨髓炎,此情况多见于婴儿,此时的血管可从干骺端延伸至关节内骨骺。

化脓性关节炎可快速引起软骨减少和关节破坏，因此属内外科急症。依据临床和实验室检查明确诊断。一项大样本髋关节化脓性关节炎的研究表明，发热、不能负重、红细胞沉降率大于 40mm/h、白细胞计数大于 12 000/mm³ 为四项重要指标。如果只具备上述一项时，诊断化脓性关节炎的准确率较低，但如果同时具备三项以上，则诊断化脓性关节炎诊断的准确率大于 93%。

许多非细菌性关节炎表现与化脓性关节炎相似，如短暂性滑膜炎、幼年特发性关节炎（JIA）、Lyme 关节炎、创伤后关节炎及骨骺坏死。

影像 怀疑化脓性关节炎时，X 线平片是首选影像检查，可除外其他引起临床症状的原因，如潜在骨折等。初期可表现为非特异性关节软组织肿胀。在某些关节，如肘、膝和踝关节，可见关节积液，侧位片显示最佳。

超声检查可明确是否存在关节积液，病变位于关节内或关节外，如关节附近的腱鞘炎。当存在关节积液时，超声图像不能明确是否存在化脓性关节炎。通常表现为囊性扩张，伴无回声或低回声液性区。多普勒图像可见关节内碎片、分隔及滑膜充血，但上述表现亦可见于 JIA、短暂性滑膜炎和创伤后关节炎（图 138-29）。

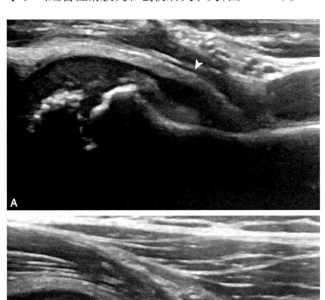

图 138-29　1 岁女孩，髋关节短暂性滑膜炎。A，患侧髋关节纵向图像显示因大量关节积液导致的关节囊膨胀（箭头）。B，无症状髋关节内正常量的关节液；注意关节囊（箭头）

单发化脓性关节炎的 MRI 表现也不具有特异性，表现为滑膜增生、强化、关节积液和邻近软组织肿胀，但与短暂性滑膜及 JIA 改变无法区别。MRI 的作用并不是诊断化脓性关节炎，而是明确是否合并骨髓炎（见图 138-8），骺软骨是否受累及周围软组织有无炎症（图 138-31）或脓肿，因为这些因素会影响治疗和手术方案。

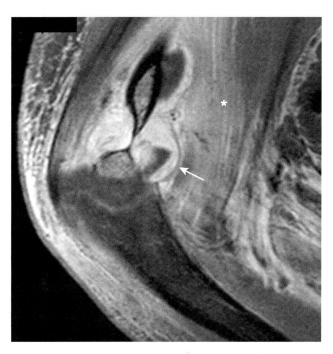

图 138-31　11 岁男孩，肘关节化脓性关节炎，肱骨远端骨髓炎。矢状位增强扫描脂肪抑制 T1WI 显示滑膜增生强化（箭号）和周围肌炎（星号）。股骨远端可见骨髓水肿

治疗 超声既可用来明确有无关节积液，还可引导关节穿刺。急诊切开引流和冲洗可有效避免化脓性关节炎并发症的发生。如果化脓性关节炎为骨髓炎的并发症，则需要对病骨进行清除。化脓性关节炎的并发症包括败血症、软骨溶解和骨坏死。抗生素治疗与骨髓炎治疗方案一样，不分年龄，需 4~6 周。

化脓性肌炎

病因学、病理生理与临床表现 化脓性肌炎是一种肌肉局部原发性感染病变，以渐进性脓肿形成为特征，可类似于肿瘤、创伤（血肿）、骨髓炎、化脓性关节炎、蜂窝织炎或血栓静脉炎。本病主要流行于非洲、南美、东南亚和南太平洋等温带气候地区，以及美国北部。脓性肌炎发生于健康儿童及容易感染衰竭性疾病患儿，如人类免疫缺陷病毒感染者。金黄色葡萄球菌为最常见病原。一项美国研究表明，单纯金黄色葡萄

球菌感染占全部病例的 45%,其次为 A 组 β 溶血性链球菌(GABHS;10%)。GABHS 感染可见于水痘感染者,多灶性脓性肌炎可为细菌性心内膜炎并发症。继发性化脓性肌炎可由临近骨髓炎延伸而来,尤其是骨盆区域。肌肉受损伴一定程度免疫抑制及存在细菌源为主要诱发因素。

临床上,臀部肌肉、大腿及小腿肌肉较上肢、躯干及胸壁更易受累。约 25% 的患者有前驱创伤史。通常,病变只累及一块肌肉。疾病早期,患者出现低热、全身不适、乏力和绞痛。病变区无蜂窝织炎常见的皮疹,质硬,触诊无波动感。感染进展会出现发热。骨盆肌肉感染的临床表现类似骨髓炎或化脓性关节炎,可引起臀部或腹股沟疼痛。梨状肌感染可刺激邻近坐骨神经,引发疼痛,并扩展到同侧下肢。化脓性肌炎常伴有白细胞计数、红细胞沉降率和 C 反应蛋白水平升高。

影像 化脓性肌炎早期,受累肌肉体积增大水肿,无明确脓肿形成。若未治疗,病情进展形成肌肉内脓肿。超声对受累相对表浅的肌肉有定位作用(图 138-32)。深部感染且尚未形成脓肿的肌肉在超声检查中探查不佳。尽管 CT 不是本病的常规检查,但它能够很清除地显示肌肉脓肿。CT 图像中脓肿表现为受累肌肉增大,中央为液体低密度,增强扫描外周环形强化。

临床疑似儿童化脓性肌炎时,MRI 为首选影像检查,尤其对骨盆受累患儿具有重要作用。MRI 图像中,受累肌肉表现为增大水肿,T2WI 和反转恢复序列表现为高信号。T1WI 中,一些脓肿信号高于受累肌肉信号。T2WI 图像中,脓肿表现为高信号,周围伴低信号环,邻近肌肉信号增高且边界不清(图 138-34)。增强扫描 T1WI 图像可清晰显示脓肿,脓肿壁强化(见图138-32)。此变化可能由周围蜂窝织炎所致,包括皮肤增厚、皮下脂肪层及筋膜层肿胀;上述征象在脂肪抑制 T2WI 和反转恢复序列中显示最佳。当病变位于关节附近时,可出现积液。通常,临床最主要的鉴别诊断为骨髓炎。化脓性肌炎时,相邻骨骼通常正常,随病情进展可发展至相邻骨骼,呈偏心性。而骨髓炎表现为骨髓腔内异常信号,围绕病骨呈向心性进展。

骨扫描图像中,肌肉脓肿中,[67] 镓及铟标记的白细胞活性增加,但此方法仅用于感染部位不局限或疑似存在多发病灶的患者。

治疗 通常,适当的抗生素治疗对化脓性肌炎有效。侵袭性脓肿需穿刺引流和肌肉清创。

坏死性筋膜炎/蜂窝织炎

病因学、病理生理与临床表现 坏死性筋膜炎是一种进展迅速,甚至有时可致命的软组织感染,特征性累及四肢和躯干的深筋膜。本病好发于老年人和免疫功能受损人群,但也可见于免疫力正常的任何年龄段人群。本病可由潜在皮肤感染病灶如疖、昆虫叮咬、甚至轻微外伤或手术引起。坏死性筋膜炎最常见的需氧菌和厌氧菌混合感染。水痘患儿可继发于金黄色葡萄球菌或 A 组 β 溶血性链球菌的皮肤水泡病变,发展为蜂窝织炎,少数情况下进展为坏死性筋膜炎。

坏死性筋膜炎早期临床表现不特异,主诉不明确,可伴有发热和不适,而后迅速进展为败血症和急性肾衰竭。软组织最初表现为皮温升高和硬结。高度怀疑本病对早期诊断至关重要。

影像 影像检查有助于明确诊断。平片对坏死性筋膜炎表现不敏感,只有当软组织内出现气体时才能显示。特征性 CT 表现包括:软组织积气、深筋膜积液和筋膜强化,但上述征象并不会全部出现。超声检查可显示深部软组织改变与积液,具有便携性,还可指导诊断性穿刺。

MRI 脂肪抑制 T2WI,STIR 序列及增强后脂肪抑制 T1WI(图 138-36)对显示坏死性筋膜炎和蜂窝织炎的病理改变和病变范围最为敏感。蜂窝织炎的特征性表现为皮下组织和浅筋膜增厚,T2WI 呈高信号,增强扫描可见强化,伴或不伴积液。当蜂窝织炎进展累及深筋膜时应该考虑坏死性筋膜炎可能。坏死性筋膜炎患者的 T2WI 图像中,深筋膜厚度增加(大于 3mm),或在筋膜内见到低信号,伴随局部或弥漫性深筋膜不强化区域,累及单个肢体的 3 个或更多部位。软组织内气体由于磁敏感伪影表现为信号缺失。为了更好地指导治疗,需通过 MRI 明确感染病变累及肌肉和筋膜的边界,以及是否合并骨髓炎和(或)化脓性关节炎。

筋膜和肌肉的水肿的表现 MRI 无特异性,此可见于其他疾病,包括皮肌炎,化脓性肌炎及淋巴水肿。此外,在坏死性筋膜炎超早期,深筋膜受累轻微甚至无受累。因此,尽管 MRI 未见深筋膜受累对除外坏死性筋膜炎相对可靠,但最终诊断仍需结合影像与临床。

治疗 静脉注射抗生素治疗蜂窝织炎效果显著。坏死性筋膜炎为一种危及生命的急症,需要紧急外科手术清除坏死组织。因此,正确区分两种疾病对患者的治疗至关重要。

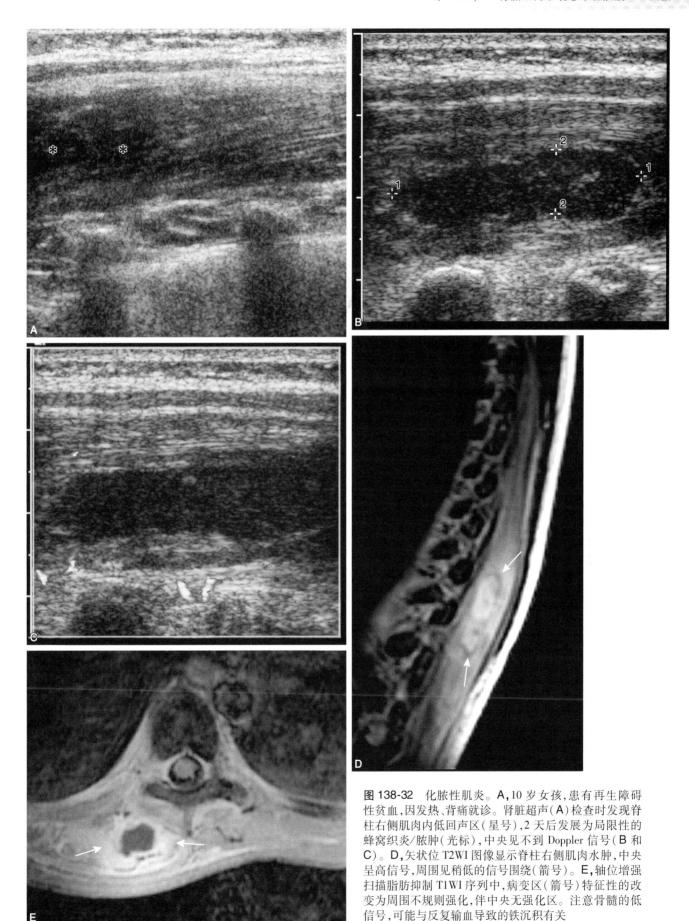

图 138-32 化脓性肌炎。A,10 岁女孩,患有再生障碍性贫血,因发热、背痛就诊。肾脏超声(A)检查时发现脊柱右侧肌肉内低回声区(星号),2 天后发展为局限性的蜂窝织炎/脓肿(光标),中央见不到 Doppler 信号(B 和 C)。D,矢状位 T2WI 图像显示脊柱右侧肌肉水肿,中央呈高信号,周围见稍低的信号围绕(箭号)。E,轴位增强扫描脂肪抑制 T1WI 序列中,病变区(箭号)特征性的改变为周围不规则强化,伴中央无强化区。注意骨髓的低信号,可能与反复输血导致的铁沉积有关

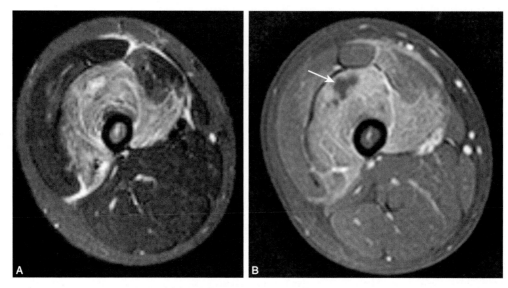

图 138-34   6 岁女孩,STIR 序列(A)和增强扫描脂肪抑制 T1WI(B)显示股四头肌化脓性肌炎和早期脓肿形成(箭号)

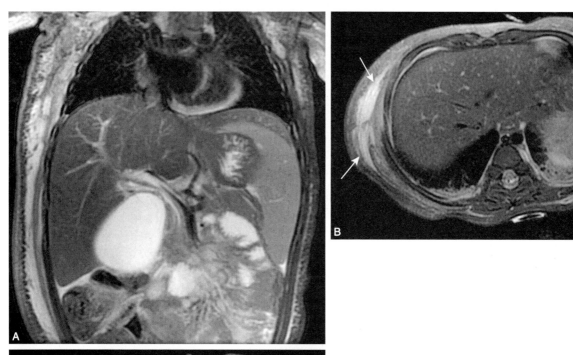

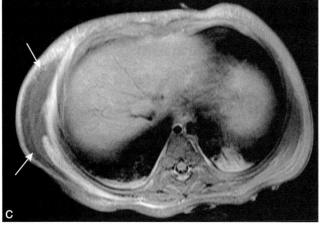

图 138-36   坏死性筋膜炎。A,1 岁女孩,渐进性发热 2 周,白细胞增多,右侧胸壁和右侧小腿肿胀。冠状位(A)和轴位(B)T2WI 显示右侧胸壁和腹壁肌肉、表浅和深部筋膜层不对称的高信号(箭号)。周围脂肪抑制 T1WI(C)增强扫描显示上述区域强化,浅表的液体聚集区无明显的边缘强化(箭号)

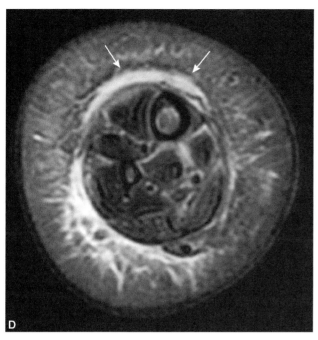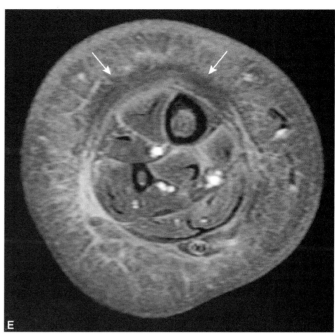

图 138-36（续） 轴位 T2WI（D）和增强扫描脂肪抑制 T1WI（E）在右侧小腿也见到类似的信号。血培养为阴性，但静脉注射抗生素治疗后临床显著改善

关键点

注意区分不同原因导致的骨髓水肿。不是所有骨髓水肿都是骨髓炎。

进行高级影像检查前应先拍摄 X 线平片，以排除其他引起临床症状的原因，如骨折等。

如果临床考虑为感染但病变不局限，需进行骨扫描。如果症状局限则建议 MRI 检查。

对骨髓炎患者，需要识别并测量全部的脓肿灶，明确病变位置，以及判断是否合并继发邻近关节炎。

超声和 MRI 均不能鉴别化脓性或非化脓性关节积液。因此当关节积液不伴有诸如邻近骨髓炎之类的其他症状时，不应考虑其为感染所致。

推荐阅读

Jaramillo D. Infection: musculoskeletal. *Pediatr Radiol.* 2011;41(Suppl 1):S127-S134.

Kocher MS, Zurakowski D, Kasser JR. Differentiating between septic arthritis and transient synovitis of the hip in children: an evidence-based clinical prediction algorithm. *J Bone Joint Surg.* 1999;81-A(12):1662-1670.

Tureck MB, Taljanovic MS, Stubbs AY, et al. Imaging of musculoskeletal soft tissue infections. *Skeletal Radiol.* 2010;39(10):957-971.

参考文献

Full references for this chapter can be found on www.expertconsult.com.

第 139 章

软组织和骨肿瘤

MAHESH M. THAPA, SUE CREVISTON KASTE, and JAMES S. MEYER

软组织肿瘤

总论

一般来讲,临床表现和征象可指导对软组织肿瘤进行的诊断性影像检查。在出现微小包块的儿童中,影像检查的主要目的在于确定或排除肿瘤。在出现明显包块的患儿中,影像检查目的则为显示肿瘤范围,提供鉴别诊断和指导未来的活检。

绝大多数儿童软组织肿瘤为良性,当包块质地硬且活动度差时,常进行传统平片检查以确定是否存在或合并类似软组织包块的骨性病变。传统平片可显示相邻骨结构的继发性改变,同时也可显示骨皮质侵蚀、骨膜反应和软组织钙化。有时,透亮区还提示肿块为含脂肪的肿瘤。

常采用超声(ultrasonography, US)检查评估表浅肿块,该方法易于操作,无电离辐射,且几乎无需镇静。另外,彩色波谱多普勒分析还可评估肿块的血管特征。

核医学在软组织肿瘤的评价中也发挥了重要作用。镓-67 和铊-201 闪烁扫描可显示多种软组织肉瘤。^{99m}Tc-MDP 骨闪烁扫描可确定骨局部受累情况和远隔的骨转移。另外,PET 和 PET-CT 在肿瘤初次检查和确定肿瘤对治疗的反应以及肿瘤复发方面发挥着越来越大的作用。

随着 MRI 技术的发展,CT 的作用受到限制。CT可较传统平片提供更详细的信息。在显示钙化(如骨化性肌炎)和前腹壁或胸壁病变时,CT 较 MRI 具有优势,后者在 MRI 上可被明显的伪影所干扰。CT 常用以发现肺转移灶。

MRI 可用以评估绝大多数软组织肿瘤,其优异的软组织对比和多方向成像能力可资提供有关肿瘤范围及其与周围解剖结构关系的详细信息。

虽然 MRI 技术持续发展,但儿童软组织肿瘤的MRI 检查基本原则却保持未变。首先,检查范围必须包括整个肿瘤,包括其边缘和任何针刺活检路径,后者在手术时必须予以切除。必须认真检查以确保图像质量,及其对病灶及相邻重要结构的覆盖。至少在两个相互垂直的方向上显示整个肿瘤。应该进行 T1 和 T2加权像扫描,脂肪饱和成像序列可发现肿瘤内脂肪成分并使静脉注射轧对比剂后的强化更加明显。STIR序列也是一个非常有用的序列,因为它可以抑制脂肪信号,同时对磁场均匀性要求不高。增强 T1 加权图像可提供肿瘤血供的信息,还有助于经皮活检,因为借助该序列图像可区分活性肿瘤与坏死区域。病变中央无强化则可提示囊变性质。MR 血管成像(MR angiography, MRA)可显示肿瘤内血流,当发现大血管受累时,有助于制定理想的手术方式。绝大多数软组织肿瘤呈现长 T1/T2 信号。肿瘤 MRI 信号多无特异性,常不能提示组织学诊断,也不能用以鉴别良恶性。组织学诊断必须依赖活检。

良性软组织肿瘤

纤维性肿瘤

总论　纤维性肿瘤指深部或侵袭性纤维瘤病,为罕见的含有纤维性基质的间充质肿瘤。虽然本病不发生远隔转移,但在局部具有侵袭性,从而导致严重并发症和高病死率。纤维性肿瘤稍多见于女孩,发病率约为 2~4/(1 000 000・年)。

发病高峰年龄为 20~40 岁。当年幼儿出现这些肿瘤时,多具有侵袭性,复发率为 87%以上。

病因学　纤维性肿瘤被分为浅表性和深部两类。浅表性肿瘤常较小且生长缓慢,而深部病变常见于腹部或腹部外器官。在儿童中,发生于腹外器官的纤维瘤较发生于腹部者更常见。绝大多数 Gardner 综合征患儿出现的纤维瘤发生于腹腔内;腹腔外纤维瘤也被称为"侵袭性纤维瘤病",常单独发生且源于浅表腹肌鞘和腹直肌腱膜。根据 St. Jude 儿童医院的一项肿瘤研究结果,头颈、躯体和四肢受累概率几乎相同。在组织学上,纤维性肿瘤由良性纤维组织构成,后者包含梭形细胞和大量胶原,虽然不发生转移,但可侵及相邻结构(包括骨骼)。

影像 纤维性肿瘤在超声中显示为多种回声强度,边缘光滑或不规则。在增强 CT 中,绝大多数肿瘤密度较周围肌肉高(图 139-1)。在 MRI 上,这些肿瘤可为结节样,边缘清晰或呈浸润型。肿瘤内部信号强度多变,可均匀或不均匀。有些病灶在 T1 和 T2 加权像中均呈低信号,但更多肿瘤则为信号不均匀,并含有 T2 信号高于脂肪的区域。在 T1WI 上,这些肿瘤既有呈低信号者,又有呈等信号者,有时还显示较周围肌肉稍高的信号。血供信号反映了肿瘤内胶原、梭形细胞和黏多糖成分的比例。在 T2WI 上,普遍低信号代表了胶原成分,高信号则为大量细胞性组织。肿瘤在 T1WI 上显示为高信号是肿瘤含有脂肪或黏液物质所致。增强后可见均匀、不均匀或缺乏强化,强化形式与临床预后无关。

出现 T2 低信号区为肿瘤内胶原基质区域,可能提示纤维性肿瘤,但仍需要同时进行活检,以获得最后诊断。

治疗 对于稳定的无症状纤维性肿瘤常采用传统治疗并随访。有症状的纤维瘤则必须治疗,治疗方法取决于肿瘤解剖位置。但复发常见(19%~77%),其中腹外型(30%~50%)较腹内型(15%~30%)更常见。如果不能进行手术,应该考虑全身治疗。本病常见于家族性腺瘤样息肉病或 Gardner 综合征。这些疾病增

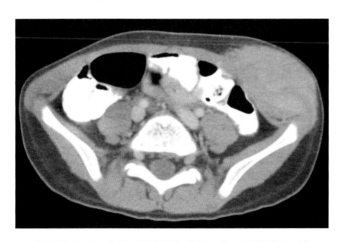

图 139-1 女,5 岁,腹壁纤维瘤(Gardner 纤维瘤)。轴位增强 CT 图像显示,起源于前腹壁肌肉的巨大双面凸透镜形包块

加了术后并发症的可能性,如出血、短肠综合征、小肠缺血、梗阻或瘘管形成。非手术治疗(包括放疗和全身治疗)也有效果。接受化疗的患儿的复发率较放疗后低。

婴儿型肌纤维瘤病

婴儿型肌纤维瘤病为婴儿最常见的纤维性肿瘤。肿瘤可累及皮肤、肌肉、骨或内脏,可为单发(肌纤维瘤)或多发(肌纤维瘤病)。肌纤维瘤病见于 2 岁以下儿童。肌骨病变预后极佳,常可自行吸收,但出现内脏受累则预后较差。病变在超声上表现各异,从实性至中心为无回声的厚壁囊肿均可出现。在 CT 上,肌纤维瘤强化程度低,或与肌肉相似,常呈外周强化环。在 MRI 上,病变常为长 T1/T2 信号。有些病例显示病灶中央 T2 信号减低,可能是由于包块同时含有胶原和细胞成分所致。纤维和细胞成分通常可见钆对比剂强化(图 139-3)。骨骼病变多发生于干骺端且呈溶骨性改变(图 139-4)。

良性周围神经鞘瘤

总论 良性周围神经鞘肿瘤被分为神经鞘瘤(也称为喉神经瘤和神经黑素瘤)和神经纤维瘤。良性神经纤维瘤和较少见的神经鞘瘤常为多发且与神经纤维瘤病 1 型(NF1)并发,但两种肿瘤均可单独和散在发生。

病因学和临床表现 神经鞘瘤约占所有良性软组织肿瘤的 5%,常为 20~50 岁人群中的孤立性病变。虽然本病确实可见于身体的任何部位,但头颈部、四肢屈肌面(尺神经和腓神经)、纵隔和腹膜后为最常见的受累部位。如果肿瘤较大,则出现疼痛和神经症状;但是,多数患儿无症状。

神经纤维瘤可为局限型、丛状型或弥漫型,其中局限型约占所有病例的 90%,且与弥漫型和丛状型不同,后两种常发生于神经纤维瘤病 1 型患儿中。局限型神经纤维瘤约占良性软组织肿瘤的 5%,多见于 20~30 岁人群中,多因"无痛性生长缓慢的包块"而就诊。

神经鞘瘤和局限型神经纤维瘤的组织学表现相似,均主要由神经鞘细胞组成,故其影像特点也相近。显微镜检查显示,肿瘤具有一个由神经鞘细胞组成的致密中央核,周围出现黏液组织带。周围神经鞘肿瘤发生恶变的几率小。

影像 如果肿瘤沿周围神经分布,则应怀疑为神经源性肿瘤。在放射检查中,退化性(陈旧)神经鞘瘤

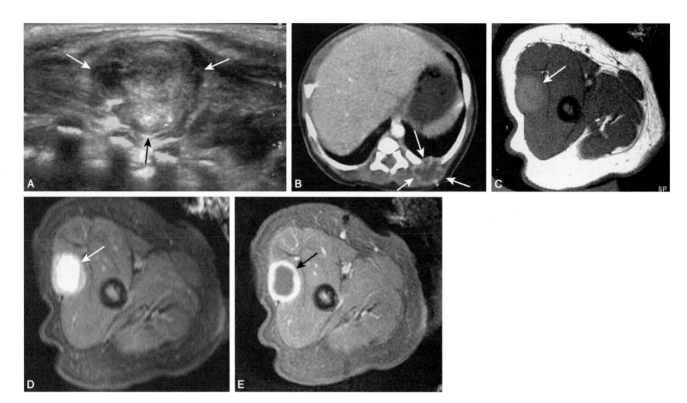

图 139-3　新生儿婴儿型肌纤维瘤病。A,超声显示肩胛下肌肉内单发包块(箭号)。B,轴位增强 CT 图像可见肿块内环形强化。C,相同患儿大腿病灶,在 MRI T1WI 中呈现高信号。D,T2 压脂序列显示,包块内囊变伴周边不规则厚环。E,增强后压脂 T1WI 显示,软组织环强化,中央无强化

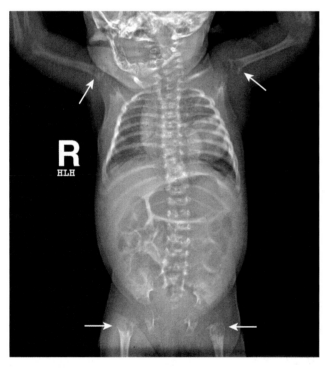

图 139-4　新生儿,女孩。多发肌纤维瘤病伴干骺端选择性受累(箭号)

中的钙化可非常明显;在骨闪烁扫描中,这些肿瘤明显摄取⁹⁹ᵐTc-MDP。外周神经鞘肿瘤可出现肿瘤周围或神经远端所支配肌肉的轻度萎缩。绝大多数肿瘤为边

缘清晰的球形或梭形包块。在 CT 图像上,肿瘤多为低密度,可能因肿瘤神经鞘细胞内富含脂肪组织、以及肿瘤内脂肪细胞和周围神经所致。在 MRI 上,肿瘤中大部分组织为长 T1/T2 信号。多数情况下,中央带由胶原和神经纤维瘤细胞构成,在 T2WI 上显示为低信号,故肿瘤表现为所谓"靶征",而该征象在增强 T1WI 中也可出现。当使用较大窗宽图像时,较易发现该征象。靶征的出现有助于将这些良性肿瘤与少见的构型良好的恶性成分区分开来(图 139-5)。

在 MRI 上,难以区分神经鞘瘤和神经纤维瘤,但是,神经鞘瘤更常见出血、囊变和坏死,从而导致信号不均匀。另外,神经纤维瘤起病隐匿,且较难与正常神经相分离。神经鞘瘤则偏心生长,使得肿瘤累及大神经时,MRI 易于发现肿瘤。当小神经受累时,神经鞘瘤则掩盖了其起源的神经,MRI 表现可资与神经纤维瘤相鉴别。

丛状型神经纤维瘤起源于原始神经轴,沿其长轴形成扭曲的带状肿瘤,该肿瘤提示神经纤维瘤病,有时甚至为神经纤维瘤病的唯一表现。肿瘤常为分叶状、不规则包块,边缘清晰。与单发神经纤维瘤相似,这些肿瘤常为 T2 高信号,中央为边缘清晰的管状低信号结构,或者在横断图像中表现为一个类似"蠕虫袋"的

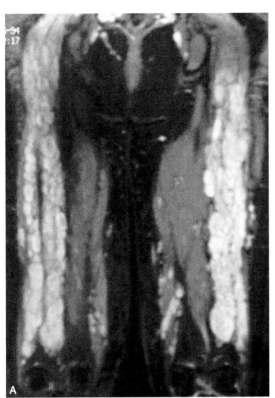

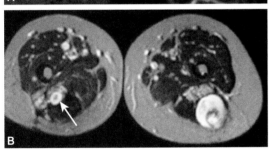

图 139-5　女,16 岁时因恶性周围神经鞘瘤就诊。A,短时间反转恢复序列 MRI 显示,沿坐骨神经分布的丛状神经纤维瘤。B,横断位 T2 加权像显示,多发、散在且呈现高信号的神经纤维瘤。典型的"靶征"明显(箭号)。在左侧大腿后部可见巨大病灶,为新近生长的恶性神经鞘瘤

巨大包块。

　　弥漫型神经纤维瘤为较少见的肿瘤,常见于 NF1 (在一项研究中可见 7/10 例)中。这些病变主要见于儿童和青壮年,最常发生于头颈部。肿瘤边缘模糊,具有浸润性,多位于皮肤和皮下组织内。在 T1WI 上显示为线样或网状等信号结构,在 T2WI 上为高信号;增强后可见线样强化。

良性脂肪性肿瘤

　　总论　2002 年世界卫生组织(WHO)软组织肿瘤分类包括 9 种类型良性脂肪性肿瘤:脂肪瘤、脂肪瘤病、神经脂肪瘤病、脂肪母细胞瘤/脂肪母细胞瘤病、血管脂肪瘤、软组织肌脂肪瘤、软骨样脂肪瘤、梭形细胞/多形性脂肪瘤和蛰伏脂瘤。除脂肪母细胞瘤外,其他脂肪性肿瘤均常见于成人而非儿童。

　　脂肪母细胞瘤和脂肪母细胞瘤病为幼稚脂肪组织的良性间充质肿瘤,主要见于婴儿和年幼儿,最常发生于 8 岁以下儿童。患儿出现临床表现时的平均年龄为 3.6 岁。脂肪母细胞瘤通常为无痛性表浅肿瘤,最好发于四肢和头颈部,但也可累及躯干和深部结构(如纵隔和腹膜后腔)。肿瘤由成熟脂肪组织小叶组成,辅以数量不等的黏液样基质,并为富含血管的结缔组织间隔所分隔。分泌型(脂肪母细胞瘤)为一种边缘清晰的病变,占所有良性脂肪性肿瘤约 70%,常发生于浅表软组织。脂肪母细胞瘤最终发展为成熟脂肪瘤。脂肪母细胞瘤病为弥漫型,常浸润相邻深部组织(如肌肉),并有可能局部复发,但也有自行缓解的报道。

　　影像　影像特点反映了脂肪组织含量的多少。超声图像可清晰区分高回声脂肪可与黏液样成分;CT 图像则表现为低密度脂肪与高密度黏液组织的混合密度。在 MRI 上,肿瘤信号常不均匀,脂肪瘤成分在 T1WI 中显示较肌肉高的信号,在 T2WI 中显示为与皮下脂肪等信号;非脂肪组织在 T1WI 中较脂肪信号低,在 T2WI 中则较脂肪信号高。另外,黏液成分在 T1WI 中为低信号。脂肪包块中还可含有低信号纤维分隔,后者可见强化。

　　鉴别诊断包括更常见于成人的脂肪瘤、一种罕见的由褐色脂肪构成的蛰伏脂瘤和黏液脂肪肉瘤。脂肪肉瘤罕见于小于 5 岁的儿童。因此,小于 2 岁儿童中出现含有脂肪的肿瘤,甚至包含非脂肪成分,几乎均为脂肪母细胞瘤。

　　治疗　儿童中大多数含脂肪的包块为良性。虽然对于局限性病灶可采用完全手术切除治疗,但也可考虑部分切除。特别是,当手术切除将累及关键血管神经结构时,或当手术可导致明显容貌损毁时,更应考虑部分切除。

恶性软组织肿瘤

横纹肌肉瘤

　　总论　头颈和泌尿生殖道为横纹肌肉瘤(rhabdomyosarcoma,RMS)最好发的部位。约 20% 肿瘤发生于四肢。在组织学类型上,绝大多数四肢 RMS 为小泡型或未分化型,头颈部和泌尿生殖系统中未见胚胎型或葡萄状型。发生四肢的 RMS 患儿的预后较头颈部或泌尿生殖道 RMS 患儿稍差。在四肢中,肿瘤多位于

深部,且沿筋膜传播,RMS还可侵蚀相邻骨骼。

病因、病理生理和临床表现　RMS含有横纹肌母细胞(可通过其典型的横行条纹而识别)和未分化细胞混合物。该肿瘤来源于横纹肌祖细胞,可见于身体任何部位,甚至在没有横纹肌的位置。RMS约占5岁以下儿童软组织肿瘤(STS)的60%和15~19岁儿童软组织肿瘤的25%。

影像　影像表现通常无特异性,但对肿瘤的分期和协助制定手术方案还是非常重要的。因在显示肿瘤解剖部位(单分隔型或多分隔型),提示肿瘤与重要神经和血管关系以及局部骨骼和淋巴结受累情况方面具有优势,MRI在临床应用中优于CT和超声。MRI表现无特异性,绝大多数肿瘤在T1WI中为低信号,在T2WI中为高信号,增强后可见中心强化(图139-7)。仅15%~20% RMS患儿出现转移的临床表现。肺、骨髓和骨骼为最常见的远隔转移部位。淋巴结也可受累。骨转移表现与神经母细胞瘤转移灶相似;有时甚至在未发现原发肿瘤的情况下发生转移。

治疗　即使临床未发现迹象,所有患儿也应被认为存在微转移病变;故必须采用全身化疗。RMS患儿的5年生存率从20世纪70年代的55%提高至目前的70%以上。

原始周围神经外胚层肿瘤和骨外型 Ewing 肉瘤

总论　原始周围神经外胚层肿瘤(primitive peripheral neuroectodermal tumor,PPNET)和骨外型Ewing肉瘤(extraosseous Ewing sarcoma,EOES)为小圆细胞肿瘤,属于肿瘤的Ewing肉瘤家族;他们既可发生于软组织,也可发生于骨骼。该肿瘤具有组织学相关性并拥有共同的细胞学特点,为11和22号染色体短臂的24和12区带发生易位,但常具有自己独特的组织学特点。PPNETs(也被称为"周围神经上皮瘤")较Ewing肉瘤具有较高级别的神经分化程度,因此,这两种肿瘤可通过免疫组化标志物区分。这种鉴别非常重要,因为PPNETs患儿无病生存期较EOES患儿短。

病因、病理生理和临床表现　两种肿瘤均最好发于躯干和脊柱旁软组织(50%~60%的病例)以及四肢(25%的病例),PPNET较EOES少见于四肢,且EOES患儿通常年纪较小。Askin肿瘤为累及胸壁的PPNET。这些肿瘤在出现表现时通常已经较大,多数边缘模糊。软组织肿块无钙化但可侵蚀相邻骨骼。

影像　在MRI上,这些肿瘤的影像表现均无特异性。PPNET和EOES在T1WI中多与肌肉信号相等,在T2WI和STIR序列中则为不均匀高信号,增强扫描中显示为多种形式强化。当这些病变的生长超出其血供能力,或当肿瘤发生自发性出血或轻微创伤后,肿瘤内可见囊腔成分;病变位于表浅位置时可类似血肿(图139-8)。增强后图像有助于发现肿瘤内实性软组织成分以指导对活性肿瘤细胞的活检。远隔播散至骨、肺、肝脏和脑。

治疗　病变位置和范围决定治疗手段,对局部病变可采用手术方法并或不并辅助性/新辅助性放化疗。

滑膜肉瘤

总论、病因、病理生理和临床表现　滑膜肉瘤主要见于50岁以下的成人,但也占儿科STS的10%左右。该肿瘤来源于未分化间充质细胞,而非真正的滑膜细胞。单期相变异型由梭形细胞构成,双期相变异型由

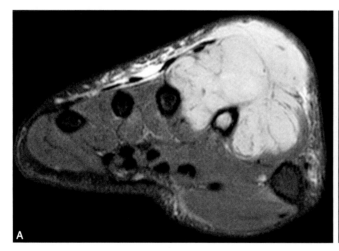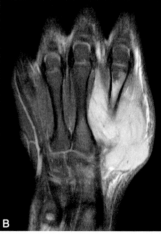

图139-7　男,11岁,手部横纹肌肉瘤。A,T2压脂序列MRI显示,手部多分叶状、多种成分肿块,第二掌骨继发性受累。注意,肿物与第二掌骨皮质间边界清晰,提示该肿物紧邻第二掌骨而非起源于骨。B,增强T1压脂冠状位MRI显示,肿物明显强化

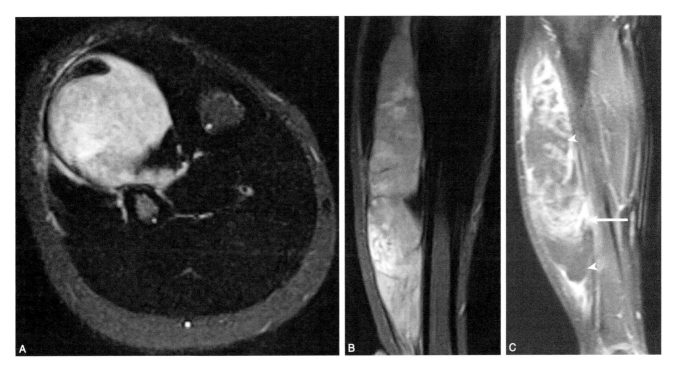

图 139-8　男,12 岁,小腿前部原始神经外胚层肿瘤。短时反转恢复序列轴位(A)和冠状位(B)显示,骨外肿块伴瘤周显著水肿。C,增强 T1 压脂冠状位 MRI 显示,肿瘤内未强化的囊性成分(箭头)和强化的实性成分(箭号)

梭形细胞和上皮成分构成。虽然滑膜肉瘤常靠近关节、韧带和黏液囊发生,但他们很少侵及关节内。约80%滑膜肉瘤见于四肢,下肢远较上肢多见。滑膜肉瘤可播散至局部淋巴结,肺为其最常见的远隔转移发生部位。

影像　30%病例在 X 线平片中可见明显钙化。在 MRI 上,滑膜肉瘤常为分叶状、清晰的深部占位性病变,有时肿瘤可浸润生长并包绕大血管。有报道,肿瘤侵犯股静脉;在20%以上患儿中可见相邻骨皮质受侵蚀。

MRI　信号特点无特异性。在 T1WI 中,滑膜肉瘤常显示与肌肉等信号,但也可出现 T1 高信号灶,肿瘤内出血还可引起液-液平面;肿瘤通常在 T2WI 中表现为不均匀高信号(图 139-9)。在一项大样本量研究中,35%肿瘤在 T2WI 中显示为三种信号形式;分别由高信号(液体)、与脂肪相似的中等信号和代表纤维组织的低信号组成(见图 139-9B)。有些表浅的滑膜肉瘤类似腱鞘囊肿,18%~25%患儿中呈多房性肿块伴液-液平面。一般来说,当发现从囊肿伸入关节或肌腱鞘的充满液体的颈结构时,才考虑腱鞘囊肿的诊断。另外,如果考虑为肿瘤,则应进行活检。

治疗　手术加或不加辅助和新辅性化疗为治疗本病的方法。最近的一项针对 20 岁以下患者,至少随访 10 年的多中心研究结果显示,大面积手术切除为最有效的治疗方法。发生于躯干和为高组织级别肿瘤的复发或转移率高。

恶性周围神经鞘肿瘤

总论　恶性周围神经鞘肿瘤(malignant peripheral nerve sheath tumor,MPNST)为一种起源于神经或神经纤维瘤的梭形细胞肉瘤。与其他来源于间充质细胞的 STS 不同,MPNSTs 为神经外胚层起源。MPNST 以前具有多种称呼,包括恶性神经鞘瘤、神经纤维肉瘤、神经源性肉瘤和恶性神经肿瘤。MPNST 被称为所谓"法螺肿瘤"(在火蜥蜴后被命名)包含神经和横纹肌肉瘤性成分。

病因、病理生理和临床表现　MPNST 约占 STS 的4%~10%,为合并于 NF1 的最常见恶性肿瘤。半数肿瘤见于 NF1 患者;相反,2%~29%的 NF1 患儿中可出现 MPNSTs,发生率远较一般人群高。发生于 NF1 的 MPNST 患儿较无 NF1 患儿年幼。而且,在 NF1 患者中,MPNSTs 的发生多早于良性神经纤维瘤;该肿瘤为高级别肿瘤,具有局部复发和转移潜能。MPNSTs 也可发生于既往遭受过辐射的部位。

影像　与良性神经纤维瘤相似,MPNSTs 为深部软组织病变,且常见于初级神经,特别是大腿和下肢神经。CT 和 MRI 表现无特异性。肿瘤边缘可清晰或模糊,密度(信号)可均匀或混杂,有时肿瘤也可侵蚀骨骼。如果肿瘤出现疼痛或增大,或缺乏良性神经纤维

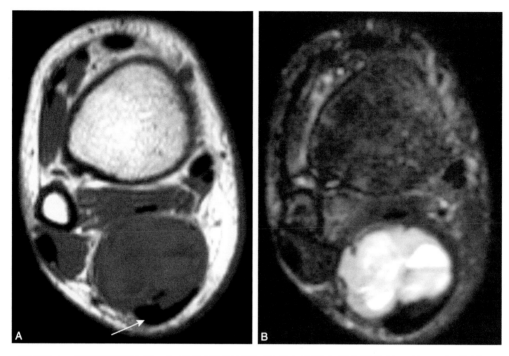

图 139-9　跟腱旁滑膜肉瘤。A,轴位 T1WI 显示,肿瘤内可见中等和低信号,可见跟腱(箭号)。B,同层面轴位 T2 压脂 MRI 显示,肿瘤内可见出血所致的典型液-液平面

瘤的典型靶征,则应考虑为良性神经纤维瘤发生恶变(图 139-11)。在镓闪烁扫描中,肿瘤呈现高摄取,可提示神经纤维瘤恶变或进行性生长。但通常需活检才能明确恶性肿瘤。

治疗　依据肿瘤部位,采用手术切除伴或不伴辅助性和新辅性化放疗治疗本病。

婴儿型纤维肉瘤

总论、病因、病理生理和临床表现　婴儿型纤维肉瘤为一种少见肿瘤,包含纤维母细胞和肌母细胞,可发

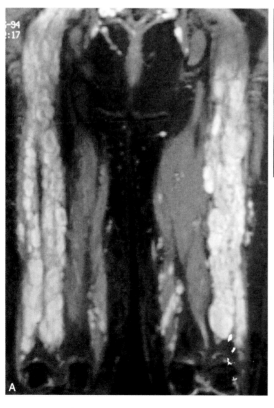

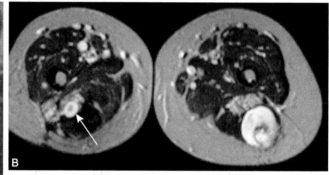

图 139-11　女,16 岁,多发神经纤维瘤病。因恶性周围神经鞘瘤就诊。A,短时间反转恢复序列 MRI 显示,沿坐骨神经分布的丛状神经纤维瘤。B,横断位 T2 加权像显示,多发、散在且呈现高信号的神经纤维瘤。典型的"靶征"明显(箭号)。在左侧大腿后部可见巨大病灶,为新近生长的低级别恶性神经鞘瘤

生于年幼儿,特别是生后 3 个月内。目前认为,本病为一种低级别恶性肿瘤,与发生于年长儿(10~15 岁)的成人型纤维肉瘤有所差别,且更具侵袭性。在临床上,婴儿型纤维肉瘤表现为巨大的,有时出现疼痛的包块。肿瘤常发生于四肢远端,偶可见于头颅、颈部和躯干。由于肿瘤富含血管,故在体检和影像检查中易与血管瘤相混淆。肿瘤罕见侵蚀相邻骨骼,血管成像可显示肿瘤血管。

影像 在胎儿时期常可发现该肿瘤,故可见相邻骨骼再塑形。MRI 表现无特异性。在 T1WI 中,肿瘤常与肌肉呈等信号,在 T2WI 中为高信号,但也可含有与纤维化相关的低信号灶。

治疗 30% 以上病例可见复发,约 5% 可见转移。与先天性 RMS 不同,婴儿型纤维肉瘤具有出色的预后,5 年生存率达到 84% 以上。

隆突性皮肤纤维肉瘤

总论、病因、病理生理和临床表现 本病为一种累及皮肤的中等级别恶性肿瘤。该肿瘤最常见于成人,罕见于儿童,但有出生即发病的报道。肿瘤最常表现为一个红-蓝或粉色斑块,生长缓慢并可变为结节。一种少见的萎缩性变异型表现为扁平斑块。病变多固定于皮肤,但可侵及其下方的组织。病变常可见局部复发,1%~6% 患儿出现转移;而 75% 的转移发生于肺脏。

影像 MRI 可用于确定病变范围,特别是肿瘤浸润深度。MRI 表现无特异性。在 T1WI 中,病变较脂肪信号低,与肌肉信号相比,肿瘤可为等、高或轻度低信号。在 T2WI 中,病变较脂肪为等或高信号。注射钆对比剂后,病灶可见强化。在 MRI 上,肿瘤可能与皮下环形肉芽肿相混淆,后者为一种发生于儿童的良性局限性炎性皮肤病。

治疗 治疗包括手术切除伴或不伴辅助性和新辅性化放疗。一篇综述发现,出现转移则患儿生存率大幅度降低。尽管采取局部切除,但出现纤维肉瘤样变化或发生于肢端病变者的无病生存期仍将缩短。

恶性纤维性组织细胞瘤

2002 年 WHO 软组织肿瘤分类改变了恶性纤维性组织细胞瘤(malignant fibrous histiocytoma,MFH)的分类。多形性 MFH 不再被认为是一种可确定或可复制的疾病。作为结果,许多被认为是 MFH 的病变将被归类于其他疾病。名词"多形性 MFH"目前与"未分化性多形性肉瘤"为同义词,后者为一种排除性诊断,约

占成人 STS 的 5%。

软组织的播散性疾病

淋巴瘤

总论、病因、病理生理和临床表现 非霍奇金淋巴瘤(non-Hodgkin lymphoma,NHL)常可经淋巴和血行途径发生转移而累及肌肉;但也可因原发骨肿瘤直接浸润所致。非常少见的情况下,肌肉淋巴瘤也可为原发性淋巴外肿瘤。病变可突破边界,或侵及皮下组织。也可见相邻骨和骨髓受累。皮肤原发 T 细胞淋巴瘤被称为蕈样真菌病,典型表现包括皮肤和硬膜外浸润所致的局部增厚以及疾病进展期淋巴结增大。

影像 肌肉受累在 CT 和 MRI 以及镓-67 闪烁扫描和氟脱氧葡萄糖(fluorodeoxyglucose,FDG)PET 上表现为孤立或多发包块。在 CT 上,淋巴瘤所累及肌肉表现为肌肉弥漫性增大伴或不伴正常脂肪层模糊。肿瘤不易辨别,其密度在 CT 平扫或增强图像中与正常肌肉相同或稍低。在 MRI 上,肿块在 T1WI 中显示为与正常肌肉等或轻度低信号,在 T2WI 中为高信号以及在 STIR 序列中信号明显增高,增强后可见均匀强化。在镓-67 和 FDG-PET 中的异常活跃与 MRI 表现高度相关。

粒细胞肉瘤

总论、病因、病理生理和临床表现 粒细胞肉瘤为一种罕见的白细胞原始前体细胞的实性肿瘤,被称为绿色瘤和髓外型髓母细胞瘤。本病发生于急性和慢性粒细胞性白血病及其他髓增殖性疾病中。儿童较成人常见,60% 肿瘤发生于 15 岁以下儿童。

影像 绿色瘤可单发或多发,可累及身体任何部分,包括脑和肌肉。但眼眶和皮下组织为最常见发病部位(见第 7 章)。在 CT 平扫中,肿瘤多与肌肉等或稍高密度,在增强 CT 中较肌肉密度高。在 MRI 上,病变在 T1WI 中多与肌肉为等信号,在 T2WI 中为相对高信号。注射钆对比剂后,肿瘤常见强化。

转移瘤

转移瘤可累及皮下组织和肌肉。特别是,神经母细胞瘤可转移至皮肤、皮下组织或肌肉(图 139-14)。尽管其体积较大,肌肉仍不是转移瘤的好发部位。在 CT 上,肌肉转移瘤表现为低密度包块和正常肌肉层消失。在 MRI 上,转移瘤 T1 信号与肌肉相近,在 T2WI 中呈现高信号。增强 T1WI 可见高信号包块。也可见

局部坏死。

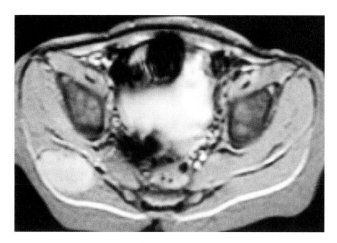

图 139-14　女,2 岁,神经母细胞瘤(Ⅳ期)。盆腔轴位 T2 MRI 显示,右侧臀肌巨大转移瘤

骨肿瘤

骨肿瘤的 X 线平片检查

无论是显示骨病变位置,还是判断其侵袭性,对骨肿瘤的一线影像检查手段仍为 X 线平片。X 线平片可确定肿瘤是否存在及其位置,帮助划定鉴别诊断范围和显示肿瘤特征,指导对进一步影像检查的选择。在临床上,首先要基于肿瘤临床表现、病史、体检和有时需要参考的化验室检测结果而进行 X 线平片检查。可通过询问某些问题,缩小儿童骨肿瘤鉴别诊断范围。

患儿多大?

绝大多数骨肿瘤均好发于特定年龄段。1 岁以内婴儿骨肿瘤的鉴别诊断与 5 岁或 16 岁患儿的截然不同。框 139-1 列出不同高峰发病年龄最常见的儿科骨肿瘤。

病变的位置如何? 发生于何骨? 骨的哪个部分?

许多骨肿瘤具有累及特定骨骼且发生于特定位置的倾向。框 139-2 列出长骨内不同位置常见儿科骨肿瘤。病变中心与所累及骨骼的关系也多变。某些肿瘤(如单纯性骨囊肿)为中央型,而其他一些则在骨内偏心生长(非骨化性纤维瘤)或位于皮质旁(骨软骨瘤、骨膜型骨肉瘤)。

病灶为单房性还是多房性?

有些病变总为单发病灶,而其他则为多灶性。有

框 139-1　儿童骨肿瘤:发病峰值年龄

婴幼儿(≤5 岁)
婴儿型肌纤维瘤病
白血病
朗格汉斯细胞组织细胞增生症(多发病灶型)
转移性神经纤维瘤
骨纤维发育不良
儿童(5~10 岁)
长骨 Ewing 肉瘤
朗格汉斯细胞组织细胞增生症(单发病灶型)
青少年(10~20 岁)
动脉瘤样骨囊肿
软骨母细胞瘤
软骨黏液样纤维瘤
中轴骨 Ewing 肉瘤
骨纤维结构不良
骨软骨瘤
白血病(第二次高峰)
非骨化性纤维瘤/纤维性皮质缺损
骨母细胞瘤
骨样骨瘤
骨肉瘤
骨旁软骨瘤
骨原发性淋巴瘤
单纯性骨囊肿
成人
釉质瘤
内生软骨瘤
巨细胞瘤(罕见于干骺闭合前)
骨旁骨肉瘤
骨膜骨肉瘤

框 139-2　儿科骨肿瘤:在长骨中的好发位置

骨骺
软骨母细胞瘤
巨细胞瘤(罕见于干骺闭合前)
朗格汉斯细胞组织细胞增生症
干骺端
动脉瘤样骨囊肿
软骨黏液样纤维瘤
内生软骨瘤
白血病
转移瘤
非骨化性纤维瘤/纤维性皮质缺损
骨软骨瘤
骨样骨瘤
骨肉瘤
骨旁骨肉瘤
单纯性骨囊肿
骨干
釉质瘤
Ewing 肉瘤/原始神经外胚层肿瘤
骨纤维结构不良
非骨化性纤维瘤/纤维性皮质缺损(发生于年长者)
骨软骨瘤(发生于年长者)
骨纤维发育不良
骨样骨瘤
骨旁骨肉瘤
单纯性骨囊肿(发生于年长者)

---

* 骨软骨瘤、非骨化性纤维瘤/纤维性皮质缺损和单纯性骨囊肿始于干骺端,随着骨的进一步成熟,这些病变可迁移至骨干干骺端和骨干

些可为单发性或多灶性。多灶性病变常为全身性病变或综合征的一部分,患儿多出现某种特殊类型骨肿瘤。框 139-3 列出常见的儿童多灶性骨肿瘤。

框 139-3　儿科骨肿瘤:多发病灶型病变
棕色瘤(甲状旁腺机能亢进)
囊性血管瘤病/淋巴管瘤病
内生软骨瘤(Oiller 病,Maffucci 综合征)
骨纤维结构发育不良(McCune-Albright 综合征)
婴儿型肌纤维瘤病
朗格汉斯细胞组织细胞增生症
白血病
转移瘤(如,源于神经母细胞瘤)
多灶型骨肉瘤
非骨化性纤维瘤/纤维性皮质缺损
骨软骨瘤(骨软骨瘤病)

病变是否为侵袭性?

一般来讲,与恶性肿瘤不同,良性病变无侵袭性 X 线表现。但也经常存在例外,有些病变既可为侵袭性,也可为非侵袭性。框 139-4 列出本章中所含疾病,以其特征性 X 线表现而分为侵袭性、非侵袭性或中间型。

框 139-4　儿科骨肿瘤:具有侵袭或非侵袭性放射学表现
非侵袭性肿瘤
动脉瘤样骨囊肿
软骨母细胞瘤
软骨黏液样纤维瘤
内生软骨瘤
骨纤维结构发育不良
非骨化性纤维瘤/纤维性皮质缺损
骨母细胞瘤
骨样骨瘤
骨软骨瘤
单纯性骨囊肿
不确定性肿瘤
釉质瘤
促结缔组织增生性纤维瘤
巨细胞瘤
朗格汉斯细胞组织细胞增生症
骨纤维异常增殖症
侵袭性肿瘤
Ewing 肉瘤/原始神经外胚层肿瘤
白血病
淋巴瘤
转移瘤
骨母细胞瘤(侵袭型)
骨肉瘤
此处所列病变均基于其最常见的放射学表现,其中某些疾病也常见非常规表现

良性肿瘤多具有非侵袭性 X 线特征,为边缘清晰并出现狭窄过渡带(特别是硬化)的病变,骨外形呈缓慢膨胀性生长,骨膜新生骨为光滑、单层结构,无软组织包块;恶性肿瘤多具有侵袭性 X 线特点,边缘模糊,过渡带较宽,穿凿或"虫蚀样"骨破坏,骨直接破坏而无重塑形,骨膜新生骨进行性形成,骨膜新生骨破坏以及合并软组织包块。侵袭性骨膜反应包括层状,或"洋葱皮样"和"发端状"骨膜新骨。骨膜新骨破坏可出现 Codman 三角,为侵袭性病变的表现。

回答了以上四个问题,放射科医师常可得到明确诊断或至少可缩小鉴别诊断范围。区别侵袭性和非侵袭性病变最重要,在指导进一步影像检查和首次治疗时意义重大。

有些良性骨肿瘤通过 X 线平片即可获得诊断,而无需因诊断和治疗需求做进一步检查。但是,绝大多数骨肿瘤需要进一步影像检查,包括 CT、MRI、闪烁扫描、PET 扫描,但很少使用超声检查。依据鉴别诊断、可能的治疗方法和病变是否具有侵袭性而对肿瘤进行相应检查。MRI 是对具有侵袭性和怀疑恶性肿瘤进行检查的理想手段,X 线平片后进行 MRI 检查常可对大多数肿瘤做出诊断。与 X 线平片不同,侵袭性病变在 MRI 中显示为边缘清晰的病灶,特别是在 T1WI 中。虽然 MRI 在显示非侵袭性以及类良性病变方面具有优势,但 CT 在显示骨骼时效果更佳,故有时可用于观察多种良性病变的特征和解剖。影像指导下活检成为确诊多种骨肿瘤的可靠手段。CT、超声、透视,甚至 MRI 均可指导活检。

良性骨肿瘤

绝大多数儿科骨肿瘤为良性。放射科医师认识典型良性肿瘤以避免不必要的诊断检查非常重要。鉴别非侵袭性病变与侵袭性病变可显著影响随后的影像检查、活检方法和最终治疗方案的选择过程。

软骨性肿瘤

骨软骨瘤(外生型)

总论、病因、病理生理和临床表现　在病理学中,是最常见于的儿科骨肿瘤。本病并非一种真正的肿瘤,而是一种骨骼生长过程中的发育障碍,为病变骨软骨周围受损导致骨生长方向紊乱,骺板产生的软骨岛向干骺端表面移位并生长所致。一般人群中,骨软骨瘤的发生率约为 1%。孤立性骨软骨瘤稍多见于男孩。肿瘤在骨骼成熟处则停止生长,病变常在 10~20 岁间因其长大而出现症状。绝大多数骨软骨瘤无临床症状而被偶然发现。但可见合并症(框 139-5)。当相邻骨中一个发病,骨软骨瘤可引起另一骨骼产生压迫性畸形。骨软骨瘤的临床表现通常因其刺激相邻肌肉、肌腱、神经和血管(罕见)所致。假性动脉瘤为罕见并发症。炎症可导致骨软骨瘤出现黏液囊肿,有蒂的骨软骨瘤还可出现骨折。儿童孤立性骨软骨瘤出现疼痛可为恶性变的结果,但较为罕见。

框 139-5 骨软骨瘤并发症
肌骨并发症
容貌-功能异常
假性 Madelung 畸形
桡骨头半脱位
髋外翻
膝外翻
胫距关节倾斜
下肢不等长
受累肢体活动范围降低
撞击综合征
肌肉/肌腱刺激
腱鞘炎
肌腱弹响
肌腱脱位
囊形成
滑膜(骨)软骨瘤病
骨性接合
假关节
身材矮小
骨折
血管并发症
移位
狭窄/堵塞
跛行
假性动脉瘤
静脉压迫/深部静脉血栓/肺栓塞
神经并发症
周围神经受压/阻滞
颅神经病
椎管狭窄
胸部并发症
血胸
气胸
心包撕裂
胸廓出口综合征
咽下困难
恶性变

6%~12% 遭受辐射的年幼儿可出现骨软骨瘤。潜伏期为 3~16 年。即使低剂量放射治疗也可诱发骨软骨瘤,常见于辐射野周围的骨骼。多发性骨软骨瘤

则见于因骨髓移植而进行全身辐射的年幼患儿。辐射诱发的肉瘤样退化非常罕见,发生率低于其他骨软骨瘤。

遗传性骨软骨瘤病患儿(多发外生性骨疣、发育不良性续连症)可在全身骨骼中发生多发骨软骨瘤,本病为常染色体显性遗传,10%病例可为自发。患儿具有 *EXT1* 基因家族的突变导致正常软骨细胞增殖调节和成熟异常。多数患儿于 10 岁前发病。这些患儿中的多形性病变可导致骨质畸形。中轴骨骨软骨瘤常见并引起并发症。小病变常见于手部小管状骨。前臂外生性骨疣导致尺骨变短和桡骨远端成角畸形,形成所谓腕关节假性 Madelung 畸形。多发干骺端病变可阻碍干骺端的正常塑形。

孤立骨软骨瘤恶性变(即使为辐射介导性)非常罕见,发生率可能不足 1%。但据报道,由遗传性骨软骨瘤发展为软骨肉瘤的发生率约为 0.5%~25%,以上结果差异巨大,反映出不同研究中患者选择的差别,其真实的发生率可能低于 5%。直到骨完全成熟后才发生恶性变。恶性变的临床和影像表现包括,骺线闭合后仍可见骨软骨瘤生长或开始出现症状,软骨帽厚度大于 1.5~2cm,病变边缘边度模糊,在骨软骨瘤内出现透亮区以及合并软组织包块。软骨肉瘤一般发生于骨软骨瘤周边,且为低组织级别肿瘤。如果小于 10 岁或 20 岁的患者中,病理诊断提示为软骨肉瘤,则常被误诊为成软骨型普通型骨肉瘤或骨膜型骨肉瘤,因为这两者通常为成软骨型肿瘤。

半肢骨骺发育不良(dysplasia epiphysealis hemimelica,DEH),也被称为 Trevor 病,表现为骨骺骨软骨瘤。患儿通常于 15 以前就诊,几乎均为男孩,就诊原因包括畸形、肿胀和疼痛。患儿骨骺出现骨软骨瘤样突起,通常位于关节一侧(内侧较外侧多见),偶可发生于一侧肢体的相邻关节中。下肢(股骨、胫骨和踝)常受累,最常见于踝关节和后足区域。平片可见骨骺一侧不规则增大,年幼儿因病灶主要为软骨成分而必须MRI 检查。对于将进一步骨化的年长儿来说,CT 是最好的选择。

外生性甲下骨疣发生于指(趾)甲床下的簇状骨软骨瘤,呈宽基底、不规则形状。本病最常见于 10~20岁间的男孩,且最常累及踇趾。与普通型骨软骨瘤不同,外生性甲下骨疣与其下的正常骨间无骨髓延续。

影像 无论在 X 线平片、CT,还是 MRI 上,均可见骨软骨瘤与其下方的骨组织由皮质和髓质的延续。在X 线平片上,骨软骨瘤最常见于长骨干骺端,其中 35%发生于膝关节。幼儿中的病灶可促进骺板闭合。骨软

骨瘤还可见于骨盆、肋骨和肩胛骨,脊椎病变罕见。肿瘤下干骺端由于正常塑形障碍而变宽。骨软骨瘤的外形多变,从无蒂的不规则形(图 139-15)到带有长柄的有蒂病灶(图 139-16)。有蒂病灶的柄从相邻关节直接伸出,在平面图像中,有时会被误认为是硬化性髓内病变。

CT 可清晰显示病变形态且通常可明确诊断。但是,MRI 可更清晰显示本肿瘤特征性软骨帽(图 139-17)。在 T2 加权或其他软骨敏感序列中,软骨帽表现为骨软骨瘤顶部边缘清晰的薄新月形高信号影。MRI 的作用不在于确定是否为恶性病变,而是发现病理骨折和病变对软组织的影像。无蒂的骨软骨瘤通常仅引起软组织受累。

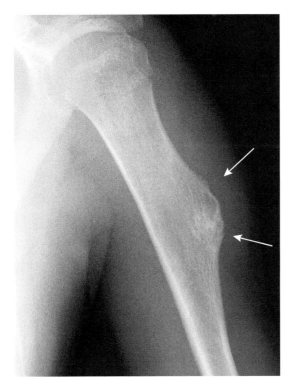

图 139-15　女,16 岁,肱骨骨干近端无柄型骨软骨瘤(箭号)

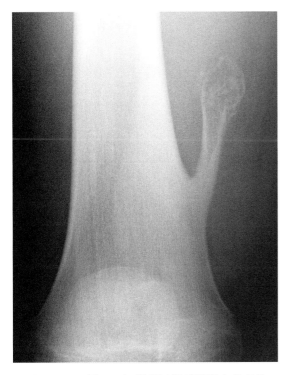

图 139-16　男,14 岁,股骨远端干骺端有蒂型骨软骨瘤(箭号)

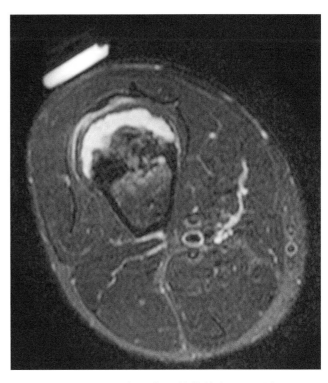

图 139-17　男,14 岁,无柄型骨软骨瘤。T2 压脂 MRI 显示,骨软骨瘤上存在一个宽大的高信号软骨帽。注意,其上方生长中的假囊成分。软骨帽下方的皮质增厚。在临床可扪及的包块前方放置了一个维生素 E 片标志

在 DEH 病例中,X 线平片可见骨骺一侧不规则增大(图 139-18)。由于幼儿病灶主要成分为软骨,故必须 MRI 做出诊断。年长儿病灶内出现骨化,则以 CT 检查为最佳。

治疗　除非骨软骨瘤累及软组织,或引起韧带出现生物力学改变,本病一般无需手术治疗。对骨骺骨软骨瘤的治疗尚存在争论,但应该将非关节成分切除。属于关节成分的骨软骨瘤通常光滑,多数关节于长期后可出现自适应现象。

内生软骨瘤

总论、病因、病理生理和临床表现　与骨骺生长板相邻的内软骨正常骨化受阻引发内生软骨瘤,肿瘤由

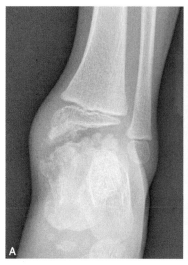
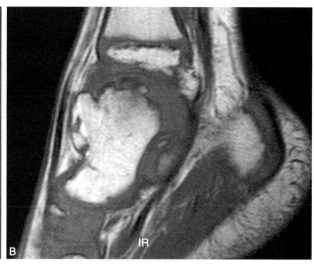

图 139-18 男,3 岁,Trevor 病(半肢骨骺发育异常)。**A**,X 线平片显示,胫距关节的"亲吻"式骨骺骨软骨瘤。**B**,矢状位 T1WI 显示,距骨骨髓与骨骺骨软骨瘤相接

相邻骨骺生长板所分化的软骨细胞构成。本病最常见于手足小管状骨以及长骨干骺端和远段骨干。内生软骨瘤占儿童手部原发肿瘤的 80% 左右,可发生于有软骨形成的任何骨骼。肋骨和脊椎不常见。内生软骨瘤随年龄增长而更常见,诊断的高峰年龄为 20~30 岁。

隆起性内生软骨瘤为一种变异型,可类似骨膜软骨瘤或广基的骨软骨瘤,为外生性、膨胀性偏心生长的内生软骨瘤。该肿瘤源于骨髓腔,偏心膨胀生长穿透皮质,并最终突出于骨骼。肿瘤无软骨帽,但被覆薄层皮质和骨膜。内生软骨瘤最常见于肱骨近端和手掌。

Ollier 病(内生软骨瘤病)为一种非遗传性软骨增殖性疾病,可累及多处骨骼。本病为中胚层发育不良和软骨发育不良,可发生于任何有软骨形成的骨骼的任何部分。更常见于男孩。内生软骨瘤发生于任何具有骨骺结构的骨骼,但以手掌受累最常见并出现奇形怪状的畸形。内生软骨瘤虽为双侧,但严重程度常不对称。婴儿期和儿童早期起病者可出现严重骨骼畸形。内生软骨瘤可干扰生长板功能并引起肢体缩短。Ollier 病病灶为膨胀性、透亮的或其中可见骨小梁的病变,常具有薄皮质壳。在长骨中,病变为与长轴平行的柱状或条带状透亮区。

内生软骨瘤病合并血管畸形时被称为"Maffucci 综合征",为一种非遗传性中胚层发育不良性疾病。血管畸形主要为静脉畸形,但也可为毛细血管,有时也为淋巴管畸形。在 X 线平片中,可见血管源性软组织包块内的静脉结石钙化。

单发内生软骨瘤极罕见恶性变,特别是发生于儿童者。与成人不同,内生软骨瘤在儿童中罕见。约 5% 内生软骨瘤患儿为 Ollier 病。Maffucci 综合征患儿中枢神经系统和腹部恶性肿瘤的发生率高。

混合性软骨瘤病为一种极罕见的疾病,可同时出现内生和外生软骨瘤。

影像 在 X 线平片上,像其他软骨性肿瘤一样,内生软骨瘤为分叶状生长,骨髓腔呈不对称性膨胀和骨内膜破坏。病变可出现特征性管道样溶骨性透亮影,后者与骺板垂直。病变则为卵圆形、边缘清晰的透亮区,伴蛋壳样边缘(图 139-21)。X 线平片可见明显

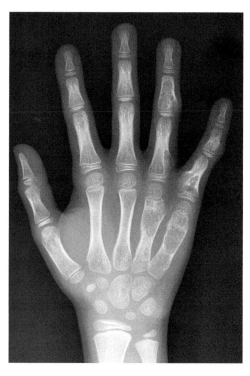

图 139-21 女,13 岁,内生软骨瘤病。第 IV 和第 V 掌指骨可见多发边缘清晰的透光性膨胀病灶,在第 IV 掌骨远端内生骨软骨瘤内还可见病理性骨折

的局部针状钙化,该征象在 CT 上显示更清晰,还可见软骨性"环和弧形"征,病灶边缘硬化。病变可破坏骨内膜,侵蚀皮质,引起骨膨胀和扭曲。无骨膜反应。在 MRI T1WI 中,肿瘤与肌肉呈等信号,在 T2WI 中为不均匀明显高信号。病变信号强度在所有序列中均与软骨成分呈正比。增强后可见不同形式强化;有些病变呈边缘强化,而其他则均匀强化。相邻骨髓水肿,且多数无强化,但骨扫描常显示活性增高。

治疗 内生软骨瘤可经非手术治疗。除非出现新发疼痛症状或病理变化,无需长期影像随访。本病无需活检即可诊断。

骨膜(近皮质)软骨瘤

总论、病因、病理生理和临床表现 这种罕见的肿瘤为内生软骨瘤的表浅变异型,起源于大、小管状骨皮质表面骨膜。一种理论认为,肿瘤源于创伤后,位于骨皮质外、骨膜下。有些肿瘤(如股骨颈内)并没有被覆骨膜,则更应命名为"近皮质"。骨膜软骨瘤最常见于肱骨近端干骺端、手足掌骨(跖骨)、股骨和胫骨近端。患者常为 10~30 岁,高峰年龄为 10~20 岁。绝大多数患者因疼痛和肿胀而就诊。本病更常见于男孩,也可见于 Ollier 病患儿。

骨膜软骨瘤无恶变可能,但活检并不能将其与骨膜骨肉瘤相鉴别。

影像 在 X 线平片上,虽然骨膜软骨瘤位置浅表,与无蒂骨软骨瘤相似,但本病可见硬化和外部骨皮质塌陷,构成一个骨膜壳。可见肿瘤内基质钙化。断层成像可清晰显示肿瘤下方的骨皮质,并将本病与无蒂骨软骨瘤相区别。CT 可见软骨钙化(图 139-23)。MRI 可显示病变的软骨成分,增强后常见边缘强化。肿瘤大小通常为 1~3cm。可见肿瘤周围骨反应性包壳,相邻骨皮质被侵蚀或中断,以及反应性骨硬化和拱璧样结构。

治疗 该良性肿瘤需活检,以便与骨膜骨肉瘤相鉴别。由于本病为良性病变,故作出组织学诊断后,无需长期影像随访。

软骨母细胞瘤

总论、病因、病理生理和临床表现 本病较少见,由原始软骨细胞组成,常见于 10~20 岁年龄段。约半数发生于骺板闭合之前。本病最具特点的表现为,发生在长骨骨骺。最常见于肱骨近端、股骨远端或胫骨近端。软骨母细胞瘤也可发生于相当于骨骺的区域(如骨突)、髌骨和掌骨及跗骨。巨大病灶可延伸至相邻干骺端。高达 15% 的软骨母细胞瘤具有动脉瘤样骨囊肿(aneurysmal bone cyst,ABC)成分。较大病变可侵及相邻干骺端,特别是在骨发育已经成熟的患者中。肿瘤常引起的带状炎症反应区,有助于将本病与其他病变相鉴别。

儿童骨骺透亮病变的鉴别诊应包括软骨母细胞瘤、骨髓炎和骺板闭合后的巨细胞肿瘤(giant cell tumor,GCT)。

影像 在 X 线平片上,本病表现为骨骺或骨骺等同区内偏心的、边缘光滑清晰或分叶状透光性病变(图 139-24)。病变可使骨膨胀,但皮质常完整。骨膜反应远离病灶为本病的另一个常见特点,提示合并炎

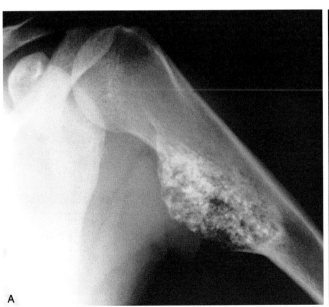
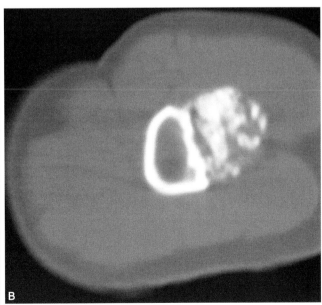

图 139-23 女,19 岁,骨旁软骨瘤。A,肱骨前后位 X 线平片显示,肱骨近端宽基底肿瘤伴肿瘤内分叶状基质钙化。B,CT 显示病灶浅表部的特点,肿瘤和下方骨骨髓质被皮质所分隔

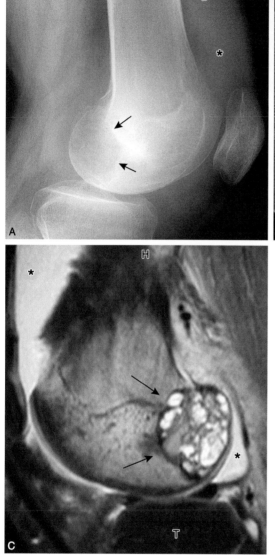

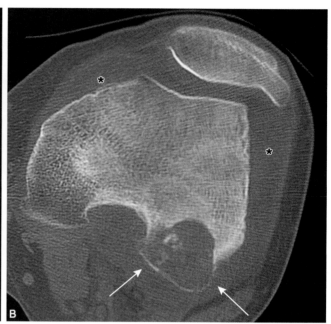

图 139-24　男,17 岁,软骨母细胞瘤。A,X 线平片显示,股骨骨骺外侧髁后部出现透光性病灶(箭号)。渗出液使髌上囊扩张(星号)。B,CT 显示病灶边缘清晰(箭号),伴软骨基质钙化和渗出(星号)。C,矢状位 T2 压脂 MRI 显示,病灶为呈多发囊性的混合高信号改变,与继发性动脉瘤样骨囊肿表现一致(箭号)。注意,病灶内低信号区域为软骨基质。股骨骨髓可见水肿(与胫骨(T)相比)。还可见膝关节积液(星号)和相邻软组织水肿

性过程。相邻干骺端的骨膜反应见于 30%~50% 的病例。约 1/3 软骨母细胞瘤的软骨基质可见钙化,在 CT 上可更清晰显示,还可见皮质损坏(见图 139-24)。在 MRI 所有序列中,肿瘤均与软骨信号强度一致。信号强度依病灶内钙化程度而异。肿瘤外周可呈低信号,有些病灶因钙化而无信号。相邻炎症改变由骨髓和软组织水肿以及关节渗出组成,常较明显(见图 139-24)。

浅表软骨母细胞瘤与骨骺 Brodie 脓肿相似。此时,MRI 有助于诊断。软骨母细胞瘤和骨骺 Brodie 脓肿均可见相邻骨髓和软骨组织水肿、渗出和反应性骨增殖。但是,在增强扫描中,软骨母细胞瘤将出现中心强化,而 Brodie 脓肿则不出现。

治疗　采用肿瘤刮除和骨移植治疗软骨母细胞瘤。约 20% 可复发。另外,预后较好。罕见转移性软骨母细胞瘤报道。

软骨黏液样纤维瘤

总论、病因、病理生理和临床表现　软骨黏液样纤维瘤(chondromyxoid fibroma,CMF)为一种罕见的良性肿瘤,主要发生于 10~30 岁男性。患者因疼痛而就诊。病变为由纤维、黏液和软骨组织共同构成的弹性基质。CMF 最常见于髂骨,膝关节长骨和足部管状骨,胫骨近端为最常见部位。肿瘤发生于干骺端,并可延伸至骨干远端,但极少穿越骺板。

影像　在 X 线平片中,CMF 具有特征性但非特异

性表现,为单发偏心性、边缘清晰的透光病灶,周围可见硬化缘,病灶内可见清晰的分隔。在手足短骨中,病变可为中心性。其下的骨皮质可增厚、变薄和有时阙如。病灶也可表现为泡沫状,类似 ABC。绝大多数病变沿病变骨长轴生长,并平行于长轴(图 139-25)。基质钙化和骨膜新生骨少见。在 MRI 上,病变组成成分不同,CMF 常为混杂强度信号。总之,病变在 T1WI 中为低信号,在 T2WI 中为等至高信号。

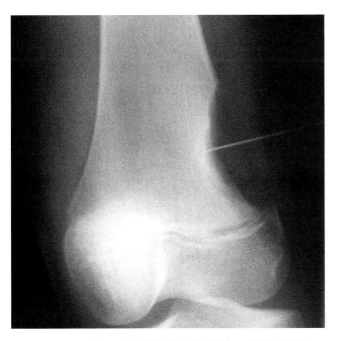

图 139-25 男,14 岁,软骨黏液样纤维瘤。股骨干骺端可见边缘清晰的缺损。可见活检穿刺针

治疗 CMF 治疗方法为切除,25% 病变可复发,且常见多处复发。

囊肿

单纯骨囊肿

总论、病因、病理生理和临床表现 单纯骨囊肿也被称为"孤立性骨囊肿"或"单房性骨囊肿(unicameral bone cyst,UBC)",后一种名称并不妥当,因为囊肿内可见分隔。一种理论认为,骨囊肿来源于内膜软骨形成缺陷或静脉阻塞引起的血流动力学改变造成骨内压力增高,并最终导致囊肿形成。骨囊肿具有一层疏松血管结缔组织膜,含有破骨细胞样巨细胞和积聚的纤维蛋白基质。囊腔内常充满黄色,有时为血性液体。

男孩骨囊肿的发生率为女孩的 3 倍,75% 病例见于 25 岁以下患者。25% 为偶然发现。骨囊肿多发生于长骨干骺端中央,绝大多数累及肱骨近端(50%)和股骨近端(20%)。囊肿可具有"活动期",此期内病变

增大并接近骺板。"静止期"囊肿远离骺板,常停止生长。囊肿可表现为"移行"至骨干,但实际上是骺板远离囊肿。在年长患者中,盆腔和跟骨囊肿稍常见。

孤立性 UBCs 有时见于儿科患者的跟骨。这些囊肿常为无痛性病变,常因足部急性损伤进行 X 线平片检查而首次被发现。跟骨囊肿几乎总是位于跟骨颈基底部。囊肿外侧覆盖菲薄皮质,构成的囊壁形成了囊肿清晰的骨性边缘,该征象可有助于本病与发生于相同部位的正常骨中生理性透光假性囊肿相区别。

除非合并骨折,骨囊肿通常无症状。但是,75% 病例可发生病理性骨折。骨囊肿为儿童病理性骨折最常见病因。

影像 在 X 线平片上,骨囊肿为发生于干骺端的中心性骨髓内病变。绝大多数囊肿直径<3cm,但也可在纵轴方向上长得很大。囊肿壁清晰、硬化;外周骨皮质变薄,病变呈轻度膨胀。出现骨折时,骨碎片可出现于囊肿内。这种"脱落碎片"征被认为是骨囊肿的病理特点(图 139-26)。CT 可显示囊肿并明确碎片的存在,但常无需进行该检查。对非典型病例而言,可进行MRI 检查以明确病变的囊性特点,液性内容物显示长T1/T2 信号。增强后,囊壁可见线样强化,但内容物未见强化(图 139-27)。

有时,因骨折引起囊肿内出血,可见液-液平面,代表了固定的、退化血液产物。当 UBCs 骨折后痊愈时,

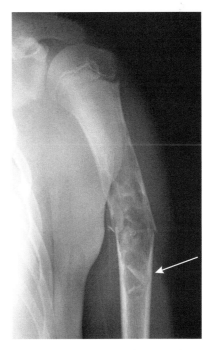

图 139-26 男,12 岁,单纯性骨囊肿伴病理性骨折。骨囊肿覆盖着薄而塌陷的皮质。注意,一段骨皮质塌陷

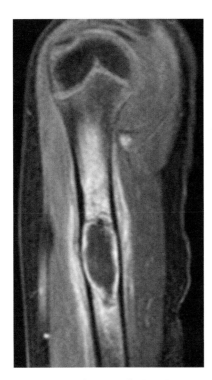

图 139-27 男,8 岁,单纯性骨囊肿。增强 MR T1 压脂序列图像显示,肱骨骨干内含囊肿且呈环形强化的病灶,相邻骨髓和软组织亦可见强化。由于穿过病灶的病理性骨折处于愈合期,故该患儿病变强化程度增高

可见多发分隔和液-液平面,发生于浅表的病灶可类似 ABC。如通常规律,如果病变直径小于所在骨骼的宽径,病变可被认为是一种复杂型 UBC。如果囊肿直径大于所在骨横径,则应诊断为 ABC。

治疗 骨折的囊肿可自愈;但是较大的,合并或不合并骨折的囊肿,则常需刮除和骨移植治疗。虽然预后极佳,但 35%~50% 骨囊肿可复发,在某些病例中可见多次复发。治疗后的骨囊肿表现复杂,可见混合性硬化和透光区、分隔和轻度膨胀以及受累骨骼破坏。幼稚生长板闭合可为治疗或病理性骨折的并发症,而非囊肿本身所致。囊肿吸引合并类固醇激素注射或硬化疗法也用于本病的治疗。

动脉瘤样骨囊肿

总论、病因、病理生理和临床表现 ABC 为一种假性病变,为骨内或骨膜下出血,或继发于原发性骨肿瘤的病变。在组织学上,ABC 由含有血液的吻合支组成,内衬含有血红细胞、含铁血黄素颗粒、异体巨细胞和反应性骨针的纤维壁。ABC 的病因不明,虽然可能为原发,而更多为继发性和(或)反应性病变。大量病变可成为 ABC 产生的原核,在 1/3 病例中可通过病理检查找到明确的原发病。巨大 ABC 可掩盖原发病,或仅显示巨大肿瘤的小部分。有人推测,在无原发病变的病例

中,既往创伤史成为 ABC 的来源。本病稍多见于女性。无论是原发,还是继发病变,均最常见于 40 岁以下人群中,但很少见于 5 岁以下儿童。患者常因非特异性疼痛和肿胀就诊,10% 可发生病理性骨折。ABC 最常发生于长骨干骺端、颅面骨和脊柱;脊柱病变位于后部附件。长骨病变可再分为髓内或皮质旁(皮质或骨膜下)。骨膜下 ABC 罕见,类似其他骨膜下肿瘤和病变。

ABC 少见的实性变异型具有与典型 ABC 相似的放射学特点,实性变异型缺乏海绵状、含血腔隙的表现,但在组织学上具有典型 ABC 中所见的实性成分——增生的纤维组织,良性巨细胞和新构成的骨样基质。1/3 肿瘤为非动脉瘤样病变。实性变异型 ABC 在组织学上与巨细胞肉芽肿无法鉴别。该型常见于 20~40 岁人群。病变多位于中轴骨附件,最常见于颅面骨、手足小管状骨和股骨。

影像 在 X 线平片中,ABC 表现为透光的、膨胀性"爆裂状"或"肥皂泡样"病变,具有菲薄、光滑的骨性壁结构。一般情况下,如果病变直径大于所累及骨骼的正常宽径,则应考虑为 ABC。如病变直径小于所累及骨的宽径,则多为 UBC。病变为多房性,皮质虽完整,但在病变段明显变薄,可见骨膜新骨形成。CT 和 MRI 均可显示液-液平面,这是本病的特征。这种表现是由退化的血液产物(特别是高铁血红蛋白——一种较红细胞 T1 弛豫时间短的物质)沉积所致。液-液平面可单发或多发,表现为分隔多房内的不同高度平面(图 139-29)。如果病灶非常小,可无液-液平面。依据病变时间和血液成分比例,囊内容物信号特点呈多种多样。大量含铁血黄素可引起局部低信号,也可弥漫于整个病变。囊内容物无强化,但分隔可见强化。

不可能区分原发和继发性 ABC。继发性 ABC 可见于良性或恶性肿瘤,包括纤维发育不良、软骨母细胞瘤、GCT、非骨化性纤维瘤、单纯性骨囊肿和骨肉瘤,特别是毛细血管扩张症变异型。任何实性成分均提示存在原发肿瘤。如病变主要由液-液平面构成,则更可能为良性起源。鉴别 ABC 与毛细血管扩张性骨肉瘤非常困难,影像检查常不能区分。巨大骨破坏可能为毛细血管扩张性骨肉瘤的证据。应该注意的是,ABC 也可发生于普通型骨肉瘤中。

在 MRI 上,由于纤维成分存在,实性 ABCs 在 T1WI 和 T2WI 中均显示为低信号。病变可强化。ABC 实性变异型有时也产生骨样组织,在 X 线平片和 CT 中明显。

治疗 采用刮除术和骨移植治疗 ABC,但移植后 20% 病例可见复发。也可使用血管栓塞和经皮硬化治

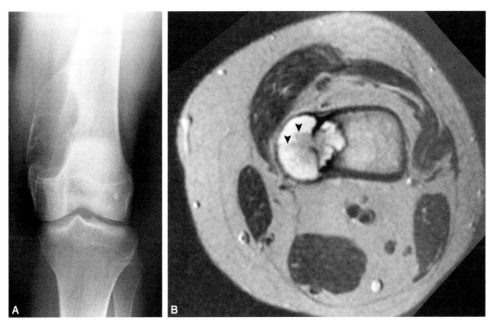

图 139-29　13 岁青少年,动脉瘤样骨囊肿。A,膝关节 X 线平片显示,股骨远端内侧出现具有薄骨壳的偏心性透光膨胀病灶。B,在 MR 轴位 T2WI 上,可见病变穿透股骨皮质,并向相邻软组织延伸,还可见数个液-液平面(箭头)

疗。MRI 可显示肿瘤中实性成分,指导手术活检。

巨细胞瘤

　　总论、病因、病理生理和临床表现　GCT,也被称为"骨巨细胞瘤",为一种少见肿瘤,罕见于骨成熟前期,约 5% 所报道病例发生于骨成熟前,绝大多数见于 10~20 岁,10 岁以前少见。本病最常见于长骨,特别是股骨远端和胫骨近端,而少见于手足短管状骨。在儿童中,其他部位发病罕见。在成熟的骨中,病变位于骨骺内,呈不同程度不均匀膨胀状态,可累及相邻干骺端。骨骺病变还可紧贴关节面。在不成熟的骨中,病变几乎均为累及骨骺并贴近骺板的均匀病灶。骺板闭合前罕见骨骺受累。多房性 GCT 在儿童中非常罕见。GCT 患儿因疼痛和无力、肿胀以及相邻关节活动受限而就诊。

　　影像　在 X 线平片中,GCT 显示为地图样溶骨病变(图 139-30),病灶边缘可硬化或模糊,还可呈现

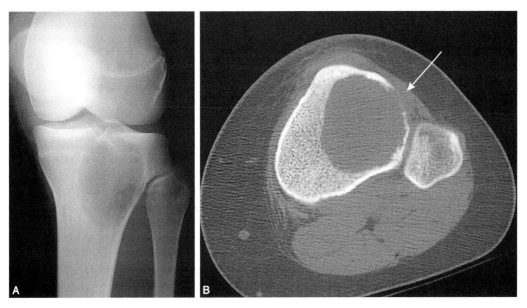

图 139-30　女,14 岁,巨细胞瘤。A,X 线平片显示,胫骨近端干骺端和骨骺内边缘较清晰的透光病灶,无硬化缘,靠近但未侵及关节面。B,轴位 CT 显示,胫骨内巨大透光灶。病灶边缘清晰但无硬化,病灶前外侧骨皮质破坏(箭号)

边缘锐利但无硬化改变。常见骨膜新生骨、骨膨胀和病理性骨折。虽然 CT 可显示病变及其边缘，但病变位于干骺端一侧的边界通常难以辨别，无基质钙化或骨化。

MRI 表现多变。在一项大样本研究中，56% 的肿瘤为实性或囊实性，44% 为囊性。实性区域在 T1WI 和 T2WI 中呈中等信号。肿瘤内出血所产生的含铁血黄素可引起局部信号减低。有时，GCT 可出现更多侵袭性表现，出现皮质穿凿和软组织浸润。约 15% GCT 具有 ABC 成分，呈膨胀性改变。虽然 25% 病例可见局部复发，但 GCT 预后极佳。儿童恶性 GCT 和转移性GCT 罕见。GCT 所致肺部 "种植" 常有自限性生长的趋势，但也可复发，也可进展。

治疗　对于可以切除的 GCT，与病变刮除术相比，完全切除可明显降低复发率。完全切除的局部复发率约为 20%，病变内刮除术则为 50%。

纤维性肿瘤

纤维性皮质缺损和非骨化性纤维瘤（纤维黄色瘤）

总论、病因、病理生理和临床表现　纤维性皮质缺损（fibrous cortical defect，FCD）和非骨化性纤维瘤（nonossifying fibroma，NOF）为极常见的肿瘤，发生于儿童长骨干骺端。FCDs 实际是一种正常变异，40% 以上儿童在发育期均可见本病。FCD 和 NOF 具有独特的组织学表现，由富含细胞的基质和梭形纤维母细胞、破骨细胞样多核巨细胞及泡沫或黄色瘤细胞构成。凭主观经验，小于 2cm 的病变考虑为 FCD，而大于 2cm 的病变则为 NOF。病变也许为骨皮质骨膜的生长缺陷，直到患儿 5 岁以上，患骨在骨成熟后出现缩短时才被发现。从诊断到自行退化的平均时间为 29～52 个月。骨成熟后，病变通常不再长大。NOF 可持续至成人，但很罕见。

FCD 和 NOF 常因偶然被发现。除非病灶很大，一般无症状。巨大病变可致钝痛。NOF 很少因增大而引起病理性骨折或压缩性骨折。FCD 和 NOF 最常见于下肢长骨干骺端，特别是膝关节。病变多居于背侧。FCDs 和治疗后的股骨骨干远端的皮质硬纤维瘤组织学表现相似。

多发 NOFs 可见于神经纤维瘤病。在 Jaffe-Campanacci 综合征中，弥散性 NOFs 与下颌骨囊性病变、皮肤咖啡斑、智力发育迟缓、眼畸形、性腺机能减退和心血管畸形共同存在于缺少其他征象的神经纤维瘤病中。有论点认为，Jaffe-Campanacci 综合征为一种不完全型神经纤维瘤病。

影像　在 X 线平片上，FCDs 表现为边缘清晰的椭圆形小病灶，以皮质为基底。NOFs 表现相似，但病灶较大（图 139-31），更倾向于分叶状，多房性表现形似特征性的 "肥皂泡" 征。病变常向内侧扩展，但外侧皮质可变得菲薄并膨出。在较细的骨中（如腓骨），病变可占据整个骨宽。FCDs 和 NOFs 起源于靠近生长板的干骺端，并向干骺端骨干侧和成熟骨干移行，其放射学表现具有特异性，无需其他影像检查和活检。

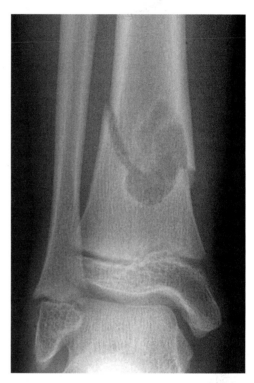

图 139-31　男，10 岁，穿过非骨化性纤维瘤的病理性骨折。病灶清晰伴少许硬化缘

在 CT 中，同样可见 FCDs 和 NOFs 在平片中的放射学特点。在 MRI 上，病变显示为以皮质为基底的、边缘清晰的分叶状病灶，在 T1 和 T2 加权像中均为低信号；根据病变分期而在增强后出现不同程度强化。活动性早期病变在 T2WI 中为高信号，并出现强化；正在消退的病灶则显示 T2 低信号，且不强化，瘤周无水肿。活动性早期病变也可在骨扫描和 PET 检查中出现核素高摄入现象。

治疗　病变可自行消失，也可见病变进行性硬化。

纤维发育不良

总论、病因、病理生理和临床表现　虽然本病并非一种真正肿瘤，但累及长骨的纤维发育不良可类似骨肿瘤或囊肿，特别是当它仅累及单骨并引起局部骨膨胀时。在病理上，纤维骨组织取代了正常骨髓空间。纤维发育不良可累及单骨或多骨，70%～80% 为单发病灶。本病更常见于女性,绝大多数局限性病变患者为青少年或青壮年,但偶尔也可见 10 岁以下患儿。本病可见于任何骨骼。最常见的表现为累及颅面骨,特别是颅底的单发病灶;单根长骨受累中,最常见为股骨或肋骨。病变位于干骺端和骨干;在骺板闭合前,骨骺多正常。单发病变患儿常因疼痛、肿胀、畸形或病理性或疲劳性骨折就诊。多发病变患儿可见类似症状和体征,但常见于年幼儿(如 10 岁以下)。多骨受累以一侧为明显者常见于综合征,因其他临床表现而得到提示。

2%~3% 的病例中,纤维发育不良与内分泌疾病相关,最常见者为下丘脑功能低下。在 McCune-Albright 综合征中,女性患儿可见性早熟、皮肤咖啡斑和单侧多骨纤维发育不良。Mazabraud 综合征以多发骨纤维发育不良和肌肉内黏液瘤为特点,但在儿童中罕见。

影像　长骨纤维发育不良引起髓腔膨胀、骨内膜塌陷、骨小梁粗糙和病灶边缘硬化,后者形成"环征"。受累骨骼可出现弯曲。在股骨,最终形成被称为"牧羊人弯钩"的畸形(图 139-32)。病变可为偏心或中心性。纤维发育不良在 X 线平片中的密度依据病灶中发育不良骨和纤维基质量的不同而表现各异,从磨玻璃样密度影至透光区均可出现。如基质含有纤细骨针所构成的密集拱网样结构,则形成磨玻璃样阴影(图139-33,见图 139-32)。这种表现对于纤维发育不良具有相对特异性,但其他取代骨髓骨小梁的病变也可出现类似征象。透光性病灶通常具有硬化缘,在病灶内

的小软骨灶可发展为软骨样钙化(骨软骨纤维发育不良)。另外,单发病灶内或受累骨不同病灶内可见不同表现。活动性早期病变多为透光性病灶,而陈旧病变则更多为硬化性病灶。除非出现骨折,否则无骨膜反应。CT 中也可见类似改变。

在 MRI 上,病变在 T1WI 中的信号强度与肌肉相似,在 T2WI 中的信号则依据病变成分不同而不同;纯纤维组织表现为 T2 低信号。但是,纤维发育不良病变因实质不均匀(含有梭形细胞、幼稚非板层骨骨小梁以及骨性接缝和小囊肿)而常表现为高信号。有报道称,可见液-液平面,但软组织浸润罕见。钆增强后可见中央或外周强化,后者相对少见,在骨扫描中,病变对核素的摄取情况变化多样,甚至表现正常。面部或颅骨纤维发育不良病变很轻微,对临床诊断具有挑战性。

治疗　对这种良性病变的诊疗主要为支持性治疗。影像表现具有诊断意义,极少需要活检。出现病理性骨折或即将出现生物力学障碍时,应进行手术治疗。整形外科植入物用于加强和稳定受累骨骼。

骨纤维发育不良

总论、病因、病理生理和临床表现　骨纤维发育不良(osteofibrous dysplasia,OFD)也被称为"下颌骨外骨化性纤维瘤"或"骨皮质内纤维发育不良",为一种纤维-骨组织增殖性疾病。OFD 常为散发病例,但也有一个家族内 6 名成员呈常染色体显性遗传的报道。绝大多数病例发生于 10 岁以下儿童,有些肿瘤还可见于新生儿。本病为一种罕见疾病,常发生于胫骨骨干和干

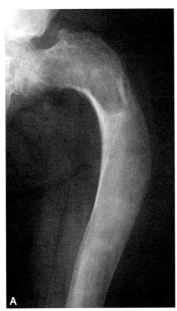
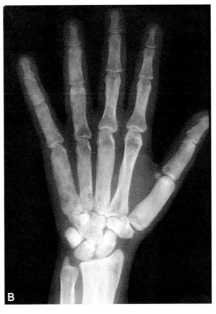

图 139-32　女,22 岁,多发性骨纤维异常增殖症。A,股骨膨胀、弯曲,呈"牧羊人手杖"样畸形。骨小梁被"磨玻璃"样基质所取代。B,掌腕骨呈弥漫性硬化,伴轻度膨胀,皮髓质骨界线模糊

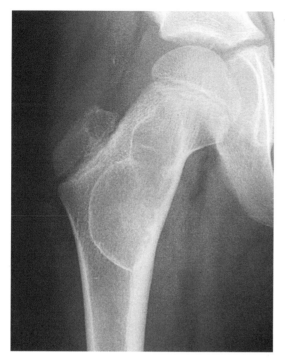

图 139-33 男,11 岁,局灶性骨纤维结构发育不良。病变清晰,具有硬化缘和"磨玻璃"样基质

髁端,但也可见于腓骨,有时同时受累。极少情况下,病变为多发和双侧。OFD 常无疼痛,而以骨骼畸形为特点。病变直到髁板融合才停止进展。患儿因胫骨前弓而就诊,病程中可见骨折或假关节形成。

OFD 在组织学上与纤维发育不良相似,含有分化良好的纤维母细胞、胶原和骨小梁。OFD 中最具鉴别的特点为,活动性骨母细胞的出现。分化型釉质瘤和釉质瘤与 OFD 密切相关,它们具有相似的组织化学特性。在 10~20 岁患者中,区分 OFD、分化型釉质瘤和釉质瘤放射和病理学特点极为困难,OFD 较釉质瘤更多见于年幼患儿。这种鉴别将在下面讨论。

影像 在 X 线平片中,OFD 为偏心性、透光的单房或多房性病变,累及胫骨前缘骨皮质(图 139-34)。病灶可为圆形或卵圆形,长轴与胫骨长轴平行;病灶可完全位于骨内,也可突出于骨外。胫骨受累更常见于近段,但也可发生于远段且合并假关节形成。骨皮质膨胀,巨大病变将向后膨胀并取代髓腔。病灶呈透光或与磨玻璃密度相似表现,合并骨皮质增厚和骨骼前隆。断层成像非常有助于确定皮质内病灶位置。鉴别 OFD 与纤维发育不良的重要特征为,OFD 位于髓腔内。

长骨釉质瘤

总论、病因、病理生理和临床表现 长骨釉质瘤为一种儿童罕见肿瘤,患儿最初常见胫骨疼痛和前弓。与 OFD 不同,釉质瘤具有侵袭和恶性活动潜能。15% 以上患儿死于转移瘤。在临床、放射学、组织学和组织化学基础上,长骨釉质瘤(与相同名称的下颌病变无关)近来被进一步分为两种类型,经典型和分化型(OFD 样)。两种类型均分别或可同时累及胫骨、腓

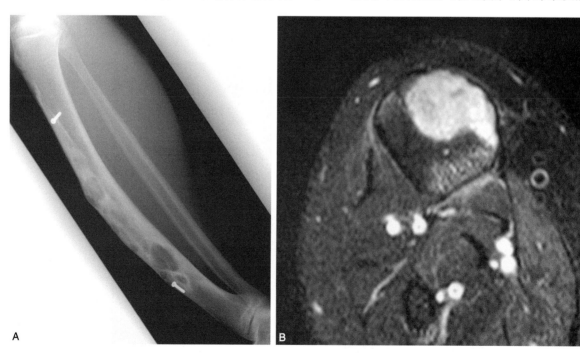

图 139-34 男,15 岁,骨纤维结构不良。数年前活检诊断为骨釉质瘤,因此实施手术切除和接骨术(图中螺钉与接骨术有关),症状复发。A,胫骨侧位 X 线平片显示,胫骨弯曲并前部中心性囊性透光与硬化混合性病变。B,轴位 MR T2 压脂图像显示,病灶内均匀高信号软组织影。经皮穿刺和切除活检均提示骨纤维结构不良

骨。经典型几乎仅见于成人,皮质和骨髓均可受累,还可穿过骨皮质和骨膜。分化型则见于儿童和 20 岁以上青壮年,也有发生于新生儿和婴儿的报道。肿瘤与骨皮质相似,具有与 OFD 相同的放射学特点。但釉质瘤与 OFD 的病理表现不同:前者可见上皮和间充质细胞,可表达免疫反应性细胞角蛋白和波形蛋白。典型的 OFD 内无上皮成分,分化型釉质瘤则仅有极少量。

从临床、放射学和病理学上区分釉质瘤和 OFD 均为一种挑战。分化型的概念为 OFD 和釉质瘤间的一种过渡,提示 OFD 也许是釉质瘤的退化期病变。在文献中,一些资料齐全的病例支持该观点。Czerniak 及其同事认为,分化型釉质瘤患儿的预后较经典型更好——分化型肿瘤无转移的报道——长骨釉质瘤应包括具有自行退化能力的少量肿瘤。

影像 长骨釉质瘤的 X 线平片表现与 OFD 相似。各种可提示釉质瘤的特征包括骨膜反应、虫噬状破坏和软组织浸润。釉质瘤 MRI 表现无特异性。T1/T2 序列信号特点与其他肿瘤相似。软组织浸润也可明显。

治疗 釉质瘤的治疗通常为完整切除。OFD 和分化型釉质瘤的治疗则更保守。如果对 OFD 或分化型釉质瘤进行手术,则应在儿童达到青春期,且仅当病变扩展并引起畸形后实施。

朗格汉斯细胞组织细胞增生症

总论、病因、病理生理和临床表现 朗格汉斯细胞组织细胞增生症(Langerhans cell histiocytosis,LCH)病因不明。过去推测,感染为本病病因,但近来的朗格汉斯细胞克隆增殖证据提示,本病为一种肿瘤性病变。LCH 的统一病理特征为朗格汉斯细胞不成比例增殖。与单核细胞-巨噬细胞家系的细胞相同,朗格汉斯细胞来源于骨髓的 CD34+干细胞。在组织学上,肿瘤包含特征性分裂核的朗格汉斯组织细胞以及在临近细胞膜的胞浆内存在电镜下显示的球拍状 Birbeck 颗粒;病变同样含有普通组织细胞核嗜酸细胞。免疫组化将 S100 蛋白和 CD1a 抗原用于本病的诊断。

局限性 LCH 为一种在儿科中较常见的骨肿瘤,为病变的演变过程的体现,从单发、无痛、自限性骨病变到爆发性弥漫累及多种器官系统的病变。约 80%LCH 患者可见骨骼受累。在过去,LCH 在病理上被分为三类:累及骨骼的嗜酸性肉芽肿,常为单发病变,约 70%患儿为该类型;Hand-Schüller-Christian 病具有地图样骨损伤、突眼和尿崩症——三联症,但罕见同时发生于同一患儿中;Letterer-Siwe 病则为一种爆发性、弥漫性且常为致命性的多系统受累。10% 以下的患儿为该型病变。目前认识到,LCH 为一组疾病而非三个独立的疾病。

LCH 更常见于白种人,男性发病率为女性两倍,从新生儿至成人均可发病。绝大多数患儿在 15 岁以前出现症状,高峰年龄为 1~5 岁。局限性病变更多见于较年长儿童,平均年龄为 10~12 岁。多灶性和全身性病变最常见于婴幼儿。爆发性危及生命的 LCH 见于 20 岁以下患者,但很少超过 3 岁。播散性病变可引起淋巴结肿大、肝脾增大、皮肤病变(皮疹)、尿崩症、眼球突出、血小板减少症和贫血。儿童 LCH 累及肺脏者几乎总为播散性病变,其中骨病变从较少到弥漫性、融合性病变均可发生。

单发 LCH 患儿常因局部疼痛、僵直和偶见可扪及的包块而就诊。症状与受累骨有关:乳突部病变可表现为耳部疾病,脊柱病变可表现为疼痛性脊柱后突或侧突。另外,患儿可出现低热,红细胞沉降率和 C 反应蛋白水平升高。

颅骨为 LCH 最常见的发病部位,以后为股骨、下颌骨、盆腔、肋骨和脊柱;另外,70%病变发生于扁骨,30%发生于管状骨(长骨、锁骨、手足)。病变常位于髓腔内。原发于皮质者罕见,但是,骨髓内病灶膨胀常可继发性累及骨皮质。长骨病变发生于骨干或干骺端,极少累及骨骺。罕见情况下,病变可穿越未闭合的生长板。约 25%患者可发生多骨性病变。

影像 在四肢中,绝大多数 LCH 病变为单纯溶骨性、边缘清晰的病灶,极少出现硬化缘。许多病灶可见轻微膨胀。骨内膜塌陷明显并可导致骨皮质中断。有些病变具有穿透性,可见骨膜新生骨形成,使其具有侵袭性表现。骨膜新生骨可为单层或多层。虽然有人认为,LCH 可出现任何放射学表现,但病变常同时显示出侵袭性和非侵袭性特点。当这样的不确定病变出现时,应该倾向于 LCH 的诊断。

在放射学上,锁骨 LCH 多表现为溶骨性病变,具有清晰的"下班打卡"表现。颅骨病灶显示为地图样,因为病变累及颅骨内外板程度不同而造成边缘呈斜面(图 139-35,也见第 21 章),可见一个所谓"纽扣状"骨片。上颌骨与下颌骨的病变可导致"浮牙"征。脊柱病变可引起压缩性骨破坏,最常见于胸椎,其次为腰椎和颈椎。LCH 常见椎间盘正常而椎体高度明显减低的异常表现(图 139-37)。在椎体受累的同时,软组织浸润可进入椎管,MRI 显示该病变最佳。经过治疗,受累脊椎节段高度可恢复正常。脊椎后部附件可受累但较椎体少见。

LCH 的影像诊断依赖于病变的病程和活动性。某些病变的自然病程可为自发性退化。甚至在明确诊断时,某些病灶已经处于退化期或静止期。退化病灶

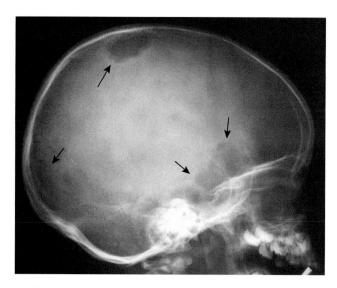

图 139-35 女,2岁,朗格汉斯细胞组织细胞增生症。颅骨侧位X线平片显示,颅骨多发溶骨性病灶,其中顶骨病灶可见斜形边缘

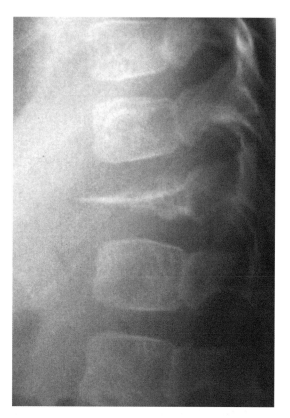

图 139-37 女,20个月,扁平椎为朗格汉斯细胞组织细胞增生症的后遗症

将变得模糊,并显示出硬化改变。CT和MRI均可应用以促进骨性病变的进一步显示。在CT上,活动性病灶常清晰而无硬化缘,可见皮质破坏和软组织包块。MRI因无电离辐射及优异的软组织对比而优于CT。在MRI上,活动性病灶由软组织构成,呈长T1/T2信号以及较均匀强化。约半数病灶在T1WI中信号较肌

肉高,广泛骨髓和软组织水肿在T2WI中显示为高信号并强化(图139-38)。显著炎症反应所产生的侵袭性表现提示为恶性过程。造成骨皮质破坏的LCH病变也可产生明显的软组织包块(在MRI上可见于30%病例)并类似恶性肿瘤。陈旧性、退化的或正在退化的病灶在T1/T2序列中均表现为低信号。与许多单发病变性质均一不同,病变性质多样强烈提示LCH。如果考虑为LCH,则进行全身骨骼X线检查有助于发现其他部位的病变。往往目前所发现的病灶不适合进行活检,而发生于其他部位于病灶被证实更适于政治学检查。由于可同时出现多骨病变,故诊断时需要进行骨骼成像,以便为今后的随访建立基线图像。目前对骨X线检查和放射性核素骨扫描的相对准确性如何还存在争论,骨扫描可遗漏约35%的病灶。

全身MRI已经成为LCH确诊和随访多灶性病变的理想检查方法。PET扫描在确定活动性病灶位置和对治疗随访方面也发挥作用。

治疗 发生于骨骼的LCH预后良好,少见复发。单发病灶常可自行消退。依据症状和病变特点,有时可使用更积极的刮除和消融疗法。对于多发灶性病变和(或)合并全身疾病的患儿,可使用激素和化疗等更积极治疗。本病此时的治疗与恶性肿瘤疗法相似。全身疾病患儿的病情依受累器官和病变组织学表现的不同而有差异。那些无器官功能受损和对初次治疗反应良好的患儿具有优良的远期预后。播散性病变的病死率约为10%。

骨性肿瘤

骨样骨瘤

总论、病因、病理生理和临床表现 骨肉瘤为一种常见的良性骨肿瘤,具有特征性临床表现和放射学特点。该肿瘤主要见于男孩,常于10~20岁间起病;但在10~35岁男女中并非少见,白种人中明显多见。在病理学上,骨样骨瘤由外周包绕高密度硬化环的核心构成。核心包含不同骨化期且交错分布的骨小梁构成,周围为疏松基质和富含血管的结缔组织。骨样骨瘤被分为三类:皮质型(最常见)、多孔型或髓质型和骨膜下型(最少见)。皮质型较后两型更常见骨硬化,故后两型难以通过放射学检查得到诊断。骨样骨瘤也可被进一步分为关节外型和关节内型。骨髓型和骨膜下型更多位于关节旁和关节内。

骨样骨瘤可见于任何骨骼。单发骨样骨瘤最常见于股骨,特别是股骨颈。骨样骨瘤很少见于上肢,但常累及手足管状骨。本病常累及干骺端或干骺端骨干,

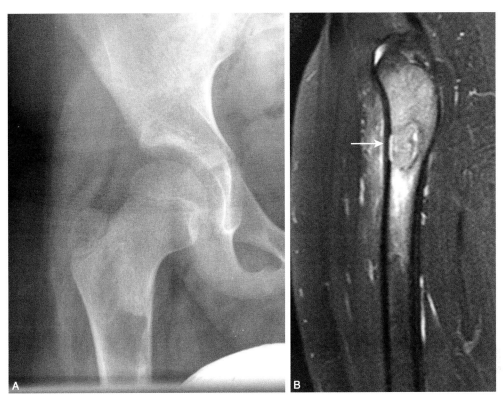

图 139-38　男,8 岁,活检证实朗格汉斯细胞组织细胞增生症。A,X 线平片可见股骨大转子下溶骨性病灶。B,短时反转恢复序列 MRI 显示,右侧股骨内原发肿物(箭号),相邻骨和软组织显著水肿

较少见于骨干,罕见于骨骺。在扁骨和脊柱中少见,但可累及椎体后弓,此时,患儿通常首先出现疼痛性脊柱侧弯。骨样骨瘤的典型表现为位置明确的疼痛,以夜间痛为著,可因服用阿司匹林或其他非甾类抗炎药物(NSAIDs)而缓解;75% 患者可因服用阿司匹林而缓解。病变靠近关节时可类似关节炎。

影像　在 X 线平片上,瘤巢可表现为单纯透光或包含高密度的核心。透光的瘤巢直径可从数毫米至15mm 不等。皮质型肿瘤的瘤巢周围可见较宽的高密度环状骨带(图 139-39)。关节内骨样骨瘤几乎无反应性骨增生或骨膜新生骨形成,且最常累及髋关节,引起骨质稀疏和关节积液。X 线平片难以发现发生于任何部位的骨瘤瘤巢。

CT 在显示病变、明确诊断以及在经皮治疗或手术切除前确定病变解剖部位方面具有价值。在 CT 上,瘤巢表现为透光的、中央出现骨片的病灶,外周环以硬化缘,以上征象常对骨样骨瘤具有诊断意义,当合并典型临床表现时更是如此(见图 139-39)。骨髓内型和骨膜下型病变则少见硬化。骨膜下型骨样骨瘤位于皮质表面,并形成侵蚀,可在瘤巢内出现或不出现骨化。瘤巢中无骨化,则表现无特异性。CT 对骨样骨瘤瘤巢的显示优于 MRI。在 MRI 上,依据骨化和纤维血管组织的比例不同,可以在 T1WI 和 T2WI 中显示为低信号。虽然硬化骨无信号,但 MRI 所特有的高组织对比分辨率可明确诊断骨髓和相邻软组织内可能出现的广泛的反应性变化。骨样骨瘤在相邻骨骼、关节和软组织内引起显著炎症反应。如不能确定瘤巢,则提示为更具侵袭性的疾病。静脉注射钆对比剂后,瘤巢和相邻炎性组织均可见强化。关节内骨样骨瘤可见关节渗出和滑膜增生,在 T2WI 中呈高信号,增强后出现强化。

骨样骨瘤的主要影像鉴别诊断包括压缩性骨折和骨髓炎。在临床表现和化验室检查结果的指导下,常可得到正确诊断。骨样骨瘤的影像表现较具特异性。

治疗　骨样骨瘤的传统疗法为手术切除,但病变位置和切除范围成为面临的挑战。近来,经皮治疗法得到发展。其他经皮方法包括大孔针或钻孔切除术和冷冻消融术,但现在更多采用经皮射频消融术治疗骨样骨瘤。复杂病变或那些不适合采用经皮疗法治疗的病变还是需要手术。手术和经皮疗法作为首选治疗可在 90% 的病例中取得成功。

骨母细胞瘤

总论、病因、病理生理和临床表现　骨母细胞瘤与骨样骨瘤密切相关,过去被认为是巨大的骨样骨瘤

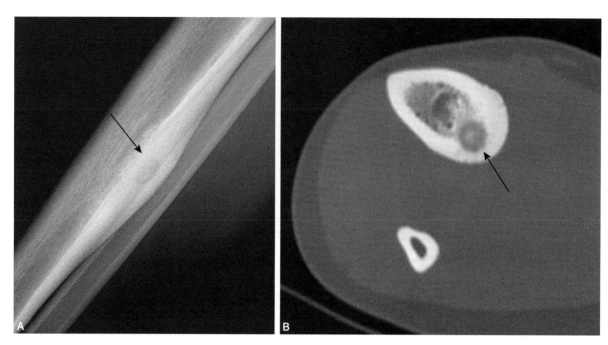

图 139-39　女,15 岁,胫骨骨样骨瘤。A,X 线平片显示,胫骨前部皮质增厚,其中隐约可见透光病灶(箭号)。B,CT 更清晰显示出瘤巢,其中可见不透光小斑块影(箭号)

(巨骨样骨瘤)。两种病变的组织学表现几乎相同。骨母细胞瘤由大量被覆骨母细胞且含有类骨质的骨小梁构成。但是,这些骨小梁较骨样骨瘤中骨小梁排列紊乱。病灶大小被认为是鉴别两种疾病的重要点:直径小于 1.5cm 的病灶被认为是骨样骨瘤,而直径大于 1.5cm 的则常为骨母细胞瘤。两种类型肿瘤也可依临床表现、解剖部位和影像特点而鉴别。骨母细胞瘤最常发生于 10~30 岁患者,更常见于男性。骨母细胞瘤并不出现典型的疼痛表现;如果出现疼痛,也对 NSAIDs 治疗无反应。许多骨母细胞瘤发生于脊椎后部分,引起脊柱侧突和神经缺陷症状。近半数肿瘤发生于附肢骨骼,主要见于股骨近段骨干和干骺端,胫骨病变为第二常见。长骨病变可位于骨皮质或骨髓质。骨母细胞瘤另一个特征性发病部位为距骨颈部,常位于背侧缘。

影像　骨母细胞瘤表现出三个独特的放射学变异型:①骨样骨瘤样表现,但较大;②ABC 样表现,最常见于脊柱;③类似于恶性肿瘤的侵袭性表现,较少见。骨母细胞瘤大小可从 1cm 至 10cm。绝大多数为具有清晰硬化边缘的溶骨性病变,但肿瘤常缺乏典型骨样骨瘤中所见的较宽的高密度硬化环。脊柱病变常为膨胀性(图 139-40)。脊柱病变相邻硬化极少甚至缺如。在长骨内,本病在 X 线平片中显示为圆形或卵圆形透光性肿瘤,在骨皮质或骨髓内偏心生长。某些硬化可见于病变旁,常见基质矿化。常见骨膜反应,呈实性或

分层状。距骨病变可伸入软组织,引起距骨骨质疏松,足部其他骨骼也可见伴随表现。骨母细胞瘤的基质钙化或骨化和肿瘤菲薄的骨性外壳在 CT 图像中均可被清晰显示。软组织或骨髓水肿在 MRI T2 序列中为高信号,但不具特异性;病变内类骨质可引起局部信号下降。骨扫描有助于确定病变位置。另外,骨母细胞瘤含有较多血管,增强血管成像显示高密度毛细血管斑。

治疗　本病主要通过手术切除或刮除术治疗,但具有中等程度复发率。

恶性骨肿瘤

约 50%儿科骨肿瘤为恶性肿瘤,其中近 2/3 为骨肉瘤,其余大部分则为骨 Ewing 肉瘤。其他骨恶性肿瘤(如软骨肉瘤)在儿童中极罕见,非霍奇金淋巴瘤有时也可为原发性骨骼肿瘤。骨肉瘤和 Ewing 肉瘤,无论在临床还是影像表现方面均完全不同,故通常可相互区分。本章中所叙述的这些肿瘤的特征性表现在表 139-1 中得到总结。

骨肉瘤

总论、病因、病理生理和临床表现　本病为儿科人群中最常见的原发恶性骨肿瘤,发病高峰年龄为 15~25 岁,但所报道的最年幼的骨肉瘤患儿为 19 个月。肿瘤稍多见于男性,约 70%病例为长骨受累;约半数以上骨肉瘤发生于膝关节骨骼,面骨、下颌骨、颅骨和

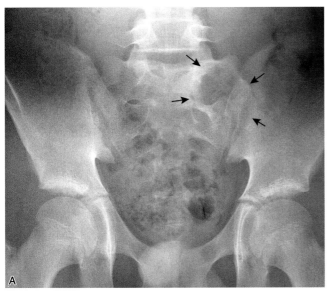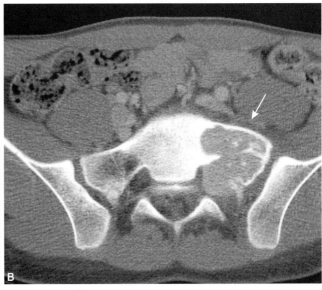

图 139-40　男,12 岁,骶骨骨母细胞瘤。X 线平片(**A**)和 CT(**B**)均显示,骶骨左缘边缘清晰的膨胀性透光病灶(箭号)

特征	骨肉瘤	Ewing 肉瘤
表 139-1　骨肉瘤和 Ewing 肉瘤的鉴别特征		
年龄	15~25 岁	0~25 岁
发病率	更常见	较少见
发病部位	长骨干骺端	长骨干骺端
		累及中轴骨和扁骨
		较骨肉瘤更常见
基质	常呈"云状"钙化	无钙化和硬化
骨膜反应	阳光样	葱皮样
转移	肺(80%)	肺
	骨(20%)	罕见骨、骨髓和淋巴结
其他	偶尔为多灶性病变,并	11:22 易位
	发视网膜母细胞瘤	对放疗敏感

中轴骨为少见的受累部位(图 139-41)。绝大多数骨肉瘤为单发,起源于长骨干骺端骨髓腔内的原发肿瘤。很少见骨干单独受累,仅见于 2%~11% 病例中;发生于骨骺的骨肉瘤非常罕见。骨肉瘤可同时累及多个骨骼,被称为"骨肉瘤病"。发生于成人四肢软组织或各种器官的骨外骨肉瘤在儿童中极为罕见。

常被称为"普通型骨肉瘤",由于绝大多数肿瘤细胞异形性和间变程度而被认为是高级别肿瘤。其他较少见的肿瘤类型包括,分化良好的骨髓骨肉瘤、毛细血管扩张性骨肉瘤和浅表骨肉瘤(包括骨皮质内骨肉瘤和骨膜外、骨膜和高级别浅表骨肉瘤),继发性骨肉瘤罕见于儿童,常见于放疗后。骨肉瘤也可发生于遗传性视网膜母细胞瘤(通常为双侧)患儿(该类患儿具有

特异性基因缺陷),或发生于那些出现该基因自发突变的儿童中。虽然放疗可使这些患儿骨肉瘤的发生率增高,但继发性骨肉瘤也可在远离放疗照射野的部位发生。单独发生的骨肉瘤有时也具有家族性,曾有双胞胎的报道。

髓内骨肉瘤

普通型骨肉瘤

总论、病因、病理生理和临床表现　约 75% 骨肉瘤为高级别变异型,75% 病例发生于 15~25 岁间。本病的组织学标志存在于肉瘤细胞所产生的类骨质基质中。绝大多数病例中可见极幼稚骨。但是,肿瘤基质中也可见其他组织成分。依据肿瘤基质类型,骨肉瘤被分为三种类型:骨母细胞型、软骨母细胞型和纤维母细胞型。这些肿瘤的矿物质含量不同。

影像　X 线平片仍是诊断普通型骨肉瘤的基本方法。其他影像检查方法则主要被用于肿瘤分期和协助手术计划。骨肉瘤多表现为累及长骨干骺端的巨大的、硬化-溶骨混合型肿块,伴云状基质。肿瘤引起皮质侵蚀和破坏而非膨胀性改变。可见骨膜新骨形成,常显示为针状"阳光"样变形(图 139-42),骨膜常可见抬高而出现 Codman 三角(图 139-43)。但是,普通型骨肉瘤有时为单纯溶骨性病变,且无骨膜反应。含有软骨母细胞成分的骨肉瘤在 X 线平片中多为溶骨性改变(见图 139-43),以骨母细胞成分为主的骨肉瘤则表现为类骨质基质增加(见图 139-42)。

CT 在显示类骨质基质方面较 X 线平片优越,但

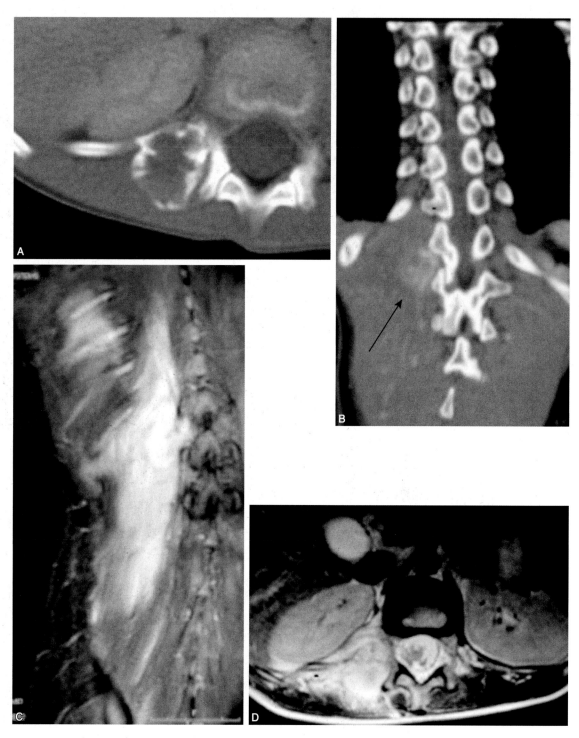

图 139-41　女,8岁,脊柱骨肉瘤。A,化疗 10 周后,通过 T12 的增强 CT 轴位图像显示,源于右侧肋椎交界的周边硬化的膨胀性包块。B,冠状位重建显示,包块(箭号)与脊柱侧突顶端的关系。C,磁共振短时反转恢复序列冠状位图像显示,骨肉瘤引起脊柱旁肌肉显著水肿。D,增强 MR T1 压脂图像显示,骨肉瘤显著强化以及周围椎旁肌肉中度强化

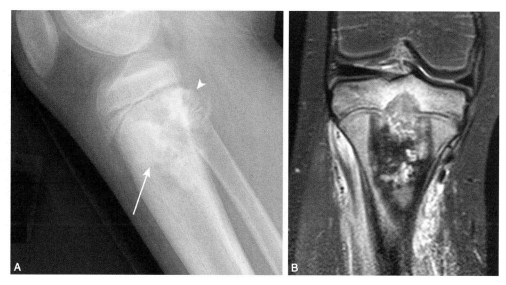

图 139-42　男,11 岁,胫骨近端骨肉瘤。A,X 线平片显示,含骨样基质(箭号)的成骨性骨肉瘤和阳光样的骨膜反应(箭头)。B,相对应的磁共振短时反转恢复序列冠状位图像显示,肿物的主要成分为低信号的骨样基质。注意,穿越中央骺板的跨干骺浸润

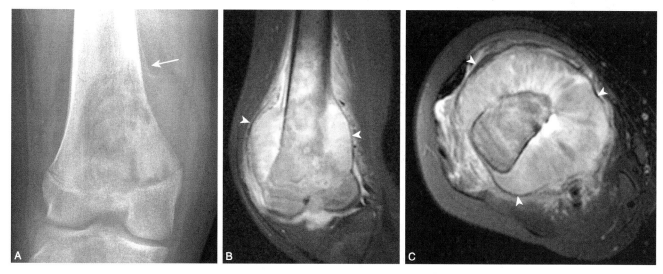

图 139-43　女,13 岁。骨肉瘤。A,X 线平片显示,股骨远端干骺端穿凿样溶骨性破坏灶,伴侵蚀性骨膜反应,出现 Codman 三角(箭号)。磁共振短时反转恢复序列冠状位(B)和轴位(C)图像显示,股骨远端干骺端肿块跨干骺浸润骨骺,伴巨大呈中等信号的骨外成分,信号特点与骨样基质相符。注意,骨膜被掀起(箭头)

CT 常不能准确评估骨骼受累的真实范围(图 139-44)。

　　MRI 广泛应用于骨肉瘤的评估中。骨髓受累的长轴范围(对手术治疗非常重要的决定因素)在冠状位和矢状位 T1WI 骨髓内脂肪高信号中显示为清晰的低信号区域。重要的是,可获得整个骨骼长轴 T1WI 图像以测量髓内肿瘤长度,判断骨骺是否受累(见于80%的干骺端肿瘤);还能显示远隔转移,但远隔转移仅见于少量病例中。在 T2WI 中,肿瘤所含骨髓可为高信号,如含有足够的骨组织,则较正常脂肪低信号(见图 139-42)。软组织成分信号常不均匀,主要为较周围结构高的信号。STIR 序列对肿瘤内水含量非常敏感,因此可使绝大多数骨肉瘤更明显;肿瘤在髓内的范围可在 STIR 序列中被高估。增强 T1WI(最好是采用脂肪饱和技术)可获得与 T2WI 相似的对比度和更好的信噪比。而且,对比增强 T1WI 特别有助于明确肿瘤与主要血管间关系,关节受累时是否存在积液,以及确定肿瘤内坏死灶的数量。骨肉瘤常合并相邻软组织水肿,后者在 STIR 和增强 T1WI 中表现为较肌肉高的信号。水肿位于肿瘤周围,在巨大肿瘤病例中,可累及整个肌肉群。累及肌群则提示预后较差。

　　10%~20%的骨肉瘤患者在获得诊断时已经发生

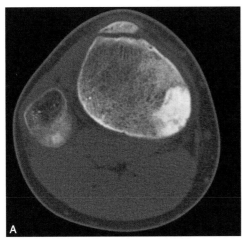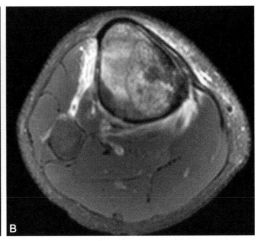

图 139-44　男,14 岁,胫骨骨肉瘤。A,轴位 CT 显示,骨内成骨性基质取代骨髓腔成分。B,相通层面磁共振短时反转恢复序列轴位图像显示,骨髓腔几乎完全受累

转移了,主要转移至肺脏,所以胸部 CT 为就诊时检查肺部病变的基本方法。像原发肿瘤一样,这些转移瘤也可钙化,故难以与钙化性肉芽肿相鉴别。以胸膜为基底的肺转移灶也可产生气胸、血胸或恶性胸膜渗出,这些表现有时可在获得诊断或随访时成为肺部转移的最早征象。骨转移非常少见,但放射性核素骨扫描可用于显示这些病变并发现原发肿瘤的范围。

毛细血管扩张型骨肉瘤

总论、病因、病理生理和临床表现　毛细血管扩张型骨肉瘤约占所有骨肉瘤的 2%。像普通型骨肉瘤一样,本病多发生于膝关节长骨,男性较女性多见。该肿瘤不含类骨质且不形成骨,而由单发或多发含有血液或坏死灶构成,其中有间变细胞分隔。在治疗前,毛细血管扩张型骨肉瘤中 90% 以上成分为囊性成分。

影像　在 X 线平片上,毛细血管扩张型骨肉瘤多为溶骨性病变,骨皮质呈膨胀性而非破坏性改变;也可合并软组织包块。除了可能在囊腔周围发现恶性细胞,本病的病理表现与 ABC 相似。事实上,在 MRI 上,本肿瘤的表现和 ABC 完全相同;均可在 T2WI 中出现不同时期血液产物所致的单独或多发液-液平面。本肿瘤还以周围软组织和瘤内分隔强化为特点,而 ABD 缺乏该征象。必须进行活检才能与 ABC 相鉴别。本病与普通型骨肉瘤预后相似。

浅表型骨肉瘤

总论、病因、病理生理和临床表现　依据组织学分级,浅表型骨肉瘤被分为低级、中级和高级病变。骨外膜骨肉瘤更常见于女性,多在骨骼成熟后发生,为组织学低级别肿瘤。骨膜型骨肉瘤也可起源于深层骨膜或外层骨皮质,属于中级别骨肉瘤;绝大多数骨膜型骨肉瘤为软骨母细胞型肿瘤,并可能被不熟悉儿科骨关节肿瘤的病理医师误诊为软骨肉瘤。高级别浅表型骨肉瘤由未分化的骨外膜骨肉瘤和高级别浅表型骨肉瘤组成。高级别浅表型骨肉瘤来源尚有争论;在组织学上难以将本病与更常见的普通型、髓内型高级别骨肉瘤相鉴别。

骨外膜骨肉瘤预后通常较好,但病变可反向生长入骨髓腔。骨外膜骨肉瘤由大量类骨质组织和纤维基质组成,形成分叶状、骨化的骨皮质旁包块。早期病变可见皮质和肿瘤间存在放射性分裂面。骨外膜和高级别浅表型骨肉瘤预后与普通型、髓内型高级别骨肉瘤相似。

影像　骨外膜型骨肉瘤为骨母细胞性肿瘤,生长缓慢。他们见于成熟骨膜骨化期,且最常见于股骨远端后侧(图 139-45)。表浅的骨外膜骨肉瘤与无蒂型骨软骨瘤相似。MRI 用于明确髓内侵犯程度,以及相邻神经血管和肌肉受累情况。

骨膜型骨肉瘤也起源于表面,相邻骨髓腔内可见骨髓水肿,但真正侵及骨髓者罕见。由于病变均为软骨母细胞性,在 X 线平片上,本病仅含有极少或无基质,在液体敏感序列中呈高信号(图 139-46)。这些表浅病变可与皮质旁软骨瘤相似。

治疗　骨肉瘤对放疗不敏感。这样,治疗由术前化疗,病变切除(常为截肢手术)和术后化疗组成。MRI 可确定是否存在神经血管受累、骺板和骨骺受累以及关节受累,从而有助于手术路径的制定。如无骺板受累,应努力开展保留骺板的手术并放置移植物。当骨骺受累时,多出现症状,需要进行关节假体手术。

预后受患儿最初对化疗的反应影响,这需要术后

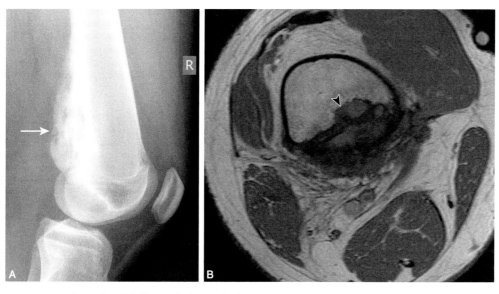

图 139-45 男,14 岁,骨膜外型骨肉瘤。**A,**侧位 X 线平片显示,股骨远端以骨表面为基底的成骨性肿块(箭号)。**B,**通过股骨远端的磁共振 T1WI 显示,伴髓内浸润(箭头)的以骨表面为基底的肿块

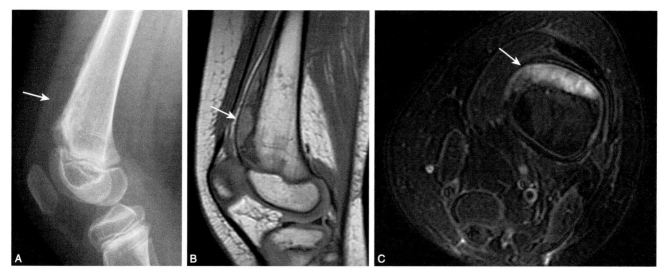

图 139-46 男,11 岁,骨膜型骨肉瘤。**A,**侧位 X 线平片显示,股骨远端出现与长骨垂直的浸润性骨膜反应,仅有少量甚至无基质(箭号)。**B,**矢状位质子密度 MRI 显示为中等信号。**C,**在 T2 压脂轴位 MRI 上,肿物表现为以表面为基底的高信号病灶,提示其成软骨成分(箭号)

对肿瘤内坏死灶进行组织学评估来确定。甚至在肿瘤对化疗具有良好反应的情况下,肿瘤大小几乎也没有变化。评价治疗效果的影像方法包括铊-201 闪烁成像和动态增强 MRI。虽然 PET 和 PET-CT 在肿瘤分期和疗效监测方面有用,但目前的经验仅限用于骨肉瘤及其他骨肿瘤。对儿童骨肉瘤和其他恶性骨肿瘤的长期随访非常必要,且应持续多月。

应在治疗后定期进行骨闪烁扫描和胸部 CT 检查,特别是在治疗后的 2 年内;80% 转移仅见于肺脏,20% 发生于骨骼。局部和远隔淋巴结受累非常罕见。

Ewing 肉瘤

总论、病因、病理生理和临床表现　1921 年,James Ewing 报道了一种镭敏感性骨肿瘤,被他称为"内皮瘤",由多面体小细胞组成,后者可能源于内皮。自其被报道以来,虽然这种未分化肿瘤的来源一直存在争论,我们现在称为"Ewing 肉瘤"被证实为一种独立的疾病,具有独特组织学、放射学和基因来源特点。Ewing 肿瘤家族包括骨 Ewing 肉瘤、骨外 Ewing 肉瘤(EOES)和原始神经外胚层肿瘤(PNET,也被称为"外周神经上皮肿瘤")。PNETs 可见神经分化,并源于骨或软组织。肿瘤 Ewing 家族共同拥有一个独特的基因来源特点:染色体带 q24 和 11 和 22 号染色体的 q12 带异位互换。同样的易位也见于胸部 Askin 肿瘤。

在年幼患儿中,骨骼 Ewing 肉瘤较骨肉瘤少见。年龄小于 20 岁的患者中,发病率约为 2.9/1 000 000 个体。绝大多数病例见于 10~25 岁的人群(中间值为 15 岁)。像骨肉瘤一样,Ewing 肉瘤稍多见于男孩,更多见于白种人。临床可见发热、白细胞和血沉水平增高。50% 以上 Ewing 肉瘤累及单支长骨;该肿瘤累及手足骨罕见,最初常被误诊为感染。在长骨内,干骺端和骨干为常见发病部位。扁骨(特别是肋骨和盆腔骨)也常受累。绝大多数 Ewing 肉瘤来源于骨髓腔。诊断时即出现多灶性骨骼受累者罕见。

影像 长骨内 Ewing 肉瘤的典型放射学表现为穿凿样病灶,骨膜反应呈薄片"葱皮样"改变(图 139-47)。但是,近 40% 显示弥漫性硬化,有时伴溶骨-硬化混合性征象。在组织学上,硬化与死骨相关。由于 Ewing 肉瘤无骨化,故 X 线平片难以显示软组织受累范围,但 CT 和 MRI 几乎总可发现(图 139-48)。事实上,软组织包块较大,多与骨破坏程度不成比例,这在盆腔 Ewing 肉瘤中尤其明显(图 139-49)。CT 或 MRI 均可清晰显示骨皮质穿凿和破坏。但这些肿瘤能穿透哈佛氏管并向软组织内生长,不伴大面积骨皮质破损。T1WI 可清晰显示骨髓广泛受累,表现为非特异性低信号或与肌肉等信号。绝大多数骨髓腔内 Ewing 肉瘤在 T2WI 中表现为与脂肪相等的中等信号。极少情况下,Ewing 肉瘤来源于骨骼表面而非骨髓腔。当肿瘤位于骨膜或骨膜下时,Ewing 肉瘤与其他表浅型恶性肿瘤相似,如伴有骨膜抬高和 Codman 三角的骨膜型骨肉瘤。多数受累皮质出

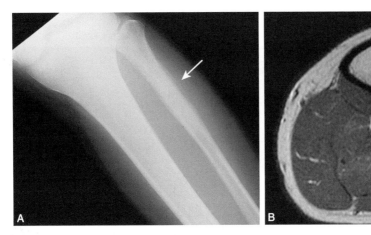

图 139-47 17 岁青年,腓骨 Ewing 肉瘤。A,小腿前后位 X 线平片显示,腓骨近端葱皮样侵袭性骨膜炎(箭号)。B,增强 MRI T1 轴位图像显示,源于腓骨的巨大骨外性肿块,伴骨皮质破坏

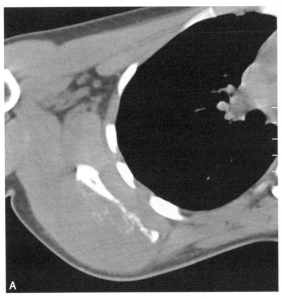
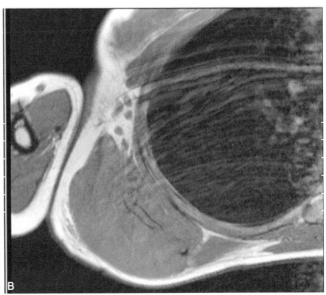

图 139-48 女,16 岁。右侧肩胛骨 Ewing 肉瘤。A,CT 轴位图像显示,肩胛骨受侵征象,伴软组织包块及其中营养不良性钙化。B,MRI 轴位 T1WI 显示,骨髓被肿物替代,骨皮质破损

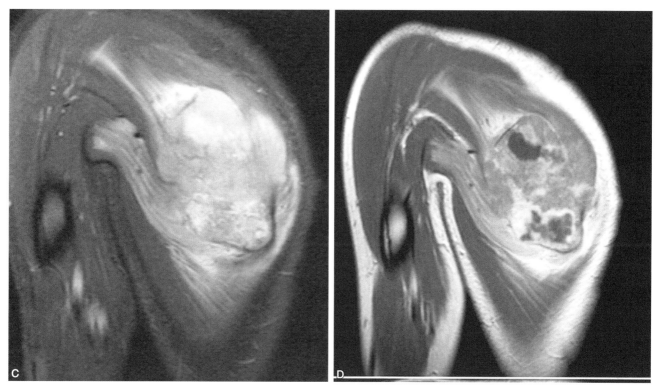

图 139-48（续） C,磁共振短时反转恢复序列矢状位图像显示,巨大非均质肿块破坏皮质和侵及肌肉。D,增强 MRI T1 图像显示,肿瘤中央不均匀强化,未强化区为肿瘤坏死灶

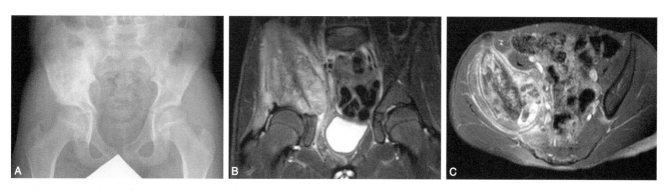

图 139-49 女,11 岁。右侧髂骨 Ewing 肉瘤。A,盆腔正位 X 线平片显示,右侧髂骨内溶骨性和成骨性混合病灶。B,磁共振短时反转恢复序列冠状位图像显示,右侧髂骨包块并骨外浸润。C,增强 MRI T1 轴位图像显示,肿瘤不均匀强化,还可更清晰显示骨膜外浸润和向后累及盆腔外展肌肌肉

现断裂和缺损,横断位图像可除外骨髓受累。这种 Ewing 肉瘤预后相对较好。

治疗 采用多种方法治疗,无转移的髓内型 Ewing 肉瘤患儿(约 65%)的远期生存率接近骨肉瘤。在某些研究中,可见肿瘤大小影响预后。盆腔肿瘤患儿的生存期稍短;出现转移者生存期明显缩短。25% 的 Ewing 肉瘤患儿在确诊时已见转移;大多数转移至肺脏,故胸部 CT 对于疾病分期至关重要。罕见局部和区域淋巴结受累。转移至骨或骨髓者少见,但有跳跃式转移的报道。

除了对原发瘤进行 MRI 检查外,还应该进行骨扫描、胸部 CT 和骨髓检查以发现可能存在的转移性病灶。早期经验提示,PET 和 PET-CT 对显示转移灶的部位和监测疗效非常有用。多数 Ewing 肉瘤对首次化疗反应好;可增加骨硬化和消除软组织包块。

软组织包块大小的变化比对判断预后非常重要。MRI T2WI 显示,治疗后骨髓成分因血浆萎缩、黄骨髓间质液体增加和含有血浆物质的胞浆脂质被取代而见信号增高。辐射介导性炎症反应所致的 T2 高信号也可见于放疗后的患者。

Ewing 肉瘤手术切除的方法与骨肉瘤相似。

✓ 临床医生须知

- 肿瘤的位置、大小和范围
- 软组织或骨病变是否为良性、恶性或间变型
- 是否需要进行随访或其他影像检查
- 神经血管结构是否受累
- 病变是否穿越关节间隙

关键点

MRI 高度提示软组织恶性肿瘤的特征为，肿瘤包绕神经血管结构、相邻骨或关节受累以及骨髓异常。

小于 3 岁儿童中，任何包含脂肪的软组织病变均为良性。

总的来说，骨肉瘤好发于干骺端，Ewing 肉瘤则好发于骨干。骨肉瘤基质可为云状。

ABCs 可为原发或继发。另外，该病可合并其他良性或恶性病变。毛细血管扩张型骨肉瘤也可出现类似表现。

推荐阅读

Laor T. MR imaging of soft tissue tumors and tumor-like lesions. *Pediatr Radiol.* 2004;34(1):24-37.

Levine SM, Lambiase RE, Petchprapa CN. Cortical lesions of the tibia: characteristic appearances at conventional radiography. *Radiographics.* 23:157-177, 2003.

Murphey MD, Robbin MR, McRae GA, et al. The many faces of osteosarcoma. *Radiographics.* 1997;17:1205-1231.

Navarro OM, Laffan EE, Ngan B-Y. Pediatric soft-tissue tumors and pseudo-tumors: MR imaging features with pathologic correlation: part 1. Imaging approach, pseudotumors, vascular lesions, and adipocytic tumors. *Radiographics.* 2009;29(3):887-906.

O'Donnell P, Saifuddin A. The prevalence and diagnostic significance of fluid-fluid levels in focal lesions of bone. *Skeletal Radiol.* 2004;33:330-336.

参考文献

Full references for this chapter can be found on www.expertconsult.com.

第 140 章

代谢性骨病

RICHARD M. SHORE

影响骨骼骨化和骨盐沉积的代谢性因素很多,有时被武断地区分为代谢性骨病、内分泌骨病、遗传性骨发育不良。明确上述病变的诊断尤为重要,因为上述病变中,多数需对骨骼和骨外表现进行特殊治疗。

骨盐沉积异常

骨盐生理学

骨形成过程中,成骨细胞产生有机骨基质(类骨质),然后必须经过羟基磷灰石结晶沉积骨化。软骨与骨的骨盐沉积需要足够水平的钙磷循环,体现为适当的钙磷乘积。骨盐沉积还需要碱性磷酸酶水解焦磷酸盐,以抑制结晶形成。因此,钙磷乘积不足与碱性磷酸酶缺乏可导致骨盐沉积缺乏,前者见于佝偻病和骨软化,后者见于低磷酸酶血症。佝偻病为复杂的骺板病变,不但引起骨软骨钙盐沉积缺乏,还破坏软骨内骨化,导致软骨过度聚积。此现象为肥大软骨细胞经历正常细胞凋亡过程失败,目前认为由低磷酸酶血症所致,这也是所有类型的佝偻病中常见的代谢性通路(钙缺乏性佝偻病,继发于甲状旁腺功能亢进的低磷酸酶血症)。骨软化为除骺板以外,可见于骨转换或膜内化骨任意部位的单纯性类骨质骨盐沉积不足性。引起佝偻病钙缺乏的主要原因为维生素 D 异常,其主要功能在于维持充足的钙磷乘积。在阳光紫外线 B(290~315nm)照射下,皮肤内 7-脱氢胆固醇合成为维生素 D,饮食也可摄取维生素 D,但含量有限。维生素 D 在肝脏中经过 25-羟基化,继而在肾脏经 1-α-羟基化高度修饰,生成 $1,25(OH)_2$-VitD,为维生素 D 的活性形式(钙三醇)。骨三醇的最重要生物学功能为诱导转录基因产生钙结合蛋白,促进胃肠钙质吸收。低血钙时,甲状旁腺激素(parathyroid hormone,PTH)促进 1-α-羟基化合成钙三醇。

佝偻病还见于各种引起低磷酸酶血症的疾病,多数情况下见于肾小管磷排泄性病变。肾小管磷的排泄或保留由 PTH 及多种其他因素调节,其中多数由骨细胞在骨中产生。其中最重要的调节因素为成纤维生长因子 23(fibroblast growth factor 23,FGF23),它协同转运蛋白实现肾小管的磷排泄,该蛋白可促进磷酸盐再吸收。另外,FGF23 可下调 1-α-羟基化,因此 FGF23 信号过度表达可导致钙三醇减少。同理,FGF23 信号表达不足可引起钙三醇增加。

营养性(维生素 D 缺乏)佝偻病

病因学　阳光照射不足以及维生素 D 饮食摄入不足必然导致佝偻病。在工业革命城市化的今天,烟雾、久居室内而导致的光照不足为引起佝偻病的首要且最重要原因。发现维生素 D 合成途径后,强化食物配方很大程度上终结了本病的流行。然而,20 世纪 90 年代中期,随着非洲裔美国人和西班牙裔母乳喂养的增加,佝偻病在美国再次流行,主要因为母乳中的维生素 D 含量有限。其他少见因素还包括钙摄入量不足导致的营养性佝偻病。

由于 25(OH)D 容易穿过胎盘,婴儿在出生时储备了足够的母体维生素 D,因此在 3~6 个月前,营养性佝偻病通常并不明显。但是,如果母亲缺乏维生素 D,营养性佝偻病早期即可表现。

佝偻病的临床表现包括发育迟缓、身材矮小、弯曲畸形、易骨折。此外,还能见到前肋突出形成的"佝偻病串珠"和颅骨软化(乒乓球颅)。软弱无力为佝偻病的临床特点,这与骨骼肌肉中存在的维生素 D 受体有关。

影像　佝偻病最明显的表现为骨骼快速长,骨盐沉积无法与新骨形成保持同步。因此,生长最旺盛的部位,佝偻病表现越显著,尤其见于尺桡骨远端、股骨远端、胫骨近端、肱骨近端以及前肋末端。钙磷乘积不足导致临时钙化带骨盐沉积减少以及软骨细胞终末分化缺乏。影像学最初表现为骺板的干骺端侧临时钙化带失去正常锐利边界、模糊，结果干骺端骨逐渐衰变为透明骨骺和骺软骨（图140-1）。同时，Laval-Jeantet 环模糊不清，该结构为干骺端邻近骺板的矮柱状部分，提示婴幼儿最新骨形成。软骨细胞终末期分化以及细胞凋亡不足导致软骨无序排列并聚积于干骺端，加之未进行钙盐沉积的骨质，使干骺端与骨骺间隙增宽，干骺端模糊以及内凹表现（杯口状）。干骺端内凹因部位不同而表现不同，前臂远端表现最明显（见图140-1）。然而，尺骨远端干骺端内凹且无其他异常，可考虑为正常表现。胸片可见干骺端异常，包括肱骨近端干骺端以及肋骨末端串珠肋（图140-3），从体格检查的角度来讲，将其称为球形肋更为贴切。典型的佝偻病干骺端表现可通过活动期与恢复或治愈期图像进行比较（见图140-1）。生长缓慢的骨骺，以及骨化中心周围临时钙化带模糊的小骨可见相似表现，但征象不明显。

长骨骨干征象滞后于干骺端。在佝偻病中，由于维生素 D 异常，甲状旁腺激素升高以恢复正常血清钙浓度，导致继发性甲状旁腺功能亢进（hyperparathyroidism，HPTH），伴骨膜下骨质再吸收、皮质内隧道样变及整体脱钙表现（图140-4）。在骨的重塑过程中，没有骨盐沉积的类骨质代替已骨盐沉积的骨组织（骨软化），骨皮质脱钙，骨干骨小梁结构粗大，易诱发病人出现不全骨折。与之矛盾的是，佝偻病治疗前也可见新的骨膜化骨形成，这可能为甲状旁腺激素的同化作用（见图140-1）。

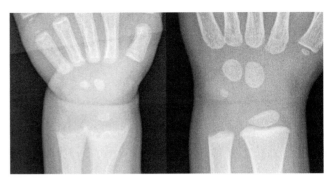

图 140-1 维生素 D 缺乏性佝偻病。一个 14 个月大的孩子有生长落后和严重佝偻病，维生素 D 治疗效果良好。最初的图像（左）显示桡骨和尺骨远端的临时钙化带的缺失，伴有干骺端磨损和形成凹面（"杯口征"）。骺板变宽，骺与可视的干骺端之间距离增大。掌骨和桡骨远端可以看见骨膜下新生骨。治疗后（右），临时钙化带骨盐沉积良好，其他的影像学征象也消失

佝偻病导致的弯曲畸形胫骨最明显，由骨干骺端和骨干失去正常硬度所致。尤其是佝偻病干骺端大片无骨盐沉积的软骨及类骨质，容易变形引起弯曲。

恢复期（见图140-1 和图140-4），临时钙化带会出现骨盐沉积，软骨细胞终末期分化再度恢复。恢复期平片的首要表现为临时钙化带的再度清晰，介于未经骨盐沉积的软骨与类骨质之间，呈细线状致密影，与骨干区分明显。随恢复期进展，干骺端区钙化，出现骨快速生长的假象。干骺端相当于骺板的区域也可见新的骨盐沉积骨质，但此表现较少见。随骨皮质修复，骨膜下骨质骨化，形成均匀或薄的层状表现。

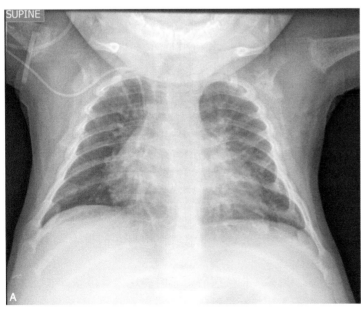
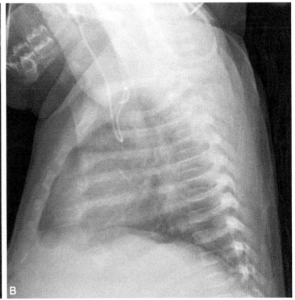

图 140-3 前后位（A）和侧位（B）胸片，5 个月，胆道闭锁而导致的佝偻病。注意肱骨近端干骺端和前端肋骨末端的佝偻病。肋骨的影像学表现在侧位最容易观察

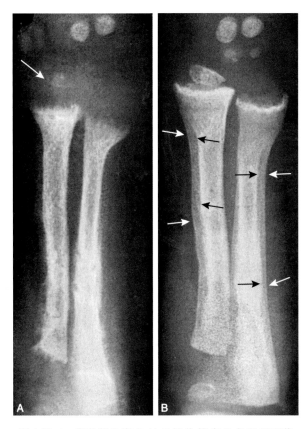

图 140-4 严重维生素 D 缺乏性佝偻病患者骨干影像学表现。活动期(A)表现为粗糙的去骨盐沉积作用和骨膜下骨吸收,表明甲状旁腺功能亢进导致佝偻病。注意干骺端严重的佝偻病影像学表现和桡骨远端骨骺骨盐沉积不良并伴有临时钙化带的消失(箭号)。治疗 3 个月后(B),骨膜下骨母细胞产生的广泛骨膜新生骨(白箭号)和先前无骨盐沉积的类骨质发生钙化(黑箭号)

佝偻病的其他影像征象还包括肋膈沟(Harrison沟),这与横膈的插入有关。还可见脊柱侧凸和后凸。

治疗和随访 预防维生素 D 缺乏一直存有争议,因为对于维生素 D 缺乏的数值并无共识。2011 年医学研究所报告认为,血清 25-羟-维生素 D 的正常血清含量至少为 20ng/ml,尽管有研究维生素 D 的专家辩称高水平维生素 D 很有必要。因此,针对专家高血清浓度的意见,医学研究所推荐第一年的维生素 D 每日摄入量为 400IU,此后的每日摄入量 600IU。

Lawson Wilkins 儿科内分泌学会制订了维生素 D 缺乏的治疗指南。临床症状表现为维生素 D 缺乏或 25-羟-维生素 D 水平小于 15ng/ml 的建议治疗,起始剂量应高于预防剂量。如果治疗 3 个月后影像学提示好转,可将维生素 D 将为预防剂量。因为依从性差为治疗失败的主要原因,建议采用间断高剂量维生素 D 治疗。

其他类型的佝偻病

很多其他导致钙磷乘积不足的因素,均可引起佝偻病。除非特别指出,否则维生素 D 缺乏性佝偻病的影像表现在病因学上无特异性,与其他类型的佝偻病很相似。

吸收不良和肝胆疾病

维生素 D 吸收不良可引起佝偻病,见于某些腹部疾病和囊性纤维化。肝胆疾病合并佝偻病主要由摄入减少和小肠脂溶性维生素(A、D、E、K)吸收减少;肝脏 25-羟-维生素 D 减少并不明显。合并维生素 K 缺乏的肝胆疾病会引起反复关节出血,膝关节最常受累。

维生素 D 依赖性佝偻病,I 型和 II 型

在常染色体隐性遗传的 I 型维生素 D 依赖性佝偻病(vitamin D-dependent rickets,VDDR)中,肾脏 1-α-羟化酶缺陷导致钙三醇含量极低或无法检测。I 型 VDDR 病情严重,生后数月即可发病,与其他类型佝偻病相比更易出现继发性 HPTH。I 型 VDDR 对钙三醇产生生理反应,因此,钙三醇受体缺陷导致维生素 D 无反应,亦可导致佝偻病。II 型 VDDR 的命名并不合适,因为它抵抗所有形态的维生素 D,因此命名为"抗钙三醇佝偻病"最为确切。此外,近半数的重度佝偻病患者伴有外胚层发育不良表现。

低磷酸血症性佝偻病

低磷酸血症性佝偻病见于遗传性低磷酸血症、肿瘤诱发性佝偻病、骨软化固有肾小管疾病。此外,磷缺乏症可能为早产儿佝偻病的重要组成部分(早产儿代谢性骨病)。

遗传性低磷酸盐疾病

病因学 X 连锁低磷酸盐血症(X-linked hypophosphatemia,XLH),又称为家族性抗维生素 D 佝偻病,是低磷酸血症最常见的遗传学病因,常染色体显性遗传以及隐性遗传变异型罕见。研究发现,FGF23 功能增大,将其作为识别高磷酸盐尿的主要因子是引起常染色体显性遗传变异型的原因。在 XLH 中,FGF23 增加,但 PHEX 基因突变如何导致 FGF23 增加的机制尚不明确。

XLH 主要临床特点为身材矮小以及显著的下肢弯曲畸形。虽然病变为 X 显性连锁,女性杂合子的临床表现轻于男性杂合子。生化层面上,血清磷降低,磷酸盐排泄升高。钙和甲状旁腺素正常,钙三醇可降低或接近正常。

影像 XLH 中,下肢弯曲十分明显(图 140-6),而

佝偻病表现通常（但不总是）相对轻微。由于无低血钙存在，因此低磷酸盐性佝偻病不会出现继发性HPTH。相较于营养性佝偻病，假骨折线（骨软化特征）在XLH中更常见，可能由慢性骨盐沉积异常所致。假骨折线为垂直于骨皮质的透亮线，由应力部位的骨质骨盐沉积不良所致，常引起骨骼重塑增加。典型部位包括股骨颈内缘（图140-7）、尺骨伸肌面、肩胛骨腋

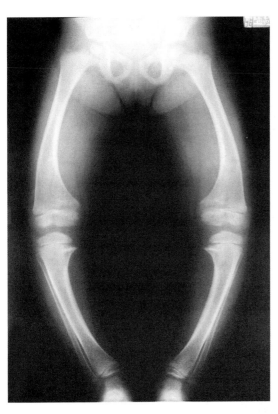

图140-6　X联锁的低磷酸盐血症，3.5岁女孩。表现为股骨和胫骨显著的侧凸弯曲，伴随干骺端佝偻病的影像学表现

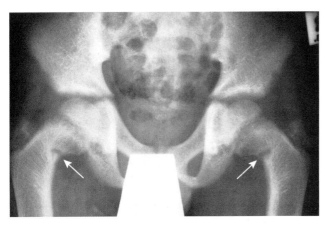

图140-7　X联锁的低磷酸盐血症，儿童疏松带表现。在股骨颈中间部分的对称横向透明区是骨软化的临床表现。还要注意密度不均匀增加，粗糙的骨小梁，干骺端无规则的佝偻病

窝边缘、耻骨支，病变多为双侧。在婴儿期，XLH可合并颅缝早闭。年长儿中，XLH可合并肌腱附着点病以及椎旁钙化，与弥漫性特发性骨肥厚表现类似。

治疗和随访　XLH治疗包括口服磷酸盐和钙三醇替代治疗，因为单纯磷酸盐替代治疗常引起继发性HPTH。然而，钙三醇过量可导致高钙血症、肾钙质沉着症、肾结石。超声检查常用以筛查上述并发症。

肿瘤诱导性佝偻病和骨软化（肿瘤性骨软化）

病因学　能产生FGF23的特定肿瘤和类肿瘤样病变可引起低磷酸盐血症性佝偻病和骨软化（tumor-induced rickets and osteomalacia，TIRO），切除肿瘤佝偻病即可治愈。TIRO可见于任何年龄段，但儿童较少见。尽管大部分肿瘤首先以良恶性进行区分，但目前其中的大多数在病理学上已被重新分类，称为"磷酸盐尿性间叶性肿瘤，混合型结缔组织亚型"。在TIRO疾病谱中，可引起佝偻病的其他病变还包括神经纤维瘤病、多骨型骨纤维异常增殖（伴或不伴有McCune-Albright综合征其他表现）、表皮痣综合征和Gorham巨大骨溶解综合征（图140-8）。

TIRO患者可能会出现慢性不典型症状，包括广泛疼痛与肌肉无力。没有家族史或肾小管病变的低磷酸盐血症性佝偻病应怀疑TIRO。

影像　TIRO的影像表现与其他类型的慢性佝偻病如XLH相似。影像检查在发现致病肿瘤方面具有重要价值，通常肿瘤体积而且生长缓慢。因为磷酸盐尿性间叶肿瘤通常表达生长抑素受体，因此可应用In-111奥曲肽闪烁扫描术。有研究称氟-18-脱氧葡萄糖正电子发射断层扫描/CT亦有帮助。

肾小管疾病　许多疾病包括胱氨酸贮积症、酪氨酸血症、半乳糖血症、Lowe综合征、Wilson病及毒素可引起肾小管整体功能障碍、高磷酸盐尿、肾小管酸中毒，以及其他物质的排泄。

早产儿佝偻病

病因学　早产佝偻病，又称为早产儿代谢骨骼病，常见于出生体重小于1kg或胎龄小于28周的婴幼儿。正常情况下，80%的妊娠期骨盐沉积发生于妊娠晚期，因此早产婴儿必须快速积聚矿物质以弥补缺陷。尽管因膳食因素引起的矿物质缺乏罕见于足月儿及年长儿，但钙、磷摄入不足，特别是后者，为早产儿代谢性骨病的主要原因。母乳和婴儿配方奶粉中的钙磷含量不能满足早产儿的需要。此原因在新生儿快速生长"追赶"期表现尤为明显，通常发生于出院期间。

影像　影像表现包括广泛骨质缺乏、骨折、干骺端

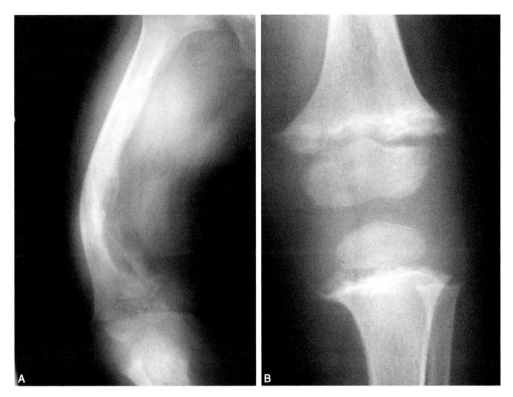

图 140-8 肿瘤导致低磷酸盐血症性佝偻病,分别为 2 岁女孩和 4 个月伴有 Gorham 巨大骨质溶解综合症的患儿。右侧股骨(**A**)表现为广泛骨质溶解。左侧的一半骨骼没有受骨质溶解的影响,但是左膝(**B**)表现为典型的佝偻病特征

佝偻病改变(图 140-9)。但是,当婴儿未生长时,佝偻病表现可被掩盖。通常,骨折未能早期发现,如果在出

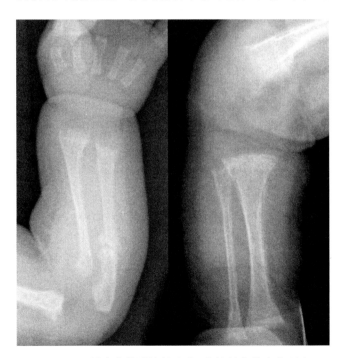

图 140-9 早产儿代谢性骨疾病,先前早产的患儿现在 3 个月大。影像学表现包括严重广泛的去骨盐沉积作用,主要长骨干骺端佝偻病表现,尺骨骨干和股骨远端可治愈性骨折

院之后首次发现骨折,可与非意外性创伤相混淆。四肢骨折较常见且不会导致远期病变,因为骨骼重塑的机会充裕。

低磷酸酶酯症

病因学 低磷酸酯酶症为罕见遗传病,它是由碱性磷酸酶缺乏而不是钙磷乘积不足(佝偻病的特点)造成的软骨和类骨质骨盐沉积不足。在低磷酸酶酯症中,编码碱性磷酸酶的基因缺陷导致焦磷酸盐积聚,干扰羟磷灰石晶体形成。重度围产期型以及婴儿型为常染色体隐性遗传,轻型病变为常染色体隐性或显性遗传。

低磷酸酯酶症临床上分为围产期型、婴儿型、儿童型和成人型,随着年龄增加,病变严重程度降低。围产期型表现为骨骼骨盐沉积重度缺乏、短小和四肢畸形。胸廓结构支撑不足导致呼吸功能不全,容易引发肺炎和早期死亡。婴儿型的骨盐沉积缺乏相对较重。小于半岁的患儿表现为嗜睡,导致喂养不良和发育停滞。可见肋骨佝偻病样改变及肋骨多发骨折。颅缝早闭常见,可伴有颅内压力增高,但影像可见颅缝宽大。婴儿型病变预后差异大,约一半死于呼吸原因,其余则自发改善。骨骼影像表现进展提示预后不良或致命。儿童型与成人型症状轻微,表现为四肢痛、步态异常、虚弱和乳牙过

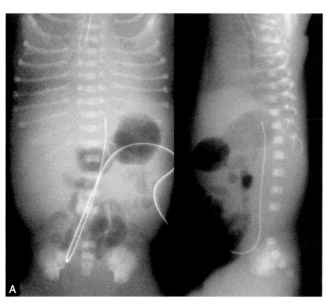

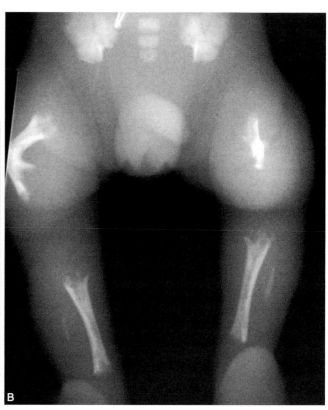

图 140-10　围产期型低磷酸酶酯症。**A**,颅骨没有骨盐沉积除外颅底部分和一部分枕骨。**B**,整个脊柱后面部分和下部腰椎没有骨盐沉积。(Courtesy Ellen Benya,MD,Chicago,IL.)

早脱落。儿童期低磷酸酯酶症骨骼表现会在青春期有所改善,但"成人型"症状会在后期再度出现。成人型在中年时可见类似骨软化表现,包括周期性跖骨应力性骨折、股骨假性骨折,关节病以及其他复发性骨科症状。

　　影像　围产期型(图 140-10)表现为大多数骨骼重度骨盐沉积障碍。通常颅底可见骨盐沉积,但颅盖几乎未见矿化。其余部分中轴骨骨盐沉积各异。四肢短小且骨盐沉积不全。与宫内形成的重度成骨不全相比,围产期低磷酸酶酯症造成的整体骨骼缺陷更重。婴儿型与儿童型低磷酸酯酶症,骨干表现正常,干骺端骨盐沉积不良,提示与佝偻病表现类似。但是,低磷酸酶酯症"佝偻病样"改变并非跨过骺板均匀分布。相反,它累及的部位更局限,骺板局部矿化不良并延伸至干骺端,形成"咬掉一口"样的内凹形态(图 140-11)。

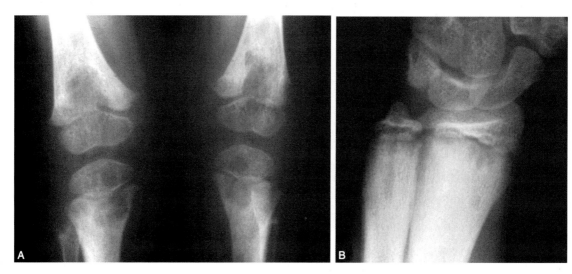

图 140-11　儿童型低磷酸酶酯症。显著的透明缺陷从生长板延伸至干骺端,伴有多病灶和"咬征",而不是佝偻病一致的骨盐沉积缺陷

颅盖骨骨盐沉积差,表现为颅缝宽大,但实际上颅缝已过早闭合。成人型表现类似骨软化,骨小梁粗糙,假骨折线以及跖骨骨折。

治疗和随访 早期尝试输入碱性磷酸酶治疗重度低磷酸酯酶症,但被证实无效。但近期骨靶向人类重组酶研究结果令人振奋。骨髓移植可用于治疗婴儿型低磷酸酯酶症。症状轻微型需对症治疗。

高磷酸盐血症疾病

病因学 引起高磷酸盐血症的主要病变包括肾功能不全、肿瘤样钙质沉着症(tumoral calcinosis,TC)以及骨肥大高磷酸盐血综合征(hyperostosis hyperphosphatemia syndrome,HHS)。现在认为 TC 和 HHS 为同一疾病的不同的表现。TC 是以显著钙质沉积合并高磷酸盐血症为特点的常染色体隐性遗传病。通常好发于青少年和年轻成人,但可能较早发病。在美国,非洲裔 TC 病人最常见。中东地区,HHS 最常见,儿童期表现为肢体肿痛,影像学类似骨髓炎表现。因此,识别高磷酸盐血症并且知晓这一特征尤为重要,否则可引起误诊。TC 与 HHS 为生化镜像改变,低磷酸盐血症性佝偻病伴高磷酸盐血症,钙三醇水平升高或近似正常。上述表现为 FGF23 信号减少而引起的继发改变。而引起 FGF23 信号减少的原因为突变,导致稳定 FGF23 的酶或其受体受到影响。

TC 应与继发原因导致的异位骨形成相鉴别,如慢性肾功能不全和创伤后骨化性肌炎。

影像 TC 的主要影像表现为关节旁软组织大量团块状钙沉积(图 140-12A)。最常累及关节按降序排列为髋关节、肘关节、肩关节和足。团块多为囊性,断层扫描或水平线束投照片可见分层粉末状液体。部分 TC 患者也会有 HHS 的临床表现,包括髓样硬化、广泛骨膜新生骨、骨显像异常、磁共振骨髓水肿表现(图 140-12B)。上述表现与骨髓受累有关,可能会与骨髓炎或其他浸润病变表现类似。

治疗和随访 TC 钙化团块若引起疼痛,造成畸形或功能障碍,则建议手术切除。用以预防或减少沉积的方法很多,但均缺乏数据支持。最常用的方法为膳食限制磷酸盐摄入,通常联合使用含铝的磷酸盐结合剂。骨肥大 HHS 患者,目前尚无有效治疗,病变通常自然缓解,随后又反复发作。

骨基质形成异常

骨基质(类骨质)为羟磷灰石矿化沉积的有机框架。基质形成不足的最常见原因为编码 I 型胶原蛋白的基因缺陷所致的成骨不全。正常的胶原蛋白合成依赖于抗坏血酸(维生素 C)和抗坏血酸氧化酶,一种铜依赖酶。因此,基质合成受损见于维生素 C 缺乏(坏血病)、铜缺乏以及一些铜代谢异常病变。

坏血病

病因学 坏血病为膳食摄入维生素 C 缺乏所致。虽然婴儿型坏血病现已十分罕见,但可能有诊断不足的因素在内。成人坏血病,尤其在老年人群中,仍是一

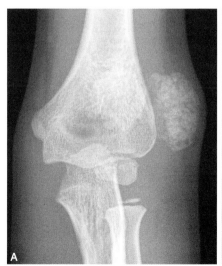
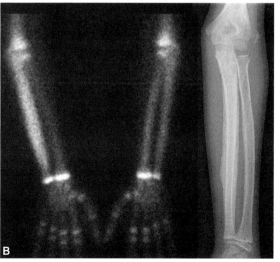

图 140-12 肿瘤样钙质沉积/骨肥大高磷酸盐血症综合征。A,7 岁患儿左肘 X 光照片显示了一个在左肘侧面的多房钙化肿块。类似的肿块也见于右髋侧面(没有显示)。这些肿块被切除并被证实为肿瘤样钙质沉积。B,9 岁患儿,评价左前臂和下颌疼痛包括骨骼扫描显示 technicium-99m 二磷酸盐积聚增加,在相应的 X 光照片中可见累及整个尺骨并伴有广泛的骨膜下新生骨。下颌骨和上颌骨骨骼扫描异常(没有显示)

个突出的问题。历史上,婴儿型坏血病几乎只发生于使用巴氏法消毒或将牛奶煮沸后喂养的婴儿,因为加热能破坏维生素 C。坏血病几乎见于半岁以后,因此,早期发现类似征象时,应考虑其他病变,如先天性梅毒。

影像 坏血病中类骨质形成减少引起骨生成和再吸收失衡,导致骨皮质和松质广泛萎缩。而软骨细胞终末分化和软骨细胞钙化正常,因此形成良好的临时钙化带。骨干一侧的骺板,由于钙化软骨的再吸收减少,导致先期钙化带增厚。平片中,增厚的临时钙化带区域呈明显的非透亮线(图 140-13),又称为坏血病白线(Fränkel 白线)尽管存有厚度,但该区域脆弱,易出现骨折。增厚的临时钙化带下方骨质骨盐缺失,骨质脆弱,骨小梁稀疏,在临时钙化带旁形成透亮区(见图 140-13),又称为坏血病区(Trümmerfeld 区)。随后,横行骨折可穿过在临时钙化带脆弱区及干骺端骨盐缺失的坏血病区。如果骨折局限于坏血病区的外周部分,骺板下方可见透明裂口(图 140-14)。当骨骺横向移位,临时钙化带形成骨干剩余部分时,骨盐沉积明显的临时钙化带在投照时位于外周,使干骺端形成马刺样改变(Pelkan 马刺),此为坏血病的另一特征性影像表

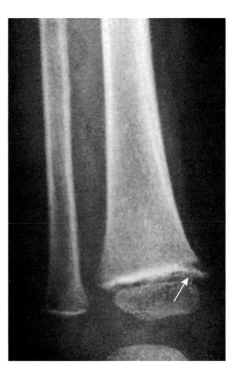

图 140-14 坏血病,14 个月患儿,外周干骺端裂开。位于临时钙化带下面的一个偏心性透明的皮质和小梁缺陷产生了裂缝(箭号),伴有临时钙化带外周部分从骨干分开,并向干骺端倾斜

现。上述征象不应与虐童造成的干骺端骨折相混淆。骨骺的类似改变导致外周形成增厚的软骨钙化壳,包绕骨骺内稀疏的骨小梁,形成 Wimberger 环(见图 140-13),这也是坏血病典型的影像表现之一。此征象与佝偻病相反,后者中心骨小梁相对稀疏,但无外周环。骨干的影像表现为广泛骨质减少伴皮质变薄。与骨折穿过坏血病区和临时钙化区相比,骨干骨折不常见。骨膜下出血为坏血病常见的临床表现,由毛细血管脆性增加所致,多见于长管状骨,如股骨、胫骨、肱骨。骨膜下出血最初表现为密度增高的软组织影,随后,骨膜产生新骨包绕骨干,最终形成新的骨皮质(图 140-15)。

治疗和随访 诊断坏血病需结合临床与影像表现,饮食既往史对诊断亦有所帮助。实验室检查通常意义不大。尽管可使用橙汁或番茄汁,但通常亦联合抗坏血酸进行治疗。临床反应通常见效快,即可明确确定诊断。

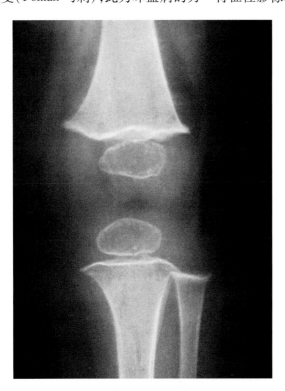

图 140-13 坏血病。临时钙化带显著并形成坏血病的白线。这些区域在与底下坏血病无骨盐沉积区对比非常显著,胫骨近端比股骨远端好发。类似的表现也可以在骨骺边缘区出现,骺板的临时钙化带形成 Wimberger 环包绕中心透明的骨骺。小的骨刺也可以在股骨远端的干骺端出现,胫骨近端的骨刺部分被腓骨头所遮盖

铜缺乏和 Menkes 病

抗坏血酸氧化酶为铜依赖酶,因此铜缺乏可导致基质形成缺乏和骨质缺乏。但上述表现并不特异,尽管中性粒细胞减少与贫血可作为铜缺乏的标志,但铜缺乏常与早产儿代谢性骨病相混淆。Menkes 病为 X

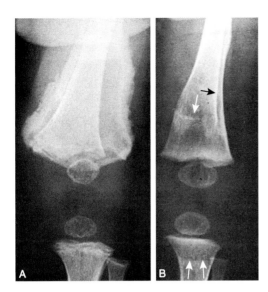

图 140-15　坏血病伴有移位性骨折和骨膜下血肿。A，左侧远端股骨骺横向移位的穿透脆弱的临时钙化带的骨折。也能见到骨膜下血肿伴骨膜钙化。还要注意非移位骨折通过胫骨近端的临时钙化带和股骨远端和近端胫骨的 Wimberger 环。B，4 个月后骨膜下新骨生成了新的皮质，伴有骨的重塑和先前骨骺移位的解剖学校准。箭号指示起始的皮层和临时钙化带

连锁疾病，特点为头发卷曲、骨质减少、骨脆性增加、精神发育迟滞、癫痫及广泛动脉异常造成的颅内出血。Menkes 病由阳离子转运酶的缺乏所致，其作用为肠道转运铜及细胞内转运至铜依赖酶。铜依赖酶包括赖氨酰氧化酶，是胶原蛋白与弹性蛋白交联所必需的酶。它的缺乏会导致胶原蛋白和弹性蛋白异常，进而引起骨质减少、骨脆弱增加。在 Menkes 病中，微小创伤即可引起骨折。此外，干骺端骨折伴骨刺表现类似于非意外创伤引起干骺端骨折，某些情况下会导致误诊。

维生素 A 过量

病因学　维生素 A 是视觉和其他多种基本生理过程所必需的脂溶性维生素。除光感受作用外，维生素 A 对黏膜上皮的正常分化至关重要，因此维生素 A 缺乏会引起干眼病（溃疡性眼干燥），也是全球引发失明的主要原因。历史上，鱼肝油及其他用于预防和治疗干眼病的物品成为儿童维生素 A 中毒的主要原因，这多归咎于看护人员的过度使用。中止上述成分的摄入，婴儿维生素 A 过量已相当罕见。近期，在皮肤疾病中，其毒性来自于强效维生素 A 衍生物的药理学作用而非其生理学作用。

慢性维生素 A 中毒通常于过度摄取的 6 个月后才开始显现。最初的症状为非特异性，包括厌食症和易怒。也可出现皮肤干燥、瘙痒、脱屑、皲裂及肝肿大。四肢表现可在骨骼改变之外叠加以局灶性肿痛。急性维生素 A 中毒罕见，通常表现为中枢神经系统症状和颅内压增加。

影像　对于临床表现有疑惑的维生素 A 过量患儿，其骨骼表现对确诊本病具有重要价值。长骨的骨肥大为最常见和最易识别的影像表现，骨膜新生骨形成导致骨干骨质波浪状增厚，尺骨（图 140-17）与距骨最常见。平片中上述表现易与婴儿骨皮质增生症（Caffey 病）相混淆。然而，两者可在好发年龄以及病变分布方面加以鉴别，11 个月后出现症状且累及距骨的提示维生素 A 过量，而 5 个月之前即出现且累及下颌骨的提示儿骨皮质增生症。中央生长板过早闭合也可见于维生素 A 过量，可能与视黄酸促进软骨细胞终末分化，加速软骨内骨化有关。此作用可导致骨骺呈锥形并嵌入干骺端，与脑膜炎双球菌血症远期骨骼损害表现类似（图 140-18）。高效合成维生素 A 衍生物（如异维甲酸）用于长期治疗角化异常病变，如鱼鳞癣，该病也可引起骨肥大，与中轴骨受累的表型不同，类似于弥漫性特发性骨肥大。与维生素 A 中毒骨干

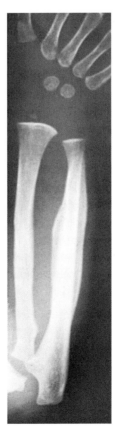

图 140-17　维生素 A 中毒，右侧尺骨成熟的骨膜下新生骨生成的皮质样骨肥大。左侧尺骨影像学为对称的同样表现（没有显示）

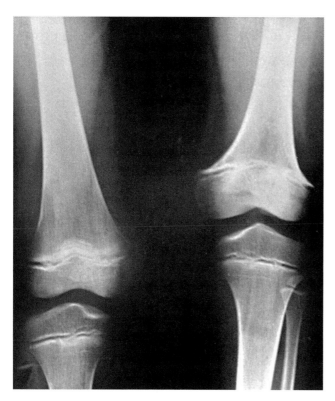

图 140-18　维生素 A 造成的中心生长板早闭引起了左侧股骨过短和锥形骺板。别的病例中受累更为普遍。（Courtesy Charles N. Pease，Chicago，IL.）

受累相比，鸟嘴状骨化也可发生于跟骨及长骨两端附近。

维生素 D 过量

病因学　作为维生素 D 最具活性的代谢物，钙三醇的产生为一高度调控的过程，可为防止维生素 D 中毒提供内在保护。因此只有摄入过量钙三醇或大剂量低效能形式维生素 D 时才会出现中毒表现。医源性维生素 D 中毒见于生理性膝内翻被误诊为 XLH（抗维生素 D 性佝偻病）的患儿，给予逐渐增大剂量的维生素 D。Schmid 型干骺端软骨发育不全也可与 XLH 表现类似，大剂量维生素 D 不能"治愈"膝内翻或干骺端不规则。

维生素 D 中毒可为急性或慢性。大多数症状和体征与血钙过多的临床表现有关。超大剂量维生素 D（400 万~1800 万单位/天）可导致严重疾病甚至死亡。临床可表现为呕吐、脱水、发热、昏迷、抽搐、腹部绞痛以及"骨痛"。慢性中毒病例中，早期常见症状包括嗜睡、口渴、厌食、呕吐、腹泻以及腹部不适。钙质大量排泄可导致肾损害。

影像学　骨骼影像表现包括骨皮质增厚、骨质疏

松，出现骨质高、低密度交替出现的带状表现（图 140-19）。转移性钙化可见于血管、大脑镰以及诸多脏器，包括肾脏、胃、肺、支气管及肾上腺。

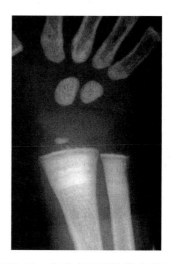

图 140-19　患儿有医源性维生素 D 中毒伴有生理性膝内翻，被误诊为 X 联锁的低磷酸盐血症。在桡骨远端干骺端可见多条不透明带

重金属中毒

病因学　重金属重度中，铅中毒最常见。儿童铅中毒常见于摄入老房油漆中的铅。在美国，1978 年已停止生产含铅的建筑漆。尽管在公众健康和宣教的努力下，铅中毒发生率有所下降，但在老城区，它仍然为一显著问题。其他环境来源的铅不太常见。铅子弹导致的中毒仅发生于浆液中，如内衬滑膜的关节，铅可导致全身中毒和滑膜炎，引起铅关节病。铅中毒的特点为腹痛、脑病、周围神经病变以及嗜碱性点彩贫血。

影像　慢性铅毒性导致干骺端出现致密带（铅线）。该部位的含铅量远低于其产生致密带所需。铅毒性主要引起原始松质骨钙化软骨的吸收障碍，该作用促进致密带的形成。致密带初次形成时主要位于长骨干骺端和其他相当于干骺端区（如髂嵴）的临时钙化带。本病的主要鉴别诊断为正常变异的干骺端致密带，通常需了解铅水平加以印证。通常情况下，致密带越大，越倾向于病性。铅线与正常干骺端致密带分界清晰，期间一旦骨骼发育，异常的硬化骨质即与临时钙化带分开，泾渭分明。正常干骺端致密带总与临时钙化带相连续，当它移动到骺板位置时，硬化骨质会被重吸收（图 140-20）。

治疗和随访　应采取强制措施进一步预防铅暴露。通过洗胃去除影像确诊的胃内铅片，可有效防止

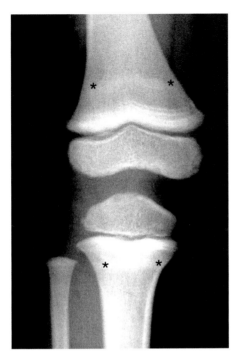

图 140-20　铅中毒。除了临时钙化区的不透明带，微弱的不透明带也可以观察到（星号之间），它们发生了"迁移"，清楚表明它们是异常的而不是正常变异的干骺端不透明带，其与临时钙化带是连续的

后续吸收。然而，此法目前仍有争议，因为铅片的可吸收性极低，美国临床毒理学会并不支持此操作。此外，尚无证据支持木炭可作为胃肠道粘结剂阻止铅的吸收。对于高铅含量患者，最好的办法是让熟悉治疗标准、药剂使用以及潜在并发症的临床毒理专家制定螯合疗法，其效果最佳。

关键点
佝偻病平片的首发征象为临时钙化带骨盐沉积缺失。 　　婴幼儿尺骨远侧干骺端孤立性杯口改变为正常变异，不应与佝偻病混淆。 　　坏血病中，临时钙化带存在伴下方骨盐缺失，这与佝偻病干骺端及骨骺的表现相反。 　　坏血病干骺端骨骼改变表面上与虐童导致的经典干骺端骨折表现类似。

推荐阅读

Alizadeh Naderi AS, Reilly RF. Hereditary disorders of renal phosphate wasting. *Nat Rev Nephrol.* 2010;6:657-665.

Holick MF. Vitamin D deficiency. *N Engl J Med.* 2007;357:266-281.

Pettifor JM. Rickets and vitamin D deficiency in children and adolescents. *Endocrinol Metab Clin North Am.* 2005;34:537-553.

Rajakumar K, Thomas SB. Reemerging nutritional rickets: a historical perspective. *Arch Pediatr Adolesc Med.* 2005;159:335-341.

Whyte MP. Physiological role of alkaline phosphatase explored in hypophosphatasia. *Ann N Y Acad Sci.* 2010;1192:190-200.

参考文献

Full references for this chapter can be found on www.expertconsult.com.

第 141 章

内分泌紊乱性疾病

RICHARD M. SHORE

部分内分泌腺体可显著影响骨骼的生长、成熟及塑形,掌握这些腺体的作用有助于提高对影像解读能力,选择适宜治疗方法。甲状旁腺对稳定体内无机盐调节、骨骼骨盐沉积与再吸收方面具有重要作用。由于甲状旁腺功能亢进在病理生理方面尤为重要,因此本章将对肾性骨营养不良及其相关病变加以论述,如新生儿高血钙症及骨质再吸收性病变。

甲状旁腺功能亢进与肾性骨营养不良

病因学 甲状旁腺维持体内钙浓度,保证钙的正常循环。甲状旁腺钙离子敏感受体控制甲状旁腺素的合成与分泌。低血钙引起甲状旁腺素分泌增加。甲状旁腺素继而影响血清钙再储存功能。甲状旁腺激素动员骨钙入血,使其再吸收能力增加。在肾脏,甲状旁腺素上调肾 1-α-羟化酶以制造钙三醇(1,25[OH]$_2$-维生素 D),随后影响肠管使其增加对钙的吸收。甲状旁腺素还促使肾脏降低钙的排泄,增加磷的排泄。

骨质的再吸收由多核破骨细胞调节完成,后者由单核巨噬细胞系分化而来。骨母细胞制造破骨细胞分化因子,受到后者刺激发育成多核破骨细胞。破骨细胞分化因子(RANK-配体或 RANKL)与细胞表面叫做 *RANK* 的受体结合。甲状旁腺素在刺激破骨细胞骨吸收方面具有重要作用,可能直接或间接的刺激 *RANKL*。钙三醇也通过 RANKL 刺激破骨细胞分化,而降钙素可短暂抑制破骨细胞的再吸收。激活的破骨细胞随后形成封闭的表面再吸收环境。在此区域内,细胞外液高浓度的酶酸化并溶解骨骼。

甲状旁腺弥漫增生或甲状旁腺腺瘤可引起原发甲状旁腺功能亢进。儿童甲状旁腺腺瘤很少见,通常伴有 I 型多发内分泌瘤病。甲状旁腺增生还可见于 II 型及 III 型多发内分泌瘤病。

继发性甲状旁腺功能亢进,低血钙引起甲状旁腺素分泌增加。在儿童中,继发性甲状旁腺功能亢进明显多于原发,多由慢性肾衰竭所致。佝偻病等其他钙代谢性疾病也可引起继发性甲状旁腺功能亢进。儿童中继发性甲状旁腺功能亢进的最常见病因为慢性肾衰竭。

肾性骨营养不良

肾性骨营养不良为慢性肾衰竭引起的多种骨骼异常,其中继发性甲状旁腺功能亢进最为重要。慢性肾衰竭时,肾小球滤过率下降,磷酸盐滤过降低。磷酸盐潴留导致钙离子浓度轻度降低,这导致甲状旁腺素释放,使尿磷酸盐增高,增加钙离子浓度。尽管最初钙盐与磷酸盐浓度基本正常,但在甲状旁腺素升高的作用下,磷酸盐与骨钙动员开始。到肾衰晚期,肾脏体积减小,合成钙三醇能力下降,引起佝偻病与骨软化。但是,由此引起的骨改变与甲状旁腺功能亢进相比并不显著,实际上"肾性佝偻病"的骨改变是由甲状旁腺功能亢进导致的。

影像 甲状旁腺素刺激破骨细胞在多部位进行骨质再吸收。甲状旁腺功能亢进最具特异性的表现为骨膜下再吸收,最初可见于食指桡侧及中指的中节指骨(图 141-1)。末节指骨末梢血管丛也可早期受累。随病变进展,骨膜下吸收还可见于指骨尺侧,以及其他骨骼,包括肱骨与股骨颈内侧缘及胫骨近侧干骺端内侧缘。与骨膜下吸收相比,甲状旁腺功能亢进另一个相对特异性的表现为皮质下吸收,或称"隧道改变",骨皮质条纹状改变,还可见于骨内膜、软骨下以及韧带下吸收(图 141-2)。骺板下吸收(软骨下吸收的一种方式)导致临时钙化带以及干骺端下方骨质再吸收,形成与佝偻病类似的表现。甲状旁腺功能亢进的其他表现还包括骨板吸收,围绕牙根形成菲薄的不透亮线(图 141-3 与图 141-4),囊性表现"褐色瘤"(骨巨细胞瘤)以及骨硬化。尽管褐色瘤是原发性甲状旁腺功能亢进的特征表现,但总体来讲,继发性甲状旁腺功能亢进中褐色瘤更为常见,因为儿童病人继发性甲状旁腺功能亢进最常见。骨硬化是肾性骨营养不良的常见表现,相邻椎体的终板处最为显著,呈"橄榄球衫"样表

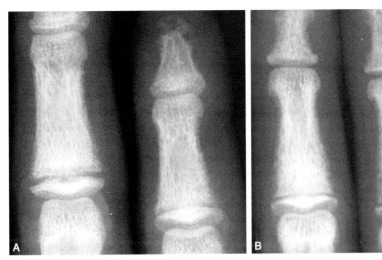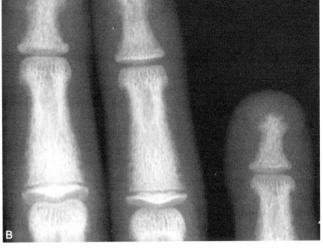

图 141-1　肾性骨营养不良继发甲状旁腺功能亢进的主要影像学表现是中节指骨的骨膜下再吸收

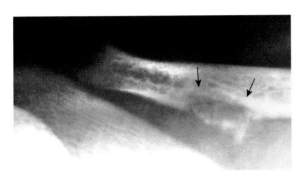

图 141-2　肾性骨营养不良继发甲状旁腺功能亢进在喙锁韧带处骨韧带下的再吸收(箭号)

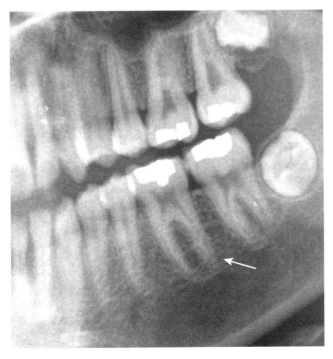

图 141-3　16 岁女孩由于慢性肾衰竭导致的继发性甲状旁腺功能亢进,在牙根周围可见到正常的细透亮线消失(箭号)

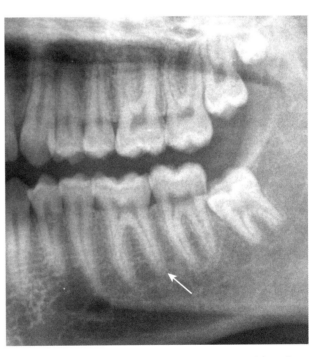

图 141-4　正常 16 岁男孩,在牙根处可以见到完整的齿槽骨板

现(图 141-5)。骨骺脱位为重要并发症,与其他诱因如甲状腺功能减退、性腺功能减退以及生长激素缺乏相比,儿童肾性骨营养不良导致骨骺脱位的比例更高。尽管骺板下骨质再吸收的影像表现与佝偻病十分相似,但此时位于生长板下方的透 X 线物质是囊性纤维性骨炎中的纤维组织,与真性佝偻病未骨化的软骨相比,该物质更不牢固,因此真性佝偻病不会出现骨骺脱位,而本病可以。提示骨骺脱位风险显著增高的影像表现包括骺板从水平位指向垂直位引起髋内翻、骺板增宽、相邻干骺端骨膜下骨质再吸收等。导致骨骺脱位的另一高风险因素为生长激素的使用,这是慢性肾

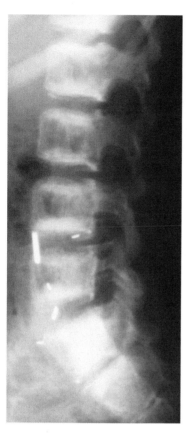

图 141-5 脊柱"橄榄球衫"征,腰椎侧位片椎体终板处见硬化缘,呈"橄榄球衫"征象

衰竭患儿治疗矮小的主要临床问题。尽管骨骺脱位常见于肱骨近端,但其他部位也可受累。

钙三醇水平下降也可导致真性佝偻病与骨软化。通常很难区分真性佝偻病与囊性纤维性骨炎的佝偻病样表现。若出现疏松带或假骨折线,则提示骨软化。肾性骨营养不良通常在甲状旁腺功能亢进作用下表现为"高转化性骨病"状态。动力缺乏性"低转化性骨病"状态虽然少见,但也能见到。以前动力缺乏性骨病常由铝中毒导致,铝沉积为透析并发症或使用铝基磷酸盐黏合剂。如今导致动力缺乏性骨病的原因包括钙三醇疗法(抑制甲状旁腺素)、营养不良、制动、类固醇疗法以及甲状旁腺切除后。肾性骨营养不良甲状旁腺功能亢进可导致干骺端骨折。

治疗与随访 儿童慢性肾衰竭合并继发性甲状旁腺功能亢进的治疗方法为促使无机盐代谢趋于正常,改善骨骼生长,降低骨骼畸形与脆性,防止骨骼外钙化尤其是血管钙化。慢性肾衰竭 3 期[肾小球滤过率< $60ml/(min/1.73m^2)$],磷酸盐正平衡,钙三醇缺乏出现时需进行治疗。在摄取足够蛋白质的情况下很难保证限制磷酸盐的摄取。因此可使用肠道磷酸盐黏合剂。尽管含钙的磷酸盐黏合剂如碳酸钙已被广泛应

用,尤其与钙三醇一起使用时,可引起高钙血症以及血管钙化。含铝的磷酸盐黏合剂会引起动力缺乏性骨病,应避免使用。司维拉姆是最新不含钙盐的磷酸盐黏合剂,目前证实该药对降低磷酸盐、控制甲状旁腺功能亢进骨骼改变效果很好,无副作用,不会出现像含钙磷酸盐黏合剂引起的血管钙化。

维生素 D 衍生物对于控制继发性甲状旁腺功能亢进十分重要,由于很多患者都缺乏维生素 D,因此早期摄入充足。此外,活化的维生素 D 代谢物主要是钙三醇,它可以通过增加小肠钙吸收来间接降低甲状旁腺素,或通过直接抑制甲状旁腺素基因编码的转录来降低甲状旁腺素。钙三醇疗法需要检测有无高钙血症发生。可通过降低或停止使用含钙磷酸盐黏合剂,或减少钙三醇用量来治疗高钙血症。还有一些特异性维生素 D 衍生物,可抑制基因转录从而降低甲状旁腺素,但对小肠钙吸收影响很小。钙敏感受体调节剂是甲状旁腺钙敏感受体的变构调节剂,可以增加受体对钙离子的敏感性。在循环钙聚集层面有效降低钙浓度,抑制甲状旁腺素的合成与分泌,从而使钙浓度和甲状旁腺素同时下降。

尽管药物疗法很多,但某些肾性骨营养不良以及重度甲状旁腺功能亢进患儿,还需进行甲状旁腺切除术。甲状旁腺切除术前应完善重度甲状旁腺功能亢进病案资料,并骨活检除外骨的铝盐沉积。术后应监测低钙血症,并予以对症治疗。

其他甲状旁腺功能亢进及引起骨再吸收性病变

新生儿甲状旁腺功能亢进

新生儿原发甲状旁腺功能亢进十分罕见,通常由增生导致,而不是由甲状旁腺腺瘤所引起。有些新生儿甲状旁腺功能亢进病例为家族遗传性低钙尿高钙血症基因纯合子而发病,本病表现为成人无症状性高钙血症。其他新生儿甲状旁腺功能亢进包括 Jansen 干骺端软骨发育不全以及细胞内含物病。虽然 Williams 综合征也可引起高钙血症,但本病甲状旁腺素无升高。

Jansen 干骺端软骨发育不全

Jansen 干骺端软骨发育不全是一种常染色体显性遗传病,表现为高钙血症、新生儿期重度甲状旁腺功能亢进及生长后期短肢侏儒。本病为甲状旁腺素与甲状旁腺素相关肽(PTHrP)受体突变导致,受体不断被激

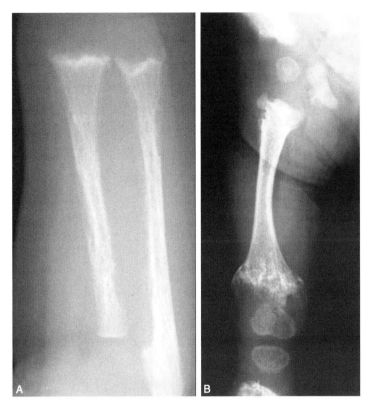

图 141-8　Jansen 干骺端软骨发育不全,临床表现为甲状旁腺素(PTH)与 PTH 相关肽(PTHrP)受体激活。出生后 5 天患儿,前臂的正位片显示严整的脱钙和骨膜下的再吸收提示了由于甲状旁腺素信号增多引起的甲状旁腺功能亢进。这种严重的佝偻病征象在干骺端明显。15 个月患儿,由于 PTHrP 信号过度增多损坏了软骨内骨化,X 片表现为骨干与骨骺之间出现一个大的透亮区。透亮区被不规则钙化组织所填充,在骨干远端明显。这种不规则钙化,导致干骺端发育不良和畸形

活。因此即使检测不到甲状旁腺素或甲状旁腺素相关肽,甲状旁腺素信号也会增加,引起甲状旁腺功能亢进导致高钙血症与骨质再吸收,这一表现在生后早期尤为显著(图 141-8)。同样,甲状旁腺素/甲状旁腺素相关肽受体被激活会引起甲状旁腺素相关肽信号过度增多,通过防止软骨细胞增殖、肥大分化来抑制软骨内骨化。此骨化异常导致骨骺与部分骨干间聚集未骨化的软骨,形成透亮间隙(见图 141-8)。随后在此区域内形成异常骨化软骨,表现为宽大、发育不良。骨骼最终形成骨干短缩的畸形表现。Blomstrand 致命性软骨发育不全呈相反表现,本病是甲状旁腺素/甲状旁腺素相关肽受体失活性突变所致。甲状旁腺素相关肽信号缺失导致软骨内骨化加速,软骨细胞增殖减少引起严重的生长障碍与骨骺早闭。

黏脂贮积病Ⅱ型

黏脂贮积病Ⅱ型(细胞内含物病)为常染色体隐性遗传的贮积异常性疾病,临床与影像表现与粘多糖 Hurler 综合征表现类似。此外有一些黏脂贮积病Ⅱ型

患儿具有甲状旁腺功能亢进骨骼改变,包括广泛无机盐脱失以及骨质再吸收。虽然甲状旁腺素水平上升,但钙浓度并未上升,提示为继发性甲状旁腺功能亢进的一种类型。推测胎盘参与此贮积过程,损害钙离子转运过程,导致胎儿与新生儿钙缺乏引起继发性甲状旁腺功能亢进。

其他骨再吸收性疾病

除甲状旁腺功能亢进外还可见骨质再吸收情况。再吸收过程减弱通常见于破骨酸化的缺乏,导致骨硬化病。再吸收过程增强见于高磷酸酶血症及一些内分泌性疾病如糖皮质激素过量。高磷酸酶血症又称青少年 Paget 病,是一种罕见的常染色体隐性遗传病,由于缺乏骨保护蛋白导致骨转换性增加。正常情况下,骨保护蛋白作为破骨细胞分化因子 RANKL 的"诱饵受体"抑制骨的转化过程。当诱饵受体缺乏时,RANKL 信号过量刺激破与活化骨细胞分化,导致骨质再吸收过程加速,增强了骨的转换性。高磷酸酶血症常表现在 2~3 岁时发病,表现为身材矮小,骨骼脆弱,骨骼畸

形,包括长骨弯曲、脊柱后凸以及鸡胸。与成人 Paget 病仅累及部分骨骼不同,高磷酸酶血症对骨骼的累及更广。X 线表现显著,骨质广泛无机盐脱失,骨小梁粗糙,骨皮质增厚,长骨呈圆柱状增宽而非管状表现,骨质中骨硬化与囊性透亮区混杂出现,表现多样(图 141-9)。骨骼弯曲与病理性骨折常见。颅骨表现为增厚与透亮区结合"棉绒"样硬化,与成人 Paget 病表现类似。家族性扩张性骨溶解症与失聪、牙齿脱落、骨膨胀、指(趾)骨疼痛、发作性高钙血症有关,造成高钙血症的原因是 RANKL 激活了破骨细胞膜结合受体的基因复制。

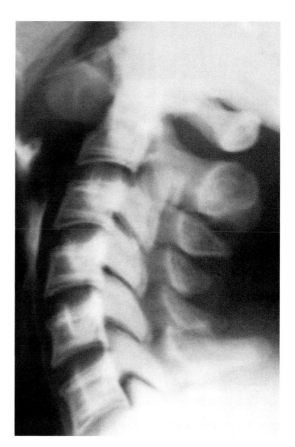

图 141-10 先天性甲状旁腺功能减退症,可见"骨中骨"及颈椎的不规则边缘骨化表现

(图 141-10),椎旁可见骨化。

假性甲状旁腺功能减退

病因学 假性甲状旁腺功能减退主要表现为甲状旁腺素抵抗,有时也出现其他激素抵抗,同时伴有典型躯体功能异常,即 Albright 遗传性骨营养不良。激素抵抗作用是由于 GNAS1 基因失活性突变,累及 G 蛋白生物信号过程导致的。在 Albright 遗传性骨营养不良躯体功能异常的假性甲状旁腺功能减退患儿中不出现激素抵抗现象。

影像 Albright 遗传性骨营养不良躯体功能异常包括身材矮小、肥胖、圆脸、智力不同程度下降、皮下钙化、手足的骨化、小骨疣,以及短指畸形(图 141-11)。短指畸形多见于生长板过早闭合,由甲状旁腺素相关肽信号受损导致软骨内骨化加速所引起。短指畸形 E 型、Turner 综合征及肢端发育不全需相互鉴别。甲状旁腺素抵抗导致甲状旁腺功能减退表现包括低钙血症,尽管甲状旁腺素水平增高但还可出现软组织与基底节钙化。激素抵抗通常累及肾脏与骨骼,但骨骼抵抗表现变化多样。骨骼对甲状旁腺素作出反应,可见鼓膜下骨质再吸收以及褐色瘤等甲状旁腺功能亢进表

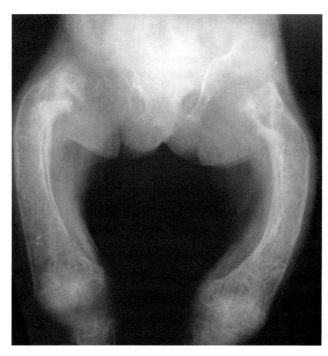

图 141-9 高磷酸酶血症,骨干扩张、弯曲。骨质广泛无机盐脱失及骨骼严重畸形,这种征象是双侧对称性的,与成人的 Paget 病不同

甲状旁腺功能减退

病因学 儿童特发性甲状旁腺功能减退为多腺体自身免疫病 I 型中最常见的表现。后者为常染色体隐性遗传病,靶器官为多种内分泌腺体,甲状旁腺与肾上腺受累最常见。其他造成儿童甲状旁腺功能减退的病变还包括先天性甲状旁腺缺如,或见于 Di-George 综合征的甲状腺缺如,外科甲状腺切除术以及母体甲状旁腺功能亢进引起的胎儿甲状旁腺短期抑制。

影像 甲状旁腺功能减退的骨骼表现包括骨硬化、干骺端带致密、颅骨增厚、颅内基底节与脉络丛钙化及牙齿异常。椎体可见边缘硬化,呈"骨中骨"表现

现(图 141-12)。

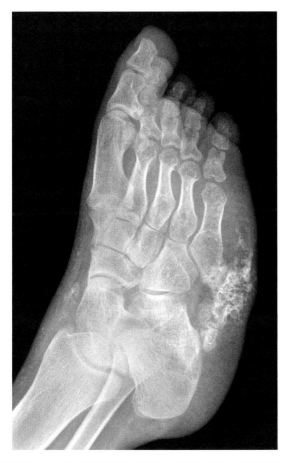

图 141-11 患有假性甲状旁腺功能减退症的 14 岁患儿,可见沿着足部多发异位钙化,以及跖骨的短趾畸形

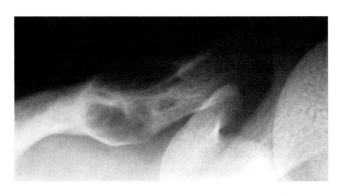

图 141-12 假性甲状旁腺功能减退症,骨骼系统对甲状旁腺素作出反应,导致锁骨远端的褐色瘤。在同一患者中甲状旁腺功能亢进还导致了骨膜下骨的重吸收以及双侧股骨头骨骺滑脱

非甲状旁腺性内分泌疾病

其他内分泌疾病也可对骨骼产生重要影响。这些病变主要作用于生长板,引起软骨内骨化异常从而影响骨骼的发育与成熟。

生长激素紊乱

病因学 生长激素为生后纵向生长发育的重要正调控激素,通过胰岛素样生长因子直接或间接刺激生长板软骨细胞增殖。产前胎儿生长主要依赖胰岛素样生长因子,因此在生长因素缺乏下产前发育相对迟缓。生长激素缺乏时,骨骼的生长与成熟迟滞程度相似,使身高与骨龄基本一致。与指骨相比,腕骨成熟延迟更显著。生长激素缺乏导致生长发育迟滞与母爱剥夺性侏儒("心理社会性侏儒")表现类似,多个生长线出现表现提示为母爱剥夺性侏儒。股骨头骨骺滑脱见于生长激素缺乏,生长激素治疗前或治疗过程中。

影像 生长激素过量对儿童与成人的影响是不同的。在骨成熟前,生长激素过量导致巨人症,伴有线性生长加速,此状态相对罕见,多由孤立性垂体腺瘤所致。近 20% 的病例伴有 McCune-Albright 综合征,为垂体腺瘤或增生引起的生长激素过量。大多数病例骨骼成熟过程正常。当生长线性加速,骨骼进一步成熟时,需考虑性腺或肾上腺雄激素过量可能。若骨骼成熟完成,生长激素增高导致骨膜化骨增多,骨软骨交界部的软骨内骨化再次激活,软骨与软组织肥大。这些过程导致肢端肥大症,成人多见。

甲状腺功能减退

病因学 甲状腺激素是生后前 3 年维持大脑正常发育以及骨骼生长成熟最重要的激素。尽管甲状腺素不直接影响软骨细胞的增殖,但生长激素与胰岛素样生长因子发挥增殖作用需要甲状腺素。此外,在骨成熟过程中,甲状腺素还通过抑制甲状旁腺素相关肽信号起到重要作用,后者通常阻碍软骨内骨化进程。因此当甲状腺功能减退时,甲状旁腺素相关肽信号增加会破坏软骨内骨化。

影像 骨成熟的延迟比生长迟滞更为显著,而在生长激素缺乏时,生长发育与骨成熟的延迟是等比同步的。骨化受损不仅表现在骨骺出现延迟,还表现为骨骺多发碎裂状,此异常表现又叫做骨骺发育不全。尽管最后这些骨骺会融合,但通常密度不均匀,边缘不规则(图 141-14)。尽管多用"点状"一词描绘骨骺形态,但其表现与点状软骨发育不全及合并异常明显不同。骨骺发育不全常见于髋关节。若经治疗,骨骺发育不全可缓解。甲状腺功能减退可伴有股骨头骨骺滑脱,多为双侧,与特发性股骨头骨骺滑脱相比,本症好发年龄段更小。甲状腺功能减退可导致颅骨多发缝间骨,垂体增生导致蝶鞍增大,蝶枕软骨联合发育下降导致短头畸形。手X线片可见指骨远端干骺端深入生长板的骨质影(图141-15)。

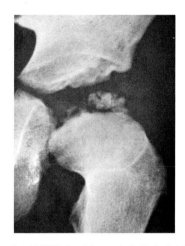

图141-14 骨骺发育不全,9岁女孩患有甲状旁腺功能减退,并于1年前开始治疗。平片显示股骨头小、扁平且呈碎裂状。在治疗早期,股骨头骨骺未见骨化,在接下来的治疗中,可见多个小骨化中心逐渐融合,但股骨头仍呈扁平状。这种类似表现还可见于其他主要的骨骺中

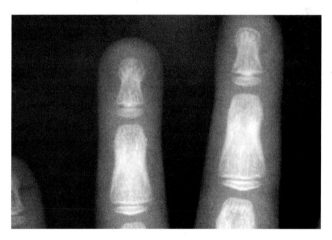

图141-15 11岁男孩甲状旁腺功能减退,从指骨远端延伸至生长板的放射状小毛刺征

甲状腺功能亢进

病因学 与甲状腺功能减退的论述一样,甲状腺素抑制甲状旁腺素相关肽,促进软骨细胞增殖肥大分化,导致骨骼成熟加速。儿童甲状腺功能亢进更常见于青春期女性。尽管青春期性早熟最为常见,但甲状腺功能亢进亦可见于McCune-Albright综合征。

影像 甲状腺功能亢进的骨骼成熟过程可正常或轻度加速。新生儿骨骼成熟加速见于母体孕后期未控制的甲状腺功能亢进。尽管婴儿期甲状腺功能亢进很少见,但骨骼成熟加速在本年龄组中最常见,还可见到

颅缝早闭。甲状腺功能亢进的其他骨骼表现还包括肋软骨与气管软骨钙化、弥漫性骨质疏松与骨质条纹,后者提示骨转换性增加。甲状腺功能亢进与骨软化表现相似,包括移行带宽松,非无机盐类骨样物质的大量沉积是造成骨质过度生成的原因,而并不是由骨质无机盐沉积受损造成。尽管本病多见于成人,但青少年亦可见甲状腺杵状指,可见掌骨、跖骨、指骨(趾骨)针状或羽状骨膜。

糖皮质激素过量

病因学 Cushing综合征为糖皮质激素过量的全身反应。大多数儿童Cushing综合征为医源性导致,由糖皮质激素治疗慢性炎性反应或自身免疫性病变而产生。儿童内源性Cushing综合征少见,多见于5岁以下儿童原发肾上腺疾病,或5岁以上的儿童垂体病变。糖皮质激素引起生长缓慢、降低骨的成熟,它通过减少生长激素分泌及抑制生长板软骨细胞的生长激素与胰岛素样生长因子受体在多个水平负调控骺软骨形成。

糖皮质激素还可破坏骨的无机盐沉积。全身范围内中和性激素在骨无机盐沉积方面的正影响,降低小肠对钙的吸收。同时,糖皮质激素通过增加RANKL,减少骨保护蛋白的表达,从而起到减少骨形成,增加破骨细胞再吸收的间接作用。无论内源性或外源性糖皮质激素增多,均可引起骨坏死。其发病机制不清,推测其机制可能为骨髓脂肪蓄积导致骨内压升高,脂肪肝导致脂肪栓塞,两者共同调和骨内灌注所致。

影像 内源性或外源性糖皮质激素过量的骨骼表现大多数为非特异性全身骨质稀疏,伴有骨皮质变薄、骨小梁稀疏及椎体压缩骨折。此外,其他特异性表现有椎体终板硬化、骨折处大量骨痂形成及骨坏死。椎体压缩骨折形成大量骨痂导致终板硬化,可成为骨质稀疏患儿诊断Cushing综合征的线索。糖皮质激素引起骨坏死多见于股骨头、肱骨头及股骨髁。X线表现为皮质下骨折、骨塌陷、碎裂及片状骨硬化。

肾上腺雄性激素过量

病因学 肾上腺生殖器综合征是引起肾上腺雄激素过量的最常见原因,由于合成皮质醇缺陷,导致促肾上腺皮质激素代偿性增多,致使肾上腺雄激素分泌过多。肾上腺雄激素过量还可来源于肾上腺皮质肿瘤。尽管其作用弱于睾酮,但肾上腺雄激素可促进男性性征发育,加速骨骼成熟。

影像 尽管生长发育最先加速进行,但是此影响

远不如对骨成熟加速来得明显。因此会出现骺早闭，即使身体发育其最终身高也低于预期。雄激素过量导致的骨成熟比甲状腺功能亢进引起的骨成熟更明显。

性腺异常

病因学 既往观点，骨的正常成熟过程，女性由雌激素调节，男性由雄激素调节。但目前认为，影响骨骺融合、骨无机盐沉积的是雌激素。男性的雌激素调节过程是通过外周雄激素转换进行的。

影像 性腺肿瘤分泌过量雄激素与雌激素可加速骨骼成熟，而性腺激素分泌不足则延迟骨骼成熟过程。

> ## 关键点
>
> 引起儿童甲状旁腺功能亢进的最常见病因为慢性肾功能不全，肾性骨营养不良的主要表现来自于甲状旁腺功能亢进。
>
> 肾性骨营养不良，生长板下方的透 X 线物质是囊性纤维性骨炎中的纤维组织。此表现与佝偻病类似，该物质没有骨质牢固，因此会出现骨骺滑脱。

> 甲状旁腺素相关肽信号通过降低软骨细胞肥大分化从而抑制软骨内骨化。
>
> 生长激素分泌不足时，骨的生长发育与成熟过程同步等比下降。
>
> 甲状腺素促进软骨细胞肥大分化，因此甲状腺功能减退时，病变对骨骼成熟的损害要明显大于对骨生长的影响。

推荐阅读

Bastepe M. The GNAS locus and pseudohypoparathyroidism. *Adv Exp Med Biol.* 2008;626:27-40.

Dabbagh S. Renal osteodystrophy. *Curr Opin Pediatr.* 1998;10:190-196.

Loder RT, Wittenberg B, DeSilva G. Slipped capital femoral epiphysis associated with endocrine disorders. *J Pediatr Orthop.* 1995;15:349-356.

Sanchez CP. Mineral metabolism and bone abnormalities in children with chronic renal failure. *Rev Endocr Metab Disord.* 2008;9:131-137.

Weinstein LS, Liu J, Sakamoto A, et al. Mini-review: GNAS: normal and abnormal functions. *Endocrinology.* 2004;145:5459-5464.

参考文献

Full references for this chapter can be found on www.expertconsult.com.

第 142 章

全身性疾病的骨骼表现

ROBERT C. ORTH and R. PAUL GUILLERMAN

正常骨髓

概述

骨髓为人体最大、最具活力的组织。其功能包括产生为组织供氧的红细胞、提供免疫功能的白细胞以及参与凝血过程的血小板。骨髓约占据骨髓腔的85%，由骨小梁的网络结构作为支撑。除造血成分外，它还包含基质细胞、胶原蛋白、神经以及不定量的脂肪组织。

功能及组成

生理学　大体外观上，红细胞及其前体细胞内的血红蛋白使骨髓呈红色，提示为造血活跃的骨髓。类胡萝卜素衍生物溶解在脂肪颗粒的脂肪细胞内而使骨髓呈黄色。造血骨髓的血管及血窦结构丰富，而脂肪骨髓的血管含量较少。造血功能下降期，脂肪细胞的大小和数目均有增加，而在造血活跃期，脂肪细胞则会萎缩。

骨髓细胞在 20 岁以内减少最为迅速。出生时，具有造血功能骨髓细胞接近 100%，而 15 岁时，减少为50%~75%。成年时，造血骨髓由大约 40% 的脂肪、40% 的水和 20% 的蛋白质组成，其中包括 60% 为造血细胞，40% 为脂肪细胞。相比之下，脂肪骨髓由 80% 的脂肪、15% 的水和 5% 的蛋白质组成，其中脂肪细胞为95%。

影像　普放、CT 及超声对评价骨髓的作用有限。自 1984 年首次儿童骨髓的 MRI 报道以来，MRI 已成为评价骨髓首选检查。它可无创观察骨髓大体解剖结构，并可根据生理与病理过程推测骨髓的化学及细胞成分的变化。此外，对活检无法取材或取材困难的部位，MRI 可提供更具价值的信息。

骨髓成分中产生特征性 MRI 信号的包括脂肪、水以及信号程度较低的矿物基质。不论在造血骨髓还是脂肪骨髓中，脂肪组织均呈高信号。大部分脂肪组织的质子为疏水亚甲基（—CH_2—），为相对较重的分子复合物，具有高效的自旋晶格弛豫，导致 T1 弛豫时间缩短，使 T1 加权序列表现为高信号。脂肪组织的 T2 弛豫时间比自由水质子更短。在造血骨髓中，水对信号强度的影响高于脂肪骨髓。由于骨基质大晶体结构限制氢质子运动，导致 T1 弛豫时间明显延长，T2 弛豫时间缩短。因此骨矿物基质无论在 T1 加权还是 T2 加权序列中，均表现为低信号。此外，固定的氢质子偶极在骨小梁表面局部梯度场，造成磁场的不均匀。这种磁敏感性效应与铁沉积效应相同，在梯度回波（gradient echo，GRE）图像中对于造血骨髓和脂肪骨髓信号形成具有重要作用。

儿童期 T1 加权序列中，正常椎间盘、骨骼肌和皮下脂肪信号的个体间和个体内差异很小，因此可方便的作为比较骨髓信号强度的内部参照物。常规自旋回波 T1 加权序列中，脂肪骨髓呈高信号。造血骨髓中，相对量的脂肪、水和蛋白质复合体产生的 T1 弛豫时间较长，含少量脂肪多造血骨髓信号强度由中等到低（低于肌肉或椎间盘信号），富含脂肪的造血骨髓信号强度由中等到高（高于肌肉或椎间盘，但低于皮下脂肪）。新生儿造血骨髓脂肪含量极少，T1 加权序列呈低信号。随年龄增长，T1 加权序列中造血骨髓多信号强度逐渐增加，说明脂肪含量逐渐增加。新生儿期之后，T1 加权序列的造血骨髓信号强度等于或略高于肌肉和椎间盘信号，但远低于皮下脂肪信号。而脂肪骨髓 T1 加权序列信号与皮下脂肪信号强度接近。由于造血骨髓与脂肪骨髓的质子密度相近，因此质子密度序列在无脂肪抑制时，其作用小于 T1 加权序列。

脂肪抑制快速自旋回波（fast spin echo，FSE）T2 加权和短时反转恢复（short tau inversion recovery，

STIR)序列中,儿童期正常造血骨髓信号高于脂肪骨髓、肌肉,造血骨髓信号强度随年龄增长而降低,至青春期时近似肌肉信号。

GRE 序列中,骨髓信号多变,因为图像利用化学位移选择回波时间,可使自由水质子和脂肪质子的相位反转 180°(反相位序列)或一致(同相位序列),与两者共振频率差异有关。正常成年人,造血骨髓中的水和脂肪含量近似相等时,其反向位 T1 加权序列信号强度明显低于与同相位 T1 加权序列,为体素内化学位移效应。当脂肪与水的含量不平衡,如脂肪骨髓、水肿或造血骨髓细胞增多时,则骨髓信号在反相位与同相位 T1 加权图像间无明显差异。由于骨小梁和铁的磁敏感效应,使得 GRET2* 加权序列的信号强度低于自旋回波序列。

正常骨髓增强程度多变,取决于造影剂剂量、造影剂注药后图像采集的时间、患者年龄以及骨髓成分等。骨髓增强的峰值位于注药后一分钟之内,随后缓慢下降。儿童强化程度高于成人,干骺端高于骨骺,造血骨髓高于脂肪骨髓。成人骨髓以及 2 岁以上儿童的骨骺骨髓,增强程度肉眼难辨。增强程度的个体差异也很显著。钆增强 T1 加权序列,在无脂肪抑制时,造血骨髓与脂肪骨髓的对比效果下降,使得骨髓病变或与年龄相关的骨髓转换显得模糊。剪影和脂肪抑制的增强 T1 加权序列有助于发现脊髓病变。

T1 加权、脂肪抑制的 FSE T2 加权或 STIR 序列三者足以发现与观察绝大多数脊髓病变。增强 T1 加权序列使得磁共振检查的费用和时间增加,且只中度提高了检查的灵敏度,因此,只有在平扫序列观察不清的情况下才建议增强检查。GRE 序列对骨髓内铁含量评估具有价值,而化学位移技术有助于观察骨髓内脂肪与水含量的微小变化。

过去由于磁共振扫描时间的限制,只能进行节段性脊髓检查。但目前,全身、快速磁共振技术的发展已改善此问题,包括 FSE、单次激发序列、并行采集、大视野摇摆平台以及整体矩阵线圈概念等技术。呼吸门控或其他运动抑制技术可改善由运动伪影导致的病变模糊。高场强磁共振可改善婴幼儿全身 MRI 检查信噪比低的问题。全身弥散加权成像对全面评价血液系统疾病及肿瘤转移具有重大的意义。

分子扩散以布朗运动为特点随机分布。弥散加权成像(diffusion-weighted imaging,DWI)基于水分子布朗运动所造成的 MR 信号衰减。生物组织中,水分子的弥散受微观结构周围环境的影响。骨髓呈半液体状态,且受限于骨小梁以及网状细胞与脂肪细胞组成的支持结构。DWI 并非纯粹的弥散成像,表观弥散系数(apparent diffusion coefficient,ADC)反映的是水分子扩散与微血管的血液灌注。当 b 值为 $30 \sim 300 s/mm^2$,骨髓的 ADC 值受灌注效应的影响大于弥散效应。

骨髓的细胞构成与骨髓 ADC 值之间呈正相关。造血骨髓或骨髓伴肿瘤细胞浸润时,比脂肪骨髓具有更丰富的微血管结构、细胞内和细胞间自由水,因此 ADC 值更高。

运动伪影和磁敏感伪影是骨髓 DWI 序列存在的特殊问题,由骨骼和相邻结构生理运动所产生,例如脊柱内脑脊液的搏动伪影。最新的技术进展在很大程度上克服了上述问题,而且全身弥散加权 MRI 扫描正被越来越多的用于良恶性病变的鉴别,包括慢性复发性多灶性骨髓炎,朗格汉斯细胞组织细胞增生症与骨转移病变。

分布与转换

生理学 胎儿发育早期阶段,卵黄囊开始造血,随后妊娠期造血转移至肝脏,还有小部分位于脾脏。妊娠 4 个月时,骨髓出现造血功能,并在第 6 个月时逐渐代替肝脏。出生时,完全由造血细胞负责造血。出生前不久,于手足的指/趾骨远端出现造血骨髓向脂肪骨髓转换,并以向心发展的形式在附肢骨中进行。长骨的骨髓转换顺序从骨干中段至远侧干骺端,然后至近端干骺端。骨髓转换从髓腔中央至骨内膜。骨骺及骨突的骨髓脂肪转换几乎与骨化同时开始。婴儿期,颅骨和四肢骨大约含有造血骨髓总量的一半。到成人早期,骨髓造血局限于椎骨、胸骨、肋骨、骨盆、颅骨、肱骨近端及股骨近端。成人早期,骨髓总量的一半约为脂肪骨髓,并主要分布于附肢骨。造血骨髓的转换过程贯穿整个成人期,但转换速度慢于儿童期。与骨骼成熟过程不同,骨髓转换在儿童期无性别差异。了解正常造血骨髓与脂肪骨髓的分布与年龄的关系,对异常骨髓转换、再转换以及发现其他病理性骨髓浸润等表现的辨别很有必要。

影像 由于自旋回波 T1 加权序列对脂肪组织高度敏感,使得 MRI 可观察骨髓转换表现。实际上,由于 MRI 可发现骨髓内的微小脂肪,所以 MRI 观察脂肪转换要早于大体病理检查。海量文献报道了 MRI 观察骨髓转换的时间和空间表现。虽然文献报道中对于骨髓转换的准确年龄有所差异,但无论在全身骨骼或是单个中轴骨方面,其转换顺序是一致的。附肢骨(四肢、肩部和骨盆带)的转换速度较中轴骨(颅骨、脊柱、肋骨及胸骨)更快。

附肢骨

上下肢的骨髓转换表现类似。长骨的骨髓转换始于骨干，后扩展至干骺端。总的来说，如果10岁以上儿童T1加权像长骨骨髓呈低信号，则认为异常。15~25岁时，除造血骨髓呈低到中等信号外，T1加权像中长骨干骺端的骨髓呈高信号。位于股骨近侧干骺端、膝关节周围干骺端、近端肱骨、特别是造血功能增加的人群，如吸烟、耐力项目运动员以及肥胖女性，其造血骨髓的信号表现可贯穿整个成人期。

正常情况下，骨骺骨化中心不参与任何造血过程。骨骺骨化发生后不久，脂肪骨髓的高信号代替骨小梁和造血骨髓的低信号，骨化开始后的6至8个月，骨髓转换基本完成。由于肱骨近端骨骺最早出现骨化，因此与股骨相比，肱骨近端骨骺出现脂肪骨髓的时间更早。骨突与籽骨的骨髓转换方式与骨骺类似。

脂肪骨髓的转换首先发生于指/趾骨，并在1岁时完成。股骨的骨髓转换始于婴儿期。股骨骨干最早在3个月时即可见脂肪骨髓，最普遍的出现时间为1岁。1~5岁时，骨干脂肪信号趋于均匀一致。6~15岁时，股骨远端干骺端由脂肪骨髓代替（图142-2）。但是，股骨近侧干骺端，仍可见斑点状相对低至中等信号表现，这与股骨颈外下缘至股骨头内上缘仍分布有骨小梁及造血骨髓有关。

肱骨的骨髓转换亦遵循可预测的模式。1岁时，肱骨近端骨骺脂肪骨髓转换完成；5岁时，骨干转换基

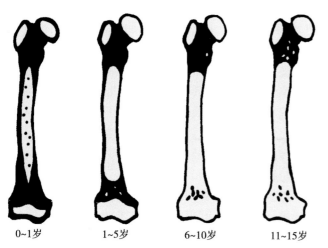

图 142-2 图示法股骨骨髓随年龄磁共振成像图像的改变。黑色区域代表造血骨髓，白色区域代表脂肪髓或软骨，点状区域表示造血骨髓和脂肪骨髓的混杂区域。（From Waitches G, Zawin JK, Poznanski AK. Sequence and rate of bone marrow conversion in the femora of children as seen on MR imaging: are accepted standards accurate? AJR Am J Roentgenol. 1994;162:1401. ）

图下方标注：0~1岁　1~5岁　6~10岁　11~15岁

本完成；10岁时，远侧干骺端转换基本完成。肱骨近侧干骺端的骨髓转换较为缓慢，15岁时接近完全转换。然而，肱骨近侧干骺端以及肱骨头内缘软骨下方可见低至中等信号的造血骨髓，可持续至成年期，尤其在女性群体中。肩峰的骨髓分布及转换与骨骺类似。

前臂和小腿的骨髓转换略逊于上臂和大腿。脂肪骨髓转换开始于1~5岁，由骨干开始，10~15岁前臂及腿部骨骼的转换全部完成。跗骨及腕骨于2~6个月开始出现骨髓转换，6岁时完成，但跗骨可能存有局灶性造血骨髓，直至15岁。

出生1岁以内，造血骨髓见于骨盆。骨髓脂肪转换的最早出现的部位于髂骨前缘和髋臼，最早于2岁开始（图142-3）。在第二个十年内，骨盆剩余部分的骨髓开始出现转换，骨髓信号增高至中等强度。除婴幼儿期以外，骨盆的骨髓信号混杂为正常表现，最明显的部位为青少年和成年的髋臼及髂骨前缘，因为造血骨髓和脂肪骨髓混合存在。

中轴骨

生后第1个月内，由于椎体骨髓脂肪含量低，因此T1加权像椎体表现为均匀一致的低信号，低于相邻椎间盘信号。婴儿期，椎体骨化中心增大，软骨终板显著减少，T1加权序列上，特别与相邻软骨终板相比，椎体的骨髓信号强度增高。与椎间盘和软骨终板相比，通常1岁以内椎体骨髓在T1加权像呈低信号。1~5岁时，与椎间盘相比，T1加权图像椎体骨髓一般为等信号或高信号。5岁以后，T1加权像上椎体骨髓信号通常高于椎间盘，椎体中心或沿椎体静脉丛可见明显的带状脂肪骨髓。尽管脊柱的脂肪骨髓比例逐年增加，约每十年增长7%，但脊柱内在终身可见造血骨髓。

颅骨骨髓成像为儿童期MRI最常见的部位，通常在评价脑部检查时同时获得。出生时，头颅的活性造血骨髓占全部的25%。自2岁开始，在形成颅盖之前，颅面骨及颅底骨即出现脂肪骨髓转化。鼻窦骨髓在气腔形成之前完成脂肪转化。3~4岁时，斜坡在T1加权序列呈灶状高信号，在15岁时完全转化。颅骨方面，额骨积枕骨的转化早于顶骨。颅盖骨脂肪转化多于7岁开始，大部分完成于15岁完成。作为脂肪转化无性别差异的一个例外，颅骨的脂肪转化女性较慢。

胸骨的骨髓转换发生于肋骨之前。5岁以后，胸骨于T1加权序列出现局灶性高信号灶，而肋骨在10岁以后。一小部分胸骨及肋骨可保持造血功能到成年期。

与造血骨髓相比，原发或系统病变更容易侵及脂

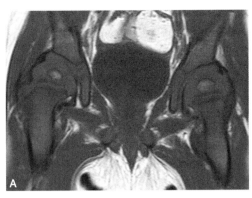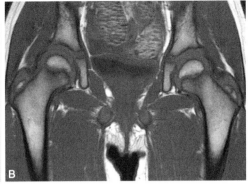

图 142-3 骨盆的冠状 T1 加权磁共振图像显示正常骨髓改变。A,11 个月男孩,正常的低信号强度的造血骨髓存在于骨盆和股骨近端。B,3 岁女孩,脂肪骨髓转换在这个年龄段已经发生,在骨盆和股骨近端可见信号强度增高

肪骨髓。包括与造血细胞增生相关性疾病［溶血性贫血,造血生长因子治疗,白血病反应,糖原贮积病 1b 型 (GSD1b),骨髓增生异常综合征,白血病］、骨髓浸润 (转移性肿瘤细胞,炎性细胞,戈谢细胞)、铁超负荷及骨髓纤维化。这些改变也与骨髓自由水增加相关,与正常造血或脂肪骨髓相比,在脂肪抑制 FSE T2 加权或 STIR 序列上表现为更高信号。

在脂肪抑制 FSET2 加权或 STIR 序列中,正常造血骨髓的信号强度等于或稍高于肌肉,在反相位 GRE 序列中,呈"火焰"或"笔刷"形状(图 142-5),无骨小梁中断,双侧对称,无骨密度异常或骨旁软组织包块。在 T1 加权序列中,残留红骨髓有时呈球状外形,此为正常表现(图 142-6)。然而,当骨髓出现低度浸润或水肿时,MRI 很难或无法将其与造血骨髓相鉴别,尤其当造血骨髓相对活跃,例如年幼儿、应用粒细胞集落刺激因子(G-CSF)治疗骨髓再转换的患儿(图 142-7)。正常红骨髓不会出现圆形、边界清晰的外形,这暗示着可能为肿瘤浸润(图 142-8)。

骨髓的脂肪比例较其他成分增加时,在 T1 加权序列表现为局灶性或弥漫性骨髓高信号。生理上此征象出现于活跃造血骨髓向静态脂肪骨髓转换肺过程中。病理情况下见于再生障碍性贫血引起的造血细胞

图 142-5 8 岁男孩的正常骨髓。磁共振冠状位 T1 加权序列图像显示股骨干骺端线状低信号(箭号),无相应的骨小梁中断,残存红骨髓显示正常

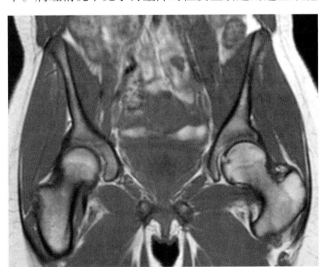

图 142-6 15 岁女孩的正常骨髓。磁共振冠状位 T1 加权序列图像显示球形信号减低区贯穿股骨近端和髋骨,残存红骨髓显示正常

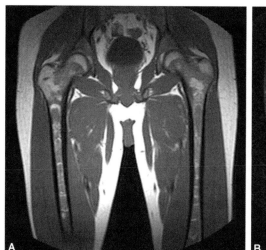
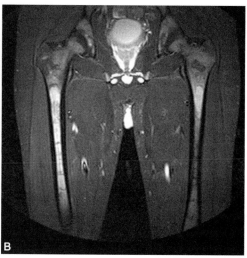

图 142-7 17 岁男孩,应用粒细胞集落刺激因子(G-CSF)治疗骨髓抑制与化疗治疗霍奇金病。冠状位 T1 加权图像(**A**)和短时间反转恢复(STIR)磁共振成像(**B**)显示圆形、不对称、双侧局灶性骨髓转换,T1 加权像呈低信号,STIR 图像呈高信号,代表 G-CSF 刺激骨髓再生。用于临床观察疗效以及与骨髓的肿瘤浸润区分

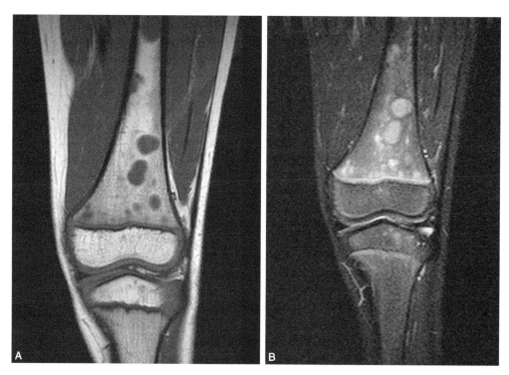

图 142-8 6 岁男孩,左膝关节痛磁共振图像。**A**,冠状位 T1 加权序列 。**B**,短时间反转恢复(STIR),在 T1 序列可见多发、圆形、边缘锐利清晰肿块,由于 Burkitt 淋巴瘤的骨髓浸润在 STIR 序列上呈高信号

耗竭。当骨髓细胞与脂肪成分的比例不同时,会相应导致 MRI 表现发生变化。这些包括骨髓增生异常综合征和化疗的骨髓反应、放疗以及造血干细胞移植。

骨髓增生和再转换

概述 骨髓的再转换指已完成脂肪骨髓转化的个体,在造血功能需求增大时,重新替换为增生性骨髓造血的过程。在儿童中,再转化通常见于慢性贫血,如镰状细胞病、地中海贫血和球形红细胞症。以及使用造血生长因子的患儿,如 G-CSF、粒细胞-巨噬细胞集落刺激因子(GM-CSF)和促红细胞生成素。

病因学、病理生理学和临床表现 为了增加血液的携氧能力,发绀型先天性心脏疾病患者、耐力运动员、重度吸烟者及高海拔居民,均可出现刺激、诱导造血骨髓增生及再转换。由于骨髓转换的过程贯穿整个儿童期,儿童的骨髓再转换实际上就是造血骨髓转化脂肪骨髓的停滞或延迟,同样归因于造血需求的增加。

骨髓再转化发生顺序与骨髓转换顺序相反,首先始于中轴骨,其后为四肢长骨的近端干骺端、远端干骺端,最后为骨干。末梢长骨最后发生骨髓再转换。骨骺通常不会再转换,只有在造血需求极高的情况下才会发生。

影像 应用 18-氟脱氧葡萄糖(FDG)的正电子发射断层扫描(PET),在骨髓增生区域会显示 FDG 摄取增高,是由于造血功能增加引起的高代谢需求所致。MRI 对于骨髓再转换的观察远优于锝-99m(^{99}mTc)磷酸盐骨扫描检查。骨髓再转换通常始于干骺端。在 MRI 上,再转换的骨髓与造血骨髓信号强度一致,四肢骨多对称发生。再转换的造血骨髓分布可均匀或不均匀,其改变可与病理过程相重叠,如白血病和贮积性病变。MRI 对骨髓脂肪含量的变化非常敏感,但对于诊断疾病的特异性很低,因此鉴别骨髓再转换或病变骨髓浸润通常需结合临床。此外,在骨髓再转换并叠加骨髓病变的情况下,使 MRI 图像的判读复杂化,如地中海贫血的输血性含铁血黄素沉着以及镰状细胞病的骨髓梗死和纤维化。

地中海贫血

病因学、病理生理学和临床表现 地中海贫血为遗传性血红蛋白病,以无功能红细胞、髓内溶血和贫血为特征。有效的输血治疗后,造血骨髓转化为脂肪骨髓的过程仍然存在,青春期见于四肢骨。然而,颅骨、脊柱和骨盆仍可见显著的造血骨髓增生。由于鼻窦的骨髓转换先于气腔发育,因此当正常转换消失时,鼻窦发育停滞(见第 8 章)。

地中海贫血患者由于骨质疏松会增加病理性骨折的风险,关节痛可能与铁过载或与螯合疗法有关,而背部疼痛与脊柱侧凸及早期椎间盘退变有关。

影像 地中海贫血症的影像表现基于慢性造血骨髓增生。这些征象包括弥漫性骨质稀疏、管状骨形成不良、早产儿骨骺早闭、由于颅盖骨板障增厚形成"发丝征"(图 142-10)、鼻窦气化不良、四肢骨骼粗大骨小梁形成、肋软骨增宽、脊柱侧凸及髓外造血相关软组织肿块。

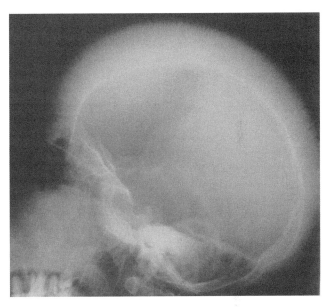

图 142-10 儿童地中海贫血颅盖骨弥漫性"臀状头"改变。(Courtesy Edward Singleton, MD.)

骨髓在 MRI 上的表现反映了弥漫性红骨髓的增生、长期输血以及铁螯合疗法。骨髓的铁沉积导致 T1、T2 加权像的信号减低,由于 T2 弛豫时间缩短和磁敏感效应使 T2* 加权图像信号减低更明显。通过血清铁蛋白水平认为临床螯合作用已足够的患者中,MRI 仍可发现铁过量沉积。重症地中海贫血病例,骨髓移植可能有效,MRI 可显示移植后骨髓转换的程度。地中海贫血患者 FDG-PET 可见弥漫性骨髓摄取增加。

治疗 输血疗法可抑制地中海贫血引起的骨髓增生,但会导致铁过载。铁沉积首先发生于造血骨髓区域,可通过螯合疗法加以改善。

镰状细胞病

病因学,病理生理学和临床表现 镰状细胞病为遗传性血红蛋白病,以血红细胞的变形、由此产生的溶血性贫血以及血管内血液沉积为特点。镰状细胞病骨髓影像主要与造血骨髓增生、骨坏死和血管周围纤维化相关。由于循环过程为从髓腔到皮质的离心方向走行,因此滋养动脉分支的血液沉积,导致放射状分布供应骨髓的骨膜-皮质系统的吻合血管需求增加,尤其是在皮质下髓腔周围部位。上述原因再加上造血活跃对氧需求的增加,导致骨髓易损引起骨坏死。

影像 镰状细胞病的骨质改变主要继发于骨坏死,骨髓炎较少见。影像表现与其他原因所致的骨坏死类似,呈地图样或斑片骨质硬化区(图 142-11),股骨头受累最常见。其他平片常见表现包括趾(指)炎,H 形或"Lincoln Log"样(阶梯样中央内凹)椎体,由生长板中央骨所致(图 142-13),弥漫性骨质硬化和广泛骨膜炎。

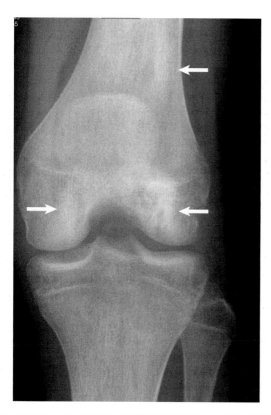

图 142-11 17 岁男孩,镰状细胞病膝关节后前位 X 线片显示髁突和股骨干多发的骨质硬化、骨坏死(箭号)

MRI 征象包括继发于慢性贫血的反应性红骨髓再转换,T1 加权像信号强度减低以及脂肪抑制 T2 加权、STIR 序列上信号强度增高。继发于骨坏死的骨髓改变更复杂,通常为急性和慢性过程混杂。骨坏死的典型表现为灶性 T1 加权蛇纹状低信号与脂肪抑制 T2 加权或 STIR 序列异常高信号。当病变仅局限于骨髓本身而无关节积液或皮质旁软组织水肿时,提示可能为慢性骨坏死(图 142-14)。当出现浸润骨髓水肿、骨膜炎、和/或皮质旁软组织水肿时提示急性骨坏死可能

(图 142-15)。

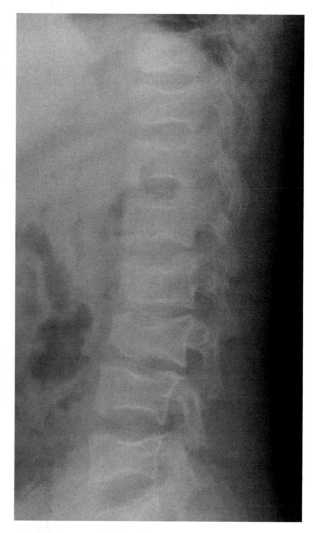

图 142-13 18 岁男孩,镰状细胞病多发椎体前角凹陷("林肯积木"椎体)与中央生长板骨坏死是一致的

MRI 很难鉴别常见的血管阻塞危象与急性骨髓炎(图 142-15)。最终需抽吸或活检才能加以明确,因为两种病变均可出现骨髓异常信号、骨膜反应和骨髓腔内、骨膜下及皮质软组织水肿。钆剂增强 MRI 扫描对鉴别血管炎性软组织水肿有帮助,可引导穿刺抽吸水肿。有证据表明,脂肪抑制 T1 加权平扫序列由于游离红细胞聚集于骨髓导致 T1 弛豫时间缩短,可依此鉴别急性骨坏死和急性骨髓炎,但需进一步研究证实。

治疗 镰状红细胞病骨骼肌系统最常见的两个急性临床表现为感染及其引起的血管阻塞危象。骨坏死是血管阻塞危象最常见表现,治疗原则为护理和止痛。感染包括骨髓炎和不常见的脓毒性关节炎。与一般儿科骨骼肌系统感染不同,通过菌培养证实,沙门氏菌为本病最常见病原,其次为金黄色葡萄球菌,因此对于镰状红细胞病患者抗炎治疗应该做出针对性调整。

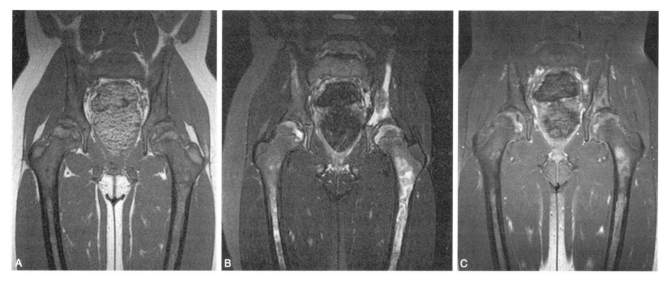

图 142-14 10 岁女孩,纯合子镰状细胞病,骨盆及股骨弥漫性骨坏死改变。T1 加权(A)、脂肪抑制 T2 加权脂肪(B)和脂肪抑制的钆剂 T1 增强序列(C)的冠状位 MRI 骨盆图像。注意没有近骨皮质软组织水肿或髋关节积液,表明是亚急性或慢性的病程

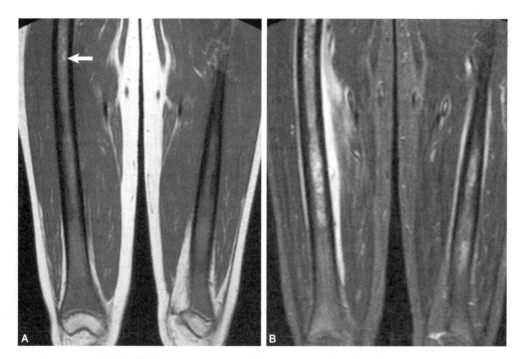

图 142-15 16 岁女孩,镰状细胞病急性血管阻塞。A,冠状位 T1 加权图像显示弥漫红骨髓增生,股骨坏死前沿着长轴混杂硬化灶。高信号 T1 灶(箭号),提示可能为螯合血液。B,冠状位短时间反转恢复序列显示双侧弥漫性骨髓水肿,以及双侧骨膜炎和右侧近骨皮质软组织水肿

糖原贮积症 1B 型

病因学、病理生理学和临床表现 GSD1b 的骨骼肌系统临床表现与骨髓成熟缺陷引起的造血细胞增生、骨髓细胞增多和核左移有关。GSD1b 患者由于慢性中性粒细胞减少而易患细菌性感染。

影像 GSD1b 儿童期最常见平片表现包括骨质疏松、四肢骨骼管化不良、显著发育迟缓和骨骺闭合延

迟。骨骺骨化多延迟,可持续到成年早期。当骨骺骨化中心出现时,边缘通常呈毛刺或呈碎裂状,但最终当骨骼发育成熟时可恢复成正常形状。

MRI 骨髓信号表现多样,与否应用 G-CSF 治疗有关。在无上述治疗时,T1 加权像低信号,FSET2 加权和 STIR 序列斑片状高信号反映整个中轴骨和附肢骨骨髓增生。糖原贮积症的 MRI 表现特征与重度贫血或白血病引起骨髓增生很难鉴别。应用 G-CSF 治疗,

骨髓增生更为显著,并可能在骨骺出现黄骨髓转换。此外,G-CSF 治疗后,在 FSET2 加权和 STIR 序列骺板旁干骺端经常产生横向条带高信号区,可能与造血补充有关。

治疗　以营养疗法为主,其他疗法包括别嘌呤醇预防痛风、降脂药物、补充柠檬酸盐预防尿路结石、血管紧张素转换酶抑制剂治疗微白蛋白尿,外科手术或其他方法治疗肝腺瘤,人 G-CSF 治疗反复感染,以及器官移植用于终末期肝脏、肾脏。

骨髓浸润

贮积症

戈谢病 I 型

病因学、病理生理学和临床表现　戈谢病(Gaucher disease)为最常见的遗传性溶酶体贮积症。基因突变造成 β-葡糖脑苷脂酶活性水平不足,导致溶酶体内的葡糖脑苷脂积聚,形成巨噬细胞样戈谢细胞。I 型戈谢病的临床症状和病理为戈谢细胞在各器官系统中的积聚,包括骨骼系统。戈谢病可引起反复严重骨痛,与镰状细胞病类似。

影像　骨骼影像表现与戈谢细胞骨髓浸润有关,可导致骨坏死、骨硬化、骨髓炎和易发骨折。未经治疗的戈谢病,最常见表现为股骨远端干骺端管化不良,由

骨髓浸润所致,术语称为"锥形烧瓶畸形"。此征象少见于治疗后患者。

MRI 上,由有戈谢细胞替代了脂肪骨髓,使得 T1 和 T2 加权像骨髓均呈低信号。最初,骨髓替换通常弥漫、均匀,与一些全身性代谢紊乱疾病类似。骨髓替换通常局限于干骺端和骨干,除重度病变外,骨骺一般不受累。随病程和治疗进展,骨髓病变不规则。岛状戈谢细胞被掺杂其中的脂肪骨髓分隔,骨骺相对存在脂肪骨髓(图 142-16)。髓内存在的戈谢细胞阻碍了骨髓中的血流,因此可诱发骨坏死。

治疗　酶替代疗法使戈谢细胞沉积物降解和再转换到正常脂肪骨髓。主张应用 MRI 监测骨髓中脂肪成分的比例,作为判断治疗疗效的指标。数个基于 MRI 技术以量化戈谢病患者骨髓浸润的研究正在进行之中,包括 Dixon 化学位移成像、T1 弛豫时间计算和磁共振波谱。

肿瘤

白血病

病因学、病理生理学和临床表现　白血病为儿童最常见的恶性肿瘤,占儿童癌症的三分之一。白血病通过形态学、免疫学和白血病细胞的细胞遗传学进行分类。急性淋巴细胞白血病(ALL)和急性髓系白血病(AML),分别占儿童白血病的四分之三和五分之一。

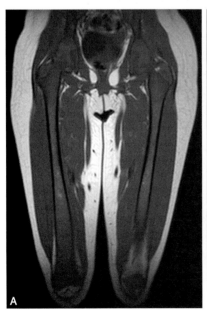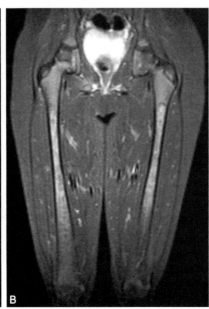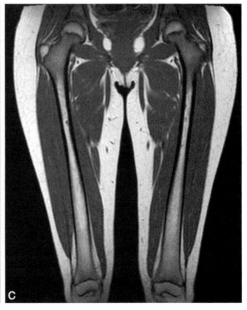

图 142-16　4 岁女孩,诊断戈谢病。A,冠状位 T1 加权图像显示弥漫性黄骨髓转换,骨干处可见小的黄骨髓的骨岛。B,冠状位短时间反转恢复序列显示分叶状骨髓转换,与肌肉相比信号增高。C,治疗后 7 年,冠状位 T1 加权图像显示干骺端和骨干的黄骨髓的转换

ALL 的儿童发病高峰为 2~3 岁。有证据表明，ALL 宫内即可出现。AML 好发年龄为 2 岁以内，于 6 岁时发病率降到最低，在青少年期缓慢升高。

某些遗传性疾病可增加罹患白血病的风险，如 21-三体综合征、单体 7-综合征、神经纤维瘤病 1 型，以及 DNA 修复障碍性病变，如共济失调毛细血管扩张症。随着公众及放射医师的逐步关注，产前及产后辐射照射可增加罹患白血病风险的新闻也见诸报端。

影像 当患者就医时，四肢骨及中轴骨平片通常表现正常。平片异常的最常见表现为骨质疏松。白血病线为干骺端骺板旁的透亮带（图 142-18），由多种因素所致，包括由于白血病浸润引起骨肥大区的破坏、干骺端生长板以上的不全骨折、骺板旁干骺端骨质稀疏，甚至被认为是重度骨质稀疏引起的视觉假象。疾病早期亦可见骨膜炎，可能为病变自身的进程或由骨质稀疏引起的不全骨折所致。

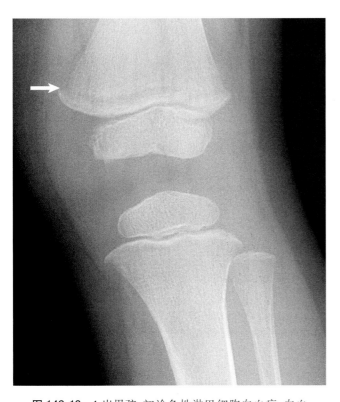

图 142-18 1 岁男孩，初诊急性淋巴细胞白血病，白血病线表现为干骺端近骨干侧的透亮带，最常见于股骨远端（箭头）

白血病骨浸润的 MRI 表现为 T1 加权像弥漫性信号减低和脂肪抑制 T2 加权及 STIR 序列的高信号，常伴骨骺受累（图 142-20）。骨髓受累表现为边界清晰的结节，尤其在白血病复发时。脂肪骨髓受累的表现比造血骨髓明显。因此，当年幼儿骨髓转换未发生时，中骨骼肌系

病变难以鉴别。MRI 骨髓弥漫性细胞浸润征象并非儿童急性白血病的特异性表现，同样可见于造血骨髓增生性疾病，如骨髓增生增殖异常综合征、淋巴瘤以及实体肿瘤转移等。骨膜炎、四肢长骨及中轴骨贯穿全骨的脂肪骨髓被造血骨髓呈地图样取代以及骨皮质旁软组织水肿等征象的出现，可提示白血病诊断，而非造血骨髓增生。

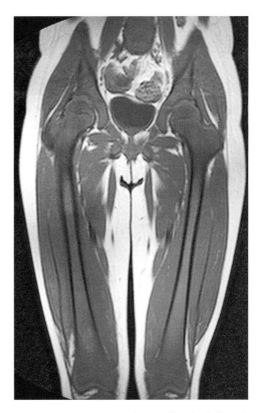

图 142-20 6 岁女孩，初诊为急性淋巴细胞白血病，骨盆和大腿的磁共振冠状位 T1 加权序列显示，白血病浸润后弥漫性均匀骨髓低信号

白血病化疗期间，骨髓出现细胞减少和水肿。化疗后，正常造血细胞和脂肪细胞逐步再生。化疗有效的患者经化学位移 MRI 扫描可见骨髓脂肪比例显著增加，而少数无效的病变其骨髓脂肪比例无变化。ALL 缓解期患儿，骨髓 T1 弛豫时间恢复正常，而未进入缓解期的患儿 T1 弛豫时间仍有延长。此表现意味着 MRI 可对治疗反应以及参与病变监测做出早期判断，可减少骨髓穿刺活检。

治疗与随访 白血病的常规影像随访尚无标准。PET 成像、骨密度、全身 MRI 可用于临床试验或其他调查研究的发病、治疗和随访检查，但不是临床的常规检查。

白血病治疗患儿常进行影像检查以评价肌肉骨骼并发症。在发病与随诊的患儿中，中骨骼肌系

统受累较常见。影像学诊断的最常见并发症为股骨头坏死和不全骨折。MRI检查中,儿童骨坏死的比例高达70%,而只有15%～20%出现症状。有报道白血病患者的骨折发生率为18.5%,低位腰椎骨钙密度及年龄大于10岁为骨折风险的独立预测因素。

骨髓为ALL复发的最常见部位,其次为中枢神经系统和睾丸。MRI可用于评价肿瘤复发,然而其特异性有限,难以区分活性肿瘤亦或是治疗有效,包括造血骨髓再生(特别是应用G-CSF或GM-CSF治疗)、干细胞移植后造血骨髓重建、输血后含铁血黄素沉着造成骨髓铁过载以及骨髓梗死和纤维化。由于这些局限性,磁共振成像无法取代骨髓穿刺或活检评价白血病治疗的疗效。

淋巴瘤

病因学、病理生理学和临床表现　在儿童中,侵犯骨髓的淋巴瘤多见于Burkitt淋巴瘤、淋巴母细胞淋巴瘤及淋巴细胞减少型霍奇金病。病变累及表现多为多灶性,主要好发于造血骨髓。当弥漫性浸润,以肿瘤性淋巴细胞大于等于骨髓细胞成分的25%为界,区分为淋巴母细胞白血病与淋巴瘤的诊断。

原发性骨淋巴瘤应与霍奇金淋巴瘤及非霍奇金淋巴瘤骨浸润相鉴别。当孤立性病变仅累及骨髓而未累及其他部位至少持续6个月时,即可诊断为原发性骨淋巴瘤。

影像　影像学上,淋巴瘤弥漫性骨髓浸润与白血病无法鉴别。而且原发性骨淋巴瘤早期孤立性病灶,可能与其他原发骨肿瘤表现类似。平片的最常见征象为溶骨性破坏(图142-22)。溶骨性破坏可扩散,由很多小的、均匀透亮区或“虫嗜样”区域组成的大片、边缘不规则透亮区。原发性骨淋巴瘤常累及骨盆的扁平骨、长骨骨干以及肩胛带,与尤文氏肉瘤类似。

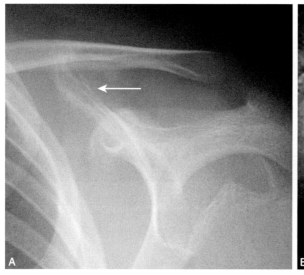
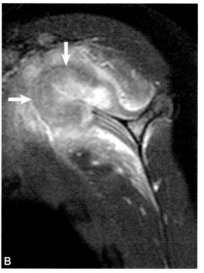

图142-22　14岁男孩,左肩疼痛。A,左肩胛骨正位X线片显示在肩胛骨内上侧的不规则骨膜反应(箭号)。B,脂肪抑制T1加权图像显示骨皮质破坏、骨髓水肿和肩胛骨上方大的、不均匀强化的软组织肿块(箭号)及邻近的软组织水肿。手术活检诊断为大细胞间变性淋巴瘤

与白血病不同,原发性骨淋巴瘤常表现为边界清楚的髓内肿块伴有骨皮质破坏和软组织受累。受累部位表现为T1加权低信号,脂肪抑制T2加权和STIR序列高信号(见图142-8)。当原发性骨淋巴瘤在MRI上表现为单灶、圆形表现时,不能与其他侵袭性病变相鉴别,如尤文氏肉瘤及朗格罕细胞组织细胞增生症。当病变弥漫但不均匀分布时,经标准髂骨翼活检的淋巴瘤患者,超过三分之一的活检阴性患者,MRI可见远处淋巴瘤浸润。

尽管MRI对发现骨髓浸润很敏感,但它不是淋巴瘤分期的常规检查。FDG-PET基于淋巴瘤葡萄糖转运蛋白活性和糖酵解增加,为一种新兴的淋巴瘤功能成像检查。与MRI一样,FDG-PET评价骨髓侵犯比标准骨扫描显像更敏感。然而,由于造血生长因子可造成假阳性结果,因此该检查在评价骨髓性淋巴瘤疗效的作用有限。

治疗与随访　累及骨髓的全身性淋巴瘤预后差,可定为Ⅳ期病变。影像学随访应用于非骨性病变,包括结节性浸润。原发骨淋巴瘤的预后良好,通常针对受累部位制定治疗方案。

骨坏死

病因学、病理生理学及临床表现 尽管骨坏死常无临床症状,且罕见造血功能受损,但其病变可引起疼痛与肢体残疾。骨坏死可分为骺性骨坏死与非骺性骨坏死。骺性骨坏死又称为无菌性坏死或血管性坏死。非骺性骨坏死又称为骨梗死。

与非骺性骨坏死相比,骺性骨坏死的预后差。因为骺性骨坏死及其并发症可引起关节功能异常,包括软骨损伤、软骨下塌陷以及早期骨关节炎。

与骨坏死相关的高风险病变包括:反复创伤、镰状细胞病、戈谢病、慢性肾功能衰竭、骨髓移植、类固醇疗法、胰腺炎以及用于治疗 HIV 感染的高效抗逆转录病毒疗法。目前认为,引起非创伤性自发性骨坏死的病理生理机制包括血管闭塞、髓腔压力增高、凝血功能障碍以及脂代谢改变。除血红蛋白病以外,骨坏死常见于黄骨髓区域,造血骨髓区的骨坏死不常见。

Legg-Calvé-Perthes(LCP)病又称为特发性股骨头坏死,为最常见的骺性骨坏死。LCP 为股骨头或其他部位骺性骨坏死在临床病程与预后方面的最经典阐释。LCP 多见于 2 至 14 岁的男孩,峰值年龄为 5 至 6 岁(男女性别比为 5∶1)。双侧受累约为 10% 至 15%,但病变多不同步。引起其他骨骼特发性骨坏死的病变还可见于 Kienböck 病(月骨;图 142-23),Köhler 病(舟状骨;图 142-24),以及 Freiberg 不全骨折(第二或第三跖骨头;图 142-25)。

在 LCP 病变中,股骨头、颈以及髋臼的畸形常引

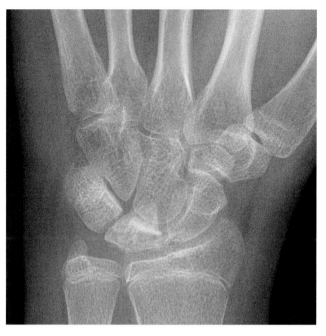

图 142-23 14 岁女孩,Keinboch 病,具有扁平、硬化的月壮骨

起髋部退行性变,男性尤为显著。6 岁前就诊的患儿常为良性病程,而 8 岁以后就诊的病变较前者重,常需手术治疗。

LCP 患儿多无疼痛症状,在跛行数周或数月后才选择就诊。临床查体可见痉挛、外展与内旋受限、臀部与大腿萎缩,其他表现正常。

影像 急性骨坏死的平片通常无异常。亚急性或慢性骨坏死的平片可见地图样、片状骨硬化(图 142-11)。

急性期骨坏死可见显著的骨髓出血、水肿以及液化性坏死。此时,MRI 表现很难与感染和/或应激反应

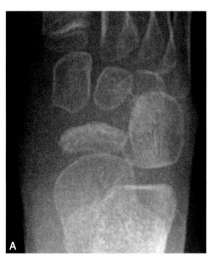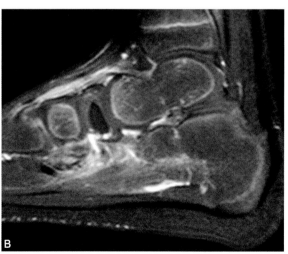

图 142-24 15 岁女孩,Kohler 病。**A**,足的正位图显示足舟骨的硬化和轻度扁平。**B**,矢状增强后 T1 加权脂肪抑制图像显示足舟骨无强化和中足的背面和跖面软组织水肿

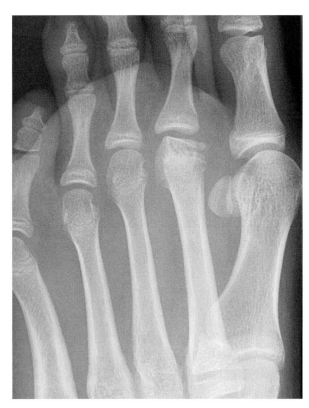

图 142-25　11 岁女孩,Freiberg 梗死。前足的斜位图显示第二跖骨扁平和倒塌

相鉴别。当慢性骨坏死急变出现时,水肿与骨膜炎的出现有助于辨别其急性表现(图 142-26)。在极少数情况下,病变还可与肿瘤性病变表现类似。遗憾的是,

早期感染与应激性表现无法鉴别。在病变修复期,常出现黄骨髓替代(图 142-27)。T1 加权像,骨坏死表现为边界弯曲的地图样低信号,病变不局限于骨骺、干骺端或骨干(见图 142-27)。T2 加权像可见典型的"双线征",外层低信号环状影代表骨硬化,内侧高信号环状影代表血供丰富的肉芽组织(图 142-28)。T1 与 T2 加权像低信号提示骨坏死纤维化或钙化。T1 加权像骨坏死内的高信号黄骨髓提示中心血管再生(见图 142-27)。增强扫描,坏死区周边可见强化,动态增强扫描有助于早期诊断,但对确诊骨坏死的患儿则无必要。通常,MRI 常规平扫序列足以诊断骨坏死。

影像学上无法鉴别 LCP 与其他因素引起的骺性坏死。其病程历经四个主要阶段:①无血管期;②血管重建期;③康复期;④残留畸形期。早期影像学表现可见关节周围骨质疏松、关节内侧间隙增宽、股骨头外侧移位,最终股骨头变小、致密。

血管重建期一般持续 1 至 4 年,为死骨周围组织的反应。此阶段,患儿会遭受痛苦,平片会出现显著变化。由于坏死骨小梁中新骨形成,骨化核可更致密;骨骺易扁平和畸形。骨化中心前上缘软骨下病理性骨折在平片上表现为"新月征"。骺骨化中心可不同程度碎裂,主要位于中心部分。邻近干骺端有时出现囊变和增宽。缺血引起的软骨内骨化紊乱可能导致干骺端软骨残存。

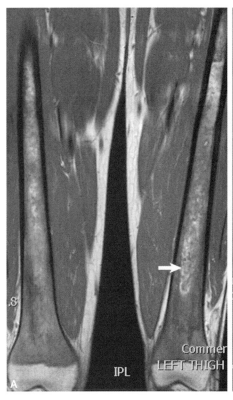
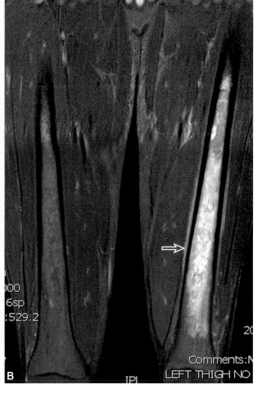

图 142-26　20 岁男孩,患有镰状细胞病伴有急性骨梗死。A,冠状位 T1 加权图显示干骺端和骨干的弥漫的红骨髓。髓腔内明显的高信号灶(实心箭号),可能代表潜在出血。B,冠位的反转恢复图显示弥漫性骨髓水肿及骨膜炎(空心箭号),与急性骨梗死是一致的

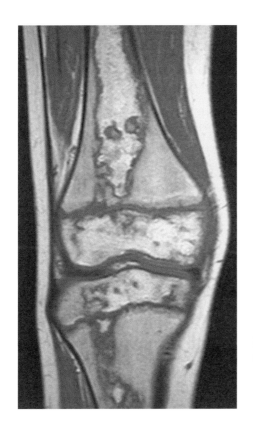

图 142-27　11 岁男孩,弥漫性骨坏死。冠位 T1 加权图显示骨坏死累及骨干、干骺端和骨骺。注意股骨坏死区域内中心区域的信号增加,认为其代表从黄骨髓转换

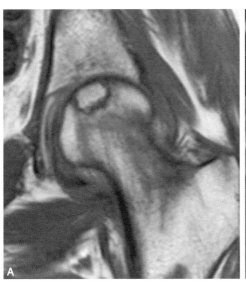
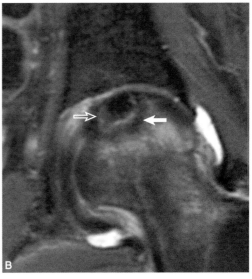

图 142-28　18 岁女孩,股骨头的骨骺坏死。T1 加权(A)和冠位反转恢复序列(B)表现出"双线征"与内白线(空心箭号)和外暗线(实心箭号)。注意中心区增强 T1 的信号与黄骨髓转换相一致

在愈合期,新骨逐渐取代骨化中心的肉芽组织,骨骺恢复其高度。髋臼包含股骨头越好,股骨头球形重塑则越好。愈合期的 MR 可见骺软骨不规则或桥接。骨骺畸形多在前段明显,因此矢状位图像更有价值。

愈合后残留畸形仍然存在。关节软骨被适度保留,因此关节功能在数年内令人满意。骨骺愈合的异常形态有两种表现:髋增大,即股骨头和股骨颈剩余段增大;髋短小,即早熟骨骺阻滞造成的股骨颈缩短。根

据骨骺融合的位置,随后可出现髋内翻或外翻畸形。畸形的股骨头,尤其是前外段大部分未被覆盖的,可撞击外侧髋臼唇而引起运动范围减小、疼痛、异响等临床症状。关节不协调晚期可导致骨关节退行性变。

治疗　治疗目的为控制或调整潜在引发疾病的药物,如减少糖皮质激素剂量。患侧关节制动有助于减缓病情发展,并阻止并发症产生,如病理性骨折。骨坏死的患儿易发生病理性骨折,软骨下塌陷可伴有骨骺

坏死,病理性长骨骨折不伴有骨骺受累。对于骨骺坏死,患者预后最重要的预测因素,除发病年龄外,还包括关节吻合度及关节活动度。

LCP 的治疗具有个体差异性,应基于临床和影像学表现,包括发病年龄、髋关节运动范围、股骨头受累程度、股骨畸形与否以及股骨头外侧半脱位。对许多患者来说,使用牵引治疗外加外展位石膏固定、非甾体抗炎药物以及轻柔地运动练习,可加强髋臼股骨头塑型。8岁以下伴股骨头畸形以及 8 岁以上无畸形的患儿均建议手术。由于 LCP 在保留内侧骨骺的正常生理功能外,还常影响股骨近端骨骺顶部,而顶部骨骺发育异常可引起髋外翻。因此,需进行股骨头复位手术,包括转子内翻截骨术伴或不伴髋臼周围截骨术,年长儿尤为重要(10~20 岁)。手术目的在于疾病活动期保护关节一致性,使髋臼包含股骨头,防止股骨头挤压和半脱位。股骨头被髋臼完整包含的比部分半脱位的恢复成球形的效果更好。重症患者形成恶性循环,包含部分的减少导致畸形增加,反过来进一步导致半脱位。手术可防止此进展,以维持髋关节的完整运动范围。

治疗反应

造血生长因子

病因学,病理生理学和临床表现 造血生长因子如 G-CSF、GM-CSF 及红细胞生成因子均为细胞因子,负责调节骨髓原始造血干细胞的增殖和分化。重组人造血生长因子通常用于骨髓抑制化疗或骨髓衰竭综合征的加速恢复,利用 GSD1b 刺激产生有效骨髓细胞。

影像 使用 G-CSF 或 GM-CSF 治疗的患者,黄骨髓转化到造血骨髓细胞增多,其 MRI 信号强度的变化与绝对中性粒细胞计数的增加短暂一致。此变化偶见于常规影像检查,或见于骨痛伴 G-CSF 治疗患者的影像检查。在其他骨髓增生的实例中,图像信号强度的改变与红骨髓类似。GRE 反相位序列可用于检测脂肪和水比例的变化,对观察 G-CSF 疗效最为敏感。MRI 检查发现骨髓造血增生高峰期发生于 G-CSF 停药后 2 周,治疗后 6 周内大多数患者骨髓改变正常。骨髓改变可呈弥漫、斑片或肿块样,可不对称,与白血病骨浸润、转移瘤和其他浸润性病变表现类似。肿块样外形的红骨髓在 T1 加权像上边界清晰,与残余红骨髓束状、羽毛状外观不同(见图 142-5)。G-CSF 引起的骨髓改变可能与贫血患者典型的红骨髓转换表现不同。例如,骨干的红骨髓岛可先于干骺端红骨髓变化前出现。上述改变可掩盖骨髓基础病,使其模糊不清。由 G-CSF 引起的圆形骨髓转换通常不伴有病变区皮质旁软组织水肿,而更像是转移瘤性骨髓转换。将治疗与成像的时间考虑其中,可避免误读这些骨髓变化(见图 142-7)。

同样,刺激造血骨髓在 FDG-PET、^{99m}TC 硫胶体显像、镓-67 显像及铊-201 显像中表现为放射性药物摄取增加(图 142-31)。造血生长因子诱导的骨髓 FDG

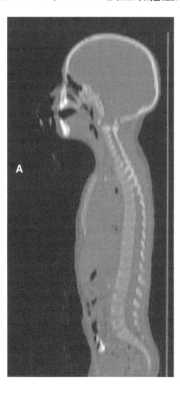
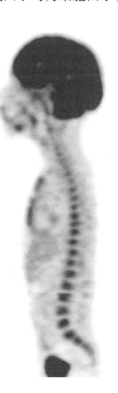
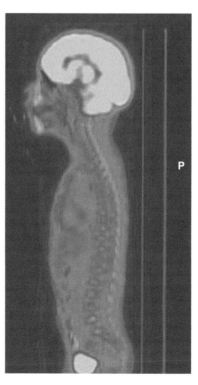

图 142-31 4 岁男孩,粒细胞集落刺激因子治疗减轻肾母细胞瘤引起的骨髓抑制,氟正电子发射断层扫描(FDG-PET)图。脊柱和胸骨的骨髓对 FDG 摄取弥漫性增加,这反映了粒细胞刺激骨髓的代谢需求增加

摄取,其个体差异性很大。大多数患者在停止 G-CSF 治疗后一个月内,骨髓对 FDG 的摄取即可恢复正常。

终末期肾病的贫血患者可进行重组人促红细胞生成素治疗,诱导造血骨髓增加,在 T1 加权序列上表现低信号。促红细胞生成素也能促进骨髓对 FDG 的摄取。

放射治疗

病因学、病理生理学和临床表现　在急性期,放射治疗可引起骨髓细胞抑制及血窦损伤,伴有水肿和出血。在慢性期,血窦闭塞,造血骨髓被脂肪和纤维化所替代。

当辐射剂量超过 30~40Gy 时,骨髓的脂肪转换过程在很大程度上是不可逆的。因为血窦的破坏阻止了造血细胞迁移进入被照射的骨髓。当剂量少于 30~40Gy 时,骨髓的脂肪转换则不完全,因为造血骨髓可

再生。脊髓照射剂量低于 40Gy 后的 11~30 个月内,造血骨髓再生表现为患儿椎体呈斑片或带状改变,类似表现在长骨放疗后亦可见到。大范围脊髓照射可出现骨髓再生,这表明局部脊髓照射可能无法产生足够的刺激,因为非照射骨髓足以满足造血需要。

影像　STIR 序列为最敏感的常规 MRI 技术,可用于观察放疗后早期的骨髓改变,它可检测首次放疗后数日内的疗效。STIR 序列在治疗后 9 日内出现骨髓高信号峰值,提示水肿、出血以及早期未照射细胞的聚集。急性期 T1 加权序列表现为骨髓低信号,相应 STIR 序列的高信号提示骨髓水肿。照射后 2~6 周,骨髓信号强度表现为 T1 加权像增高及 STIR 序列降低(图 142-32)。6 周后,骨髓信号更均匀,呈 T1 加权高信号,STIR 序列低信号,或发展为 T1 加权中央高信号的外周形成带状中等信号,且 STIR 序列信号与之相反。在慢性期,增强后骨髓信号显著减低,提示血管闭塞。

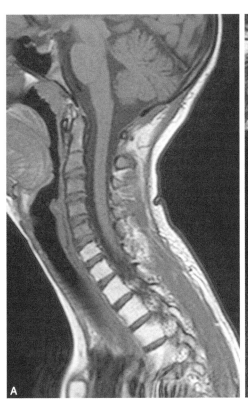
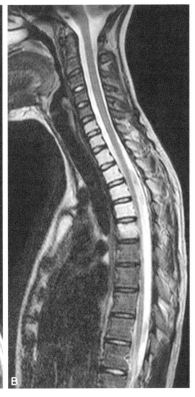

图 142-32　15 岁女孩,既往史有局部放射治疗左锁骨上区的骨外尤文氏肉瘤。矢状位 T1 加权(A)和快速自旋回波 T2 加权(B)上脊柱磁共振成像显示清晰的边界,下颈椎、上胸椎、上胸骨的骨髓均匀高信号强度,与照射野内脂肪转变相一致

放疗后骨髓再生通常发生在小于 40Gy 的治疗后。超过 40Gy 时,更可能导致骨髓纤维化。放疗晚期改变包括骨坏死和辐射诱导的骨软骨瘤。

骨髓移植

病因学、病理生理学和临床表现　骨髓移植广泛用于治疗小儿恶性肿瘤,以及重度再生障碍性贫血、遗传性血红蛋白病、先天性代谢缺陷和某些免疫缺陷和

自身免疫综合征。准备骨髓移植时,宿主骨髓被消融及化疗调控,可通过分次全身照射以诱导免疫抑制以及清除残存的恶性细胞。然后在 2~4 周内,经静脉输入干细胞嫁接至骨髓。移植后 90 天内,可见典型的黄骨髓和造血骨髓。

影像　在骨髓移植到造血恢复的时间内,可给予造血生长因子和多次输血,此时的骨髓在 MRI 上表现为骨髓坏死、早期造血重建以及铁过载等的重叠。

移植后 40~90 天,椎体可见带状表现,T1 加权序列可见外周带中等信号,中央区高信号,且 STIR 序列信号与之相反。此表现归结于再生的造血骨髓位于外周,而脂肪骨髓位于中央。带状形态会逐渐演变成均匀的骨髓信号。然而,骨髓移植后骨髓造血也许无法完全恢复,MRI 化学移位观察证实,移植患者在移植数年后椎体和骨盆骨髓的脂肪百分比更高。

✔ **临床医生须知**

相应年龄的骨髓信号变化

异常骨髓的范围,局灶或弥漫

是否存在并发症,如骨折

改变是否与治疗有关

是否存在肿块或其他疑似的肿瘤

从既往检查中发现的任何显著变化

关键点

MRI 为评估骨髓的首要影像检查。T1 加权、T2 加权脂肪抑制序列或 STIR 序列足以观察大多数骨髓病变。MRI 增强检查在平扫显示不清晰时使用。

中轴骨从造血骨髓向脂肪骨髓的转换顺序为由远至近,长骨的顺序为从骨干向干骺端。骨骺和隆突的脂肪转换在骨化后不久即开始。骨髓再转换的顺序与骨髓转换顺序相反。

地中海贫血和镰状细胞病的 MRI 表现,反映了红细胞增生、铁沉积、铁螯合疗法及在一些镰状细胞病中出现骨髓梗死的共同作用。MRI 检查很难鉴别急性骨髓梗死与急性骨髓炎。

与治疗相关的骨髓改变,特别是造血生长因子引起的骨髓变化,与白血病、转移瘤及其他浸润性病变表现类似,容易混淆。了解治疗和成像的时间对于准确解读很有必要。

推荐阅读

Burdiles A, Babyn PS. Pediatric bone marrow MR imaging. *Magn Reson Imaging Clin N Am.* 2009;17(3):391-409.

Fletcher BD. Effects of pediatric cancer therapy on the musculoskeletal system. *Pediatr Radiol.* 1997;27(8):623-636.

Foster K, Chapman S, Johnson K. MRI of the marrow in the paediatric skeleton. *Clin Radiol.* 2004;59(8):651-673.

Jaramillo D, Kasser JR, Villegas-Medina OL, et al. Cartilaginous abnormalities and growth disturbances in Legg-Calvé-Perthes disease: evaluation with MR imaging. *Radiology.* 1995;197(3):767-773.

Saini A, Saifuddin A. MRI of osteonecrosis. *Clin Radiol.* 2004;59(12):1079-1093.

Vande Berg BC, Malghem J, Lecouvet FE, et al. Magnetic resonance imaging of normal bone marrow. *Eur Radiol.* 1998;8(8):1327-1334.

参考文献

Full references for this chapter can be found on www.expertconsult.com.

第 143 章

骨创伤

DEEPA R. PAI and PETER J. STROUSE

概述

本章主要讨论儿童四肢骨及骨盆的创伤。颅骨、脊柱以及胸廓在内的中轴骨损伤已在其他章节有所讨论。本章将重点论述儿童骨折,同时也会简要介绍儿童其他类型的骨创伤。

在骨创伤性病变中,"儿童并非成人的缩小版"这句名言的意义更为贴切。儿童骨折的类型与骨折愈合与成人不同。遗憾的是骨折可干扰骨骼后续的正常生长。但幸运的是,此类并发症较少见。健康儿童的骨折愈合与重塑过程非常迅速,特别是在有血供的干骺端。大部分创伤后畸形的治疗和重塑很容易纠正。儿童骨骼的构成及其生长过程使其发生的骨折类型与并发症不同于成人。

病因学、病理生理学和临床表现(机制、愈合与并发症)

机制 在儿童创伤中,参与的机制较多。摔伤、玩耍中损伤、车祸占儿童骨折的大部分。不幸的是,幼儿骨折可能继发于非意外创伤(虐童)。此类损伤很有特点,将于第 144 章加以阐述。各年龄段的儿童因参加体育和竞技运动也可导致损伤增加。特定类型的骨折,如应力性骨折,多与运动损伤有关。此类骨折将于第 145 章加以阐述。病理性骨折可见于骨肿瘤,不完全骨折可见于骨代谢病(见第 140 章)。

骨折的描述与命名 了解骨折的基本命名原则在有效沟通临床医生和其他放射科医生方面十分重要。骨折可分为两个基本类型:①不完全性(可塑性)骨折;②完全性骨折。不完全性骨折,包括青枝和 buckle骨折。完全性骨折应根据方向进行描述:横行、斜行、纵行和螺旋形。螺旋骨折定义为骨折面扭曲近 180 度或更大角度。所有骨折,必须对成角、移位、分离、粉碎和压缩必须进行描述。平片复查时,应对所有变化,以及骨折愈合与否进行描述。术语"脱位"仅适用于关节,不能用于骨折部位。此外,当描述骨折时,应对开放骨骺以及关节面受累应进行说明。对于骨骺骨折,可采用 Salter-Harris 分型加以描述。

骨折愈合 儿童骨折愈合分三个阶段:①炎症;②修复;③重塑。当骨折时,骨及骨膜断裂。骨折部位形成血肿并包裹骨折断端。血肿也可包含坏死骨碎片、骨髓及邻近组织。炎性反应的首先开始(炎症期),继而出现血肿机化。受累组织前体细胞形成破骨细胞和成骨细胞。在坏死区发生骨吸收,伤后 2~3 周达到高峰,出现界限不清的骨折线。修复期形成初始骨痂(不成熟的非板层骨)。血肿内类骨质和软骨成分(骨痂)在成并包裹骨折碎片,并且使之连接固定。骨折断端内形成骨膜内骨痂,平片表现为密度增高。骨折断端的边缘部分失去活性,骨质可被吸收,平片表现为脱钙。损伤早于 5~7 天时,平片无法显示上述表现。随时间推移,重塑阶段的骨痂非板层骨被有序的板层骨取代。伴随重塑过程,多余的增厚骨痂被吸收,骨髓腔重新建立。重塑过程可持续几个月,少数可持续数年。儿童的愈合过程比成人更快速、更彻底。大部分儿童的骨折愈合彻底,不出现残存畸形。

并发症 并发症可见于骨折发生、治疗过程中,或见于骨折的正常愈合失败。框 143-1 列出了小儿骨折可能出现的并发症。特定的并发症发生率变化很大,这取决于许多因素,包括骨折的位置和严重程度、复杂程度(如开放性骨折)、年龄、患者的整体健康状况以及相关损伤和适当的治疗。

框 143-1　骨折的并发症

急性
神经血管损伤
出血
脂肪栓塞
筋膜室综合征
亚急性或慢性
早熟的生长板融合
延迟愈合
骨折不愈合或假关节
畸形愈合或畸形
骨性愈合(十字形愈合)
异位骨化或肌性骨化
骨髓炎或化脓性关节炎
创伤后骨质溶解
缺血性坏死
创伤后囊肿
骨软骨瘤
纤维性骨皮质缺损
动脉瘤骨囊肿
医源性
软组织感染
器械误放、移动或感染
铸型并发症
制动的低钙血症
肠系膜上动脉综合征
深静脉血栓或肺动脉栓塞
生长过度
再发骨折
发射性交感营养不良综合征
早熟性退行性关节病变(骨关节炎)

骨折不愈合指在骨折断端完成骨连续性之前停止愈合。骨折断端可形成假关节。假关节最常见于锁骨、肱骨、胫骨。正常儿童的骨折不愈合及假关节较少见，但也可见伴有基础病的患者，如神经纤维瘤病或先天性无痛症。骨折不愈合的发生率随以下情况而增加：损伤严重、粉碎、分离伴有开放性骨折并大量软组织损伤、感染或两者兼有。延迟愈合指在预期时间内骨性愈合失败。畸形愈合表明融合发生于非解剖方位。轻度排列不齐可以接受，通常导致非永久性畸形以及重塑超时。外科偶尔干预愈合过程，以矫正残留的排列不齐很有必要。创伤后骨性联接最常见于成对骨，如前臂和小腿。开放性骨折以及手术或经皮固定的并发症可引起感染。

某些部位的骨折可导致神经血管损伤，但是这种损伤较少见，通常只有大量移位和畸形时才会出现，如肱骨远端髁上骨折。室筋膜综合征为四肢骨折的少见并发症，最常见于腿部或肘部髁上骨折，缺血可能会引起缺血性肌挛缩。

反射性交感神经营养不良综合征(reflex sympathetic dystrophy syndrome，RSDS，也被称为"骨萎缩")为损伤后自主神经系统功能障碍，其机理目前尚不清楚。RSDS 最常影响患儿下肢。表现为疼痛、肿胀、关节僵硬以及触觉异常敏感。在损伤后 1 周到数月内出现症状。平片显示骨质疏松，很难与失用性骨质疏松相鉴别。MRI 表现为斑片状骨髓水肿，然而，有时此表现也可为正常。骨核素检查多异常。早期可见灌注、血池及延迟期活动增加。后期，灌注及血池期均可见活动降低，但数月内延迟期仍保持活动增加。成人特征性影像表现可不发生于儿童。RSDS 最近已归类于更宽泛的骨髓水肿综合征，其中包括其他短暂性临床病变伴未知的潜在机制，如髋关节一过性骨质疏松症。

骺板骨折中，约15%可出现提早融合。横跨骨骺形成骨性"桥"或"带"。预后取决于累及骨骼、范围、骺板带的位置(中心性或偏心性)以及剩余生长潜力。剩余的生长潜力越高，发病率越高。指骨以及桡骨远端为骺板骨折最常见的部位。但是，生长停滞较罕见。股骨远端和胫骨近端创伤后骺板融合的发病率较高，但确是骺板骨折的少见部位。股骨远端和胫骨的早期融合也具有更大的临床重要性，因为可导致腿长差异或成角畸形。本章后文将讨论的间接损伤，如烧伤、冻伤和电击伤害，以及感染和与脑膜炎球菌症有关的继发性缺血性损伤等其他过程，也可导致骺板提前融合(框 143-2)。

框 143-2　骨干停滞的原因

创伤
　骨折(Salter-Harris Ⅰ～Ⅱ型)
　粉碎或压缩(Salter-Harris Ⅴ型)
神经性病变(例如脊髓发育不良)
感染
　骨髓炎
　菌血症
缺血
　地中海贫血
　镰状细胞贫血
放射治疗
电损伤
烧伤
冻伤
医源性(骺骨干固定术)
废用
肿瘤
发育性的
　Blount 病
　Madelung 畸形
代谢性
　慢性维生素 A 中毒
　坏血病

中央融合导致生长潜力丧失,导致骺板呈杯形外观,伴有骨骺和骺板嵌入干骺端中部。外周融合导致成角畸形。骺板提早融合通常发生于伤后 3 个月。平片可见骺板清晰的间隙消失。双侧对比观察很有帮助,尤其在对龄稍大的儿童,已接近骺板闭合时间。骺板提早融合的继发征象为生长线栓系。生长线通常在愈合过程中形成。正常生长线平行于骺板,而当骺板提早融合时,生长线与骨性带形成夹角。

CT 与 MRI 均可用于诊断和显示过早融合区。CT 检查,限制扫描范围伴缩窄准直覆盖骨骺即可。标准参数为层厚 1.25mm,间距 0.625mm。矢状面和冠状重建可显示融合区域。可见小的硬化带穿越骺板,当融合区域更大时,可见骨髓腔连续融合。MRI 软骨敏感序列(脂肪抑制质子密度,脂肪抑制三维扰相梯度回波)可用于观察骺板(图 143-2)。融合区表现为骺板连续性高信号的中断缺损。上述序列也有助于发现骨折潜在并发症,即骨膜嵌顿于骺板内。无论 CT 还是 MRI,均可显示骺板融合的部位及程度。

当患儿小于 2 岁、剩余生长约 2cm 或当条带累及骺板少于 50% 时,可考虑切除条带,并将脂肪组织插入空隙中。过早融合可再复发。如果融合程度超过 50%,则切除条带意义不大。根据患儿畸形程度和生长潜力,可应用其他矫形技术减少过早融合的发生,包括截骨术以及对侧骺骨干固定术(手术骺板融合)。

影像学　平片为儿科骨骼创伤的最主要检查。一般原则如下,非骨关节部位的骨折应拍摄正侧位

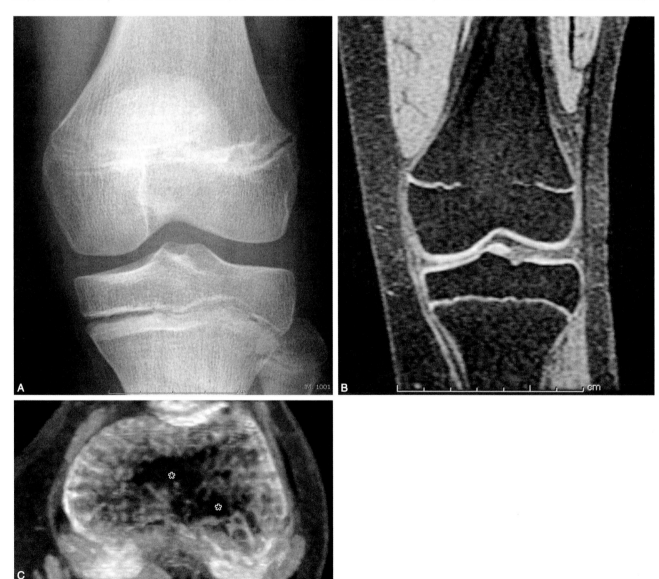

图 143-2　早熟生长板融合。A,X 线片上,远端股骨生长板的中央部分界限不明确;但是,融合的程度划分很差。B,冠状扰相梯度回波 MRI 脂肪抑制,中央生长板融合。C,轴位最大密度投影由冠位梯度扰相梯度回波伴脂肪抑制重叠重建而成。绘制出生长板融合的区域(星号)。(K. Ecklund 博士,MA 提供)

片,外骨关节部位的骨折应加照斜位片。某些部位由解剖结构所限,无法拍摄两个位置,(如骨盆)。其他部位,可使用特别投照体位以观察结构(如肩关节腋位、膝关节日出位)。长骨成像时,应包括近端和远端关节。

对侧比较观察并非常规,但对区分正常发育变异与病理改变很有帮助。对于解剖关系复杂的部位,如肘关节,双侧对比观察很有必要。正常变异较常见,可类似骨折。

特定部位以及伴有复杂表现的损伤可选择 CT 检查,对诊断骨折、观察骨折面解剖以及判断后期是否畸形方面很有帮助。有时 MRI 或超声可用于诊断儿童骨折。但它们的优势在于对软组织损伤的观察,而非骨组织损伤。超声尤适用于骨骺尚未骨化的婴儿。同时它也可用于探查关节积脂血症,此征象为骨折的间接征象,有助于诊断隐匿性骨折。超声可观察软骨性骨骺,可有效评价骨骺与相邻干骺端的关系和连续性。随着断面成像检查的进步,核素检查的使用比过去减少。尽管如此,核素显像仍未发现隐匿性骨折的有效检查。通常骨扫描典型表现为骨折后 24～48 小时表现为阳性。

不完全骨折(塑性骨折)

病因学、病理生理学和临床表现　儿童的骨组成与成人不同。小儿骨骼最明显的解剖学差异为具有骨骺和骨膜增厚。由于儿童骨骼的可塑性可导致骨折前出现大量畸形。在骨骼完全断裂前,出现骨形态异常或永久性畸形。其结果导致"不完全性骨折"或"塑性骨折"。

青枝骨折指骨的张力侧皮质断裂而负载侧骨皮质完整。隆起骨折或 buckle 骨折为骨负载侧皮质断裂而张力侧骨皮质完整。弯曲畸形无论骨张力侧还是负载侧平片均无骨折线。

青枝骨折最常见于长骨,尤其为桡骨和尺骨。最常见于 10 岁之前 10～20 岁时,此类骨折少见。正常发育骨骼以及成人骨骼矿化后不会出现此类骨折。弯曲骨折最常累及尺桡骨与胫骨远端,以及第一跖骨近端。

影像学　平片为标准检查,通常无需进一步影像检查。不完全骨折的亚型包括 buckle 骨折或隆起骨折(图 143-4)、铅管骨折(部分横形骨折或部分 buckle 骨折)、青枝骨折(图 143-5)以及弯曲畸形。不完全骨折的骨膜是完整的,而且骨皮质也是完整的。

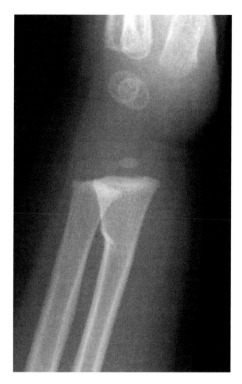

图 143-4　患儿,男,19 个月,桡骨远端的 Buckle 骨折。桡骨远端轻微的向后成角

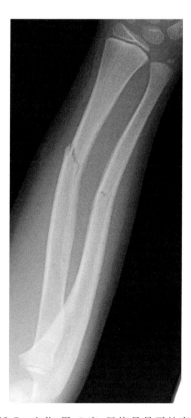

图 143-5　患儿,男,8 岁,尺桡骨骨干的青枝骨折。骨折线仅轻度贯穿皮质

治疗 由于这些骨折大部分为稳定性骨折,因此通常为控制疼痛而进行石膏和夹板固定。不完全骨折可完全愈合,预后良好。极少数情况下,需对骨折进行手术使其变成"完全性骨折",目的在于重度成角畸形的骨折复位。轻度成角畸形(<15°)通常无需复位,骨折重塑良好且不会留有永久后遗症。

骺板(Salter-Harris)骨折

病因学、病理生理学和临床表现 儿童的骨骼肌肉结构,骨骺和骺板为相对薄弱点,容易因机械损伤而导致骨折。在遭受生物学应力后,骨骺通常早于韧带或肌腱出现损伤。此表现在生长迅速时期频繁发生,下肢受累多于上肢。一旦骺板融合,则韧带和肌腱软组织损伤以及干骺端骨干骨折更多见。年长儿的骨折表现与成人类似。

大约 18% 的儿童骨折累及骺板。骺板骨折按 Salter 和 Harris 系统分类(图 143-7)。在骺板骨折中,Salter-Harris 分类被广为接受,可有效帮助临床医生与放射科医师间的沟通。

影像学 平片可显示大部分骺板骨折。由于此类骨折位于骨骼末端,可出现潜在骨骺和关节内骨折,因此三位视图很有必要(正位、侧位、斜位)。在 Salter-Harris 分类中,分离和成角的程度,如出现游离体,以及任何关节内受累,均应予以考虑。

骨折线可单独贯穿骺板(Salter-Harris Ⅰ 型),累及骺板和部分干骺端(Salter-Harris Ⅱ 型,图 143-9),累及骺板和部分骨骺(Salter-Harris Ⅲ 型),或在单一平面内穿过骺板同时累及骨骺和干骺端(Salter-Harris Ⅳ 型)。骺板挤压性损伤(Salter-Harris Ⅴ 型)较罕见,因

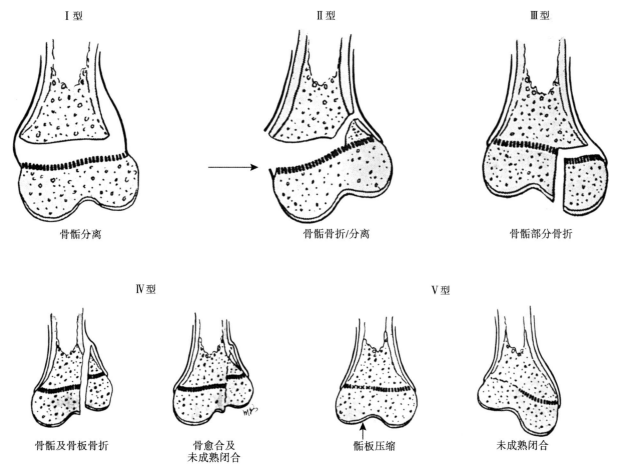

图 143-7 根据 Salter 和 Harris 分类受损的软骨盘。Ⅰ 型,骨骺完全横向撕裂伴有纵向分离和一些骨骺的横向位移。骨本身不断裂。Ⅱ 型,骨骺的不完全横向撕裂通过可变的距离,与连续的干骺端伴有附着在移位骨骺的三角形干骺端的斜形骨折相关。预后良好。Ⅲ 型,骨骺短不完整的横向裂伤,伴有纵行骨折朝向关节并延伸通过骺的骨化中心。预后较差,如果骨骺骨折没有缩减光滑的关节面。Ⅳ 型,斜纵向骨折穿过骨骺骨化中心从关节软骨延伸出,穿过骨骺和通过干骺端分割皮层壁。这种类型在肱骨外髁最常见。完美还原对良好的预后至关重要。Ⅴ 型,骨骺部分性压缩,常伴随于早熟板的关闭和生长停止。(From Salter RE, Harris WR. Injuries involving the epiphyseal plate. *J Bone Joint Surg Am.* 1963;45: 587-622.)

为此损伤为孤立性骨损伤,即使有,此前瞻性诊断亦极少见。虽然未广泛使用,但 Salter-Harris 分类广义版中还包括其他类型的骨折。Salter-Harris Ⅵ 型骨折见于骺板边缘的软骨膜环。Salter-Harris Ⅶ 型骨折仅限于骨骺。

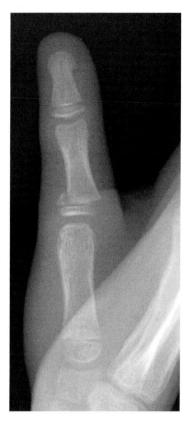

图 143-9　患儿,男,10 岁,拇指近端指骨 Salter-Harris Ⅱ 型骨折。远端部分轻度的中间移位

许多低分型 Salter-Harris 骨折引起骺板提早融合,可能骨折中包含了 Salter-Harris Ⅴ 型损伤。Salter-Harris 分型可指导预后。Salter-Harris 骨折的分型越高,骺板过早融合的发生率就越高。大多数骺板骨折为 Salter-Harris Ⅰ 型(约 10%)或 Salter-Harris Ⅱ 型(约 75%)。因此,尽管骺板过早融合多见于高分型的 Salter-Harris 骨折,但骨折并发症则更常见于低分型的 Salter-Harris 骨折。

骺板内的骨折面穿过软骨钙化区和附近的新生骨,代表该点的暴力抵抗能力最小。骨折线延伸至骨骺(Salter-Harris Ⅲ 型和Ⅳ型),垂直穿过软骨增殖区,此损伤更容易导致骺板过早融合。Salter-Harris Ⅴ 型可引起软骨增殖区损伤。Salter-Harris Ⅳ 型骨折碎片排列不齐可促进形成愈合桥,自干骺端穿过骨折愈合区进入骨骺。

CT 或 MRI 可用于特定部位骨折的确诊与描述,

尤其用于精确测量骨折分离,以及明确是否累及关节面。骨折分离的精确测量极为重要,尤其当关节软骨受累,特别是在负重区域时(如胫骨平台)。MRI 诊断骺板骨折主要根据骺板损伤部分增宽及 T2 加权信号增高、相邻骨髓水肿、合并干骺端(Salter-Harris Ⅱ 型)或骨骺(Salter-Harris Ⅲ 型)骨折线以及骨膜中断。骺板损伤的最显著并发症为生长停滞(图 143-2),可导致畸形和肢体不等长。MRI 诊断骺板骨折另一罕见并发症为骨折内嵌插骨膜。嵌插的骨膜会妨碍骨折完整复位。MRI 也可用于评价具有显著并发症风险的骺板骨折。

治疗　Salter-Harris Ⅰ 型与Ⅱ型骨折通常进行石膏固定等闭合手法治疗。Salter-Harris Ⅲ 型与Ⅳ型骨折通常需要切开复位和内固定,因为此类骨折有移位并延伸至关节。为防止创伤后骨性关节炎,建立光滑的关节面尤为重要。因此,Salter-Harris 骨折伴骨骺损伤、分离大于 2mm 或显著成角畸形时,需要手术进行骨骺成分复位伴骨科固定。

大多数骺板损伤的愈合无并发症(85%)。但是,部分成角畸形的患儿可出现生长停滞,这取决于骺板损伤的位置。当骺板发生偏心性损伤时,多发生成角畸形。当骺板中心损伤时,多见肢体缩短而无成角畸形。有时,Salter-Harris 骨折可导致反常性过度生长。这与骨折愈合区的营养效应有关。

肱骨外伤

病因学、病理生理学和临床表现　肱骨近端损伤随患儿年龄而不同。婴幼儿多见肱骨近端骺板的 Salter-Harris Ⅰ 型骨折。5~10 岁时,肱骨近侧干骺端最可能发生 buckle 骨折。这些骨折见成角。年长儿多见 Salter-Harris Ⅱ 型骨折。肱骨骨干骨折也很常见。

盂肱关节脱位和关节不稳定少见于幼儿患者。这是因为与盂肱关节囊和韧带相比,骺板与干骺端对生物机械应力的弹性更小。盂肱关节脱位多见于青少年,损伤类型与青年表现类似。

肱骨近端骺板可为产伤部位,肱骨中三分之一处骨折最常见。虐童也可见到类似损伤。

影像学　观察骨折时,首次检查应拍摄肱骨前后位及侧位片。如果骨折邻近或累及盂肱关节时,应加照腋窝位。如果新生儿疑似 Salter-Harris Ⅰ 型骨折,建议使用超声检查,因为肱骨近端骨骺为软骨,超声观察更佳。对于年长儿或肱骨近端复杂骨折的患者,可进行 CT 或 MRI 检查,有助于评价关节内牵拉以及大、小结节受累。

平片上,由于出生时肱骨头尚未骨化,或仅轻度骨化,因此骨折穿扩骺板可类似肩关节脱位。肱骨干骺端位于关节盂下方。新生儿的肱骨近端 Salter-Harris Ⅰ型骨折较盂肱关节脱位更常见。超声通过软骨性肱骨头与近侧肱骨干骺端排列异常以及骺板运动等征象可诊断骨折。

年长儿的肱骨近端 Salter-Harris 骨折多为 Ⅱ型,但干骺端碎片通常非常小。有时也可不出现干骺端碎片。此类 Salter-Harris Ⅰ型骨折有时被称为"肱骨头骨骺滑脱"。肱骨近端 Ⅰ 或 Ⅱ 型 Salter-Harris 骨折的典型表现为骨骺碎片向内侧旋转,由肩袖牵拉所致。肱骨近端 Salter-Harris Ⅲ 型和 Ⅳ 型骨折极为罕见。大结节撕脱为 Salter-Harris Ⅲ 型骨折。由过伸造成的小结节撕脱与肩胛下肌肌腱撕裂较罕见,可导致诊断延误,因此应加照腋窝位以便观察。三角肌嵌入的慢性撕脱伤也有报道。

年幼儿肱骨的骨干骨折可不完全。但一两岁以上的儿童,肱骨骨干骨折多为完全性。肱骨为病理性骨折的最常见部位,因为该部位多见骨囊肿。肱骨骨折的对位对线取决于骨折的部位以及三角肌和胸肌插入的关系。

治疗 治疗方案多样。肱骨近端骨折通常无需手术,包括显著成角和位移的骨折。骨折可愈合和重塑,不会遗留远期后遗症。但是,有学者主张对特定情况进行手术治疗。如果骨折在冠状面或矢状面成角超过 50°~70° 时,应对骨骼发育接近成熟的患儿进行复位,此点尤为重要。神经血管损伤、关节内或开放性骨折的患儿需手术治疗。

肘关节损伤

概述

肘关节骨折为儿童人群最常见的损伤类型。肘关节结构复杂以及儿童骨骼发育不成熟均导致肘关节容易受到伤害。有时骨折可难以察觉。熟悉肘关节骨化中心的解剖发育,观察脂肪垫以及骨骼排列对阅读肘关节平片很有帮助。熟悉常见骨折的类型也有助于做出正确诊断。并发症较少见,包括血管神经损伤、骨折畸形愈合以及筋膜室综合征。

骨化中心

肘关节六大骨化中心(图 143-17)正常出现的顺序如下:肱骨小头(约 1~2 岁),桡骨小头(2~4 岁),内侧髁(4~6 岁),滑车(9~10 岁),鹰嘴(9~11 岁),以及外侧髁(9.5~11.5 岁)。其首字母的缩写为 CRMTOL 或 CRITOE,可帮组记忆。少数情况可有例外,如肱骨内上髁骨化可早于滑车。如果滑车骨化,则内上髁也应该骨化。肘关节骨化中心的融合较无序,发生于青春期后。虽然肘关节骨化中心的出现和融合中心与年龄范围相关,但女孩要早于男孩。

关节积液

肘关节急性关节内骨折通常伴有肘关节积液。积液可引起肘关节前、后脂肪垫移位(图 143-18)。尽管前部脂肪垫看起来正常,但它可因为积液而抬高("帆征"),其下缘可见异常凹陷。正常的前脂肪垫通常为凸起形或条片形。后脂肪垫位于鹰嘴窝内,除非出现大量关节积液,通常平片不显影。超声对积液的观察很有价值。多排 CT 对观察隐匿性骨折伴创伤后肘关节积液非常敏感,具有较高的阴性预测值。

肘关节积液为骨折存在的强有力证据。骨折通常较明显。年幼儿的肱骨远端髁上可出现轻度 buckle 或青枝骨折。年长儿的桡骨小头或桡骨颈可出现轻微骨折。积液存在并非骨折存在的明确证据。据研究,肘关节骨折伴关节积液与平片无其他骨折征象的范围在 6% 至 76% 之间。如果前脂肪垫正常,则高度提示无骨折。但是,由于骨折往往轻微或隐匿,出现积液且无可辨认的骨折通常建议手臂夹板固定,平片复查以评价隐匿骨折的愈合。此外,有些医疗机构使用 MRI 评价骨折。MRI 可发现一些细微的骨折,但无显著临床意义。

对位对线

摆位准确的侧位片,可见肱骨前缘皮质线沿肱骨前缘走行。大多数情况下,此线应通过肱骨小头中部三分之一处。但是,小于 4 岁的幼儿,肱骨前缘线可同样通过肱骨小头前部或中部三分之一处。此排列关系有助于发现髁上骨折,通常表现为向后成角或移位畸形。桡骨小头线沿桡骨长轴走行。不论患者体位或投影如何,此线均应通过肱骨小头(图 143-19)。此排列关系有助于发现桡骨小头脱位。其他原因造成此线中断的包括外侧髁、桡骨颈和孟氏骨折。

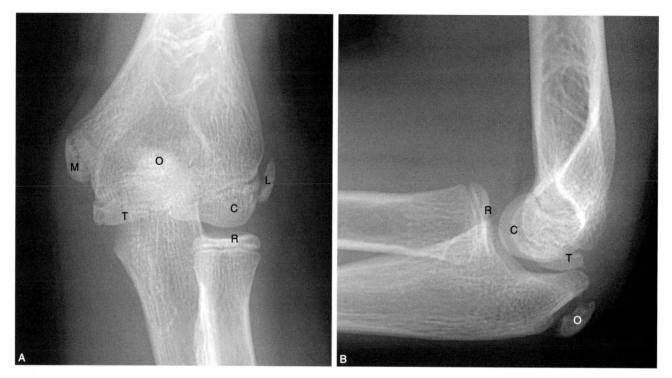

图 143-17　14 岁男孩正常肘关节的 X 线图。正位（A）和侧位（B）图。C，肱骨小头；L，外上髁；M，内上髁；O，鹰嘴；R，桡骨头；T，滑车

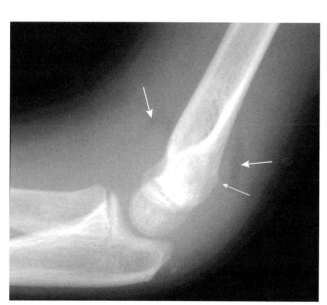

图 143-18　患儿，男，6 岁，髁上 Buckle 型骨折（细箭号）。前部和后部的脂肪垫（粗箭号）由于肘部关节积液而移位。注意前部肱骨皮质线通过肱骨小头的前缘，表示后部远端碎片的成角畸形

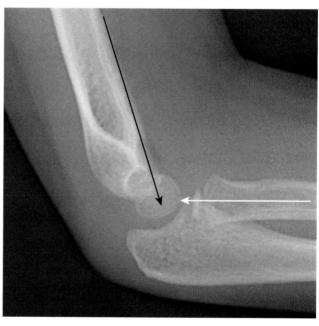

图 143-19　正常肘关节的侧位图显示肘关节正常排列。前部肱骨线沿着肱骨前面皮层描述出和交叉于肱骨小头中三分之一。桡骨小头线沿着桡骨轴位描绘出。不论患者位置或投影，这条线都应该通过肱骨小头

髁上骨折

病因学、病理生理学和临床表现　肱骨远端髁上骨折占小儿肘关节骨折的 60%。损伤的常见机制为过伸和肱骨远端后部的尺骨鹰嘴受到碰撞。骨折严重程度不同,范围可从轻微察觉的 buckle 骨折到有明显位移位成角的完全性骨折。肱骨髁上骨折的患者,有相当比例合并同侧前臂的骨折。

影像学　拍摄正位、斜位以及侧位片不仅用于诊断,而且可指导治疗。有时,加照对侧进行对比较有帮助,但并非常规。肱骨髁上的远端骨折片通常向后移位或成角,导致肱骨前缘皮质线不会平分肱骨小头。正常情况下,肱骨远端的髁前角使肱骨前缘皮质线通过肱骨小头骨化中心的中部。如果此线通过肱骨小头骨化中心的前三分之一或位于其前方,则可能存在肱骨髁上骨折。在摆位正确的肱骨远端侧位片中,对此征象的观察尤为重要。肱骨远端倾斜可能导致肱骨小头骨化中心因体位因素位于肱骨前缘皮质线的前方。肱骨髁上骨折均会累及肱骨远端干骺端,但骺板受累不常见。

髁上骨折的改良 Gartland 分类法最常用,可简明扼要的描述骨折和治疗方案。Ⅰ 型肱骨髁上骨折无移位或轻度移位小于 2mm,前肱骨线完整(图 143-18)。Ⅱ 型骨折移位大于 2mm,伴有成角畸形和前肱骨线中断,但后缘骨皮质完整。Ⅲ 型骨折有移位且骨皮质不连续。Ⅲ 型骨折根据位移再分为后内侧型和后外侧型。大多数 Ⅱ 型和 Ⅲ 型骨折需手术治疗。如果手术延迟,滑车骨骺可出现坏死。肱骨髁上骨折移位可出现神经血管损伤。

肱骨髁上骨折复位不良可临床上可出现明显的肘关节屈曲受限。复位后,肱骨髁上骨折常可表现为轻度向后移位或成角。此表现不会影响功能恢复,但融合后正常肘外翻的形态消失可导致肘关节运动范围受限。正常情况下,相较于肱骨(肘外翻),桡骨存在轻度向外成角,且女性更明显。鲍曼角(Baumann angle)由肱骨轴线与外髁骺板的切线相交而成。正常情况下,其角度约为 75°。创伤后肘内翻,其角度大于 83°。遗憾的是,鲍曼角比较依赖拍摄时的摆位情况。目前认为肘内翻继发于远端骨折片内侧成角。肱骨远端严重畸形伴肘内翻被称为"枪托畸形"。

治疗　采取保守或手术治疗取决于移位程度、患者年龄、骨折位置、骨折稳定性以及合并伤。无移位或位移可接受的骨折选择保守治疗,位移可接受指受伤骨的预期生长与增厚能修正位移。例如,大多数 Ⅰ 型或无移位的肱骨髁上骨折可用长臂石膏固定保守治疗

3 至 4 周,同时肘关节屈曲 90°~110°。大多数 Ⅱ 型和 Ⅲ 型肱骨髁上骨折需手术闭合复位和经皮钢钉固定。多数髁上骨折可以择期治疗(即确认骨折数小时后的第二日早晨),包括 Ⅲ 型骨折。如果患儿出现神经血管损伤,应立即治疗。

外髁骨折

病因学、病理生理学和临床表现　外侧髁骨折为小儿第二常见的肘关节骨折类型,占小儿肘部骨折的 12%~20%。其机制为内翻压力过度。除非发现其他类型,目前认为外侧髁骨折为 Salter-Harris Ⅳ 型骨折。

影像学　除标准的正位和侧位片外,有学者主张加照内斜位片,以更好的观察外髁骨折裂隙。外斜位对多外髁骨折观察不清,但有助于确定桡骨小头和桡骨颈骨折。MDCT 对部分病例决定手术与否方面很有帮助。外侧髁骨折严重程度差别很大。骨折可延伸通过或不通过肱骨远端骨骺的非骨化部分。"稳定"型外髁骨折(Ⅰ 型)不横贯软骨骨骺,骨折时不完全的,无移位或轻度位移(图 143-23)。Ⅱ 型外侧髁骨折为完全性,因此骨折"不稳定",但很少出现位移或无位移。外侧髁骨折线可能很细微,常与相邻的干骺端缘相平行。

在过去,偶用关节摄影(有或无 CT)来评价骨骺的骨折线。MRI 和超声均被证明可观察贯通骺软骨的 Salter-Harris Ⅳ 型骨折。完全性或"不稳定性"骨折,

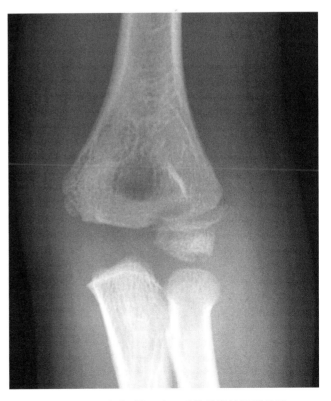

图 143-23　患儿,男,6 岁。无位移的外侧髁骨折

外髁碎片发生位移和旋转（Ⅲ型）。

治疗 无移位（稳定）或移位小于等于2mm的外髁骨折使用石膏固定。移位大于2mm（不稳定）骨折需外侧钢针手术固定。与肱骨髁上骨折相比，外髁骨折的外科干预阈值较低，因为后者常出现骺板与关节内受累。与肱骨髁上骨折相比，外髁骨折更常出现骺板生长停滞和创伤后关节炎。最常见的长期畸形为外侧相对过度生长继而出现肘内翻。

内上髁撕脱骨折

病因学、病理生理学和临床表现 肱骨内上髁7岁时发生骨化，16岁时融合。内上髁为前臂屈肌以及尺骨侧副韧带的起点。因此撕脱常出现于此年龄段，未骨化肱骨内上髁撕脱骨折较罕见，但也有报道。急性内上髁撕脱骨折的两个主要机制为：①投掷伤；②肘关节脱位。肱骨内上髁撕脱骨折为众多损伤中发生于骨骼发育不成熟投掷运动员的肘关节损伤。撕脱伤的机制为过伸，屈肌肌腱和旋前肌在隆突处形成外翻牵拉导致。在急性撕脱中，患儿出现突发性手肘内侧疼痛，并伴肱骨内上髁压痛。肱骨内上髁可移位进入关节，类似滑车骨化中心，但此表现较罕见，由投掷的外翻力使关节短暂增宽所致。

影像学 初步评估应包括肘关节正位、斜位和侧位片（图143-25）。骨骼未成熟的患者肘关节脱位时，经常出现内上髁撕脱。当观察肘关节脱位图像时，应特别注明肱骨内上髁的位置。此外，当骨折位于内上

髁软骨-骨结合点、骺板区或者骺板侧干骺端区且伴有位移和骨碎片出现时，平片应描述撕脱骨折的类型。

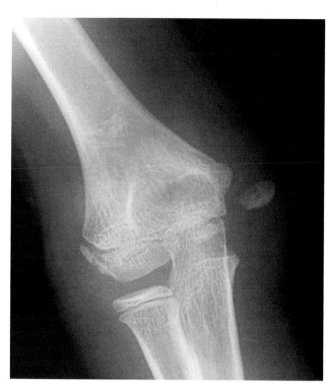

图143-25 青少年内上髁撕脱骨折

部分肱骨内上髁撕脱骨折病例常发生一过性、未能发现的脱位。肘关节复位时，内上髁可陷于肘关节内（图143-27）。在10岁前，困于关节内的内上髁可类似于滑车骨化中心。如果内上髁未在其正常位置

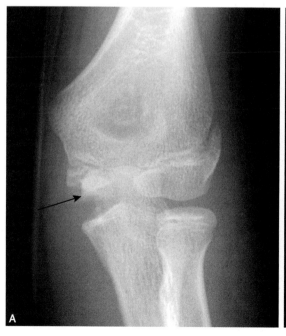
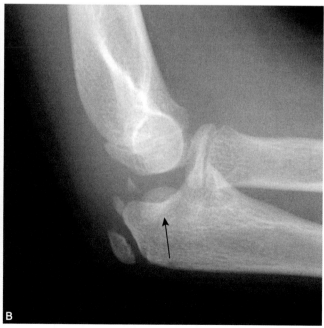

图143-27 患儿，女，10岁。肘关节脱位复位后的正位片（A）和侧位片（B）。撕脱的内上髁（箭头）受困在肘关节

时,应仔细查找,可在关节内寻找。如果滑车已骨化,则内上髁也应骨化。滑车可见而内上髁未见,可能为内上髁移位或将移位的内上髁误认为滑车。

双侧对比观察有助于诊断内上髁髓板区的轻微内髁撕脱移位损伤,但通常情况下无必要。MRI 和 CT 常可显示其他合并损伤,如桡骨侧副韧带和尺骨高耸损伤,以及外侧室筋膜压迫损伤,如桡骨小头骨软骨损伤和骨挫伤。但是,上述额外征象不会影响临床治疗。当平片不能显示清晰的骨折或寻找患儿症状的其他病因时,可使用 MRI 与 CT。肱骨内上髁骨化前出现撕脱的病例非常罕见,但仍有报道。超声和 CT 或 MRI 一样可用于骨折检查。

治疗　对于手术和非手术治疗,文献均有支持。手术适应证包括肱骨内上髁被困于关节内、不常发生的开放性骨折。当肱骨内上髁撕脱骨折的撕脱部分未在关节内、患儿年龄小于 5 岁或移位程度小于 4mm 时,可保守治疗。总体来说,随患儿的年龄增长、脱位程度和竞技活跃程度,需要的干预措施也有所增多。

内侧髁骨折

病因学、病理生理学和临床表现　不要将内侧髁骨折与内上髁撕脱骨折相混淆(见上文),内侧髁骨折的表现类似于更常见的外侧髁骨折。内侧髁骨折较少见,占儿科肘关节骨折的 1% ~ 2%。它们为典型的 Salter-Harris Ⅳ 型骨折。

影像学　初步评估应包括肘关节正位、外斜位和侧位片。骨折线延伸并穿过内侧干髓端,将干髓端和内上髁与肱骨的其余部分分开。骨折线可延伸至滑车关节面。MRI 有助于评价内侧髁骨折,尤其在难以诊断的年幼儿中。

治疗　大多数轻度移位骨折可经固定保守治疗。如果骨折移位大于 2mm,通常要外科手术。

肱骨远端 Salter-Harris Ⅰ 型骨折(经髁)

病因学、病理生理学和临床表现　肱骨远端 Salter-Harris Ⅰ 型骨折较少见,发生时间从出生至约 7 岁,峰值为 2.5 岁。通常为婴幼儿典型的损伤,半数病例由虐童造成或为罕见的产伤所致。

影像学　平片的骨折可被误认为肘关节脱位,因为骨对位异常。桡骨长轴与肱骨小头对位正常,但肱骨小头本身与肱骨远端干髓端的位置异常。桡骨、尺骨和肱骨骨髓向内侧移位。骨折可发生于肱骨小头骨化前。

治疗　无移位骨折可经夹板或经皮钢针固定治疗。移位骨折通常切开复位和内固定治疗。

桡骨头和颈骨折

病因学、病理生理学和临床表现　桡骨头、颈骨折占儿童肘关节骨折的 5%。受伤的机制为在臂外展时跌倒。儿童骨折经常发生于髓板或稍髓板远侧,这与成人不同,成人的典型骨折多累及桡骨头。合并伤可包括尺骨鹰嘴骨折、肱骨内上髁撕脱或内侧副韧带损伤。

影像学　通常平片足以满足诊断和随访需要。外斜位图像显示桡骨头和桡骨颈的形态最佳,而内斜位图像可更好的显示外侧髁区域。桡骨颈骨折通常为 buckle 骨折,其次为 Salter-Harris 骨折。桡骨颈骨裂性骨折以及骨折延伸至桡骨小头的不常见。即使桡骨颈骨折出现移位和成角,桡骨小头关节仍可得以保护。

治疗　大多数患儿桡骨头、颈骨折可闭合复位和固定保守治疗。如果残余成角大于 30°、骨折部位位移大于 3~4mm 或小于 45°的内旋或外旋,建议手术干预。

鹰嘴骨折

病因学、病理生理学和临床表现　尺骨鹰嘴骨折相对少见,约占儿童肘骨折的 4% ~ 6%。常见的机制包括手外展时摔倒、扭转伤或直接暴力损伤。鹰嘴为三头肌的嵌插点,易产生撕脱骨折。虽然大部分病例无位移,但尺骨鹰嘴骨折常合并其他损伤,包括桡骨颈骨折、内上髁骨折、喙突骨折以及骨软骨损伤。

影像学　通常平片足以诊断尺骨鹰嘴骨折。如出现关节内受累、鹰嘴髓板区受累,应描述骨折移位的程度,同时还应鉴别正常鹰嘴骨化中心亦或其他类型骨折。尺骨鹰嘴骨折可为横形、斜形或纵形。年幼患儿常发生 buckle 骨折、弯曲骨折或青枝骨折。

CT 或 MRI 用于鹰嘴骨折合并其他损伤的病例,以明确骨折关节受累的程度或寻找游离体。

鹰嘴的髓板以及骨突的骨化中心在大小、位置、分裂方面差异很大。鹰嘴骨化中心近髓板区的分裂状表现可被误诊为骨折,并反之亦然。双侧对照观察有助于辨别。鹰嘴骨化中心皮质完整清晰,呈椭圆形或圆形。鹰嘴骨折呈纤细、薄片状,常无皮质,靠近且平行鹰嘴干髓端区域。其他鹰嘴损伤包括应力性骨折和套袖状撕脱骨折。尺骨鹰嘴套袖状骨折为肱三头肌肌腱自鹰嘴处撕脱。鹰嘴髓板应力性骨折见于青少年棒球投手。尺骨鹰嘴无移位性应力性骨折最常见于青少年,且仅 CT 或 MRI 扫描才能看到。

治疗 无移位或轻度移位的骨折可通过固定和夹板的方法保守治疗。移位性骨折可使用张力金属丝穿行隆突固定治疗,而无需螺钉固定。

保姆肘(桡骨头半脱位)

病因学、病理生理学和临床表现 保姆肘的发生机制伸肘上举时内旋牵拉。桡骨近端的环状韧带破坏或移位,使桡骨头相对于肱骨头向前出现半脱位或脱位。此种损伤最常发生于幼儿至最大 5 岁年龄段。

影像学 有经验的儿科医生可依据临床做出诊断,无需影像检查即可手法复位。多数情况需影像检查时,肘关节前后位通过反掌旋后动作可将脱位复位。超声对观察桡骨头脱位及环状韧带很有帮助。平片的作用并非诊断本病,而是除外潜在骨折。保姆肘成功复位后,影像检查的唯一转归表现为关节积液而无潜在骨折。

当多次复位后平片仍可见持续性前脱位时,应考虑先天性桡骨头脱位,其特征性表现为桡骨头及肱骨小头外凸,鹰嘴后缘内凹。

当多次复位后平片仍表现为持续性桡骨头脱位时,建议 MRI 检查以观察有无固有因素存在而妨碍复位过程,如环状韧带嵌顿。

治疗 通常肘关节屈曲、前臂旋后动作可整复脱位。通常,如上文所述,在影像检查时即可脱位即可复位。很小比例的患儿可出现反复脱位,年龄小且首次脱位的具有较高的再发风险。

前臂创伤

病因学、病理生理学和临床表现 尺桡骨远端骨折极为常见。桡骨远端为最常见的儿童 Buckle 部位,常见于伸臂时跌倒损伤。桡骨远端 Salter-Harris 骨折以及桡骨远侧干骺端横行骨折也很常见。桡骨远端骺板骨折通常为 Salter-Harris Ⅱ 型骨折。桡骨远端骺板的应力性损伤常见于体操运动员。桡骨和尺骨骨干骨折常同时发生。通常情况下,一侧骨干出现完全性骨折,而另一骨干表现为非完全性骨折。

前臂骨折也可合并脱位。孟氏骨折表现为尺骨近三分之一处骨折与伴肱桡关节脱位。

盖氏骨折表现为桡骨干远端骨折伴远端尺桡关节脱位。此损伤儿童罕有诊断,因为远端尺桡关节损伤较少见,也可能因观察辨别不足所致。尺骨远端通常

出现半脱位或脱位,且方向与桡骨近端移位方向相反。

影像学 患侧肢体应至少拍摄正位和侧位片。肘关节孟氏骨折、腕关节盖氏骨折应使用特定骨关节成像技术。复杂骨折、合并骨关节损伤或观察关节面移位时,需 CT 检查,用以术前评估。

桡骨 buckle 骨折,背侧骨皮质易出现弯曲,掌侧可见骨折线。桡骨远端 buckle 骨折可表现轻微,缺乏经验的阅片疑似可漏诊。应观察所有体位图像,在光滑且外展的干骺端边缘处查找细微的损伤非常重要。任何额外的成角或"凹凸"可为骨折。可合并或不合并尺骨远端骨折。桡骨远端轻度骨折合并尺骨远端 buckle 骨折,表现可极为轻微隐匿,常在复查平片出现骨折愈合征象时才被发现。桡骨远端 buckle 骨折也可合并三角纤维软骨损伤以及尺骨茎突骨折。合并腕骨损伤的较少见。

与 buckle 骨折一样,桡骨远端 Salter-Harris 骨折以及桡骨远端干骺端横行骨折常见于伸臂时跌倒损伤。远端骨折碎片常背侧移位或成角,或两者均有。

基于尺骨骨折的解剖以及桡骨头的脱位方向不同,孟氏骨折又可分为几个亚型。最常见的桡骨头脱位方向为相对于肱骨小头的前脱位(图 143-36)。尺骨骨折可为完全性或不完全性。

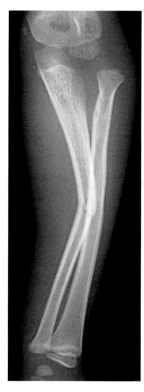

图 143-36 患儿,男,6 岁。Monteggia 骨折伴脱位。尺骨存在青枝骨折与尺骨远端的内侧成角。桡骨小头的前脱位

治疗　buckle 骨折中,轻微成角的常用夹板治疗。无移位骨折、完全性和非骺板骨折使用石膏固定。骨折累及桡骨远端骺板且出现移位的通常需闭合复位。可接受的位移范围取决于骨折的类型、位置、患儿年龄以及成角畸形方向。当患儿大于 10岁、骨折累及桡骨近三分之一以及成角畸形的,非手术治疗失败的风险较高。外科手术复位,通常采用针固定。孟氏骨折的本质为尺骨骨折,而非桡骨头的脱位方向,明确主次有助于采用最佳治疗方案。尺骨骨折解剖复位稳定,使得桡骨头解剖复位稳定。盖氏骨折非手术疗法,即手臂解剖复位与长段手臂石膏固定已成功运用于儿童。

腕创伤

病因学、病理生理学和临床表现　腕骨骨折和腕关节韧带损伤常见于 10~20 岁,此时患儿骨骼接近成熟,损伤表现与成人类似。10 岁以内的腕骨骨折极为罕见,其原因有二:①腕骨具有明显的骺软骨,对腕骨骨化中心的损伤具有缓冲作用;②前臂和手腕的最大薄弱点为尺桡骨骺板水平,易导致 Salter-Harris 骨折,以及干骺端皮质水平,易发生 buckle 骨折。因此,10岁前,Salter-Harris 骨折以及 buckle 骨折远比腕骨骨折和韧带损伤更常见。

舟状骨为最易发生骨折的腕骨。最常见的舟状骨骨折类型为横向骨折,延伸并贯穿舟状骨腰部。据报道,三角骨骨折为第二位,其次为大多角骨。

影像学　手掌尺偏的舟状骨位片有助于观察舟状骨,可作为腕关节标准三位片的补充。CT 或 MRI 可用来确诊和明确有无其他原因所致的腕关节疼痛。当依据损伤机制临床坚持疑似或查体阳性(鼻烟窝压痛)时,可采用夹板固定,10~14 天后复查平片重新评估骨折。

舟状骨动脉从远端进入,延伸至近端以滋养近端骨质。其结果是,近端骨坏死可发生于舟状骨中部骨折以后。儿童发生骨坏死的频率低于成人。受累的近端舟状骨相较于其他腕骨表现为密度增高(图 143-38)。舟状骨不愈合可伴有或不伴有骨骺坏死。诊断延误可导致骨折不愈合的发生率增高,但此情况较少见。

三角骨骨折表现为背侧投影可见的小骨碎片(图143-39)。钩骨钩骨折见于运动员。腕关节脱位罕见于儿童。成人腕关节脱位可合并舟状骨骨折。儿童极少出现腕关节不稳。

治疗　舟状骨骨折通常采用闭合与固定治疗。骨折移位可经开放或闭合复以及内固定以最大限度减少骨折不愈合的风险。三角骨骨折通常采用非手术治疗。

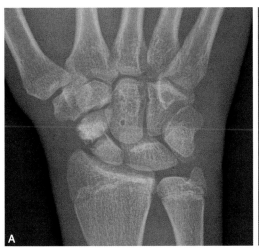
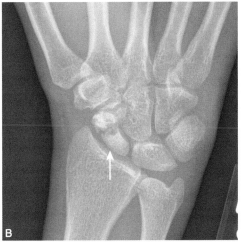

图 143-38　患儿,男,16 岁,腕关节的舟状骨骨折。A,平片表现显示为轻度移位的舟状骨腰部骨折。B,6 个月后复查 X 线片显示骨折部位没有明显的骨痂形成,近极密度轻度增加但没有崩解(箭号),提示早期骨坏死

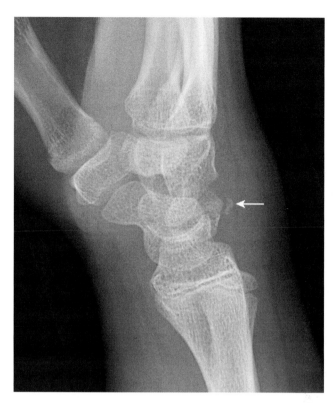

图 143-39 患儿,女,11 岁,侧位片显示轻度移位的三角骨骨折

手创伤

病因学、病理生理学和临床表现 手部骨折常见于儿童,存有两个发病高峰,第一个高峰出现于 1～2 岁,第二个高峰为 12 岁。1～2 岁时,最常见的手部损伤为远节指骨骨折伴软组织裂伤。12 岁左右最常见的手部损伤为小指近节指骨骨折,其次为掌骨骨折。一般来说,指骨骨折与指骨间脱位较常见。手部骨折经常累及骺板,Salter-Harris 骨折很常见。此区域内的发育障碍相对少见。

影像学 平片摄影应至少包含正位、斜位、侧位,图像重点放置于患侧手指,而非整个手掌。极少需要进行横断位影像检查。

撕脱伤常见于过伸、过屈或手指卡入物体中。"木槌指"指屈曲暴力作用于远端指间关节,导致远节指骨背侧出现 Salter-Harris Ⅲ 型撕脱骨折。掌侧骺板 Salter-Harris Ⅲ 型撕脱骨折出现于掌侧,沿远节或中节指骨掌侧插入指屈肌腱。Salter-Harris 骨折可能与远节指骨压缩性骨折有关。

Salter-Harris Ⅱ 型骨折很常见,常累及拇指近节指骨。移位程度多样。骨折可轻微,伴最小程度的骺板增宽或细小的干骺端碎片。鉴别近端指骨 Salter-Har-

ris Ⅱ 型骨折与二分骨骺(少见的正常变异)极为困难。可偶见 Salter-Harris Ⅰ 型和Ⅲ型骨折。

青少年最常见的掌骨骨折为第五掌骨("拳击手"骨折)。骨折面经第五掌骨远端干骺端横行或斜行穿过。远端骨折碎片向掌侧成角。

第一掌骨的 Salter-Harris Ⅲ 型骨折类似于骨骼发育成熟后的 Bennett 骨折。Bennett 骨折为第一掌骨基底部的关节内骨折,伴第一掌骨半脱位。Rolando 骨折即粉碎性 Bennett 骨折。此类损伤罕见于儿童。

"看守者拇指"为近端指骨插入尺侧副韧带的创伤性撕脱骨折。历史记载见于苏格兰猎场的看守人。此类损伤多见于儿童滑雪杖损伤或跳霹雳舞时。第一近节指骨的掌尺侧基底部可见撕脱,如骨骺尚未闭合可出现 Salter-Harris Ⅲ 型骨折。近节指骨桡侧半脱位较显著,在无骨折出现时,需采用应力位拍摄以观察其不稳定性。尺侧副韧带撕脱还可导致 Stener 损伤,内收肌腱膜插入撕裂的尺侧副韧带之间。

治疗 几乎所有的掌骨和指骨骨折可采用非手术治疗,固定 3～4 周即可。关节内骨折需手术钢钉固定,尤其适用于指间和掌指关节受累的病例。

儿童骨折的固定不应超过 6 周,除非出现明显的延迟愈合或需要改变治疗方式(切开复位内固定)。无移位的撕脱骨折通常用支撑带包扎或患指与相邻手指包扎。Stener 损伤需手术处理。

骨盆与髋关节创伤

骨盆骨折

概述 儿童骨盆骨折较少见。行人与机动车碰撞事故占大多数,其次为跌倒损伤,伤者多为男性。儿童骨盆损伤为重伤的标记,提醒临床医生寻找其他额外伤害。骨盆骨突的撕脱伤内容第 145 章亦有涵盖。

病因学,病理生理学和临床表现 患儿骨骼发育一旦成熟,骨盆环的骨折与成人骨折类型和分类一致。目前已有多种分类法应用于儿童骨盆骨折。Torode 与 Zieg 的分类法,Ⅰ 型为撕脱骨折,Ⅱ 型为髂骨翼骨折,Ⅲ 型为单纯环骨折且无临床不稳,Ⅳ 型为骨盆环中断与不稳。Ⅳ 型骨折包括骑跨伤,双侧耻骨支骨折和 Malgaigne 骨折伴同侧前、后缘损伤。骶髂关节和耻骨联合破裂可伴有骨盆骨折。儿童可见塑性或不完全性骨折。通常情况下,如果闭孔环或骨盆环中断,另一个也存在中断。但年幼儿可不遵循此规律,因为其骨骼具有可塑性。

累及幼儿髋臼的骨折十分罕见。髋臼骨折在青少年期更常见，主要见于车祸。年长儿的髋臼骨折类型与成人类似，大多数与髋关节脱位并存。

影像　不稳定骨盆骨折首选 CT 检查。虽然大多数骨折在平片上均可发现，但 CT 能更好地描述骨折的程度与范围。平片筛查盆腔骨折一直备受质疑。如进行 CT 检查评价损伤时，则无需平片检查。

髋臼骨折时可见三叉软骨不对称增宽。CT 用以观察骨折解剖。累及三叉软骨的年幼儿骨折易出现并发症，尤其出现碎片移位时。三叉软骨过早闭合会导致髋臼变浅和髋关节渐进性不稳。此并发症多见于 10 岁以下发生的骨折。

治疗　大多数儿童骨盆骨折可非手术治疗。手术干预最常见于其他损伤的患儿。骨折不稳定或出现骨折脱位时，需切开复位固定。

髋关节脱位

概述　外伤性髋关节脱位常见于青少年，通常为后脱位。与成人不同，此类骨折少见合并髋臼骨折。

病因学、病理生理学和临床表现　青少年中，髋关节脱位通常为车祸后遗，而年幼儿轻微创伤，多为摔倒，即可导致髋关节脱位。髋臼和股骨头骨折可同时发生。儿童轻微创伤导致的脱位，应考虑潜在基础疾病，如韧带松弛，见于 Ehlers-Danlos 综合征、Larsen 综合征及唐氏综合征。

影像　与大多数骨创伤一样，初始影像检查应为平片（图 143-50）。如果髋关节复位后仍不对称，再进一步 CT 或 MRI 检查，评价有无上盂唇或骨软骨碎片

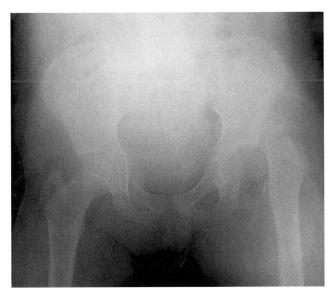

图 143-50　9 岁女孩单纯骨盆正位片展示了上外侧位置的左股骨头兼容而且髋关节后脱位

嵌插。车祸碰撞导致的髋关节脱位多为后脱位。髋臼壁或股骨头骨折时，应进行横断位图像检查，因其可改变患者的治疗方案。有学者主张在复位后两周进行骨扫描或 MRI 检查，观察异常摄取或信号，以预测骨骺坏死。

治疗　大多数儿童髋关节脱位经温和轻柔操作即可复位。但青少年髋关节闭合复位存在股骨头坏死风险。当闭合复位失败，以及软组织或骨组织嵌插时，应切开复位。髋关节脱位的其他并发症包括早发性骨关节炎以及坐骨神经损伤。如果复位延迟超过 6 小时，骨坏死的风险显著增加。

股骨头骨骺滑脱

病因学、病理生理学和临床表现　骨股头骨骺滑脱（slipped capital femoral epiphysis，SCFE）为影响青少年人群最常见的髋关节疾病。骨骺为股骨近端最薄弱的部位。因此，骨股头骨骺滑脱较单纯的股骨颈骨折更常见。骨股头骨骺滑脱本质上为股骨近端骨骺的 Salter-Harris Ⅰ 型骨折。骨股头骨骺滑脱男性多见，与男性相比，女性发病年龄更早，并多见于非洲裔美国人。骨股头骨骺滑脱通常为特发性，临床诊断为肥胖症的患儿发病率高。影响骨股头骨骺滑脱的危险因素包括：甲状腺功能减退、垂体功能障碍，性腺功能低下以及肾性骨营养不良。臀部放射治疗会增加患病的风险。当患儿出现双侧对称骨股头骨骺滑脱，且患病年龄不在好发年龄范围时，应考虑合并其他基础病。

约 25% 的患儿出现双侧骨股头骨骺滑脱，但据报道，双侧骨股头骨骺滑脱的发病率范围自 20% 至 80% 不等。约半数患者同步出现双侧骨股头骨骺滑脱。在患侧首次确诊骨股头骨骺滑脱 2 年后，对侧出现骨股头骨骺滑脱的风险最高。

骨股头骨骺滑脱患儿通常出现髋部、腹股沟或大腿疼痛。可于轻微外伤后首次出现症状。多达四分之一患儿存在膝关节疼痛。因此，当青少年出现无法解释的膝关节疼痛时，建议髋关节平片检查。

根据定义，出现症状小于三周的，称为儿童"急性"骨股头骨骺滑脱。三周以上称为"慢性"骨股头骨骺滑脱（占约总病例的 85%）。青少年急性或亚急性持续性髋关节疼痛，应首先疑似骨股头骨骺滑脱。

骨股头骨骺滑脱患儿，髋关节疼痛伴无力行走的被称为不稳定性骨股头骨骺滑脱。具有行走能力的称为稳定性骨股头骨骺滑脱。此差异临床极为重要，因为它可影响手术干预和预后的时机。

影像　疑似骨股头骨骺滑脱的患儿应拍摄骨盆前

后位及"蛙式"侧位片,双髋应包括在内。骨骺可向内、向后滑脱,或两者兼有。蛙式侧位片有助于观察,因本病多向后移位,因此前后位片表现轻微(图143-52)。前后位片对观察内侧移位较有帮助,但通常此移位亦较细微。前后位中,沿股骨颈外缘画出平行线,即 Klein 线。正常情况下,少部分股骨头应位于 Klein 线外侧。当股骨头不在 Klein 线外侧时,应考虑内侧移位(图143-52)。理论上讲,向后滑脱而无内侧移位时,Klein 线表现可正常。前后位中股骨头骨骺越小,向后滑脱的程度越大。

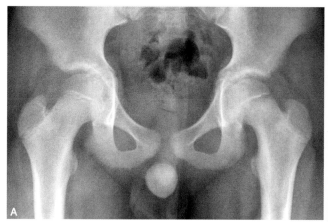

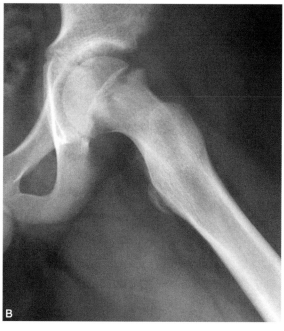

图 143-52　患儿,男,11 岁,股骨头骨骺滑脱伴左髋疼痛。A,正位片,左侧近端股骨近端生长板宽而模糊。没有左侧股骨头部分投影到侧位 Klein 线。右侧股骨近端是正常的。B,侧位图,排列不齐的股骨头和颈的生长板观察更好。股骨头相对股骨颈向后位移,但仍处于连续性

慢性滑脱患儿,股骨颈内侧可见骨质重塑硬化(支撑),是对应力变化的改变。同时还可见骺板增宽,同时伴近骺板区、骨骺以及干骺端透亮度增高。

CT 和 MRI 也可用以诊断股骨头骨骺滑脱,但通常平片即可解决问题。近期运用 MRI 检查发现滑脱前期表现,表现为骺板增宽、相邻骨髓水肿及软骨缺失。MRI 均可见关节积液,可能由应力改变后创伤后炎症及髋关节不协调所致。

治疗　原位固定与经骺板螺丝固定可治疗本病。对侧预防性髋关节固定可用于高危个体。由症状表现决定治疗时机。稳定性股骨头骨骺滑脱可择期治疗。不稳定性股骨头骨骺滑脱通常需早期或急诊固定,因其具有较高的骨骺坏死风险。在进行股骨头骨骺复位时,应谨慎小心,因为即使轻微操作也可能破坏骨骺的血液供应。

本病的治疗并发症包括股骨头骨骺坏死(图143-54)和软骨溶解。骨骺坏死多见于不稳定性股骨头骨骺滑脱治疗后。在过去,5%~10%的患者出现软骨溶解,但随着新型固定技术的发展,其发生率显著下降。

没有合并骨骺坏死的患者极少发生软骨溶解。股骨头骨骺滑脱的额外并发症为凸轮型股骨髋臼撞击,这与股骨头颈交界处的异常偏移有关(见第145章)。

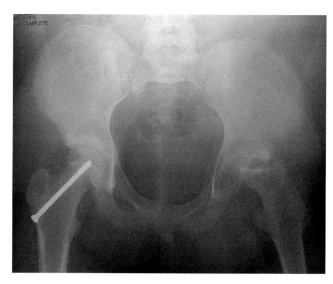

图 143-54　股骨头骨骺滑脱的并发症。14 岁女孩盆腔单纯正位片显示左侧股骨头碎裂和坍塌同时伴发骨坏死。右侧股骨是手术后的改变

膝关节创伤

概述　骨骺融合前,膝关节骺板为常见的损伤部位。骨骺一旦融合,交叉韧带的损伤变则更为常见。膝关节血肿较常见,主要为软组织损伤或骨折所致。

远端股骨

病因学、病理生理学和临床表现　股骨远端骨折分为两型。幼年型(年龄 2~10 岁)最常见,继发于高能性创伤,如车祸。而青春期型损伤多与运动有关。Salter-Harris Ⅱ 型骨折最常见,常伴有冠状面移位、内侧骨骺分离及相关内侧副韧带扭伤。相较于膝关节韧带损伤,股骨远端 Salter-Harris 骨折更常见,尤其见于快速发育期。

影像　评价膝关节,首先应拍摄正位、侧位和日出位。5 岁以下患儿膝关节日出位帮助不大,因为 10 岁前髌骨骨化不良和髌骨骨折不常见。根据损伤机制,某些情况下可使用 MRI 或 CT。患儿膝关节 MRI 检查必须特别关注未融合的骺板。MRI 在评估肌腱、韧带和骨挫伤方面很有帮助。关节内骨折时,交叉侧位、MR 或 CT 可见关节内积血。这表现继发于骨髓损伤。

大多数股骨远侧干骺端 Salter-Harris 移位骨折具有明显的临床和影像表现。但是,轻微股骨远端 Salter-Harris 损伤平片表现隐匿性,不用 MRI 难以诊断。

治疗　无移位或稳定性股骨远端骨骺骨折,可保守和固定治疗。不稳定、关节内或骨折移位需手术固定治疗。

髌骨

病因学、病理生理学和临床表现　骨骼尚未发育成熟的患儿罕见髌骨骨折。髌骨套状骨折最常见,多与髌骨外脱位有关(见第 145 章)。髌骨骨折最常见的原因为直撞暴力损伤,此类损伤是非套状骨折。与舟状骨相同,髌骨为循环供血。因此,髌骨横断骨折合并近端缺血坏死较为罕见。

影像　膝关节首次检查应采用前后位及侧位。对于儿童来讲,髌骨轴位拍摄难度较大,因为患儿需膝关节屈曲近 115°。Merchant 位可作为替代像,它只要求轻度屈膝即可(屈曲 45°)。

非套状髌骨骨折可为单纯性或粉碎性。关节受累很重要,可决定手术方案。可进一步 CT 和 MRI 评估。骨折线应与二分髌骨相鉴别,骨折可发生于软骨结合处,位于髌骨体与较小的外上骨化中心之间。

治疗　髌骨骨折手术治疗由几个因素决定,其中包括伸膝机制的完整性、位移以及关节伸展的程度。保守治疗髌骨骨折尤其困难,包括不愈合(伸肌系统相关的慢性牵拉)、早发性骨关节炎等问题,因为关节面经常受累。

胫骨粗隆和近端胫骨

病因学、病理生理学和临床表现　在第 145 章中将详细介绍胫骨粗隆的急性和慢性撕脱伤、胫骨粗隆骺板区 Salter-Harris 损伤,以及胫骨隆突前交叉韧带撕脱骨折。

胫骨近端骨骺和骺板呈倒 L 形。在女孩约 15 岁和男孩约 17 岁时,胫骨骨骺和粗隆与其下方的胫骨融合。因此,任何近端胫骨骨折延伸至胫骨骨骺或胫骨粗隆骺板区均被认为是 Salter-Harris 骨折。

与成人不同,儿童胫骨平台骨折少见压缩,因为骺软骨具有弹性,对胫骨骨骺具有缓冲作用。

影像　首先应拍摄膝关节正、侧位片。胫骨近端的横行骨折为良性,但如果骨折延伸至胫骨粗隆骺板区,严格讲已成为 Salter-Harris Ⅱ 型骨折。撕脱骨折累及胫骨骨骺或胫骨粗隆为 Salter-Harris Ⅲ 型骨折。CT 和 MRI 有助于判断骨折的三维方向以及骨骺是否受累。MRI 作用更大,当骨折平面延伸至胫骨粗隆骺板区,有助于辨别骨折是否为真性 Salter-Harris 骨折,同时还可评价骨骺和伸肌系统。对于胫骨平台骨折,MRI 为评价关节软骨损伤以及合并半月板和韧带损伤的首选方法。

治疗　Salter-Harris 骨折累及近端胫骨承重区(胫骨平台)和 Salter-Harris 骨折累及胫骨粗隆骺板区,依据生物力学的不同,治疗方案也有区别。胫骨粗隆插入膝关节的伸肌系统中,因此,随膝关节运动,该区域的胫骨骨骺骨折不稳定。胫骨平台骨折也不稳定,但由于其为承重面,当上覆软骨受累时,应考虑创伤后骨关节炎合并内部紊乱以及半月板撕裂。由于这些原因,患儿胫骨粗隆和胫骨骨骺 Salter-Harris 骨折的手术固定和制动的门槛较低。

幼儿骨折

病因学、病理生理学和临床表现　幼儿骨折通常见于 9 个月至 3 岁之间,通常累及胫骨骨干的远三分之一处。幼儿骨折疾病谱包括学步儿童腿或足的任何骨折。胫骨为最常见的骨折部位,其次为腓骨和距骨。

典型的幼儿骨折既往史包括患儿腿被物体夹住、腿部扭曲及摔倒。患儿出现疼痛和拒绝承重，无具体跌落事故。体检时，患儿骨折区压痛。一旦幼儿开始学走路，常可发生幼儿骨折。当学步期前出现类似骨折时应高度疑似虐童。

影像　幼儿骨折可见于胫骨近侧干骺端、骨干或远侧干骺端的任何部位。骨折线位斜形或螺旋形，无分离和移位（图 143-61）。急性期骨折线可非常轻微。因此平片复查对确认骨折很有必要。同样，学步期儿童腓骨和距骨骨折可轻微。在愈合过程中，骨折线边缘的骨质硬化和骨膜下新生骨发育，能使骨折更为醒目。

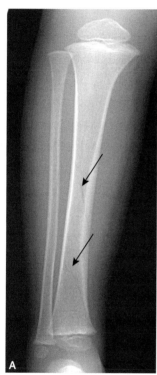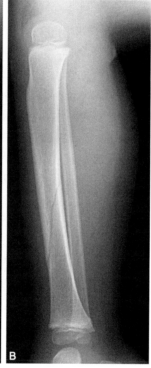

图 143-61　患儿，女，2 岁，胫骨学步骨折的正位片（A）和侧位片（B）。正位片两条透亮的骨折线显示出骨折线是螺旋的（箭号）和侧位片中仅见单一骨折线。在侧位片上可以看到骨折前软组织轻度肿胀

由于骨折线为斜形或螺旋形，并且特定事件可能不会导致骨折，因此幼儿骨折可能被错误地归因为虐童。在适龄儿童出现学步骨折典型表现，且不存在其他的损伤时，不应考虑虐童。

治疗　保守治疗，包括制动和石膏固定，同时应避免负重。

其他胫骨和腓骨骨折

病因学、病理生理学和临床表现　大多数胫骨骨折发生于远端干骺端。年幼儿胫骨远端干骺端为 Buckle 骨折的常见部位。Salter-Harris 骨折常见于胫骨远端，并在踝关节骨折中详细介绍（见下文）。年长儿中，胫骨骨干骨折通常具有完整的横向或斜向骨折面。当胫骨骨干发生完全骨折时，腓骨通常也会出现骨折。

腓骨近端可能发生 Maisonneuve 骨折，伴内侧韧带损伤或者内踝骨折。Maisonneuve 骨折的机制为踝关节暴力外翻损伤。这些骨折也可伴随幼年 Tillaux 骨折以及胫骨远端三平面骨折。由于踝关节内侧支持结构内破坏，暴力可上行穿过小腿骨间膜，斜行通过近端腓骨骨干。因此，出现 Maisonneuve 骨折也提示骨间膜中断，如果不予以手术解决韧带损伤问题，存有潜在不稳定性的隐患。

影像　腿部非骺板性及关节外骨折可选择前后位和侧位加以观察。一旦小腿两端任意一侧的骺板受累，应进行专门的骨关节成像以仔细观察评价骺板及关节受累情况。

当内踝骨折或踝关节韧带断裂时，关节外的剩余腿部应加照平片，以除外 Maisonneuve 骨折。

治疗　胫骨骨折的治疗取决于患儿年龄、骨折的位置和类型以及骨折移位成角的程度。大多数胫骨骨折为单纯的关节外骨折且未累及骺板，非手术治疗即可。腓骨骨折，即使出现骺板受累，也无需手术治疗，因为腓骨为相对非承重骨。

相较于胫骨其他部位的骨折，胫骨近端骨折虽然较少见，但更易出现并发症，包括渐进性足内翻畸形。Salter-Harris Ⅲ 型和 Ⅳ 型骨折需手术治疗。Maisonneuve 骨折如果为稳定骨折，也无需手术。不稳定性骨折，应修复韧带联合需并固定内踝。合并的腓骨近端骨折可保守治疗，三角韧带无需直接修复。

胫骨远端内侧或外侧（幼年 Tillaux 骨折，见下文）均可见 Salter-Harris Ⅲ 型骨折。胫骨远端干骺端为 Salter-Harris Ⅳ 型骨折最常见的位置。

踝创伤

过渡期踝关节骨折（幼年 Tillaux 骨折和三平面骨折）

病因学、病理生理学和临床表现　过渡期骨折发生于青少年早期，胫骨远端骺板接近融合或已分融合。

胫骨远端骺板融合从中央开始,而后由内向后进行。前外侧最后融合,因此也是对骨折抵抗最弱的部位。这种胫骨远端特殊的骺干融合模式导致胫骨远端出现特征性骨折。

幼年 Tillaux 骨折为发生于胫骨远端骺板及骨骺的 Salter-Harris Ⅲ 型骨折。幼年 Tillaux 骨折为胫骨远端前外侧骨骺撕脱,由胫腓前韧带牵拉以及前联合韧带暴力外旋所致。三平面骨折与青少年 Tillaux 骨折密切相关。实际上,三平面骨折在胫骨远侧干骺端还多出一个平面的骨折,通常位于冠状面(图 143-68)。三平面骨折指:①矢状面骨折通过骨骺;②横断面骨折通过骺板;③冠状面骨折通过干骺端。

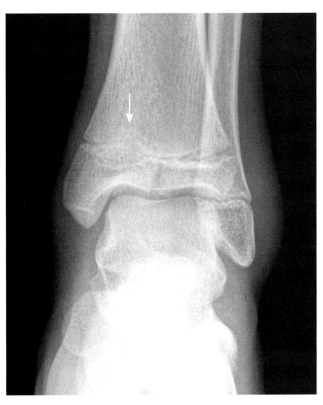

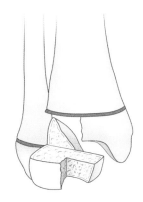

图 143-68 三平面骨折。在两部分的三平面骨折,通常矢状骨骺,典型的表现为,于矢状面骨骺、横断面骺板和冠状面干骺端可见骨折线存在。(Modified from Beaty JH, Kasser JR. *Rockwood and Wilkins' fractures in children*. 6th ed. Philadelphia, PA: Lippincott Williams & Wilkins;2006.)

影像 幼年 Tillaux 骨折的骨骺部分,骨折常沿矢状位或斜矢状位走行,而骺板部分,骨折常穿行胫骨远端骺板的前外侧(图 143-69)。幼年 Tillaux 骨折的垂直骨折线,位于被称为 Kump 隆起的胫骨前内侧已闭合骨骺的外侧(见图 143-69)。应与位于骨骺内侧的骨折相鉴别(图 143-66)。胫骨远端幼年 Tillaux 骨折的关注点并非骺板过早融合,因为此时骺板已闭合,重要的是,病变可累及关节面。出现明显的骨折裂隙或关节面不规则骨折片,均提示踝关节退行性疾病的提早发生。

对于三平面骨折,骨骺和干骺端的骨折平面可能与真正的正交方向有所不同。经典的三平面骨折通常累及两部分,但是累及三个、四个部分的变异偶有发

图 143-69 男孩 15 岁,青少年 Tillaux 骨折。Salter-Harris Ⅲ 型骨折的骨折线位于 Kump 隆起的外侧(箭号所示),胫骨远端骨骺最早闭合的部位

生(图 143-70)。虽然三平面骨折同时累及骨骺和干骺端,但不是真正的 Salter-Harris Ⅳ 型骨折,因为骨骺和干骺端的骨折线在同一平面内并不连续。准确地说,三平面骨折为 Salter-Harris Ⅱ 型与 Ⅲ 型骨折的组合形式。

表面上看,三平面骨折在正位片上与幼年 Tillaux 骨折类似(图 143-70A)。如果侧位片未能发现 Salter-Harris Ⅱ 型骨折,CT 可鉴别两种骨折,因此两种骨折的治疗方案不同。

通常平片足以描述幼年 Tillaux 骨折与三平面骨折。有时,内翻应力试验有助于观察幼年 Tillaux 骨折中骨骺骨折的部分。CT 可测量关节面移位以及骨折面的走行,用于术前方案的制定。

治疗 如果过渡期骨折的骨折线宽度超过 2mm,则需手术固定。内侧关节间隙增宽可能提示骨折移位。无移位的骨折仅固定治疗即可。幼年 Tillaux 骨折的骨骺位置需手术固定。三平面骨折,骨骺和干骺端骨折均需手术固定。

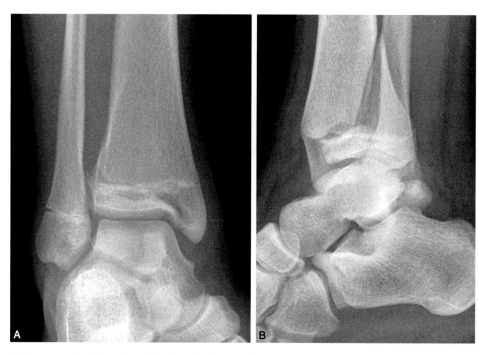

图 143-70 青少年三平面骨折的正位片（**A**）和侧位片（**B**）显示。（Courtesy Dr. B. H. Adler, Columbus, OH. ）

足创伤

概述 足部骨折约占儿童骨折的 5% ~ 8%。婴幼儿年龄段的足骨主要由软骨构成，因此足部骨折较少见。随年龄增加，足骨逐渐骨化，骨折的发生率也逐年增高。大多数儿童足部骨折为孤立单发损伤。

后足骨折

距骨骨折

病因学、病理生理学和临床表现 距骨骨折不常见，约占小儿足部骨折的 2%。撕脱骨折最常见，其次为骨软骨骨折、距骨颈骨折以及距骨体骨折。

小的撕脱骨折可发生于肌腱或韧带附着处。距骨与跟骨的内侧面为最常见部位。

距骨颈和距骨体的骨折通常由高能量创伤所致，如跌倒或交通事故。距骨颈完全性骨折较罕见，见于年长儿。

年幼儿距骨颈可出现 buckle 骨折。骨背侧表面可见弯曲，病变可非常轻微。距骨为"学步儿童跗骨骨折"的损伤部位之一。上述骨折由背屈时，胫骨前缘挤压距骨颈所致。

距骨周围脱位不常见，为距下及距舟关节错位，通常由高能量创伤所致。当出现距骨周围脱位时，经常伴有足部其他部位的骨折。

影像 平片检查应包括踝关节正位、斜位和侧位。对于复杂的距骨骨折，CT 可用于观察骨折解剖和关节受累情况。因为距骨体的血供呈环形，因此近端骨坏死可使骨折变得更复杂。由于供血血管的损伤，距骨脱位也具有发展为骨坏死的风险。损伤 2 个月后，当距骨圆顶出现软骨下透亮区（Hawkins 征），则表明距骨圆顶具有充足的血液供给，出现骨坏死的几率低。其他严重的并发症包括由于骨折对位不良引起的创伤后关节炎。

治疗 不伴移位的距骨骨折可石膏固定。当出现骨折移位，可采用闭合复位或开放复位。

跟骨骨折

概述 跟骨骨折较常见，占全部小儿足部骨折的 2%。常合并其他损伤。文献中报道的学步儿童的跟骨骨折不常见。

病因学、病理生理学和临床表现 跟骨骨折最常见于跳跃、高处坠落及交通事故。损伤机制通常由轴向受力过载所致。在跟骨骨突融合前，跟骨后缘可出现与骨突骺板及骨突的相关骨折，可使用 Salter-Harris 系统进行分类。

影像 跟骨骨折，其粉碎程度及上缘内陷程度变化很大。Böhler 角用以评价骨折引起的跟骨内陷。Böhler 角为两线相交的后角，一条为跟骨前缘切点至距骨下关节面后缘最高点,另一条线从距骨下关节面后缘最高点至跟骨后上缘。正常情况下,成年人 Böhler 角为 25°~40°,儿童略小。跟骨凹陷骨折时,Böhler 角减小。虽然 Essex-Lopresti 分类系统被广泛使用,但最重要的是通过距骨下关节受累以区分关节内和关节外骨折。大多数跟骨骨折位于关节内,Harris 位常可较好的观察关节内骨折(图 143-73)。

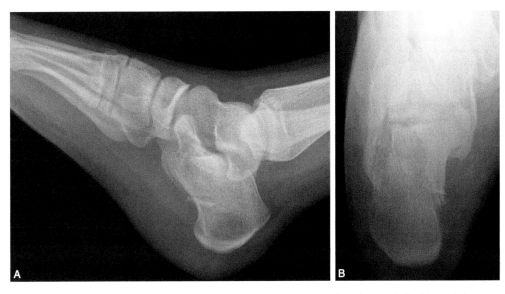

图 143-73 男孩 15 岁,粉碎性关节内的跟骨骨折。Harris 位观察距下关节受累最清晰

CT 可用于观察跟骨骨折的解剖全貌。跟骨体的轻微压缩骨折年幼儿不常见。此类骨折很难通过平片早期诊断,除非骨折边缘出现 buckle 骨折。复查平片可见跟骨体中部斜带状骨质硬化。

治疗 关节内跟骨骨折合并移位的,通常需手术切开复位内固定治疗。大多数患者临床预后良好,很少出现并发症。

中足损伤

概述 楔骨的孤立性骨折较罕见。骰骨的"双层床"骨折可见报道(参见"双层床骨折")。跗跖关节损伤在整个童年期均可发生,但年长儿更多见。

病因学,病理生理学和临床表现 损伤机制可为下落物体的直接损伤,或由跖屈、外展暴力或两者同时作用下的间接损伤。高处坠落为导致绝大多数儿童跗跖关节损伤的原因。跗跖关节指跗骨远端和跖骨之间。骨折发生于跖骨基底部或楔骨内。病变均会出现第二跖骨基底部骨折。多发跖骨骨折及跗骨损伤儿童多见。这些骨折可表现为软骨与骨性分离,仅见小的薄骨片,平片较隐匿。跗跖关节损伤可分为同侧,即第一跖骨移位方与其他四个跖骨相同,或为不同侧,即第一跖骨内侧移位,而其他跖骨外侧移位。骰骨与第二跖骨基底部骨折可见于典型跗跖关节(tarsometatarsal,TMT)损伤。

影像 平片异常表现较轻微。足部负重排片有助于精确评估前足与中足的对位。负重使跗跖关节紧张,可显示轻微的跖跗关节损伤。在任何体位中,任何跖骨基底部与相应跗骨的对位异常均应怀疑骨折可能。中足损伤要密切评估是否存在撕脱骨折。CT 可明确诊断并观察解剖结构。超声或 MRI 也可用于评价跗跖关节韧带。超声和 CT 均不是跗跖关节损伤的首选检查。其作用仅在以下情况出现时作为平片的补充:首次平片检查正常、有必要确认是否合并其他骨折、是否出现可影响手术方案的韧带损伤。

治疗 无移位或轻度移位的跗跖关节脱位可保守治疗。跖跗骨折伴移位,当超出最小范围时应外科手术治疗。如闭合复位不成功,经皮穿针内固定术可增强固定效果。固定第二跖骨近端的骨折较重要。

前足骨折

概述 跖骨骨折为最常见的儿童足部损伤。大多数骨折无移位或仅轻度移位。如果骨折累及跖骨基底部,必须考虑跗跖关节损伤可能。足趾骨和跖骨的 buckle 骨折常见于年幼儿。年幼儿最常见第一跖骨损伤,年长儿最常见第五跖骨损伤。

病因学、病理生理学和临床表现 趾骨骨折通常由坠落物直接砸伤足部所致,特别是大脚趾。Salter-Harris 骨折可累及骺板。发生于大脚趾近端基底部的

Salter-Harris Ⅲ型骨折可能与二分骨骺相混淆。年幼儿,趾骨和跖骨的 buckle 骨折最常见。经常可见相邻的骨骼同时骨折。跖骨骨干的斜行或横行骨折可由物体坠落、摔伤或扭伤所致。严重的扭伤可引起多个相邻跖骨的骨折。

影像 对于趾骨损伤,应拍摄专门的三平面照片,而无需拍摄全足。应描述骨折的部位及范围,包括:关节内或关节外延伸,趾骨内部位(骨干,颈或头),是否累及骺板。虽然对患侧脚趾进行纯侧位拍片,会因脚趾重叠而增加观察的难度,但对评价骨折来说非常重要,因为无论前后位或斜位片均可漏诊骨折移位。

治疗 骨折移位需复位治疗,特殊情况下需克氏针内固定。趾骨骨折愈合快,通常与相邻足趾胶带固定即可。

大脚趾骨折

概述 除非证明出现其他类型,否则目前认为大脚趾骨折为第一近节或远节趾骨基底部的 Salter-Harris Ⅰ型或Ⅱ型骨折。由于第一远节趾骨骺板与甲床的关系,因此导致大脚趾骨折存在并发症的特殊性(骨髓炎)。

病因学,病理生理学和临床表现 大脚趾的甲床与远节趾骨骺板关系紧密。实际上,皮肤就直接附着到近端骺板的骨膜上。当损伤后,这种附着关系导致骨和骨骺可能出现感染。因此,任意合并甲床损伤的骺板骨折,均应认定为开放性骨折(图 143-77)。

影像 远节趾骨的骺板增宽为大脚趾骨折的最常见表现(见图 143-77)。骺板的增宽与变薄与原发性损伤、合并骨髓炎或两者共同作用有关,通常单纯平片检查难以区分。如果临床高度怀疑合并感染,有必要

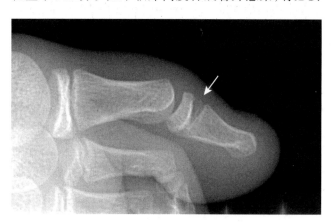

图 143-77 男孩 12 岁,蹞趾踢伤骨折(箭号)。可见微小干骺端骨折片。患者预防感染应用了抗生素

进行 MRI 检查。

治疗 考虑为开放性骨折时,建议预防性应用抗生素治疗。除非合并骨髓炎伴脓肿形成,否则骨折采用非手术保守治疗即可。

双层床骨折

病因学,病理生理学和临床表现 "双层床"骨折指累及大脚趾与跖骨的 buckle 骨折。最常见于 3～6 岁的儿童。

本病常见于高处坠落或跳至坚硬的地面上,典型的受伤原因为从双层床的上铺跳至硬木地板,落地时脚尖着地。患儿的全部重量均作用于第一跖骨(轴向符合过载损伤),导致 buckle 骨折。"双层床"骨折还与蹠跖关节交界处的韧带损伤相关,被认为是跖蹠关节损伤的变异型。

影像 平片为主要检查。少数情况下,第一跖骨骺板的正常波浪状结构可能会被误认为"双层床"骨折。但是,此结构与骨折不同,骨折可导致干骺端骨皮质中断或皱褶。

治疗 除非发生明显的移位或关节受累,否则"双层床"骨折多采用保守固定治疗,很少使用手术干预。

第五跖骨骨折

概述 第五跖骨基底部骨折较常见。约 40% 的跖骨骨折累及第五跖骨。儿童第五跖骨骨折的类型包括:结节性撕脱,关节内、近侧干骺端、骨干和颈部的骨折。

病因学、病理生理学和临床表现 Jones 骨折,最初描述于成人,为第五跖骨近端由于重复内翻所引起的骨折。为横行骨折,骨折远端到第五跖骨粗隆的顶端大约 1.5cm,并且延伸至相邻跖骨边缘。Jones 骨折应与第五跖骨应力性骨折相鉴别,后者骨折距离第五跖骨粗隆大于 2cm 处。

第五跖骨的 Jones 骨折和应力性骨折均应与第五跖骨粗隆撕脱骨折相鉴别。第五跖骨粗隆撕脱性骨折由暴力屈曲和内翻引其的蹠跖关节骨折,常因下楼时意外扭伤或跌倒所致。粗隆的撕脱骨折,以前被认为起源于腓骨短肌附着处,但现在认为从小趾展肌附着处发生。儿童的粗隆撕脱较真性 Jones 骨折更常见。

影像 首次拍片应包括前后位、侧位和斜位。特别在考虑隆突撕脱骨折时,可加照对侧以进行对比。

隆突撕脱会出现骺板增宽。关键在于区分第五跖骨基底部骨折与正常第五跖骨隆突。第五跖骨的隆突为纵向排列,而跖骨应力性骨折和撕脱性骨折为水平走向。随四肢骨的生长,有时第五跖骨隆突也可出现撕脱(图 143-81)。

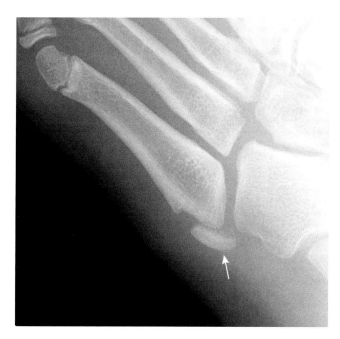

图 143-81　男孩 13 岁,第五跖骨隆突(箭号)撕脱骨折。该隆起从下面的骨骼移位和缩回近端

结节撕脱的横形骨折线可穿过骨突及其骺板。跖骨基底部损伤可延伸至第五跖-骰关节,或延伸至第四、五跖骨基底部之间。这些骨折线应与远端 Jones 骨折或第五跖骨骨干应力骨折相鉴别。

治疗　骨突的撕脱骨折通常采取保守固定治疗。Jones 骨折的部位不稳定,这种不稳定易导致骨折延迟愈合或不愈合。因此 Jones 骨折通常需手术治疗。Jones 骨折的骨折部位血供薄弱,因此可能出现愈合延迟。

神经性损伤

病因学、病理生理学和临床表现　引起儿童神经性损伤的原因包括脊髓脊膜膨出、瘘管、先天性无痛症以及家族性自主神经功能异常(Riley-Day 综合征)。合并感染较常见。神经病理性骨折和关节(夏科关节),儿童较成人更常见。

影像　神经性损伤的特征包括以下四点:①脱位;②骨折碎片;③组织破坏(畸形);④密度增高(硬化)。损伤无法痊愈。可出现骺板骨折,常合并骨膜下血肿以及骨膜新骨。这种征象可能类似于肿瘤或感染。反复创伤可导致骺板慢性损伤,引起骺干过早融合。其他后遗症包括:肢端骨质溶解、关节畸形、关节脱位、骨骺坏死。神经性骨折最常见于下肢的骨干或干骺端。指尖受伤由挤压、热损伤、咬伤所致。

治疗　治疗方案应针对基础病而各有不同。非手术治疗和手术治疗均可治疗夏科关节病。非手术治疗包括固定和减小应力。外科手术治疗包括去除骨突出物、关节融合、钢板螺钉内固定、骨移植和重建手术。

物理因素

冻伤

病因学、病理生理学和临床表现　冻伤损伤最常见于 5~10 儿童。冻伤的病理生理机制不好定义,但软骨细胞的直接损伤可发生于骺板内。儿童的后遗症为骺板提早融合,导致受累肢体的短缩。骨头碎裂可由缺血性损伤所致。受累肢体因关节直接损伤与关节面对位异常而进展为继发性退行性病变。

影像　损伤后 1 周影像即可发现异常,包括软组织肿胀和软组织积气,提示预后不良。伤后数周至数月,平片可见骨质改变。典型征象包括拇指不受累,由握拳时拇指被其他手指包绕所致。远节指(趾)骨病变最显著,偶尔累及中节指(趾)骨,很少累及近节指(趾)骨或掌骨(图 143-86)。

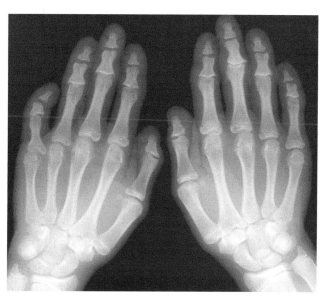

图 143-86　女孩 15 岁,冻伤后遗症。由于骺干提前愈合,引起的远节和中节指骨的短指畸形。在这个病人,拇指也同样受累。右手第五指的近节指骨也可见受累缩短

治疗 根据损伤的程度不同,治疗方案变化很大。包括肢体复温,手术清理坏死组织,可能需要溶栓治疗。抗生素通常用于预防或治疗继发感染。

热损伤和电损伤

病因学、病理生理学和临床表现 儿童的热损伤发病率和死亡率均很显著,通常见于 6 岁以下儿童。手为最常见的损伤部位,其次为面部。

影像 热损伤通常累及软组织,导致挛缩和关节强直。异位骨可导致关节强直,关节直接热损伤表现与前类似。骺板的直接热损伤可导致骺干提前闭合或生长障碍。由于电的热效应,电击伤后遗表现与热损伤类似。可出现骨质溶解。

治疗 伤口感染和脓毒症较常见,部分病例需外科手术治疗。

辐射损伤

病因学、病理生理学和临床表现 组织受到辐射后,可造成急性或延迟性组织损伤。辐射通过干扰软骨形成,引起骨骼和骺板软骨再吸收进而影响发育未成熟的骨骼,导致具有更大生长潜力的年幼儿受累。放射治疗的剂量可足够引起骨的永久性损伤。在引起生长发育迟缓方面,300cGy 即可出现微小改变,低至 400cGy 出现生长发育缓慢。当剂量上升至 1200cGy 时,出现组织恢复。但是,超过此水平会导致几乎所有细胞的永久性损伤和骺干提前融合。辐射诱导的肉瘤较少见,通常见于治疗后数年。

影像 辐射损伤包括生长发育迟缓与发育不全、骺干提前融合、股骨头骨骺滑脱、股骨头坏死、骨软骨瘤形成及辐射诱导的肉瘤。

长骨在照射后 1~2 个月内出现干骺端硬化、毛糙及增宽,与佝偻病表现类似。受累骨骼在 6 个月后恢复正常。治疗后短期内可见干骺端致密带。治疗后 1~8 年内可随时发生股骨头骨骺滑脱,因此,长期影像随访很有必要。脊柱受到辐射 9~12 个月内,可见与椎体终板平行的水平硬化线(骨中骨表现)。由于辐射剂量高(2000~3000cGy),可导致椎体呈扇形,椎体变扁,由于椎体不对称发育而引起的脊柱侧凸已有报道。

治疗 应早期诊断、早期评估辐射损伤,取决于暴露于辐射的剂量大小。根据照射的严重程度以及损伤部位特点等制定治疗方案。

关键点

儿童的骨骼组成和生长过程使儿童比成人更易发生不同类型的骨折和并发症。

Salter-Harris 骨折分级越高,出现干骺过早融合的几率越高。

内上髁骨化早于滑车。肘关节损伤,可见滑车骨化而在正常位置未见内上髁骨化,应怀疑内上髁撕脱。

儿童的骨盆骨折可不完全。单纯的闭孔环中断可能由儿童骨骼构成所致。

骨折累及三角软骨可干扰随后的髋臼增长。

患儿出现双侧对称股骨头骨骺滑脱,或在典型好发年龄之外发病时,应疑似代谢性基础病。

经典的学步期骨折为胫骨疼痛及拒绝承重的原因之一。幼儿也可出现腓骨骨折和跗骨骨折(距骨和骰骨),其表现类似。

由于大脚趾远节指骨与甲床关系密切,因此认为其 Salter-Harris 骨折为开放性骨折。患儿应接受预防性抗生素治疗,预防骨髓炎。

✓ 临床医生须知

- 骨折的描述,包括是否存在移位、成角、骨骺受累、关节受累和骨折方向(如横行、不完全性、纵行、单纯性、粉碎性)。
- 区分正常发育变异与骨折。
- 患儿是否因基础代谢性综合征导致易患骨折。

推荐阅读

Ogden JA. *Skeletal injury in the child*. 3rd ed. New York: Springer; 2000.

Ozonoff MG. *Pediatric orthopedic radiology*. 2nd ed. Philadelphia, PA: Saunders; 1992.

Rogers LF, Poznanski AK. Imaging of epiphyseal injuries. *Radiology*. 1994;191:297-308.

Swischuk L, Hernandez JA. Frequently missed fractures in children (value of comparative views). *Emerg Radiol*. 2004;11:22-28.

Wilkins KE. Principles of fracture remodeling in children. *Injury*. 2005;36(suppl 1):A3-A11.

参考文献

Full references for this chapter can be found on www.expertconsult.com.

第 144 章

虐童

PETER J. STROUSE and DANIELLE K. B. BOAL

概述

自 Caffey（1946 年）、Kempe 及 Silverman（1962 年）发表具有里程碑意义文章的几十年来，医学界、执法机构及儿童保护服务处对诊断虐童更为敏感与重视。这些部门不仅提倡保护儿童，同时采取更积极的措施辨别及起诉施虐者。虐童仍是一个极具情感色彩的难题。虐童的诊断及治疗与父母权利及家庭保护等法律问题相互交织。通常情况下，虐待行为隐蔽，不易被察觉，且罕有施虐者主动自首。虐童的方式多样，虐待行为以及疏于照顾也可与其他疾病表现类似。

病因学、病理生理学和临床表现 根据美国卫生与公共服务部的最新调查显示，2009 年儿童保护服务处对 3 043 000 名宣称受到虐待的儿童进行调查，结果约 702 000 名儿童确实遭受了虐待。因此，2009 年儿童保护服务处估算，每 1000 名美国儿童，40.2 人疑似受到虐待或疏于照顾，9.3 人确认受到虐待或疏于照顾。在确诊儿童中，78.3% 为疏于照顾，17.8% 受到躯体虐待，9.5% 为性虐待，7.6% 为心理虐待，9.6% 为其他形式的虐待（总数>100%，因部分遭受多种形式虐待）。幼儿濒临死亡的风险最大，81% 的死者小于 4 岁，46% 未满 1 岁。据估计，2009 年有 1770 名儿童死于虐待或疏于照顾。超过 90% 的施虐者与受害儿童为亲子关系（包括母亲、父亲、继父母及单亲父母的情侣）。

虐童的临床表现多种多样。有些受虐儿童早期即被发现，但大多数表现隐匿，直到临床或影像发现损伤时才被证实。儿童常见表现为头部、腹部症状或肢体外伤，由于照顾疏失引起的擦伤、烧伤。影像学评估非创伤性损伤时，可偶然发现虐待伤，此情况并不少见。因此，放射科医生有时成为第一个提出疑似虐童诊断的人。

影像学 虐童的首次影像检查由临床表现决定。影像学评估的作用在于辨别需即刻处理和若未诊断或治疗可能影响患儿未来健康的损伤。一旦急症处理完毕且患儿情况稳定后，应进一步骨骼影像检查以发现隐匿性损伤及考虑是否诊断为虐童。影像学有三个方面作用：

1. 识别有无躯体虐待，为疑似病例提供诊断支持。认识特征性病变，辨别可能受到虐待但未在疑似之列的病例。

2. 为控辩双方提供便于易于理解的信息，包括虐待方式、愈合方式（持续时间）以及患儿所受损伤需医疗介入的程度。

3. 排除意外创伤、正常变异或与虐童表现类似的病变。

计算机断层扫描（CT）和磁共振成像（MRI）用于评估疑似头部外伤。疑似胸部虐伤或婴幼儿钝性外伤不是 CT 检查的绝对适应证。只有在儿童体格检查、实验室检查或两者均提示腹腔外伤时，才进行腹部、盆腔 CT 检查。

对于小于 2 岁的可疑虐童患儿，应强制全身骨骼检查（框 144-1）。单幅或多幅"婴儿全身像"效果不佳。如果进行 X 线摄影，推荐采用局部细节投照，不使用滤线栅。很多医疗机构使用数字化成像替代胶片成像进行骨骼检查。当进一步的评价时，还需选择相应技术获取高清图像。

框 144-1 骨骼检查

- 颅骨的正位和侧位片（如看见骨折，增加 Townes 位）
- 侧位椎片（颈椎可以包含在颅骨平片中，正位椎片包含在正位胸片和正位盆腔）
- 正位，右斜位，左斜位胸部——肋骨片
- 正位盆腔
- 正位的双侧股骨
- 正位的双腿
- 正位的双肱骨
- 正位的双前臂
- 后前位双手
- 正位（背腹侧）的双足

在病人离开前，由放射科医师要检查图像。定位差或其他未达标准的图像应重照。侧位图可增加四肢的阳性或可疑的发现。对阳性或可疑结果（在两端长骨、肋骨），应照切线位。

理想情况下,每次骨骼摄片检查都应在患儿离开照相室前由放射科医生进行阅片。体位不正或未达标的图像应重照。多体位拍摄可得到更多阳性或疑似异常。通常增加的体位包括肢体侧位、以关节(腕关节、踝关节、膝关节)为中心的锥状视野投照及颅骨汤氏位。

在骨骼首次检查后2周复查,可能会提供新的信息。如Kleinman所示,复查有助于:①发现新的骨折;②鉴别骨折和正常的生长发育变异;③观察骨折愈合情况。复查可缩小检查范围或仅针对于感兴趣区。

小于2岁的婴幼儿,可将核素扫描作为影像评估的补充检查。当高度怀疑虐待伤,而平片阴性或不能确诊时,骨扫描可解决问题。

2~5岁儿童的影像检查因人而异。大于2岁的儿童,骨骼平片筛查意义不大,因为此阶段骨折少见,隐匿性骨折亦少见,此时不会出现具有高度特征性的虐伤表现。然而,基于临床表现,对高度疑似受虐待患儿,有时也需骨骼筛查,尤其对于智力障碍儿童。

在大于5岁的儿童,可用骨骼核素显像替代平片进行骨骼筛查。但对于年长儿,无论核素还是平片检查均帮助不大。

同样用于虐待伤探查的还有全身磁共振成像检查和正电子发射断层摄影术。两种检查均可发现多种与虐待相关的损伤,但对干骺端病变不敏感。

对于疑似致命性虐待损伤和不明原因的婴儿死亡病例,应进行骨骼影像学筛查。尸检的骨骼影像检查与活体检查方案一致。目前尚无尸体全身CT检查的经验,但这技术可用于发现细微病变以指导法医工作。

影像学 没有一种影像学征象可确诊虐童。影像表现因人而异,特异性由高到低。高特异性病变见于虐待,且罕见于其他类型的创伤。低特异性病变既可见于虐待伤,亦可见于其他类型的创伤。

Paul Kleinman撰写了大量的有关虐童影像学文章,并将其征象分为高特异性,中特异性,低特异性三类(框144-2)。尽管有研究对其分类进行小幅度修改,但此分类仍被一系列研究所证实。

每个病例均需单独分析,应关注病史及易引起骨折的基础病,例如早产、代谢性疾病或发育不良。某些形态或类型的骨骼损伤,都可能由虐待所致。许多非虐待性的意外损伤,也需考虑。提供的病史能否解释此种损伤吗?孩子的发育水平与病史一致吗?

婴儿不能自主活动,通常不会发生非意外性损伤。从3~4英尺坠落到坚硬的地面,可导致顶骨线性骨折,但极少导致长骨骨折、颅骨复杂骨折或中枢神经系统损伤。病史的合理性与损伤机制息息相关,这也是

框144-2　虐童的骨骼损伤

高度特异性表现
- 典型的干骺端损伤
- 后部肋骨骨折
- 肩胛骨骨折
- 刺状骨折
- 第一肋骨骨折
- 中度特异性表现

多发骨折
- 不同年龄段的骨折
- 椎骨骨折
- 复杂颅骨骨折
- 长骨骨骺骨折
- 指骨骨折

低度特异性表现
- 长骨骨干骨折
- 单纯颅骨骨折
- 锁骨骨折

　　Modified from Kleinman PK. Diagnostic imaging of child abuse. 2nd ed. St Louis, MO: Mosby; 1998.

诊断虐待伤的重要判断依据。延误就诊在虐童中常有发生。

诸多影像征象结合临床表现可获得比单一影像征象更多的特异性结果。除已确诊的骨发育不良或代谢性骨病以外,不同愈合时相的多发骨折对虐童具有高度特异性。胸廓肋骨骨折、干骺端骨折(经典干骺端损伤)以及颅骨骨折在小于1岁的婴幼儿中占主导地位,而长骨骨干骨折多见于幼儿和儿童。

肋骨骨折

在致命性婴儿虐待中,约50%出现肋骨骨折。肋骨可能是受虐儿童唯一受伤的部位。在幸存的婴幼儿中,有经验的临床医生在骨折愈合期可触诊到骨痂或更发现更罕见的捻发音。但通常情况下,损伤没有典型的体征。大部分急性肋骨骨折为轻微皱褶或青枝骨折,平片常中不明显,直到愈合期骨痂形成才被发现。骨折可出现在肋骨的任何部位(包括肋椎、后肋、侧肋、前肋或肋软骨),但最常累及后肋。发生于后肋与椎体交界处的骨折是虐待的高特异性征象。Boal及同事回顾性分析了1463例肋骨骨折,其中141例为虐婴,比较骨折部位得出,虐婴的肋椎交界处骨折在数量上超过所有其他部位。然而,肋椎交界骨折只占全部肋骨骨折的33%。其他部位的肋骨骨折在虐童中也很常见。肋软骨交界处骨折的X线征象与典型长骨

干骺端骨折类似,且有很高的几率合并内脏损伤。第一肋骨骨折有较高的虐童特异性。

挤压、摇晃或二者同时存在,通过脊柱后内侧肋骨经横膈层面的杠杆作用形成损伤。过度挤压和分散力量也作用于侧肋、前肋及靠近肋椎交界处以及相当于干骺端区域的肋骨椎体交界部(图144-3)。同一肋骨可多发骨折。肋骨斜位片可增加发现肋骨骨折的敏感性,对描述肋骨骨折的特征有帮助(图144-4)。核素显像有助于发现肋骨骨折,是对 X 线平片的补充。复查平片和 CT 可同样提供高敏感性。对于肋骨骨折说观察,CT 比平片更敏感,但 CT 较大的辐射剂量限制了其作为筛查的作用。不过,CT 对有疑问病例是有帮助的。当 CT 用于观察内脏损伤时,通过骨算法、薄层重建和多平面重建,有助于发现和描述肋骨骨折(图144-6)。

与成年人相比,婴幼儿心肺复苏术极少导致肋骨骨折。这种罕见的由心肺复苏导致的婴儿肋骨骨折主要发生前外侧,且平片表现隐匿,通常难以发现。分娩造成的肋骨骨折亦罕见。有个案报道指出,意外钝伤可导致婴儿后内侧肋骨骨折。婴儿肋骨骨折最常见于代谢性骨病、开胸手术、胸腔引流管置入及胸部理疗。

但当小于12个月的婴幼儿出现肋骨骨折,且无明显诱因如:使用仪器、早产、慢性疾病、代谢性骨病等上述原因时,应高度疑似虐待。

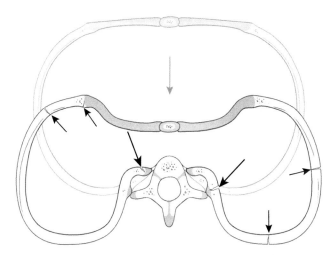

图 144-3 肋骨损伤原理由于前后的挤压胸部(灰色箭头),后肋骨过度杠杆超过了横膈的支点。这种牵拉力作用沿着肋骨的头和颈部的内侧,导致在这些部位发生骨折(长黑箭头)。这种损伤与沿着肋缘及肋软骨交界处(短黑箭头)的其他部位的骨折形态学的机制一致。(From Kleinman PK. Diagnostic imaging of child abuse. 2nd ed, St Louis, MO: Mosby; 1998.)

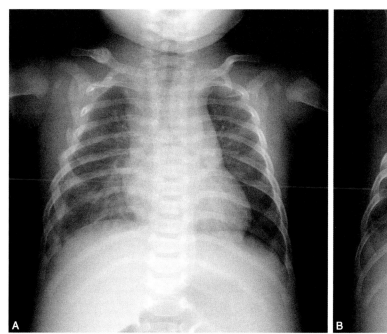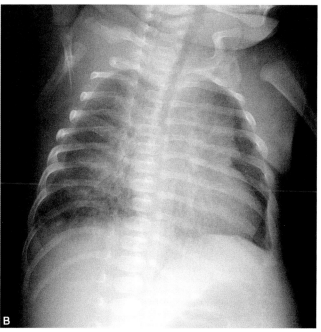

图 144-4 男孩2个月合并右侧胸膜渗出。A,在首次调查时,正位 X 线片显示右侧锁骨陈旧骨折,右侧第9肋骨、左侧第4肋骨骨折。B,左后斜位视图,一些骨折显示更清晰

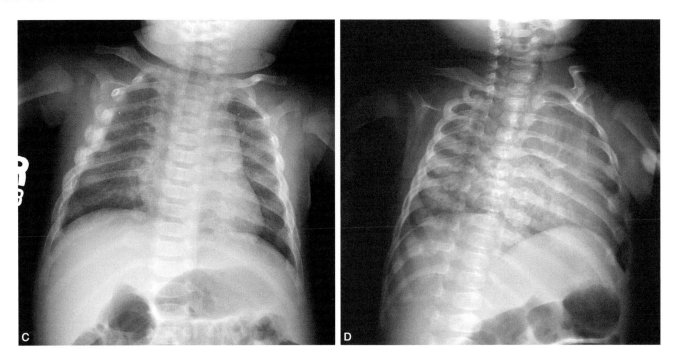

图 144-4（续）　C 和 D,2 周后复查,胸部正位和左后斜位 X 线片清晰显示右侧第 18 肋骨、左侧第 11 肋骨骨折,说明骨折复查摄片检查的价值

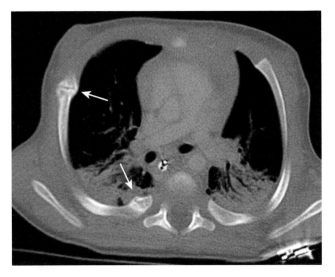

图 144-6　男孩 3 个月,多发肋骨骨折,多发干骺端骨折(经典干骺端损伤),少量硬膜下血肿及喉咽后壁的破坏。CT 扫描可见感染蔓延至胸部。图像通过骨算法重建。箭头显示后侧和前外侧肋骨骨折和修复。骨折线模糊,可见骨痂形成。

长骨骨折

干骺端骨折

经典的干骺端骨折最初由 Caffey 报道,通常表现为"边角骨折"或"桶状柄骨折"。1986 年,Kleinman 通过组织病理学和影像学研究再度总结。他指出,病变表现为通向干骺端骨松质的完整剪切状平面骨折,而并非 Caffey 描述的撕脱伤。受干骺端骨折片大小、移位、患儿摆位及投照角度的影响,疑似虐童引起的高度特异性征象表现为"边角骨折"或"桶状柄骨折"(图 144-7)。超声检查亦可看到虐待所致的干骺端骨折。

"经典干骺端损伤"这一术语由 Kleinman 创造,指婴幼儿被握住躯干或四肢的情况下剧烈摇晃所导致(图 144-8、图 144-9 和图 144-11)。有些病变也可能由牵拉、扭转肢体所致。典型情况下,经典干骺端损伤无青紫或外伤体征,最常见于肱骨近端、桡骨远端、股骨远端、胫骨近端及胫腓骨远端。

偶有情况下,经典干骺端损伤在短期复查时病变更明显。随着骨折修复,病变会模糊不清并出现骨质硬化。Kleinman 证实,骺软骨轻度延伸到干骺端是骨折修复的标志。除非合并骨膜损伤,否则骨膜下新生骨不会出现。

虐童亦可导致干骺端横行骨折、青枝骨折及弯曲骨折,但不像经典干骺端损伤一样具有特异性。上述骨折被认为是低特异性虐待伤。干骺端边缘呈小台阶样、鸟嘴征及毛刺征与虐待损伤表现类似。干骺端边缘轻度碎裂及生理性弯曲也与虐待损伤类似。医源性经典干骺端样病变在产伤和治疗马蹄足的并发症中已有报道,但此类报道较罕见,可能由于这些骨折的发生机制与虐童的旋转损伤机制类似。

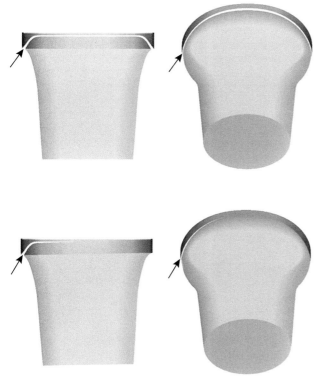

图 144-7 经典干骺端损伤的"三角形"或"桶状柄"骨折形式。骨折(箭号)延伸至邻近软骨-骨的交界处,然后转向骨干,以削弱大段外周节段,包括骨膜下骨。切线位观察骨骺时,经典干骺端损伤表现为一个三角形角骨折(左侧图像)。通过侧角得到的视图中,呈桶状柄样(右侧图像)。上方的图片:弥漫性损伤;下方的图片:局部损伤。(From Kleinman PK. Diagnostic imaging of child abuse. 2nd ed. St Louis:Mosby;1998. Originally modified from Kleinman PK, Marks SC, Jr. Relationship of the subperiosteal bone collar to metaphyseal lesions in abused infants. J Bone Joint Surg Am. 1995;77:1471-1476.)

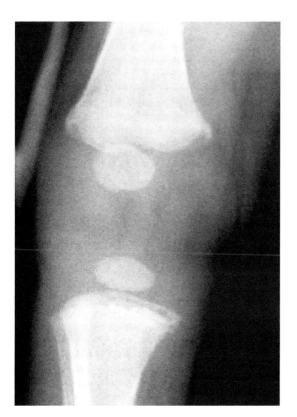

图 144-8 男孩 2 个半月急慢性硬膜下血肿和第 18 肋骨骨折,右膝关节正位 X 线片显示股骨远端和胫骨近端的经典干骺端损伤

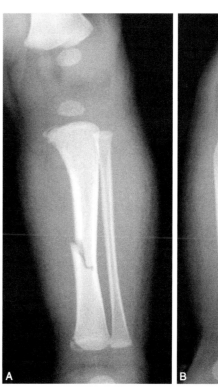

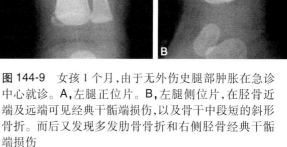

图 144-9 女孩 1 个月,由于无外伤史腿部肿胀在急诊中心就诊。A,左腿正位片。B,左腿侧位片,在胫骨近端及远端可见经典干骺端损伤,以及骨干中段短的斜形骨折。而后又发现多发肋骨骨折和右侧胫骨经典干骺端损伤

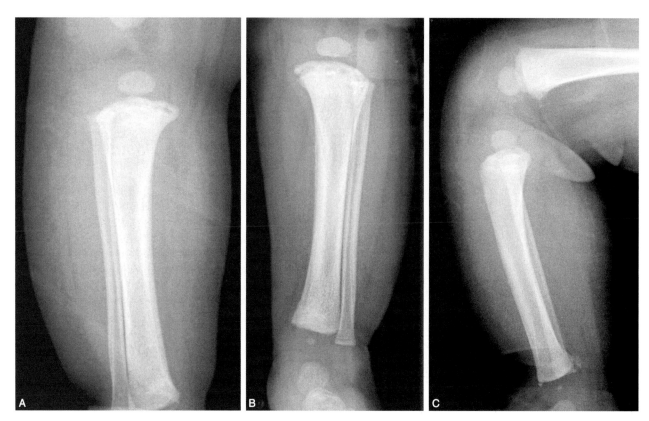

图 144-11　男孩 3 个月,急性枕骨骨折,(A)右小腿正位、(B)左小腿正位、(C)右小腿侧位。在股骨远端和胫骨近、远端可见经典干骺端损伤和第 23 肋骨骨折

骨骺骨折

　　骨骺骨折在虐童中不常见。骨折可隐匿或有轻微表现,有些直到愈合时才被发现。超声或 MRI 有助于显示未骨化骨骺及评价骨骺完整性。骨骺骨折最常见部位为肱骨近端(图 144-12)、肱骨远端及股骨近端。

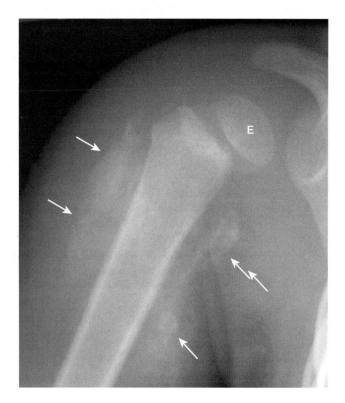

图 144-12　女孩 2 岁,延误诊断的肱骨近端 Salter Ⅰ型骨折。骨骺(E)与肱骨近侧干骺端的正常对位消失,向内侧移位。可见包绕肱骨近端的早期斗篷状骨痂和骨膜下新生骨(箭号)。由于头部损伤,患儿出现了精神状态的改变。插管后胸部 X 线检查注意到了在左侧肱骨近端轻微的骨折。在骨骼的检查中,再没有其他的骨折发现。随访 X 线片显示,右侧肱骨近端骺干早闭,提示肱骨在 6 岁会出现较正常短缩

与经典干骺端损伤痊愈后无后遗症不同,骨骺骨折更复杂,可引起畸形愈合及骺板早闭。

骨干骨折

　　当不能行走的婴幼儿出现长骨横行、斜形或螺旋骨折时应高度疑似虐待伤。一旦幼儿可以行走,真性意外骨折就相对普遍了。年长儿孤立性长骨骨折可由意外创伤所致。但有些因素会增加与虐待相关损伤的可能,包括合并其他骨折、其他高度疑似虐待的临床表现、与损伤不符的临床病史、拒绝就医及发现陈旧骨折等(图 144-9,图 144-13)。

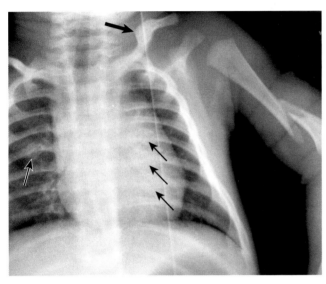

图 144-13　男孩 7 周,左肱骨急性骨折。骨折的原因是由犯罪嫌疑人提供。此外,还可见陈旧锁骨骨折(粗箭号)和后肋骨骨折(细箭号)。虽然锁骨骨折可能是由于不被发现的产伤所引起,但陈旧肋骨骨折不会由于产伤造成

　　根据骨干骨折形式去判断虐待伤具有风险,因为各种形式的骨折均可能由无意、真性意外以及虐待所导致。特别要说明的是,将骨干螺旋骨折视为成为虐待的代名词是错误的。螺旋断裂仅表示扭矩是导致骨折应力的因素。这种骨折可见于婴幼儿被手抓起或剧烈摇晃。然而,螺旋骨折也可见于会走的儿童。现在我们知道,婴幼儿可能由于意外创伤所致。Hymel 和 Jenny 记录并生动地展示了这一场景:录像中,一个 5 个月大的婴儿被其 2 岁的姐姐由俯卧位翻转成仰卧位。当他转动时,伸出的上肢不能内收并压在身体下方,导致了肱骨干斜形骨折。在考虑诊断时,应重点关注提供病史是否与患儿与发育水平相匹配,还应考虑骨折时的年龄以及是否伴有其他损伤。

肩胛骨和胸骨骨折

　　虐待伤可见于骨骼系统的任一部位。尽管肩胛骨,尤其是肩峰骨折很少见,但它们在虐待伤中具有高度特异性。肩峰骨折由摇晃的间接暴力所致,通常合并其他骨性胸廓创伤。肩峰骨化的解剖变异可能对诊断造成困难。复查平片时,是否出现骨折愈合有助于区分骨折与正常变异。

　　包括受虐儿童在内的婴幼儿胸骨骨折非常少见。在 Kleinman 分类中,胸骨骨折为高度特异性虐待伤,然而近期研究发现,该骨折的特异性较低。

锁骨骨折

　　锁骨骨折(图 144-15)多见于虐待伤,同时也多见于意外伤和产伤。因此锁骨骨折为低特异性虐待伤。0.5%的锁骨骨折发生于新生儿期,常合并难产史。新生儿体检中锁骨骨折常被漏诊。生后 10~14 天,锁骨骨折形成骨痂。大于 10~14 天的新生儿,出现无明显骨痂的急性骨折,应该怀疑骨折发生于出生后。

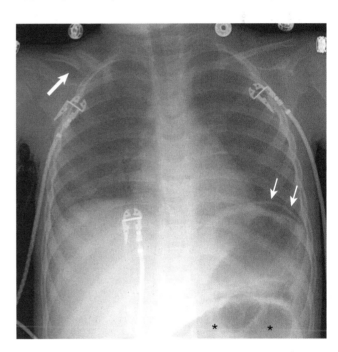

图 144-15　男孩 2 岁,锁骨骨折。孩子曾出现过发烧、呕吐及多处擦伤。胸部 X 线片显示右侧锁骨骨折、移位并有骨痂形成(粗箭号),左侧膈下见游离气体(细箭号),左腹部见扩张的小肠(星号)。在手术中发现多发小肠穿孔

脊柱骨折

　　尽管婴幼儿脊柱骨折较罕见,但其与虐待伤关系紧密。发生机制包括过伸、过曲、轴向载荷或共同作用所致。平片表现为椎体压缩骨折,常合并终板缺损和棘突撕脱伤。骨折可能引起椎体滑脱。损伤往往累及

多个相邻椎体,最常见部位见于胸腰椎交界处(图144-16)。

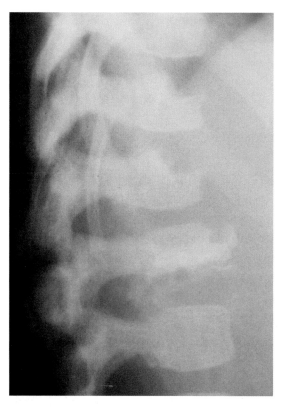

图144-16　女孩10个月T12、L1、L2椎体压缩骨折。临床表现为下肢麻痹,最初没有提供外伤病史。不幸的是,孩子的下肢功能没有恢复

　　幸运的是颈椎骨折在虐童中并不常见,但它的出现是灾难性的。有记载严重骨折伴脱位,包括经典枢椎椎体的"刽子手"骨折。脊髓损伤亦罕见,但在剧烈摇晃婴儿中,可出现严重脊髓损伤而影像学无异常的表现。

　　孤立性棘突骨折是疑似虐童的高特异性损伤。撕脱骨折可能由轴向载荷或剧烈摇晃引起椎体过屈所致。

颅骨骨折

　　虐童常见颅骨骨折,由撞击所致。骨折与颅内损伤关系不大。颅骨骨折亦可常见于意外损伤。有学者试图通过颅骨虐童所致颅骨骨折方式区分虐待伤和真性意外颅骨骨折。得到的统一观点包括:多发骨折、双侧骨折、骨折颅缝分离和跨颅缝骨折与虐待伤显著相关(图144-18)。但是,虐待伤所致颅骨骨折并无特别表现。跨越矢状缝的双侧复杂骨折,可能由一次中线处重度击打所致。单纯的线性骨折可见于虐待伤和意外伤。在鉴别虐待伤与意外伤时,必须考虑病史与损

伤形式是否匹配。单纯颅骨线性骨折的虐待伤特异性很低。线性骨折多由短距离坠落坚硬表面而形成。其他更复杂的短距离坠落伤难以在居家环境形成,因此可将其认为中等特异性损伤。急性骨折多伴有软组织肿胀,无软组织肿胀代表骨折为非急性期。分离骨折或颅缝增宽代表颅内存在占位表现,例如弥漫性水肿或大的硬膜下血肿(图144-19)。

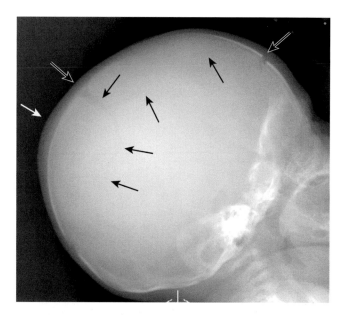

图144-18　女孩2个月右额骨及双侧顶骨多发骨折(黑箭号)。颅外软组织肿胀(白箭号)。患儿在急诊室时面色青紫。CT扫描可见双侧少量硬膜下血肿。在骨骼系统检查中发现多发性肋骨骨折和干骺端骨折(经典干骺端损伤)

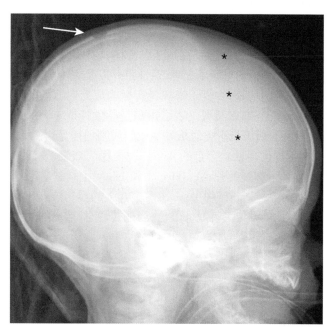

图144-19　男孩3个月轻度顶骨的分离骨折(箭号)和增宽的冠状缝(星号)。CT扫描显示双侧大量硬膜下血肿

疑似虐待伤时,平片筛查体位包括头颅正、侧位,此外还可增加其他体位。汤氏位有助于观察枕骨及缝间骨。缝间骨是颅缝间的副骨,与代谢性骨病相关,尤其是成骨不全与 Menke 综合征。仅通过 CT 评价颅骨骨折并不充分,因为有些骨折在轴位图像中难以察觉。CT 主要用于疑似颅内损伤的评价,用骨窗观察颅骨和其他部位骨折,也要注意颅外软组织肿胀。

平片和 CT 检查中,副颅缝可与骨折类似。提示骨折的征象包括:骨折透亮线边缘锐利无硬化缘、近颅缝时透亮线增宽、跨越颅缝、单侧或不对称以及周围软组织肿胀。提示副颅缝的征象包括:颅缝呈锯齿形伴硬化缘、与相邻颅缝融合、双侧或对称分布、无邻近软组织肿胀。

骨盆骨折

骨盆骨折在虐童中不常见(图 144-20)。耻骨支

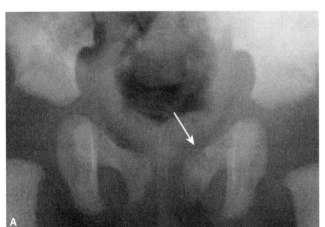

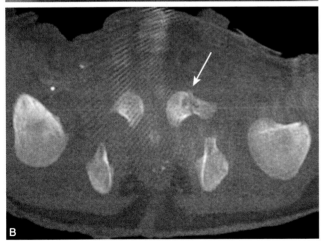

图 144-20 男孩 1 个月,生长发育迟滞和发热。X 线平片(A)和骨算法重建的 CT 图像(B),显示左侧耻骨联合上方(箭号)骨折,断裂被认为是对摄片(A)和中轴骨算法计算机断层扫描(CT)图像(B),腹部和骨盆 CT 扫描用以观察有无内脏损伤。患儿还发现硬膜下血肿和骨痂形成的肋骨骨折

骨折可由钝伤所致,尤其在性侵案件中。耻骨骨化变异易与骨折混淆。

手足骨折

受虐婴幼儿可出现手、脚的非意外性骨折(图 144-21)。这些骨折微小呈环形,斜位片或复查平片可以显示。发生于手脚的管状骨骨折可能由施虐者手部挤压所致。

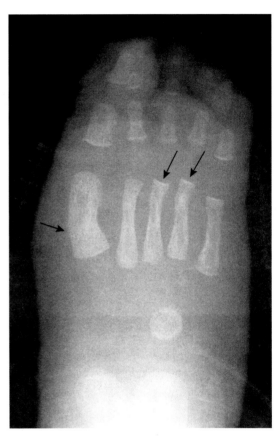

图 144-21 男孩 3 个月,第 1、3、4 跖骨愈合期骨折(箭号)。他的孪生妹妹也出现跖骨骨折。双胞胎二人均见肋骨骨折、干骺端经典损伤和颅骨骨折

骨折愈合

影响骨折愈合大因素很多,包括患儿年龄、营养状态、制动固定不足、反复损伤及骨折部位等。颅骨和脊柱骨折的愈合时间长,经典干骺端损伤难以准确估计愈合时间。

一般情况下,婴幼儿骨膜下新生骨出现更早,骨痂形成更迅速。骨膜下新生骨出现的时间为 4 天到数周。软组织肿胀在此阶段吸收好转,骨折线

模糊,软性痂后形成硬痂。通常,骨折期相可判断为急性期、亚急性期或愈合期,但当骨折愈合后,则很难判断骨折发生的时间。骨折的塑形可跨越数月到数年。精确推算骨折愈合时相是不可能的,并且骨折时间的推测仅为估算。常规指导原则见表144-1(图144-22)。

表144-1　儿童骨折影像学变化时间表			
表现	早期	高峰	后期
软组织肿胀	2~5天	4~10天	10~21天
骨膜下新生骨形成	4~10天	10~14天	14~21天
骨折线边界消失	10~14天	14~21天	
软痂	10~14天	14~21天	
硬痂	14~21天	21~42天	42~90天
重塑	3个月	1年	2年到骨骺闭合

Repetitive injuries may prolong the presence of findings. From Kleinman PK. Diagnostic imaging of child abuse. 2nd ed. St Louis:Mosby;1998.

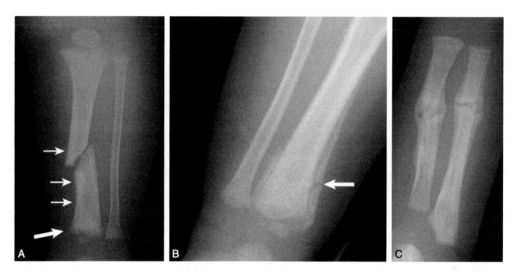

图144-22　男孩,不同时相的多发骨折。患儿出现左下肢肿胀。A,左小腿X线片显示左侧胫骨急性或亚急性斜形骨折,没有骨痂形成。然而,沿胫骨远端内侧可见骨膜下新生骨(箭号)出现,可能与斜形骨折无关。远端干骺端不规则提示A经典干骺端损伤可能,但不能确定。注意软组织肿胀。B,右小腿X线片显示胫骨远端愈合期桶状柄骨折并伴有骨膜下新生骨(箭号),提示损伤的时间至少大于10~14天。C,左侧尺桡骨横行骨折为更晚的愈合期表现,可见明显骨痂形成和模糊不清的骨折线。这个骨折比左胫骨斜形骨折发生时间明显早。肋骨的图像见多条伴骨痂形成的侧肋和后肋愈合期骨折

鉴别诊断

虐童的鉴别诊断涉及广范且复杂,取决于临床表现及影像征象(框144-3)。不应只考虑真性意外伤。有些产伤直到生后几天或数周内才被发现。有些正常生理过程也与虐待伤表现类似,如干骺端变异、生理性新骨形成、附骨化中心和副颅缝。医源性损伤也可与虐待伤类似。

早产儿代谢性骨病可导致多发肋骨骨折、骨干骨折及干骺端骨折。此类骨折的典型表现为弯曲或横形骨折,不会出现经典干骺端损伤。其他疾病过程,包括遗传性骨骼发育不良、铜缺乏(Menke综合征)、先天性梅毒、Caffey病、神经系统疾病和成骨不全症,其影像表现与虐待伤表现有重叠(框144-3)。上述疾病大

都分章节单独讨论。有些儿童的骨质脆弱,易发生医源性损伤,此表现也与虐待伤类似。

某些罕见的骨骼发育不良病变,其干骺端异常也与虐待伤表现类似。如脊柱干骺端发育不良Sutcliffe("边角骨折")型、干骺端发育异常Schmid型。此类患者的病变可不对称。提示发育不良的线索包括:家族史、身材矮小和复查平片变化甚微。

Kleinman编写的 Diagnostic Imaging of Child Abuse 一书中详细介绍了虐童的鉴别诊断,以及与虐待伤表现类似的疾病。此书基于临床和影像学检查,综合家族和社会史,对是否存在遗传性疾病可作出准确的判断。应该明确的是,即使存在骨骼系统基础病或骨发育不良,也不能除外虐待伤或疏于照顾的可能。

关于儿童虐待影像学鉴别诊断,最近有两个具有争议的病变:暂时性脆骨病(TBBD)和维生素D缺乏症。

框 144-3　虐童影像学特异性诊断的注意事项

创伤
- 真正意外性创伤
- 出生时创伤
- 医源性创伤

骨化和成熟变异
- 肩峰附件的骨化中心
- 正常干骺端变异的发育
- 颅骨骨缝附件
- 生理性骨膜下新骨
- 胸骨骨化中心(类似后部肋骨骨折)

代谢性骨疾病
- 早熟的代谢性骨疾病
- 铜缺乏(Menke 综合征)
- 佝偻病
- 维生素 A 中毒

发育不良
- 骨生成发育不全
- 干骺端和脊椎干骺端发育不全

药源性
- 前列腺素 E_1 治疗

神经源性
- 脊柱二分裂
- 先天性疼痛过敏

其他方面
- Caffey 病
- 先天梅毒
- 肿瘤性-代谢性圆形细胞肿瘤

暂时性脆骨病是由 Paterson 及其同事提出的一种变异型成骨不全,他们发现一组婴幼儿的骨强度减低,认为可能与铜缺乏症相关的金属酶一过性不足有关。支持暂时性脆骨病诊断的证据包括:监护人无过错行为、无可能导致骨折的外伤、无皮肤瘀伤、无系统性损伤、骨骼平片检查及实验室检查正常。暂时性脆骨病特殊的诊断依据也被其他作者反驳,其中包括儿科放射学会虐童委员会为暂时性脆骨病准备撰写评论的作者。至今,尚无确切科学依据证实暂时性脆骨病存在。

最近,有学者将虐待导致的骨折归结于维生素 D 缺乏症。虽然有研究证实低维生素 D 水平的婴幼儿骨折发病率高,但这些学者未能提供导致维生素 D 水平减低的证据,亦未拿出由维生素 D 水平较低而导致骨折的确切因证据。目前,尚无研究证明,维生素 D 水平低是虐童的高特异性表现。尽管维生素 D 缺乏症引起的佝偻病患儿出现骨折的风险增高,但此类骨折与经典干骺端损伤、后肋骨骨折等高特异性虐待伤的表现并不相同。

治疗　虐待伤患者的个体治疗取决于损伤的表现。脑部、脊髓和内脏的损伤可危及生命。脑部和脊髓损伤可导致终身后遗症。治疗目的为挽救患儿生命以及降低后遗症的发生。幸运的是,除累及生长板的骨折外,绝大多数骨骼损伤愈合后不存留永久后遗症。

颅内创伤为虐童导致死亡和出现后遗症最主要原因。Caffey 提出摇晃婴幼儿理论已近 40 年。与真性头部意外伤相反,婴幼儿摇晃综合征的躯体损伤程度与 CT/MRI 表现不成比例。有关单纯摇晃是否足以导致脑损伤,还是摇晃伴随撞击发生仍在争论中。呼吸暂停和脑缺氧也同样扮演重要角色。

婴幼儿摇晃综合征的常见征象包括:硬膜下血肿、视网膜出血和典型骨损伤(后肋骨骨折和经典干骺端损伤)。出现骨质病变时,提示需进一步行脑部影像检查(CT 用于急诊检查,MRI 检查用病变的详细评估)以及针对视网膜出血的眼科检查。婴幼儿摇晃综合征的视网膜出血发生率为 80%~85%。

涉嫌虐待儿童的报告由法律授权强制执行。对涉嫌虐待儿童知情不报,可遭受罚款、问责、甚至起诉等处罚。放射科医师应明确相关法律规定和报告机制。几乎所有情况下,应由负责治疗的临床医生或儿童保护小组人员负责。但当怀疑虐童而无他人上报时,放射科医师应该负起上报的责任。

影像学表现只是临床、社会和法律对于疑似虐童案件法律调查的一部分。放射科医师必须作为儿童保护团队的成员,提供及时准确的资料,正确沟通,为具有意义的征象提供专业解读,为进一步影像学检查提供指导。放射科报告应完整、准确,必须适当考虑征象的特异性及可能的鉴别诊断。口头报告应该被正确记录。影像报告应措辞适当、编校仔细,可避免法庭上的尴尬与混淆。

在民事和涉嫌虐童的刑事司法案件中,放射科医师常被传唤作证。如被传唤,放射科医生责无旁贷,应以专业的态度,根据个人经验和科学证据,提供唯一真实的意见。无科学依据的理论上的解读,在法庭中站不住脚。

✓ 临床医师需知

- 有无需要紧急处理的损伤。
- 有无影像学发现提示疑似虐童。
- 虐童的单个特异性征象。
- 虐童的多组特异性征象。
- 区分哪些虐童伤和其他病变表现与虐童类似,哪些病变需要治疗。
- 进一步影像检查的建议。

关键点

第一个提出虐童诊断的有时为放射科医师。

没有一个影像特异性征象可确诊虐童。

虐童的个体影像表现分为高特异性、中特异性及低特异性。

多个影像征象较单一征象更具特异性。

许多正常、疾病和发育异常的影像学表现都与虐童类似。

推荐阅读

Carty H. Non-accidental injury: a review of the radiology. *Eur Radiol.* 1997;7:1365-1376.

Dwek JR. The radiographic approach to child abuse. *Clin Orthop Relat Res.* 2011;469:776-789.

Kleinman PK. *Diagnostic imaging of child abuse.* 2nd ed. St. Louis, MO: Mosby; 1998.

Lonergan GJ, Baker AM, Morey MK, et al. From the archives of the AFIP. Child abuse: radiologic-pathologic correlation. *Radiographics.* 2003;23:811-845.

Offiah A, van Rijn RR, Perez-Rossello JM, et al. Skeletal imaging of child abuse (non-accidental injury). *Pediatr Radiol.* 2009;39:461-470.

参考文献

Full references for this chapter can be found on www.expertconsult.com.

第 145 章

运动医学

J. HERMAN KAN

在美国,超过 3000 万(近三分之一)学龄儿童参加有组织的体育运动。在运动相关损伤中,下肢损伤较上肢损伤更多见。本节将回顾儿童急、慢性运动损伤,并着重讨论儿童特有的运动损伤。本节涵盖了多种影像学检查,着重强调磁共振检查在儿童运动损伤中的重要性。有关急性骨折与脱位的内容详见第 143 章。

撕裂伤与肌肉损伤

病因学 撕裂伤或撕脱骨折多见于肌肉与骨突的附着点,或见于骨软骨交界部的韧带附着点。

组成儿童骨骼肌肉的单元包括:骨突、肌腱、肌腱连接处及肌腹。对于骨骼发育成熟的成人来讲,骨骼肌肉单元中最薄弱的部位是肌腱连接处。但对于骨骼发育尚未完全,且处于快速生长期的儿童来说,其最薄弱的部位是骨骺软骨区,相当于骨突部位。因此,当骨骼肌肉单元受到外力时,会引起骨突撕裂伤(图 145-1)而不是肌腱撕裂。

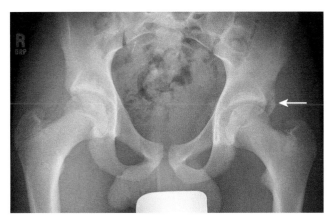

图 145-1 15 岁男孩左侧髂骨翼股直肌起始部撕脱骨折(箭号)

下肢的骨突损伤较上肢损伤更常见。下肢骨突撕裂伤中最常见的部位是骨盆与膝关节。同样,韧带撕裂伤下肢比上肢更常见。

肌腱连接处是继骨突之后,骨骼肌肉单元第二薄弱

的部位。肌肉撕裂最常见于肌腱连接处。肌腱撕裂是发生在体育运动中的急性损伤,患儿受伤时间明确(可精确到秒)。这种特点可鉴别延迟性肌肉酸痛(delayed onset muscle soreness,DOMS)。DOMS 与单次运动无关,它是由反复屈伸动作引起。在活动过程中不会出现急性疼痛,相反,疼痛症状通常出现在运动后第二天。

影像学 急性发作期,撕脱移位的骨折碎片无骨痂形成(图 145-1)。在修复期,损伤周围可见骨痂,提示病变处于亚急性期或慢性期。

如果平片正常或未见移位碎片,需进一步 MRI 检查。MRI 可显示骨突的细微水肿,干骺端与骺板水肿增宽以及相邻软组织水肿表现。当出现线性断裂移位或骨质断裂但无移位时,才能使用骨折一词。当病变仅表现为骨突及周围软组织水肿时,应诊断为撕裂伤。

MRI 还可显示撕裂伤,以及骨软骨交界处撕脱骨折的严重程度(图 145-3)。

MRI 的优势还在于可显示骨骼肌肉单元的其他部分。如果出现创伤性肌肉水肿,那么可能原因有三:①延迟性肌肉酸痛(图 145-4);②直接性肌肉挫伤;③肌腱肌肉撕裂(图 145-6)(表 145-1)。延迟性肌肉酸痛患儿,MRI 在液体敏感序列中表现为弥漫水肿,但无纤维断裂表现。直接性肌肉挫伤表现与延迟性肌肉酸痛表现类似,但在轻度受伤时,病变范围更局限。在受伤严重时,可伴有纤维断裂与血肿。当肌肉血肿出现时,其表现与肌肉脓肿类似。钆剂增强扫描 T1 加权像脂肪抑制序列中,血肿与肌肉内脓肿都会表现为环形强化。由于血肿内血液成分的表现,平扫 T1 加权像呈灶性高信号,这与肌肉内血肿蛋白成分的表现略有不同。肌腱肌肉撕裂的损伤程度分为部分型与完全型,

表 145-1 肌腱撕裂的 MRI 分级

1 级	肌腱交界部水肿
2 级	肌腱交界部部分性撕裂
3 级	肌腱交界部完全性撕裂伴肌腱挛缩

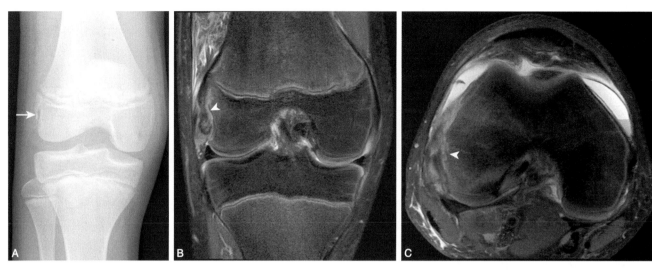

图 145-3 13 岁男孩腘肌起始部骨软骨撕脱骨折(箭号)。A,膝关节前后位。B,冠状位脂肪抑制质子密度加权像。C,轴位脂肪抑制质子密度加权像可见骨软骨骨折线(箭头)

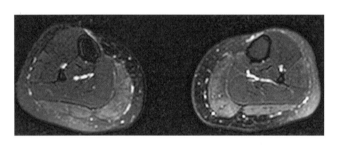

图 145-4 青春期患儿双侧腓肠肌短头反转恢复轴位图像肌炎,与延迟性肌肉酸痛表现一致

前者仅有部分纤维自腱膜水平撕裂,而后者为完全性肌纤维断裂以及腱膜回缩。

治疗与随访 本病治疗方案多样,取决于骨突撕裂伤的部位。骨盆的骨突撕裂伤大部分采用保守治疗,静养即可。当撕脱骨折碎片大于 2cm 时,应手术还原固定。病变恢复期,应拍片复查以观察病变愈合情况。其他部位的骨突撕脱骨折通常采用保守治疗,是否手术取决于骨突移位的程度。比如,内上髁撕脱骨折移位大于 5mm 时需要进行手术治疗。

肌腱撕裂通常保守治疗,休养 2~3 周后才可恢复体育运动。DOMS 通常也许需保守治疗 1 周,症状才能得到缓解。

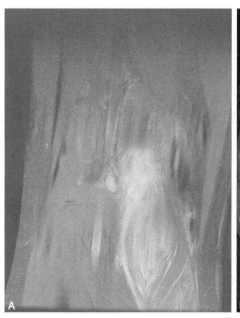

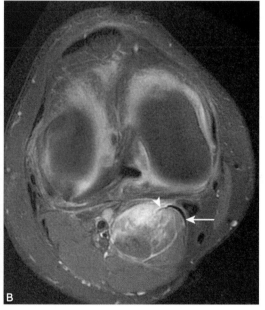

图 145-6 A,冠状位脂肪抑制质子密度像可见腓肠肌内侧头部分肌腱撕裂。B,管状位脂肪抑制质子密度像可见完整的腱膜(箭号)和部分撕裂,波浪状腱膜(箭头)与肌肉水肿

膝关节过伸损伤

病因学 膝关节前部是由股四头肌肌腱、髌骨、髌腱、胫骨结节组成。髌骨是籽骨,参与股四头肌运动、保护机制。股四头肌强力的屈、伸动作可引起髌骨下极(骨软骨撕裂伤,套状髌骨骨折)、胫骨结节(骨突撕裂伤)急性撕裂伤以及髌腱病变。Sinding-Larsen-Johansson 病即累及髌骨下缘的慢性撕裂伤。Osgood-Schlatter 病即损伤累及胫骨结节。当仅出表现为髌腱撕裂时,又称跳跃者膝,多见于骨骼发育成熟的患者。Sinding-Larsen-Johansson 病与 Osgood-Schlatter 病多见于青少年,多累及双膝。同侧膝关节常出现骨与肌腱的损伤。

影像学 尽管影像对诊断 Sinding-Larsen-Johansson 病与 Osgood-Schlatter 病方面很有帮助,但上述慢性疾病是通过临床检查与影像征象相结合才可确诊,不能单纯依靠影像学进行诊断。高级的影像检查可排除其他病因确诊疾病。但当平片与临床检查可确诊疾病时,无需 MRI 作为常规检查。

套状髌骨骨折是位于髌骨下极的急性撕脱骨折。它发生于膑腱起始部的骨软骨交界处。平片与 MRI 于髌骨内可见小现状或曲线状骨折线(图-145-7)。MRI 可见髌骨水肿、髌脂肪垫上部水肿以及髌周水肿往往提示急性期表现。此时应与慢性反复髌骨下极撕裂伤引起的 Sinding-Larsen-Johansson 病相鉴别。Sinding-Larsen-Johansson 病为慢性撕裂伤,髌骨下极往往出现重塑表现。因此平片或 MRI 通常可见大小不一、边界光滑的小骨片(图 145-8)。当 MRI 小骨片下缘是否出现水肿,与损伤为急性或慢性有关。

急性胫骨结节撕脱骨折是指由于髌腱用力收缩导致的胫骨结节部位骨软骨交界处线性或弧形的撕脱骨折(图 145-9),或者整个胫骨结节上抬,即 Salter-Harris 型骺板增宽(图 145-10)。MRI 胫骨结节内水肿很常见,并向后延续累及胫骨骨骺。髌下脂肪垫与胫周水肿亦常见。此时应与慢性反复胫骨结节撕裂伤引起的 Osgood-Schlatter 病相鉴别。Osgood-Schlatter 病为慢性撕裂伤,胫骨结节与胫骨结节撕脱碎片可出现重塑表现。因此平片或 MRI 通常可见大小不一、骨化良好的小骨片。MRI 胫骨结节与撕脱骨片内可见水肿,这与损伤为急性或慢性有关。此外,脂肪垫内水肿与胫周水肿也很常见。

超声或 MRI 检查可评价髌腱病与髌骨撕脱。肌腱纵轴或横行的撕裂在 MRI 表现为肌腱增厚,伴有髌周软组织与脂肪垫的水肿。理论上应使用回波时间长的序列诊断跳跃者膝,这样可避免"魔角效应"。

治疗与随访 Sinding-Larsen-Johansson 病、Osgood-Schlatter 病及跳跃者膝静养保守治疗即可。当出现髌骨下极或胫骨结节畸形撕脱骨折移位,尤其伴髌骨高位时,需切开复位伴髌腱重塑。当出现撕脱骨折时,诊断完全骨折、部分骨折、移位或无移位等表现需仔细慎重。若为不完全性撕脱骨折(图 145-9),不手术保守治疗,患儿获益更多。

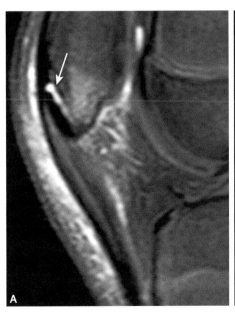
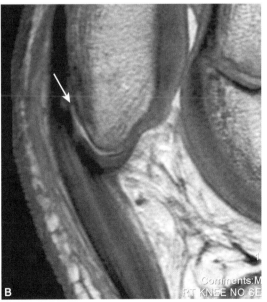

图 145-7 A,矢状位脂肪抑制 T2 加权像。B,12 岁男孩矢状位质子密度像可见急性髌骨下极套状骨折(箭号),无移位

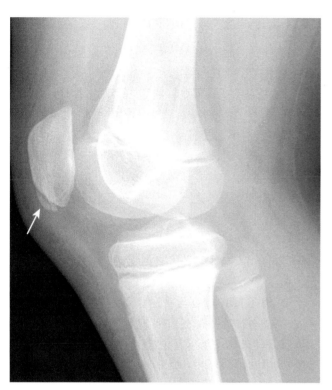

图145-8　Sinding-Larsen-Johansson 病。膝关节侧位片可见大小不等的边界光滑的骨化影（箭号）

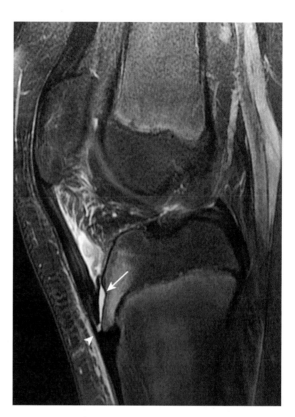

图145-9　13 岁的男孩,矢状位脂肪抑制 T2 加权像可见急性部分性胫骨结节撕脱骨折（箭号）,无移位

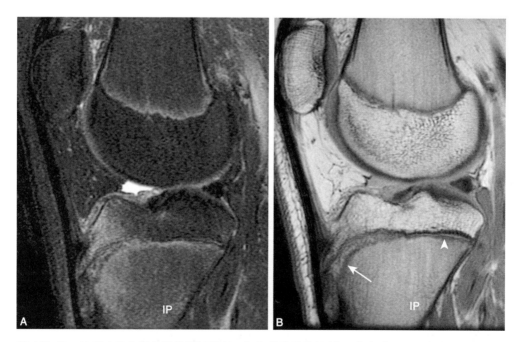

图145-10　14 岁女孩与胫骨结节骺板增宽。A,矢状位脂肪抑制 T2 加权像可见胫骨结节、骺板以及深部干骺端弥漫性水肿。B,矢状位质子密度加权像可见胫骨结节（箭号）骺板增宽。注意增宽骺板与后部正常胫骨骺板（箭头）的比较

髌骨脱位与髌股关节发育不良

病因学　髌骨是股四头肌内的籽骨。髌骨具有两个面:内侧面与外侧面。通常外侧面最大最明显,与滑车窝外侧面相连。髌骨位于凹形的股骨髁间窝内。当膝关节屈曲时,髌骨位于髁间窝,其中心与滑车中心一致。当膝关节伸直时,无论髌股发育如何,髌骨都会略向外侧移位,因为与内侧面相比,外侧的髌股界面较浅,而且当膝关节伸直时,外侧股肌激活并参与运动。

多种因素可引起髌骨脱位。包括 Q 角增大、外侧股肌力量强导致力不均衡、髌骨高位、胫骨与股骨旋转异常以及韧带松弛等待。Q 角是由两条交叉线所形成夹角:①髌骨中心与髂前上棘连线;②髌骨与胫骨结节连线。Q 角正常约为 15°。通常女性的 Q 角略大。Q 角增到直接引起股四头肌力的矢量偏向髌骨外侧。髌骨高位是髌腱长度与髌骨长度比大于 1∶2。膝关节屈曲时,髌骨的滑动位于髁间窝内。髌骨高位时,需膝关节更加屈曲才能滑动入位。胫骨过度外旋以及股骨前倾增大的患儿也易引发髌骨脱位。4 岁时胫骨外旋角正常约 28°,骨骼发育成熟时约 38°。股骨前倾角出生正常值约 40°,骨骼发育成熟时约 15°。

髌骨脱位发生越早年龄越小,病变复发的可能性越高。这与首次受伤后髌股重塑与内侧副韧带松弛有关。

髌股关节发育不良可为先天性异常或继发性病变。继发性髌股关节发育不良见于肌肉发育失衡引起的髌股关节对位异常,如脑瘫,或继发于髌骨脱位损伤的重塑异常。两骨只有在咬合对位的情况下才能形成正常的关节。髌骨与髁间窝一方发育不匹配都不能形成正常的关节对位。因此,继发性髌股关节发育不良的患儿在出生时具有正常的髌股关节对位,但随着时间发展,髌骨与髁间窝不匹配导致关节发育不良。髌骨脱位发生越早年龄越小,合并髌股关节发育不良的程度越重。

影像学　平片应确认有无游离体,明确有无髌骨高位以及髌股关节发育不良。髌骨轴位片对评价急性(图 145-13)、慢性套状髌骨骨折很有帮助。急性套状髌骨骨折呈碎片状,而慢性损伤呈圆形,伴有钙化。发生于内侧套状髌骨骨折是髌骨内侧骨软骨交界处于内侧副韧带附着点的撕脱伤。髌骨轴位有助于评价髌股关节发育不良。提示髌股关节发育不良的征象包括髌骨外侧面显著、髁间窝平直或外凸。进展性髌股关节发育不良,髁间窝外凸样表现,髌骨也逐渐失去正常棱

角表现。

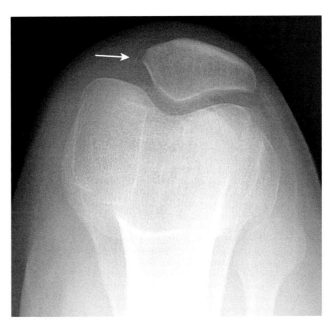

图 145-13　18 岁少年,急性髌骨脱位伴髌骨内侧急性套状骨折(箭号)

髌骨轴位片还有助于评价髌股关节炎性表现。此投照位还可显示髌骨外倾、髌骨半脱位以及髌骨脱位。只有在屈曲 30° 时投照髌骨轴位才有意义,否则会导致误诊。膝关节屈曲位能使髌骨放松,过伸会增加髌骨外倾以及髌骨向外侧半脱位。当膝关节屈曲角度不够时投照髌骨轴位片,髁间窝投影会变浅,不要误诊为髌股关节发育不良。

CT 可用于诊断髌股关节发育不良的诊断。明确胫骨与股骨对位情况。随着胫骨外旋以及股骨前倾角度的增加,患儿髌骨倾斜不稳定的危险性越高。CT 扫描时,膝关节可屈曲成任意角度。膝关节屈曲,髌骨位置越固定,膝关节越伸展,髌骨半脱位的表现越明显。在膝关节屈曲 CT 扫描时,应获取三个角度的图像(45°、30° 及 15°)。如果髌骨在 15° 屈曲时出现脱位,而 45°、30° 时位置正常,则提示髌骨轻度脱位。但如果在 30°、45° 屈曲时出现髌骨脱位,则提示髌骨脱位较严重。与髌骨轴位片一样,髌骨 CT 检查还可用来评价髌股关节发育不良与继发性髌股关节炎。同时,还应确定优势胫骨结节是哪一侧。即轴位图像胫骨结节中点距离髁间窝最深处的距离。如果胫骨结节距离髁间窝大于 2cm,则存在髌骨不稳定的可能性越高。

MRI 是平片与 CT 的补充。有时,患儿仅表现为膝关节痛,那么 MRI 应首先怀疑是否存在髌骨脱位以及髌股关节发育不良。急性髌骨脱位 MRI 表现为骨内缘与股骨外上髁挫伤(图 145-16)。骨挫伤发生在

髌骨脱位复位之后。其他征象还包括套状髌骨骨折、内侧副韧带撕裂、软骨损伤及游离体。髌股关节发育不良(图145-17)与继发性退行性变也应通过MRI进行评价。

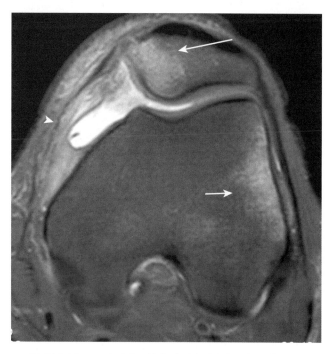

图145-16 19岁少年,轴位脂肪抑制质子密度像可见髌骨外脱位形成的对吻性骨挫伤(箭号)。同时还可见内侧副韧带撕裂(箭头)

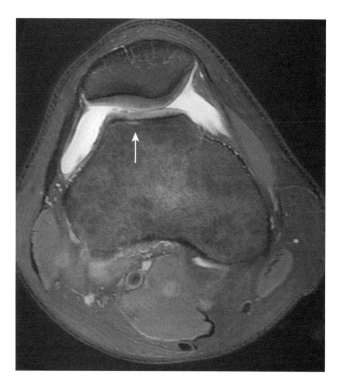

图145-17 16岁男孩,轴位脂肪抑制质子密度像可见髌股发育不良(箭号)、滑车窝发育不良。正常滑车窝呈凹形

治疗与随访 髌骨脱位的治疗有两个方面:①通过物理疗法或手术修复生物力学的稳定性;②治疗急性脱位导致的游离体或软骨损伤引起的机械性损伤症状。

髌骨脱位无论首次发作还是反复发作,均通过保守理疗或护具支持治疗。治疗目的是改善臀肌与股内侧肌的运动,可促进髌骨内侧定位。如果物理治疗不能改善症状,需进一步手术修复,但没有一种手术方法是特别有效的。手术治疗包括外侧副韧带松解术、滑车成形术(加深髁间窝)、胫骨结节转移术(胫骨结节内移)、截骨旋转治疗改善胫骨外旋与胫骨的关系。手术的目的在于改善髌骨与髁间窝的对位关系以及髌骨生物力学受力情况。

如果游离体或软骨损伤引起患儿诸如绞锁等机械性症状,应进行关节镜手术清除游离体,对软骨进行清创出来,以稳定髌股关节对位,保证关节面的光滑。

前交叉韧带复合体损伤

病因学 前交叉韧带(anterior cruciate ligament,ACL)复合体由前交叉韧带、股骨起源部及胫骨嵌入部组成。在骨骼发育不成熟的儿童中,前交叉韧带复合体的股骨、胫骨骨软骨交界处附着点相对薄弱,有可能出现骨软骨撕脱骨折。与股骨起源部相比,骨软骨撕脱骨折更常见于胫骨嵌入部。前交叉韧带有两条纤维束组成:前内束与后外束,由股骨外髁的内缘至胫骨髁间棘。前交叉韧带完全断裂及完全性髁间棘骨折较少见,因为通常外力作用下通常引起ACL撕裂或撕脱骨折。但是,有关节镜检查证实,大多数前交叉韧带不完全撕裂的病例常伴有完全性胫骨髁间棘撕脱骨折。儿童前交叉韧带撕裂多见于髁间窝狭窄的病例,而前交叉韧带胫骨髁间棘撕脱骨折多见于髁间窝增宽的儿童。

引起儿童前交叉韧带复合体损伤的机制有很多,包括膝内翻与膝外翻、膝关节扭伤。危险因素包括女性、非接触间接伤、接触直接伤(如膝外侧暴力损伤)。

影像学 前交叉韧带复合体损伤的影像表现包括Segond骨折及胫骨髁间棘撕脱骨折(图145-19)。Segond骨折是指外侧胫骨平台骨软骨交接部前内束的撕脱骨折。胫骨髁间棘撕脱骨折是单个骨骼的撕脱或粉碎性的骨折,定义不明确会影响临床治疗方案。由于膝关节前交叉韧带问题导致的韧带不稳定,侧位片可表现为胫骨向前移位。

MRI应在三个正交平面内观察确认才能诊断完

性前交叉韧带断裂（图 145-20）。前交叉韧带撕裂可诊断为部分性（罕见）与全层性（常见）。其他前交叉韧带复合体损伤的征象还包括胫骨前移或扭转引起的骨挫伤，股骨前内或前外侧髁挫伤，胫骨平台后内或后外侧对吻骨挫伤（图 145-20）。骨挫伤明显时，T1 加权像或质子密度序列有助于观察有无软骨下骨折。当出现软骨下骨挫伤时，应注意观察有无合并关节软骨的损伤。MRI 可现实髁间棘骨折，而平片则很难发现（图 145-19）。

其他 MRI 征象还包括内侧副韧带撕裂以及半月板撕裂。观察内侧副韧带撕裂，要着重观察撕裂部位（股骨区还是胫骨区）以及受累的其他部位，包括内侧半月板股骨或内侧胫骨韧带的情况。前交叉韧带损伤的患儿中，69% 可伴有半月板撕裂。半月板撕裂最常见的部位是外侧半月板后角。

半月板撕裂分为垂直型、水平型、移位型（图 145-24）及定位型（红区或白区）。垂直型是指损伤从上至下达到关节面。病变还可再分为放射状、纵向或鹦鹉嘴撕裂型。水平型撕裂通常只延伸至一个关节面，并逐渐退行性变。移位型撕裂还包括半月板桶柄状撕裂（图 145-24）以及移位碎片游离。桶柄状撕裂是半月板垂体型纵轴的撕裂伤。

治疗与随访 前交叉韧带全层撕裂需手术治疗。膝关节前交叉韧带异常的病变可演变为早期骨关节炎伴软骨损伤以及半月板撕裂。诊断前交叉韧带高度部分性撕裂要极为慎重小心，因为部分性前交叉韧带撕裂无需手术，仅通过适当的理疗与休息就能恢复治愈。

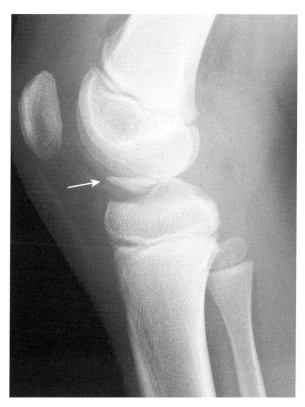

图 145-19 9 岁男孩胫骨髁间棘撕脱骨折（箭号）

如果临床体检提示膝关节前交叉韧带异常或首次损伤后膝关节进展性关节不稳，那么前交叉韧带高度部分性撕裂应予以手术治疗。手术路径包括不经髌板、经骨髌及经髌板的前交叉韧带或髁间棘修复治疗。男孩 16 岁以上、女孩 14 岁异常或者发育期距离干髌闭合 5 年以内的，可以使用成人传统方案治疗前交叉韧带的重建。MRI 术前不仅可以评价前交叉韧带损伤，同时

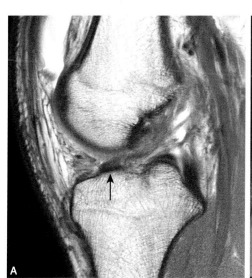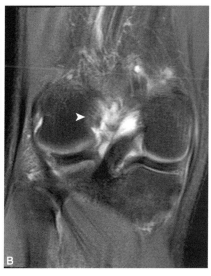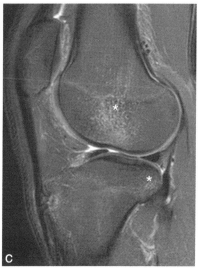

图 145-20 16 岁男孩，前交叉韧带（ACL）全层撕裂。A，矢状位质子密度像可见 ACL 股骨区全层撕裂，残留胫骨嵌入部纤维。B，冠状位脂肪抑制质子密度像可见全层撕裂，剩余股骨区纤维（箭头）。C，矢状位脂肪抑制 T2 加权像可见 ACL 损伤的特征性对吻挫伤（星号）

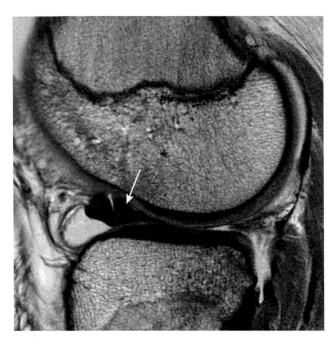

图 145-24　14 岁女孩，外侧半月板桶柄样撕裂。矢状位质子密度像可见外侧半月板后角向前翻转（箭号），形成双前角征

还能评价半月板以及软骨的损伤，在前交叉韧带重建手术过程中可对上述损伤进行修复或清理。

盘状半月板

病因学　盘状半月板多见于外侧半月板，是外侧半月板胫股外侧关节面的先天性增厚。由于外侧半月板形态大小不成比例，导致外侧胫股部位的生物力学发生改变，容易引起半月板的撕裂和变性。通常外侧关节腔的覆盖面积大小应使用儿童半月板的大小来计算。使用成人 12mm 作为半月板正常值在儿童中是不恰当的，尤其是在学龄前且怀疑患有盘状半月板的儿童。

渡边关节镜盘状半月板分型包括：①完全型；②不完全型；③Wrisberg 变异型。Wrisberg 变异型是指半月板囊后束未与冠状韧带正常附着，而仅附着于半月板股骨韧带。Wrisberg 变异型描述的是半月板囊后部附着的异常，而无外侧半月板形态的异常。1 型与 2 型盘状半月板通常为稳定型，而 3 型由于半月板囊后外侧附着异常，因此为不稳定型。

影像学　盘状半月板的平片表现外侧胫股关节腔相对增宽。但仅凭平片不能确诊盘状半月板，因为引起外侧关节腔增宽的原因很多，可能受患儿体位或负重的影响而出现假性增宽。

MRI 是诊断盘状半月板的最佳检查。通过三个平面来观察外侧半月板的形态大小以及覆盖外侧胫股关节的面积。如果发现盘状半月板，可分为部分型、完全型（图 145-26）及 Wrisberg 变异型。通过计算矢状位层数来测量半月板大小是无用的，因为尚无适用于儿童的半月板参考标准。如果外侧半月板囊与后角附着异常，而没有半月板大小形态的异常，则提示为 Wrisberg 变异型。

描述盘状半月板的形态尤为重要，包括有无撕裂或变性等表现。盘状半月板可均匀增大或不对称增大，表现为后部、体部或前角的增大。

治疗与随访　非对称性盘状半月板较常见。对于出现症状的盘状半月板患儿应采用手术治疗。通过手术整复使半月板形态与大小符合正常，同时半月板撕

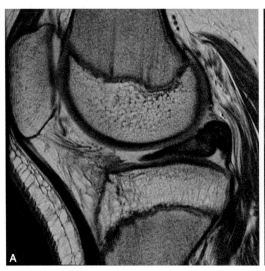
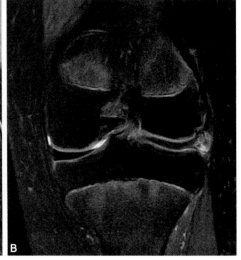

图 145-26　14 岁男孩完全型盘状半月板。（A）矢状位质子密度像以及（B）冠状位脂肪抑制质子密度像可见外侧半月板囊撕裂伴后部半脱位

裂表现也能得以修复。应将撕裂清创修剪至边界稳定为止。

骨软骨损伤

病因学　骨软骨损伤的疾病谱很广泛,它包括各种急慢性损伤,可累及关节、骺软骨、球形生长板及二次骨化中心。骨软骨损伤分为两种基本的损伤:①急性骨软骨骨折;②剥脱性骨软骨炎。剥脱性骨软骨炎是由慢性反复的损伤引起的。

剥脱性骨软骨炎分为两型,幼年型与成人型。幼年型剥脱性骨软骨炎通常累及骨骺、球形生长板,可造成生长障碍或二次骨化中心的损伤。上述表现可自愈。成人型剥脱性骨软骨炎累及关节软骨以及骨骺部。上述损伤多发生在二次骨化中心发育成熟仅存留关节软骨时,病变通常不会自愈,与幼年型病变相比,本型病变不稳定。

剥脱性骨软骨炎最常累及膝关节,但也可见于踝关节或肘关节(表 145-2)。这些部位的病变,其预后、症状以及病因均有不同。例如,距骨内缘顶部的剥脱性骨软骨炎可无症状,多偶然发现,而距骨外缘顶部的剥脱性骨软骨炎可出现症状。在肘关节,肱骨小头剥脱性骨软骨炎见于投掷型运动员。由于肘关节反复外翻受力运动,外力挤压导致桡骨头旁的肱骨小头出现剥脱性骨软骨炎。

表 145-2　剥脱性骨软骨炎的常见部位		
剥脱性骨软骨炎部位	常见受累部位	次常见受累部位
肘关节	肱骨小头	桡骨头
膝关节	股骨内髁外侧	股骨外髁,髁间窝,髌骨
踝关节	距骨内缘顶部	距骨外缘顶部,距骨顶中部

剥脱性骨软骨炎也可继发于骨骺异常的病变,如Perthes 病。

影像学　平片是评价骨软骨损伤的一线检查。单纯的软骨损伤应选用 MRI 检查。剥脱性骨软骨炎可见软骨下碎片(图 145-28)。观察剥膝关节脱性骨软骨炎通常采用 Tunnel 位投照,但这一投照位置常引起误诊,正常的股骨髁不规则的边缘常被误认为病变(图 145-29)。

MRI 是评价骨软骨损伤较理想的检查。通常平扫足以满足诊断要求,而且当高场 MRI 检查使用专门线圈时,大多数病例无需关节内造影检查。

急性软骨或骨软骨骨折可分为部分型(图 145-

30)、全层型(图 145-31)或剥离型(图 145-32)。当病变累及软骨时,严格意义上应称为急性软骨骨折(图145-30)。在骨软骨损伤报告中,应明确描述有无软骨或骨软骨游离体形成。

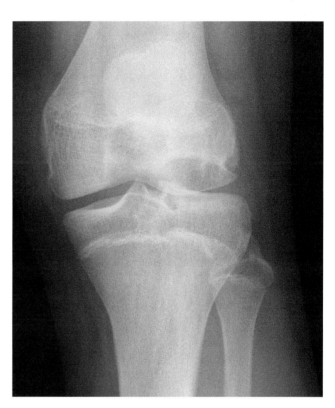

图 145-28　16 岁少年,膝关节前后位可见股骨外侧髁巨大剥脱性骨软骨炎

剥脱性骨软骨炎分为不稳定型(图 145-33)与稳定型(图 145-34)。通常成人型剥脱性骨软骨炎是不稳定的,而大多数幼年型剥脱性骨软骨炎是稳定型的。当受累骨内与剥脱性骨软骨间可见液体进入(图 145-33)、交界处出现囊肿、软骨覆盖不全或游离体出现等,均提示病变不稳定。幼年型剥脱性骨软骨炎在MRI 上可表现为骨折、不稳定,但与青少年或成人相通部位的病变不同,患儿通常无需手术治疗即可自愈,这可能与球形生长板保持生长有关。

剥脱性骨软骨炎应与正常股骨髁表现相鉴别,后者常可在未负重情况下股骨髁后缘远端观察到(图145-29)。

影像学　当影像诊断为稳定型时,无需手术治疗。与年长儿相比,幼年型剥脱性骨软骨炎以及骨骺未闭合的剥脱性骨软骨炎患儿,病变可自愈。对于不稳定型剥脱性骨软骨炎,手术治疗包括关节镜钻孔或微创方法改善血供、摘除游离体、自体骨软骨移植以及自体软骨细胞移植等等。

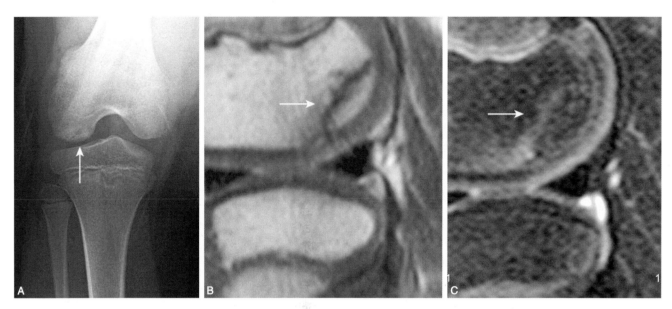

图145-29 10岁男孩,股骨髁正常的不规则形表现。MRI正常股骨髁不规则形表现。A,Tunnel氏位可见股骨外侧髁软骨下形态不规则(箭号)。B,矢状位质子密度像。C,脂肪抑制T2加权像可见股骨髁不规则形表现与骨骺(箭号)之间的半月形软骨分界线。由于软骨下未见不规则水肿表现,以及上覆的关节软骨和球形生长板完整无缺,因此认为此股骨表现为正常表现,不是剥脱性骨软骨炎

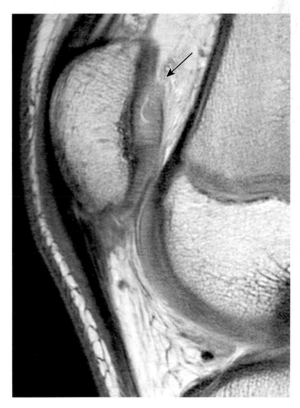

图145-30 矢状位质子密度像可见髌骨急性部分性软骨损伤(箭号)

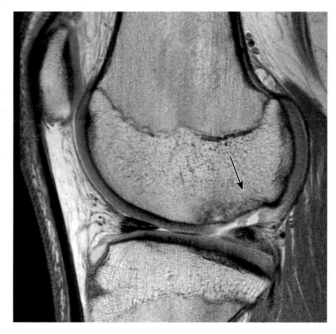

图145-31 膝关节矢状位质子密度像可见股骨外侧髁全层软骨损伤(箭号)伴软骨下骨质受累

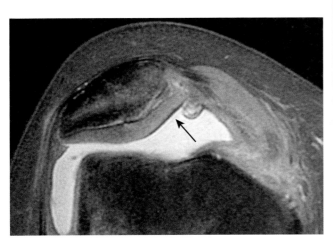

图 145-32 轴位脂肪抑制质子密度像可见髌骨内侧面剥离性损伤(箭号)伴有髌骨外侧脱位

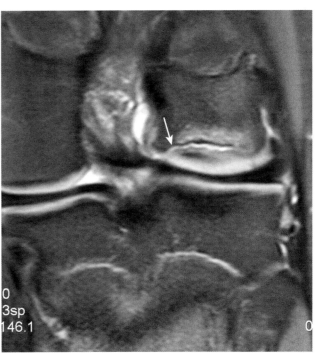

图 145-33 14 岁男孩股骨外侧髁不稳定型剥脱性骨软骨炎。冠状位脂肪抑制质子密度像骨质与骨软骨碎片之间可见液体信号(箭号)

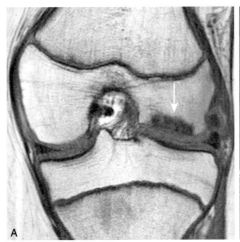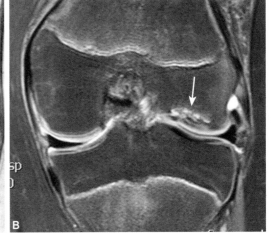

图 145-34 13 岁男孩,股骨外侧髁稳定性剥脱性骨软骨炎。A,冠状位 T1 加权像。B,冠状位脂肪抑制质子密度像可见剥脱性骨软骨炎边界清晰,伴有水肿以及少量液体聚集(箭号),病变无剥离性线状液体信号,提示病变稳定

投掷伤

病因学 "棒球肩"是投掷活动可能出现的过度使用性损伤,可导致肱骨近端慢性 Salter-Harris Ⅰ 型损伤。骨骺的损伤与抛过程中产生的旋转力矩有关。

棒球肘是由投掷运动引起的内外侧软组织、软骨与骨质的损伤。当采用超过头顶的投掷动作时,肘部反复外翻用力,牵拉应力向关节内侧延伸,而压缩应力向关节外侧延伸。在关节内侧,骨骼尚未发育成熟的青少年可出现内髁骨突炎、内髁撕脱性骨折以及尺侧副韧带前束损伤。在关节外侧,反复的压缩力引起肱骨小头骨软骨病变,以及相对少见的桡骨小头软骨病变。年幼儿可引起 Panner 病,而不是肱骨小头的软骨剥离。

影像学 棒球肩的平片可见近端骺板增宽,干骺

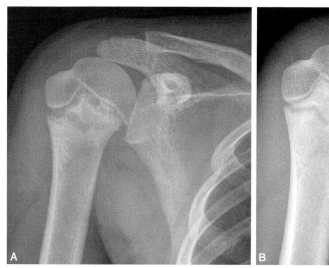
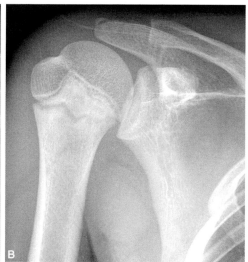

图 145-35　12 岁少年"少棒肩"。A,肩关节前后位可见肱骨近端骺板增宽,干骺端磨损。B,静养 3 个月后前后位复查可见病变好转

端旁区磨损(图 145-35),或可见肱骨近端干骺端骨膜炎。当平片仅表现为骺板增宽时,应加照对侧无症状的肩关节。此征象应与生理性发育性肱骨近端骺板增宽相鉴别。生理性肱骨近端骺板增宽时双侧对称。

平片与投掷相关的肘关节损伤为内侧髁撕脱骨折(图 145-36)。撕脱伤也可能出现在与肱骨内髁区域一致的内髁骨软骨交界区。肱骨小头剥脱性骨软骨炎的影像表现包括软骨下透亮区(图 145-38)、碎片及关节内游离体。

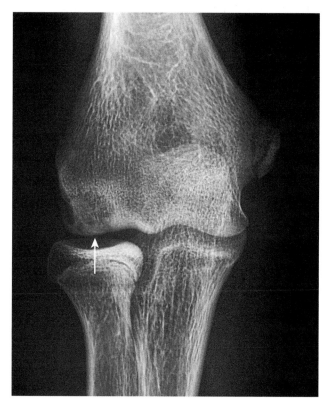

图 145-38　14 岁男孩肱骨小头剥脱性骨软骨炎,软骨下透亮区(箭号)

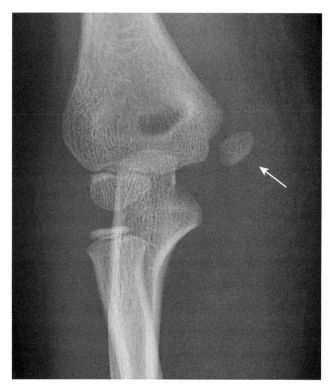

图 145-36　5 岁女孩内上髁撕脱性骨折(箭号)

当平片未见内髁撕脱骨折时,对肱骨内髁疼痛的患儿应进行 MRI 检查更具有价值。MRI 可见肱骨内髁及邻近软组织弥漫性骨髓水肿。在骨骼发育成熟的青少年中,屈肌腱撕裂和尺侧副韧带撕裂更常见。韧带撕裂最常见的部位是尺侧副韧带前束,而观察其嵌入尺骨结节的最有效检查是磁共振关节像。

Panner 病表现为肱骨小头弥漫性硬化和碎片形

成,MRI 表现为弥漫性骨髓水肿。肱骨小头的骨软骨病变在年长儿中更易观察。

治疗　棒球肩病变无需手术治疗,采用休息静养、适当调整运动即可。

至于肘关节损伤,内髁骨突炎与 Panner 病也无需手术治疗。如果内髁撕脱骨折移位大于 2mm 时,应进行手术治疗。大多数情况下,尺侧副韧带前束撕裂应保守治疗。高水平运动员可采用自体肌腱重建。如果 MRI 诊断不稳定型表现,则肱骨小头剥脱性骨软骨炎需手术治疗(清创、微创技术)。

髋关节紊乱

病因学　股骨髋臼撞击综合征是指股骨头或髋臼的解剖学异常引起的髋关节不协调,可导致早期骨关节炎和盂唇撕裂。股骨侧的畸形称为凸轮型撞击,髋臼侧的畸形称为钳夹型撞击。通常这两种类型的撞击同时存在。

股骨髋臼撞击综合征的诊断目前还有争议,因为很多患儿具有解剖学畸形表现,但尚未出现症状。股骨髋臼撞击综合征的诊断一定是在出现诸如髋屈曲或内旋时疼痛等临床症状,同时影像学表现为股骨髋臼撞击综合征时才能得出。

引起儿童凸轮型股骨髋臼撞击综合征的最常见原因是 Perthes 病及股骨头滑脱(slipped capital femoral epiphysis,SCFE)。Perthes 病引起原发性股骨髋臼撞击综合征,因为本病的股骨头呈非球面状。继发性钳夹型股骨髋臼撞击综合征是由于相对于非球面的股骨头而言,髋臼过于宽大而导致。股骨头滑脱可能会引起股骨头颈部位置异常,伴有股骨髋臼碰撞,髋臼盂唇的撞击可导致盂唇撕裂和髋臼软骨损伤。更严重的情况,可形成"手枪握把样"畸形(股骨颈外侧正常内凹形态消失)。

引起钳夹型撞击的原因包括髋臼后倾、关节炎症后遗及髋臼内突畸形。髋臼前倾是指髋臼窝的水平位置,正常情况下略有前倾。髋臼后倾是指髋臼窝位置向后调整。髋臼后倾,股骨头前上部位过度覆盖从而引起钳夹型撞击。髋臼后倾可为先天性或后天性股骨头发育异常导致的畸形(正常的股骨头应配合以正常发育的髋臼,反之亦然)。炎性关节炎可引起关节向心性狭窄,髋臼覆盖股骨头面积增大从而导致钳夹型畸形。在炎性关节炎发作时,关节腔间隙均匀减小,更少的空间使得臀部运动是股骨头滑动更为舒畅。髋臼内突畸形可有关节炎症引起,与髋臼覆盖股骨头面积增大表现类似,可引起钳夹型畸形。

髋关节发育不良(developmental dysplasia of the hip,DDH)可引起钳夹型撞击、凸轮型撞击或者两者均

有。凸轮型股骨髋臼撞击综合征是由于髋臼窝小于相对较大的股骨头不匹配引起的(图 145-40)。转子下内翻截骨可能会进一步加剧凸轮型撞击。或者,诸如 Salter 截骨术等髋臼周围截骨手术可能会增加髋臼覆盖,导致钳夹型畸形。

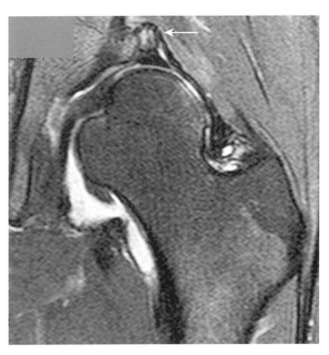

图 145-40　19 岁女孩左侧髋关节发育不良,未经治疗。冠状位脂肪抑制 T2 加权像可见股骨头相对较大而髋臼窝较小,两者并不匹配。小髋臼窝导致凸轮型冲击,引起盂唇早期退变与上唇囊肿(箭号)

影像学　凸轮型股骨髋臼撞击综合征的影像表现包括股骨头-劲交界部水平的骨质增生(图 145-41)。MRI 最常见的与凸轮型股骨髋臼畸形相关表现是前上盂唇的撕裂(图 145-42)。Perthes 病(图 145-43)与髋

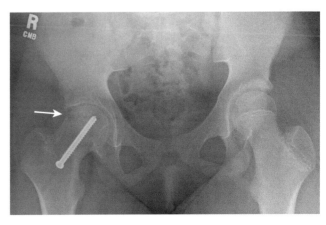

图 145-41　10 岁女孩治疗右侧股骨头骨骺滑脱伴特发性软骨溶解,骨质增生形成(箭号)。病变合并凸轮型与钳夹型股骨髋臼撞击综合征

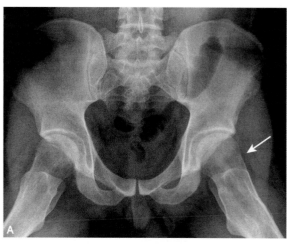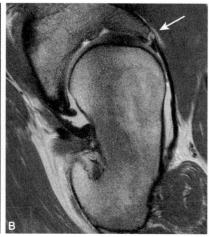

图 145-42　A,蛙式侧位片可见凸轮型股骨髋臼撞击综合征伴"手枪握把样"畸形,股骨头径正常结构消失(箭号)。B,质子密度像再次表明股骨头颈形态异常以及前上盂唇撕裂(箭号)

关节发育不良(图 145-47)可引起更为明显的畸形,导致凸轮型股骨髋臼撞击。为了评估盂唇撕裂,应进行钆剂增强磁共振造影检查。

　　MRI 或 CT 上,α 角可用于计算的股骨头畸形相关的凸轮型股骨髋臼的撞击程度。α 角正常应小于55°。α 角通过以下方法计算:

　　1. 沿股骨头皮质外缘勾勒出最匹配的圆形。

　　2. 经股骨头中心平行于股骨颈长轴作直线。

　　3. 经股骨头中心向股骨头开始失去圆度的点作直线。

　　4. 计算从 2 和 3 两线之间的夹角(图 145-44)。

　　钳夹型股骨髋臼撞击的改变,平面表现为交叉征阳性(图 145-45)以及中心边缘角大于 29°。骨盆正位片,髋臼前壁正常情况下多位于髋臼后壁内侧(图 145-47)。当髋臼前壁与后壁连线向交,则为交叉征阳性,提示髋臼后倾(图 145-45)。成人中,髋臼前倾正常角度为 19°。当出现髋臼后倾时,股骨头前部被过多覆盖。CT 或 MRI 应在髋关节中心部计

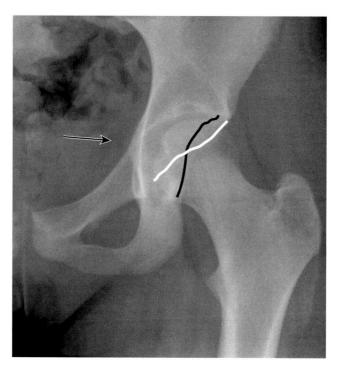

图 145-45　平片可见髋臼后倾,交叉征阳性。白线表示髋臼前壁,黑线表示髋臼后壁。注意坐骨棘(箭号),提示钳夹型畸形的征象

算髋臼的形态。

　　治疗　治疗的前提是是否出现症状,而不是影像上畸形的严重程度。当患儿出现明确临床表现,同时影像学支持诊断时,可予以手术治疗。手术治疗的重点是去除引起撞击的解剖畸形,改善髋臼及股骨头关节的一致性,使髋臼及股骨头颈交界处在髋关节活动正常范围时不会过于靠近。治疗将包括摘除凸轮型股骨髋臼的骨质增生,重塑股骨头的球状外形,同时对盂唇撕裂或软骨损伤进行清创。上述治疗可使用关节镜技术或开放手术治疗。对于髋臼后倾相关的钳型股骨

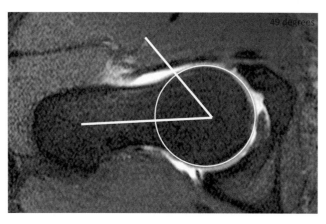

图 145-44　轴位脂肪抑制 T1 加权像显示 α 角的测量

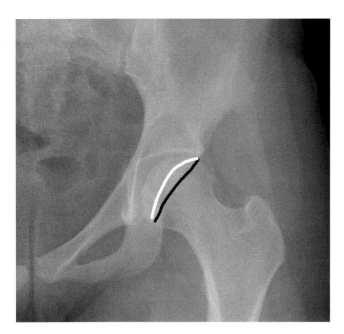

图 145-47　髋关节前后位正常表现,交叉征阴性。白线代表髋臼前壁,黑线代表髋臼后壁

髋臼畸形,可采取髋臼周围旋转截骨术以减少股骨头前部被覆盖的面积。

应力性骨损伤

病因学　当正常骨骼反复受力压迫超过生理耐受,就会发生疲劳断裂。当正常的应力被施加到异常骨质时,会发生不全骨折。应力性骨损伤可发生于受压侧或骨的拉伸侧,导致骨小梁损伤。在平片或断层影像检查看到骨折线之前,受伤骨质已经发生了一系列变化。这些改变包括骨膜水肿、骨髓水肿、皮质水肿和微骨折(隐匿性骨折影像不可见)。经过适当的培训,骨骼和肌肉的对反复刺激形成生理适应,可保护骨骼避免发生应力性损伤、应力性骨折。

应力性骨损伤的危险因素包括运动训练不足或不当、青春期后的女性(女运动员三联征:①月经不规律;②饮食失调;③骨质疏松症),以及患儿躯体生物物理学的异常,如下肢不等长、足内翻、股骨形态异常及弓形足。

应力性骨折的症状出现在运动时,而不是在静止期。外胫夹或内胫骨应力综合征,是一个模糊的定义用来描述胫骨远端三分之一的后内方的疼痛症状。原因包括肌肉附着炎、筋膜水肿、后筋膜室综合征及胫骨应力性骨折。由于其定义广泛且非特异,因此外胫夹应作为临床诊断,而不是影像学诊断。

影像学　骨骼应力性反应的平片表现包括正常(最常见)、骨膜炎以及剥离骨折。当怀疑应力性骨折时,平片是首选检查。当平片未见异常时,应补充以骨扫描和 MRI 检查。

锝-99m 骨显像应扫描三期。急性骨折三期均表现异常,这是由于充血引起的(图 145-48)。亚急性或慢性应力性骨折,仅延迟期表现异常,血流期与血池期未见异常摄取。骨显像对于应力性骨折的评价作用有限,因为它仅测量成骨细胞的活性,一些非创伤性病变也可出现类似表现,如骨髓炎与原发性骨肿瘤。因此,骨显像应与平片联合应用、解读。

当保守治疗症状不缓解,或平片正常而理疗无效

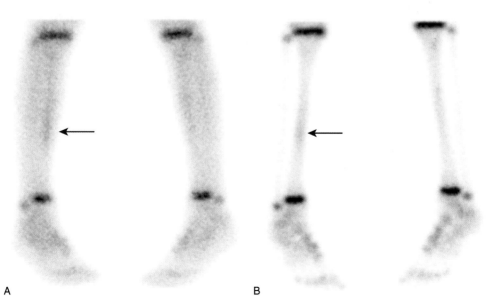

图 145-48　应力性骨损伤三期骨扫描(箭号),右侧胫骨中段血池期(A)与延迟期(B)图像

时,应予以 MRI 检查。大多数情况下,当平片发现应力性骨折,剥离但无移位征象时,MRI 检查并不具有更大意义。如果骨折累及关节、骺板,或者骨折是因为肿瘤的原因,此时 MRI 检查将很有帮助。

应力性骨损伤的 MRI 分级,从骨膜水肿(图 145-49)至真性骨折(图 145-50)(表 145-3)分级很广。MRI 还可提出其他软组织病变引起的症状,如肌肉撕裂或 DOMS。

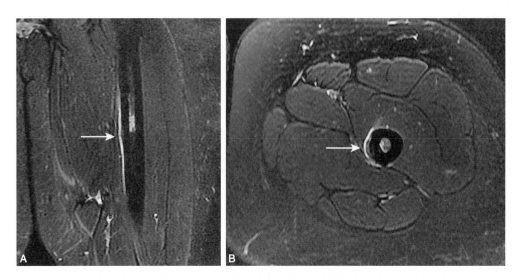

图 145-49 16 岁男孩,股骨应力性骨损伤,轴位与冠状位反转恢复序列未见剥离骨折(**A**)与(**B**)。注意骨膜反应与骨内膜水肿(箭号)

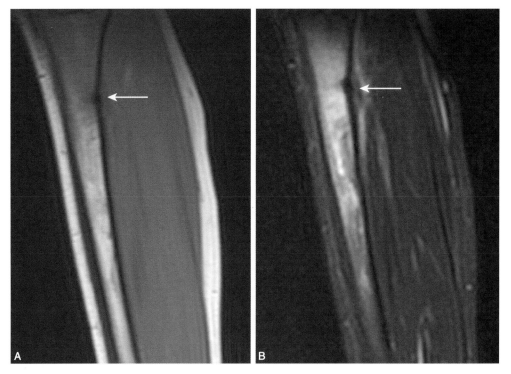

图 145-50 8 岁男孩,胫骨近端无移位性应力性骨折。矢状位 T1 加权像(**A**)与矢状位短时反转恢复(**B**)序列(箭号)

表 145-3　应力性骨损伤的 MRI 分级

分级	T2 加权像	T1 加权像
0	正常	正常
1	骨膜水肿，无骨髓水肿	正常
2	骨膜水肿，骨髓水肿	正常
3	骨膜水肿，骨髓水肿	骨膜水肿，骨髓水肿
4	可见骨折线	可见骨折线

治疗　依据骨折的部位与症状的不同，治疗亦有所不同。对于无移位的应力性骨折，治疗方案包括局部疼痛控制，包括物理治疗和非甾体类抗炎药物。正常的负重活动是可以的。最后，患儿疼痛症状缓解后 10~14 天才可恢复体育运动。

关键点

骨盆撕脱骨折除非移位发育 2cm，通常情况下均采取保守治疗。

髌骨外脱位时，无论有无髌股关节发育不良都应予以注意。

急性髌骨脱位时，与明确有无骨损伤或内侧副韧带损伤相比，明确有无游离体对手术治疗尤为重要。

盘状半月板 Wrisberg 变异型可见于半月板大小与形态正常的患者。

在投掷运动员中，骨骼发育成熟的儿童多发见内髁骨突炎与内髁撕脱性骨折，而骨骼发育成熟的儿童多见屈肌腱与尺侧副韧带撕裂。

股骨髋臼撞击综合征的治疗前提为临床症状与影像表现。因此，影像表现异常而无临床症状时，无需骨科治疗。

参考文献

Full references for this chapter can be found on www.expertconsult.com.